KLINISCHE RADIOLOGIE

Diagnostik mit bildgebenden Verfahren

Herausgegeben von F. Heuck

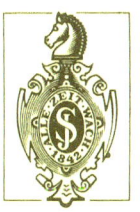

WEIBLICHES GENITALE MAMMA · GEBURTSHILFE

Diagnostik mit bildgebenden Verfahren

Herausgegeben von
F. Willgeroth und A. Breit

Bearbeitet von
A. Atzinger · V. Barth · H. Becker · J. Behr · A. Breit · P. Carl · H. Gfirtner
H. Graeff · F. Heuck · H. Hötzinger · W. Jäger · K. Kempken · H. Kett
P. Krieglsteiner · H.A. Ladner · P. Lukas · N. Obletter · E.M. Paterok
K. Pfändner · P. Reindl · M. Säbel · R. Strigl · R. Thieme · A.H. Tulusan
H.J. Voigt · F. Weigert · F. Willgeroth · E. Willich · M. Zieger · H.G. Zilch

Geleitwort von H. Graeff

Mit 542 zum Teil farbigen Abbildungen
in 987 Einzeldarstellungen

Springer-Verlag Berlin Heidelberg New York
London Paris Tokyo Hong Kong

WILLGEROTH, F., Professor Dr. med.
Arzt für Frauenheilkunde und Geburtshilfe, Arzt für Radiologie
Oberarzt an der Klinik für Frauenheilkunde mit Poliklinik
und Hebammenschule der Universität Erlangen-Nürnberg
Universitätsstraße 21/23, D-8520 Erlangen

BREIT, A., Professor Dr. med.
Direktor des Instituts und der Poliklinik
für Strahlentherapie und Radiologische Onkologie
Klinikum rechts der Isar der Technischen Universität München
Ismaninger Straße 16, D-8000 München 80
und
Arzt für Radiologie und Nuklearmedizin
Ärztlicher Direktor der Radiologischen Abteilung am Städtischen Krankenhaus Passau.
Lehrkrankenhaus der Technischen Universität München
Bischof-Piligrim-Straße 1, D-8390 Passau 2

CIP-Titelaufnahme der Deutschen Bibliothek
Weibliches Genitale, Mamma, Geburtshilfe : Diagnostik mit bildgebenden Verfahren / hrsg. von F. Willgeroth
u. A. Breit. Bearb. von A. Atzinger ... Geleitw. von H. Graeff. – Berlin ; Heidelberg ; New York ; London ;
Paris ; Tokyo ; Hong Kong : Springer, 1989
   (Klinische Radiologie)

ISBN-13: 978-3-642-73874-6   e-ISBN-13: 978-3-642-73873-9
DOI: 10.1007/978-3-642-73873-9

NE: Willgeroth, Fritz [Hrsg.]; Atzinger, Anton [Mitverf.]

Dieses Werk ist urheberrechtlich geschützt. Die dadurch begründeten Rechte, insbesondere die der Übersetzung,
des Nachdrucks, des Vortrags, der Entnahme von Abbildungen und Tabellen, der Funksendung, der Mikroverfilmung
oder der Vervielfältigung auf anderen Wegen und der Speicherung in Datenverarbeitungsanlagen, bleiben, auch
bei nur auszugsweiser Verwertung, vorbehalten. Eine Vervielfältigung dieses Werkes oder von Teilen dieses Werkes
ist auch im Einzelfall nur in den Grenzen der gesetzlichen Bestimmungen des Urheberrechtsgesetzes der Bundesrepublik Deutschland vom 9. September 1965 in der Fassung vom 24. Juni 1985 zulässig. Sie ist grundsätzlich vergü-
tungspflichtig. Zuwiderhandlungen unterliegen den Strafbestimmungen des Urheberrechtsgesetzes.

© Springer-Verlag Berlin Heidelberg 1989

Softcover reprint of the hardcover 1st edition 1989

Die Wiedergabe von Gebrauchsnamen, Handelsnamen, Warenbezeichnungen usw. in diesem Werk berechtigt auch
ohne besondere Kennzeichnung nicht zu der Annahme, daß solche Namen im Sinne der Warenzeichen- und Marken-
schutz-Gesetzgebung als frei zu betrachten wären und daher von jedermann benutzt werden dürften.

Produkthaftung: Für Angaben über Dosierungsanweisungen und Applikationsformen können Autoren, Herausgeber
und Verlag keine Gewähr übernehmen. Derartige Angaben müssen vom jeweiligen Anwender im Einzelfall anhand
anderer Literaturstellen und anhand der Beipackzettel der verwendeten Präparate in eigener Verantwortung auf
ihre Richtigkeit überprüft werden.

Reproduktion der Abbildungen: Gustav Dreher GmbH, Stuttgart

2122/3130-543210 – Gedruckt auf säurefreiem Papier

Mitarbeiterverzeichnis

ATZINGER, A., Privatdozent Dr. med.
Arzt für Radiologie
Oberarzt der Radiologischen Abteilung am Städtischen Krankenhaus Passau. Lehrkrankenhaus der Technischen Universität München
Bischof-Piligrim-Straße 1, D-8390 Passau 2

BARTH, V., Professor Dr. med.
Arzt für Radiologie und Nuklearmedizin
Chefarzt des Radiologischen Zentralinstituts der Städtischen Krankenanstalten
D-7300 Esslingen/Neckar

BECKER, H., Professor Dr. med.
Arzt für Frauenheilkunde und Geburtshilfe
Chefarzt der Gynäkologisch-Geburtshilflichen Abteilung am Städtischen Krankenhaus Passau. Lehrkrankenhaus der Technischen Universität München
Bischof-Piligrim-Straße 1, D-8390 Passau 2

BEHR, J., Dr. med.
Arzt für Frauenheilkunde und Geburtshilfe
Oberarzt an der Klinik für Frauenheilkunde mit Poliklinik und Hebammenschule der Universität Erlangen-Nürnberg
Universitätsstraße 21/23, D-8520 Erlangen

BREIT, A., Professor Dr. med.
Arzt für Radiologie und Nuklearmedizin
Ärztlicher Direktor der Radiologischen Abteilung am Städtischen Krankenhaus Passau. Lehrkrankenhaus der Technischen Universität München
Bischof-Piligrim-Straße 1, D-8390 Passau 2
und
Direktor des Instituts und der Poliklinik für Strahlentherapie und Radiologische Onkologie
Klinikum rechts der Isar der Technischen Universität München
Ismaninger Straße 16, D-8000 München 80

CARL, P., Professor Dr. med.
Arzt für Urologie
Chefarzt der Abteilung für Urologie am Hauptkrankenhaus Deggendorf
Perlasberger Straße 41, D-8630 Deggendorf

GFIRTNER, H., Dr. rer.nat.
Leitender Medizinphysiker der Radiologischen Abteilung am Städtischen Krankenhaus Passau. Lehrkrankenhaus der Technischen Universität München
Bischof-Piligrim-Straße 1, D-8390 Passau 2

GRAEFF, H., Professor Dr. med.
Arzt für Frauenheilkunde und Geburtshilfe
Direktor der Frauenklinik und Poliklinik rechts der Isar der Technischen Universität München
Ismaninger Straße 22, D-8000 München 80

HEUCK, F., Professor Dr. med. und Honorarprofessor
Arzt für Radiologie und Nuklearmedizin
ehem. Ärztlicher Direktor des Radiologischen Institutes im Zentrum Radiologie des Katharinenhospitals der Stadt Stuttgart. Akademisches Lehrkrankenhaus der Eberhardt-Karls-Universität Tübingen
Kriegsbergstraße 60, D-7000 Stuttgart 1

HÖTZINGER, H., Privatdozent Dr. med.
Arzt für Radiologie
Oberarzt am Marien-Hospital
Hölkeskampring 40, D-4690 Herne 1

JÄGER, W., Dr. med.
Arzt für Frauenheilkunde und Geburtshilfe
Wissenschaftlicher Assistent an der Klinik für Frauenheilkunde mit Poliklinik und Hebammenschule der Universität Erlangen-Nürnberg
Universitätsstraße 21/23, D-8520 Erlangen

KEMPKEN, K., Professor Dr. med.
Arzt für Nuklearmedizin
Leitender Arzt der Abteilung für Nuklearmedizin am Städtischen Krankenhaus München-Schwabing
Kölner Platz 1, D-8000 München 40

KETT, H., Dr. rer.nat.
Dipl. Physiker
Radiologische Abteilung am Städtischen Krankenhaus Passau. Lehrkrankenhaus der Technischen Universität München
Bischof-Piligrim-Straße 1, D-8390 Passau 2

KRIEGLSTEINER, P., Professor Dr. med.
Arzt für Frauenheilkunde und Geburtshilfe
Friedrichstraße 1a, D-8000 München 40

LADNER, H.A., Professor Dr. med.
Arzt für Radiologie
Direktor der Strahlenabteilung der Universitätsfrauenklinik am Klinikum der Albert-Ludwigs-Universität
Hugstetter Straße 55, D-7800 Freiburg im Breisgau

LUKAS, P., Dr. med., Arzt für Radiologie
Leitender Oberarzt
Institut und Poliklinik für Strahlentherapie und Radiologische Onkologie, Klinikum rechts der Isar der Technischen Universität München
Ismaninger Straße 15, D-8000 München 80

OBLETTER, N., Dr. med.
Arzt für Radiologie
Radiologische Abteilung am Städtischen Krankenhaus Passau. Lehrkrankenhaus der Technischen Universität München
Bischof-Piligrim-Straße 1, D-8390 Passau 2

PATEROK, E.M., Professor Dr. med.
Arzt für Frauenheilkunde und Geburtshilfe
Oberarzt an der Klinik für Frauenheilkunde mit Poliklinik und Hebammenschule der Universität Erlangen-Nürnberg
Universitätsstraße 21/23, D-8520 Erlangen

PFÄNDNER, K., Dr. med. Dr. rer.nat., Dipl. Physiker
Arzt in Weiterbildung (Radiologie)
Radiologische Abteilung am Städtischen Krankenhaus Passau. Lehrkrankenhaus der Technischen Universität München
Bischof-Piligrim-Straße 1, D-8390 Passau 2

REINDL, P., Dr. med.
Arzt für Radiologie
Chefarzt der Abteilung für Radiologie am Hauptkrankenhaus Deggendorf
Perlasberger Straße 41, D-8360 Deggendorf

SÄBEL, M., Professor Dr. rer.nat.
Medizinphysiker an der Klinik für Frauenheilkunde mit Poliklinik und Hebammenschule der Universität Erlangen-Nürnberg
Universitätsstraße 21/23, D-8520 Erlangen

STRIGL, R., Professor Dr. med.
Arzt für Frauenheilkunde und Geburtshilfe
Oberarzt an der Frauenklinik und Poliklinik rechts der Isar der Technischen Universität München
Ismaninger Straße 22, D-8000 München 80

THIEME, R., Professor Dr. med.
Arzt für Frauenheilkunde und Geburtshilfe
Oberarzt an der Frauenklinik und Poliklinik rechts der Isar der Technischen Universität München
Ismaninger Straße 22, D-8000 München 80

TULUSAN, A.H., Professor Dr. med.
Arzt für Gynäkologie und Geburtshilfe
Leitender Oberarzt an der Klinik für Frauenheilkunde mit Poliklinik und Hebammenschule der Universität Erlangen-Nürnberg
Universitätsstraße 21/23, D-8520 Erlangen

VOIGT, H.J., Dr. med.
Arzt für Gynäkologie und Geburtshilfe
Oberarzt an der Klinik für Frauenheilkunde mit Poliklinik und Hebammenschule der Universität Erlangen-Nürnberg
Universitätsstraße 21/23, D-8520 Erlangen

WEIGERT, F., Dr. med.
Arzt für Radiologie
Oberarzt an der Radiologischen Abteilung am Städtischen Krankenhaus Passau. Lehrkrankenhaus der Technischen Universität München
Bischof-Piligrim-Straße 1, D-8390 Passau 2

WILLGEROTH, F., Professor Dr. med.
Arzt für Gynäkologie und Geburtshilfe, Arzt für Radiologie
Oberarzt an der Klinik für Frauenheilkunde mit Poliklinik und Hebammenschule der Universität Erlangen-Nürnberg
Universitätsstraße 21/23, D-8520 Erlangen

WILLICH, E., Professor Dr. med.
Arzt für Radiologie und Pädiatrie
ehem. Ärztlicher Direktor der Abteilung für Pädiatrische Radiologie an der Kinderklinik der Rupprecht-Karls-Universität Heidelberg
Im Neuenheimer Feld 153, D-6900 Heidelberg 1

ZIEGER, M., Dr. med.
Arzt für Radiologie
Radiologisches Institut des Olgahospitals der Stadt Stuttgart. Akademisches Lehrkrankenhaus der Universität Tübingen
Bismarckstraße 8, D-7000 Stuttgart 1

ZILCH, H.G., Dr. med.
Arzt für Radiologie
Radiologische Abteilung am Städtischen Krankenhaus Passau. Lehrkrankenhaus der Technischen Universität München
Bischof-Piligrim-Straße 1, D-8390 Passau 2

Geleitwort

Der vorliegende Band in der Reihe „Klinische Radiologie" hat die radiologische Diagnostik in Frauenheilkunde und Geburtshilfe zum Thema. Schwerpunkte hierbei sind die Diagnostik von Veränderungen im Bereich des weiblichen Genitale, der weiblichen Brust und die Darstellung bildgebender Verfahren in der Geburtshilfe unter Berücksichtigung der Strahlenexposition durch radiologisch-diagnostische Maßnahmen. Ein besonderer Wert des vorliegenden Buches liegt darin, daß es den Herausgebern gelang, Gynäkologen und Geburtshelfer, sowie Röntgen-Diagnostiker, Nuklearmediziner und Strahlentherapeuten als Autoren zu gewinnen und die jeweiligen Darstellungen trotz der Vielfalt als ein einheitliches Ganzes in einem Band zu vereinen. Diese sicher oft mühevolle Aufgabe verdient besondere Würdigung, hilfreich war hier wohl der differenzierte Ansatz in der Unterteilung der einzelnen Kapitel.

Die jeweiligen Fachvertreter haben sinnvollerweise die Themen von ihrer Sicht her dargestellt, eine sich zwangsläufig ergebende Breite wird vielleicht dem ausgebildeten Gynäkologen und Radiologen oftmals Bekanntes aus seinem jeweiligen Fachgebiet vermitteln. In der Darstellung des anderen Fachgebietes ist jedoch viel Neues zu entdecken und der aufnahmebereite Leser wird durch die besonderen Kenntnisse der einzelnen Autoren gerade aus den Berührungszonen der Disziplinen neue Anregungen erfahren. Eine unvermeidliche Redundanz hat hier sicher ihre didaktische Wertigkeit.

Die Darstellung der derzeit anwendbaren bildgebenden Methoden, wie Sonogaphie, Computertomographie und Kernspintomographie, sowie die szintigraphischen Verfahren einschließlich der Immunszintigraphie belegt deutlich, wie es in den letzten Jahren möglich wurde, durch nichtinvasive Methoden mit nur geringer oder meist völlig fehlender Schmerzbelastung des Patienten weitgehende Informationen zu erlangen. In diesem Sinne hat gerade der technologische Ansatz in der Diagnostik einen wesentlichen Beitrag zur Humanität in der Medizin geleistet.

Die vorliegende zusammenführende Betrachtung des Berührungsbereiches von radiologischer Diagnostik und Frauenheilkunde lehrt, so meine ich, den Gynäkologen nach aufmerksamem Lesen bessere Fragen zu stellen und, den Radiologen nach der besseren Frage auch die bessere, auf die besondere klinische Situation bezogene Antwort zu finden.

H. Graeff

Vorwort des Herausgebers

In dem vorliegenden Band „Weibliches Genitale – Mamma – Geburtshilfe" der neuen Lehrbuchreihe „Klinische Radiologie" wird die moderne radiologische Diagnostik in der Frauenheilkunde und Geburtshilfe eingehend dargelegt. Es sind alle bildgebenden Verfahren, einschließlich der Röntgen-Computer-Tomographie (CT) und der Kernspintomographie (MR) berücksichtigt und nach ihrem Informationswert eingeordnet worden. Als Bandherausgeber konnten mit WILLGEROTH und BREIT besonders qualifizierte und erfahrene Fachkenner verpflichtet werden. WILLGEROTH ist nicht nur Facharzt für Frauenheilkunde sondern auch für Radiologie und durch seine wissenschaftliche Arbeit und klinische Tätigkeit auf beiden Gebieten der Medizin ausgewiesen. BREIT hat einen großen Teil seiner Forschungs- und Entwicklungsarbeit als Hochschullehrer sowie seine klinische Tätigkeit vor allem der gynäkologischen Radiologie und Strahlentherapie gewidmet. Es wurden die für den jeweils abzuhandelnden Wissensstoff fachkundigen Autoren sowohl aus den Gebieten Radiologie und Nuklearmedizin, einschließlich der pädiatrischen Radiologie, als auch dem Fach Gynäkologie und Geburtshilfe gewonnen.

Es gibt auch in der Frauenheilkunde Erkrankungen, die ohne jegliche radiologische Diagnostik geklärt werden können und solche, bei denen die Morphologie und Topographie des Krankheitsherdes erst die klinische Vermutungsdiagnose sichern können. So verfolgt dieser Band das Ziel, dem Gynäkologen und Geburtshelfer sowie dem Allgemeinmediziner die diagnostischen Möglichkeiten und die Leistungsfähigkeit bildgebender Verfahren aufzuzeigen. Der Radiologe wird darüber informiert, welche Fragen der Frauenarzt bei der Suche nach Erkrankungen seines Fachgebietes gezielt beantwortet haben möchte. Nur im Dialog kann eine effektive, interdisziplinäre Zusammenarbeit gedeihen und dem Kranken rasche und sinnvolle Hilfe bringen.

Der Zielsetzung dieser Lehrbuchreihe folgend, sind die Erscheinungsformen und Spätfolgen der Erkrankungen vom Kindes- bis zum Greisenalter abgehandelt worden. Zwangsläufig müssen solche Krankheiten ein geringeres Gewicht erhalten, die allein im Wachstumsalter auftreten und somit in das Gebiet der Kinderradiologie gehören. Mit der großzügigen Ausstattung aller Kapitel durch gute Abbildungen hat der Springer-Verlag erneut die Wünsche und Hoffnungen der Autoren ebenso erfüllt, wie die Forderungen der Benutzer dieser Lehrbuchreihe, für die hervorragende und klare Abbildungen zum Verständnis des Textes unerläßlich sind. Nur die enge Verbindung von Text und Abbildung kann eine Hilfe für die tägliche Arbeit der diagnostischen Radiologie geben.

Herausgeber und Verlag erbitten von unseren Lesern kritische Hinweise für die weitere Gestaltung der Reihe und hoffen auch auf eine gute Aufnahme dieses Bandes, der für die klinische Diagnostik in der Frauenheilkunde eine Hilfe sein möge.

F. HEUCK

Vorwort

Der vorliegende Band soll insbesondere Gynäkologen, Radiologen und interessierte Allgemeinärzte ansprechen. Moderne bildgebende Verfahren verbessern die Diagnostik, sie sind jedoch heute meist fachübergreifend.

Dieses Buch soll dem Gynäkologen und Geburtshelfer auf seinem Gebiet die diagnostischen Möglichkeiten und die Leistungsfähigkeit bildgebender Verfahren aufzeigen. Der Radiologe wird auf die speziellen Fragestellungen des Frauenarztes hingewiesen. Nur wenn der Radiologe sie erkennt, kann er den Untersuchungsablauf so gestalten, daß die offenen Fragen auch beantwortet werden.

Bildgebende Verfahren lassen sich so optimal nutzen. Problembezogen eingesetzt, stellen sie eine wesentliche Bereicherung dar, die häufig eine sicherere und umfassendere Diagnostik ermöglichen. Die Patientinnen profitieren davon, weil auf diese Weise meist eine Individualisierung der Therapie möglich ist.

In dem vorliegenden Buch werden wichtige gynäkologisch-geburtshilfliche Erkrankungen besprochen. Immer wird dann darauf hingewiesen, welche Rolle bildgebende Verfahren bei der Diagnostik der einzelnen Erkrankung spielen können; kommen mehrere in Frage, wird eine Wertigkeit vorgenommen. Über die Sonographie als etablierte Methode der bildgebenden Verfahren hinaus, werden die Computertomographie (CT), die Kernspintomographie (MR) sowie Nuklearmedizinische Methoden besprochen.

Aufgrund der zunehmenden Spezialisierung in allen Fächern wurde auf eine größere Autorenzahl zurückgegriffen. Das hat nicht nur Nachteile. Wir haben uns um eine Koordination bemüht. Einige wenige Überschneidungen und auch abweichende Auffassungen einzelner Autoren haben wir bewußt belassen. Die Aspekte aus verschiedenen Disziplinen können die Diskussion beleben. Dahinter steht die Notwendigkeit des gegenseitigen Gesprächs. Das fördert die interdisziplinäre Zusammenarbeit, die letztlich den Patientinnen zugute kommt.

Die Herausgeber möchten allen danken, die bei der Erstellung des Bandes durch Anregungen und Überlassung von Bildmaterial geholfen haben.

Unser besonderer Dank gilt auch Frau I. Andres und Herrn W. Rindt vom Fotolabor der Universitäts-Frauenklinik, Erlangen, für die oft nicht einfache fotografische Aufarbeitung der zahlreichen Abbildungen und Frau Zitzmann für die Erledigung vieler Schreibarbeiten.

Nicht zuletzt möchten sich die Herausgeber auch beim Springer-Verlag – und hier insbesondere bei Frau I.C. Legner und Herrn Bergstedt von der Planung und bei Frau Oelschläger von der Buchherstellung – für die flexible Kooperation bei der Erstellung und Ausstattung des Bandes bedanken.

F. Willgeroth
A. Breit

Inhaltsverzeichnis

1	Untersuchungsverfahren	1
1.1	Abdomenübersicht F. WILLGEROTH (Mit 2 Abbildungen)	2
1.2	Sonographie H.G. ZILCH, H. HÖTZINGER und H. BECKER (Mit 10 Abbildungen)	4
1.3	Hysterosalpingographie (HSG) F. WILLGEROTH (Mit 20 Abbildungen)	9
1.4	Untersuchungen am Urogenitalsystem und Darm P. CARL und P. REINDL (Mit 15 Abbildungen)	18
1.5	Angiographie · Lymphographie H. HÖTZINGER und F. WILLGEROTH (Mit 5 Abbildungen)	32
1.6	Computertomographie F. WEIGERT (Mit 3 Abbildungen)	37
1.7	Magnetische Resonanz Tomographie (MRT) (Kernspintomographie) H.G. ZILCH, N. OBLETTER, H. KETT und A. BREIT (Mit 7 Abbildungen)	41
1.8	Nuklearmedizinische Untersuchungen K. KEMPKEN und W. JÄGER (Mit 9 Abbildungen)	45
2	Diagnostik des weiblichen Genitale	59
2.1	Anatomie F. WILLGEROTH und H.G. ZILCH (Mit 17 Abbildungen)	59
2.2	Lageveränderungen des weiblichen Genitale J. BEHR (Mit 22 Abbildungen)	69
2.3	Fehlbildungen des weiblichen Genitale E. WILLICH (Mit 34 Abbildungen)	81

2.4 Klinik und Diagnostik bei Fehlbildungen der ableitenden Harnwege
P. CARL
(Mit 14 Abbildungen) 112

2.5 Entzündliche Erkrankungen des weiblichen Genitaltraktes
F. WILLGEROTH
(Mit 4 Abbildungen) 125

2.6 Fremdkörper im Genitaltrakt
P. KRIEGLSTEINER und H. GRAEFF
(Mit 6 Abbildungen) 132

2.7 Tumoren des weiblichen Genitale 139

2.7.1 Pathomorphologie gutartiger und bösartiger Geschwülste
und ihre Klinik
A.H. TULUSAN
(Mit 12 Abbildungen) 140

2.7.2 Metastasierungswege gynäkologischer Tumoren
F. WILLGEROTH
(Mit 3 Abbildungen) 159

2.7.3 Informationswert bildgebender Verfahren bei gynäkologischen
Tumoren
F. WILLGEROTH und A. BREIT
(Mit 56 Abbildungen) 166

2.7.4 Radikale Beckenchirurgie
A.H. TULUSAN
(Mit 3 Abbildungen) 205

2.7.5 Radiologische Diagnostik zur Bestrahlungsplanung
A. ATZINGER und H. GFIRTNER
(Mit 4 Abbildungen) 207

2.7.6 Komplikationen an den ableitenden Harnwegen und des Darmes nach
Operationen und Strahlentherapie
R. THIEME und H. GRAEFF
(Mit 8 Abbildungen) 211

2.7.7 Komplikationen am Skelett nach Radiotherapie
A. ATZINGER und H.G. ZILCH
(Mit 2 Abbildungen) 221

2.7.8 Der Informationswert bildgebender Verfahren in der Nachsorge
gynäkologischer Tumoren
F. WILLGEROTH und A. BREIT
(Mit 8 Abbildungen) 223

2.8 Endometriose
P. KRIEGLSTEINER und H. GRAEFF
(Mit 2 Abbildungen) 233

2.9 Endokrine Störungen und Sterilität
E.M. PATEROK
(Mit 18 Abbildungen) 238

2.10	Peri- und Postmenopause E.M. Paterok und F. Heuck (Mit 24 Abbildungen) 251
2.10.1	Klinik und Pathogenese klimakterischer Beschwerden E.M. Paterok 251
2.10.2	Bedeutung diagnostischer Verfahren E.M. Paterok 254
2.10.3	Radiologische Diagnostik der Osteoporose F. Heuck 257
3	Radiologische Diagnostik der Mamma 278
3.1	Bildgebende Verfahren in der Mammadiagnostik M. Säbel (Mit 11 Abbildungen) 279
3.2	Radiologische Diagnostik gut- und bösartiger Prozesse in der Brust V. Barth (Mit 74 Abbildungen) 292
3.3	MR-Tomographie der Mamma P. Lukas (Mit 2 Abbildungen) 385
3.4	Komplementäre Diagnostik zur Früherkennung des Mammakarzinoms R. Strigl und H. Graeff 388
3.5	Radiologische Diagnostik zur Bestrahlungsplanung A. Atzinger und K. Pfändner (Mit 3 Abbildungen) 393
3.6	Nachsorgediagnostik bei Mammakarzinompatientinnen A. Atzinger (Mit 3 Abbildungen) 396
4	Bildgebende Diagnostik in der Geburtshilfe 399
4.1	Nativaufnahmen, Amnio- und Fetographien F. Willgeroth (Mit 4 Abbildungen) 400
4.2	Anatomie des weiblichen Beckens, pathologische Beckenformen, Beckenringlockerungen F. Willgeroth (Mit 8 Abbildungen) 403
4.3	Beckenmessungen F. Willgeroth (Mit 1 Abbildung) 410
4.4	Schwangerschaft und schwangerschaftsbedingte Erkrankungen 412

4.4.1 Physiologische Veränderungen des mütterlichen Organismus in der Gravidität
H.J. VOIGT
(Mit 1 Abbildung) 412

4.4.2 Diagnostik der Frühschwangerschaft
H.J. VOIGT
(Mit 13 Abbildungen) 414

4.4.3 Abort
F. WILLGEROTH und H.J. VOIGT
(Mit 10 Abbildungen) 418

4.4.4 Extrauteringravidität (EU)
F. WILLGEROTH, E.M. PATEROK und H.J. VOIGT
(Mit 13 Abbildungen) 422

4.5 Die ableitenden Harnwege in der Schwangerschaft
R. THIEME
(Mit 1 Abbildung) 429

4.6 Fetale Diagnostik
H.J. VOIGT und F. WILLGEROTH
(Mit 41 Abbildungen) 432

4.7 Plazentadiagnostik
H.J. VOIGT und E.M. PATEROK
(Mit 13 Abbildungen) 449

4.8 Blasenmole
E.M. PATEROK und H.J. VOIGT
(Mit 6 Abbildungen) 454

4.9 Chorionepitheliom
E.M. PATEROK und H.J. VOIGT
(Mit 3 Abbildungen) 459

5 Diagnostik beim Neugeborenen
M. ZIEGER
(Mit 25 Abbildungen) 465

6 Die Strahlenexposition bei radiologisch-diagnostischen Maßnahmen in der Gynäkologie und Geburtshilfe
M. SÄBEL
(Mit 2 Abbildungen) 491

7 Das Fachgutachten in der gynäkologischen Radiologie
H.A. LADNER 505

Sachverzeichnis 513

1 Untersuchungsverfahren

Früher war das Spektrum radiologischer Untersuchungsverfahren in der Frauenheilkunde verhältnismäßig eng. Das hatte verschiedene Gründe.

Die Genitalorgane lassen sich klinisch durch Inspektion und Palpation gut beurteilen. Daneben bestanden besonders bei Frauen in gebärfähigem Alter Bedenken wegen der damit verbundenen Strahlenbelastung.

Moderne Techniken und Untersuchungsverfahren haben die Strahlenbelastung vermindert.

Die Sonographie hat heute viele diagnostische Aufgaben übernommen.

Gegenüber früher hat sich aber auch die Fragestellung auf manchen Gebieten der Frauenheilkunde geändert. Die Fragen sind anspruchsvoller geworden.

So suchen wir heute das kleine und präklinische Karzinom in der Brust; denn Verbesserungen auf dem Gebiet der Operation, der Strahlentherapie und der Chemotherapie haben bis heute keinen entscheidenden Fortschritt bezüglich der Überlebensrate beim Mammakarzinom gebracht.

Auch in der Geburtshilfe werden heute hohe Ansprüche an die apparative Diagnostik gestellt.

Die Sonographie ist ein unentbehrliches Untersuchungsverfahren für den Kliniker geworden.

Ihre diagnostischen Informationen werden in klinische Entscheidungen mit einbezogen.

Auch in der Strahlentherapie nutzt man den Informationswert der Computertomographie und der Kernspintomographie zur individuellen Bestrahlungsplanung. Sie tragen entscheidend zur Herabsetzung der Nebenwirkungen bei.

In der Tumornachsorge und als Verlaufskontrolle sind bildgebende Verfahren heute unentbehrlich. Sie informieren auch über Regionen, die der tastende Finger nicht mehr erreicht.

Das Fachgebiet der Frauenheilkunde stellt heute sehr differenzierte Fragen, die moderne Röntgendiagnostik kann heute häufiger differenzierte Antworten geben.

1.1 Abdomenübersicht

F. Willgeroth

In der Frauenheilkunde werden Abdomenübersichtsaufnahmen am häufigsten als Grundinformation vor Kontrastmitteluntersuchungen der ableitenden Harnwege im Zuge präoperativer Diagnostik angefertigt. Auf der Aufnahme müssen kranial die Zwerchfellkuppen und kaudal die Symphysenkante mit abgebildet sein. Kassetten vom Format 35 × 43 cm sind dafür zweckmäßig.

Abdomenübersichtsaufnahmen werden gewöhnlich mit niedriger Anodenspannung (60–80 KV) angefertigt, damit die geringen Dichteunterschiede der Abdominalorgane dargestellt werden können. Hochverstärkende Folien reduzieren die Strahlenexposition.

Bei schlanken und weitgehend entgasten Patientinnen können dann die Lage und Größe der Abdominalorgane und des Retroperitoneums beurteilt werden.

Der Uterus stellt sich als weichteildichte Verschattung oberhalb der Harnblasensilhouette dar (Abb. 1). Diese Aufnahmen werden in der Regel bei Patientinnen in Rücklage und in vertikalem Strahlengang angefertigt.

Davon zu trennen und in ihrem diagnostischen Wert anders einzustufen sind Abdomenübersichtsaufnahmen, die bei Patientinnen wegen einer akuten Bauchsymptomatik angefertigt werden. Sie können wichtige Informationen liefern. Ist freie Luft im Abdomen vorhanden, wird man die Patientin nicht länger beobachten, sondern sofort eine chirurgische Therapie einleiten. Kaum einen Krankheitswert dagegen haben Zeichen freier Luft oder freien Gases nach Laparotomien oder Laparoskopien (Abb. 2). Die Luft wird erst nach und nach resorbiert, das kann mehrere Tage dauern. Das CO_2-Gas bei Laparoskopien wird schneller resorbiert.

Man kann Abdomenübersichtsaufnahmen wegen einer akuten Bauchsymptomatik in verschiedenen Techniken anfertigen.

Meist werden von den Klinikern Bilder bei stehender Patientin im horizontalen Strahlengang angefordert. Bei Schwerkranken, die nicht stehen können, müssen dann die Aufnahmen am Durchleuchtungsgerät gemacht werden. In Armschlingen lassen sich auch Patientinen im schlechten Zustand weitgehend aufrichten. Die Durchleuchtung ermöglicht Aufnahmen in optimalen Positionen [3]. Eine Aufnahmetechnische Variante ist die Untersuchung in Links-Seitenlage. Viele Radiologen bevorzugen sie [2].

Bei Akutsituationen werden heute eine Aufnahme in Rückenlage mit vertikalem Strahlengang bei niedriger Anodenspannung sowie eine Abdomenübersichtsaufnahme in linker Seitenlage mit horizontalem Strahlengang und hoher Spannung gefordert [6].

Die Detaildiagnostik tritt bei der Aufnahme mit hohen KV in den Hintergrund. Die Kontrastnivellie-

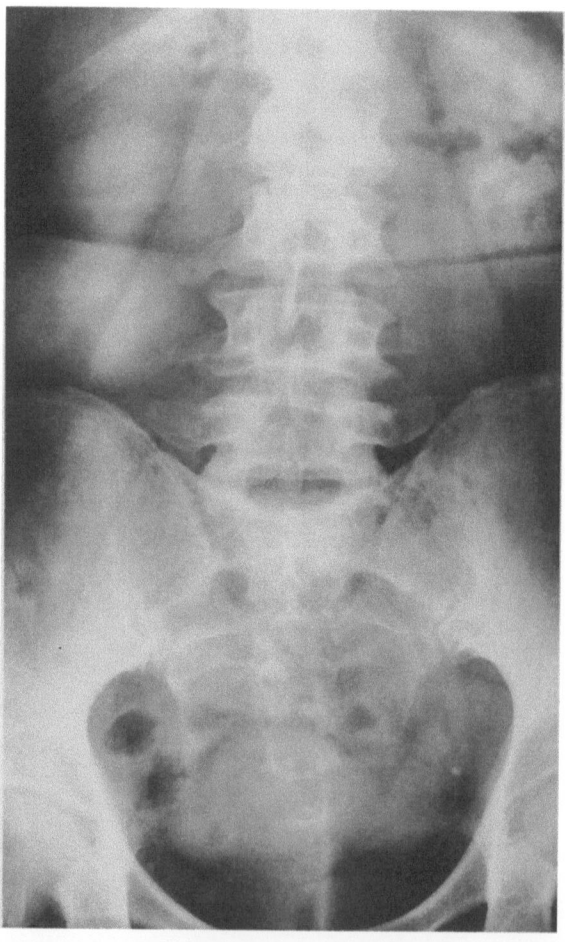

Abb. 1. Abdomenleeraufnahme einer 66jährigen adipösen Patientin. Uterusschatten kranial der Blasensilhouette. Man sieht eine zarte Aufhellungslinie zwischen beiden Organen

rung läßt freie Luft im Abdomen, die Gasverteilung im Darm sowie evtl. Darmwandveränderungen gut erkennen.

Für diese Technik sprechen die folgenden Argumente [1, 5]:

Der Radiologe sollte Techniken anwenden, die in jeder Situation, auch bei schwerkranken Patientinnen, durchgeführt werden können. Nur bei gleicher Technik lassen sich viele Störfaktoren ausschalten.

Bei Aufnahmen im Stehen entwickelt sich bei Patientinnen, besonders wenn sie adipös sind, eine Lendenlordose. Der Durchmesser ist kaudal stark vergrößert und die Bildqualität dadurch vermindert.

Die wichtige exakte Einstellung vom Zwerchfell bis zur Symphysenkante ist bei Abdomenübersichten im Stehen nur schwer zu erreichen.

Der Luftnachweis unter den Zwerchfellkuppen bei Aufnahmen im Stehen wird erst sichtbar, wenn eine bestimmte Mindestmenge vorhanden ist. Kleinere Luftmengen können von der lufthaltigen Lunge im vorderen und hinteren Zwerchfellbereich überdeckt werden. In Links-Seitenlage dagegen sind auch sehr kleine Luftmengen zwischen Leber und Thoraxwand zu erkennen.

Nach Operationen im Oberbauch entstehen nicht selten Adhäsionen zwischen Leber und Bauch bzw. Thoraxwand. Freie Luft kann dann nicht unter das Zwerchfell gelangen [4].

Auch retroperitoneale Gasansammlungen nach Verletzungen des Duodenums oder des Mesosigmas, sowie Duodenalatonien bei akuten Pankreatitiden lassen sich mit der Aufnahmetechnik bei liegenden Patienten gut nachweisen.

Die Untersuchungstechnik hängt entscheidend vom Zustand des Patienten ab und von der Erfahrung, die der Untersucher mit seiner Methode erworben hat. Wichtig ist, daß die Untersuchung schnell abläuft; die Untersuchungszeit sollte nicht durch Aufnahmewiederholungen, in der Absicht noch überzeugendere Bilder liefern zu können, ausgedehnt werden.

Akut Erkrankte müssen akut behandelt werden!

Literatur

1. Beyer D (1985) Radiologische Untersuchungstechnik und systematische Bildanalyse. In: Beyer D, Mödder U (Hrsg) Diagnostik des akuten Abdomens bildgebendem Verfahren. Springer, Berlin Heidelberg New York Tokyo, S 8–12
2. Curry RW (1957) Value of the left lateral decubitus position in the roentgenologic diagnosis. Surg. Gynec. Obstet. 104:627
3. Glauner R (1974) Das Abdomen als Ganzes. In: Schinz HR, Baensch WE, Frommhold W, Glauner R, Uehlinger E, Wellauer J (Hrsg) Lehrbuch der Röntgendiagnostik, Bd. V.G. Thieme, Stuttgart, p 72
4. Prévôt R, Lassrich MA (1959) Röntgendiagnostik des Magen-Darm-Kanals. Thieme, Stuttgart
5. Swart B (1984) Bemerkungen zur Untersuchungstechnik beim akuten Abdomen. Informationen der Deutschen Röntgengesellschaft 2/84:2–4
6. Swart B, Meyer G (1974) Die Diagnostik des Abdomens beim Erwachsenen – ein neues klinisch-röntgenologisches Konzept. Radiologe 14:1–57

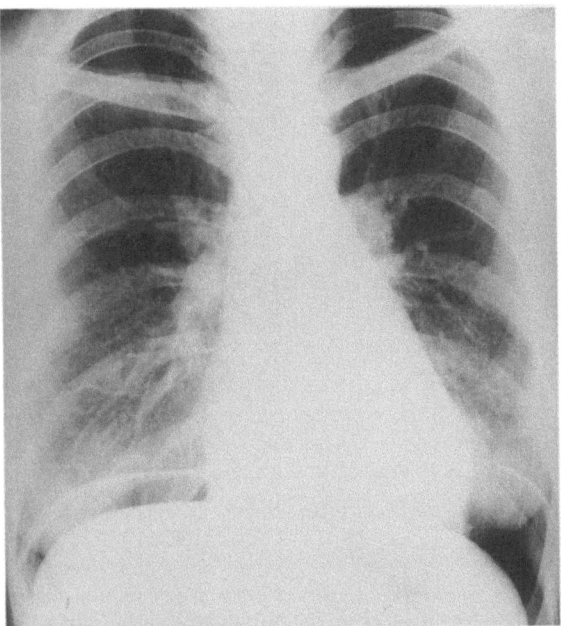

Abb. 2. 42jährige Patientin. 2 Tage postoperativ wegen Endometriose und Saktosalpinx. Ausgeprägte Luftsichel unter beiden Zwerchfellhälften

1.2 Sonographie

H.G. Zilch, H. Hötzinger und H. Becker

INHALT

Einleitung 4

1.2.1 Abdominale Sonographie (H.G. Zilch) 4
Literatur 6

1.2.2 Hysterosonographie (H. Hötzinger und H. Becker) 7
Literatur 7

1.2.3 Rektosonographie (H. Hötzinger und H. Becker) 8
Literatur 8

Einleitung

Die Sonographie wurde erstmals als bildgebendes Verfahren in der Geburtshilfe angewandt. Durch die enorme technische Fortentwicklung in den letzten Jahren haben sich die Einsatzmöglichkeiten wesentlich erweitert. Heute zählt die Sonographie zu den bildgebenden Routinemethoden nicht nur in der Geburtshilfe und Gynäkologie sondern auch in der Radiologie und anderen Fachgebieten.

Das Indikationsspektrum ist sehr breit; es reicht über Fragestellungen, die das kleine Becken und das Abdomen betreffen, bis hin zur Mammadiagnostik.

In der Geburtshilfe erstreckt sich der Einsatzbereich von der Beurteilung intra- und extrauteriner Graviditäten bis hin zur Diagnostik von Entwicklungsstörungen. Der Indikationsbereich der gynäkologischen Sonographie reicht heute von der Lagekontrolle Intrauterinpessare bis zur Tumordiagnostik [5].

1.2.1 Abdominale Sonographie

H.G. Zilch

Die abdominale Sonographie ist heute die Standardmethode in der Palette der modernen bildgebenden Verfahren des weiblichen Beckens. Der hohe Stellenwert der Methode beruht auf der raschen Verfügbarkeit; sie ist nicht invasiv und es tritt keine Strahlenexposition auf. Als Indikationen gelten unklare klinische Befunde, Klärung raumfordernder Prozesse sowie posttherapeutische Verlaufskontrollen.

Duch die technische Fortentwicklung in den letzten Jahren ist eine stete Verbesserung der diagnostischen Möglichkeiten erreicht worden. Dennoch ist die Kenntnis der Vor- und Nachteile (Tabelle 1) eine unabdingbare Voraussetzung, um die Methode rationell einzusetzen.

Tabelle 1. Vor- und Nachteile der Sonographie modifiziert nach [4]

Vorteile	Nachteile
Variable Schnittebenen	Abhängigkeit vom Erfahrungsstand des Untersuchers
Erfassung dynamischer Parameter (z.B. Gefäßpulsationen, Einstromhänomen)	
	Konstitutionelle Faktoren (Adipositas)
Finanzieller Aspekt	
Keine Strahlenexposition	Schallbarrieren (Knochen, Luft)
	Artefakte (z.B. Wiederholungsechos)

Die Sonographie beruht auf dem Prinzip des Impuls-Echo-Verfahrens. Als Impulsgeber fungiert ein im Schallapplikator befindlicher piezoelektrischer Kristall, der Schallwellen mit einer Frequenz von mehr als 20 kHz erzeugt. Bei der Transmission der Gewebe werden die Ultraschallwellen an Grenzflächen unterschiedlich dichter Medien teilweise reflektiert. In Abhängigkeit von der Schalldurchlässigkeit (akustische Impedanz) verschiedener Gewebearten variiert die Höhe der Echointensität. Sehr dichte Gewebearten (z.B. Knochen, Verkalkungen) sowie gasförmige Medien verursachen an den Grenzflächen eine intensive Reflexion. Deshalb können Organe, die hinter solchen Strukturen liegen, kaum beurteilt werden.

Das an Grenzflächen entstandene Echosignal wird von demselben Kristall wieder empfangen, in ein elektrisches Signal umgewandelt und als Helligkeitswert dargestellt. Entsprechend der Echointensität erfolgt die Bildaufzeichnung in Grauwertstufen. Beim B-Scan-Verfahren, das üblicherweise im abdominellen und pelvinen Bereich Anwendung findet, wird die gesamte Schnittfläche abgetastet. Die korrekte Interpretation des Ultraschallbildes erfordert nicht nur grundlegende Informationen über gewebliche Echocharakteristik, sondern auch fundierte anatomisch-topographische Kenntnisse.

Die Genauigkeit sonographischer Messungen hängt neben der Handhabung der Schallsonde vom Auflösungsvermögen der Gerätetechnologie ab. Dabei ist zu beachten, daß die axiale Auflösung in der Regel besser ist als die laterale, was für die Volumetrie nicht unbedeutend ist.

Aufgrund der bekannten Vorteile hat das Real-Time-Verfahren die größte Verbreitung erlangt. Für die Darstellung des Unterbauches ist besonders die Sektor-Scan-Technik geeignet, da diese eine fächerförmige Einsicht in das kleine Becken ohne störende Knochenschatten ermöglicht.

Zur Orientierung erfolgt zunächst eine kontinuierlich transversale oder sagittale Schnittführung. In Ergänzung dazu kann auch jede beliebige Schnittebene gewählt werden. Für die Dokumentation haben sich Aufnahmen in standardisierter Technik gegebenenfalls mit Darstellung von Leitstrukturen bewährt, die eine Reproduktion der identischen Ebene erleichtern.

Zur Abbildung der lateral vom Uterus gelegenen Regionen hat sich in Einzelfällen die Anhebung der entgegengesetzten Körperflanke (30–45°) als vorteilhaft erwiesen. Damit kommen die beckenwandnahen Weichteilbezirke in den optimalen Fokussierungsbereich.

Zur Untersuchung liegt die Patientin in Rückenlage. Eine optimale Auflage der Schallsonde wird durch eine geeignete Ankopplungssubstanz erreicht. Zur Erzielung eines befriedigenden Untersuchungsergebnisses ist eine gefüllte Harnblase notwendig, die als „akustisches Fenster" zur Erfassung der dorsal gelegenen Beckenorgane dient. Auf diese Weise werden störende Darmschlingen nach kranial und lateral verdrängt. Außerdem fungiert das reflexfreie Harnblasenlumen als Referenzorgan für eine korrekte Bildeinstellung.

Solides Basiswissen auf dem Gebiet der Sonoanatomie ist die Grundlage für eine korrekte Interpretation der sonographischen Bildstrukturen. Detaillierte Kenntnisse über Normalbefunde und deren Normvarianten sind Voraussetzung, um pathologische Veränderungen frühzeitig diagnostizieren zu können. Im folgenden soll das echographische Bild der Anatomie des kleinen Beckens beschrieben werden.

Die flüssigkeitsgefüllte Harnblase stellt sich als echofreies Gebilde mit glatten, echogenen Wandkonturen dar. Gelegentlich beobachtet man am Blasenboden das sog. „Jet-Phänomen" (Abb. 1), den strahlenartigen Einstrom des Ureterharns durch das Ostium in die Harnblase. Dorsal gelegen findet sich der Uterus (Abb. 2), dessen Form, Lage und Größe sowie die einzelnen Abschnitte des Organs – Zervix,

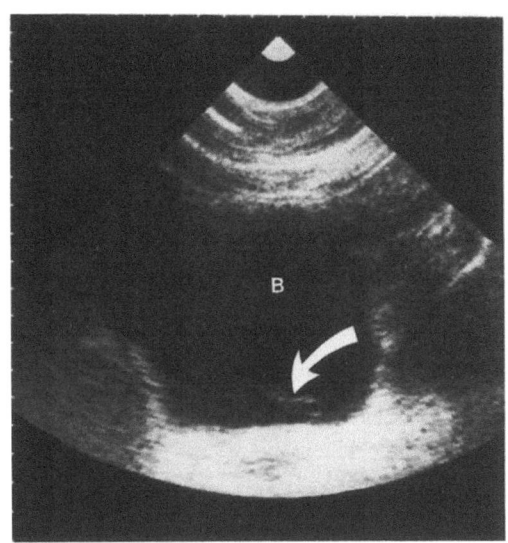

Abb. 1. Querschnitt: Harnblase (*B*) mit Jet-Phänomen (*Pfeil*)

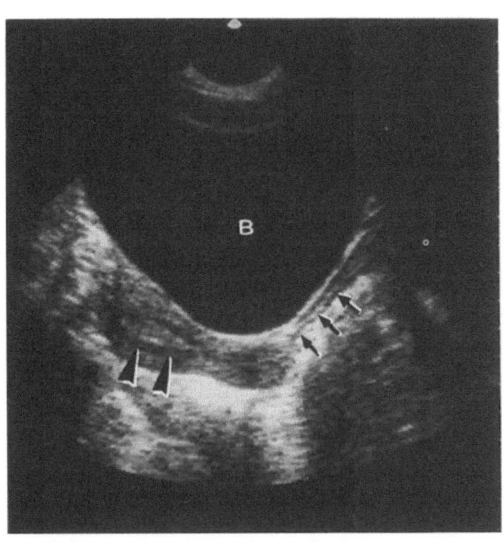

Abb. 2. Uteruslängsschnitt mit Zervix, Korpus und Fundus: Endometriumverdickung (*Pfeilspitzen*); Vagina (*Pfeile*); Harnblase (*B*)

Korpus und Fundus – ohne Schwierigkeiten zu definieren sind. Darüberhinaus lassen sich auch Aussagen über die Binnenstruktur machen [3].

Das Myometrium zeigt ein feinstrukturiertes, homogenes Echomuster. In Abhängigkeit vom Zyklus weist die zentrale Endometriumzone (Abb. 2) unterschiedliche Dicke auf.

In Verlängerung der Zervix kommt die Vagina mit reflexbetonten Doppelkonturen entsprechend der vorderen und hinteren Wand zur Darstellung. An die Hinterfläche des Uterus grenzt der Perirektalraum mit Rektum, wobei methodisch bedingt eine Detailbeurteilung nicht möglich ist.

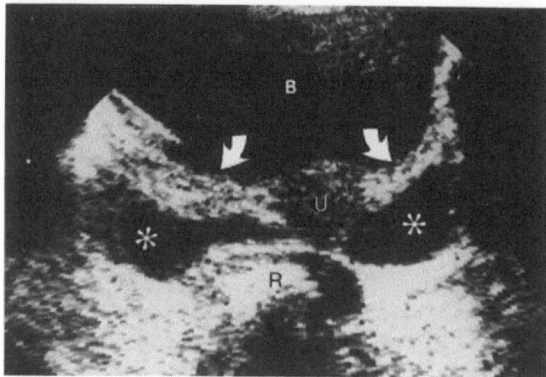

Abb. 3. Querschnitt: Vom Uterus (*U*) abgehender parametraner Gewebskomplex mit Ligg. teres uteri (*Pfeile*); Flüssigkeit in der Excavatio rectouterina (*Sterne*); Harnblase (*B*); Rektum (*R*)

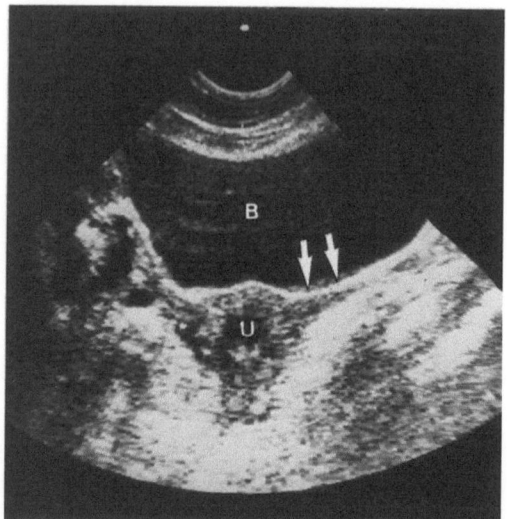

Abb. 4. Uterus (*U*) mit Tubenanteil (*Pfeile*); Harnblase (*B*)

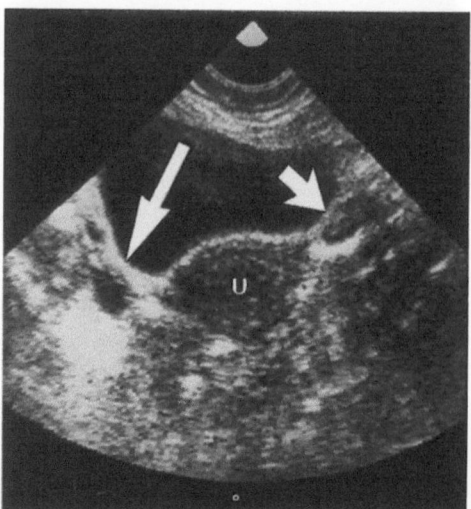

Abb. 5. Uterus (*U*) mit normalem Ovar (*kurzer Pfeil*) und Ovarialzyste (*langer Pfeil*)

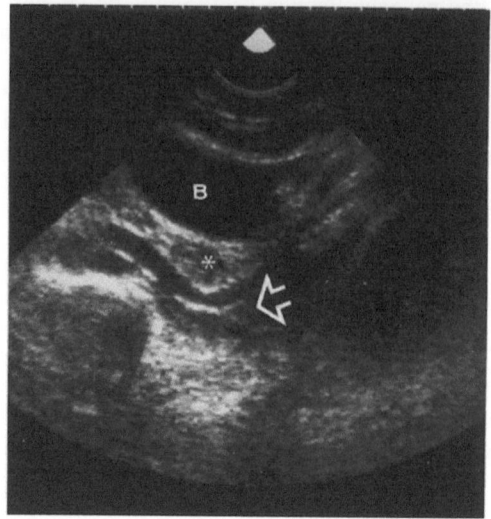

Abb. 6. Ovar (*Pfeil*) mit Iliakalgefäßen (*Stern*); Harnblase (*B*)

Lateral vom Uterus finden sich parametrane Gewebszüge mit den Ligg. teres uteri (Abb. 3). Bei optimalen Untersuchungsbedingungen lassen sich auch Tubenanteile erkennen (Abb. 4) und abbilden. Die Beckenwandgefäße dienen als Leitstrukturen für das Auffinden der Ovarien [1] (Abb. 5). Diese sind beidseits des Uterus als ovale, echoärmere Gebilde zu erkennen. Ihre Größe ist sehr variabel und unterliegt in der generativen Phase einer Frau zyklischen Schwankungen [2].

Raumfordernde Prozesse sind in einer Größenordnung von 1–2 cm nachzuweisen. Es ist allerdings zu beachten, daß kleinzystische Veränderungen (Follikel) physiologischerweise im Rahmen des hormonellen Zyklus auftreten.

Schwierigkeiten in der sonographischen Ovardarstellung können sich durch Adipositas, Lageanomalien, narbige Veränderungen oder adhärente gashaltige Darmschlingen ergeben. Bezüglich letzteren kann die Ultraschallkontrolle unter Palpation zur Klärung beitragen. Als pelvine Leitstrukturen dienen generell die großen Beckengefäße (Abb. 6), wobei Arterien von Venen durch Pulsation, Lumenweite und den Echos der Gefäßwand zu differenzieren sind. Die entlang den vaskulären Strukturen liegenden regionären Lymphknoten lassen sich – außer bei signifikanter Vergrößerung – in der Regel nur schwer von dem umgebenden isosonoren Weichteilgewebe abgrenzen.

Literatur

1. Hansmann M, Hackelöer B-J, Staudach A (1985) Ultraschalldiagnostik in Geburtshilfe und Gynäkologie. Springer, Berlin
2. Platzer W (1983) Topographie der Organe des kleinen Beckens bei der Frau. In: Frommhold W, Thurn P (Hrsg) Computertomographie gynäkologischer Tumoren von A. Breit und U. Rohde. Fortschritte auf dem Gebiete der

Röntgenstrahlen und der Nuklearmedizin, Ergänzungsband 115. Thieme, Stuttgart
3. Schlensker K-H (1984) Atlas der Ultraschalldiagnostik in Geburtshilfe und Gynäkologie. Thieme, Stuttgart
4. Zilch HG (1983) Computertomographie und Sonographie von Ovarialtumoren. In: Frommhold W, Thurn P (Hrsg) Computertomographie gynäkologischer Tumoren von A. Breit und U. Rohde. Fortschritte auf dem Gebiet der Röntgenstrahlen und der Nuklearmedizin, Ergänzungsband 115. Thieme, Stuttgart
5. Zilch HG, Hautmann M Gynäkologische Erkrankungen. In: Frommhold M (Hrsg) Sonographische Differentialdiagnostik der Bauchorgane. Thieme, Stuttgart (im Druck)

1.2.2 Hysterosonographie

H. Hötzinger und H. Becker

Die Hysterosonographie ist ein neues bildgebendes Verfahren zur Darstellung makroskopisch erkennbarer Strukturen des Uterus (Cavum, Endometrium, Myometrium, Serosa) und ihrer krankhaften Veränderungen [1, 2].

Zur Hysterosonogrpahie werden transuterine Schallsonden eingesetzt. Diese arbeiten nach dem gleichen Prinzip wie rektale Scanner, wobei Transversalschnitte des Uterus der jeweiligen Einführtiefe erzeugt werden. Verwendet werden Frequenzen von 5–7,5 MHz. Eine Schutzhülle vermeidet Läsionen des Uterus und ermöglicht die Zufuhr von physiologischer Kochsalzlösung als Wasservorlaufstrecke über einen Bypass. Die Hysterosonographie wird gewöhnlich in Vollnarkose durchgeführt, wobei sie mit einer diagnostischen Abrasio oder bei bereits bekanntem Karzinom mit einer intrakavitären Radiatio kombiniert wird. Die Patientin wird in üblicher Weise in Steinschnittlage gelagert.

Die Untersuchung liefert Aussagen über makroskopisch erkennbare Strukturen des Uterus. Der hysterosonographische Befund einer unauffälligen Zervix stellt sich folgendermaßen dar (Abb. 1):

Außen begrenzt von der stark echogebenden bandförmigen Serosa ist das Zervixgewebe weitgehend homogen von mittlerer Echostärke. Zentral liegt die Schallsonde im Zervikalkanal, der sich der Sonde eng anschließt, so daß weder die Schleimhaut noch das Cavum sichtbar werden. Im Gegensatz zum runden Querschnitt der Zervix zeigt ein Schnittbild in Korpushöhe die typische ovale Form (Abb. 2). Gut läßt sich hier das echoreiche Endometrium erkennen, das das normalerweise echoleere Cavum umschließt.

Die Untersuchung ist einfach durchzuführen und erfordert einen Zeitaufwand von ca. 3 Minuten.

An *Komplikationen* sind Verletzungen des Uterus denkbar bis hin zur Perforation, daneben als Spätfolge auch Infektionen. Von uns wurde bisher noch keine Komplikation beobachtet. Auf die Möglichkeit einer Tumorzellverschleppung im Fall eines Karzinoms über die Tuben wird bei der Hysterographie

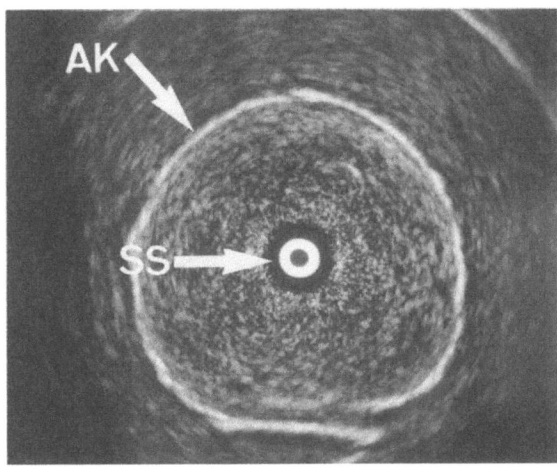

Abb. 1. Hysterosonogramm: Normale Zervix uteri. Die echoreiche Außenkontur (*AK*) umrahmt das homogene Zervixgewebe. Zentral liegt die Schallsonde (*SS*) dem Zervikalkanal eng an

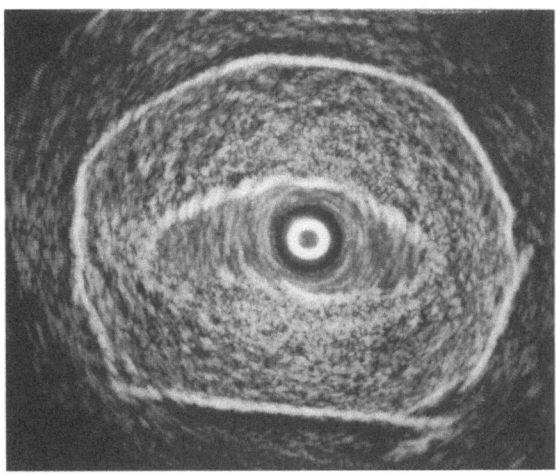

Abb. 2. Hysterosonogramm: Normales Corpus uteri. Die Schallsonde liegt im geräumigen Cavum, das vom echoreichen Endometrium umschlossen wird. Das Myometrium ist gleichmäßig. Außen liegt die echoreiche Serosa an

und Hysteroskopie hingewiesen; nie hat dieses Ereignis zu einer höheren Metastasierungsrate geführt [3]. Da sich die Techniken ähnlich sind, darf man diese Ergebnisse auf die Hysterosonographie übertragen.

Literatur

1. Hötzinger H, Becker H (1984) Intrauterine Ultraschalltomographie (IUT), Fortschritte Röntgenstrahlen 140.1:66–68
2. Hötzinger H, Becker H, Becker V (1984) Intrauterine Ultraschalltomographie (IUT): Vergleich mit makroskopischen Präparateschnitten. Geburtshilfe und Frauenheilkunde 44:219–224
3. Dahle T (1956) Transtubal spread of tumorcells in carcinoma of the body of the uterus. Surg. Gynec. and Obst. 103:332–338

1.2.3 Rektosonographie

H. HÖTZINGER und H. BECKER

Die Rektosonographie als bildgebendes Verfahren, ermöglicht die Darstellung des inneren weiblichen Genitale (Vagina, Cervix uteri, Corpus uteri, parametrane Strukturen).

Es wird eine Schallsonde verwendet, die aus einem rotierenden Stahlschaft besteht und an dessen Spitze ein kleiner scheibenförmiger Schallkopf sitzt. Die Schallfrequenz beträgt 5 MHz. Durch Drehung der Sonde entstehen Transversalschnitte in der jeweiligen Einführtiefe. Zur Untersuchung wird der Schallkopf mit einem Gummiballon umhüllt, der wasserdicht abgebunden wird. In diesem Ballon kann mittels Bypass Flüssigkeit installiert werden, die als Schallvorlaufstrecke dient.

Die Rektosonographie wird in Steinschnittlage durchgeführt. Eine Vorbereitung der Patientin ist nicht nötig. Die Untersuchung beginnt am Beckenboden und schreitet in 0,5 cm-Schritten nach kranial fort, wobei die Ebenen zunächst parallel zum Beckenboden, d.h. senkrecht zum Verlauf der Vagina gelegt werden. Wenn nötig, kann die Schallebene leicht variiert werden.

Die Vagina stellt sich als mondsichelartige Struktur dar (Abb. 1). Gelegentlich läßt sich der echoreiche Saum der Schleimhaut abgrenzen. Vor und hinter der Vagina liegen das echoreiche vesikovaginale und rektovaginale Septum. Die Echogenizität entspricht der von paravaginalem und pararektalem Gewebe, das normalerweise keine isolierten Strukturen differenzieren läßt. Zur Portio hin vergrößert sich der sagittale Durchmesser, der frontale verkleinert sich. Die Echostruktur dagegen verändert sich nicht (Abb. 2). Im normalen parametranen Gewebe lassen sich Einzelstrukturen nicht abgrenzen. Zum Korpus hin, das ebenfalls echoarm zur Darstellung kommt, verbreitert sich die Portioregion kontinuierlich zur typisch runden Form. Eine nähere Differenzierung der Strukturen des Uterus gelingt nicht.

Die Untersuchung wird von den Patientinnen gut toleriert. Komplikationen sind bisher noch nicht beschrieben worden.

Literatur

1. Hötzinger H, Willgeroth F, Pfändner K, Atzinger A, Ries G (1982) Erste Mitteilungen über transrektale Ultraschalluntersuchungen zur Beurteilung des inneren weiblichen Genitales. Röntgenpraxis 35:403–406
2. Hötzinger H, Atzinger A, Ries G (1983) Transrektale Ultraschalltomographie des weiblichen Genitales: Erste Ergebnisse. Röntgenpraxis 36:387–391

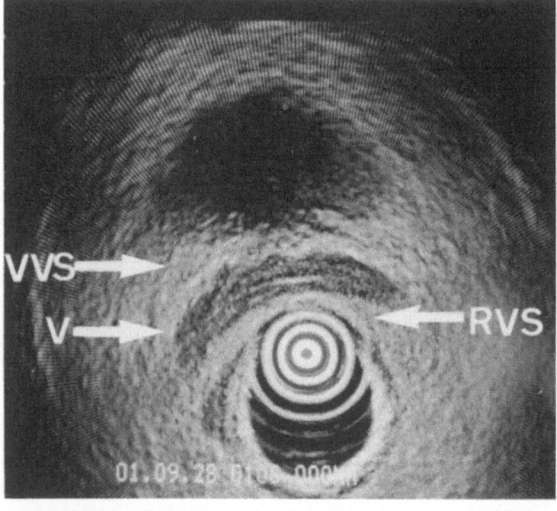

Abb. 1. Rektosonogramm: Normale Vagina. Die normale Vagina (*V*) liegt als echoarme Sichel hinter der echoleeren Blase. Zentral zeigt die Schleimhaut einen echoreichen Saum. Vor der Blase das vesikovaginale (*VVS*), hinter der Blase das rektovaginale (*RVS*) Septum

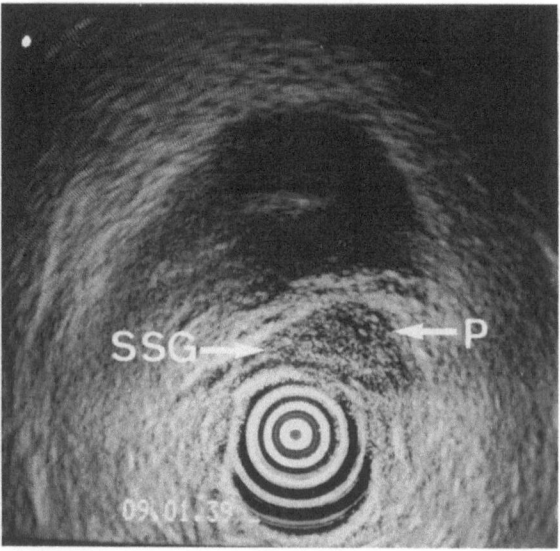

Abb. 2. Rektosonogramm: Normale Zervix. Dargestellt ist die Portio (*P*) mit dem seitlichen Scheidengewölbe (*SSG*)

1.3 Hysterosalpingographie (HSG)

F. WILLGEROTH

Bei einer Hysterosalpingographie werden der Zervikalkanal und das Cavum uteri (=Hysterographie) sowie die Lumina der Eileiter mit einem röntgenologisch positiven Kontrastmittel dargestellt (Abb. 1). Der Hohlmuskel selbst und die Wandungen der Eileiter werden dagegen nicht abgebildet.

Die Untersuchungstechniken variieren [4, 9].

Bewährt hat sich die Untersuchung auf einem Durchleuchtungstisch, der mit einer Bildverstärkerfernsehkette verbunden ist. Begonnen wird in Steinschnittlage, d.h. in Rücklage der Patientin; Ober- und Unterschenkel sind angewinkelt, die Blase sollte entleert sein [1]. Es erfolgt dann die Spekulumeinstellung und die Inspektion der Scheide. Nach einer Scheidenreinigung und Desinfektion wird die Portio randständig an zwei gegenüberliegenden Stellen mit Kugelzangen gefaßt. Die Plazierung der Zangen hängt von der lokalen Situation am Muttermund und von den Platzverhältnissen in der Scheide ab.

Es folgt dann die Auswahl des geeigneten Metallkonus, der auf das Schulzsche Gerät aufgeschraubt wird. Das innere Rohr des Gerätes sollte die Konusspitze nur gering überragen. Der Kontrastmittelaustritt erfolgt sonst primär weit kranial. Außerdem besteht bei weit überragendem inneren Rohr eine Perforationsgefahr des Uterus, insbesondere wenn er stark ante- oder retroflektiert ist.

Der Hysterosalpingograph wird entlüftet. Das System muß luftleer sein. Luftblasen im Cavum könnten intrakavitäre Prozesse vortäuschen (Abb. 2). Sie stellen sich jedoch meist als glatt konturierte Aufhellungen dar, die ihre Positionen bei Lagewechsel der Patientin ändern. Nur selten muß man bei dieser Untersuchung den äußeren Muttermund dilatieren, um den Konus anzusetzen. Gelegentlich ist das einmal nach einer vorausgegangenen Konisation nötig.

Die Kugelzangen, die an beweglichen Reitern am Schultzschen Hysterographen angehakt und gespannt werden können, ziehen den Muttermund praktisch über den Konus (Abb. 3). Auf diese Weise erfolgt die Abdichtung zwischen dem Uterus und dem Füllungsinstrument. Neben dem Schultzschen Gerät gibt es noch einige andere starre Hysterosalpingographen, die im Prinzip ähnlich arbeiten (Leech-Wilkinson, Hayes-Provis, Spackman) [13].

Neben diesen Gerätetypen kann auch ein Portioadapter angesetzt werden, der dann mit Hilfe eines

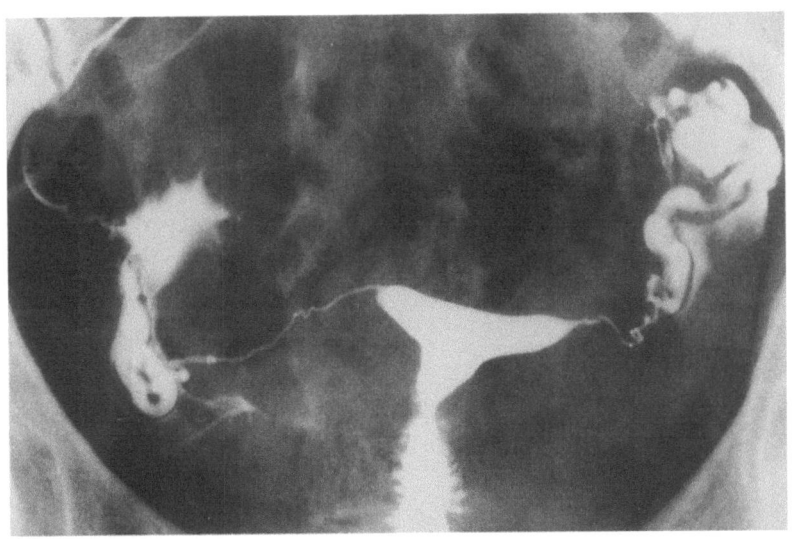

Abb. 1. Hysterosalpingographie einer 31jährigen Patientin mit primärer Sterilität. Typische Fiederung des CK-Kanals; normalgeformtes Cavum. Beide Tuben sind dargestellt und durchgängig

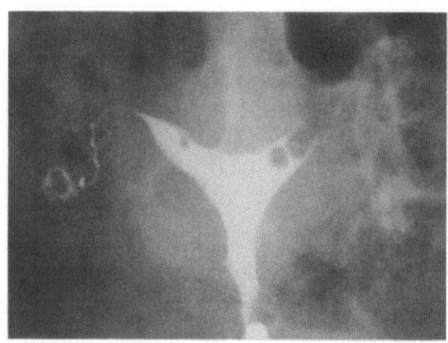

Abb. 2. Hysterosalpingographie einer 32jährigen Patientin. Luftblasen im Vacum uteri. Die scharf begrenzten Aufhellungen ändern ihre Position bei Lagewechsel der Patientin

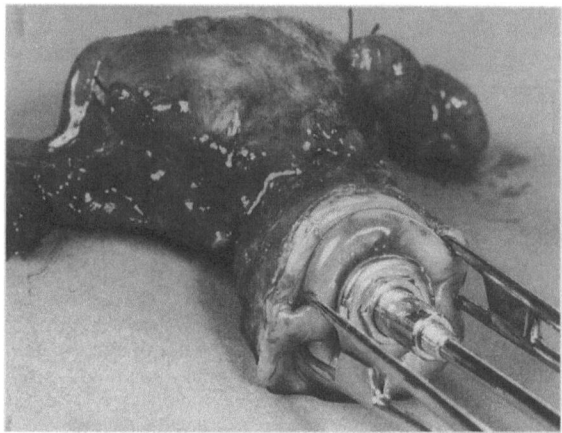

Abb. 3. Schultzsches Gerät in situ. Die Kugelzangen ziehen die Cervix über den Metallkonus. Das System wurde nachträglich an einen abdominal entfernten Uterus angesetzt

Vakuum an der Portio fixiert wird. Es werden auch flexible Sonden verwendet, die einfach durch den Zervikalkanal geschoben werden.

Alle Techniken haben Vor- und Nachteile. Mit starren Geräten läßt sich der Uterus besser dirigieren. Man kann so günstigere, überlagerungsfreie Aufnahmepositionen erreichen. Das Anbringen der Kugelzangen wird manchmal von den Frauen als unangenehm empfunden. Dabei wird die Portio auch traumatisiert.

Bei deformiertem Muttermund kann es Schwierigkeiten beim Anpassen des Portioadapters geben. In Erlangen verwenden wir für die Hysterosalpingographie das starre Schultzsche Gerät. Wenn das Instrument angeschlossen und die Röhre in Position gebracht ist, kann die Untersuchung in Rückenlage der Patientin bei ausgestreckten Beinen beginnen.

Das Kontrastmittel muß wasserlöslich sein und eine geringe Viskosität haben [11]. Es gibt verschiedene Präparate im Handel, zur Zeit verwenden wir nichtionische Kontrastmittel (Omnipaque Solutrast).

Ölhaltige Kontrastmittel können zu Fremdkörpergranulomen führen [2, 10]. Sie vermischen sich nicht mit der Körperflüssigkeit, ihr Kontrast ist meist zu dicht. Bei kavovaskulärem Reflux besteht die Gefahr einer Fettembolie. Ölige Kontrastartefakte können lange bestehen bleiben. Diese Kontrastmittel sollten bei einer HSG nicht verwendet werden.

Was muß vor und bei der Durchführung einer Hysterosalpingographie beachtet werden?

Abb. 4. Übertritt von Kontrastmittel in das Gefäßsystem bei einer Hysterosalpingographie

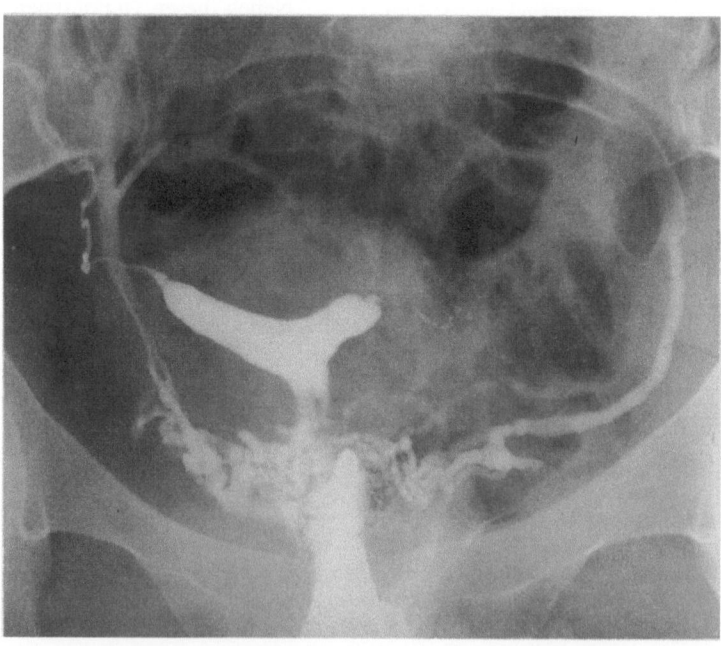

Vor Beginn der Untersuchung muß die Fragestellung klar umrissen sein. Nur so lassen sich Wiederholungen, unnötige Aufnahmen und Belastungen vermeiden.

Der klinische Untersuchungsbefund muß bekannt sein.

Die Untersuchung muß postmenstruell in die präovulatorische Zyklusphase gelegt werden. Dadurch läßt sich weitgehend vermeiden, daß man eine Schwangere röntgenologisch untersucht.

Eine Jodallergie sollte ausgeschlossen werden. Es kann immer zu Kontrastmittelübertritt ins Gefäßsystem kommen (Abb. 4).

Auf eine allergische Reaktion muß man immer vorbereitet sein und entsprechende Vorkehrungen getroffen haben.

Entzündliche Genitalerkrankungen dürfen nicht vorliegen. Neben dem Resultat einer klinischen Untersuchung müssen die Befunde von Scheidenabstrichen sowie Laboruntersuchungen vorliegen. Eine lokale Antibiotikaprophylaxe wird diskutiert.

Bei der Hysterosalpingographie muß steril gearbeitet werden. Das Kontrastmittel tritt bei durchgängigen Tuben ja in die freie Bauchhöhle über.

Unmittelbar vor Untersuchungsbeginn wird die Scheide noch einmal mit einem Desinfizienz gereinigt.

Bei einer abgeklungenen Adnexitis sollte die Untersuchung frühestens nach sechs Monaten durchgeführt werden.

Es wird dann sicherheitshalber die Untersuchung unter Antibiotikaschutz empfohlen [11, 13].

Das Kontrastmittel sollte auf etwa 37° C temperiert werden. Nicht selten wird ein Schmerzmittel in Kombination mit einem Spasmolytikum erforderlich, insbesondere wenn es um die Frage der Eileiterdurchgängigkeit geht [5]. Man will so einem Tubenspasmus vorbeugen. Auch Glukagon soll einen guten spasmolytischen Effekt haben [6, 14].

Bei ängstlichen Patientinnen wird eine Prämedikation mit Valium empfohlen [13]. Ein aufklärendes Gespräch mit der Patientin vor der Untersuchung, bei dem die einzelnen Phasen des Ablaufes besprochen werden, beseitigt Angst und Verkrampfungen.

Das Kontrastmittel muß anfänglich langsam injiziert werden. Insbesondere bei Verdacht auf intrakavitäre Prozesse wird man unter Durchleuchtung anfangs besonders langsam und nur wenig Kontrastmittel spritzen, um evtl. vorhandene Prozesse besser erfassen zu können. Ist initial zu viel Kontrastmittel gegeben worden, so kann die gesuchte Veränderung durch die intensive Schattendichte im Cavum verdeckt werden (Abb. 5a, b).

Bei Überprüfung der Tubendurchgängigkeit sollte der Weg des eingebenen Kontrastmittels vom Zervikalkanal über das Cavum bis zu den Tubenenden im ampullären Teil unter Durchleuchtungskontrolle auf dem Monitor verfolgt werden.

Es ist zu beachten, ob sich das Kontrastmittel sofort im Abdomen verteilt, oder ob der Austritt in

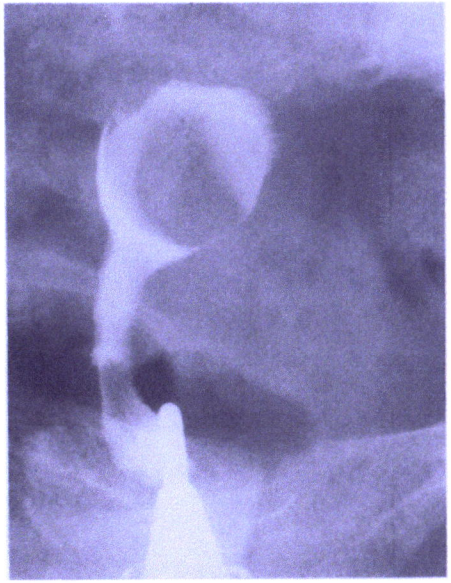

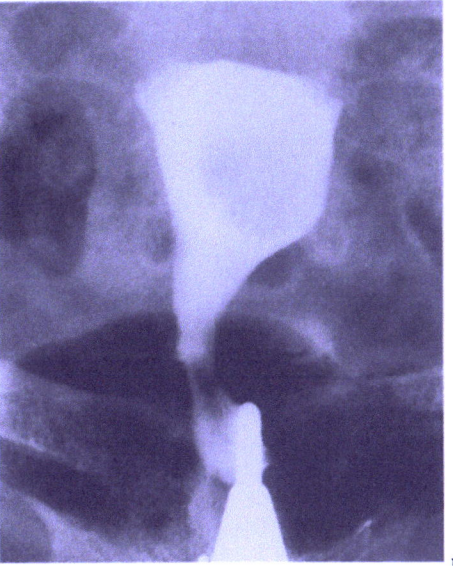

Abb. 5. a, b Hysterosalpingographie bei einer 39jährigen Patientin mit einem intrakavitärem Prozeß (submuköses Myom). Auf den Aufnahmen mit geringer Kontrastmittelmenge (**Abb. 5a** und **5b**) kommt der intrakavitäre Tumor deutlich zur Abbildung. Bei zuviel Kontrastmittel (**Abb. 5a**) sieht man lediglich die Auftreibung des Cavums. Bei der Frage nach intrakavitären Prozessen darf man initial nur wenig Kontrastmittel geben

die Bauchhöhle nach einer Latenzzeit und nach einer Lumenaufdehnung der Tuben austritt.

Die Verzögerung beim Austritt des Kontrastmittels und die verzögerte Aufdehnung des Tubenlumens können auf eine partielle Verklebung und auf eine erschwerte Durchgängigkeit hinweisen.

Die Tubendurchgängigkeit soll nicht durch zu starken Druck erzwungen werden. Schmerzangaben der Patientinnen sind dabei ein wichtiger Wegweiser.

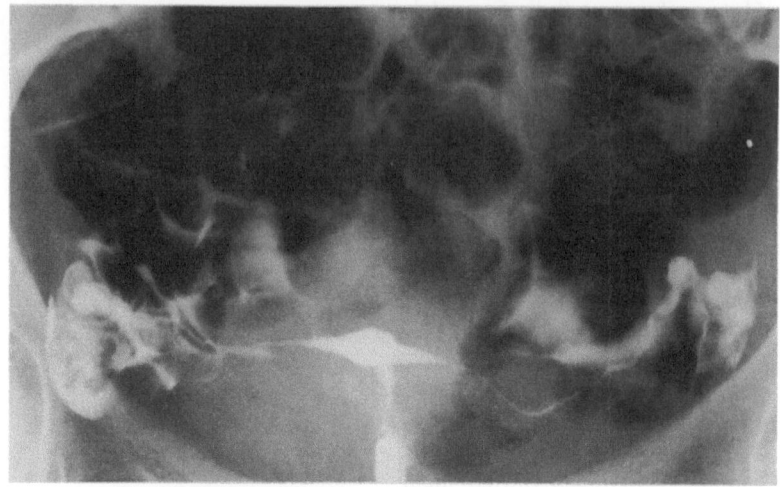

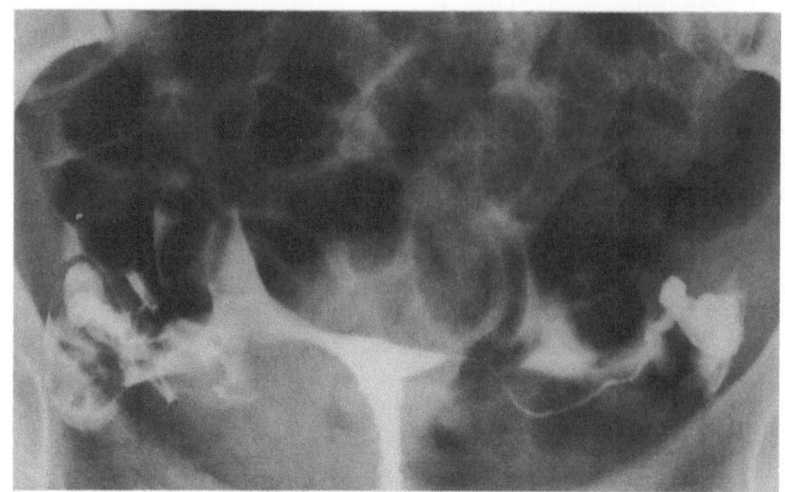

Abb. 6a–b. Stark anteflektiert gelegener Uterus. Eine sichere Aussage über die Form des Cavums ist nicht möglich. Durch Zug am Schultzschen Gerät erhält man eine günstigere Projektion des Cavums (s. **Abb. 6b**). Beide Tuben sind durchgängig

Falls erforderlich, kann man das Cavum uteri während der Untersuchung durch Zug am Gerät nach kaudal strecken. So erhält man besonders bei Hyperante- oder Retroflexio eine bessere Abbildung und größere Übersicht (Abb. 6a–b).

Je nach Fragestellung kommt man mit 2–3 Filmdokumentationen, evtl. in verschiedenen Durchleuchtungsebenen auf 18 × 24 cm Format, aus. Manche Autoren empfehlen noch eine Spätaufnahme nach 20–30 min., damit die freie Verteilung des Kontrastmittels im Abdomen beurteilt werden kann [4, 7].

Zur Überprüfung der Uterotomiewunde nach einer Sectio müssen Aufnahmen auch im schrägen oder im seitlichen Strahlengang angefertigt werden [13], so, daß der eventuelle Defekt überlagerungsfrei abgebildet wird [13] (Abb. 7).

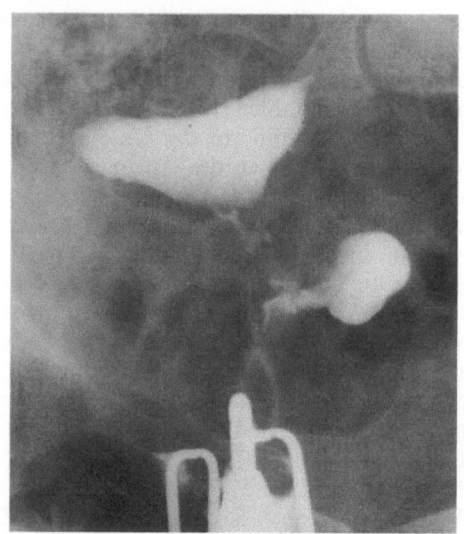

Abb. 7. Hysterosalpingographie in schräger Projektion. Gedeckte Dehiszens einer Uterotomiewunde nach Sectio

Es hat sich bewährt, die Hysterosalpingographie auf Magnet- oder Videoband aufzuzeichnen, da dann die Dynamik festgehalten werden kann.

Die Hysterosalpingographie sollte stets am Ende aller diagnostischen Maßnahmen stehen.

Die Form des Cavum uteri (im normalen Hysterogramm) ist sehr variabel [3, 4]. Röntgenologisch kann es sich etwa dreieckförmig abbilden (Abb. 8a, b). Die Seitenkanten des „Dreiecks" können aber auch zum Lumen hin konvex verlaufen (Abb. 9).

Daneben gibt es andere Formen, bei denen die Tubenhörner betont sind und die an einen Uterus arcuatus erinnern (Abb. 10). Die Übergänge sind fließend. Die Seitenbegrenzungen des Cavum sind normalerweise glatt, manchmal auch leicht gezähnelt (Abb. 11, 12). Das hängt von der Schleimhautoberfläche ab. Das Volumen variiert, es wird von verschiedenen Faktoren bestimmt: vom Alter der Patientin, von der Kinderzahl und oder von der Zyklusphase.

In der Regel reichen 4–6 ml Kontrastmittel zur Füllung des Uteruscavum aus. Von den Tubenecken des Cavum ausgehend stellen sich dann die Eileiter dar. Auf dem Film erscheinen sie als zarte, geschlängelte Linien. Ihr Verlauf ist sehr variabel (Abb. 13, 14).

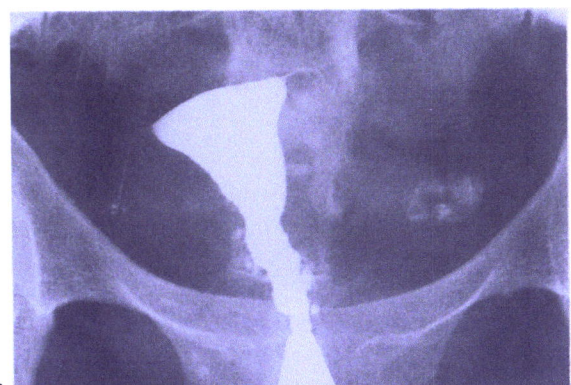
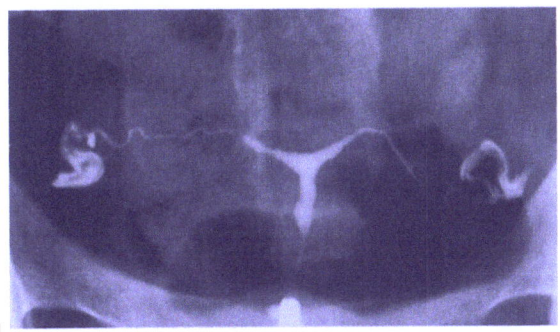

Abb. 8. a Hysterosalpingographie einer 30jährigen Patientin. Plumpes Cavum. **b** Hysterosalpingographie einer 30jährigen Patientin mit kleinem Volumen des Cavums

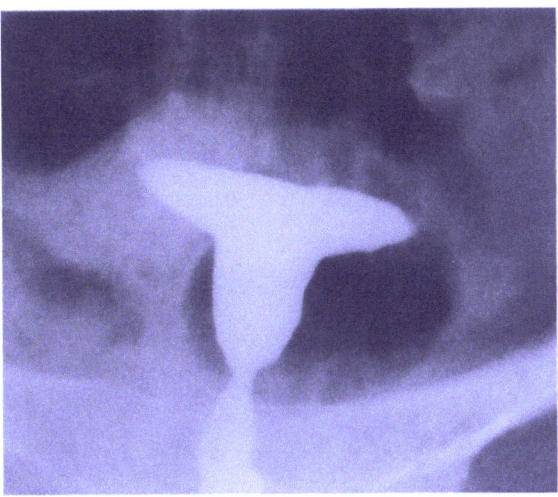

Abb. 10. Hysterosalpingographie einer 27jährigen Patientin. Unauffälliges Cavum mit betonten Tubenhörnern beiderseits

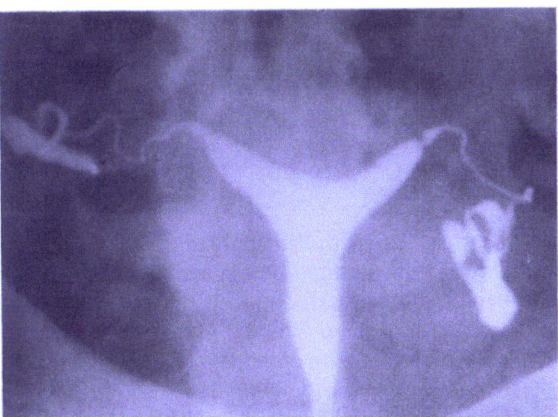

Abb. 9. Hysterosalpingographie einer 31jährigen Patientin. Normalgeformtes Cavum mit konvex zum Lumen verlaufenden Seitenkanten. Fließender Übergang zum Uterus arcuatus. Zirkuläre Kontraktionen an den Tubenabgängen

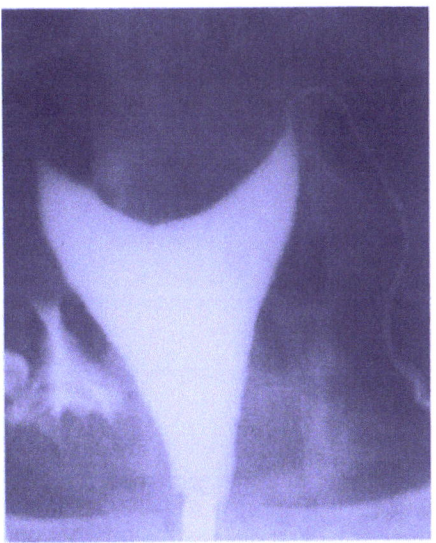

Abb. 11. Uteruscavum einer 40jährigen Patientin mit glattbegrenzten Wänden

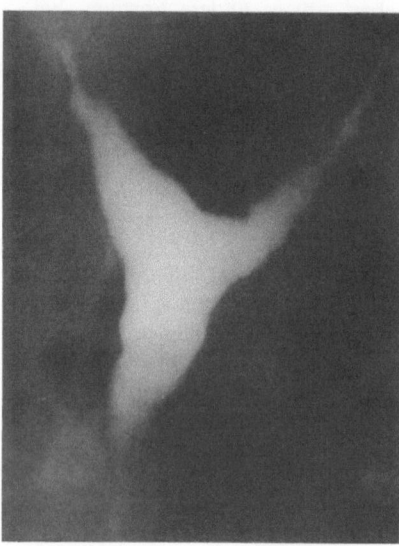

Abb. 12. Uteruscavum einer 33jährigen Patientin mit unruhigen Randkonturen

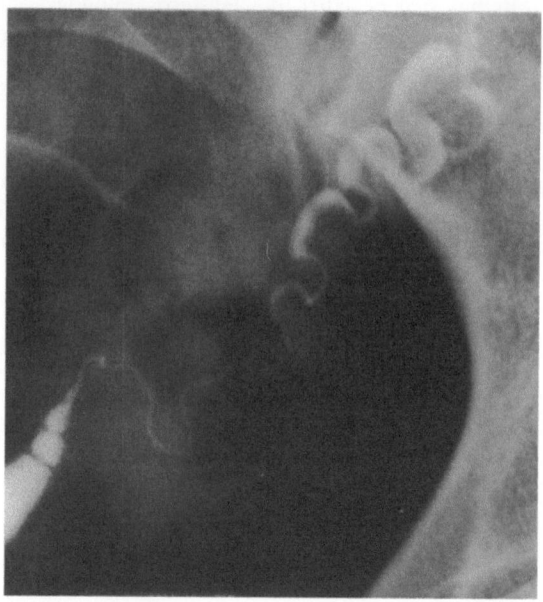

Abb. 13. Mäanderförmiger Verlauf der linken Tube bei einer 33jährigen Patientin

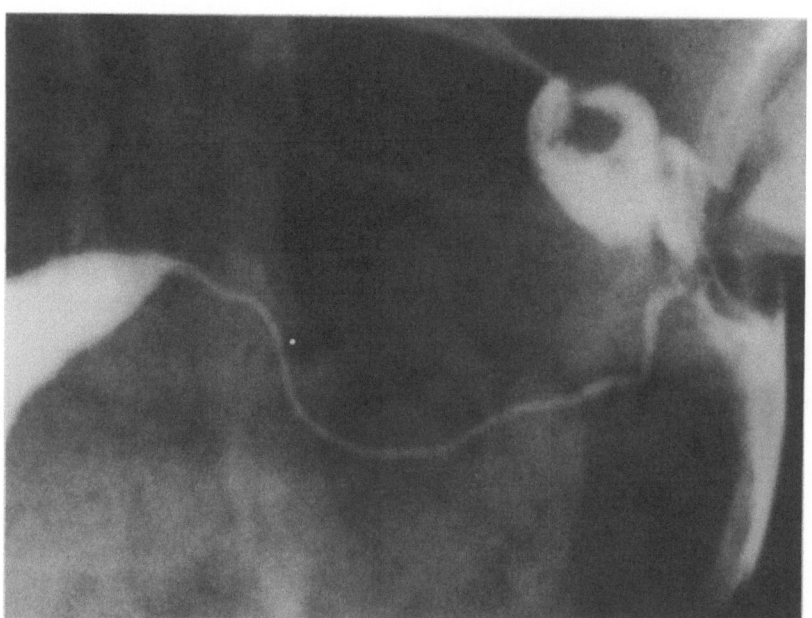

Abb. 14. Verlaufsvariante der linken Tube einer 33jährigen Patientin

Man unterscheidet mehrere Tubenabschnitte. Das hat klinische Bedeutung, z.B. bei der Behandlung einer tubaren Sterilität oder bei einer Extrauteringravidität. Der sogenannte intramurale Abschnitt verläuft in der Muskelwand des Uterus nach dem Abgang aus dem Cavum. Am Tubenabgang sind manchmal zirkuläre Schnürfurchen des Tubenlumens zu sehen. Sie werden durch spastische Kontraktionen der Muskulatur hervorgerufen (Abb. 15).

Ein Zusammenhang mit dem Füllungsdruck bei der Untersuchung wird diskutiert [5].

Peripher schließt sich der isthmische Abschnitt der Tube an. Auch hier ist das Lumen relativ eng, die Länge variiert. Der Übergang zum ampullären Teil mit dem Fimbrientrichter ist fließend. Das Lumen wird weit (Abb. 16).

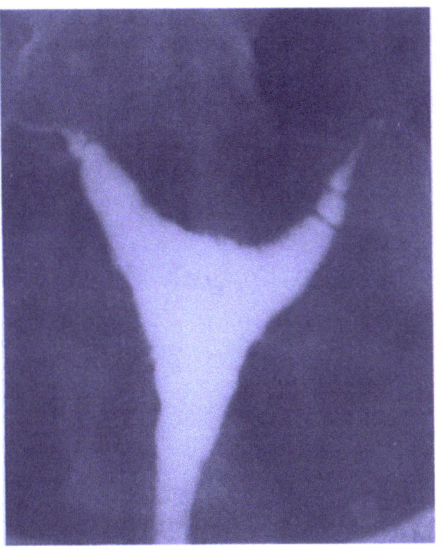

Bei durchgängigen Tuben tritt das Kontrastmittel in das Abdomen aus und verteilt sich schlierenförmig. Dieses typische Verteilungsmuster des Kontrastmittels im Abdomen kommt durch zum Teil flächenhafte Benetzungen von Darmserosa und kleine Depotbildungen zwischen einzelnen Darmschlingen zustande (Abb. 17).

Abb. 15. Starke zirkuläre Einschnürung an beiden Tubenhörnern des Uteruscavums bei einer 33jährigen Patientin

Abb. 16. Verlauf der Tube bei einer 40jährigen Patientin. Der intramurale Abschnitt ist eng, ebenso das mittlere Drittel. Das Lumen der Tube erweitert sich zum ampullären Abschnitt hin

Abb. 17. Hysterosalpingographie einer 33jährigen Patientin. Typisches schlierenförmiges Verteilungsmuster des Kontrastmittels im Abdomen
▽

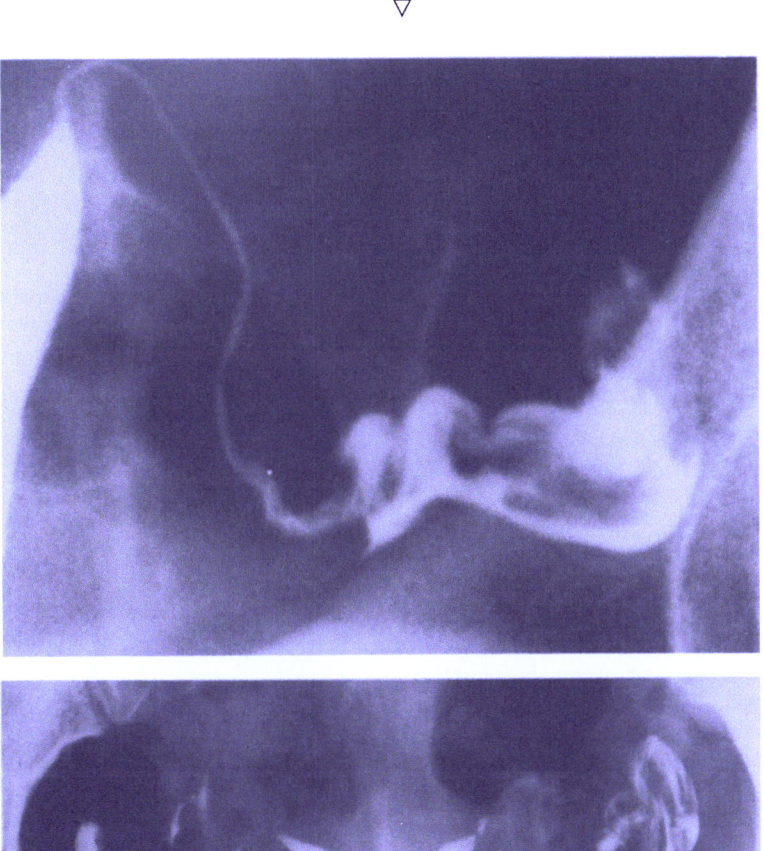

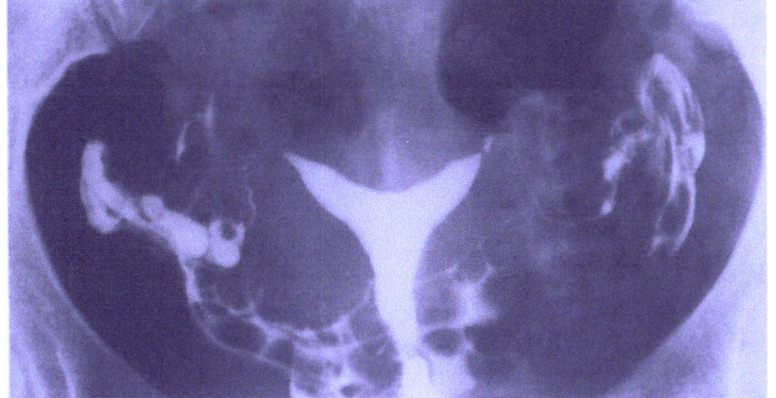

Die Hysterographie vermittelt auch Informationen über die Lage des Uterus im kleinen Becken wenn die Patientin unter Durchleuchtung gedreht wird oder wenn Aufnahmen in verschiedenen Ebenen angefertigt werden.

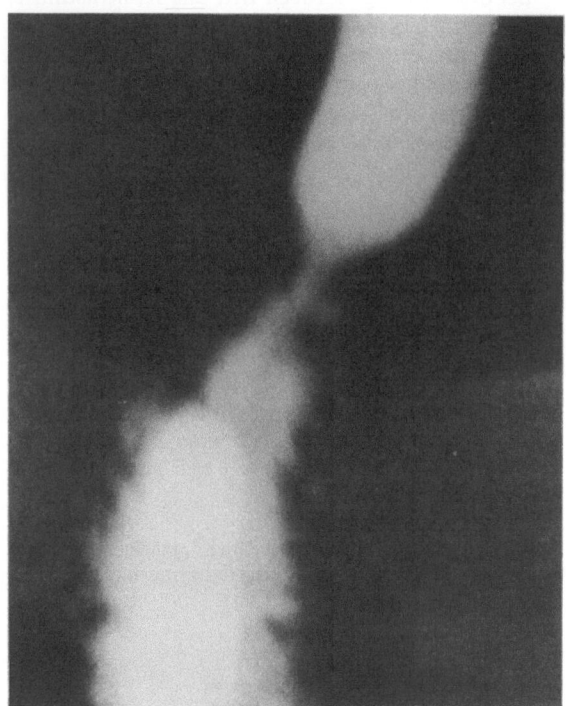

Abb. 18. Ausschnittvergrößerung einer Hysterosalpingographie. Leicht gefiederter Zervikalkanal mit Spitze des Schultzschen Gerätes in situ. Kurzstreckiger isthmischer Abschnitt

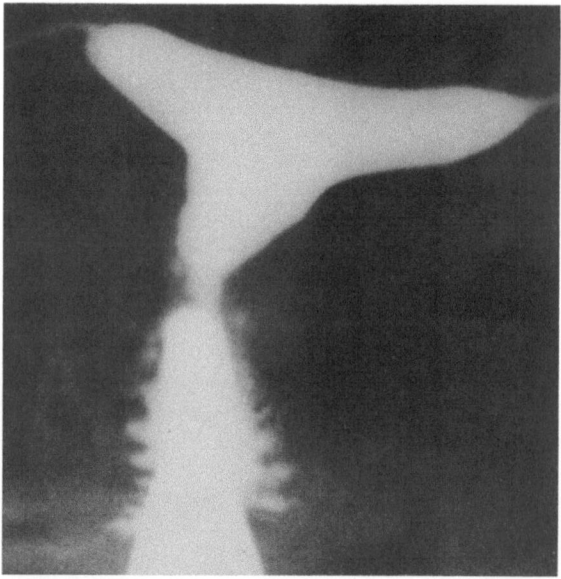

Abb. 19. Ausschnitt einer Hysterosalpingographie. Typisch gefiederter Zervikalkanal mit Schultzschem Gerät in situ

Zu allererst stellt sich jedoch bei der HSG der Zervikalkanal dar. Auch er ist in seiner Form sehr variabel. Die Morphologie ist zyklusabhängig und ändert sich auch mit dem Alter der Frau. Der Übergang zum Cavum wird als isthmischer Abschnitt bezeichnet. Er kann sich röntgenologisch als zirkuläre oder kurzstreckige Enge markieren (Abb. 18). Die Wand des Zervikalkanals ist häufig leicht gefiedert. Diese Fiederung wird durch Schleimhautfalten verursacht (Abb. 19).

Unter Beachtung der oben gegebenen Ratschläge sind die Komplikationen bei der Hysterosalpingographie heute gering. Gelegentliche leichte, peritoneale Reizungen kommen vor, wenn das Kontrastmittel in die freie Bauchhöhle austritt. Man sieht das manchmal auch danach bei einer Laparoskopie. Die nicht-ionischen Kontrastmittel scheinen da schonender zu sein.

Kontrastmittelübertritte in das Gefäßsystem und gelegentlich auch in Lymphbahnen sind hin und wieder zu beobachten (Abb. 20). Läsionen des Endometriums, das Ausbleiben eines vollständigen Endometriumaufbaus nach der Menstruation, forcierte Curettagen oder entzündliche Veränderungen können dafür verantwortlich sein; ebenso hohe Füllungsdrucke bei der Darstellung und verschlossene Tuben. Bei wasserlöslichen Kontrastmitteln jedoch gibt es in der Regel keine gravierenden Probleme [5, 8, 9].

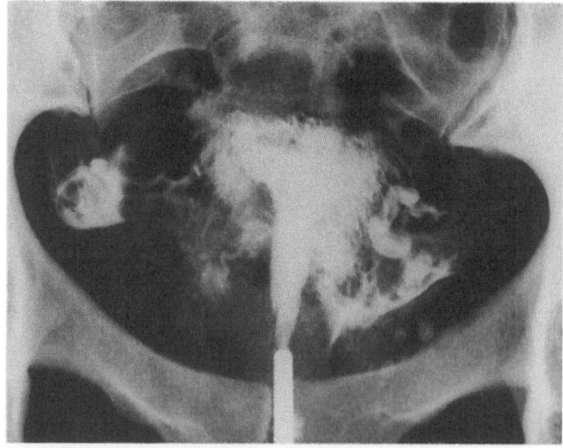

Abb. 20. Hysterosalpingographie einer 29jährigen Patientin 5 Tage nach der Menstruation. Übertritt des Kontrastmittels. Das Myometrium ist markiert

Literatur

1. Bligh AS, Williams EO (1956) The effect of the full bladder in hysterosalpingography. Brit. J. Radiol. 29: 99–102
2. Elliot GB, Brody H, Elliot KA (1965) Implications of ‚lipoid salpingitis' Fertil. Steril. 16:541–548
3. Erbslöh J (1975) Normalbefunde, Normvarianten und Fehlformen des weiblichen Genitalapparates im Hysterosalpingogramm. Radiologe 15, S. 2–10
4. Fochem K (1980) Der gesunde und kranke Uterus im Hysterosalpingogramm. Technik der Hystersalpingographie. In: Diethelm L, Henck F, Olsson O, Strnad F, Vieten H, Zuppinger A (Hrsg) Handbuch der Medizinischen Radiologie Bd. XIII, Teil 2, Springer, Berlin Heidelberg New York, S 3–45
5. Fochem K (1983) Hysterographie und Hysterosalpingographie. Röntgenpraxis 36:413–420
6. Gerlock AJ, Hooser CW (1976) Oviduct response to glucagon during hysterosalpingography. Radiology 119:727–728
7. Köhler K, Platzbecher H (1982) Gynäkologische Röntgendiagnostik. VEB G. Thieme, Leipzig
8. Obolenski W (1980) Die HSG in der Sterilitätsdiagnostik. Therapeut. Umschau, 37, 6 S 438–442
9. Ries G, Gullotta U, Münnich W, Wallner HJ (1983) Stellenwert und Optimierungsmöglichkeiten der Hysterosalpingographie. Fortschr. Röntgenstr. 138, 2:197–200
10. Rubin IC, Bendick AJ (1926) Uterotubal roentgenography with Lipiodol. Amer J, Roentgenol. 16:251–256
11. Schoper J (1967) Über die Bedeutung der Kontrastmittel bei der Hysterosalpingographie. Medizinische Mitteilungen 4:2–8
12. Tristaut H, Benmussa M (1984) Atlas der Hysterosalpingographie. Enke, Stuttgart
13. Whitehouse GH (1981) Gynaecological Radiology. Blackwell Scientifice Publications, Oxford London Edinburgh Boston Melbourne
14. Winfield AC, Pittaway D, Maxson W, Daniell J, Wentz AC (1982) Apparent Cornual Occlusion in Hysterosalpingography: Reversal by Glucagon. AJR 139:525–527

1.4 Untersuchungen am Urogenitalsystem und Darm

P. CARL und P. REINDL

INHALT

1.4.1 Ausscheidungsurogramm (P. REINDL) . . .	18
Literatur	21
1.4.2 Retrogrades Pyelogramm (P. CARL)	21
Literatur	24
1.4.3 Miktionszystourethrogramm (P. CARL) . .	24
Literatur	27
1.4.4 Kolonkontrasteinlauf (P. REINDL)	27
Literatur	31

1.4.1 Ausscheidungsurogramm

P. REINDL

In der nun über 55jährigen Geschichte der Ausscheidungsurographie [2] (AUG) hat das Urogramm seine prinzipielle Wertigkeit – die morphologische und funktionelle Darstellung der Nieren und ableitenden Harnwege – auch nach Einführen neuer bildgebender Verfahren bewahrt. Jedoch sind durch die Sonographie, die Computertomographie (CT) sowie die Kernspintomographie (MR) die Fragestellungen und damit auch der Anwendungsbereich eingegrenzt worden. Die Änderung der methodischen Reihenfolge des Untersuchungsganges ist bedingt durch die veränderte, weitergehende Aussage anderer Verfahren bei teilweise gleichzeitig geringerer Invasivität und damit geringerer Belastung des Patienten.

Die Beurteilung der Organgröße, der Breite des Parenchymsaums, der Weite des Nierenbeckenkelchsystems (NBKS) und die Erfassung evtl. Raumforderungen ist primär der Sonographie vorbehalten (Abb. 1a, b).

Die *Indikation* für das AUG ganz allgemein liegen zum einen in der funktionellen Erfassung des gesamten Harntraktes und seiner möglichen Beeinträchtigungen, des weiteren in der Darstellung der Topographie der Nieren sowie der Harnleiter einschließlich

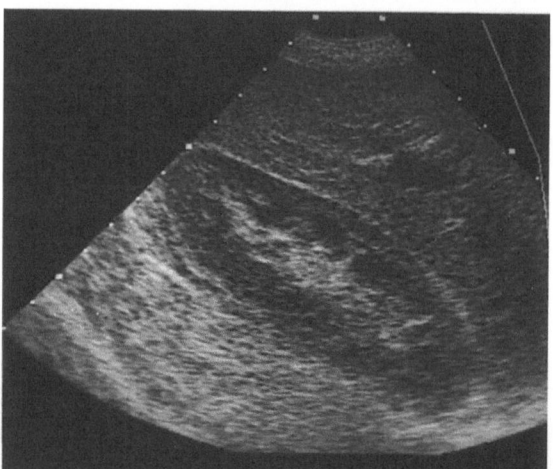
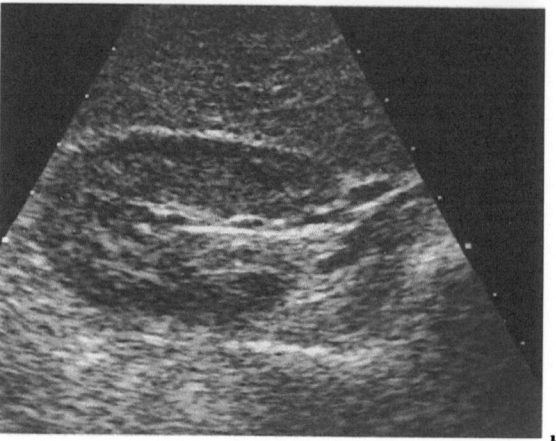

Abb. 1a, b. Normales Sonogramm der rechten Niere

der Blase. Gleichzeitig erfolgt die Darstellung feinerer morphologischer Veränderungen am NBKS.

Die *Anforderungen des Gynäkologen* an das AUG beziehen sich auf folgende Fragestellungen:

1. Pathologische Verkalkungen im Bereich des Nierenparenchyms und der ableitenden Harnwege einschließlich der Blase.
2. Lage der Nieren und Lageänderung.
3. Ausscheidungsfunktion der Nieren (z.B. stumme Niere).
4. Darstellung der Ureteren in sämtlichen Abschnitten (z.B. Ureterverlagerung, Ureterummauerung, Ureter fissus/duplex).
5. Mißbildungen.

Dazu kommt die Indikation des präoperativen AUG aus juristischen Gründen.

Die Technik der Durchführung des AUG folgt einer Gesetzmäßigkeit, die primär von der physiologischen Ausscheidung des applizierten Kontrastmittels bestimmt ist. In dieses Schema müssen die Gesichtspunkte der speziellen Fragestellungen in der gynäkologischen Diagnostik einfließen, die gegebenenfalls eine Modifizierung erforderlich machen.

Eine spezielle Vorbereitung ist nicht notwendig. Der Patient soll nüchtern, aber ausreichend hydriert sein. Die Lagerung des Patienten erfordert ebenfalls keine speziellen Voraussetzungen.

Die Leeraufnahme mit Erfassung des Symphysenoberrandes (Abb. 2a), die Parenchymphase (2–5 min. p.i.), die Darstellung des NBKS und der Ureteren (8–15 min. p.i.) (Abb. 3a) sowie die Aufnahme im Stehen nach Miktion (Abb. 3b) gehören zum Standardprogramm.

In Abhängigkeit von den diagnostischen Parametern können Leertomogramme (Abb. 2b) (z.B. bei Verkalkungen), Aufnahmen in Bauchlage (zur besseren Ureterenbeurteilung) und Schrägaufnahmen erforderlich sein. Die Tomographie sollte obligat möglich sein, wobei die Zonographie für die in Betracht kommenden Fragestellungen ausreichend ist [3] (Abb. 3c). Kompressionsaufnahmen können zur besseren Beurteilung des NBKS durchgeführt werden, wenn durch Voruntersuchungen oder Erkenntnisse aus dem aktuellen Untersuchungsablauf Kontraindikationen (z.B. Tumor, Aneurysma, Steine) ausgeschlossen sind. Spätbilder bis 24 h p.i. kommen je nach Fragestellung additiv hinzu.

Der beschriebene Untersuchungsablauf kann im Falle eines Routine-AUG bei normalen Kreatininwerten, unauffälligem Harnbefund und unauffälliger Anamnese auf eine sog. „verkürzte Ausscheidungsurographie" (Leeraufnahme, 15-min.-Bild und Miktionsaufnahme) beschränkt werden [2].

Der Wahl eines *geeigneten Kontrastmittels* kommt vorrangige Bedeutung zu. Dies geschieht vor allem unter dem Aspekt der guten Kontrastanreicherung und Verträglichkeit, also einer möglichst geringen Toxizität des Kontrastmittels, die auch unter forensischen Gesichtspunkten zu fordern ist [4].

Deshalb ist die Anwendung nichtionischer Kontrastmittel in der Radiologie unter derzeitigen Gesichtspunkten anzuraten [1]. Die nichtionischen Kontrastmittel zeigen deutlich geringere Nebenwirkungen bezüglich des kardiopulmonalen Systems und des renalen Systems. Aufgrund geringer Histaminfreisetzung in der Lunge kann auch eine geringere Nebenwirkung auf das immunologische System angenommen werden [5, 6, 7].

Bezüglich der Applikation ist zwischen der raschen Injektion (1 ml/kg Körpergewicht, 60 sek.) sowie der Infusion von z.B. 75 ml 30%igem Kontrastmittel zu unterscheiden. Die Infusion gestattet durch einen diuretischen Effekt eine bessere Darstellung der Ureteren.

Die gute Verträglichkeit der nichtionischen Kontrastmittel schließt jedoch insbesondere allergische Reaktionen letztlich nicht gänzlich aus. Demzufolge gelten nach wie vor für die Planung und Durchführung die Kautelen der Patientenbefragung und Aufklärung. Im gleichen Maße gilt dies für die Verfügbar-

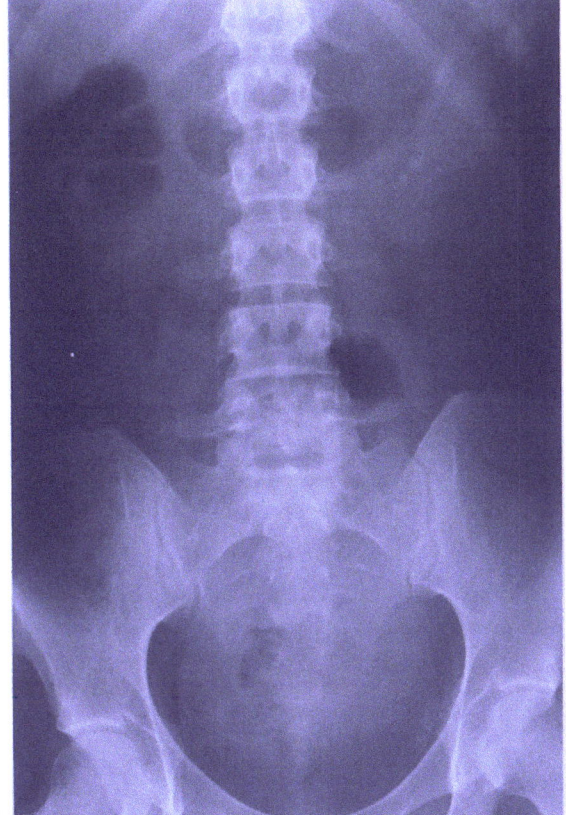

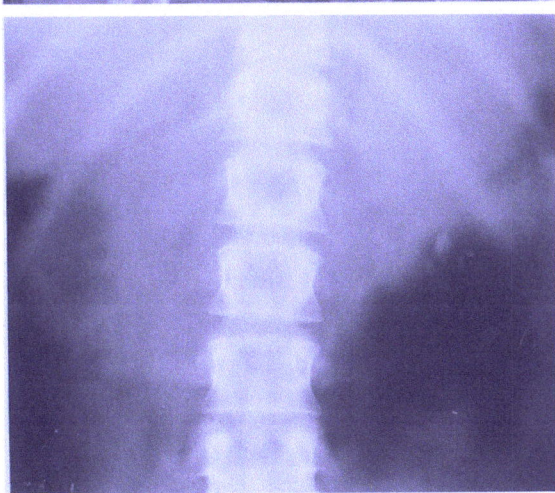

Abb. 2a, b. Leeraufnahme zum Ausscheidungsurogramm und ergänzendes Leertomogramm. Als „Nebenbefund" mehrere Verkalkungen in Projektion auf den unteren Nierenpol rechts und links

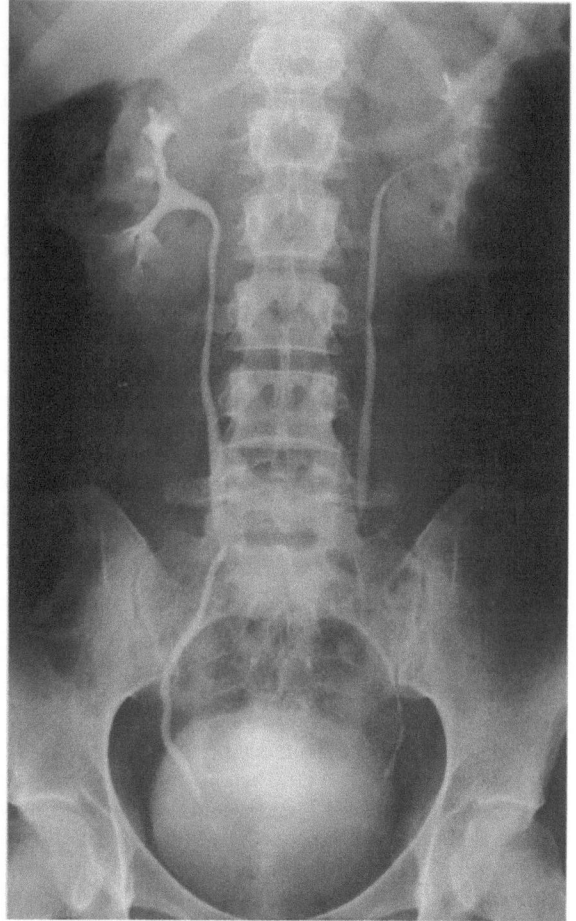

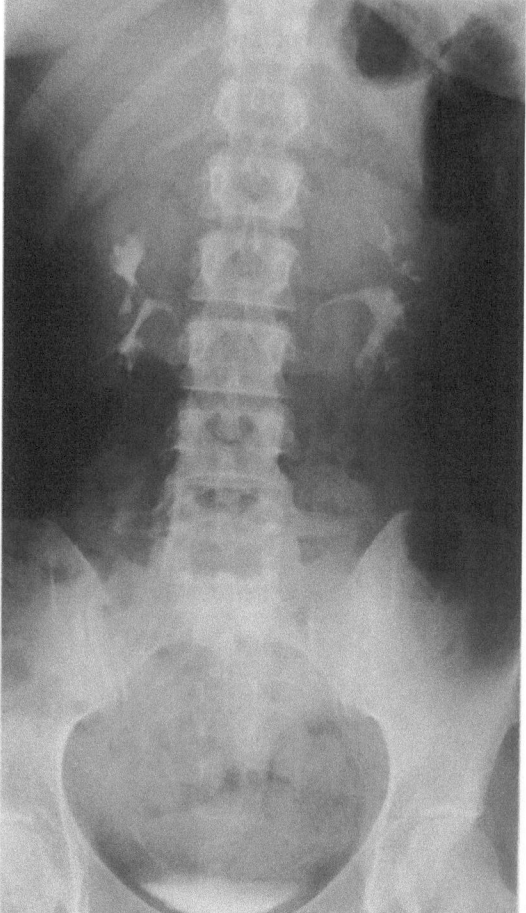

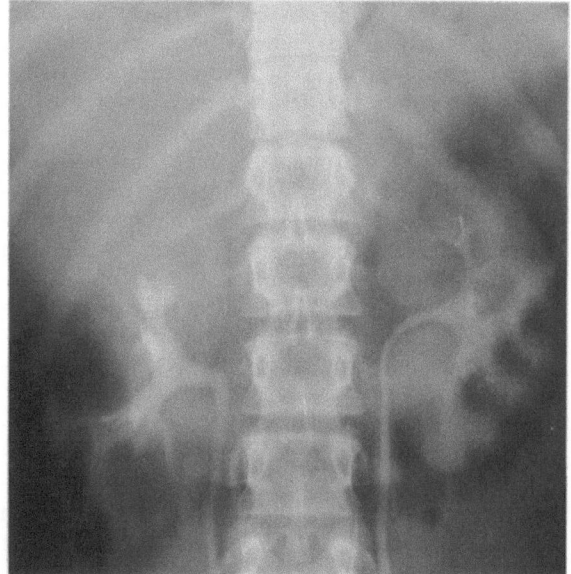

Abb. 3. a Ausscheidungsurogramm 10 min. p.i. Gute Kontrastierung des Hohlsystems sowie gute Darstellung der Ureteren bis ins kleine Becken. Glatte Berandung des Blasenschattens. Als „Nebenbefund" bogige Verdrängung der mittleren Kelchgruppe rechtsseitig. **b** Aufnahme nach Miktion. Nach Miktion im Stehen Absinken beider Nieren um $1/2$ Wirbelkörperhöhe. Normale Darstellung des Blasenbodens ohne Zeichen der Beckenbodeninsuffizienz. **c** Zonogramm: Gute Abgrenzung beider Nieren. Normal breiter Parenchymsaum, Transparenzerhöhung im Bereich der rechtsseitigen Raumforderung (Sonographisch Solitärzyste)

keit geeigneter Mittel zur Behandlung eines allergischen Zwischenfalles.

Die Verwendung eines geeigneten Filmfolienmaterials (z.B. seltene Erden) gehört ebenfalls zu den methodischen Voraussetzungen um zu einem guten technischen Ergebnis zu gelangen, bei gleichzeitiger Reduzierung der Strahlenbelastung.

Durch die sonographische Diagnostik, sowohl im Bereich der Niere wie auch des Beckens, sind die Fragestellungen an das AUG vornehmlich auf prä- ggf. postoperative Untersuchungen bzw. Untersuchungen im Rahmen der strahlentherapeutischen Maßnahmen beschränkt. Ausgenommen sind Indikationen, die sich unabhängig von gynäkologischen Fragestellungen aus aktuellen Gesichtspunkten ergeben.

Die Beurteilungskriterien des AUG in der gynäkologischen Diagnostik umfassen naturgemäß das gesamte Spektrum der möglichen pathomorphologischen wie auch funktionellen Veränderungen einschließlich der Veränderungen im Leerbild.

Von primärem gynäkologischen Interesse ist jedoch die Topographie der Nieren, der Ureteren sowie die Darstellung der kontrastmittelgefüllten Blase und ihre Darstellung nach Miktion im Stehen zur Beurteilung des Beckenbodens. Gerade den Ureteren gilt das besondere Interesse des präoperativen AUG. Dies betrifft vor allem den Ureterenverlauf in Bezug auf eine Raumforderung im kleinen Becken. Des weiteren unter präoperativen Gesichtspunkten die Erfassung möglicher Varianten in Verlauf und Zahl (z.B. Ureter duplex, fissus), sowie die mögliche Darstellung abnormer Uretereinmündungen (Ureterektopie).

Wenn man von den Einschränkungen (bekannte Allergie gegen Kontrastmittel, Hyperthyreose, Gravidität) absieht, besteht gegen das AUG prinzipiell keine Kontraindikation. Die akute und chronische Niereninsuffizienz stellen keine Kontraindikation gegen den Versuch eines AUG selbst mit erhöhter Kontrastmitteldosis dar [2].

Literatur

1. Aichner F, Bauer G, Gerstenbrand G, Pallua A (1983) The tolerability of Jopamidol, a non-ionic radiological contrast medium in neurological investigations. Klin. Wochenschrift 95/2: 56–58
2. Bandhauer K (1982) Allgemeine Röntgendiagnostik. In: Hohenfellner R, Zingg EJ (Hrsg) Urologie in Klinik und Praxis. Georg Thieme, Stuttgart New York, S 93
3. Davidson AJ (1985) Radiology of the Kidney. WB Saunders Company, Philadelphia, p 15
4. Goodfellow T, Holdstock GE, Brunton FJ, Bamforth J (1986) Fatal acute vasculitis after high-dose urography with Iohexol. Brit. J Radiology 59/702: 620–621
5. Rapoport S, Bookstein JJ, Higgins ChB, Carvey PH, Sovak M, Lasser EC (1982) Experience with metrizamide in patients with previous severe anaphylactoid reactions to ionic contrast agents. Radiology 143: 321
6. Reiser M, Gmeinwieser J, Reimann HJ (1985) Änderung des Plasmahistaminspiegels nach intravenöser Kontrastmittelapplikation – Korrelation zu klinischen Nebenerscheinungen, Symposium Nürnberg, Klin. Pharmakologie der Kontrastmittel. Schnetztor-Verlag, Konstanz, S 165–174
7. Schräder R, Wolpers HG, Korb H, Hoeft A, Klebzig H, Kober G, Hellige G (1984) Zentralvenöse Injektion großer Kontrastmittelmengen – Vorteile eines niederosmolaren Kontrastmittels bei experimentell erzeugter pulmonaler Hypertonie. Z Kardiol 3: 434–441

1.4.2 Retrogrades Pyelogramm

P. CARL

Durch die Entwicklung der Zystoskopie – vor allem durch MAXIMILIAN NITZE (1879), wurde die Voraussetzung für die retrograde Sondierung, Kontrastmittelfüllung und röntgenologische Darstellung der oberen Harnwege geschaffen. 1908 erweiterten VOELKER und VON LICHTENBERG [5] die urologische Diagnostik durch die „Pyelographie". Bis zur Einführung der Ausscheidungsurographie war das retrograde *Ureteropyelogramm* (UPG) – (auf die Miterfassung des Ureters sollte nie verzichtet werden) – die wichtigste Maßnahme zur Untersuchung des oberen Hantraktes. Heute ist das UPG bei einer Vielzahl von Fragestellungen durch andere, nicht invasive Verfahren ersetzbar und die Indikation dementsprechend eingeschränkt.

Indikation

Die *Morphologie* des Nierenbeckenkelchsystems wird heute in erster Linie *sonographisch* beurteilt. Diskrete pathologische Veränderungen, z.B. pyelonephritische Kelchverformungen, stellt das *Ausscheidungsurogramm* dar. Sonographisch unklare Befunde am Nierenparenchym werden computertomographisch geklärt. Die Diagnostik von *Ureterveränderungen* bedarf hingegen weiterhin des UPG's – soweit nicht die Ureterorenoskopie (z.B. bei der Differentialdiagnose: Harnleitertumor – nicht schattengebendes Konkrement) angewandt werden kann.

Die Darstellung des Ureters ist mit der Sonograhie nur in beschränktem Maße und nur in massiv erweiterten Harnleiterabschnitten möglich. Die Lokalisation von Engstellen (Abb. 1a–c), Knick- und Schleifenbildungen oder Verlagerungen des Ureters sowie der Nachweis von Harnleiterläsionen (Abb. 2) und Ureterscheidenfisteln (Abb. 3) erfolgt weiterhin durch retrograde Kontrastmittelfüllung – auch und besonders zur Planung einer inneren Harnleiterschienung und somit insgesamt nicht selten bei gynäkologischer Grunderkrankung oder Strahlenfolgen.

Die Indikation ist jedoch in Anbetracht der septischen Komplikationsmöglichkeiten nur dann zu bejahen, wenn die gesamte nichtinvasive Diagnostik ausgeschöpft ist.

Technik

Neben der Verfügbarkeit eines entsprechenden endoskopischen Instrumentariums (Albarran-Einsatz zur intravesikalen Führung des Ureterkatheters) ist die Kontrollmöglichkeit mittels Bildschirm Voraussetzung für die Durchführung des UPG. Endoskopische Untersuchung, Einführung des Ureterkatheters und anschließende Röntgenuntersuchung müssen auf dem gleichen Untersuchungstisch erfolgen. Eine Umlagerung führt häufig zur Dislokation des Ureterkatheters. Der Ureterkatheter von 3–5 Charr. wird zu-

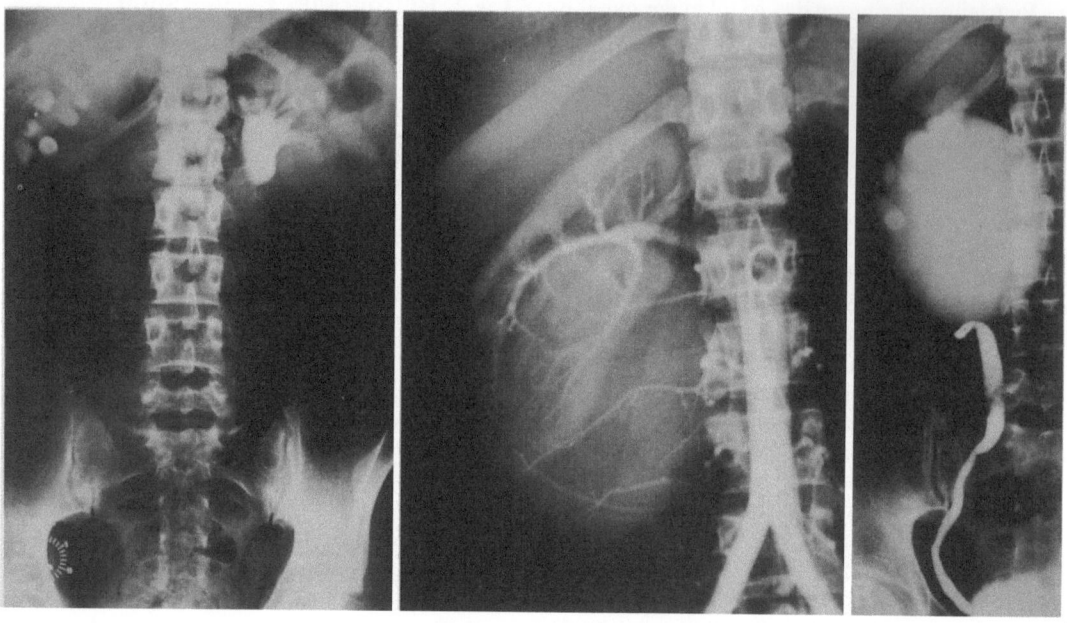

Abb. 1a–c. 22jährige Patientin mit wechselnden rechtsseitigen Flankenschmerzen. **a** Im *Infusionsurogramm* verzögerte Kontrastmittelausscheidung re. mit Darstellung ektatischer Kelche; li. leichte Ureterabgangsenge und Pyelektasie. **b** Die *Renovasographie* bringt die ausgeprägte Hydronephrose re. zur Darstellung, orientiert über den Gefäßverlauf am pyeloureteralen Übergang und informiert über die Qualität und Quantität des noch vorhandenen Parenchyms. **c** Die *Ureterpyelographie* beweist die ausgeprägte subpelvine Ureterstenose (=Ureterabgangsstenose) und schließt andere Abflußstörungen im Ureter aus.

PS.: Heute ist das Nephrosonogramm die vorrangige diagnostische Maßnahme. Eine Angiographie ist nur bei spezieller Fragestellung über den Gefäßverlauf indiziert, das UPG (unmittelbar präoperativ) aber weiterhin notwendig

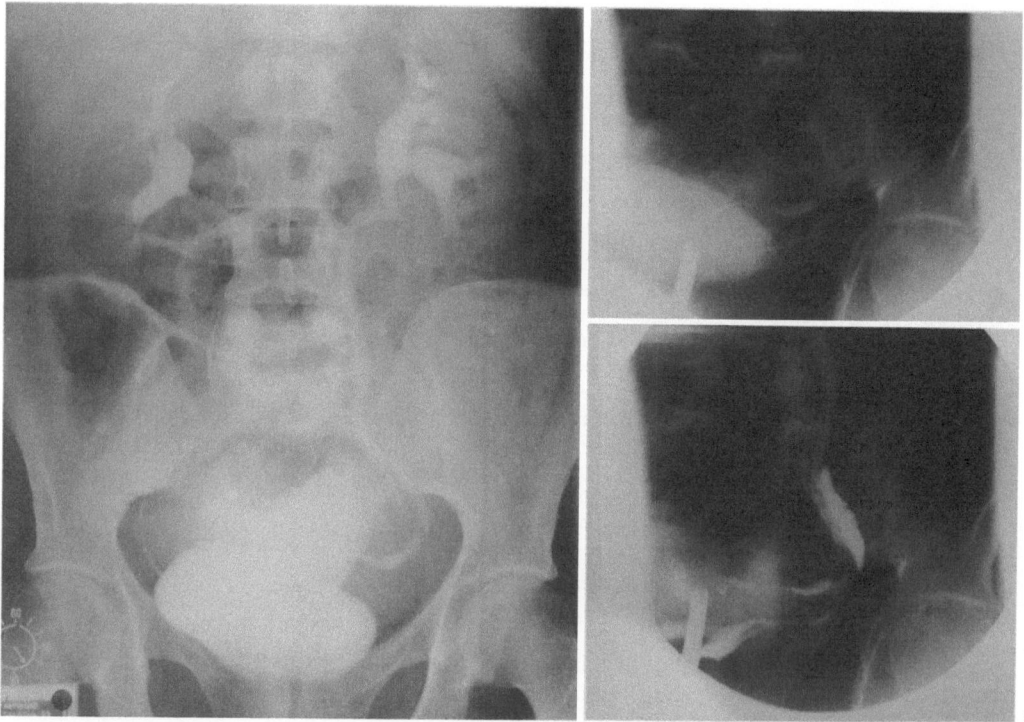

Abb. 2. a Infusionsurogramm einer 30jährigen Patientin 1 Tag nach einem pelviskopischen Eingriff: intraperitoneales Kontrastmittelextravasat vom li. prävesikalen Harnleiter ausgehend. **b** Das retrograde UPG li. bestätigt die Ureterverletzung und eine nach medial ziehende Kontrastmittelstraße

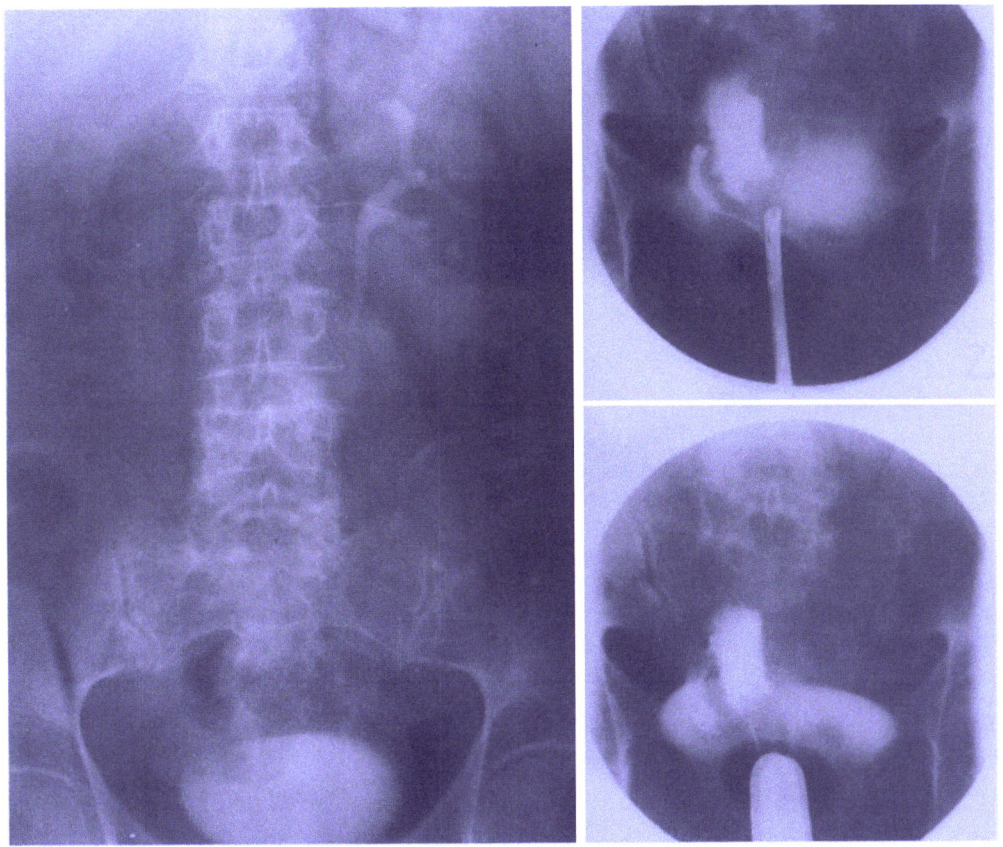

Abb. 3. a Infusionsurogramm einer 63jährigen Patientin nach Operation eines Ovarialtumors: funktionslose Niere rechts. **b** Das UPG zeigt einen KM-Stopp im prävesikalen re. Ureter, der mit einem KM-Depot in Verbindung steht, welches gleichzeitig von einer vaginalen Fistelöffnung sondiert und gefüllt werden kann = Uretervaginalfistel

nächst nur wenige cm in den prävesikalen Harnleiter vorgeschoben, seine Lage röntgenologisch kontrolliert und anschließend vorsichtig Kontrastmittel instilliert. Bei Verdacht auf eine infizierte Stauung muß vor Kontrastmittelinstillation eine bakteriologische Harnprobe entnommen werden. Fließt das Kontrastmittel infolge eines kranial gelegenen Widerstandes neben dem Katheter zurück, so kann ein dicklumiger oder konisch zulaufender Katheter bzw. ein Ureterkatheter mit olivenförmiger Spitze oder aufblasbarem Ballon die Untersuchungsmöglichkeiten verbessern. Da das nicht erweiterte Nierenbeckenkelchsystem i.allg. mit 3–4 ml Kontrastmittel komplett gefüllt wird, genügen 5–6 ml zur vollständigen Darstellung von Ureter und Nierenbeckenkelchsystem [1, 3]. Überfüllung und Überdehnung führt zu Fornixrupturen, zu pyelovenösem, pyelotubulärem und pyelolymphatischem Reflux mit der Gefahr einer Bakteriämie bei Keimbesiedlung. Ein Vorschieben des Ureterkatheters bis zum Pyelon (dieses wird nach 25 cm erreicht) ist häufig nicht erforderlich. Die Darstellungsmöglichkeit wird durch gezielte Kameraaufnahmen, durch Schräg- und Seitenaufnahmen (Beurteilbarkeit zunächst antegrad getroffener Kelche) verbessert.

Die Untersuchung kann bei der Frau in Schleimhautanästhesie – bei ängstlichen Patienten kombiniert mit einem Psychosedativum – erfolgen und erfordert nur bei schwierigen Begleitumständen (Unruhe der Patientin, schwer auffindbarem Ostium bei Strahlenblase und eingeschränkter Kapazität) eine Allgemeinanästhesie.

Die Kontrastmittelkonzentration sollte nicht zu hoch sein, um Aussparungen ebenso wie eingelegte Katheter u.a. noch erkennen zu können. Zur Darstellung von Aussparungen im Nierenhohlsystem und Harnleiter werden auch Luftfüllungen sowie Tantalumsuspensionen [4] angewandt.

Bei Tumorverdacht im Harnleiter oder Nierenbeckenkelchsystem wird nach möglichst vollständiger Absaugung des Kontrastmittels eine Lavage zur Gewinnung zytologischen Materials durchgeführt; eine noch reichlichere Materialgewinnung bietet die Bürstenbiopsie unter Verwendung spezieller Katheter [2].

Als Alternative zum UPG ist die *antegrade Pyeloureterographie* zu erwähnen, die durch Punktion des Nierenbeckenkelchsystems ermöglicht wird. Sie eignet sich dort, wo ein UPG aus technischen Gründen

(Ostium infolge entzündlicher oder tumoröser Veränderungen nicht auffindbar, ektop mündender Ureter o.a.) nicht durchführbar ist. Breitere Anwendung hat dieses in Lokalanästhesie durchführbare Verfahren in der pädiatrischen Urologie gefunden, da Abflußstörungen durch Druckflußmessungen und röntgenologische Beurteilung der Ureterperistaltik bei unterschiedlichen Perfusionsraten hierdurch exakter abgeklärt werden können. Der Punktion und antegraden Kontrastmitteldarstellung kann auch eine Nephroskopie, z.B. zum Ausschluß eines Urotheltumors, angeschlossen werden.

Komplikationsmöglichkeiten und Prophylaxe

Mit jeder instrumentellen Manipulation im oberen Harntrakt ist die Gefahr einer Keimeinschwemmung bzw. -aszension verbunden. Durch aseptisches Vorgehen (Desinfektion, Abdeckung, sterile Instrumentenhandhabung) und nichttraumatisierende Harnleitersondierung, wird die Komplikationsrate reduziert. Jede Schleimhautläsion erhöht die Infektionsgefahr, ebenso eine Überspritzung und Kontrastmittelextravasation. Bei vorheriger Kenntnis einer Abflußstörung sollte die Ureterpyelographie daher erst dann erfolgen, wenn eine instrumentelle (Harnleiterschienung), perkutane (Nierenfistelung) oder offene operative Maßnahme unmittelbar angeschlossen werden kann.

Literatur

1. Bandauer U (1982) „Allgemeine Röntgendiagnostik" in Hohenfellner R, Zingg EJ (Hrsg) Urologie in Klinik und Praxis. Thieme, Stuttgart New York, p 88–108
2. Gill WB, Lu CT, Thomsen S (1973) Retrograde brushing: A new technique for obtaining histologic and cytologic from ureteral, renal pelvic and renal calyceal lesions. J Urol 109:573
3. Löhr E, Mellin P, Rodeck G, Rohen JW (1976) Atlas der urologischen Röntgendiagnostik. Schattauer, Stuttgart New York
4. Patel VJ (1978) Tantalum in der Diagnostik der Harnleiter- und Nierenbeckentumoren. Urologe A 17:150
5. Voelker F, von Lichtenberg A (1906) Pyelographie Münch med Wschr 1:105

1.4.3 Miktionszystourethrogramm

P. CARL

Die Kontrastdarstellung der Harnblase (Zystogramm) ist zunächst Bestandteil des Urogramms, bei welchem eine Mitbeurteilung der Blase (z.B. Schrägaufnahmen zur Lokalisation von Blasendivertikeln) nie vernachlässigt werden sollte. Eine retrograde Zystographie ist außer bei der Divertikelabklärung auch zum Nachweis von Rupturen und Fistelbildungen indiziert, hat jedoch bezüglich der Ausdehnung und Invasionstiefe urothelialer Tumoren (sog. „Polyzystographie" mit zunehmender Kontrastmittelfüllung) die Erwartungen nicht erfüllt. Das *Miktions*zystourethrogramm (MCU) soll den gesamten Ablauf der Harnentleerung dokumentieren und die Harnblasen- und Harnröhrenkonfiguration während der einzelnen Miktionsphasen darstellen.

Indikation

Da der gesamte Miktionsablauf erfaßt werden muß und somit auch bei der unabdingbaren Verwendung eines Röntgen-Bildverstärker-Fernsehsystems eine erhöhte Strahlenbelastung für Patienten und Arzt unvermeidbar ist, muß die Indikation streng gestellt werden. Soll daher lediglich die Morphologie der weiblichen Urethra beurteilt und eine vermutete Engstelle nachgewiesen werden (Abb. 1), so ist die Röntgendiagnostik weitgehend durch andere (instrumentelle) Maßnahmen ersetzbar. MCU-Verlaufskontrollen vor und nach operativer Erweiterung der weiblichen Harnröhrenenge (Urethrotomia interna) können gelegentlich nützlich sein [7]. Die simultane Röntgen- und Druckflußmessung (kombinierte Videographie und Flowmetrie) bleibt aus Gründen des Strahlenschutzes sowie der Kosten der apparativen Einrichtung einer begrenzten Fragestellung vorbehalten [8] und findet vorwiegend bei der Klärung neurogener Blasenentleerungsstörungen Anwendung.

Zur Beurteilung der Lageveränderungen des weiblichen Genitale (s. Kap. 2.6) wird das Zystogramm im Liegen und in aufrechter Körperhaltung verglichen. Neben der Zystozelenbildung und einer evtl. prolapsbedingten Verformung der Blasenkontur („Sanduhrprolaps") kommt das Ausmaß der Beckenboden- und Blasenbodensenkung in Relation zur Symphyse zur Darstellung. Ein Absinken des Blasenbodens im *Stehen* unterhalb des kaudalen Symphysenrandes ist immer pathologisch.

Beim *seitlichen Zystogramm* kann der Harnröhrenverlauf durch einen schattengebenden dünnen Katheter, ein Kettchen, Metallperlen oder einen kontrastgebenden Docht markiert werden, falls die Röntgenuntersuchung nur in Ruhe und beim Pressen erfolgt. Wird die Untersuchung durch Miktionsaufnahmen komplettiert (Abb. 2), so kann auf das Einlegen eines Fremdkörpers in die Urethra verzichtet werden, um insbesondere einen ungestörten Miktionsablauf zu gewährleisten. Durch Streßsituationen wie Husten oder Niesen kann die streßbedingte Inkontinenz während der Zystographie verifiziert und hierdurch die Harnröhre dargestellt werden. Die seitliche Untersuchung auf einem am Röntgentisch fixierten drehbaren Toilettenstuhl erscheint physiologischer als die (graduell schwer abschätzbaren) Preßversuche im Stehen. Die trichterartige Umformung des Blasenauslasses

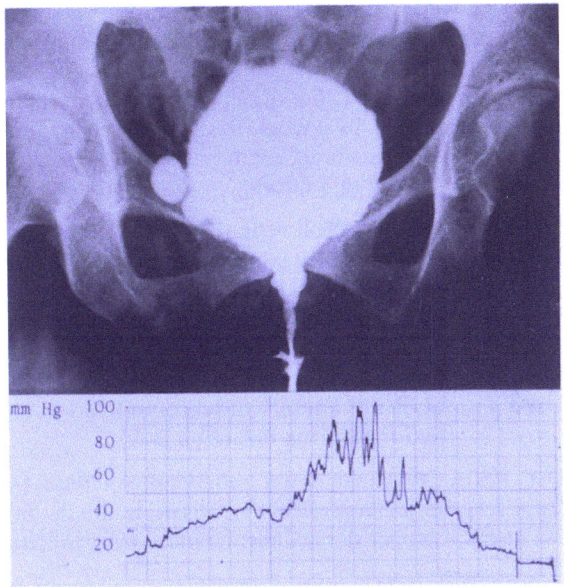

Abb. 1. 50jährige Patientin mit rezidivierendem Harnwegsinfekt. Das *Miktionszystourethrogramm* zeigt die amphorenförmige *distal eingeengte Harnröhrenkonfiguration;* die allerdings auch instrumentell nachweisbar war und sich in einem pathologischen Urethradruckprofil (Hochdruckzone von 100 mmHg) ebenfalls manifestierte (unterer Teil der Abbildung). Auf eine gestörte Harnentleerung weist das *Blasendivertikel* rechts lateral hin.

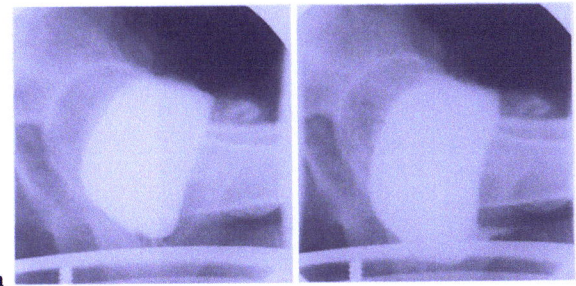

Abb. 2a, b. 40jährige Patientin, Streßinkontinenz Grad III. Das *seitliche Zystogramm in Ruhe* (a) läßt den urethrovesikalen Winkel nicht erkennen (hierzu muß eine dünne Kette oder ein schattengebender dünnlumiger Katheter eingelegt werden. Die *Miktionsaufnahme* (b) zeigt jedoch die Verlagerung des Blasenbodens und einen urethrovesikalen Winkel von ~180°

wird während der Miktion oder bei unfreiwilligem streßbedingten Harnverlust erkennbar. Ebenso läßt sich der Harnröhrenblasenwinkel (s. Kap. 2.6) errechnen. Die Angaben über Normgrenzen sind allerdings unterschiedlich. MELCHIOR (1981) [6] ermittelte bei blasengesunden Frauen in Ruhe einen urethrovesikalen Winkel von etwa 120°, während der Winkel bei Patientinnen mit Streßinkontinenz 140° betrug. Während der Miktion wurde im seitlichen Strahlengang ein urethrovesikaler Winkel von 140° bei gesunden und von über 160° bei streßinkontinenten Patientinnen gemessen. Neben dem Harnröhrenblasenhalswinkel wird der Inklinationswinkel zwischen Harnröhre und der Vertikalen bestimmt, der unter physiologischen Verhältnissen zwischen 10–30° betragen soll.

Auf die durch die Berechnung beider Winkel mögliche Differenzierung zwischen vertikalem und rotatorischem Deszensus wird an anderer Stelle näher eingegangen.

Die überwiegende Zahl aller MCU erfolgt zur Klärung des vesikorenalen Refluxes als *Refluxzystogramm.* Bei der Abklärung der Refluxnephropathie stellt das MCU die einzige zuverlässige Untersuchungsmethode dar [1].

Die Gonadenbelastung für die Ovarien muß beim Miktionszystourethrogramm beachtet werden. Sie betrug bei Verwendung einer 70 mm-Kamera (Durchleuchtung und 7 Aufnahmen) bei LÖHR et al. (1975) 266 mrem, bei LARSSON hingegen 1620–2000 mrem (Zusammenstellung von LÖHR et al. 1976 [4]).

Technik

Als erste Phase erfolgt die Kontrastmittelfüllung über einen Katheter auf dem Röntgentisch im Liegen. Durch Verwendung eines Kontrastmitteldauertropfes mit konstanter Füllungsgeschwindigkeit und evtl. zusätzlicher Registrierung eines Druck-Volumen-Diagramms [12] kann eine unphysiologisch rasche Füllung vermieden werden. Es wird wässriges Kontrastmittel verschieden hoher Jodsalzkonzentration verwendet. (Bei Klärung von Fistelbildungen, z.B. vesikovaginaler oder -urethraler Fisteln, kann diesem noch Indigocarmin-Lösung zugesetzt werden.) Ein Reflux während der Füllungsphase wird als Niederdruckreflux, ein solcher bei Harndrang oder während der Miktion als Hochdruckreflux, bezeichnet. Der vesiko-uretero-renale Reflux kommt beim weiblichen Geschlecht 9mal häufiger als beim männlichen vor [10].

Die Miktion soll bei weiblichen Patienten auf einem am Röntgentisch fixierten Toilettensitz nach Entfernung des Füllungskatheters erfolgen. Eine Abschirmung der Probantin gegenüber dem Untersucher ist zu empfehlen, um eine ungestörte Miktion zu gewährleisten. Der gesamte Ablauf der Harnentleerung muß dokumentiert, das Ausmaß eines Refluxes durch

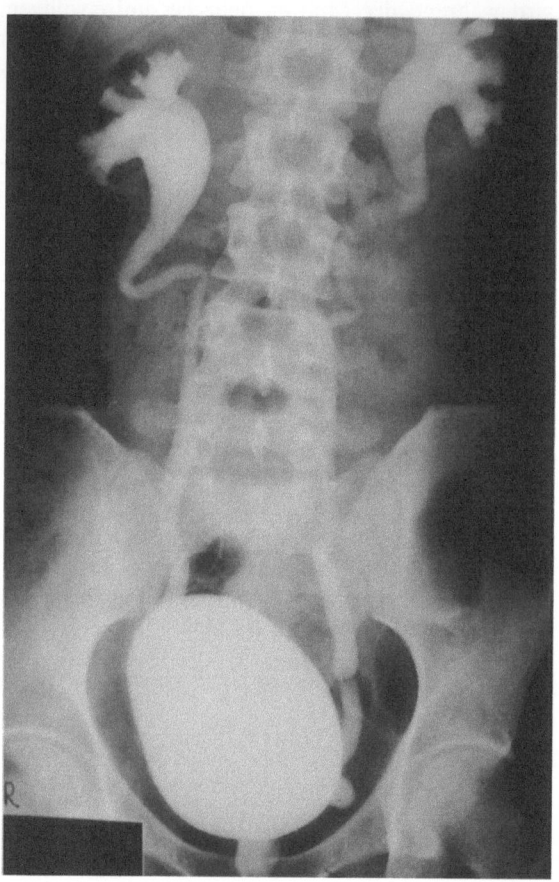

Darstellung des kranialen Harnleiterabschnittes und des Nierenbeckenkelchsystems beurteilt und die Miterfassung der Harnröhre beachtet werden. Durch Drehung des Miktionssitzes werden Schrägaufnahmen ermöglicht. Der bei Miktionsende verbliebene Restharn ist nur bedingt verwertbar und sollte später überprüft werden.

Beurteilung

Neben Kapazität und Wandkontur der Harnblase wird der Reflux durch das MCU ermittelt. Die *Refluxklassifikation* erfolgt unter Berücksichtigung des Ausmaßes einer refluxbedingten Dilatation der oberen Harnwege und der durch die Refluxnephropathie verursachten pyelonephritischen Parenchymreduktion. Die Einteilung erfolgt überwiegend nach PARKKULAINEN [9] in 5 Grade:

Grad I: Ausschließlich vesiko*ureteraler* Reflux
Grad II: Vesikouretero*renaler* Reflux (VUR) bis in das Nierenbeckenkelchsystem
Grad III: VUR mit Dilatation der oberen Harnwege
Grad IV: VUR mit pyelonephritisch veränderter Niere
Grad V: VUR mit Parenchymschrumpfung infolge Refluxnephropathie (Abb. 3–5)

Der Reflux in einen ektop mündenden Ureter (s. Kap. 3.1) ist je nach Ostienlokalisation durch das MCU nicht immer darstellbar. Unklare Harnröhren-

Abb. 3. 22jährige Patientin mit rezidivierendem Harnwegsinfekt. Vesikorenaler Reflux bds., Grad III nach PARKKULAINEN [9] während der Miktion. Links findet sich ein paraurethrales Divertikel

Abb. 4a, b. 5jähriges Mädchen mit rezidivierendem Harnwegsinfekt. Im Infusionsurogramm unauffällige obere Harnwege (**a**). Das MCU (**b**) weist einen linksseitigen Reflux Grad II–III (nur angedeutete Weitstellung des Nierenbeckenkelchsystems) auf

▽

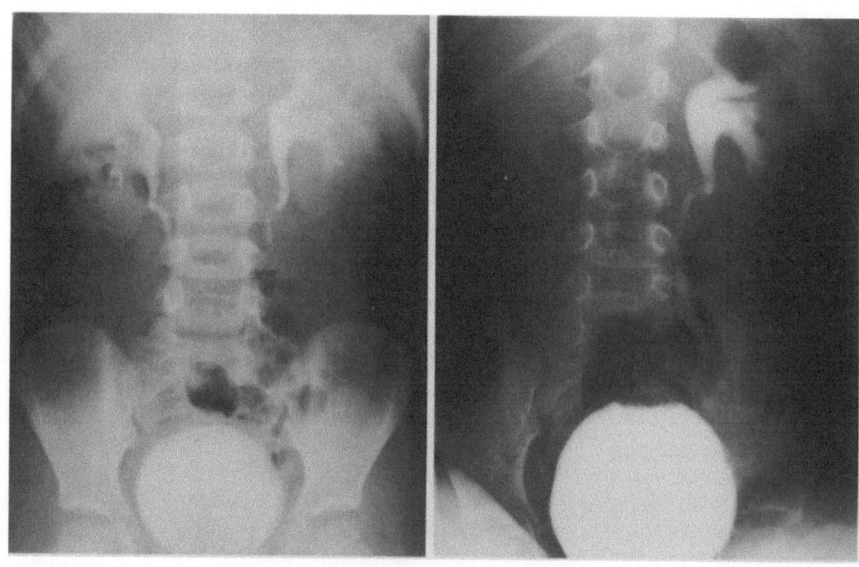

befunde (insbesondere bei Verdacht auf Urethraldivertikel) müssen durch ein zusätzliches *Hochdruckurethrogramm* unter Prallfüllung dargestellt werden (dabei werden Blasenauslaß und äußere Urethralmündung durch 2 Ballons eines Spezialkatheters gleichzeitig blockiert) [2].

Die während der „Doppelballonurethrographie" gelegentlich nachweisbaren Refluxe sind auf eine artefizielle Verformung des Trigonums zurückzuführen und bei einem späteren MCU meist nicht reproduzierbar [11]. Die Klärung der Refluxursache durch ein MCU 2–3 h nach dem Ausscheidungsurogramm – wie es Klippel et al. [3] empfehlen – vermeidet die Instrumentation, erscheint jedoch weniger zuverlässig.

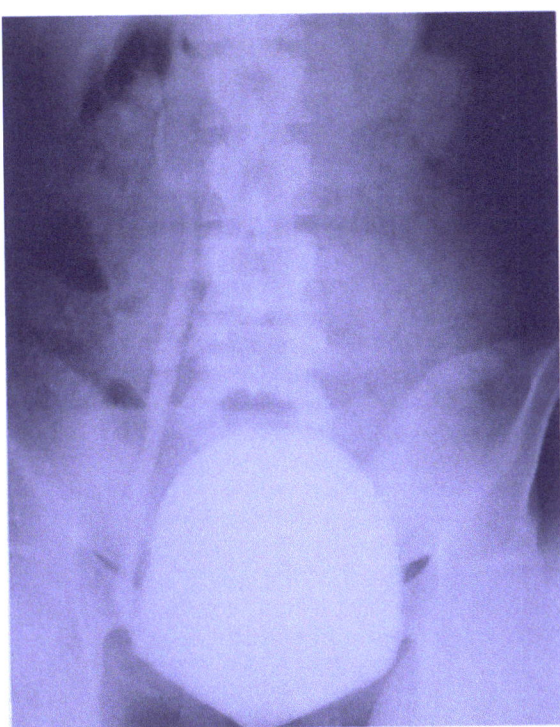

Abb. 5. 25jährige Patientin mit VUR Grad V rechts: hochgradige Schrumpfniere (Indikation für Nephroureterektomie re.)

Komplikationen

Das MCU ist wie jede Instrumentation des Harntraktes mit einer Infektionsgefahr verbunden. Auch bei dieser Untersuchung muß die Asepsis stets beobachtet werden.

Um sekundäre, durch entzündliche Blasenwandveränderungen hervorgerufene Refluxe vom primären Reflux unterscheiden zu können, sollte die Refluxanalyse – soweit möglich – nach Infekttherapie bei Nachweis eines sterilen Harns erfolgen. Gewaltsame Füllungen der Harnblase über Blasenspritzen sollen vermieden werden. Bei Schrumpfstrahlenblasen oder tuberkulösen Schrumpfblasen ist die Beachtung der geringen Kapazität besonders wichtig.

Literatur

1. Albrecht KF (1972) Urologische Röntgenuntersuchungen. Urologe A 11:140
2. Davis HJ, Cian LG (1956) Positive pressure urethrography: A new diagnostic method. J Urol 75:753
3. Klippel KF, Hohenfellner R, Straub E, Greinacher I (1977) ‚Vesikorenaler Reflux'. Urologe A 16:131
4. Löhr E, Mellin P, Rodeck G, Rohen JW (1976) Atlas der urologischen Röntgendiagnostik. Schattauer, Stuttgart New York
5. Melchior H (1977) Harninkontinenz: Definition, Klassifikation. Urologe B 17:85
6. Melchior H (1981) Urologische Funktionsdiagnostik. Thieme, Stuttgart New York
7. Moormann IG, Kastert HB, Brausch R (1974) Diagnose und operative Therapie der distalen Stenose der weiblichen Harnröhre. Urologe A 13:213
8. Palmtag H (1977) Simultane Röntgen- und Druck-Flußmessungen. Urologe B 17:98
9. Parkkulainen KV (1966) Am Paediat Fem 12:96
10. Seiferth I, Nazari M (1980) Der vesiko-ureterorenale Reflux im Erwachsenenalter. Urologe A 19:35
11. Sonnenschein R, Albrecht KF, Baur HH (1974) Der vesikoureterale Reflux beim Erwachsenen. Urologe A 13:217
12. Wand H, Seppelt U (1978) Die Videocystometrie (VCM) – eine Methode zur quantitativen und qualitativen Refluxdiagnostik. Urologe A 17:147

1.4.4 Kolonkontrasteinlauf

P. REINDL

Die zuerst von A.W. FISCHER (1923) empfohlene und von WELIN (1955) modifizierte Methode der Doppelkontrastuntersuchung des Kolons fand zunehmende Anerkennung durch andere Autoren und ist heute allgemeiner Untersuchungsstandard [1, 2, 3]. Bis auf wenige methodische Modifizierungen hat sich dieses Untersuchungsverfahren nicht geändert.

Die *Indikation* ist zum Nachweis oder Ausschluß von Schleimhautveränderungen des Rektums, des Sigmas und des Kolons sowie zur Erfassung von Lageveränderungen des Dickdarms durch Raumforderungen im kleinen Becken gegeben.

Die gynäkologische Fragestellung betrifft an sich das gesamte Kolon, ist jedoch primär auf Veränderungen am Rektum und Sigma ausgerichtet. Durch die Erfassung von Erkrankungen in diesen Bereichen (Tumoreinbruch, Tumorinfiltration, Organverlagerung) wird das weitere therapeutische Vorgehen festgelegt und der Patient über das Ausmaß und mög-

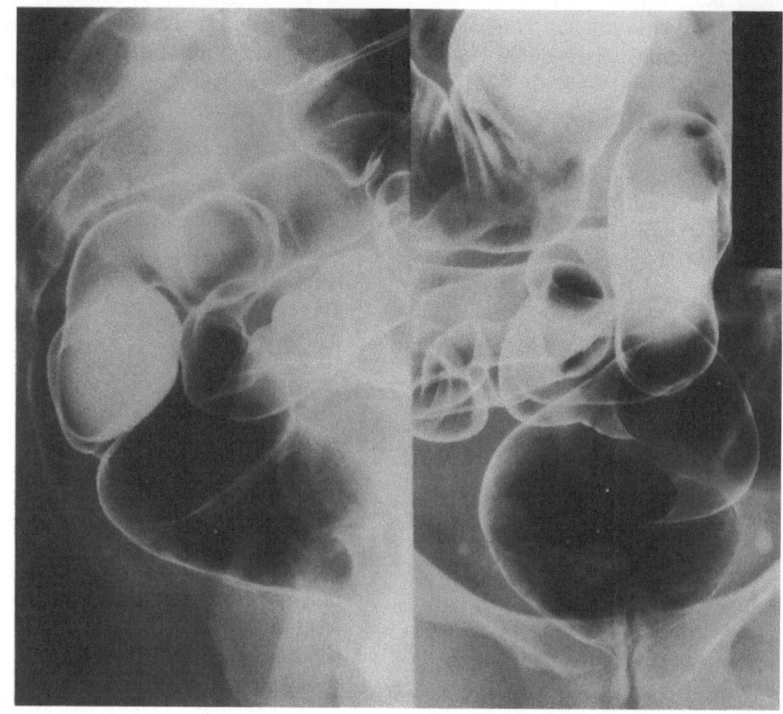

Abb. 1. a Rektum streng in Linksseitenlage. **b** Rektosigmoid in Bauchlage

liche Konsequenzen des Eingriffes aufgeklärt. Dasselbe gilt natürlich auch vor radiotherapeutischen Eingriffen.

Es wäre jedoch nicht vertretbar – bei entsprechender Vorbereitung des Patienten – das diagnostische Augenmerk ausschließlich auf die zuletzt genannten Bereiche zu konzentrieren und die Nachweiswahrscheinlichkeit von Schleimhautveränderungen mit dieser Methode in den restlichen Dickdarmabschnitten zu vernachlässigen.

Die subtile Erfassung einer Formveränderung der Darmwand ist nur im Rahmen einer exakt durchgeführten Doppelkontrastuntersuchung möglich. So gesehen sind die Voraussetzungen – unabhängig von der Fragestellung – für die Diagnostik gleich.

Die *Technik* des Doppelkontrastes des Kolons setzt zunächst eine optimale Darmreinigung voraus. Die dazu notwendigen Maßnahmen differieren, berücksichtigen aber im Prinzip die gleichen Faktoren. Schlackenarme Kost 2 Tage vor der Untersuchung, Entleerung des Darms mit einem Laxans am Vortag und Karenz von fester Nahrung. Zwischenzeitlich muß reichliche Flüssigkeitszufuhr erfolgen, um eine zusätzliche Stimulation des Darms zu erreichen. Bei subtiler Vorbereitung gelingt in 95% der Fälle eine völlige Entleerung des Darms. Bei den restlichen 5% ist nur in wenigen Fällen eine Wiederholungsuntersuchung erforderlich.

Wichtig ist die Zusammensetzung der Bariumsuspension. Sie hängt ab von der Partikelgröße (0,5–1 μm) und von der Konzentration des Bariumsulfats. Die heute im Handel befindlichen Bariumsuspensionen für die Kolonuntersuchungen entsprechen in der Regel diesen Voraussetzungen, so daß auf eine eigene Zusammenstellung verzichtet werden kann.

Die Gabe von 1 mg Atropin p.o. $^{1}/_{2}$ h vor der Untersuchung hemmt die Darmsekretion und führt so u.a. zu einem besseren Kontrastmittelbeschlag.

Um einen Prozeß im Bereich der Rektumampulle auszuschließen, muß vor der eigentlichen Untersuchung eine Austastung des Rektums erfolgen.

Nach Einführen der Olive (ein Ballon ist nur in Ausnahmefällen erforderlich) läßt man das Kontrastmittel in Linksseitenlage nur bis zur rechten Flexur einlaufen, um nachfolgend eine störende Überlagerung des kontrastmittelgefüllten Ileums nach Möglichkeit zu vermeiden. Nach Entleerung des Darms und Verabreichung eines Spasmolytikums (z.B. Glukagon) erfolgt die Luftinsufflation unter Durchleuchtungskontrolle, um eine ausreichende Aufdehnung aller Kolonabschnitte zu gewährleisten.

Das Rektum und Sigma betreffend, werden prinzipiell, wie aber auch für die gynäkologischen Fragestellungen, Zielaufnahmen in verschiedenen Ebenen angefertigt. Dabei ist vor allem auf die exakte seitliche Darstellung des Rektums zur Erfassung des retrorektalen Raumes zu achten. Etwa 67% der Polypen finden sich im Rektum- und Sigmabereich, so daß neben den speziellen Fragestellungen auch diesen Läsionen eine entsprechende Aufmerksamkeit zukommen muß [3].

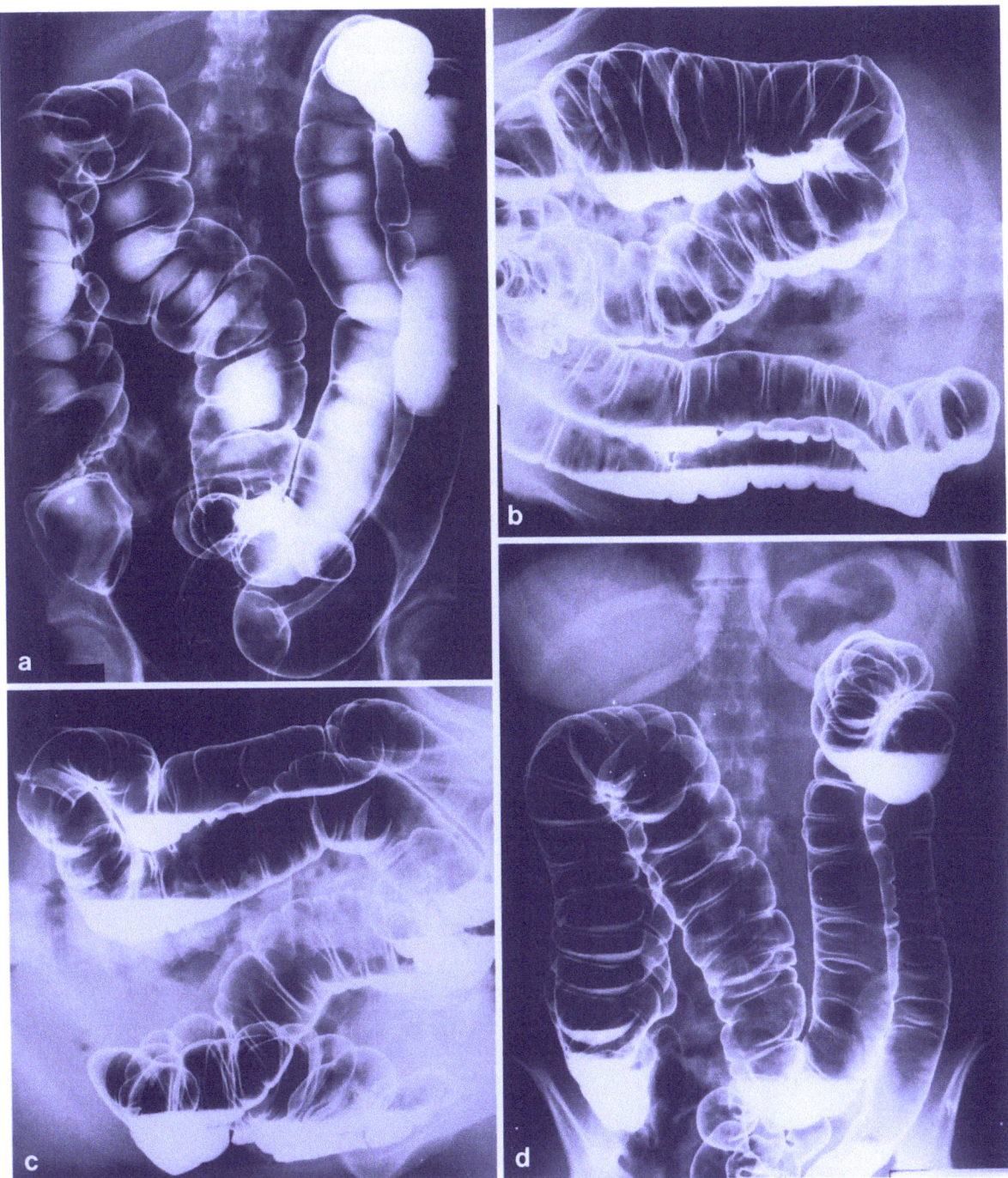

Abb. 2. a Rückenlage a.p. **b** Linksseitenlage in horizontalem Strahlengang. **c** Rechtsseitenlage in horizontalem Strahlengang. **d** im Stehen p.a.

Die Zielaufnahmen werden unter Durchleuchtungskontrolle angefertigt.

Anschließend erfolgt die Darstellung des übrigen Kolons bei einem Film Fokusabstand von 1,5 m und Feinfokus am Rasterwandstativ bzw. mit der Obertischröhre. Folgende Standardprojektionen werden somit dargestellt:

Zur vollständigen Darstellung des pathomorphologischen Befundes müssen manchmal noch weitere Zielaufnahmen vom Rektosigmoid durchgeführt werden (s. Abb. 3a–d).

Abb. 3. a LAO. **b** Coecum. **c, d** Flexuren

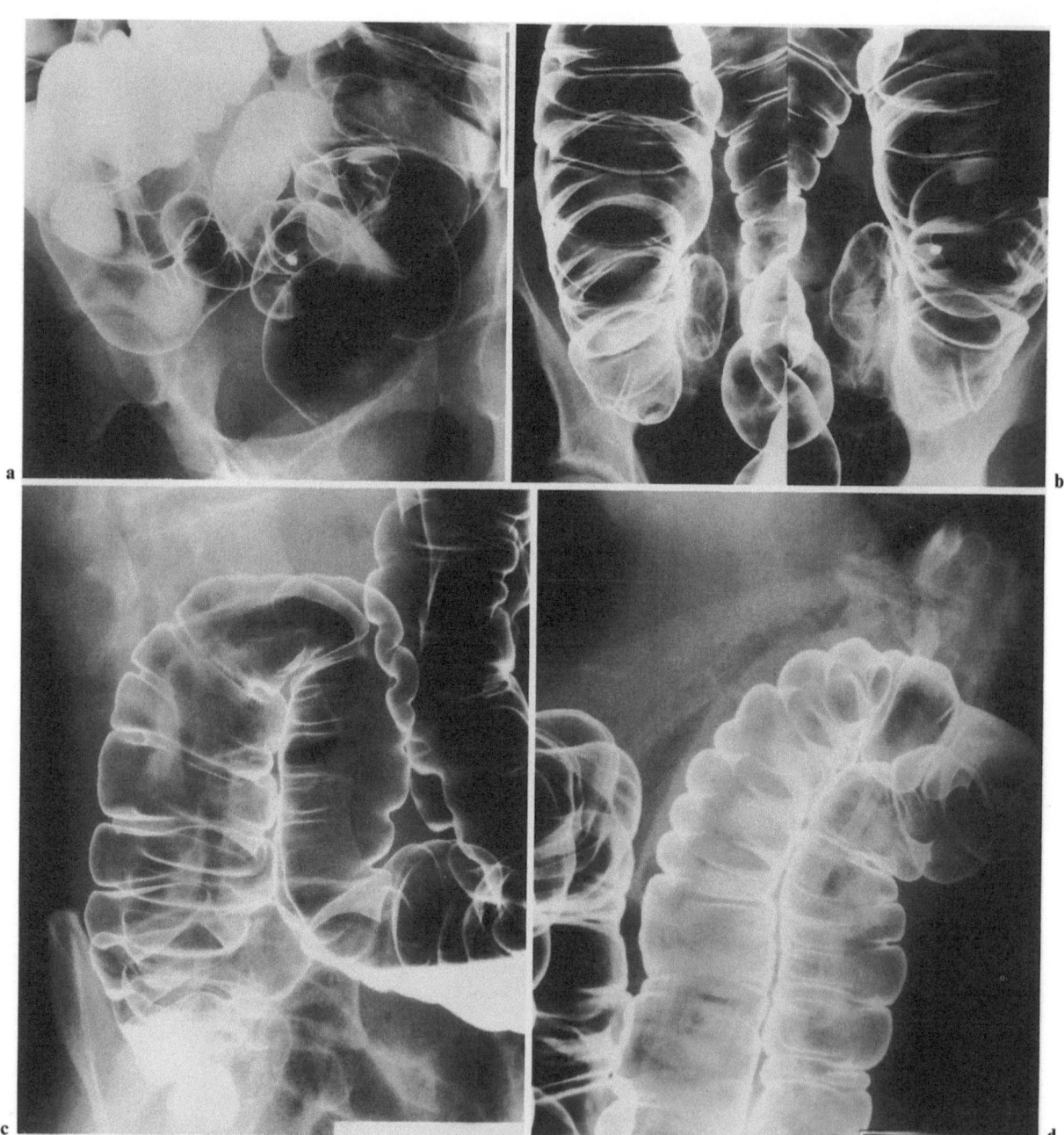

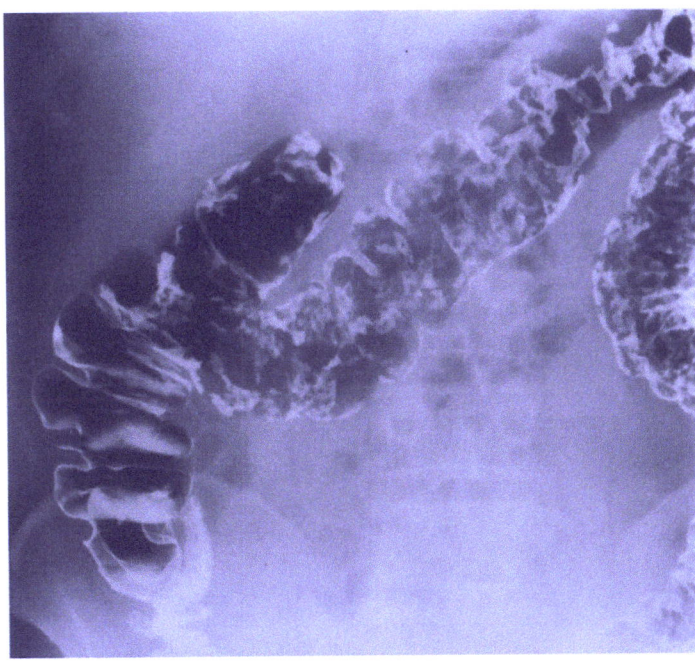

Abb. 4. „Fleckige" Kontrastmitteldarstellung durch Unterbrechung des Kontrastmittelfilms bei verschmutztem Darm

Die Verwendung geeigneter Filmfolienkombinationen (s. Kap. 1.4.1) ermöglichen eine Optimierung der Bildqualität bei reduzierter Dosis.

Der Doppelkontrasteinlauf des Kolons ist kontraindiziert bei Darmperforationen und Ileus. Des weiteren verbietet sich diese Methode bei klinisch akuter Divertikulitis. Die Untersuchung hat dann mit wasserlöslichem Kontrastmittel (z.B. Gastrografin) zu erfolgen. Artefakte können vor allem durch Unterbrechung des Kontrastmittelfilms enstehen [3] (Abb. 4).

Darmverunreinigungen können durch Aufnahmen in verschiedenen Positionen und die dadurch zu erzielende Lageänderung der Kotteilchen erfaßt und als Verschmutzung zugeordnet werden.

Literatur

1. Laufer J (1979) Double Contrast Gastrointestinal Radiology with endoscopic correlation. WB Saunders Company, Philadelphia London Toronto, p 495
2. Maruyoma M (1981) Röntgendiagnostik der Polypen und Karzinome des Dickdarms. Thieme, Stuttgart New York, S 15
3. Welin S, Welin G (1980) Die Doppelkontrastuntersuchung des Dickdarms. Thieme, Stuttgart New York

1.5 Angiographie · Lymphographie

H. Hötzinger und F. Willgeroth

INHALT

1.5.1 Angiographie (H. Hötzinger) 32
   Literatur 32

1.5.2 Lymphographie (F. Willgeroth) 32
   Literatur 36

1.5.1 Angiographie

H. Hötzinger

Unter Angiographie versteht man die Kontrastdarstellung der Arterien, unter Veno- oder Phlebographie die der Venen einer Körperregion, um in der Gynäkologie bösartige Geschwülste aufgrund zusätzlich vorhandener Gefäße oder atypischer Gefäßverläufe abgrenzen zu können.

Die Arteriographie wird meist in Seldinger-Technik, die Venographie als transvenöse Phlebographie vom Bein her durchgeführt [1, 2, 3].

Beide Verfahren haben heute, im Gegensatz zu früheren diagnostischen Strategien, in der Gynäkologie keine praktische Bedeutung mehr und sind durch Ultraschall, CT und MRI ersetzt worden.

Literatur

1. Breit A (1967) Angiographie der Uterustumoren und ihrer Rezidive. Thieme, Stuttgart
2. Grotemeyer P, Breit A (1980) Radiologische Spezial-Diagnostik in der Gynäkologie. Spezielle Methoden. In: Diethelm L, Heuck F, Olsson O, Strnad F, Vieten H, Zuppinger A (Hrsg) Röntgendiagnostik des Urogenitalsystems: Weibliches Genitale. Springer, Berlin Heidelberg New York (Handbuch der medizinischen Radiologie, Bd XIII Teil 2)
3. Schüssler R (1966) Die Uterusphlebographie und Angiographie. Thieme, Stuttgart

1.5.2 Lymphographie

F. Willgeroth

In der Gynäkologie wird die Lymphographie in erster Linie zur Diagnostik von Lymphknotenmetastasen bei Genitalkarzinomen, insbesondere beim Zervix- und Endometriumkarzinom durchgeführt [5, 13, 18]. 1952 wurde erstmals eine praktikable Methode angegeben. Nach subkutaner Farbstoffinjektion konnte man Lymphgefäße markieren, sie freilegen und dann nach Kontrastmittelinjektion röntgenologisch darstellen [8]. Durch Verwendung öliger Kontrastmittel wurden später Lymphgefäße und Lymphknoten der Abflußgebiete gynäkologischer Organe im Becken, im Retroperitoneum sowie in der Paraaortalregion längerfristig dargestellt.

Eine genaue Kenntnis der Anatomie und Topographie der Lymphabflußgebiete ist sowohl für den Operateur als auch für den diagnostisch und therapeutisch tätigen Radiologen erforderlich. Es wird darauf näher im Kapitel 2.1 (Klinische Anatomie) eingegangen.

Die technische Durchführung bereitet meist keine Probleme. Da die Untersuchung längere Zeit in Anspruch nehmen kann, müssen die Patienten entsprechend vorbereitet werden. Blase und Darm sollten vor der Untersuchung entleert werden und die Patientinnen müssen nüchtern sein.

Die Untersuchung kann auf einer Liege oder im Bett durchgeführt werden, wenn das Fußteil entfernt ist. Es muß steril gearbeitet werden. Nach der Applikation einer Patentblaulösung im Zwischenzehenbereich und Lokalanästhesie beider Fußrücken, werden dort die Lymphbahnen aufgesucht, präpariert und mit einer Spezialkanüle punktiert [12, 17]. Die Nadeln werden über ein entlüftetes Schlauchsystem an eine kleine Pumpe angeschlossen, mit deren Hilfe öliges Kontrastmittel langsam in die Lymphbahnen der unteren Extremitäten injiziert wird. Über die korrekte Lage der Nadeln im Lymphsystem informiert eine Übersichtsaufnahme in Höhe beider Unterschenkel oder Kniegelenke etwa 20 min. nach Beginn der Injektion (Abb. 1).

Bei bereits operierten Patientinnen sind Kontrollen im Beckenbereich nötig. Nach Lymphonodektomien können lymphovenöse Anastomosen vorhanden sein (Abb. 2a und 2b). Sie zwingen zum Abbruch der Untersuchung wegen einer erhöhten Emboliegefahr [17].

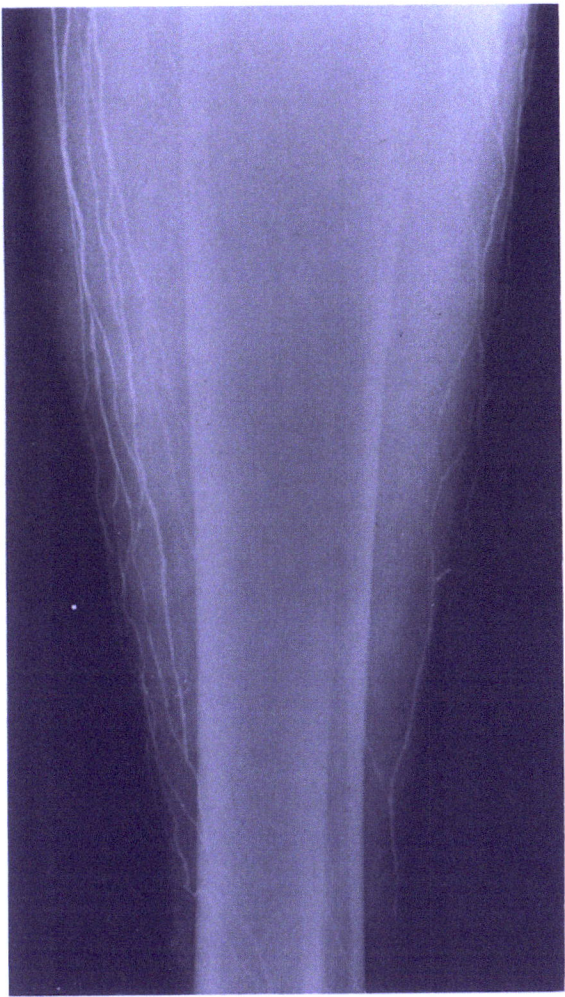

Abb. 1. Kontrollaufnahme zur Überprüfung der intravasalen Lage der Injektionsnadel

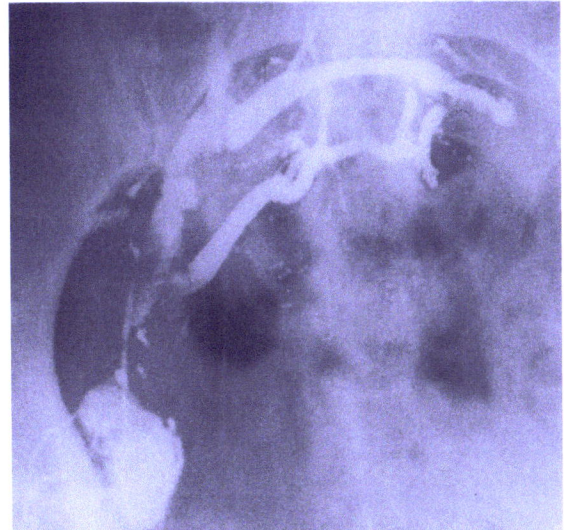

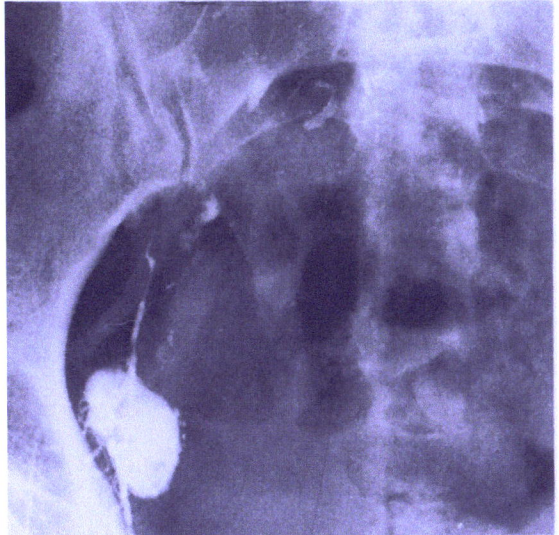

Abb. 2a, b. Lymphovenöse Anastomose rechts. **a** Die Patientin hatte eine Wertheimsche Operation. Histologisch mit parazervikalem Befall bds. Die Beckenwandlymphknoten waren tumorfrei. Zustand nach Radiumapplikation in der Scheide. Lymphographie bds. $1^1/_2$ Jahre nach der Primäroperation wegen Verdacht eines Spinarezidivs, das sich bioptisch sichern ließ. Beim Einfließen des Kontrastmittels lymphovenöse Anastomose rechts. Die Lymphographie wurde deswegen abgebrochen. **b** Zeigt eine Kontrollaufnahme kurze Zeit später, als das Kontrastmittel bereits abgeströmt war (Bilder: Prof. WEISHAAR, Erlangen)

Konnte jedoch das Kontrastmittel einfließen, wird die erste Aufnahmeserie, sog. Füllungs- oder Flußaufnahmen, angefertigt. Sie bestehen meist aus einer tief eingestellten Beckenübersicht und einer Abdomenübersicht im sagittalen Strahlengang (Abb. 3a, b; 4a, b). Um weitgehend überlagerungsfreie Abbildungen der Lymphabflußwege im Becken zu erhalten, wird die Serie durch 2 Schrägaufnahmen komplettiert (Abb. 5a, b).

24 Stunden später wird die gleiche Aufnahmeserie wiederholt (Speicheraufnahmen). Das Kontrastmittel findet sich nur noch in den Lymphknoten und nicht mehr in den Bahnen. Der Abbau des Kontrastmittels in den Lymphknoten erfolgt langsam fermentativ sowie durch Phagozytose. Die Abbauzeit von meist mehr als 1 Jahr nutzt man für die Beurteilung von Therapieerfolgen, zur Verlaufskontrolle und in der Rezidivdiagnostik.

Was muß man bei der röntgenologischen Beurteilung von Lymphogrammen beachten?

Im Normalfall können die Zahl der Lymphbahnen, ihre Lumina sowie ihre Verläufe stark variieren. Die Lymphknoten selbst können in ihrer Größe und Zahl erhebliche Unterschiede aufweisen.

Es sind auch Asymmetrien in Bezug auf beide Körperhälften möglich.

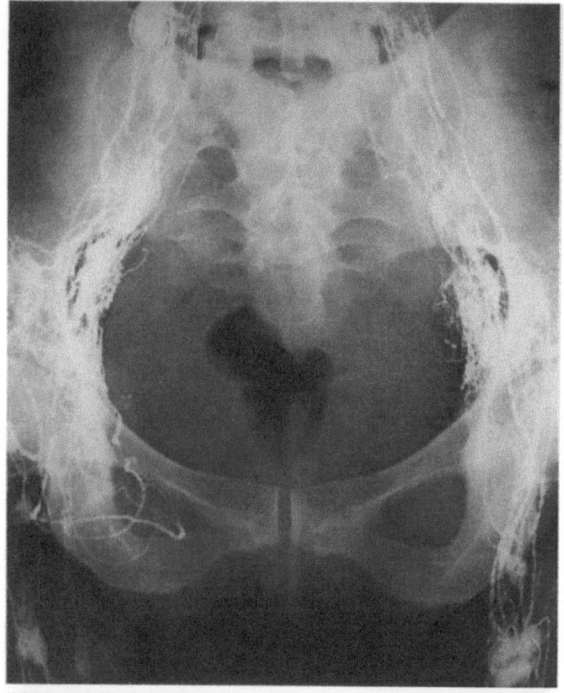

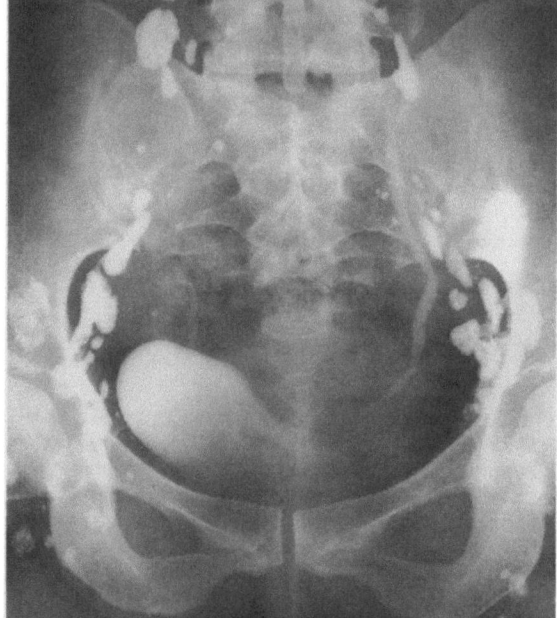

Abb. 3. a Füllungs- bzw. Flußaufnahme vom kleinen Becken im a.-p. Strahlengang. **b** Speicherbild zu Abb. 3a. Die Aufnahme wurde 24 h nach der Kontrastmittelapplikation im a.-p. Strahlengang angefertigt. Kontrastmittel im ableitenden Harnsystem

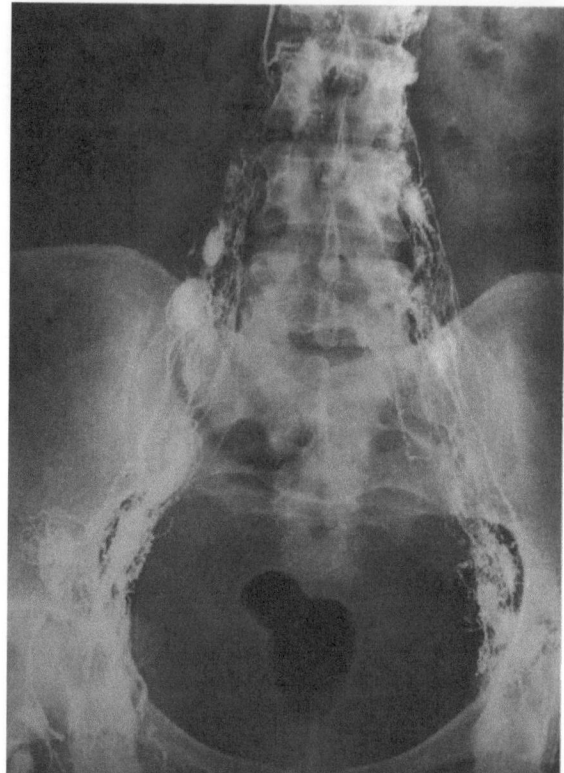

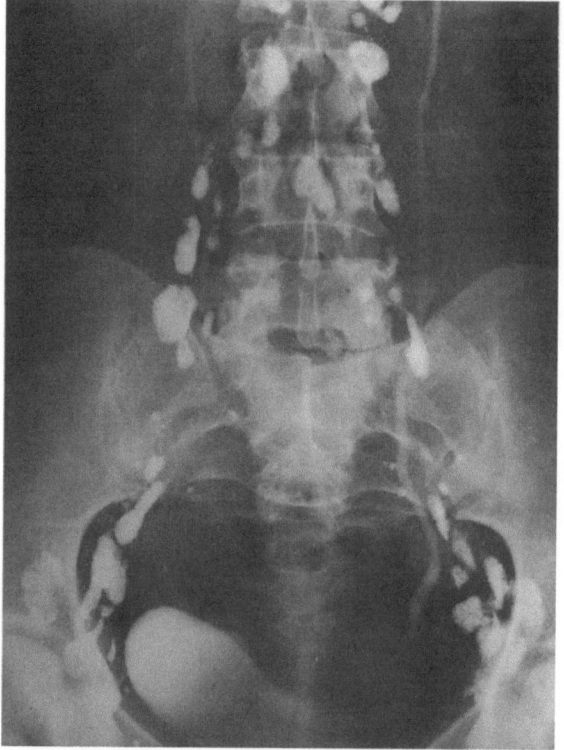

Abb. 4. a Füllungs- bzw. Flußaufnahme des Beckens und der Paraaortalregion im a.-p. Strahlengang. **b** Speicheraufnahme zu Abb. 4a. Die Lymphbahnen selbst sind nicht mehr angefärbt. Das Kontrastmittel befindet sich nur noch in den Lymphknoten

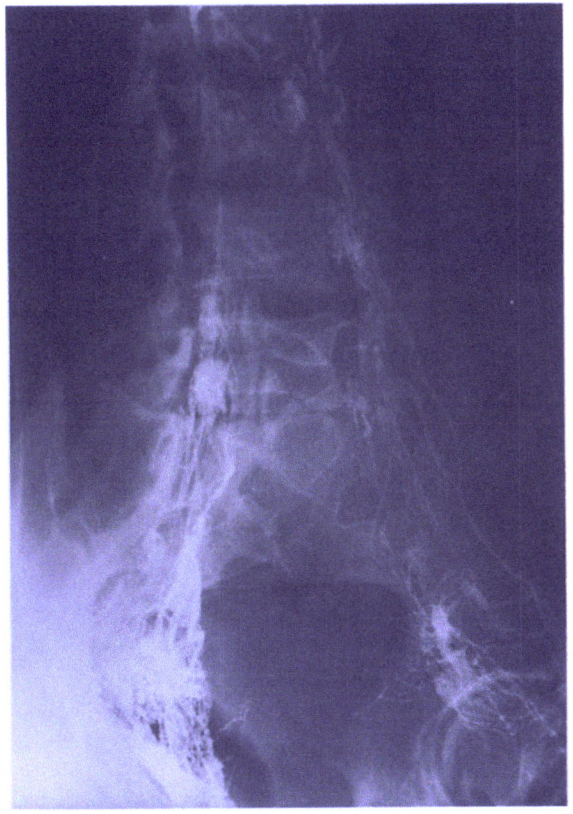
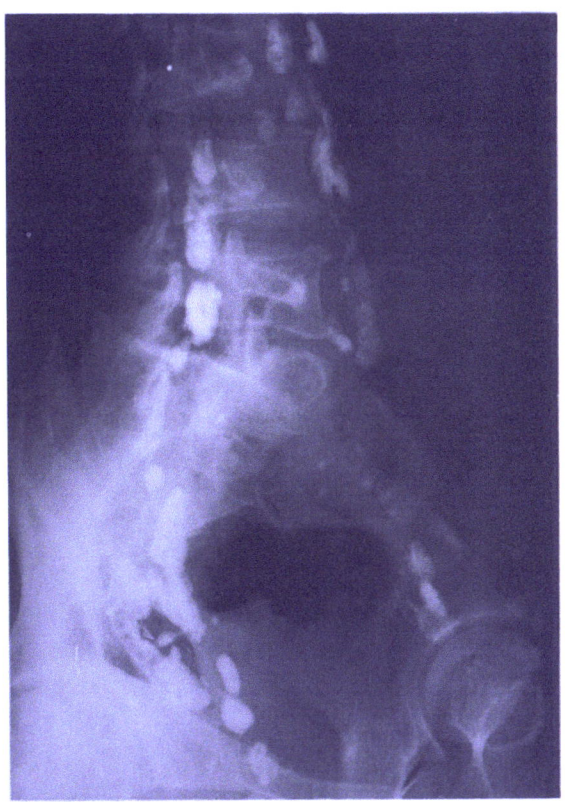

Abb. 5. a Füllungs- bzw. Flußaufnahme in schräger Position. Die bei der a.-p. Aufnahme sich übereinanderlagernden Lymphbahnen werden so freiprojiziert. **b** Speicheraufnahme zu Abb. 5a. Das Kontrastmittel ist in den Lymphknoten gespeichert. Kein Nachweis für Metastasen

Lymphgefäße haben zahlreiche Anastomosen. Sie können einzelne Lymphknoten oder Lymphknotengruppen umgehen und schließen sich weiter proximal wieder an. Zur Beurteilung eines Lymphogramms sind Füllungs- und Speicherbilder nötig.

Atypische Gefäßverläufe als Hinweiszeichen auf ein pathologisches Geschehen sollte man jedoch nicht überbewerten. Besonders im Bereich und oberhalb der Leisten sind retrograde Auffüllungen von Lymphgefäßen und Kollateralbahnen auch unter normalen Situationen zu finden [6].

Inguinale Lymphknoten sind sehr schwierig zu interpretieren. Erkrankungen der unteren Extremitäten und des äußeren Genitalbereiches führen in diesen Lymphknoten nicht selten zu narbigen und entzündlichen Veränderungen mit konsekutiven Speicherdefekten, die Metastasen vortäuschen können [3].

Wenn auch die Lymphographie überwiegend als gefahrlose Untersuchungsmethode angesehen wird, so kommen doch Komplikationen, sogar mit tödlichem Ausgang, vor [3, 4, 7, 15]. Eine Nutzen-Risikoabwägung ist immer nötig. Die Komplikationen sind wesentlich von der Kontrastmittelmenge und der Flußgeschwindigkeit abhängig [10, 11].

Neben lokalen Komplikationen wie Wundinfektionen, Lymphfisteln und Nekrosen können auch Fieber, Urticaria sowie kardiorespiratorische und kardiovaskuläre Reaktionen auftreten [7, 17]. Im Vordergrund stehen jedoch die pulmonalen Komplikationen wie Embolien und Infarkte, Ödeme und Pneumonien. Auch Farbstoffreaktionen sind beschrieben [7, 9].

Schwere Komplikationen werden mit 0,5–1% angegeben [9]. Als Kontraindikation gelten akute und chronische pulmonale Prozesse, mit Fieber einhergehende Erkrankungen, eine Jod- oder Patentblauallergie sowie Herzfehler mit Rechts/Links-Shunt (Hirnembolie). Lokal können auch entzündliche Hautveränderungen, ein Ulcus cruris sowie Narben am Fußrücken einer Lymphographie im Wege stehen. Ob die Lymphographie eine Tumorzelldissemination hervorruft, wird unterschiedlich beurteilt [1, 2, 14, 16]. Eine eventuelle Zellstreuung scheint sich jedoch klinisch nicht nachteilig auszuwirken [7].

In der Gynäkologie ist die Bedeutung der Lymphographie rückläufig.

Literatur

1. Edwards JM (1967) Dissemination of tumor cells by lymphoangiography. In: A Rüttimann (Hrsg) Progress in lymphology. Thieme, Stuttgart
2. Engeset A (1967) Dissemination of tumor cells by lymphangiography. In: A. Rüttimann (Hrsg) Progress in lymphology. Thieme, Stuttgart
3. Frischbier HJ (1966) Die Lymphographie. Möglichkeiten und Grenzen der Metastasendiagnostik beim weiblichen Genitalkarzinom. Geb Fra 26:1255
4. Fuchs WA (1962) Complications in lymphography with oily contrast media. Acta Radiol. 58:472
5. Fuchs WA (1965) Lymphographie und Tumordiagnostik. Springer, Berlin
6. Gerteis W (1966) Lymphographie und topographische Anatomie des Beckenlymphsystems. Beilage zur Zeitschrift der Geburtshilfe Band 165 Enke, Stuttgart
7. Keinert K, Köhler K, Platzbecker H (1976) Komplikationen und Kontraindikationen. In: Lünning M, Wiljasalo M, Weissleder H (Hrsg) Lymphographie bei malignen Tumoren. Thieme, Stuttgart, S 40
8. Kinmonth JB (1952) Lymphangiography in man. A method of outlining lymphatic trunks at operation. Clin. Sc. 11:13–20
9. Köhler K, Platzbecker H (1982) Gynäkologische Röntgendiagnostik. VEB Georg Thieme, Leipzig
10. König H (1977) Zur Dosisabhängigkeit der Nebenwirkungen durch Lipiodol Ultrafluid bei der Lymphographie. Rad. diagn. 18:29
11. Lameer C (1973) Lipiodolembolien. Lipodiurese und Lungenkapillaren. Fortschr. Röntgenstr. 119 (6):703
12. Lüning M (1976) Untersuchungstechnik – Flußlymphographie. In: Lüning M, Wiljasalo M, Weissleder H (Hrsg) Lymphographie bei malignen Tumoren. Thieme, Stuttgart, S 24
13. Rüttimann A (1965) Die Lymphographie. In: Schinz HR et al. (Hrsg) Lehrbuch der Röntgendiagnostik Bd. V 6. Aufl.
14. Schaffer B, Köhler RR, Daniel CR, Wohl GT, Rivera G, Meyers WA, Skelley JF (1963) A cirital evaluation of lymphangiography. Radiology 80:917
15. Sokol GH, Clouse ME, Kotner LM, Sewell JB (1977) Complications of lymphangiography in Patients of advanced age. A.J.R. 12:43
16. Ujiki GT, Brand WN, O'Brien PH (1968) Effect of lymphangiography on metastasis. Radiology 91:877
17. Weishaar J, Kindermann G (1971) Die Lymphographie. In: Käser, Friedberg, Ober Thomsen, Zander (Hrsg) Gynäkologie und Geburtshilfe, Bd III. G Thieme, Stuttgart
18. Weissleder H (1964) Lymphographische Diagnostik tumoröser Lymphknotenveränderungen. In: Deutsche Röntgengesellschaft Deutscher Röntgenkongreß, Teil A, Thieme, Stuttgart

1.6 Computertomographie

F. WEIGERT

INHALT

1.6.1 Prinzip 37
1.6.2 Untersuchungstechnik 37
1.6.3 Darstellbarkeit anatomischer Strukturen 38
       Literatur 40

Mit der Computertomographie, genauer der Röntgen-Transmissions-CT, steht erstmals ein Röntgenverfahren zur Verfügung, das eine überlagerungsfreie Darstellung von Ganzkörperquerschnitten und sekundären Rekonstruktionsebenen ermöglicht. Im Vergleich zum konventionellen Röntgenbild wird dabei die Absorption der Strahlung mit wesentlich höherer Empfindlichkeit aufgelöst, was in einem hohen Gewebekontrast resultiert und eine direkte, nichtinvasive Abbildung der allseits von knöchernen Strukturen umgebenen Organe und Weichteile des Beckens erlaubt.

1.6.1 Prinzip

Durch rotierende Abtastung mit einem Fächerstrahl – Detektor – System wird die räumliche Verteilung der Röntgenabsorption in einer transversalen Körperschicht ermittelt, rechnerisch rekonstruiert und in einer bestimmten Bildmatrix dargestellt (Abb. 1). Jedem Bildpunkt (Pixel) wird ein Absorptionswert der Hounsfield-Skala zugeordnet, die von -1000 (für Luft) über 0 (für reines Wasser) bis $+1000$ (für kompakten Knochen) reicht. Diese Werte können punktuell oder für eine größere, interessierende Region gemessen werden. Da nur ein begrenztes Spektrum von Grauwerten auf dem Monitor dargestellt und vom menschlichen Auge wahrgenommen werden kann, wird durch Variation der Lage und Breite des sogenannten Bildfensters jeweils ein Ausschnitt der Dichteskala dargestellt und so der Kontrast und Darstellungsumfang des Bildes verändert. Das photographisch festgehaltene Bild beinhaltet somit nur einen Teil der errechneten Bildinformation, diese kann aber als Gesamtheit auf einem elektronischen Datenträger gespeichert und jederzeit verlustlos wieder abgerufen werden. Auf diesem Weg ist auch die Übernahme der Bilddaten in ein Bestrahlungsplanungssystem möglich.

Prinzipbedingte Einschränkungen des CT-Verfahrens liegen zum einen in der Schichtdicke begründet, wodurch an tangential oder schräg angeschnittenen Konturen und sehr kleinen Veränderungen der sogenannte Partialvolumeneffekt entsteht, der diese unscharf erscheinen läßt und eine verwertbare Dichtemessung unmöglich macht. Die Schichtebene ist durch die nur gering neigbare Abtasteinheit (Gantry) vorgegeben, rechnerische Rekonstruktionen anderer Schnittebenen gehen mit einem starken Verlust an räumlicher Auflösung einher. Störende Bildartefakte entstehen in sehr starkem Maße an metallischen Fremdkörpern (im Beckenbereich vor allem Hüftendoprothesen), aber auch an sonstigen Grenzflächen mit großen Dichteunterschieden (Darmgas, konzentrierte Kontrastmittel in Darm, Harnblase oder Lymphknoten), insbesondere, wenn sich diese während des Abtastvorganges bewegen.

Wie auch bei anderen Röntgenverfahren ist bei der CT die Bildqualität abhängig von der aufgewendeten Strahlendosis, die hier jedoch geräteseitig weitgehend fixiert ist. Die heute gebräuchlichen Geräte arbeiten mit einer Röhrenspannung um 125 KV, die Routine-Scanzeiten betragen 1,5–5 Sek., mit einem mAs-Produkt um 250. Bezüglich der auftretenden Strahlenexposition wird auf Kapitel 6 verwiesen.

1.6.2 Untersuchungstechnik

Die Schnittführung bei der Untersuchung des weiblichen Genitale erfolgt in aneinandergrenzenden Schichten von 8–12 mm Dicke im Bereich zwischen Symphysenunterkante und Promontorium in Rückenlage der Patientin mit senkrecht stehender Gantry. Beim Staging von Malignomen ist die Paraaortalregion bis mindestens auf Höhe der Nierenstiele mitzuerfassen, beim Ovarialkarzinom grundsätzlich das gesamte Abdomen. Dünnere Schichten (4–5 mm) bringen im Bereich des Beckens und Abdomens trotz höherer Ortsauflösung wegen des deutlich schlechteren Weichteilkontrastes kaum einen Vorteil und werden nur selten zur Differenzierung sehr kleiner Strukturen eingesetzt.

Eine volle Harnblase erleichtert wesentlich die Abgrenzung der Organe des kleinen Beckens, ist aber nicht Voraussetzung für die Untersuchung wie bei der suprapubischen Sonographie. Die Vagina läßt sich durch Einlegen eines Tampons oder Bernsteinphantoms markieren. Zur sicheren Differenzierung von Darmschlingen ist deren möglichst vollständige und gleichmäßige enterale Kontrastierung erforderlich.

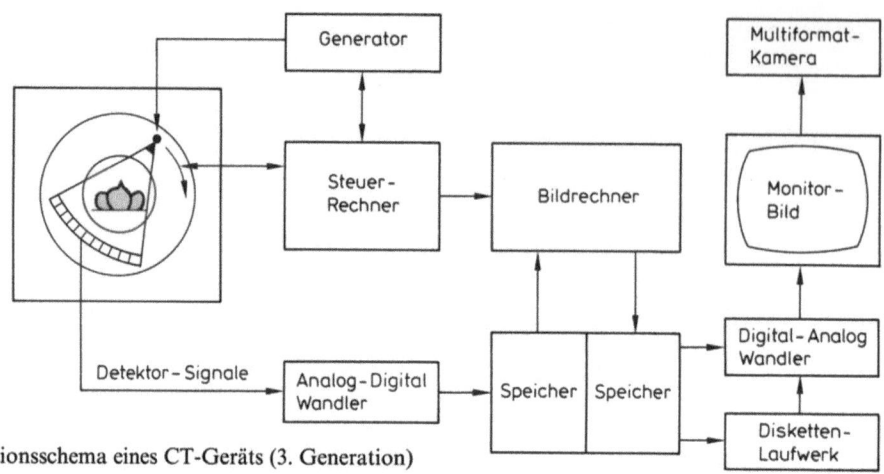

Abb. 1. Funktionsschema eines CT-Geräts (3. Generation)

Hierzu finden größere oral gegebene Volumina (500–1000 ml) stark verdünnter wasserlöslicher Kontrastmittel (1–2%ige Gastrografin[1]- bzw. Telebrix-Gastro[2]-Lösung) oder spezielle Bariumsuspensionen (z.B. EZ-CAT[3]) Anwendung. Um auch die unteren Kolonabschnitte zu erreichen, ist eine *frühzeitige* Gabe des Kontrastmittels (spätestens 60–90 min. vor Untersuchungsbeginn) erforderlich, durch Zusatz von Mannit kann die Passage beschleunigt werden. Eine rektale Kontrastmittelinstillation wird wegen des zusätzlichen Aufwandes und der Belästigung der Patientin selten geübt. Eine medikamentöse Ruhigstellung der Darmperistaltik zur Ausschaltung von Bewegungsartefakten ist bei den heute üblichen kurzen Scanzeiten nicht grundsätzlich erforderlich, kann aber in Einzelfällen die Bildqualität deutlich verbessern.

Die *intravenöse Applikation* nierengängiger Kontrastmittel hat zwei verschiedene Zielsetzungen: Einerseits die anatomische Orientierung durch Markierung des Ureters, der Harnblase und der Blutgefäße zu verbessern, andererseits durch unterschiedliche Dichteanhebung (Enhancement) zur Gewebedifferenzierung beizutragen. Während sich das Harnsystem mit einer geringen KM-Menge kontrastieren läßt, erfordert die *Gefäßmarkierung* hochdosierte KM-Infusionen oder eine zeitphasengesteuerte Bolusinjektion (Angio-CT). Nach SCHAD [4] ist bei kubitalvenöser Injektion die Ankunft eines Bolus im Iliakalbereich nach 15 Herzzyklen zu erwarten, die Zeit in Sekunden kann nach der einfachen Formel (60:Herzfrequenz) × 15 berechnet werden. Die KM-Aufnahme der Gewebe kann durch einfachen Dichtevergleich mit dem Nativ-Scan beurteilt werden, exakter ist die dynamische- oder Sequenz-CT, bei der in ein und derselben wiederholt aufgenommenen Schicht der zeitliche Dichteablauf nach KM-Bolusinjektion beobachtet wird.

Wegen der besseren Verträglichkeit werden heute bevorzugt nichtionische Kontrastmittel verwendet, zur Bolusinjektion 30–60 ml einer 65–76%igen Lösung, zur Infusion 100–250 ml eines 35–65%igen Kontrastmittels. Die beiden Applikationsformen können auch kombiniert werden.

Ergänzend bietet sich bei bildmäßig unklarer Raumforderung die computertomographisch gezielte Feinnadelpunktion an, die bei den nicht atemverschieblichen Strukturen des kleinen Beckens ein sehr geringes Risiko und eine hohe Treffsicherheit aufweist [6]. Eine Punktion von Ovarialtumoren sollte wegen Rupturgefahr und eventueller Zellstreuung ins Abdomen unterbleiben.

1.6.3 Darstellbarkeit anatomischer Strukturen

Die Darstellbarkeit anatomischer Strukturen im CT (Abb. 2) beruht einerseits auf unterschiedlicher Absorption der Röntgenstrahlung, wodurch vor allem

---

Abb. 2. CT-Anatomie des weiblichen Beckens.
Schnitt A (Beckenboden). *1* Vagina (mit Tampon); *2* Beckenboden; *3* Musc. obturatorius int.; *4* V. femoralis communis; *5* A. femoralis communis; *6* Musc. iliopsoas; *7* Musc. sartorius; *8* Musc. rectus femoris
Schnitt B (Scheidenabschluß). *9* Lig. cardinale; *10* Rectum (kontrastiert); *11* Harnblase; *12* Musc. levator ani; *13* Musc. obturatorius int.
Schnitt C (Corpus uteri). *14,* Lig. rectouterinum; *15* Uterus (Corpus); *16* Harnblase (Fundus); *17* Musc. rectus abdominis; *18* Ureter (kontrastiert)
Schnitt D (Fundus uteri). *19* Vasa iliaca externa; *20* perirektales Fett; *21* Uterus (Fundus); *22* Darmschlinge (kontrastiert); *23* Vasa iliaca interna

---

[1] Warenzeichen der Fa. Schering AG, Berlin
[2] Warenzeichen der Fa. BYK-Gulden, Konstanz
[3] Warenzeichen der Fa. EZ-EM Inc., New York

Computertomographie

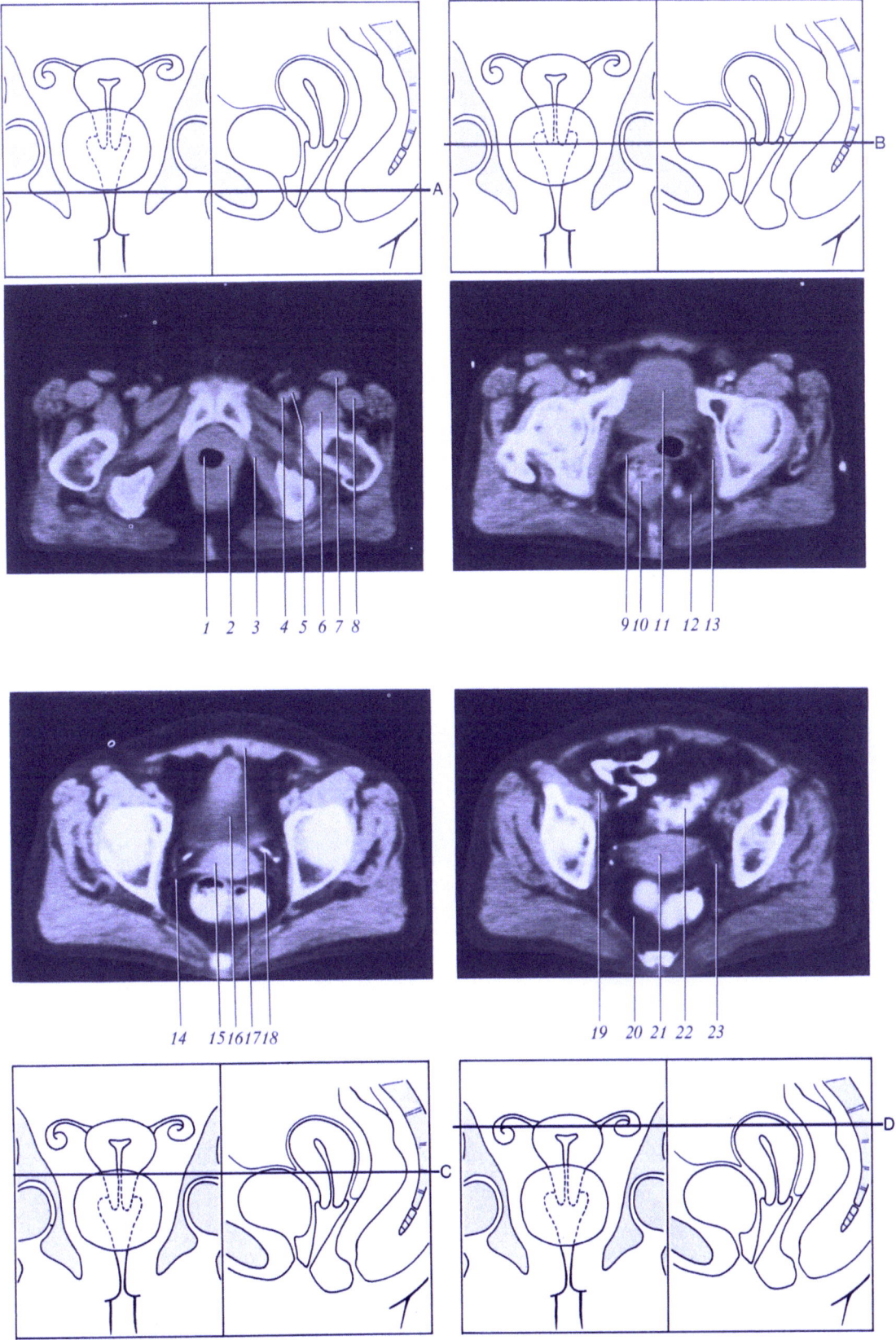

kalkhaltige Anteile, Fettgewebe und Flüssigkeiten eindeutig identifizierbar sind. Muskulatur, Gefäße und Weichteilorgane des kleinen Beckens weisen dagegen kaum Dichteunterschiede auf und müssen nach der topographischen Lage zugeordnet werden. Bei ihrer Abgrenzung kommt den zwischengelagerten Fettschichten entscheidende Bedeutung zu, so daß der adipöse Patient hier – ganz im Gegensatz zur Sonographie – günstigere Untersuchungsvoraussetzungen bietet.

Die kräftigsten Bindegewebszüge des kleinen Beckens können im Normalfall als zarte lineare Verdichtungen innerhalb des Fettgewebes zu erkennen sein, sofern sie annähernd senkrecht zur Schichtebene verlaufen, wie das Ligamentum cardinale als Hauptstruktur des Parametriums und die Ligamenta sacro- und rectouterina. Die tangential angeschnittenen Schichten des Beckenbodens sind nicht im einzelnen zu differenzieren, die darin gelegene Vagina und Urethra nur bei entsprechender Markierung.

Der Uterus stellt sich von charakteristischer Form und Lage dar, das Myometrium homogen mit Dichtewerten um +40 bis +50 HE. Das Cavum ist meist nicht sichtbar, kann sich aber bei großen Uteri auch normalerweise als dreieckförmige hypodense Zone darstellen. Bei starker Anteversio und Anteflexio kommen unter Umständen Zervix und Fundus in derselben Schicht zu Abbildung. Das Ligamentum latum, die Tuben und die Ovarien sind bei normaler Größe nicht abgrenzbar, die Lage der Fossa ovarica kann durch Kontrastierung des dorsal davon verlaufenden Ureters näher bestimmt werden. Zur sicheren Abgrenzung der entlang der Beckenwand verlaufenden *großen Iliakalgefäße* von umnittelbar benachbarten Lymphknoten (sichtbar ab einer Größe von 1,5–2 cm) ist eine intravenöse Kontrastmittelgabe, am besten als *Bolus* (s. oben) unerläßlich (Abb. 3).

Auf die Notwendigkeit einer *Kontrastierung aller Darmabschnitte* wurde bereits hingewiesen, anderenfalls können diese je nach Konfiguration und Inhalt die verschiedensten Strukturen imitieren. An der Harnblase ist im gefüllten Zustand nativ die Wand gut gegen den wasseräquivalenten Urin abzugrenzen, ihre Dicke variiert ebenso wie die Form der Blase mit dem Füllungszustand. Im Bereich des Blasendaches treten mit dem Fundus uteri und aufliegenden Darmschlingen häufig Partialvolumeneffekte auf; eine Kontrastharnfüllung möglichst geringer Konzentration kann die Differenzierung vor allem von angrenzenden zystischen Prozessen erleichtern.

Literatur

1. Breit A, Rohde U (1983) Computertomographie gynäkologischer Tumoren. Thieme, Stuttgart New York
2. Lindner P (1985) Qualitätskriterien bei der Computertomographie des Beckens. In: Stender H-St, Stieve F-E (Hrsg) Qualitätssicherung in der Röntgendiagnostik. Thieme, Stuttgart New York, S 116–120
3. Platzer W (1980) Zur Anatomie der Organe des weiblichen Beckens unter Berücksichtigung der Computertomographie. In: Diethelm L, Heuck F, Olsson O, Strnad F, Vieten H, Zuppinger A (Hrsg) Handbuch der medizinischen Radiologie, Band XIII, Teil 2. Springer, Berlin Heidelberg New York, S 133–142
4. Schad N, Schepke P, Rohde U, Schepke H, Schmid V, Breit A (1981) Timing of Exposure in Angiographic Computed Tomography. Cardiovasc. Intervent. Radiol. 4:59–65
5. Steinbrich W, Friedmann G (1980) Computertomographische Untersuchung der Organe des kleinen Beckens (Untersuchungstechnik und normale Anatomie). Röntgen-Bl 33:595–601
6. Triller J, Krafft R, Marincek B (1982) Computertomographisch gezielte Feinnadelaspirationspunktion pelviner Raumforderungen. Fortschr. Röntgenstr. 137:422–427

Abb. 3a, b. Angio-CT der Iliakalregion. **a** Nativ-Scan. *1* Gefäße, Lymphknoten und Muskulatur von annähernd gleicher Dichte. **b** Angio-CT im selben Schnitt wie Abb. 3a. *2* Vasa iliaca externa. *3* pathologisch vergrößerte Lymphknoten. *4* Vasa iliaca interna

1.7 Magnetische Resonanz Tomographie (MRT) (Kernspintomographie)

H.G. Zilch, N. Obletter, H. Kett und A. Breit

Die Magnetische Resonanz Tomographie (MRT) benutzt den seit 1946 bekannten Effekt der kernmagnetischen Resonanz (nuclear magnetic resonance, NMR) (1, 6), um Schnittbilder vom menschlichen Körper zu erzeugen. Das physikalische Prinzip der Magnetischen Resonanz (MR) beruht auf der Wechselwirkung zwischen elektromagnetischen Feldern und Atomkernen mit einem magnetischen Dipolmoment, die durch ein externes statisches Magnetfeld ausgerichtet werden.

Eine Eigenschaft von Atomkernen ist der Eigendrehimpuls oder Spin. Atomkerne mit ungerader Protonen- oder Neutronenzahl besitzen einen nichtverschwindenden Spin (Kernspin) und damit ein magnetisches Dipolmoment. Der Wasserstoffatomkern (1H) besteht aus einem Proton und ist das einfachste Beispiel eines „magnetischen" Atomkerns. Andere magnetische Atomkerne, die im menschlichen Körper vorkommen, sind z.B. 19F, 14N, 31P. Für die MRT wird zur Zeit fast ausschließlich der am häufigsten vorkommende Wasserstoffatomkern verwendet, dessen magnetisches Verhalten nun anschaulich erklärt wird.

Bringt man Teilchen mit einem Spin in ein externes Magnetfeld, so werden die Spins, ähnlich wie eine Kompaßnadel im Erdmagnetfeld, ausgerichtet und kreiseln (präzedieren) um die magnetischen Feldlinien. Diese Präzessionsbewegung kann man auch an einem Kreisel im Schwerefeld der Erde beobachten. Die Präzessionsfrequenz w ist direkt proportional zum Magnetfeld B am Ort des Kerns, $w = \Gamma * B$. Für Wasserstoffatomkerne hat die Proportionalitätskonstante Γ den Wert 42.578 MHz/Tesla. (Die magnetische Feldstärke wird in Tesla gemessen; 1 Tesla = 10000 Gauss, Erdmagnetfeld etwa 0,5 Gauss.) [1, 6].

Die präzedierenden Kernspins stehen in Wechselwirkung mit elektromagnetischen Wellen, deren Frequenz mit der Präzessionsfrequenz übereinstimmt, d.h. sie „spüren" die magnetische Komponente der elektromagnetischen Welle und werden dadurch in ihrer Ausrichtung parallel zum Magnetfeld gestört, man sagt auch, die Spins werden angeregt. Die Energie der elektromagnetischen Welle wird dabei absorbiert. Technisch wird diese Anregung mit einem Hochfrequenzsender durchgeführt, der einen kurzen Puls mit der passenden Frequenz sendet. Nach dieser Störung richten sich die Spins allmählich wieder parallel zum Magnetfeld aus (Relaxation) und senden dabei ihrerseits elektromagnetische Wellen mit der Präzessionsfrequenz w aus. Diese Wechselwirkung zwischen den Spins und dem elektromagnetischen Feld nennt man Magnetische Resonanz.

Bei den in der MRT gebräuchlichen Magnetfeldern zwischen 0,1 und 2 Tesla, liegen die Frequenzen im Kurzwellenbereich (4 MHz bis 80 MHz). Die Energie dieser Kurzwellenquanten liegt um 10–12 Zehnerpotenzen niedriger als die ionisierenden Röntgenquanten.

Die Relaxation der angeregten Spins kann man mit zwei verschiedenen Relaxationsprozessen beschreiben, die mit den Zeitkonstanten T1 und T2 ablaufen. Diese Zeitkonstanten für die Relaxation hängen von der mikroskopischen Umgebung der jeweils betrachteten Spins ab und sind somit für die jeweilige Gewebesorte charakteristisch. Typische Relaxationszeiten liegen im Bereich zwischen 0,01 und 2 sek, wobei T1 in der Regel deutlich länger als T2 ist. (T1 etwa 0,5–2 sek, T2 etwa 10–200 msek.)

Es ist bei der MRT meßtechnisch erforderlich, das Magnetische-Resonanz-Experiment (Anregung und Relaxation) typischerweise 256 mal mit einem zeitlichen Abstand TR (Repetitionszeit) durchzuführen. Das Signal, das die Spins aussenden, wird nach einer Zeit TE (Echozeit) nach der Anregung gemessen. Diese beiden Zeiten TR und TE sind in weiten Bereichen einstellbar (TR etwa von 0,02–5 sek, TE etwa von 0,01–1 sek). Die Signalstärke im Magnetischen Resonanz Experiment hängt ab von der Dichte der Protonen und den Relaxationszeiten T1 und T2. Durch Variation der Aufnahmeparameter TR und TE wird eine verschiedene Wichtung von Dichte, T1 und T2 im Signal erreicht. Aus diesem Grund spricht man auch von Dichtebildern, T1- und T2-betonten Bildern.

T1-betonte Bilder erhält man mit kurzen TR- und kurzen TE-Zeiten (typisch TE = 30 msek, TR = 0,5 sek). Sie sind dadurch charakterisiert, daß Gewebe mit kurzen T1-Zeiten hell dargestellt wird.

T2-betonte Bilder werden mit langem TR und langem TE aufgenommen (typisch TE = 120 msek, TR = 2 sek). Lange T2-Zeiten erscheinen hell.

Die Magnetische Resonanz bietet also die Möglichkeit, mit den beiden Relaxationszeiten T1 und T2, Gewebedifferenzierung zu betreiben.

Für die Darstellung der Resonanzsignale werden dem homogenen, zeitlich konstanten Magnetfeld zusätzliche Magnetfelder (Gradientenfelder) überlagert. Dadurch erreicht man, daß die magnetische Feldstärke nur in bestimmten Ebenen konstant sind. Der eingestrahlte Radiofrequenzpuls regt dann nur Spins in der Ebene an, in der die Resonanzbedingung ($w = \Gamma * B$) erfüllt ist. Die Lokalisation der Spins innerhalb einer solchen Ebene wird dann während der Messung durch zusätzliche Gradientenfelder codiert. Spins an Orten mit höherem Magnetfeld „senden" mit höherer Frequenz als Spins an Orten mit niedrigem Magnetfeld. In der Empfangsantenne wird die Summe der Signale aller Spins in der angeregten Ebene aufgenommen. Aus diesen zeitabhängigen Signalen werden dann über eine mathematische Transformation (Fourier Transformation) die im Signal enthaltenen Frequenzkomponenten und damit deren Ursprungsort im Körper berechnet und als Helligkeitswert in einer zweidimensionalen Matrix dargestellt [4]. Übliche Matrixgrößen sind 128*128 oder 256*256 Bildpunkte.

Die Steuerung des Meßablaufes erfolgt über eine Meßsequenz, die den zeitlichen Ablauf der Messung – Anregung, Schalten der Gradientenfelder, Auslesen der Signale, TR, TE – steuert. Typische Schichtdicken liegen im Bereich von 3–10 mm. Der Durchmesser des Meßfeldes liegt im Bereich von 500 mm–200 mm.

Untersuchungstechnik

Bezüglich der Untersuchungstechnik bei gynäkologischen Fragestellungen hat sich zum jetzigen Zeitpunkt folgende Strategie bewährt: Zunächst wird eine transversale oder sagittale Schnittführung in Multislice-Technik mit T2-Gewichtung und Doppelecho durchgeführt.

Zur näheren Differenzierung unklarer Befunde erfolgen ergänzende Aufnahmen in T1-Gewichtung. In Abhängigkeit von der Befundlokalisation werden dann Aufnahmen in einer weiteren Ebene erstellt.

Durch die rasche Weiterentwicklung der MR-Technik unterliegt die Untersuchungsstrategie einer ständigen Modifizierung und Änderung, so daß über das diagnostische Vorgehen nur der derzeitige Stand zugrunde gelegt werden kann. Durch die vor kurzem eingeführten sog. „schnellen" Sequenzen, die in wenigen Sekunden aussagekräftige Aufnahmen erbringen,

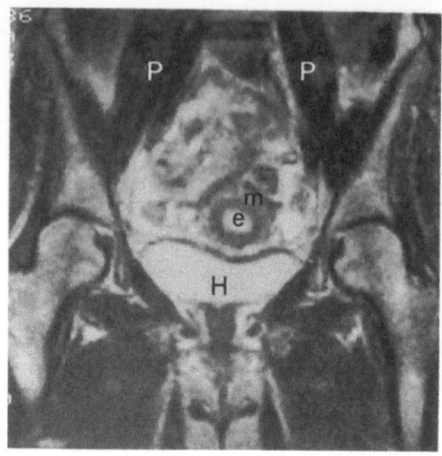
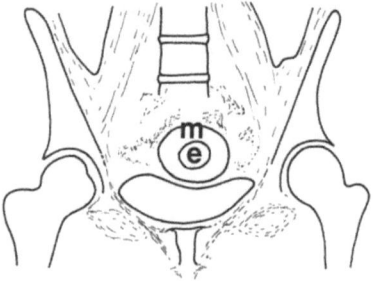

Abb. 2. Differenzierung der Uterusbinnenstruktur in Endometrium (*e*) und Myometrium (*m*). Harnblase (*H*). M. psoas (*P*). (Frontal/TR 2,0 s/TE 100 ms)

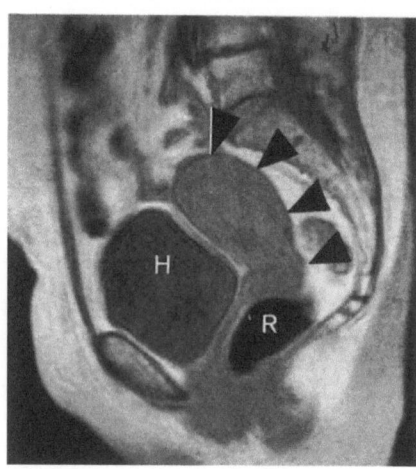
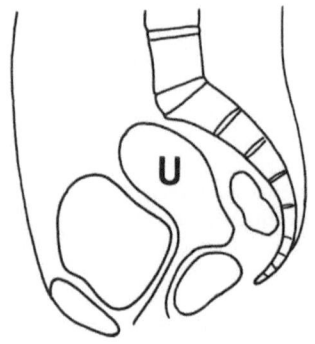

Abb. 1. Uterus (*Pfeilspitzen*) in sagittaler Schnittführung. (TR 1,5 s/TE 30 ms). Harnblase (*H*). Rektum (*R*)

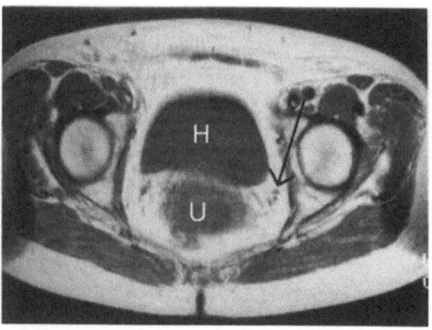
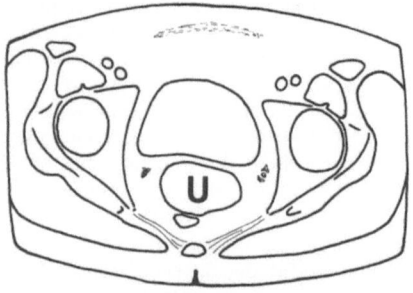

Abb. 3. Uterus in transversaler Schnittführung. (TR 2,0 s/ TE 30 ms). Uterus (*U*) mit A. uterina (*Pfeil*). Harnblase (*H*)

ergeben sich neue Perspektiven, vor allem im Hinblick auf Verkürzung der Untersuchungszeit sowie in der bildlichen Erfassung dynamischer Vorgänge.

Durch die mannigfaltigen Abbildungsvariationen der MR-Tomographie eröffnen sich neue Möglichkeiten in der Bildgebung des weiblichen Beckens [7]. Aus diesem Grunde soll im folgenden auf die normale Anatomie und Topographie bezug genommen werden.

Der Uterus läßt sich in sagittaler Schnittführung in die einzelnen Abschnitte Zervix, Korpus und Fundus abgrenzen (Abb. 1). Pathologische Veränderungen können in ihrer gesamten kranio-kaudalen Ausdehnung erfaßt und präoperativ diagnostiziert werden. Darüberhinaus gelingt im T2-betonten Bild eine Differenzierung in das signalintensive Endometrium sowie in das signalärmere Myometrium (Abb. 2). Aufgrund dieser Tatsache ergeben sich Möglichkeiten in der bildlichen Erfassung hormoneller Effekte [3]. Ventral des Uterus kommt die Harnblase zur Darstellung (Abb. 3). In Abhängigkeit der Aufnahmeparameterwahl weist die Harnflüssigkeit unterschiedliche Signalintensität auf. Damit gelingt eine gute Abgrenzung der Harnblasenwandung, was für die Beurteilung organüberschreitender gynäkologischer Tumoren bedeutsam ist. Dorsal vom Uterus kommt das Rektum zur Darstellung, welches in perirektales Fettgewebe eingehüllt ist (Abb. 4). Besonders auf den Transversalschnitten können auch die straffen Bindegewebszüge abgegrenzt werden. Der Nachweis dieser Bindegewebspfeiler hat Bedeutung im Hinblick auf Lokalisation und Ausdehnung pathologischer Prozesse.

Lateral vom Uterus findet sich der parametrane Gewebskomplex (Abb. 5), wobei in Abhängigkeit der Schnittführung der Nachweis des Ligamentum latum möglich ist.

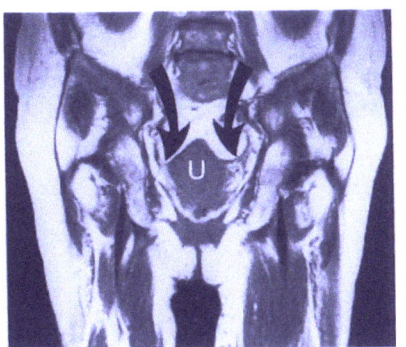

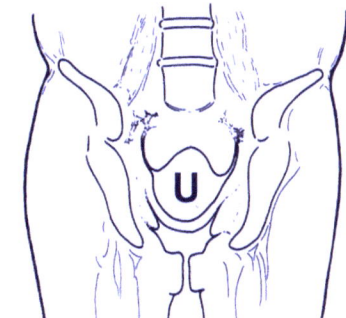

Abb. 5. Uterus (*U*) mit Gewebskomplex der Parametrien (*Pfeile*). (Frontal/TR 0,8 s/TE 30 ms)

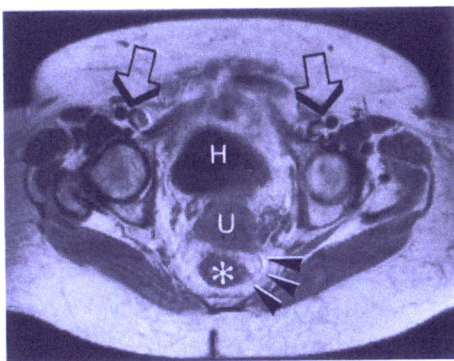

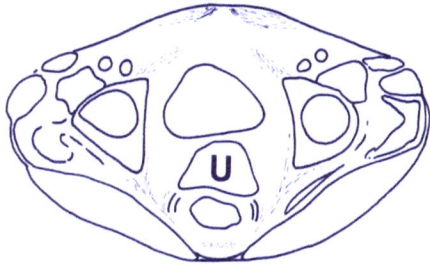

Abb. 4. Uterus (*U*) mit Lig. recto-uterinum (*Pfeilspitzen*). Rektum (*). Harnblase (*H*). Vasa femoralia (*Pfeile*). (Transversal/TR 1,5 s/TE 30 ms)

Die Ovarien (Abb. 6) weisen gering heterogene Strukturen auf und zeigen eine intermediäre Signalintensität. Topographisch-anatomisch liegen sie in der Fossa ovarica, einer Peritonealnische vor der Aufteilungsstelle der A. iliaca communis.

Aufgrund der Größen- und Lagevariabilität können sie nicht immer dargestellt werden. Durch die Möglichkeit der freien Schnittebenenwahl im MRT dürfte aber der Nachweis in einem höheren Prozentsatz als mit der Computertomographie [2] gelingen.

Wegen der hohen kernspintomographischen Weichteilkontrastauflösung ist eine Differenzierung von Gefäßstrukturen, Muskel- und Fettgewebe (Abb. 7) möglich. Dadurch läßt sich topographisch die Ausdehnung raumfordernder Prozesse genauer als mit jeder anderen bildgebenden Methode definieren. Lymphknoten sind ab einem Durchmesser von 8–15 mm zu verifizieren [5] (Abb. 7). Eine Unterscheidung zwischen neoplastischer und entzündlicher Genese gelingt derzeit allerdings nicht.

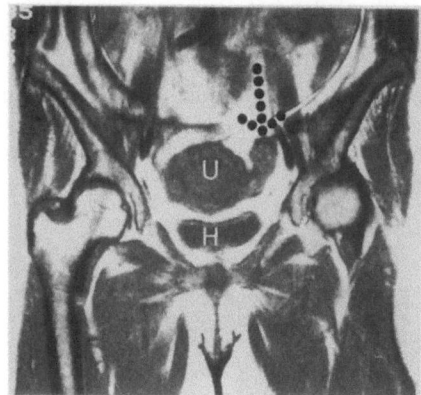

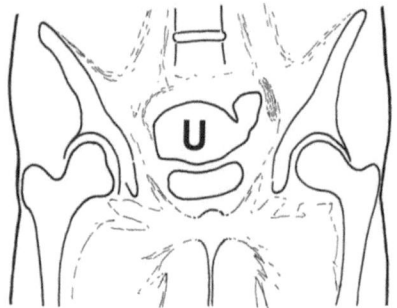

Abb. 6. Uterus (*U*) und li. Ovar (*Pfeil*). Harnblase (*H*). (Frontal/TR 1,5 s/TE 30 ms)

Vorteilhaft für die MRT ist die gute Abgrenzbarkeit befallener Lymphknoten von Umgebungsstrukturen und Nachbarschaftsorganen sowie die Darstellung regionärer Lymphknotenstationen entsprechend dem Operationssitus.

Literatur

1. Bloch F (1946) Nuclear induction. Phys. Rev. 70:460–473
2. Breit A, Rohde U, Platzer W, Schmidt T, Stieve FE, Zilch HG (1983) Computertomographie gynäkologischer Tumoren. Thieme, Stuttgart New York
3. Hricak H, Alpers C, Crooks LE, Sheldon PE (1983) Magnetic resonance imaging of the female pelvis. Am. J. Roentg. 141:1119–1128
4. Kumar A, Welti D, Ernst RR (1975) NMR-Fourier-Zeugmatographie. J. Magn. Res. 18:69–83
5. Lee JKT, Heiken JP, Ling D, Glazer HS, Balfe DM, Levitt RG, Dixon WT, Murphy WA (1984) Magnetic Resonance Imaging of Abdominal and Pelvic Lymphadenopathy. Radiology 153:181–188
6. Purcell EM, Torrey HC, Pound RV (1946) Resonance absorption by nuclear magnetic moments in a solid. Phys. Rev. 69:37
7. Zilch HG, Baumgartl FW (1986) MR-Anatomie des weiblichen Beckens. Röntgenprax. 39:407–414

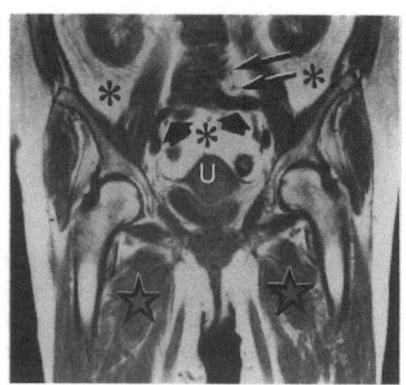

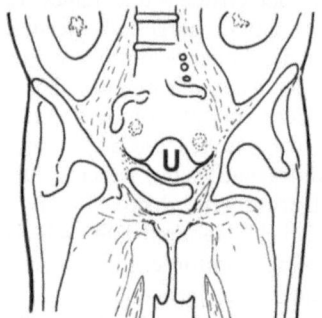

Abb. 7. Gewebsdifferenzierung in Fettgewebe (✶). Muskelgewebe (☆). Gefäße (*dicke Pfeile*). Lymphknoten (*dünne Pfeile*). Uterus (*U*). (Frontal/TR 0,8 s/TE 30 ms)

1.8 Nuklearmedizinische Untersuchungen

K. Kempken und W. Jäger

INHALT

	Einleitung	45
1.8.1	In-vivo-Diagnostik (K. Kempken)	45
1.8.1.1	Hirn	45
1.8.1.1.1	Verfahren, physiologisches Prinzip	45
1.8.1.1.2	Technische Durchführung	46
1.8.1.1.3	Indikation, Bewertung	46
1.8.1.2	Lunge	47
1.8.1.2.1	Verfahren, physiologisches Prinzip	47
1.8.1.2.2	Technische Durchführung	47
1.8.1.2.3	Indikation, Bewertung	47
1.8.1.3	Leber	47
1.8.1.3.1	Verfahren, physiologisches Prinzip	47
1.8.1.3.2	Technische Durchführung	48
1.8.1.3.3	Indikation, Bewertung	48
1.8.1.4	Lymphsystem	48
1.8.1.4.1	Verfahren, physiologisches Prinzip	48
1.8.1.4.2	Technische Durchführung	48
1.8.1.4.3	Indikation, Bewertung	49
1.8.1.5	Nieren und Harnwege	49
1.8.1.5.1	Verfahren, physiologisches Prinzip	49
1.8.1.5.2	Technische Durchführung	49
1.8.1.5.3	Indikation, Bewertung	50
1.8.1.6	Skelett	50
1.8.1.6.1	Verfahren, physiologisches Prinzip	50
1.8.1.6.2	Technische Durchführung	50
1.8.1.6.3	Indikation, Bewertung	51
1.8.1.7	Maligne Tumore/Tumorszintigraphie/Immunszintigraphie	51
1.8.1.7.1	Verfahren, physiologisches Prinzip	51
1.8.1.7.2	Technische Durchführung	52
1.8.1.7.3	Indikation, Bewertung	52
1.8.2	In-vitro-Diagnostik (K. Kempken)	53
1.8.2.1	Reproduktionshormone	53
1.8.2.2	Tumormarker	53
1.8.3	Therapie (K. Kempken)	53
1.8.3.1	Intrakavitäre Therapie	53
1.8.3.1.1	Verfahren, physiologisches Prinzip	53
1.8.3.1.2	Technische Durchführung	53
1.8.3.1.3	Indikation, Bewertung	54
1.8.3.2	Radioimmuntherapie	54
	Literatur	54
1.8.4	Tumormarker (W. Jäger)	55
	Literatur	58

Einleitung

Der Einsatz nuklearmedizinischer *in-vivo-Verfahren* in der Gynäkologie wird sich, bis auf wenige Ausnahmen, auf Tumorerkrankungen beschränken. Mit den derzeitigen diagnostischen Möglichkeiten der Nuklearmedizin können weder die weiblichen Geschlechtsorgane noch deren gutartige Veränderungen bildgebend dargestellt werden. Eine Ausnahme bildete die Plazentaszintigraphie, die vor der universellen Einführung der Sonographie eine probate Methode zur Plazentalokalisation (Plazenta praevia) bei präpartalen Blutungen darstellte [13].

Nuklearmedizinische *in-vitro-Verfahren* dagegen werden heute als hochempfindliche Radioimmunoassays (RIA) routinemäßig ebenso zur Bestimmung von Reproduktionshormonen, z.B. bei Störungen der Sexualfunktionen oder im Rahmen der Sterilitätsdiagnostik eingesetzt wie bei Tumorkrankheiten zur Bestimmung von Tumormarkern.

Neben diagnostischen Methoden spielen nuklearmedizinische *Therapieverfahren* im Rahmen gynäkologischer Malignome bisher eine nur untergeordnete, palliative Rolle. Als Ausblick in die nahe Zukunft läßt hier der Einsatz der Radioimmuntherapie Positives erwarten.

1.8.1 In-vivo-Diagnostik

K. Kempken

1.8.1.1 Hirn

1.8.1.1.1 Verfahren, physiologisches Prinzip

Anwendung findet die *zerebrale Serienszintigraphie*, die neben Aussagen über eine seitendifferente Perfusion der Hirnhemisphären vor allem die Intaktheit der Blut-Hirn-Schranke nachweisen läßt. Diese ist bei Vorliegen von intrakraniellen Tumoren oder Metastasen gestört, so daß sie von geeigneten Radionukliden passiert werden kann. ^{99m}Tc-Pertechnetat oder andere ^{99m}Tc-markierte Verbindungen (DTPA oder Glucoheptonat) reichern sich dann verstärkt im pathologischen Prozeß an. In Abhängigkeit von der Kinetik und dem Ausmaß der Anreicherung, die auch von der Vaskularisation des Herdes bestimmt werden, kann neben der Lokalisation in gewissen Grenzen auch eine Artdiagnostik der Läsion betrieben werden [21].

1.8.1.1.2 Technische Durchführung

Die Untersuchung erfolgt an der Gammakamera nach vorheriger Irenatblockade der Schilddrüse. Nach i.v.-Bolusinjektion von 560–740 MBq (15–20 mCi) ^{99m}Tc-Pertechnetat schließt sich unmittelbar die sog. angiographische Phase mit Darstellung der arteriellen und venösen Radionuklidpassage durch die großen Gefäße an, die als Bildsequenz in frontaler Ansicht dokumentiert wird. 10 Minuten später folgt die sog. frühstatische Phase mit Aufnahmen in 4 Projektionen, die in gleicher Weise nochmals 1–3 h p.i. wiederholt werden (Abb. 1a).

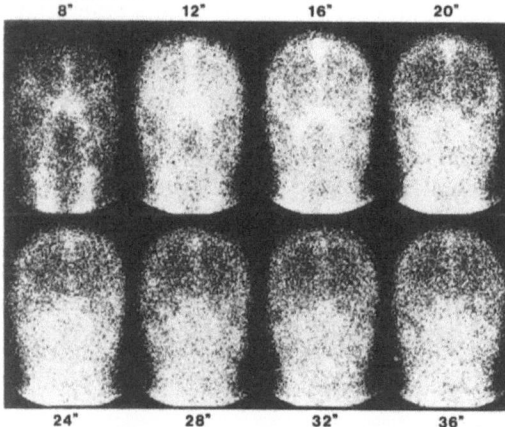

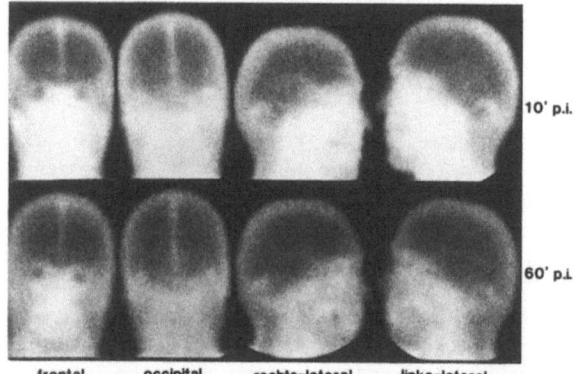

Abb. 1a. Hirnszintigramm mit 740 MBq ^{99m}Tc-Pertechnetat (Normalbefund): In der Perfusionsphase zeitgerechte und seitengleiche Anflutung der Radioaktivität über die Aa. carotides in die Aa. cerebri mediae und in beide Hemisphären (8–16″ p.i.). Anschließend ungestörte venöse Auswaschphase (20–36″ p.i.). In der statischen Phase unauffällige Aktivitätsverteilung ohne intrazerebrale tumor- oder metastasenverdächtige Speicherherde

Bei der Suche nach Metastasen sollte man die Spätaufnahmen auf keinen Fall zu früh anfertigen, da Metastasen in der Regel keine intensive Speicherung bieten und der stärkste Kontrast später als bei den meisten primären Hirntumoren erreicht wird (Abb. 1b). Die Strahlenbelastung für die Gonaden beträgt bei Einsatz von ^{99m}Tc-DTPA ca. 2 µGy/MBq (7 mrad/mCi).

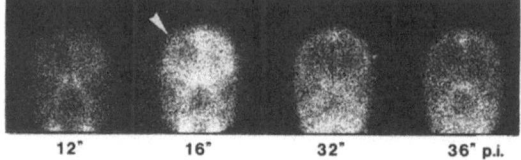

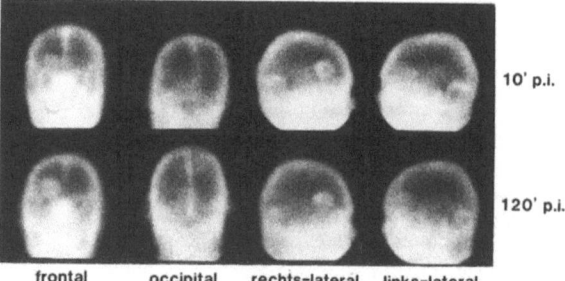

Abb. 1b. Hirnszintigramm mit 740 MBq ^{99m}Tc-Pertechnetat (Hirnmetastase bei Ovarialkarzinom). In der Perfusionsphase deutliche Minderperfusion der rechten Hemisphäre (*Pfeil*). In der statischen Phase von 10′–120′ p.i. zunehmende fokale Mehrspeicherung in frontaler und rechts-lateraler Ansicht als Ausdruck einer großen, ungewöhnlich früh und intensiv speichernden, solitären Metastase

1.8.1.1.3 Indikation, Bewertung

Die zerebrale Serienszintigraphie wird im Rahmen gynäkologischer Erkrankungen nahezu ausschließlich zur Fahndung nach Metastasen eingesetzt, sei es als Teil des klinischen, prätherapeutischen Staging oder in der Nachsorge bei entsprechender Beschwerdesymptomatik. Die Treffsicherheit im Metastasennachweis liegt global bei 75% [10]. Durch die wesentlich höhere Sensitivität und Spezifität sowohl der Transmissionscomputertomographie als auch der Kernspintomographie beim zerebralen Tumornachweis hat die Hirnszintigraphie als nicht-invasives Untersuchungsverfahren in den letzten Jahren erheblich an Bedeutung verloren. Sie hat jedoch als Zusatzuntersuchung bei unklaren CT-Befunden und zur artdiagnostischen Differentialdiagnose vor invasiven Angiographien nach wie vor ihre Berechtigung.

1.8.1.2 Lunge

1.8.1.2.1 Verfahren, physiologisches Prinzip

Genannt sei hier ausschließlich das *Lungenperfusionsszintigramm* als wichtigstes diagnostisches Verfahren bei Verdacht auf Lungenembolie, in erster Linie postoperativ. Die Perfusionsszintigraphie kann als Notfalluntersuchung jederzeit, auch in kleinen Abteilungen und am inaktiven Patienten, durchgeführt werden, während die Inhalationsszintigraphie mit radioaktiven Gasen einen größeren apparativen Aufwand und die Mitarbeit des Patienten erfordert.

Das Prinzip des Perfusionsszintigramms beruht auf der intravenösen Applikation radioaktiv markierter Partikel mit einem Durchmesser von 10–50 µm. Diese Partikel bleiben in der Lungenendstrombahn stecken (biologische Halbwertszeit ca. 5 h) und mikroembolisieren etwa jede 10000. Kapillare. Bei ungestörter Lungendurchblutung zeigt sich eine homogene Radiopartikelfixation (Abb. 2a), nach abgelaufener Embolie dagegen erreichen die Partikel diesen Lungenabschnitt nicht, es kommt zu einem entsprechenden, szintigraphisch nachweisbaren Perfusionsausfall (Abb. 2b).

1.8.1.2.2 Technische Durchführung

Bei Embolieverdacht werden dem Patienten in Rückenlage 150 MBq (4 mCi) ^{99m}Tc-markierte Makroaggregate i.v. appliziert und nach wenigen Minuten Kameraaufnahmen der Lungen in ventraler, dorsaler, seitlicher und schrägseitlicher Ansicht angefertigt. Die Untersuchung ist nach 20 min. beendet, sie kann auch im Wachraumbett ohne Umlagerung des Patienten erfolgen. Die Strahlenexposition der Lungen liegt bei 60 Gy/MBq (etwa 0,2 rad/mCi).

1.8.1.2.3 Indikation, Bewertung

Einzige Indikation für den Einsatz des Lungenperfusionsszintigramms auf gynäkologischem Gebiet ist der Nachweis oder Ausschluß einer Lungenembolie, sei es postoperativ oder auch postpartal. Segmentale Perfusionsausfälle lassen in Verbindung mit einer in diesem Bereich unauffälligen, aktuellen Röntgenthorax-Aufnahme eine Lungenembolie als Ursache des Durchblutungsausfalls mit einer Treffsicherheit von über 90% diagnostizieren [5]. In diesen Fällen würde die Inhalationsszintigraphie als Zusatzuntersuchung die Treffsicherheit nur geringfügig erhöhen. Sie sollte jedoch bei unklaren Befunden, vor allem bei röntgenologisch erkennbaren Parenchymläsionen (Infiltrat, Atelektase etc.) unterstützend Verwendung finden, sofern nicht die Möglichkeit zur digitalen Subtraktionsangiographie besteht. Im diagnostischen Ablauf steht bei Verdacht auf Lungenembolie aber das Perfusionsszintigramm zur Primärdiagnostik und zu Verlaufskontrollen unter therapeutischen Maßnahmen an erster Stelle.

1.8.1.3 Leber

1.8.1.3.1 Verfahren, physiologisches Prinzip

Von den nuklearmedizinischen Leberuntersuchungen ist an erster Stelle das *statische Kolloidszintigramm* zur Metastasensuche anzuführen, gelegentlich kann aber auch das *hepatobiliäre Sequenzszintigramm* bei der Abklärung ikterischer Zustände angezeigt sein.

Beim *statischen Leberszintigramm* werden ^{99m}Tc markierte Kolloide mit einer mittleren Teilchengröße von 30 nm i.v. appliziert und nach der Passage durch die Lungen überwiegend vom Leber-RES phagozytiert. Dadurch ist die szintigraphische Abbildung des Leberparenchyms möglich. Führen intrahepatische Raumforderungen zu einer Verdrängung oder Destruktion des Gewebes, so resultiert hieraus im Szintigramm ein Speicherdefekt unabhängig von der Dignität des Prozesses. Man spricht auch von der Szintigraphie mit negativem Tumorkontrast.

Das *hepatobiliäre Sequenzszintigramm* wird unter Verwendung leberzellpflichtiger Substanzen angefertigt, die nach Aufnahme in die Leberzelle und passagerer Konzentration in Gallenwegen und Gallenblase in den Darm ausgeschieden werden. Im Gegensatz zu Röntgenkontrastmitteln bleibt dieser Mechanismus auch noch bei höheren Bilirubinspiegeln intakt, so daß das szintigraphische Verfahren eine gute Aussagekraft bei der Differentialdiagnose des Ikterus besitzt. Pharmaka der Wahl sind heute Lidocainderivate wie HIDA oder IOD-IDA.

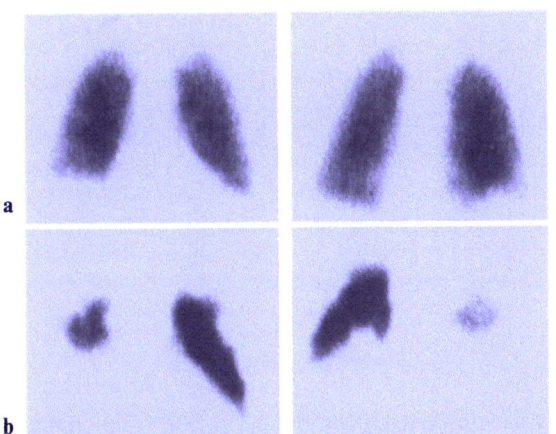

Abb. 2a, b. Lungenperfusionsszintigramme mit 150 MBq ^{99m}Tc-MAA. **a** Ungestörte Durchblutung bei homogener Radioaktivitätsverteilung in beiden Lungen von ventral und dorsal. **b** Massive Lungenembolie mit subtotalem Perfusionsausfall der gesamten rechten Lunge und Perfusionsausfall des linken Lungenunterlappens

1.8.1.3.2 Technische Durchführung

Zum statischen Szintigramm werden dem Erwachsenen 70–150 MBq (2–4 mCi) ^{99m}Tc-Schwefel- oder Albuminkolloid i.v. appliziert und 10 min. später in drei Ansichten Kameraaufnahmen der Leber angefertigt. Bei Verwendung einer Kamera mit rotierendem Meßkopf ist die schichtweise Szintigraphie als sog. Emissionscomputertomographie möglich mit dem Vorteil der Aufdeckung kleinerer Raumforderungen in den zentralen Leberanteilen. Die Strahlenbelastung der Leber als kritischem Organ liegt bei 60 μGy/MBq (350 mrem/mCi).

Das Sequenzszintigramm, das unter Rechnereinsatz zum Funktionsszintigramm wird, erfordert etwas höhere Aktivitätsmengen als das statische Szintigramm. Bei niedrigen Bilirubinwerten verabreicht man ca. 180 MBq (5 mCi) ^{99m}Tc-HIDA i.v., bei Bilirubinspiegeln über 10 mg% bis zu 370 MBq (10 mCi). Während der ersten 30–60 min. fertigt man eine Bildsequenz mit Einzelbildern im Abstand von 5 min. an, anschließend folgen, je nach Befundkonstellation Spätaufnahmen ggf. bis 24 h, um den Zeitpunkt des Auftretens von Darmaktivität als Ausdruck der biliointestinalen Gallepassage zu dokumentieren.

Für die Strahlenexposition ist der Darm das kritische Organ (150 μGy/MBq bzw. 0,4 mrem/mCi), während die Leber mit 25 μGy/MBq (0,05 mrem/mCi) nur gering belastet wird.

1.8.1.3.3 Indikation, Bewertung

Die Suche nach Lebermetastasen ist bei gynäkologischen Tumorerkrankungen die Indikation für das statische Leberszintigramm (Abb. 3), das jedoch beim Einsatz nicht-invasiver bildgebender Verfahren erst nach Sonographie und Computertomographie folgt. Diese Techniken erfassen fokale Läsionen mit einer Sensitivität von mehr als 90%, außerdem ermöglichen sie häufig noch eine Artdiagnose des Prozesses. Die Treffsicherheit des Szintigramms liegt bei Herden über 2 cm Durchmesser um 80%, fällt aber bei kleineren Metastasen auf unter 50% ab [4]. Durch den zunehmenden Einsatz emissionstomographischer Methoden ist eine Anhebung der szintigraphischen Treffsicherheit im Metastasennachweis zu erwarten.

Eine Indikation für das hepatobiliäre Sequenzszintigramm dürfte lediglich bei Tumorpatienten mit Ikterus gegeben sein. Ein Vorteil gegenüber dem Sonogramm besteht darin, daß ein normaler oder behinderter Galleabfluß (Parenchym- oder Verschlußikterus) auch bei noch nicht erweiterten Gallewegen zu diagnostizieren ist. In der Ikterusdiagnostik liegt die Sensitivität des Sequenzszintigramms um die 90% [16].

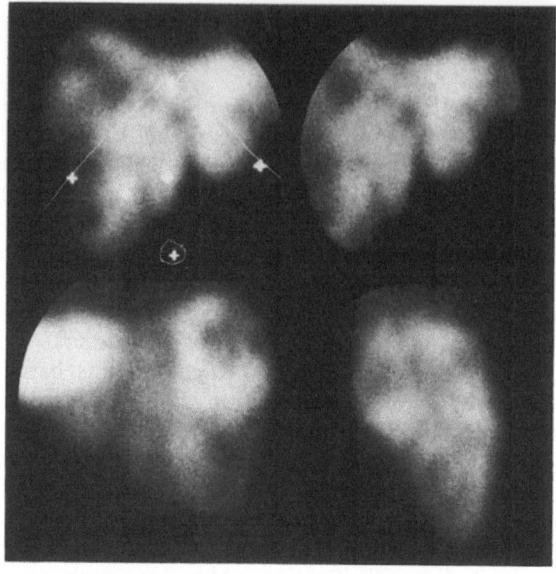

Abb. 3. Statisches Leberszintigramm mit 150 MBq ^{99m}Tc-Albuminkolloid: Multiple, teilweise konfluierende Lebermetastasen in ventraler, dorsaler und rechtslateraler Ansicht

1.8.1.4 Lymphsystem

1.8.1.4.1 Verfahren, physiologisches Prinzip

Für szintigraphische Untersuchung des Lymphsystems werden kolloidale Substanzen mit einem Molekulargewicht über 20000 benutzt, die interstitiell appliziert und in Abhängigkeit vom Applikationsort zur Darstellung eines bestimmten regionalen Lymphdepartments eingesetzt werden. Nach subkutaner Injektion gelangt ein Teil des Kolloids (Teilchengröße bei 30 nm) mit der Gewebsflüssigkeit in die Lymphgefäße und zu den regionären Lymphknoten und wird dort fixiert, ein Teil fließt (bei der retroperitonealen Lymphszintigraphie) über den Ductus thoracicus und die Lungen in den Kreislauf ab.

Während die Lymphadenoszintigraphie zur morphologischen Beurteilung der Lymphknoten auf Grund deren schon physiologisch sehr großen Variabilität klinisch kaum mehr Bedeutung hat, bietet die *Lymphangioszintigraphie* gute und nicht-invasive Möglichkeiten zur Beurteilung der Lymphdynamik.

1.8.1.4.2 Technische Durchführung

Zur in der Gynäkologie wohl in erster Linie interessierenden *retroperitonealen Lymphszintigraphie* injiziert man der Patientin subkutan im 1. Zehenzwischenraum jeweils 40–80 MBq (1–2 mCi) ^{99m}Tc-HSA-Nanokolloid, wobei der Zusatz von 75 E Hyaluronidase (Kinetin) den Abtransport des Radiopharmakons aus dem Gewebe beschleunigt. Die Untersuchung erfolgt an der Gammakamera unter gleichzeitiger sequenzszintigraphischer Registrierung zunächst beider Beine, anschließend auch des abdominellen Lymphsystems. Von Vorteil ist die Registrierung über einen Rechner, der die Erstellung von Zeitaktivitätskurven zur Quantifizierung der Lymphdynamik, auch im Seitenvergleich beider Beine, gestattet.

In diesem Zusammenhang soll kurz die axilläre und parasternale Lymphszintigraphie erwähnt werden, die bei Mammakarzinom und gegebenenfalls auch zur Bestrahlungsplanung angezeigt sein kann. Als Injektionsorte sind die Handrücken bzw. Interdigitalfalten (axilläre Szintigraphie) oder das Subkutangewebe um den Processus xiphoideus (parasternale Szintigraphie) zu wählen. Szintigraphische Aufnahmen erfolgen von beiden Armen und Axillarregionen bzw. vom Thorax 2 bis 4 h p.i.

Bei der Injektion können durch Gewebsdehnung, vor allem bei Volumina über 1 ml, Schmerzen auftreten, die jedoch nach wenigen Sekunden wieder nachlassen.

Die Strahlenbelastung ist am Injektionsort am höchsten und liegt, bei großem Schwankungsbereich, um 50 µGy/MBq (185 mrad/µCi). Die Ganzkörperbelastung wird mit ca. 3 µGy/MBq (0,011 mrad/µCi), die Gonadenbelastung mit 10 µGy/MBq (0,037 mrad/µCi) angegeben (gemittelte Werte).

1.8.1.4.3 Indikation, Bewertung

Die retroperitoneale Lymph(angio)szintigraphie hat ihren Einsatzbereich bei Verdacht auf Lymphödem [20] oder Lymphabflußstörungen im Bereich der unteren Extremitäten bei gynäkologischen Tumorerkrankungen, insbesondere dann, wenn die (invasive) Röntgenlymphographie mit Kontrastmitteln technisch nicht durchführbar oder kontraindiziert (Hyperthyreose!) ist.

1.8.1.5 Nieren und Harnwege

1.8.1.5.1 Verfahren, physiologisches Prinzip

Aus der großen Anzahl nephrourologischer nuklearmedizinischer Untersuchungen seien im Rahmen dieses Themenkreises das statische Nierenszintigramm, die renale Sequenz- und Funktionsszintigraphie und die seitengetrennte Nierenclearancebestimmung beschrieben.

Entsprechend der Leberszintigraphie werden auch zur *statischen Nierenszintigraphie* Radiopharmaka verwendet, die, durch tubuläre Stapelung, längere Zeit in der Niere verweilen. Es handelt sich heute meist um Bernsteinsäurederivate, die kaum in das NHS ausgeschieden werden und für Routinezwecke unkompliziert mit Radiotechnetium markierbar sind. Das statische Szintigramm gestattet eine Organbeurteilung hinsichtlich Lage, Größe, Form und Parenchymdefekten und gibt grobe Anhaltspunkte über die seitengetrennten Funktionsanteile.

Beim *renalen Funktionsszintigramm* wird als PAH-Analogon die mit Jodisotopen gut markierbare Orthojodhippursäure eingesetzt. Radiojodhippuran wird zu ca. 80% tubulär sezerniert und zu ca. 20% glomerulär filtriert. Der qualitative renale Hippuran-Durchsatz kann anhand des Sequenzszintigramms beurteilt werden, eine globale und seitengetrennte Quantifizierung ist funktionsszintigraphisch durch rechnergestützte Registrierung des renalen Zeit-Aktivitätsverlaufs unter gleichzeitiger Ableitung der Ganzkörperretentionskurve und Bestimmung der Radioaktivitätskonzentration im Serum möglich. Durch einmalige Injektion eines Radiopharmakons und zwei bis drei venöse Blutabnahmen kann so, ohne Urinsammlung und Blasenkatheterisierung, die *renale Gesamtclearance* und der *Clearanceanteil der Einzelniere* errechnet werden [12].

1.8.1.5.2 Technische Durchführung

Das statische Nierenszintigramm erfordert die i.v.-Applikation von ca. 100 MBq (3 mCi) ^{99m}Tc-MMSA oder -DMSA. 1–2 h p.i. folgen Kameraaufnahmen der Niere von dorsal und ventral, bei Verdacht auf Wander- oder Beckenniere sind Aufnahmen im Liegen und im Stehen notwendig. Die Untersuchung dauert etwa 10 min.

Für das Funktionsszintigramm setzt man heute nach Möglichkeit ^{123}J-Hippuran ein, das als reiner Gammastrahler höhere Aktivitätsmengen bei niedrigerer Strahlenbelastung und besserer Bildqualität und Zählstatistik gegenüber ^{131}J gestattet. 100 MBq (3 mCi) ^{123}J-Hippursäure werden i.v. verabreicht, über 30 min. die Bildsequenz durch die Gammakamera aufgezeichnet und gleichzeitig im Rechner abgespeichert. Außer einer ausreichenden Hydrierung ist keine spezielle Vorbereitung des Patienten notwendig, die Blutabnahmen während der Untersuchung erfolgen über einen dünnen Venenkatheter. In Abhängigkeit von den pelviureteralen Abflußverhältnissen sind nach Abschluß des Funktionsszintigramms weitere Aufnahmen nach Miktion oder forcierter Diurese nach Furosemid-Injektion erforderlich. Die ausführliche Beschreibung der Auswerteverfahren des Funktionsszintigramms und der Clearance würde den Rahmen dieses Beitrags überschreiten, es darf auf die entsprechende Literatur verwiesen werden [8].

Die Strahlenexposition der Nieren beim statischen Szintigramm (100 MBq ^{99m}Tc-MMSA) beträgt ca. 400 µGy/MBq (1,5 rad/mCi), bei der Funktionsszintigraphie mit ^{123}J-Hippuran lediglich 8 µGy/MBq (30 mrad/mCi).

1.8.1.5.3 Indikation, Bewertung

Durch die Ultraschalldiagnostik ist ein Einsatz des statischen Nierenszintigramms zur morphologischen Organbeurteilung wesentlich seltener gegeben als früher, aber bei zweifelhaften sonographischen Befunden oder zur schnellen, abschätzenden, auch seitengetrennten Funktionsbeurteilung durchaus angezeigt.

Die wesentlichsten Indikationen betreffen die Funktionsszintigraphie mit den für den Gynäkologen interessierenden Fragen nach obstruktiven Nephropathien bei tumorösen Prozessen im kleinen Becken (Abb. 4) nach operativen oder strahlentherapeutischen Eingriffen. Der Ort des mechanischen Abflußhindernisses kann im Sequenzszintigramm dokumentiert und die Erhaltungswürdigkeit einer Niere nach bereits länger bestehender Harnstauung durch die seitengetrennte Funktionsbeurteilung abgeklärt werden. Im Ausscheidungsurogramm einseitig stumme Nieren lassen sich szintigraphisch validisieren. Vor Chemotherapie kann die Funktion der Nieren festgelegt, eine bereits bestehende Vorschädigung in die Therapieplanung einbezogen und eine während der Behandlung mit nephrotoxischen Substanzen auftretende Parenchymalteration rechtzeitig erfaßt werden. Die Reihenfolge des Einsatzes der nicht-invasiven bildgebenden Verfahren ist in Abhängigkeit von der Problematik des Einzelfalls und der speziellen Aussagekraft der jeweiligen Methode festzulegen.

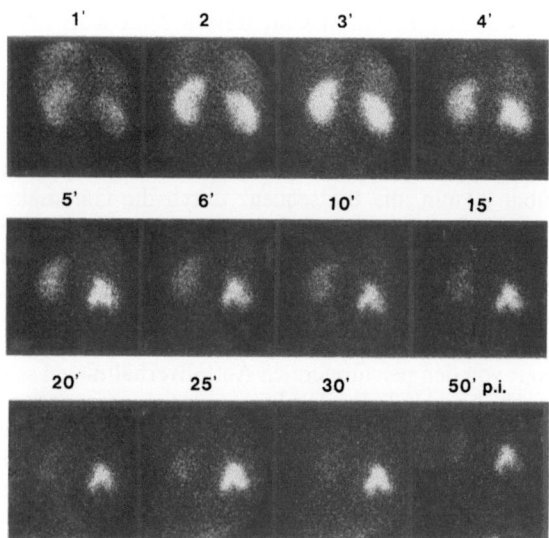

Abb. 4. Renale Sequenzszintigraphie mit 100 MBq ^{123}J-Hippursäure. Abflußbehinderung aus dem rechten Nierenbeckenkelchsystem bei fortgeschrittenem Zervixkarzinom. Die durch paraaortale Lymphknotenmetastasen hervorgerufene Hydronephrose hat noch zu keiner Funktionseinbuße der rechten Niere geführt. Der Befund der linken Niere ist normal

1.8.1.6 Skelett

1.8.1.6.1 Verfahren, physiologisches Prinzip

Die *Skelettszintigraphie* wird heute ausschließlich an der Gammakamera mit ^{99m}Tc-markierten Zinnphosphonatkomplexen durchgeführt. Nach intravenöser Applikation wird ein Teil der Phosphonatkomplexe an der Kristalloberfläche der Knochen adsorbiert, der andere Teil wird durch glomeruläre Filtration über die Nieren ausgeschieden, partiell rückresorbiert und tubulär gestapelt. Hieraus resultiert die Mitdarstellung der Nieren im Skelettszintigramm. Im Gegensatz zu den früher verwendeten Radiostrontiumisotopen nehmen die markierten Phosphonate nicht direkt am Knochenstoffwechsel teil, ihre ossäre Anreicherung und Verteilung ist abhängig von der lokalen Perfusion und der Kapillarpermeabilität. Spongiöser Knochen speichert deshalb besser als kompakter.

Eine skelettszintigraphisch nachweisbare Anreicherung korreliert mit der lokalen Knochendurchblutung, der Knochenmatrixmineralisation und in der Regel mit der Knochenneubildungsrate [18].

Eine gesteigerte Anreicherung osteotroper Radiopharmaka kann durch alleinige Zunahme der Knochendurchblutung oder, wie meistens, durch eine erhöhte Knochenneubildungsrate mit gleichzeitig vermehrter Durchblutung bedingt sein. Letzteres gilt vor allem für maligne und benigne Knochentumoren. Eine verminderte Speicherung ist szintigraphisch nachzuweisen, wenn eine Minderdurchblutung, eine fehlende Verkalkungsfähigkeit der Matrix und/oder eine reduzierte reaktive Knochenneubildung vorliegt. Ursachen dieser Art bestehen bei Knocheninfarkten, osteolytischen Metastasen, Knochenzysten und Plasmozytom.

1.8.1.6.2 Technische Durchführung

Bei der Skelettszintigraphie wird in der Regel das gesamte Skelett registriert, dies gilt in ganz besonderem Maße bei der Suche nach Metastasen. 2–3 h nach der i.v.-Injektion von 370–740 MBq (10–20 mCi) ^{99m}Tc-Methylendiphosphonat und ausreichender Hydrierung des Patienten werden die Szintigramme in ventraler und dorsaler Ansicht als Einzelbilder oder bei entsprechender technischer Einrichtung als Ganzkörperaufnahme angefertigt, die Untersuchungsdauer beträgt 50 bzw. 20 min. Zur besseren artdiagnostischen Differenzierung von umschriebenen Knochenprozessen können die Durchblutungs-, Weichteil- und ossäre Phase durch die sog. 3-Phasen-Knochenszintigraphie getrennt registriert und beurteilt werden [19].

Die Strahlenexposition des Skeletts beträgt beim Erwachsenen etwa 0,4 mGy/37 MBq (40 mrad/mCi).

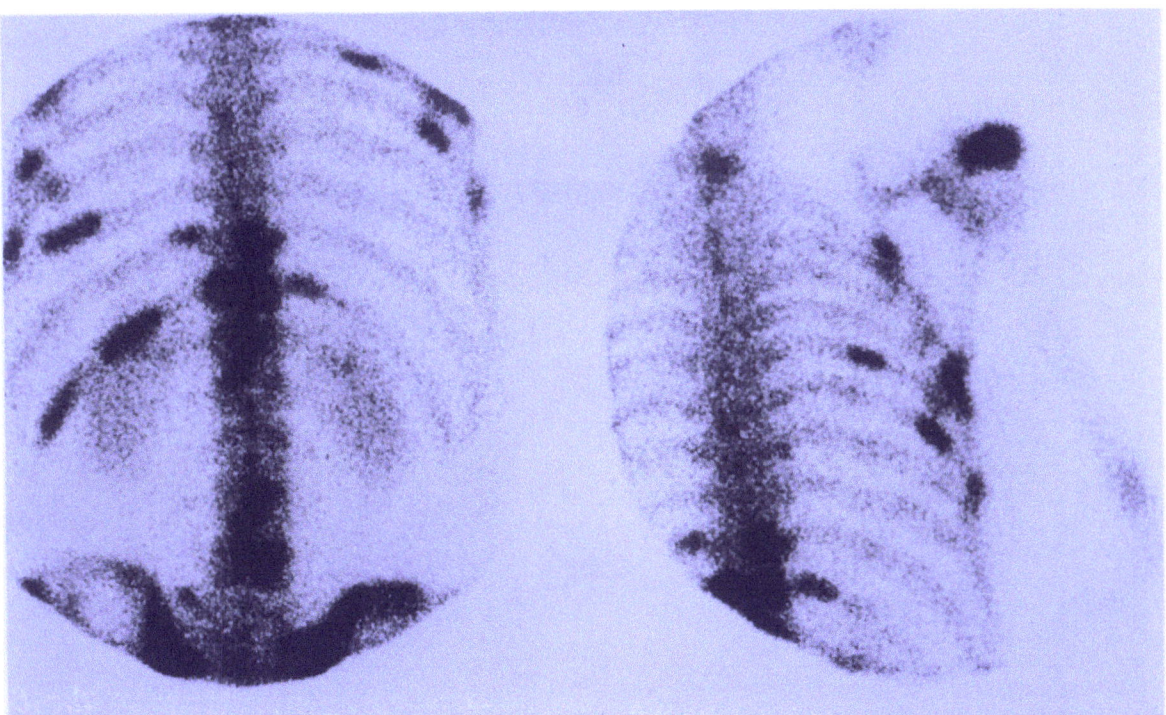

Abb. 5. Skelettszintigramm mit 740 MBq ^{99m}Tc-MDP. Der dorsale Ausschnitt aus einem Ganzkörperszintigramm zeigt zahlreiche Knochenmetastasen in der gesamten Wirbelsäule (betroffen vor allem untere BWS sowie LWS) und in den Rippen (Ovarialkarzinom)

1.8.1.6.3 Indikation, Bewertung

Das Skelettszintigramm ist heute das bildgebende Verfahren der Wahl bei der Suche nach Knochenmetastasen. Dies gilt ohne Einschränkung auch für gynäkologische Karzinome, bei denen anhand von Autopsiebefunden [7] ein relativ hoher Anteil an Knochenmetastasen beschrieben wird: Beim Zervixkarzinom in 8–20%, beim Uteruskarzinom in 5–14% und beim Ovarialkarzinom in 2–9%. Die höchste Sensitivität besitzt das Verfahren beim Nachweis von osteoblastischen Metastasen (ab 1 cm Durchmesser) und von Osteolysen mit osteoplastischer Randreaktion. Reine Osteolysen dagegen sind häufig erst ab einer Größe von 2–2,5 cm im Negativkontrast vom umgebenden gesunden Knochen abgrenzbar. Eine multifokale Skelettmetastasierung ist ohne differentialdiagnostische Probleme sicher zu diagnostizieren (Abb. 5), solitäre Metastasen müssen dagegen artdiagnostisch von anderen, auch benignen oder frakturbedingten fokalen Speicherherden differenziert werden und erfordern in der Regel die zusätzliche Röntgennativdiagnostik.

Neben der Metastasensuche sind weitere Indikationen für das Skelettszintigramm die onkologische Nachsorge im weiteren Verlauf der Tumorerkrankung und die Beurteilung der Effektivität einer therapeutischen Maßnahme (Strahlen- oder Chemotherapie) im Sinne der Progression, Regression oder Remission einer Metastasierung [2]. In der Regel wird das Skelettszintigramm im diagnostischen Procedere der Röntgenaufnahme vorausgehen, einmal, weil ossäre Veränderungen im Szintigramm oft viele Monate früher zu erkennen sind, zum anderen, weil man erst unter Kenntnis der szintigraphischen Befundlokalisation eine gezielte Röntgendiagnostik anfordern kann.

Angezeigt ist ein Knochenszintigramm des weiteren bei Verdacht auf Arrosion oder Infiltration des Beckenskeletts durch einen malignen Tumor (Abb. 6). Bei Vorliegen einer ossären Mitbeteiligung kann die Ausdehnung des Prozesses beurteilt werden.

1.8.1.7 Maligne Tumore/Tumorszintigraphie/Immunszintigraphie

1.8.1.7.1 Verfahren, physiologisches Prinzip

In der organunabhängigen Tumorszintigraphie hat lediglich ^{67}Ga-Citrat Bedeutung für die Klinik gewonnen. Diese Aussage gilt aber nur für das Staging und die Verlaufs- und Therapiekontrolle der Lymphogranulomatose und der Non-Hodgkin-Lymphome, mit Einschränkungen auch für das primäre Leberzellkarzinom und die Metastasen maligner Melanome und allenfalls noch für die Beurteilung der Ausdehnung eines Mediastinalbefalls bei Bronchialkarzinomen. Bei der diagnostischen Abklärung gynäkologischer

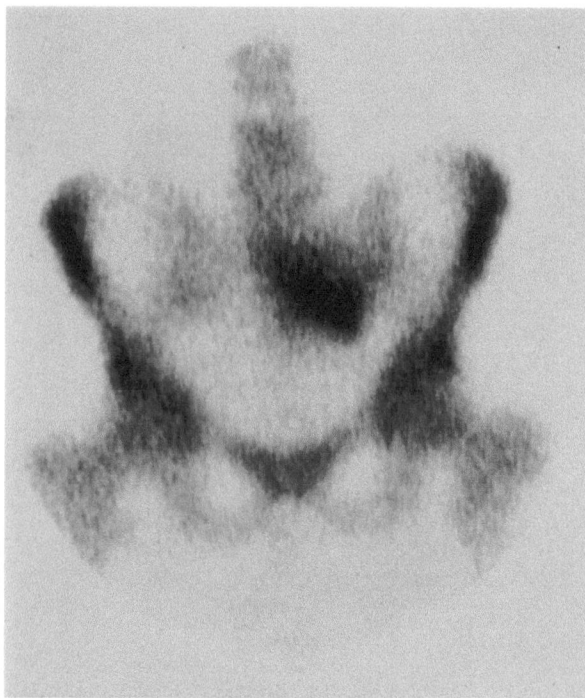 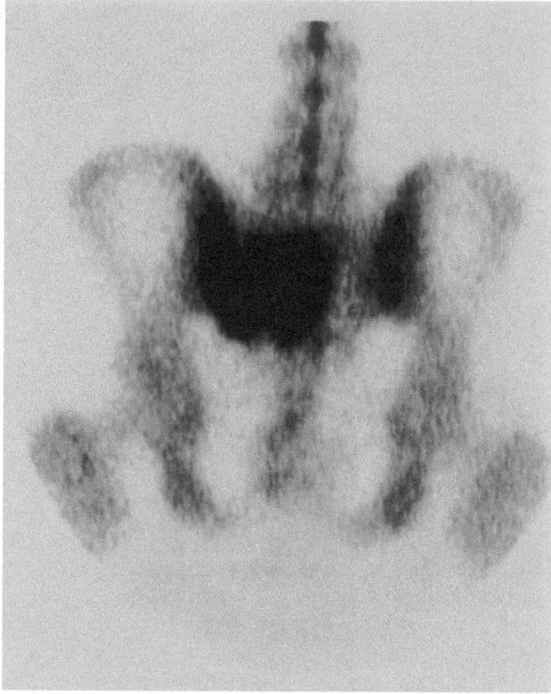

ventral　　　　　　　　　　　　　　　　　dorsal

Abb. 6. Skelettszintigramm mit 740 MBq ^{99m}Tc-MDP. Bekkenskelett von ventral und dorsal mit großflächiger Tumorinfiltration in den linken Iliosakralbereich bei metastasierendem Ovarialkarzinom

Malignome hat die Tumorszintigraphie mit Radiogallium dagegen keine Indikation.

Während ^{67}Ga-Citrat lediglich eine unspezifische Tumoraffinität besitzt und auch vermehrt in entzündlichen und teilweise auch gutartigen Gewebsvermehrungen eingelagert wird [3], ist mit der *Immunszintigraphie* eine spezifische szintigraphische Tumordarstellung möglich geworden. Zugrunde liegt dieser neuen Technik die Verwendung tumorzellständiger Antigene als Target für radioaktiv markierte Antikörper. Durch die von MILSTEIN und KÖHLER entwickelte Hybridomtechnik [11] können heute *monoklonale Antikörper* definierter Spezifität in nahezu unbegrenzter Menge hergestellt werden. Für eine erfolgreiche nuklearmedizinische in-vivo-Diagnostik ist wesentlich, daß eine möglichst hohe Tumoranreicherung im Sinne einer spezifischen und stabilen Bindung zwischen appliziertem radioaktiv markierten Antikörper und tumorzellständigem Antigen vorliegt.

1.8.1.7.2 Technische Durchführung

Die Immunszintigraphie ist noch kein Routineverfahren, so daß allgemeingültige Angaben oder Empfehlungen über Markierungsnuklide und Untersuchungsablauf nicht gegeben werden können. Die gynäkologische Tumordiagnostik mit monoklonalen Antikörpern gegen CA 12-5 beschränkt sich derzeit auf das Ovarialkarzinom. Markierungsnuklid war bisher fast ausschließlich ^{131}J, Versuche mit den strahlenphysikalisch günstigeren Nukliden ^{111}In und ^{99m}Tc sind vielversprechend.

Zur Untersuchung und bei Verwendung von ^{131}J OC 125 (IMACIS 2) wird, nach vorheriger Schilddrüsenblockade, der markierte Antikörper durch Infusion dem sonst nicht speziell vorbereiteten Patienten innerhalb von 30 min. zugeführt. Die applizierte Aktivität beträgt bei ^{131}J 74–110 MBq (2–3 mCi). Die Szintigramme werden als planare Szintigramme an der Gammakamera in ventraler und dorsaler Ansicht oder als Tomoszintigramme am Emissionscomputertomographen bis zu 7 Tage p.i. angefertigt. Eine computerassistierte Bildverarbeitung ist aufgrund oft nur geringer Kontrastunterschiede zwischen Tumoranreicherung und physiologischer Umgebungsaktivität erforderlich.

Die Strahlenexposition [15] bei ^{131}J-Markierung beträgt für die mit Natriumperchlorat blockierte Schilddrüse etwa 230 mGy/37 MBq (23 rad/mCi), für den Restkörper etwa 7 mGy/37 MBq (0,7 rad/mCi).

1.8.1.7.3 Indikation, Bewertung

Die Immunszintigraphie kann im Rahmen des präoperativen Staging Hinweise auf die Ausdehnung des Primärtumors und bei ansteigenden CA-12-5-Werten im Serum einen frühzeitigen Nachweis von Rezidiven seröser Ovarialkarzinome geben. Dies gilt vor allem auch dann, wenn andere bildgebende Verfahren (Sonographie, CT) unklare Ergebnisse liefern.

Weitere Indikationen für das Immunszintigramm sind Kontrollen vor geplanter Second-look-Operation und das Erheben eines Ausgangsbefundes vor Chemotherapie mit der Möglichkeit der Therapiebeurteilung.

Über gute Ergebnisse der immunszintigraphischen Tumorlokalisation mit ^{131}J-OC-125-F(ab')-Fragmenten beim Ovarialkarzinom berichten Hör und Baum 1987 [9]. Bei einer Sensitivität von 82% und einer Spezifität von 97% ist Optimismus für die Zukunft berechtigt, vor allem im Hinblick auf den zunehmenden Einsatz günstigerer Markierungsnuklide.

1.8.2 In-vitro-Diagnostik

K. Kempken

1.8.2.1 Reproduktionshormone

Zu den menschlichen Reproduktionshormonen zählen die *Gondotropine,* das *Prolactin* und die *Gonadenhormone*. Bestimmungen dieser Hormone sind von Bedeutung sowohl für das Verständnis der Grundlagenforschung reproduktiver Vorgänge, für Funktionsuntersuchungen der Achse Hypothalamus-Hypophyse-Gonaden als auch für die Diagnostik und Therapie von Fertilität bzw. Infertilität.

Unter den Bestimmungsmethoden sind neben den für die Gonadotropine und für Prolactin verfügbaren Standards die biologischen Methoden und vor allem die *Radioimmunoassays* (RIA) zu nennen. Heute ist die RIA-Methode bei der klinischen Diagnose das Verfahren der Wahl.

Das Prinzip des Radioimmunoassays ist hinlänglich bekannt und bedarf hier keiner Erläuterung. Es werden heute alle in der Routinediagnostik verwendeten RIAs als Test kommerziell angeboten. Sie zeichnen sich in der Regel durch einfache Handhabung, hohe Empfindlichkeit, gute Reproduzierbarkeit und auch Preiswürdigkeit aus.

Als Testkits stehen heute RIAs zur Verfügung für die Gonadotropine *FSH* und *LH,* für *Prolactin* und für die Gonadenhormone *Östradiol, Progesteron* und *Testosteron*. Die Durchführung ist an ein radioimmunologisch-radiochemisches Labor gebunden, das gleichzeitig auch die Gewähr für die Durchführung der Qualitätskontrolle übernimmt.

1.8.2.2 Tumormarker (s. Kap. 1.8.4)

1.8.3 Therapie

K. Kempken

1.8.3.1 Intrakavitäre Therapie

1.8.3.1.1 Verfahren, physiologische Grundlagen

Grundlage der intrakavitären Therapie ist die Instillation geeigneter Radiopharmaka in Körperhöhlen wie Pleura- oder Peritonealraum, Gelenke, Perikardraum oder auch Liquorraum. Man erreicht eine hohe lokale Strahlendosis bei direktem Kontakt zum erkrankten Organ bzw. Gewebe. Verwendung finden kolloidale Substanzen mit einer Partikelgröße zwischen 2 und 30 nm, die heute fast ausschließlich mit einem reinen Betastrahler, meist ^{90}Yttrium, markiert sind. ^{198}Au als Markierungsnuklid wurde weitgehend verlassen, sein Gammastrahlenanteil brachte vor allem Strahlenschutzprobleme mit sich. Wesentlich ist, daß nach Einbringung in die zu behandelnde Körperhöhle eine gleichmäßige Verteilung bei möglichst geringer Resorption und Metabolisierung eintritt. Bei mittlerer Reichweite der Betastrahlung von 3,6 mm kommt es zur Fibrosierung der Serosa und dadurch zu einer Reduktion oder zu einem Sistieren einer Ergußbildung.

1.8.3.1.2 Technische Durchführung

Im Rahmen gynäkologischer Tumorerkrankungen wird es sich in erster Linie um die Behandlung einer peritonealen Tumoraussaat bzw. eines rezidivierenden Aszites handeln. Zunächst wird szintigraphisch nach intraabdomineller Instillation einer Testaktivität ^{99m}Tc eine gleichmäßige intraperitoneale Verteilung und damit das Fehlen größerer Verwachsungen oder Verklebungen dokumentiert. Über einen Venenkatheter im linken Unterbauch wird dann ein Großteil des Aszites abgelassen und anschließend die Therapieaktivität appliziert, meist 3,7 GBq (100 mCi) ^{90}Yttrium-Silikat. In den folgenden Stunden muß die Patientin ihre Lage regelmäßig in Form einer „Rollkur" verändern, um eine gleichmäßige Verteilung der Therapieaktivität im Bauchraum zu gewährleisten.

Die einmalige intraperitoneale Instillation führt zu Strahlendosen, die zwischen 500 rad (Leber und Milz) und 30000 rad (peritoneale Lymphknoten) liegen. Für hohe, evtl. kurativ wirkende Dosen ist eine noch vorhandene Speicherfähigkeit der befallenen Lymphknoten Voraussetzung.

Die Behandlung kann erforderlichenfalls nach 6–8 Wochen wiederholt werden.

1.8.3.1.3 Indikation, Bewertung

Radioyttrium wird bevorzugt palliativ bei malignen Ovarialtumoren (Figo III und IV, unbestrahlte Rezidive, rezidivierender Aszites) oder auch beim Tubenkarzinom eingesetzt, gelegentlich kann die Bestrahlung auch aus kurativer Indikation erfolgen. Eine prophylaktische Bestrahlung mit ^{90}Y, z.B. bei operiertem Ovarialkarzinom im Stadium I, hat sich bei uns bisher nicht durchgesetzt.

In einer Literaturübersicht [14] wird bei der palliativen Therapie der Ergußbildung eine Erfolgsquote zwischen 33% und 75% angegeben, wobei als Erfolg eine mindestens 2monatige Punktionspause als Ausdruck eines Sistierens der Ergußproduktion angesehen wurde. FRISCHKORN et al. konnten zeigen [6], daß die 5-Jahres-Heilungsrate beim Ovarialkarzinom ohne intrakavitäre Radionuklidtherapie 21,5%, mit Nuklidinstillation dagegen 38,9% betrug.

Als Komplikation der intraperitonealen Therapie ist das Auftreten eines Ileus zu nennen, wobei jedoch dem Ileus meist das primäre Tumorleiden und nur selten die Strahlentherapie zugrundeliegt, vor allem dann nicht, wenn vor Radionuklidapplikation intraabdominelle Verwachsungen durch die Aszitesszintigraphie mit ^{99m}Tc weitgehend ausgeschlossen werden konnten.

1.8.3.2 Radioimmuntherapie

Hier handelt es sich um Zukunftsaspekte und nicht um zur Zeit praxisrelevante Therapiemöglichkeiten. Es liegen bisher nur Berichte über einzelne Therapieversuche mit monoklonalen Antikörpern vor, wobei der experimentelle Charakter dieser Behandlungsform herausgestellt wird [9]. Unter den bisher mit ^{131}J-markierten monoklonalen Antikörpern therapierten und sorgfältig ausgewählten Patienten finden sich auch Ovarialkarzinome, wobei ein von BAUER et al. gut dokumentierter Verlauf eine bis heute 20monatige partielle Remission zeigt [1, 17].

Eines der essentiellen Probleme der Radioimmuntherapie ist das Erzielen einer ausreichend hohen, therapeutisch effektiven Strahlendosis im Tumorgewebe bei tolerabler Ganzkörperbestrahlung. Beim Ovarialkarzinom scheint die lokale, intraabdominelle Applikation der markierten Antikörper einer systemischen Zufuhr überlegen zu sein. Vor dem Versuch einer Radioimmuntherapie ist selbstverständlich eine ausreichend hohe Antikörperaufnahme im Tumorgewebe durch das Radioimmunszintigramm und durch Bestimmung der spezifischen Radioaktivitätskonzentration in Gewebsproben nach Second-look-Operation festzustellen.

Literatur

1. Bauer R, Schröck R, Wolf I, Langhammer HR, Pabst HW (1987) Radiotherapy using J-131-labeled Anti-CEA and Anti-CA 19-9. In: Schmidt HAE, Emrich D (Hrsg) Nuklearmedizin – Klinische Anforderungen an die Nuklearmedizin. Schattauer, Stuttgart New York
2. Biersack HJ, Kozak B, Winkler C (1984) Szintigraphische Darstellung von Knochenmetastasen-Abhängigkeit der Metastasierung von Geschwulsttyp- und stadium sowie von therapeutischen Maßnahmen. Der Nuklearmediziner 7:105
3. Botsch H (1985) Galliumszintigraphie – Diagnostik bei entzündlichen Erkrankungen und Tumoren. Springer, Berlin Heidelberg New York Tokyo
4. Büll U, Kessler M, Scherer U (1982) Diagnostik intrahepatischer Raumforderungen – Leberszintigraphie, Sonographie und Transmissions-Computertomographie. Dtsch. med. Wschr. 107:263
5. Büll U, Hör G (1987) Klinische Nuklearmedizin. Edition Medizin VCH
6. Frischkorn R, Siefken E, Doenck K, Müller-Heine F, Rosenow R (1973) Versuch einer statistischen Aussage über die Bedeutung der intraperitonealen Radiogoldapplikation. Arch. Gynäkol. 214:100
7. Harbert JC, Rocha L, Smith FP, Delgado G (1982) The efficacy of radionuclide liver and bone scan in the evaluation of gynecologic cancer. Cancer 49:1040
8. Hör G, Heidenreich P (1980) Nierendiagnostik in der Nuklearmedizin. Schnetztor, Konstanz
9. Hör G, Baum RP (1987) Fortschritte der Immunszintigraphie und Probleme von Heilversuchen mit radioaktiv markierten monoklonalen Antikörpern (Frankfurter Erfahrungen). Der Nuklearmediziner 10:267
10. Holman BL (1985) Radionuclide imaging of the brain. Churchill Livingstone, New York London
11. Köhler G, Milstein C (1975) Continuous culture of fused cells secreting antibody of predefined specificity. Nature 256:495
12. Oberhausen E (1981) Nuklearmedizinische Nierenclearance-Untersuchungen. Radiology 21:548
13. Renziehausen K, Mende H-M, Basche St, Endert G (1980) Bedeutung und Ergebnisse der Plazentaszintigraphie in der modernen Geburtshilfe. Zbl. Gynäkol. 102:889
14. Ringleb D, Scherer E (1959) Behandlungsprobleme und Zytologie maligner Ergüsse unter besonderer Berücksichtigung der Radiogoldtherapie. Die Medizinische 1
15. Roedler HD, Lechel U, Moser EA (1987) Strahlenexposition des Patienten bei der Radioimmunszintigraphie. Der Nuklearmediziner 10:289
16. Rosenthall L (1982) Choleszintigraphy in the presence of jaundice utilizing Tc-IDA. Sem. Nucl. Med. 12:53
17. Schröck R, Bauer R, Babic R (1986) Erste klinische Erfahrungen mit der Radioimmuntherapie beim Ovarialkarzinom. In: Greten H, Klapdor R (Hrsg) 4. Hamburger Symposium über Tumormarker, 4.–5. Dezember 1986 (Abstracts). Thieme, Stuttgart New York
18. Schümichen C (1984) Physiologische Grundlagen der Knochenszintigraphie; Meßtechnik und quantitative Auswertung. Der Nuklearmediziner 7:73
19. Siuda S, Büll U, Pottmeyer A, Schuler M, Kleinhans E (1984) Szintigraphische Beurteilung von primären Knochentumoren. Der Nuklearmediziner 7:89

20. Weissleder H, Coutureau G (1984) Der Aussagewert der dynamischen und statischen Lymphszintigraphie beim Lymphödem. Der Nuklearmediziner 7:307
21. Zeidler U, Kothe S, Hundeshagen H (1972) Hirnszintigraphie. Springer, Berlin Heidelberg New York

1.8.4 Tumormarker

W. JÄGER

Zellbiologische und genetische Vorstellungen lassen bei bösartigen Tumoren vermuten, daß es zu Veränderungen an der DNA und deren Replikationsmechanismen kommt. Folge dieser Vorgänge kann eine quantitativ und qualitativ veränderte zelluläre Proteinsynthese sein.

Qualitativ veränderte Proteinsynthese bedeutet, daß entweder Eiweiße synthetisiert werden, die nicht von der entsprechenden gesunden Organzelle produziert werden, oder aber gar nicht im menschlichen Körper in dieser Form sonst auftreten. Diese Proteine – also die spezifischen Folgeprodukte der karzinomatösen Zellumwandlung – müßten, wenn sie mit dem Immunsystem des Wirtes in Kontakt kommen, diesem als fremd auffallen und zu einer Abwehrreaktion führen.

Dieser Ablauf bestätigt sich im Tierexperiment, denn die Transplantation solider Karzinome auf immunkompetente Tiere führt zur Abstoßung dieser Tumoren. Im Serum dieser Tiere sind Antikörper vorhanden sein, die gegen den transplantierten Tumor, bzw. dessen spezifischen Antigene gerichtet sind.

Anfang und Mitte der 60er Jahre wurde eine Reihe solcher Antikörper isoliert und die von ihnen gebundenen unterschiedlichen Antigene als das karzinoembryonale Antigen (CEA), das tissue polypeptide antigen (TPA) und das embryonale a-Globulin (AFP) beschrieben [2, 6, 20, 22].

Wenige Jahre nach Erstbeschreibung der Antigene waren radioimmunologische Nachweismethoden erstellt, mit deren Hilfe die Antigene auch im Serum nachgewiesen werden konnten [14].

Als die Möglichkeit bestand, Untersuchungen in größerem Umfange durchzuführen, zeigte sich, daß diese Antigene jedoch auch bei Gesunden im Serum zu messen waren, so daß entweder die Antikörper weniger spezifisch waren als zuerst angenommen oder die Antigene nicht karzinomspezifisch.

Da diese Antigene zumeist auch im fetalen Gewebe nachgewiesen wurden, entstand die Vorstellung, daß sie als ehemalige Proteine der menschlichen Fetalperiode auch bei Gesunden auftreten können, aber bei neoplastischer Umwandlung deutlich vermehrt produziert werden [5].

Wir sprechen zwar von Antigenen, diese Proteine sind aber nur durch die Reaktion mit den tierischen Antikörpern als Antigene definiert worden. Man muß vermeiden, daß durch die Fortführung dieses Begriffes bei dem Leser der Eindruck entsteht, daß es sich tatsächlich um Substanzen handelt, die vom Karzinom produziert und im Menschen immunogen wirken. Ob und welche physiologische Bedeutung diese Proteine haben, ist bis heute nicht geklärt [4].

Unter der Vorstellung – karzinomspezifische Antigene im Serum messen zu können – wurden die Antigen-Bestimmungen durchgeführt, um Karzinomfrühdiagnosen (Screening) stellen zu können.

Dies ist nicht möglich, da nur bei weit fortgeschrittenen Karzinomen Konzentrationen auftraten, die sich signifikant von denen Gesunder unterschieden. Außerdem kann beim Nachweis eines Antigens nicht auf die Lokalisation des Karzinoms geschlossen werden, da keines der Antigene nur von jeweils einem Karzinom gebildet wird. Daher werden sie als tumorassoziierte Antigene bezeichnet [16].

Es finden sich auch bei einer Reihe nicht karzinomatöser Erkrankungen erhöhte Antigenkonzentrationen. Das muß bei der Beurteilung der gemessenen Werte berücksichtigt werden [21]. Diese Einschränkungen gelten für alle Tumormarkerbestimmungen und verunsichern viele der klinisch tätigen Ärzte. Jedoch nach entsprechender klinischer Einschätzung des Patienten und der präzisen Definition des Normalbereiches von Markerkonzentrationen kann die richtige Beurteilung der Werte gelingen.

Für verschiedene Fragestellungen können auch verschiedene Grenzwerte festgelegt werden. Der Wiederanstieg eines Markers kann – auch bei geringen Konzentrationen – bereits auf ein Rezidiv oder Metastasierung hinweisen, obwohl diese Werte z.B. auch bei Gesunden gemessen werden können. In dieser Situation ist der Verlauf während des Beobachtungszeitraumes entscheidend für die Diagnose, nicht die absoluten Konzentrationen [3, 10, 15, 21].

Das Problem der mangelnden Spezifität polyklonaler Antikörper ist durch die Hybridisierung mit Herstellung monoklonaler Antikörper überwunden [19].

Die bisherigen Untersuchungen haben gezeigt, daß tatsächlich eine Reihe von Antigenen durch entsprechende monoklonale Antikörper neu definiert werden konnten. Der alte Traum dadurch karzinomspezifische Antigene zu erkennen hat sich aber trotzdem bis heute nicht erfüllt.

Das Cancer Antigen 125 (CA-125) ist Bestandteil eines hochmolekularen Glykoproteins, das in einer Ovarialkarzinomzellinie entdeckt wurde [1]. Mit Hilfe der monoklonalen Antikörper gegen dieses Antigen konnten im Serum von Ovarialkarzinom-Patientinnen hohe Konzentrationen dieses Antigens nachgewiesen werden. Dieser Marker ist zwar nicht ovarialkarzinomspezifisch, eignet sich aber in der klinischen Verlaufskontrolle ausgezeichnet, um den Therapieeffekt zu beurteilen und weist durch einen Wiederanstieg frühzeitig auf ein Rezidiv der Erkrankung hin [11, 13].

Gegen epitheliale Membranantigene sind zwei neue Antikörper gerichtet [8, 9, 18]. Einer dieser Antikörper (1 15 D8) erkennt ein Oberflächenprotein der Brustdrüsenzellen, während der zweite Antikörper (DF 3) ein Protein aus Mammakarzinommetastasen erkennt. Aus den beiden Zahlenbezeichnungen dieser Antikörper (15 und 3) wurde die Bezeichnung des Assays gewählt. (Im Weiteren benutzen wir die Bezeichnung CA 15-3 für die mit Hilfe dieses Assays nachgewiesenen Antigene.)

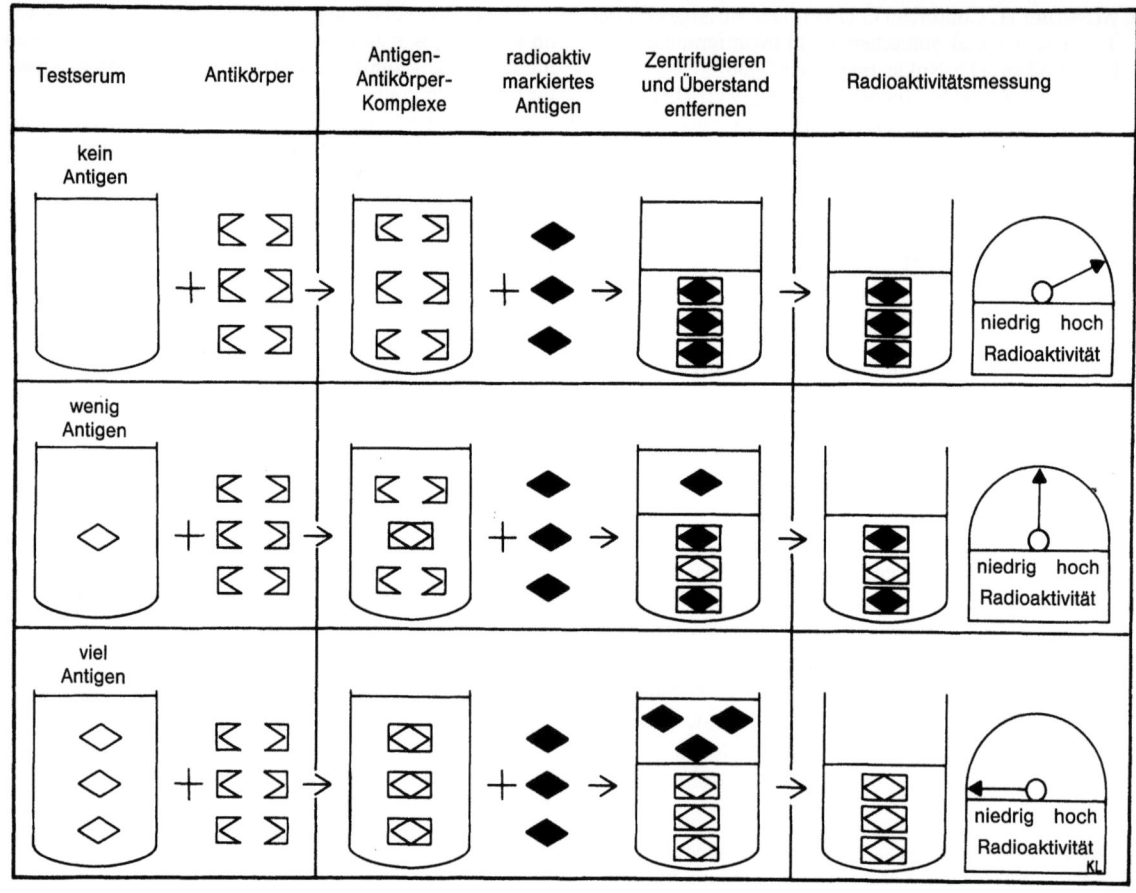

Abb. 1. Funktionsprinzip eines radioimmunologischen Assays (RIA)

Die Antigene, die von diesen Antikörpern erkannt werden, sind bisher nicht in ihrer speziellen Funktion geklärt. Hohe Serumkonzentrationen treten bei metastasiertem Mammakarzinom sowie bei Ovarialkarzinomen auf [12, 17].

Der Nachweis dieser Antigene wird mit Radioimmuno-Assays (RIA), bzw. immunradiometrischen Assays (IRMA) durchgeführt.

Bei den radioimmunologischen Assays werden radioaktiv markierte Antigene dem Serum zugesetzt, nachdem dieses mit den Antikörpern reagieren konnte. Sind in dem zu untersuchenden Serum viele Antigene vorhanden, werden die Antikörper im RIA schon durch die Serumantigene besetzt und die hinzugefügten radioaktiv (^{125}J) markierten Antigene werden nicht mehr gebunden. Dies bedeutet, daß bei der folgenden Radioaktivitätsmessung mit steigendem Nachweis von Radioaktivität im Assay abfallende Konzentrationen von Antigenen im Serum vorliegen (Abb. 1).

In immunradiometrischen Assays werden die Antigene im Serum an im Reagenzglas fixierte Antikörper (catcher) gebunden und durch die nachfolgende Zugabe radioaktiver Antikörper (tracer) markiert, was dem Assay die Bezeichnung „sandwich" gab. Mit steigenden Antigenkonzentrationen ist eine zunehmende Bindung und damit gesteigerte Radioaktivität festzustellen (Abb. 2).

Die Konzentrationen der zu untersuchenden Serumproben werden durch den Vergleich der Radioaktivität bekannter Standardantigenkonzentrationen mit der gemessenen Aktivität der Serumproben ermittelt. Es ist bei dem IRMA-System möglich, daß infolge sehr hoher Antigenkonzentrationen die markierten Antikörper gebunden werden und mit dem Überstand vor der Zählung ausgewaschen werden, so daß fälschlich geringe Radioaktivität, d.h. geringe Antigenkonzentrationen ermittelt werden. Es empfiehlt sich deshalb, bei dem Verdacht einer fortgeschrittenen Erkrankung eine Verdünnung des Serums durchzuführen. Enzymimmunoassays (EIA) funktionieren prinzipiell wie die IRMAs (Abb. 3).

Abb. 2. Funktionsprinzip eines immunradiometrischen Assays (IRMA)

Abb. 3. Funktionsprinzip eines Enzym-immuno Assays (EIA)

Nuklearmedizinische Untersuchungen

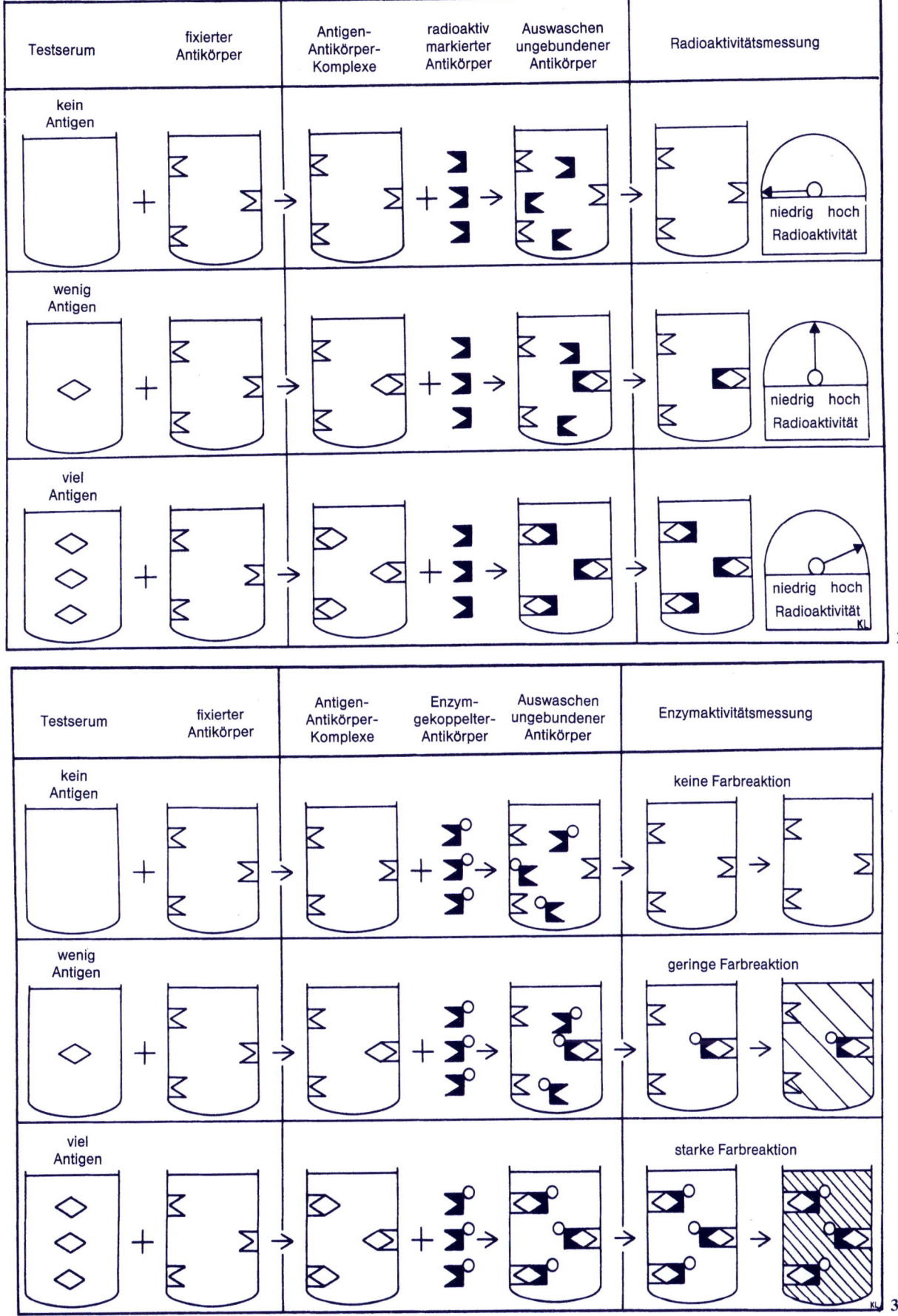

Pro Antigenbestimmung sollten 0.5 ml Serum zur Verfügung stehen. Der Patient braucht zur Blutabnahme nicht nüchtern zu sein. Das Blut sollte zentrifugiert und das Serum innerhalb einer Woche versandt werden. Zwischenzeitlich muß das Serum im Kühlschrank aufgehoben werden. Die Assays beanspruchen zur Durchführung zumeist einen Tag.

Es muß darauf hingewiesen werden, daß es zur Zeit verschiedene Assays ohne einheitliche Standards und mit unterschiedlichen Antikörpern zur Bestimmung der tumorassoziierten Antigene gibt, so daß ein uneingeschränkter Vergleich zwischen Assays verschiedener Hersteller nicht möglich ist.

Es wäre wünschenswert, daß der verwendete Assay spezifiziert wird und daß die entsprechenden Richtwerte von den Herstellern für diesen Assay angegeben werden. Im Rahmen dieses Beitrages soll nicht auf zusätzliche Diagnostik- und Therapiemöglichkeiten mit Antikörpern eingegangen werden, solange diese Verfahren nicht als etabliert beurteilt werden können.

Von den Autoren werden die oben bezeichneten Antigene mit allen Einschränkungen unter dem Begriff Tumormarker im Weiteren geführt. In diesem Rahmen beschränkt sich die Aufzählung auf Antigene, deren Bestimmung gesicherte klinische Relevanz bei gynäkologischen Erkrankungen haben.

Literatur

1. Bast RC, Knapp RC (1985) Use of the CA 125 antigen in diagnosis and monitoring of ovarian carcinoma. E.J. Obstet. Gynecol. Reprod. Biol. 19:354–356
2. Burtin P, Chavanel G, Hirsch-Marie H (1973) Characterization of a second normal antigen that cross-reacts with CEA. J. Immunol. 6:1926–1928
3. Braun P, Hildenbrand G, Izbicki J, Leyendecker G (1981) Clinical Significance of Measurement of Carcinoembryonic Antigen in Serum of Patients with Carcinoma of the Uterine Cervix. Arch. Gynecol.; 263–273
4. Feizi T (1985) Carbohydrate antigens in human cancer. Cancer. Surveys. 4(1):245–269
5. Fuks A, Gold P (1986) Cancinoembryonic Antigen. Journal Of Tumor Marker Oncology, 1 (1):7–11
6. Gold P, Freedman SO (1965) Demonstration of tumor-specific antigens in human colonic carcinomata by immunological tolerance and absorption techniques. J. Exp. Med. 121:439–448
7. Hayes DF, Sekine H, Ohno T, Abe M, Keefe K, Kufe DW (1985) Use of a murine monoclonal antibody for detection of circulating plasma DF 3 antigen levels in breast cancer patients. J. Clin. Invest. 75:1671–1678
8. Hilkens J, Buijs F, Hilgers J, Hageman P, Calafat J, Sonnenberg A, van der Valk M (1984) Monoclonal antibodies against human milk-fat globule membranes detecting differentiation antigens of the mammary gland and its tumors. Int. J. Cancer 34:197–206
9. Hilkens J, Buijs F, Hilgers J, Hageman P, Sonnenberg A, Koldovsky U, Karande K, van Hoeven RP, Feltkamp C, van de Rijn JM (1982) Monoclonal antibodies against human milkfat globule membranes detecting differentiation antigens of the mammary gland. In: Peeters H (Hrsg) Protides of the biological fluids. Pergamon Press, Oxford 29:812–816
10. Jäger W, Braun P, Leyendecker G (1981) Präoperative CEA-Serumkonzentrationen als Hinweis auf frühzeitige Metastasierung bei Mammakarzinom-Patientinnen. J. of Canc. Res. and Clin. Onc. 11:74
11. Jäger W, Wildt L, Braun P, Leyendecker G (1986) CA 125 Serumkonzentrationsbestimmungen bei Patientinnen mit Ovarialkarzinom. In: Wüst G (Hrsg) Tumormarker, aktuelle Aspekte und klinische Relevanz. Steinkopff, Darmstadt, S 158–162
12. Jäger W, Wildt L, Leyendecker G (1986) CA 15/3 und CEA Serumkonzentrationen bei Mammakarzinom-Patientinnen. In: Greten H, Klapdor R (Hrsg) Monoklonale Antikörper. Thieme, Stuttgart New York, S 208–214
13. Klug TL, Bast RC, Niloff JM, Knapp RC, Zurawski RV (1984) Monoclonal antibody immunoradiometric assay for an antigenic determinant (CA 125) associated with human epithelial ovarian carcinomas. Cancer Res. 44:1048–1053
14. Lamerz R, Fateh-Moghadam A (1975) Carcinofetale Antigene. Klin. Wschr. 53:147–169; 193–203; 403–417
15. Lamerz R, Leonhardt A, Ehrhart H, Lieven H von (1980) Serial carcinoembryonic antigen (CEA) determinations in the management of metastatic breast cancer. Oncodevelop. Biol. Med. 1:123–135
16. Law LW (1985) Characteristics of tumor-specific antigens. Cancer Surveys. 4(1):1–19
17. Ruibal A, Encabo G, Genolla J, Guarga A, Urrutia A, Colomer R (1986) Serum CA 15.3 levels in patients with general pathology and malignant diseases (excluding breast cancer). Bulletin du Cancer 73:94–95
18. Schlom J, Greiner J, Hand PH, Colcher D, Inghirami G, Weeks M, Pestka S, Fischer PB, Noguchi P, Kufe D (1984) Monoclonal antibodies to breast cancer-associated antigens as potential reagents in the management of breast cancer. Cancer 54:2777–2794
19. Shively JE (1984) Monoclonal antibodies to CEA. J. Clin. Immuno-assay 7:112–119
20. Tatarinov YuS (1965) Content of embryo-specific a-globulin in fetal and neonatal sera and sera from adult humans with primary carcinoma of the liver. Voprosy Meditsinkoi Khimii 11 (2):344–346
21. von Kleist S (1984) Möglichkeiten und Grenzen des Gebrauchs von Tumormarkern. Lab. Med. 8:404–406
22. von Kleist S, Burtin P (1966) Cancerologie. – Mise en evidence dans les tumeurs coliques humaines d antigenes non presents dans la muqueuse colique de l adulte normal. C. R. Acad. Sc. Paris t. 263:1543–1546

2 Diagnostik des weiblichen Genitale

2.1 Anatomie

F. WILLGEROTH und H.G. ZILCH

INHALT

2.1.1 Vulva 59
2.1.2 Scheide 59
2.1.3 Zervix 59
2.1.4 Uterus 60
2.1.5 Tuben 61
2.1.6 Ovarien 61
2.1.7 Halteapparat 62
2.1.8 Beckenboden 63
2.1.9 Gefäßversorgung 63
2.1.10 Lymphsystem 64
      Literatur 68

Mit den modernen bildgebenden Verfahren wie der Sonographie, der Computertomographie und der Kernspintomographie rückt die klinische Anatomie noch mehr ins Rampenlicht. Insbesondere die Darstellungsmöglichkeiten, die diese Verfahren ermöglichen – und hier ist die Kernspintomographie oder Magnetic resonance (MR) an erster Stelle zu nennen – setzt bei den Untersuchern räumliches Vorstellungsvermögen und eine fundierte Kenntnis der topographischen Anatomie voraus.

Die Makroanatomie läßt sich heute durch diese Verfahren in bisher noch nicht dagewesener Weise darstellen und dokumentieren. Wir sehen Schnittebenen, die früher nicht in Anatomieatlanten zu finden waren. Man muß die neue Präsentation der Anatomie mit bildgebenden Verfahren erlernen. Je besser wir sie kennen, desto sicherer sind wir auch bei der Beurteilung pathologischer Veränderungen.

2.1.1 Vulva

Die großen Labien und der Mons pubis bilden den Rahmen des äußeren weiblichen Genitale. Dorsal in der hinteren Kommissur vereinigen sich die großen Labien und bilden einen Teil des Darmes. Die kleinen Labien verlaufen beidseits des Scheideneinganges. Dorsal vereinigen sie sich zu einer kleinen Hautfalte, die die Grenze zwischen der hinteren Kommissur und dem Vestibulum der Scheide bildet. Ventral umgreifen die kleinen Labien die Klitoris und gehen in das Präputium bzw. in das Frenulum der Klitoris über. In das Vestibulum der Scheide münden Drüsenausführungsgänge. Die wichtigsten sind die Bartholin'schen Drüsen. Im ventralen Bereich des Vestibulums mündet die Urethra.

Es schließt sich dann nach innen das Scheidenrohr an, das in Richtung zur Beckenachse aufsteigt.

2.1.2 Scheide

Die Vaginalwand baut sich aus einem muskulös-elastischen Fasergeflecht auf. Die mit Plattenepithel besetzte Oberfläche der Vaginalwand ist mit einem Transsudat benetzt. Es enthält abgeschilferte Zellen und Produkte einer physiologischen bakteriellen Zytolyse. Der Säuregrad beträgt etwa pH 4.

Das Scheidenepithel unterliegt dem Einfluß von Sexualhormonen.

2.1.3 Zervix

Die Zervix ragt mit ihrem unteren Anteil, der Portio, in den oberen Scheidenpol hinein. Vorn grenzt die Zervix an die Blase, hinten bildet sie die Vorderwand des Douglasschen Raumes (Abb. 1).

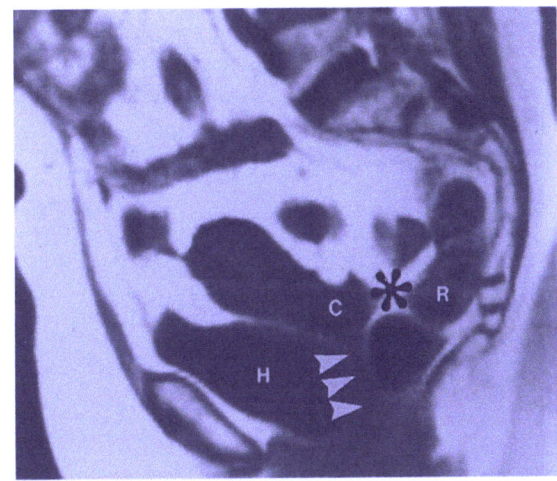

Abb. 1. Sagittales Kernspintomogramm (TR 0,5 s/TE 30 ms). Verlauf der Vagina (*Pfeilspitzen*). Cervix (*C*). Harnblase (*H*) ventral. Douglasscher Raum (*Stern*) dorsal. Rektum (*R*)

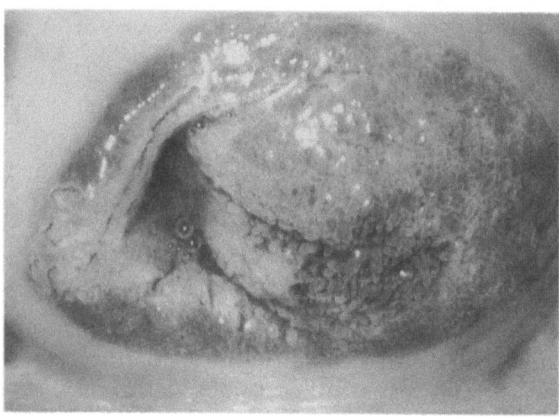

Abb. 2. Kolposkopische Aufnahme einer Portio (Ausschnitt). (Äußerer Muttermund). Die Grenze Drüsenepithel–Plattenepithel ist deutlich sichtbar

Die Portio ist mit Plattenepithel bedeckt, der Zervikalkanal selbst besitzt schleimbildendes Drüsenepithel.

Der Übergang vom äußeren Plattenepithel zum inneren Drüsenepithel verschiebt sich in den verschiedenen Lebensabschnitten einer Frau. In der Geschlechtsreife liegt die Übergangszone ektopisch in Höhe des äußeren Muttermundes. Bei der Spekulumeinstellung und beim Kolposkopieren sieht man dann das Bild einer Ektopie [3, 7, 14] (Abb. 2). Mit nachlassender Wirkung der Sexualhormone verlagert sich dann diese epitheliale Grenzzone unterschiedlich hoch in den Zervikalkanal hinein [7]. Im Bereich dieser epithelialen Übergangszone entstehen die meisten Zervixkarzinome [8]. Die Kenntnis ist deswegen für den Arzt wichtig. Er muß das bei der Abnahme der Zytologie im Rahmen der Vorsorge berücksichtigen und die Abstriche von diesen kritischen Stellen entnehmen.

Die Zervix ist relativ derb und setzt sich überwiegend aus Bindegewebe, kollagenen und elastischen Fasern zusammen [16]. Der Zervikalkanal ist mit muköstem Sekret gefüllt. Die Viskosität des Sekretes ist hormonabhängig. Von den lateralen Partien der Zervix ziehen rechts und links die Parametrien zu den Beckenwänden hin. Sie sind ein Teil des Aufhängeapparates der Gebärmutter. Auch sie bauen sich überwiegend aus bindegewebigen Anteilen auf, führen Gefäße, Nerven- und Lymphbahnen und umhüllen die Ureteren (Abb. 3a).

Diese Struktur ist für den Kliniker wichtig. Man kann das Parametrium bei der kombinierten rektovaginalen Untersuchung zwischen Zeige- und Mittelfinger durchgleiten lassen. Bei einem Zervixkarzinom können bei entsprechender Ausdehnung knotige Indurationen, fleischige Auftreibungen oder Verkürzungen als Verdachtskriterien für eine parametrane Infiltration getastet werden (Abb. 3b).

2.1.4 Uterus

Der Uterus als Ganzes ist ein birnenförmiges dickwandiges muskuläres Hohlorgan (Abb. 4a). Die Wand besteht aus mehreren Schichten glatter Muskulatur, deren Fasersystem schraubig und in konzentrischen Touren angeordnet ist. Die Fasersysteme sind spiegelbildlich und kreuzen sich an der vorderen und hinteren Uteruswand [6]. Bindegewebe zwischen den Muskelfasern bilden eine Verschiebeschicht. Die doppelschraubige Anordnung der Muskelfaser erlaubt einerseits eine Größenzunahme als Fruchthalter in der Gravidität, andererseits funktionieren die Fasern als Austreibungsorgan bei der Geburt. Während der Schwangerschaft kommt es zu einem erheblichen Längen- und Breitenwachstum der einzelnen glatten Muskelfasern [2].

Abb. 3a, b. Transversales Kernspintomogramm (TR 0,5 s/ TE 30 ms). **a** parametraner Gewebskomplex (*Pfeile*) beiderseits der Cervix (*C*). Harnblase (*H*). Rektum (*R*). **b** Cervix-Karzinom (*Ca*) mit knotig parametraner Infiltration (*Pfeil*). Harnblase (*H*). Rektum (*R*)

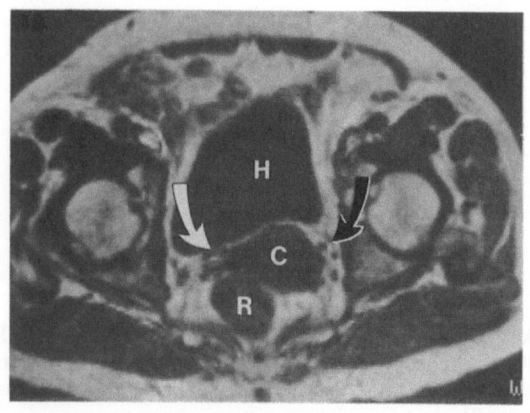
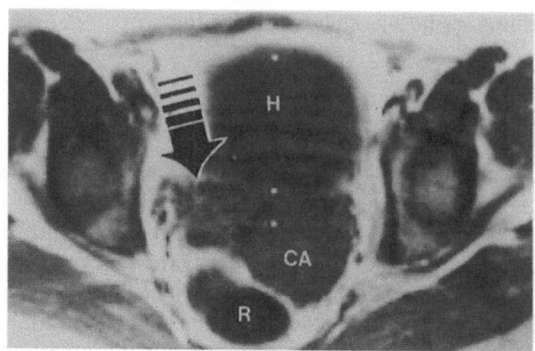

a

b

Das Endometrium kleidet das Cavum uteri aus (Abb. 4b). Es wird zyklisch aufgebaut. Bleibt die Einnistung eines befruchteten Eies aus, wird es transformiert und die oberflächliche Funktionalschicht blutet bei der Menstruation ab. Die Basalschicht des Endometriums bleibt erhalten. Sie dient als Grundlage des Schleimhautaufbaues im nächsten Zyklus. Bei einer Nidation wird die Funktionalis zur Dezidua umgewandelt.

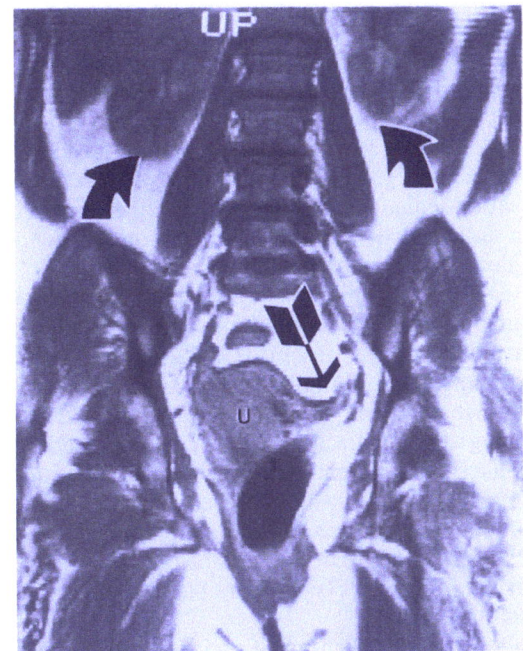

Abb. 5. Frontales Kernspintomogramm (TR 2,0 s/TE 30 ms). Uterus mit Mesosalpinx und Tube (*Pfeil*). Nieren (*gebogene Pfeile*)

2.1.5 Tuben

In situ ist der Uterus von dem viszeralen Peritoneum umhüllt. Aus den oberen äußeren Kanten des Uterus gehen beidseits die Eileiter ab. Auch die Tuben sind von Peritoneum umhüllt und verlaufen auf dem kranialen Rand des Ligamentum latum nach lateral (Abb. 5). Man unterscheidet an der Tube einen interstitiellen Teil, einen isthmischen, mittleren Abschnitt und den weiten ampullären Teil mit den Fimbrien. Der feingewebliche Aufbau der Tubenwand ist mehrschichtig. Die Tube dient funktionell zur Aufnahme des Eies und nach erfolgter Konzeption zur Ernährung und zum Transport des befruchteten Eies in den Uterus. Der Mechanismus ist subtil, er setzt einen gesunden Eileiter voraus.

2.1.6 Ovarien

Die Ovarien haben eine ovale Form. Die Größe variiert. Sie ist abhängig vom Funktionszustand. Über das Mesovar sind die Ovarien jeweils am Ligamentum latum befestigt. Nach lateral zur Beckenwand

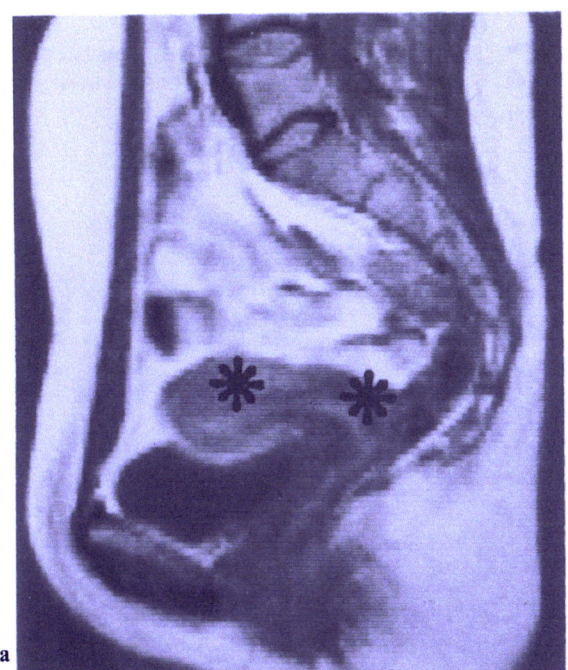

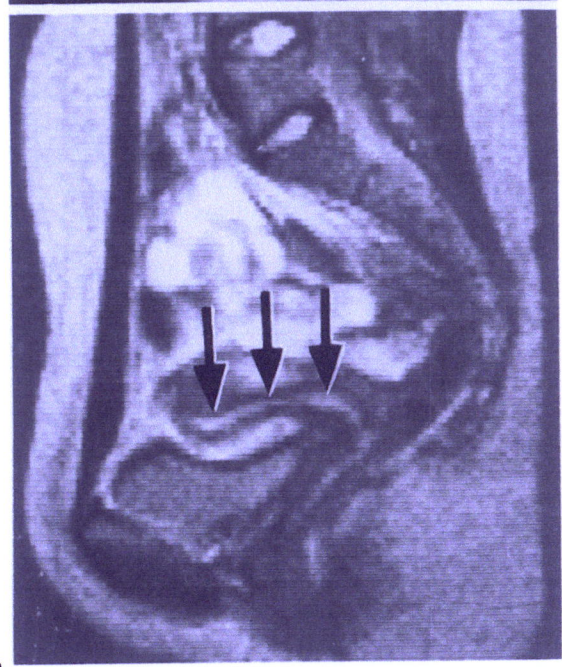

Abb. 4a, b. Sagittales Kernspintomogramm. **a** protonengewichtet (TR 1,5 s/TE 30 ms). **b** T2-gewichtet (TR 1,5 s/TE 90 ms). Uterine Wandschicht – Differenzierung in Myometrium (*Sterne*) und Endometrium (*Pfeile*)

hin werden die Eierstöcke durch die Lig. suspensorium ovarii (Lig. infundibulo pelvicum) gehalten. Diese peritoneale Falte führt die Ovarialgefäße sowie Lymphgefäße und den nervösen Plexus ovaricus. Durch das Lig. ovarii proprium sind die Ovarien mit dem Uterus verbunden (Abb. 6). Funktionell sind sie Produzenten geschlechtsspezifischer Hormone. Die Ovarien enthalten alle Keimzellen einer Frau. Nur ein Bruchteil des Bestandes reift während der Geschlechtsreife heran, die übrigen atrophieren.

Die Entwicklung der Follikel läuft über einzelne Stufen ab, vom Primär- über den Sekundär- zum Tertiärfollikel. In der generativen Phase der Frau reift dann unter dem Einfluß von hypophysären Gonadotropinen zyklisch jeweils ein Tertiärfollikel zum sprungreifen Grafschen Follikel heran. Nach dem Follikelsprung kommt es in der Follikelhöhle zur Bildung von Granulosa-Luteinzellen. Wird das Ei nicht befruchtet, bildet sich der Gelbkörper nach etwa 10–12 Tagen zurück. Die Luteinzellen gehen unter. Als narbiger Rest des Gelbkörpers bleibt dann das Corpus albicans.

Bei einer Befruchtung entwickelt sich der Gelbkörper weiter zum Corpus luteum graviditatis.

2.1.7 Halteapparat

Der Uterus ist im kleinen Becken federnd aufgehängt. Oberflächlich gelegene Anteile des Myometriums strahlen ins Bindegewebe aus und bilden kräftige Haltebänder. Aus dem parametranen Bindegewebe, das beidseits vom Uterus zur Beckenwand zieht, heben sich einige Haltebänder besonders deutlich heraus.

Das Lig. cardinale (Parametrium) zieht von der seitlichen Beckenwand zur Zervix (Abb. 7). Das Lig. sacro-uterinum setzt an der pelvinen Kreuzbeinfläche

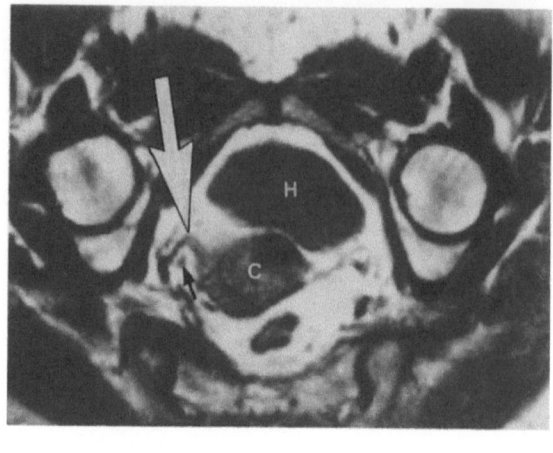

Abb. 7. Transversales Kernspintomogramm (TR 1,5 s/TE 40 ms). Lig. cardinale (*großer weißer Pfeil*) mit Cervix (*C*). Ureter (→). Harnblase (*H*)

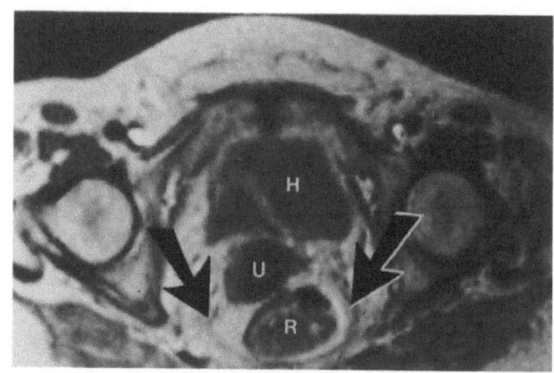

Abb. 8. Transversales Kernspintomogramm (TR 2,0 s/TE 30 ms). Lig. sacro-uterinum (*Pfeile*), Uterus (*U*). Rektum (*R*). Harnblase (*H*)

an und zieht beiderseits an der lateralen Rektumwand zum isthmischen Bereich der Uterushinterwand. Es wirft beiderseits des Rektums eine peritoneale Falte auf (Abb. 8). Das Lig. pubovesicale erreicht vom perivesikalen und periurethralen Gewebe her die Zervix. Die Ligg. rotundae gehen von der Fundusecke aus und ziehen durch den Leistenkanal bis in die großen Labien. Das Lig. latum erstreckt sich beiderseits von den lateralen Korpuswänden zur Beckenwand. Die Aufhängebänder der Ovarien wurden bereits oben beschrieben. Dieser federnde Halteapparat ermöglicht eine gute Anpassung an den evtl. veränderten Raumbedarf der einzelnen Beckenorgane [15].

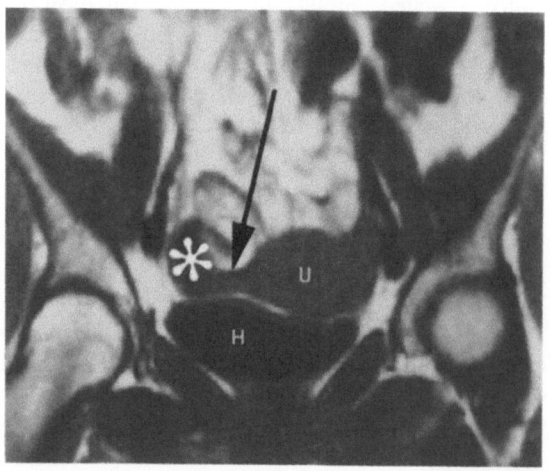

Abb. 6. Frontales Kernspintomogramm (TR 0,5 s/TE 30 ms). Ovar (*Stern*) mit Verbindung zum Uterus (*U*) durch das Lig. ovarii proprium (*Pfeil*). Harnblase (*H*)

Abb. 10. Frontales Kernspintomogramm (TR 2,0 s/TE 30 ms). M. levator ani (*Pfeile*) mit trichterförmiger Konfiguration. Rektum (*R*)

Anatomie

2.1.8 Beckenboden

Eine wesentliche Stützfunktion bei Genitalsenkungen hat dieser eben beschriebene Halteapparat jedoch nicht. Dafür ist der muskuläre Beckenboden verantwortlich. Dieser Stützapparat, der aus Muskelplatten und Faszien besteht, gliedert sich in 3 Etagen (Abb. 9).

Das Diaphragma pelvis wird vom M. levator ani gebildet (Abb. 10). Es baut sich aus mehreren Teilen auf. Beide Schenkel dieser Muskelplatten sind lateral am knöchernen Becken fixiert. Sie bilden einen unvollkommenen Trichter, der dorsal über eine Sehnenplatte mit dem Os sacrum verbunden ist. In Richtung Beckenausgang zeigt die Vorderwand des Trichters einen schlitzförmigen Defekt. Durch diese Öffnung treten von vorn nach hinten die Urethra, die Scheide und das Rektum durch.

Der Öffnungsbereich, in dem Urethra und Scheide durchtreten, ist der Hiatus urogenitalis. Dieser Hiatus wird hautwärts im Angulus pubicus von einer dreieckigen derben faserigen Bindegewebsplatte, dem Diaphragma urogenitale, abgedeckt. Es gibt Aussparungen für die Urethra und die Scheide. Der M. transversus perinei profundus bildet die Grundlage dieser Platte. Die Schließmuskeln bilden die unterste Beckenbodenschicht. Hier sind der M. sphincter ani externus, der M. bulbo cavernosus sowie der M. transversus perinei superficialis und die MM. ischio cavernosus zu nennen. Die letzten beiden Muskelgruppen unterpolstern das Diaphragma urogenitale [9, 10, 15] (Abb. 11).

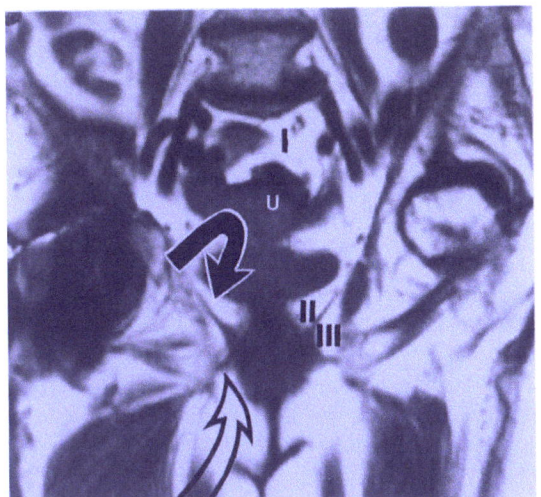

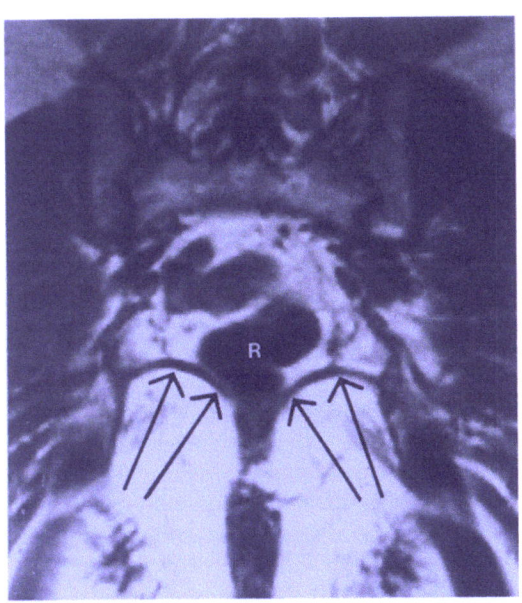

Abb. 9. Frontales Kernspintomogramm (TR 0,7 s/TE 30 ms). Beckenetagengliederung. I Cavum peritoneale, II Spatium subserosum: kaudal M. levator ani (*schwarzer gebogener Pfeil*), III Spatium subcutaneum: kaudal M. transversus perinei (*weißer gebogener Pfeil*)

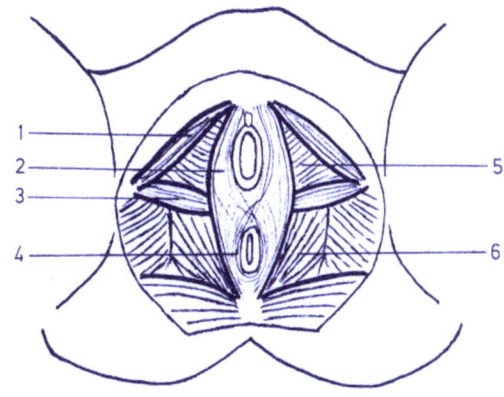

Abb. 11. Schemazeichnung der weiblichen Beckenbodenmuskulatur. *1* m. ischio cavernosus, *2* m. bulbo cavernosus, *3* m. transversus perinei superficialis, *4* m. sphincter anie externus, *5* m. transversus perinei profundus, *6* m. levator ani

2.1.9 Gefäßversorgung (Abb. 12)

Die Blutversorgung der weiblichen Genitalorgane im kleinen Becken erfolgt im wesentlichen über 4 Gefäße. Es sind dies die beiden Uterinarterien sowie die beiden Ovarialarterien von kranial [12a].

Die A. uterina zweigt aus der A. iliaca interna ab. Sie verläuft dann parallel zum Ureter und überkreuzt ihn medianwärts im Parametrium. Etwa in Höhe der Grenze Zervix/unteres Uterinsegment teilt sie sich in einen aufsteigenden und einen absteigenden Ast. Nach kaudal gibt sie kleine Vaginaläste ab, nach kranial verläuft sie dann meist korkenzieherartig geschlängelt an der Seitenfläche des Uterus zum Fundus hin (Abb. 13). Unterwegs gibt sie zahlreiche kleinere

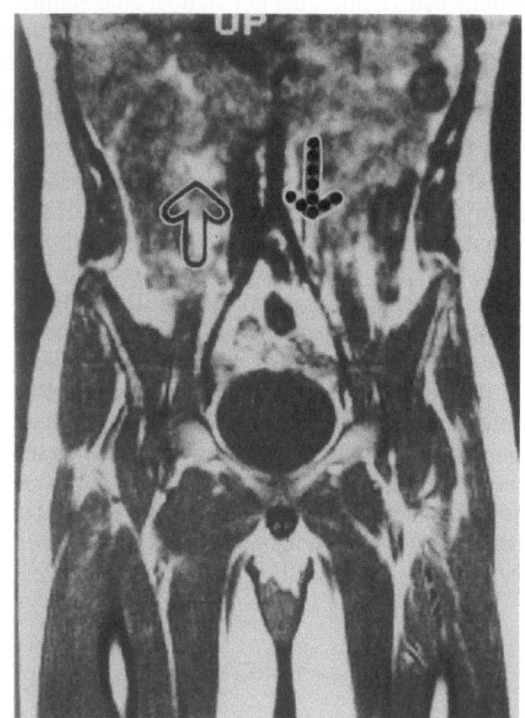

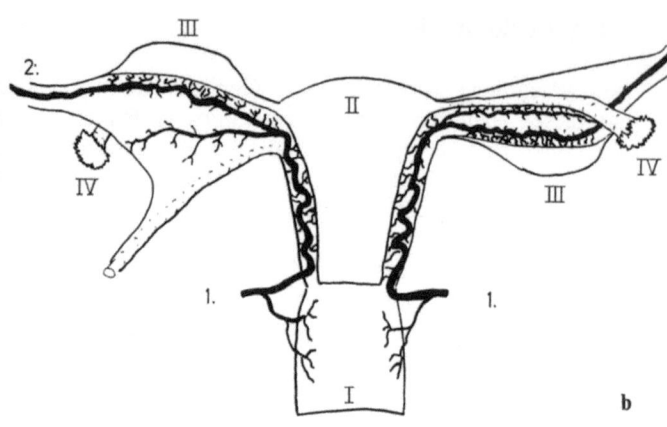

Abb. 12. a Frontales Kernspintomogramm (TR 0,5 s/TE 30 ms). Aortenbifurkation (*schwarzer gepunkteter Pfeil*). V. cava (*weißer Pfeil*). Harnblase (*H*). **b** Gefäßversorgung des Uterus. *1* A. uterina, *2* A. ovarica, *I* Scheide, *II* Uterus, *III* Ovarien, *IV* Fimbrientrichter der Tube

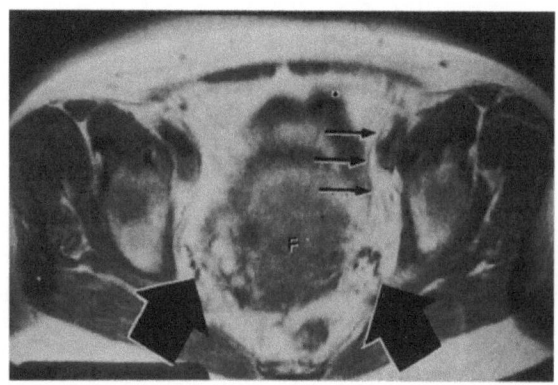

Abb. 13. Transversales Kernspintomogramm (TR 2,0 s/TE 30 ms). Geschlängelter Verlauf der Aa. uterinae (*breite schwarze Pfeile*) zum Fundus uteri (*U*) hin. Lig. teres uteri (→)

Äste für die Uterusvorder- und Hinterwand ab. Sie anastomosieren mit der kontralateralen Seite. Im Uterus-Tuben-Bereich teilt sie sich dann erneut in mehrere kleine Äste, die zum Fundus, zum Lig. rotundum sowie zum Ovar und zur Tube ziehen. Die letzten beiden sind die wichtigsten Aufzweigungen. Der Ramus ovaricus zieht im Lig. latum zum Hilus ovarii und anastomosiert dort mit einer Arcade der A. ovarica.

Der Tubenast der A. uterina verläuft entlang der Mesosalpinx und anastomosiert dort ebenfalls mit einem tubaren Ast der A. ovarica. Beide Ovarialarterien zweigen aus der Aorta abdominalis ab. Ihre Venen haben meist einen unterschiedlichen Verlauf. Die linke Vena ovarica mündet in die linke Vena renalis, die rechte Ovarialvene dagegen in die Vena cava inferior [15].

Die Scheide wird außer vom absteigenden Uterinast auch noch von der A. vesicalis inferior und der A. pudenda interna (beide sind Äste der A. iliaca interna) versorgt [15].

2.1.10 Lymphsystem

Die Benennung der Lymphknoten, die bei gynäkologischen Malignomen befallen werden können, erfolgt meist entsprechend ihrer Topographie zu den großen Gefäßen [12]. Es gibt auch Einteilungen, die nach funktionellen Gesichtspunkten erstellt worden sind [1].

Lymphkapillaren sind mit Endothelzellen ausgekleidete zapfenartige Ausstülpungen, die in Gewebsspalten hineinragen. Die Kapillarwände haben keine Öffnungen. Sie stehen auch nicht mit dem umgebenden Bindegewebe und den Blutkapillaren in Verbindung [13].

Größere Lymphgefäße haben einen ähnlichen Wandaufbau wie Venen. Sie besitzen eine Intimaschicht, glatte Muskulatur und Adventitia. Im Lumen gibt es zahlreiche Klappen. Die Wände sind dünner als bei Venen. Die Lymphgefäße stehen häufig durch Anastomosen in Verbindung. Es gibt starke Kaliberschwankungen der Lumina. Bindegewebige zirkulär verlaufende Wandstützen umgeben die Lymphbahnen. Über die Lymphbildung selbst bestehen unterschiedliche Vorstellungen. Die gesamte Lymphproduktion beträgt beim Erwachsenen etwa 5 l pro Tag [13].

Anatomie

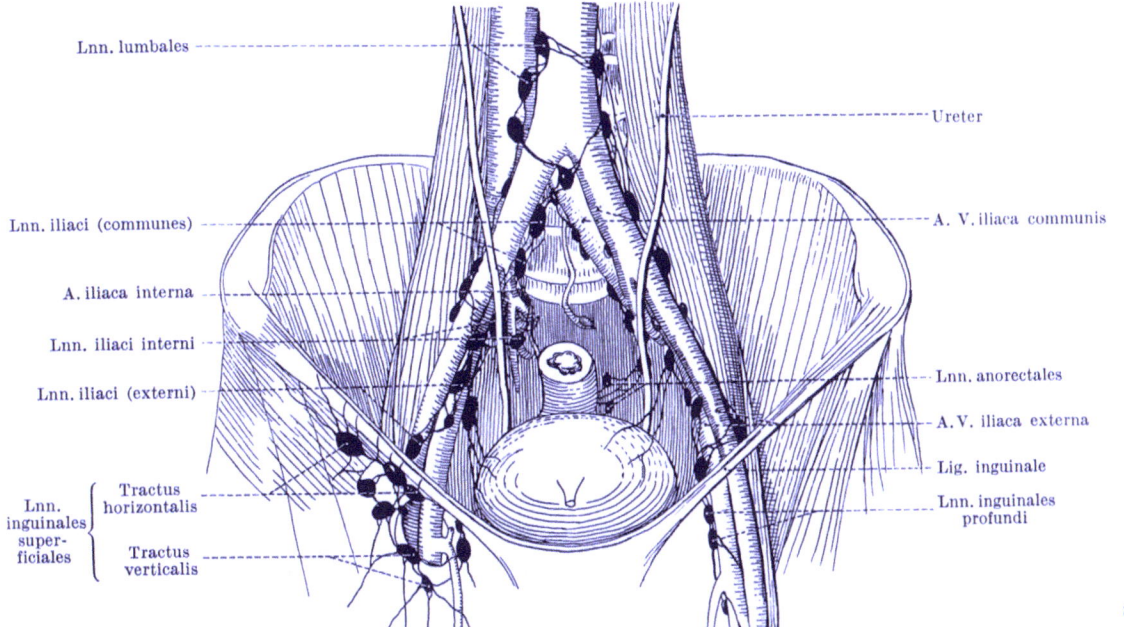

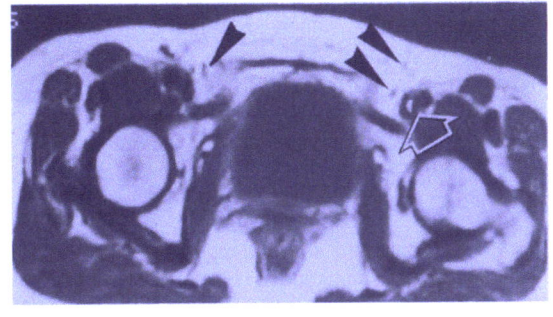

Abb. 14. a Skizze des Lymphsystems des Beckens. (Aus: HAFFERL A (1957) Lehrbuch der topographischen Anatomie, S. 535, Abb. 419, Springer, Berlin Göttingen Heidelberg). **b** Transversales Kernspintomogramm (TR 2,0 s/TE 30 ms). Inguinale Lymphknoten (*Pfeilspitzen*) kranial und medial der Vasa femoralia (*breiter Pfeil*)

Der Transport der Lymphe hängt vom Blut- und Gewebsdruck ab. Auch Muskelkontraktionen, sowie arterielle Pulsationen fördern den Transport. Eine retrograde Lymphströmung ist möglich, wenn durch Verlegung ein Rückstrom erfolgt, die Bahnen dilatieren und die Klappen insuffizient werden. Auf diese Weise können auch retrograde Metastasierungen erfolgen [13].

Die den Lymphbahnen zwischengeschalteten Lymphknoten haben eine Filterfunktion. Die Knoten sind so in den Lymphstrom eingeschaltet, daß die anzahlmäßig geringeren aus einem Lymphknoten austretenden efferenten Lymphbahnen zu afferenten Lymphbahnen der nachgeschalteten Knoten werden. Lymphgefäße können auch einzelne Lymphknoten oder ganze Lymphknotengruppen umgehen, um sich dann weiter proximal wieder anzuschließen. Die Größe und Form der Lymphknoten sind von vielen Faktoren abhängig; vom Alter, vom Konstitutionstyp, von seiner Lage und damit von der funktionellen Belastung [13]. Hinsichtlich der Speicherung verhalten sich die Gewebe im Lymphknoten unterschiedlich [4].

Wird Material über afferente Bahnen zum Lymphknoten transportiert, dann erfolgt zunächst eine Ablagerung im Retikuloendothel der Sinus. Erst später beteiligt sich das lymphatische Gewebe der Markstränge und der Rindenknötchen an der Resorption. Von der klinischen Bedeutung ist daher auch eine evtl. Ansiedlung von Tumorzellen im Randsinus anders zu interpretieren, als eine zentrale Absiedlung oder Durchsetzung eines Knotens.

Es soll die Topographie der Lymphknotengruppen beschrieben werden, die bei gynäkologischen Malignomen von Bedeutung sind (Abb. 14). Diese Angaben stützen sich überwiegend auf die sorgfältigen Untersuchungen von REIFFENSTUHL und GERTEIS sowie KÖHLER und PLATZBECKER [1, 5, 11, 12, 13].

Bei den *inguinalen Lymphknoten* (Abb. 14a) unterscheidet man zwischen oberflächlich und tiefgelegenen Knoten. Die oberflächlich gelegenen werden je nach ihrer Lage zum Leistenband in Lnn. inguinales superficiales, superiores und Lnn. superfiliales inferiores nochmals unterteilt [5]. Diese Knoten liegen auf der Fascia lata nahe dem Leistenband und der Vasa epigastrica superficiales. Die kaudal des Leistenbandes gelegenen sind nahe der Vena saphena magna und der Vasa circumflexa ileum superficialia [5]. Die oberhalb des Leistenbandes gelegenen oberflächlichen Knoten stellen sich bei der Lymphographie nur selten dar, da ihre afferenten Bahnen überwiegend aus der Gluteal-, Anal- und Genitalregion kommen und nicht aus den unteren Extremitäten.

Dagegen werden die oberflächlichen Knoten kaudal des Leistenbandes regelmäßig im Lymphogramm abgebildet. Sie sind der Lymphfilter der unteren Extremitäten. Die efferenten Bahnen dieser Knoten ziehen dann überweigend zu den Lnn. iliaci externi laterales und anderen iliacalen Stationen. Ein Teil mündet in die tiefen Inguinallymphknoten. Selten kommen auch direkte Verbindungen zu Lymphknotengruppen der Communisgefäße und zu paraaortalen Knoten vor [1].

Die *Lnn. inguinales profundi* liegen unter der Fascia lata medial der V. femoralis. Zu dieser Gruppe gehört auch der am kranialen Ende des Femoralkanals gelegene Rosenmüllersche Lymphknoten. Er hat Bedeutung bei entzündlichen und metastatischen Prozessen der äußeren Genitalregion. Diese Gruppe steht mit den oberflächlich gelegenen Inguinallymphknoten in Verbindung. Die efferenten Bahnen der tiefen Inguinallymphknoten ziehen entlang der Gefäße zu den Iliakallymphknoten im Becken.

Die *iliakalen Lymphknoten* (Abb. 15) unterteilt man entsprechend ihrer topographischen Lage zu den Beckengefäßen. Sie stehen miteinander in enger Verbindung (Abb. 15a).

Als *Lnn. iliaci externi laterales* bezeichnet man eine Kette von wenigen Lymphknoten, die an der Außenseite der A. iliaca externa zwischen dem Gefäß und dem M. psoas liegt.

Die *Lnn. iliaci externi intermedii* liegen zwischen der A. iliaca externa und der sie begleitenden gleichnamigen Vene. Der oberste Knoten dieser Kette liegt in der Gefäßgabel der A. iliaca communis. Nicht immer stellt sich diese Gruppe im Lymphogramm dar [5].

Die *Lnn. iliaci externi mediales* liegen medial und dorsal der A. und V. iliaca externa nahe der Beckenwand. Der unterste Knoten kann auch nach kaudal an den Rosenmüllerschen Knoten angrenzen, manchmal sogar mit ihm verschmolzen sein. Röntgenologisch stellt sich dann ein walzenförmiger Knoten dar, der mehrere Zentimeter lang sein kann und dessen unterer Pol im canalis femoralis liegt, nach kranial aber ins Becken hineinreicht. Die Gruppe besteht aus bis zu 4 LK [5]. Diese Lymphknoten liegen im Becken nicht frei. Sie sind in einem mehr oder weniger stark ausgebildeten Fettgewebe eingebettet, das den Raum an der Beckenwand zwischen den großen Beckengefäßen ausfüllt. Dieser Fettgewebsblock wird außerdem noch vom N. obturatorius durchzogen. Bei der Beckenwandlymphonodektomie muß dann dieses beschriebene Lymphknotenfettpaket unter Schonung des Nerven komplett entfernt werden. Die Lymphknotengruppen der Iliakalregion sind, etwas schematisch gesehen, in 3 hintereinander liegenden parallel verlaufenden Ketten angeordnet, die miteinander kommunizieren. Im Lymphogramm sieht man das deutlich auf den sog. Flußaufnahmen in der schrägen Aufnahmeposition (Abb. 16a u. 16b).

Die innere Bahn ist unter normalen Bedingungen regelmäßig abgebildet. Wenn sie fehlt, steckt meist ein pathologischer Befund dahinter [1]. Die mittlere und äußere Bahn können durch Abflußvarianten feh-

Abb. 15. a Frontales Kernspintomogramm (TR 0,8 s/TE 30 ms). Iliakale Lymphknoten (→) entlang der A. iliaca communis (*schwarzer gebogener Pfeil*). **b** Beckenaufnahme in schräger Position bei Lymphographie. Die Abbildung zeigt zahlreiche Querverbindungen der iliakalen Lymphknotengruppen untereinander. Strickleiterartiges Anordnungsmuster

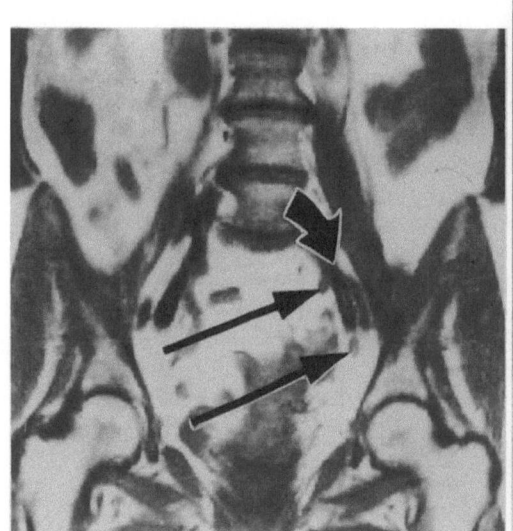
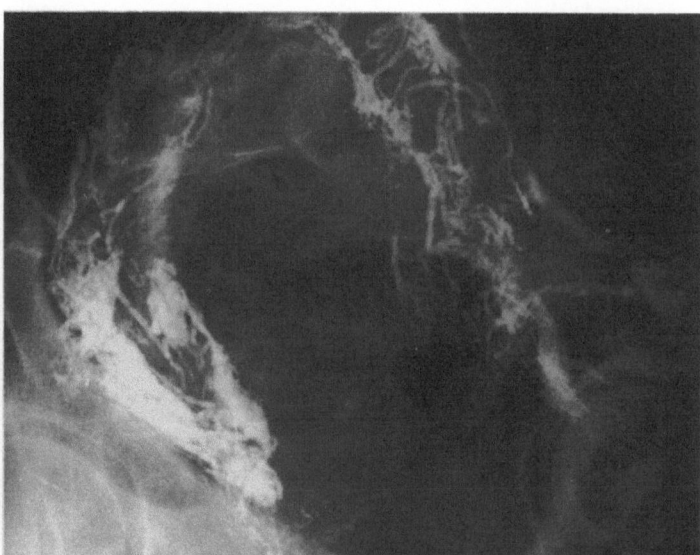

Anatomie

len. Im Bereich der Vasa iliaca communes setzt sich häufig die parallele Verlaufsform fort.

Die *Lnn. iliaca communes laterales* bestehen aus einer Kette von Lymphoknoten, die am lateralen Rand der A. iliaca communis und dem M. psoas major liegen. Diese Gruppe aus meist 2–3 Lymphknoten setzt sich dann in die latero-aortalen Lymphknoten fort.

Die *Lnn. iliaca communes intermedii* liegen an der dorsalen Seite der A. und V. iliaca communis. Sie bestehen meist aus einer Kette von 3–5 Lymphknoten. Diese beiden Ketten stellen im Grund die Fortsetzung der Iliaca-externa-Gruppen nach kranial hin dar.

Die *Lnn. iliaca communes mediales* (etwa 4 Lymphknoten) liegen an der medialen Wand der Gefäße vor der Iliosakralfuge und zum Teil auf dem Promontorium. Die Lymphknoten dieser Region erhalten afferente Lymphbahnen von viszeralen Knoten des Uterus, der Vagina, der Blase und der kaudalen Iliakalstationen.

Es bestehen enge Verbindungen aller 3 Communisgruppen durch Anastomosen untereinander sowie Kommunikationen der medialen Gruppen über das Promontorium zur Gegenseite. Nach kranial münden efferente Bahnen in die *Lnn. subaortici* oder nach Überkreuzung der Communisgefäße direkt in die paraaortale Lymphregion.

Zu den *Lnn. iliaci interni* zählt man mehrere kleine Lymphknotengruppen, die im Versorgungsgebiet der A. iliaca interna und der aus ihr entspringenden Gefäße liegen. Sie stellen sich im Lymphogramm nur inkonstant dar, da einzelne Gruppen nur selten afferente Gefäße aus den Lnn. iliaci externi erhalten. Diese Gruppen filtern vorwiegend die Lymphe der Beckenorgane und leiten sie in die Lnn. externi intermedii (Lnn. interiliaci) sowie in die Lnn. iliaci communis mediales ab [1, 12, 13]. Für den Operateur haben diese Stationen trotz seltener lymphographischer Erfassung große klinische Bedeutung.

Die *Lnn. glutei superiores* sind eine Gruppe von jeweils 2–3 Lymphknoten, die im Bereich der Abzweigung der A. glutea superior aus der A. iliaca externa liegen.

Davon getrennt sind die *Lnn. glutea inferior*. Sie sind entlang des häufig gemeinsamen Astes der A. glutea superior mit der A. pudenda interna zu finden. Kranial können sie den Winkel mit der A. obturatoria ausfüllen; nach kaudal können sie bis zum Fora-

Abb. 16a, b. Lymphographie einer 47jährigen Patientin mit einem Zervix-Karzinom. Fluß (**a**) und Speicheraufnahme (**b**) in schräger Position. Angedeutet parallel hintereinander verlaufende Lymphbahnen und -knoten an der linken Beckenwand

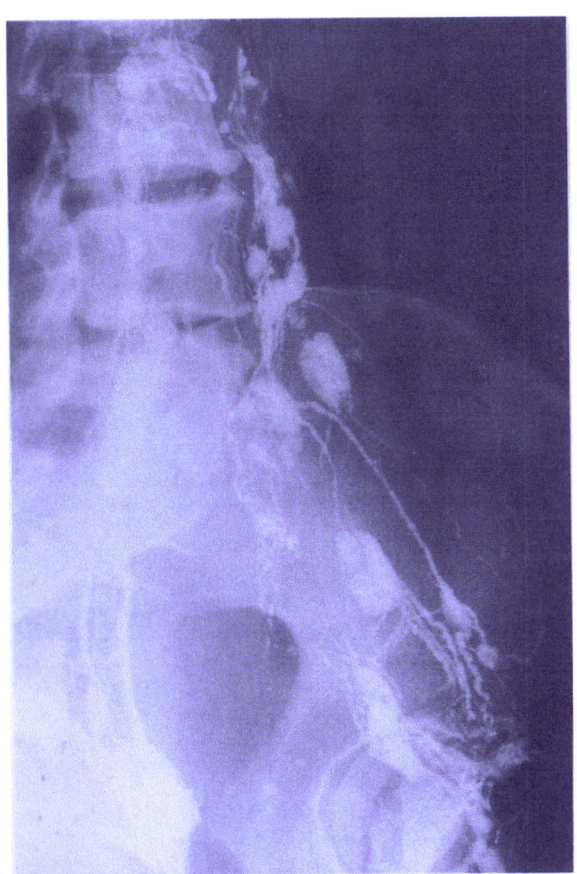
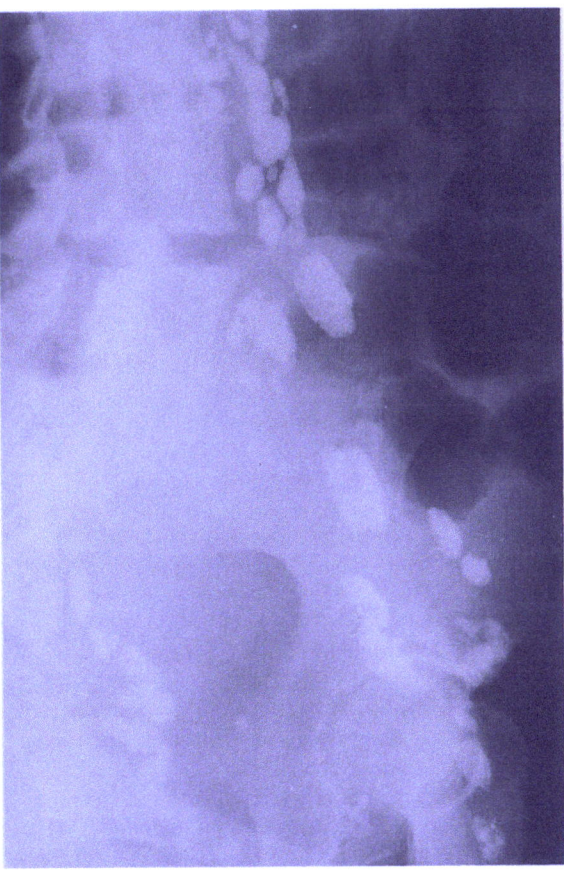

a b

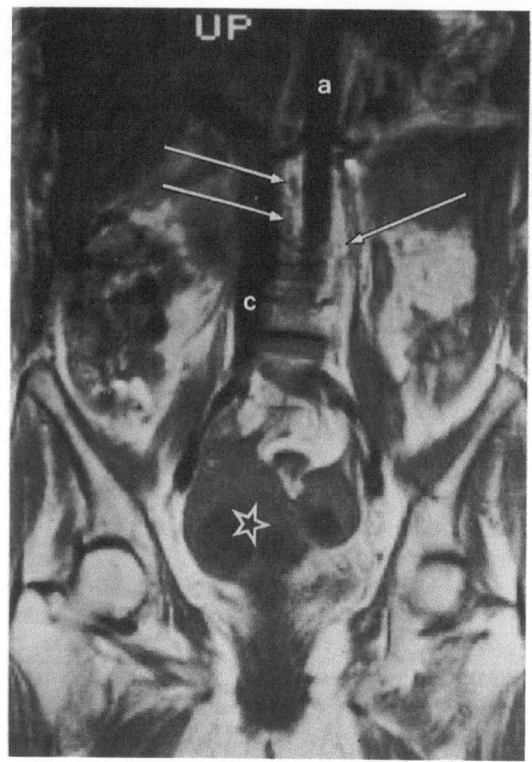

Abb. 17. Frontales Kernspintomogramm (TR 0,8 s/TE 30 ms). Paraaortale Lymphknoten (→) zwischen Aorta (*a*) und V. cava (*C*) bei Ovarialkarzinom (*Stern*)

men infrapiriforme und im Bereich der Spina ischiadica angetroffen werden. Diese Knoten liegen zum Teil auch hinter den Gefäßen auf dem Plexus sacralis bzw. M. piriformis [12].

Die *Lnn. sacrales laterales* findet man als kleine Gruppe im Bereich der A. sacralis nahe dem 2. und 3. Foramen des Kreuzbeines. Die *Lnn. obturatorii* liegen kranial in Nachbarschaft der A. obturatoria.

Die *Lnn. subaortici* sind kaudal der Bifurcation im Promontoriumbereich anzutreffen.

Viszerale Lymphknoten von Blase, Rektum und Parametrium filtern die Lymphe der zugehörigen Organe und leiten sie meist in die Lnn. iliaci interni bzw. zu den Lnn. iliaci communes mediales weiter [5]. Kranial der Aortenbifurcation, etwa in Höhe von LWK 4, werden die paraaortalen Lymphknoten entsprechend ihrer Lage zur Aorta in prä- oder retround in rechts- oder linksaortale Gruppen gegliedert (Abb. 17). Starke Kollateralbildungen verbinden sie miteinander sehr eng. Eine exakte Abgrenzung ist häufig nicht möglich.

Die rechts der Aorta gelegenen Lymphknoten können auf den ap-Aufnahmen im Lymphogramm die rechtsseitige Kontur der Wirbelkörper überragen, da die V. cava in dem Bereich die Aorta begleitet.

Die linksseitige Paraaortalkette ist am konstantesten von allen paraaortalen Knoten abgebildet. Hier münden afferente Bahnen aus den Ovarien, dem Corpus uteri und den Knoten der Iliaca-communis-Gruppe. Nach kranial reichen diese Ketten bis etwa in Höhe von LWK 2. Danach gehen die efferenten Bahnen der lumbalen Lymphknoten in die Truncus lumbales über. Sie stellen praktisch einen Zusammenfluß jeweils der rechts und links der Aorta verlaufenden Lymphgefäße dar. Zusammen mit dem truncus intestinalis, der die Lymphe des Intestinaltraktes führt, münden sie über die Cysterna chyli in den Ductus thoracicus.

Literatur

1. Gerteis W (1966) Lymphographie und topographische Anatomie des Beckenlymphsystems. Beilageheft zur Zeitschrift für Geburtshilfe, Bd. 165. Enke, Stuttgart
2. Goerttler K (1931) Die Architektur der Muskelwand des menschlichen Uterus und ihre funktionelle Bedeutung. Gegenbauers Morph. Jb. 65:45–128
2a. Hafferl A (1957) Lehrbuch der topographischen Anatomie, 2. Aufl. Springer, Berlin Göttingen Heidelberg, S 543
3. Kern G, Kern-Bontke E (1972) Ektropium der Zervikalschleimhaut. In: Käser O, Frieberg V, Ober KG, Thomsen K, Zander J (Hrsg) Gynäkologie und Geburtshilfe, Bd III. Thieme, Stuttgart, S 153–165
4. Kettler LH (1936) Experimentelle Untersuchungen über den Verlauf der Speicherung im Lymphknoten. Virch. Arch. Path. Anat. 297:40–62
5. Köhler K, Platzbecker H (1982) Gynäkologische Röntgendiagnostik, 1. Aufl. VEB G. Thieme, Leipzig
6. Lierse W (1984) Becken In: v. Lanz T, Wachsmuth W (Hrsg) Praktische Anatomie. Bd 2, Teil 8a. Springer, Berlin Heidelberg New York Tokyo
7. Ober KG (1958) Cervix uteri und Lebensalter. Die Bedeutung der Formwandlung der Cervix für die Krebsdiagnostik und der Frage der sogenannten Portioerosion. Dtsch. med. Wschr. 1661
8. Ober KG, Bontke E (1959) Sitz und Ausdehnung der Carcinoma in situ und der beginnenden Krebse der Cervix. Arch. Gyn. 192:55–68
9. Pschyrembel W (1967) Praktische Geburtshilfe. 12. und 13. Aufl. Walter de Gruyter und Co., Berlin
10. Pschyrembel W (1968) Praktische Gynäkologie, 4. Aufl. Walter de Gruyter und Co., Berlin
11. Reiffenstuhl G (1956) Zur Frage der Nomenklatur der Beckenlymphknoten. Wien, Klin. Wschr. 68:247
12. Reiffenstuhl G (1957) Das Lymphsystem des weiblichen Genitale. Urban und Schwarzenberg, München Berlin Wien
13. Reiffenstuhl G (1967) Das Lymphknotenproblem beim Carcinom colli uteri und die Lymphirradiatio pelvis. Urban und Schwarzenberg, München Berlin Wien
14. Schneppenheim P, Hamperl H, Kaufmann C, Ober KG (1958) Die Beziehung des Schleimepithels zum Plattenepithel an der Cervix uteri im Lebenslauf der Frau. Arch. Gynäk. 190:303
15. Sieglbauer F (1963) Lehrbuch der normalen Anatomie des Menschen, 4. Aufl. Urban und Schwarzenberg, Wien Innsbruck
16. Strauss G (1969) Funktionsbedingte Unterschiede der Feinstruktur des kollagenen Bindegewebes menschlicher uteri. Arch. Gynäk. 208:147–177

2.2 Lageveränderungen des weiblichen Genitale

J. BEHR

INHALT

2.2.1 Klinische Befunde 69
2.2.2 Pathologisch anatomische Grundlagen.... 70
2.2.3 Radiologische Befunde 70
2.2.3.1 Befunde im a.-p. Strahlengang 70
2.2.3.2 Befunde im lateralen Strahlengang – Die laterale Urethrozystographie 71
2.2.3.3 Befunde im schrägen Strahlengang – Die schräge Urethrozystographie 73
2.2.4 Ergänzende diagnostische Information und radiologische Differentialdiagnostik...... 73
2.2.5 Zusammenfassung 77
Literatur 80

2.2.1 Klinische Befunde

Senkungszustände machen etwa 25% des gynäkologischen Krankengutes aus. Neben den lokalen Beschwerden einer Scheiden-, Blasen- und Gebärmuttersenkung sind die Symptome einer Streß- oder Belastungsinkontinenz sowie Miktionsstörungen häufig. Die Streßinkontinenz ist eine urethralbedingte Inkontinenz, da die Urethra bei Erhöhung des Intraabdominaldruckes nicht mehr genügend abdichten kann.

Daneben aber gibt es auch andere Inkontinenzformen, die blasenbedingt sind:

die Dranginkontinenz (motorisch, sensorisch),
die Reflexinkontinenz und
die Überlaufinkontinenz.

Inkontinenzformen aufgrund von Fisteln werden als extraurethrale Inkontinenzen bezeichnet.

Gynäkologische Terminologie

Vorderer Deszensus (descensus vaginae anterior, Zystozele, Uretherozele)

Beim einfachen descensus vaginae tritt lediglich die Scheide ohne Mitbeteiligung der Blase und Urethra tiefer. Bei der Zystozele tritt die proximale, bei der Urethrozele die distale Scheide, bei Kombination entsprechend beides tiefer. Die Scheide kann deutlich bei Belastung den Vulvaspalt überschreiten (Abb. 1 u. 2).

Hinterer Descensus (Rektozele, Enterozele)

Die Senkung der distalen hinteren Scheidewand und der Mitnahme des Enddarmes wird als Rektozele bezeichnet. Enterozelen wölben das hintere Scheidengewölbe vor, diese Form läßt sich nur bei einer Spekulumeinstellung erkennen.

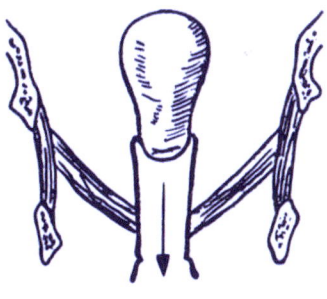

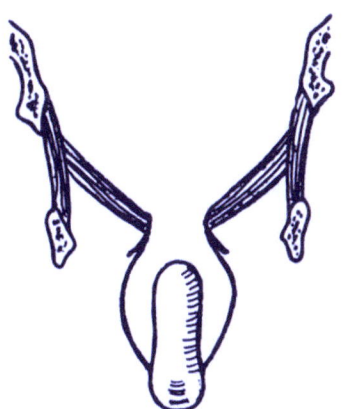

Abb. 1. Deszensus des Uterus bis zum kompletten Prolaps

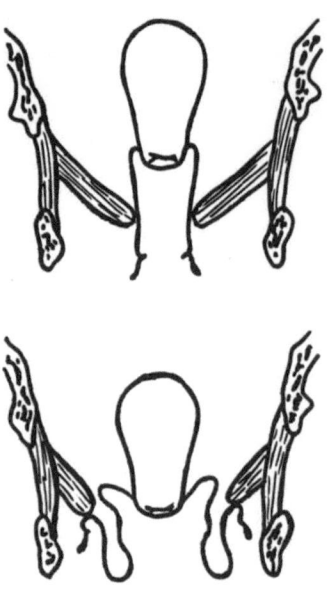

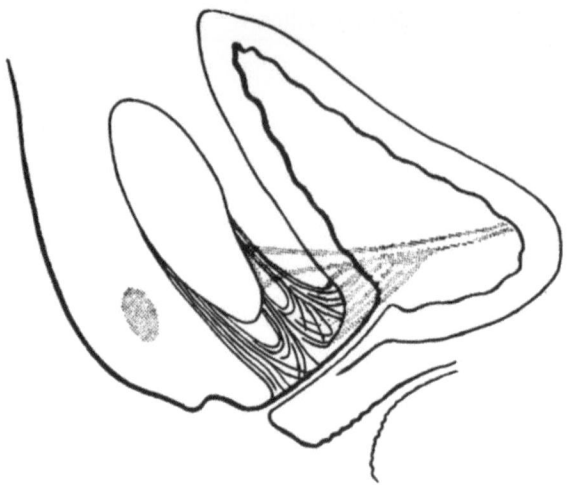

Abb. 4. Ligamenta pubourethralia

Abb. 2. Deszensus bei Schädigung des Halteapparates und der Beckenbodenmuskulatur

Descensus uteri

Die Portio steht dabei in unterschiedlicher Höhe zum Introitus vaginae. Beim partiellen oder totalen Prolaps tritt die Gebärmutter teilweise oder ganz aus dem Vulvaspalt. Da die Blase in der Regel mitverlagert ist, kann es zu Miktionsbehinderungen, Restharn mit all dessen Folgen, unter Umständen auch zu einer Stauung der Ureteren kommen.

2.2.2 Pathologisch anatomische Grundlagen

Der Uterus ist über verschiedene Bänder im Becken federnd fixiert. Von der Symphyse und der Blase strahlen Bänder zum Zervixbereich, seitlich verlaufen die Ligamenta cardinalia, zur Sakralhöhle sind die Ligamenta sacrouterina gespannt (Abb. 3). Wichtig

für die Fixation des Blasenhalses und der blasennahen Urethra sind die sog. pubourethralen Bänder [24], die von der Rück- und Unterseite der Symphyse zur Urethra und zur Blase hin ausstrahlen (Abb. 4).

Die Levatorenmuskeln sowie deren Faszie grenzen den knöchernen Beckenausgang ein. Der Levatorenspalt wird durch das Diaphragma urogenitale, durch welche Scheide und Urethra treten, muskulär und bindegeweblich abgedeckt.

Die Insuffizienz des Halteapparates und- oder der Beckenbodenmuskulatur kann durch geburtstraumatische Schäden, andauernde Überlastung (Adipositas, chronische Bronchitis), schlaffe Muskeln und eine mehr oder weniger angeborene Bindegewebsschwäche verursacht sein. Hierbei können Uterus und Scheide unterschiedlich gesenkt werden. Häufig sind kombinierte Senkungszustände, da passives und aktives System gleichzeitig geschädigt sind.

2.2.3 Radiologische Befunde

2.2.3.1 Befunde im a.-p. Strahlengang

Diese Untersuchung erfordert keine besondere Vorbereitung, da in der Regel vor jedem operativen Eingriff ein Urogramm angefertigt wird.

Durch eine zusätzliche Aufnahme, bei der im anterior-posterioren Strahlengang das Becken und der Blasenboden mit berücksichtigt sind, kann die Höhe des Blasenbodens in Bezug zur Symphyse beurteilt werden. Normalerweise steht der Blasenboden in Höhe oder oberhalb des oberen Symphysenrandes. Unter Belastung tritt er bei gesunden Frauen maximal bis zum unteren Symphysenrand. Ausgeprägte Senkungen sind auch ohne Belastung am Tiefstand des Blasenbodens sichtbar. Bei einem kompletten Uterusprolaps sieht man den sog. Sanduhrprolaps der Blase (Abb. 5).

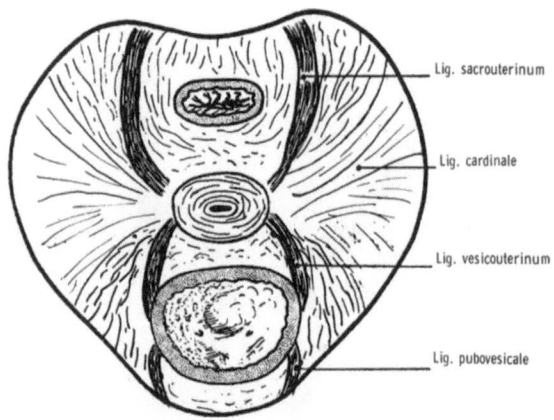

Abb. 3. Der „Halteapparat" des Uterus

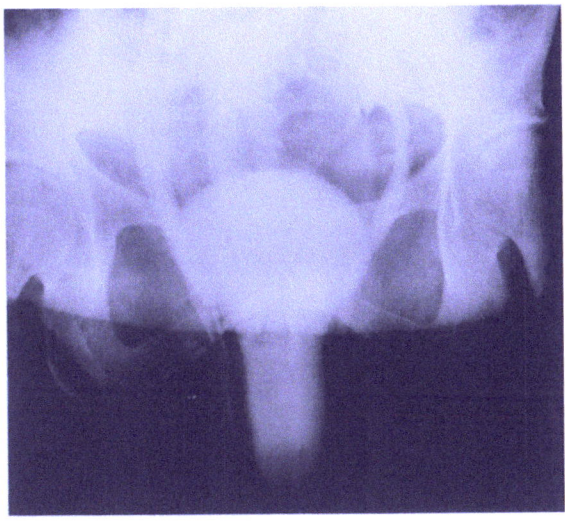

Abb. 5. Sanduhrprolaps der Blase beim kompletten Uterusprolaps, Weitstellung der Ureteren oberhalb des Levatorenspaltes. Doppelureter rechts

Das anterior-posteriore Bild erlaubt jedoch keine weitere Aussage, als die Feststellung „Senkung". Um diese Senkung näher differenzieren zu wollen, bedarf es der seitlichen Aufnahmetechnik, wie das in der Bildserie 6a–c demonstriert ist.

2.2.3.2 Befunde im lateralen Strahlengang – Die laterale Urethrozystographie

Technische Voraussetzung

a) Blasenfüllung mit einem wasserlöslichen Kontrastmittel (ca. 150 ml), unter Umständen mit einer „Luftglocke".
b) Darstellung der Urethra
   1. Mit einem kontrastgebenden Katheter, unter Umständen mit eingearbeiteten Perlen [10]
   2. Mit einer Kette [11]
   3. Mit einem kontrastmittelgetränkten Docht [5, 20].
c) Markierung des externen Urethraostiums (mit einem Clip oder Büroklammer)
d) Evtl. Darstellung der Vagina und des Rektums [5, 20] (sog. Dochtkolpozysturethrographie, Viszerographie).

Zur Markierung der Urethra über Kette oder Docht sind spezielle Einführungsinstrumente geschaffen worden [15, 20], sofern diese nicht vorhanden sind, kann man einen eingekerbten Einmalkatheter behelfsmäßig verwenden, über den der Docht oder die Kette zum Einführen gelegt wurde.

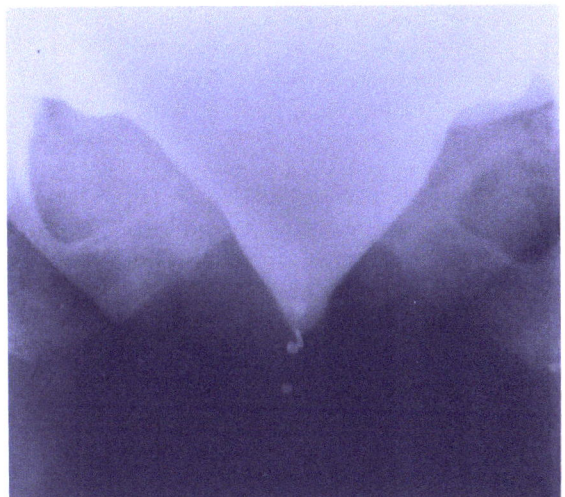
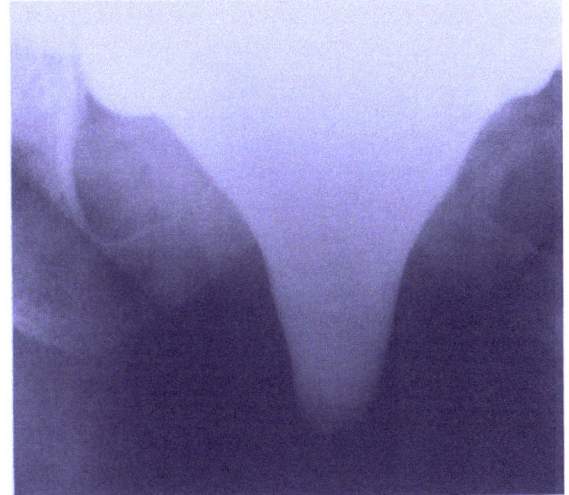
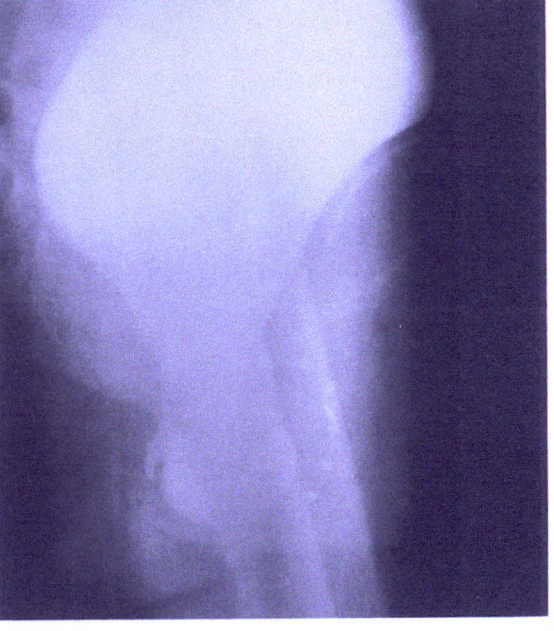

Abb. 6. a 65jährige Patientin. Keine Inkontinenz, a.-p.-Ruheaufnahme. **b** ap-Belastungsaufnahme: massive Senkung. **c** Belastungsaufnahme seitlich: massive Zystozele, Reflux in den Ureter

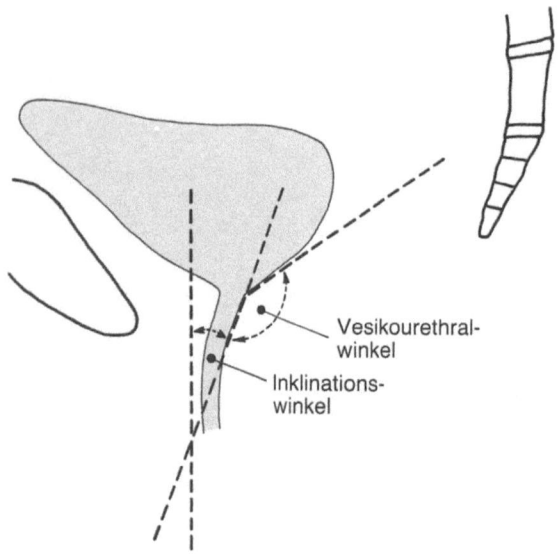

Abb. 7. Skizze. Vesikourethralwinkel und Inklinationswinkel

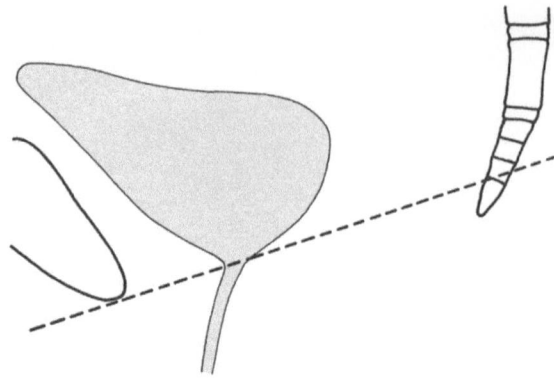

Abb. 8. Die „SCIPP"-Linie (s. Text)

Die radiologische Untersuchung erfolgt stehend im seitlichen Strahlengang. Unter kurzfristiger Bildschirmkontrolle kann mit der Patientin das Pressen geübt werden. In der Regel genügt eine Ruhe- und eine Belastungsaufnahme. Sofern ein Aufzeichungssystem vorhanden ist, ist es nützlich, den Untersuchungsgang zu speichern, um die morphologischen Veränderungen nach der Untersuchung nochmals genau in ihrer Dynamik rekapitulieren zu können.

Unter Routinebedingungen benötigen wir für die laterale Urethrozystographie eine Durchleuchtungszeit von etwa 30 sek.

Auswertung des seitlichen Bildes

a) Der urethrovesikale Winkel (Harnröhrenblasenhalswinkel) (Abb. 7)

Er ist definiert als Winkel zwischen Blasenboden und Urethra, normalerweise beträgt er zwischen 90 und 100° [1, 2, 8, 9, 12, 13]. Ist er unter Ruhebedingungen bereits verstrichen, liegt eine sog. Trichterbildung des vesikourethralen Überganges (permanente Miktionsstellung) vor.

b) Der Harnröhrenneigungswinkel (Inklinationswinkel) (Abb. 7)

Er ist definiert als Winkel zwischen der vertikalen mit der proximalen Urethra [1, 6, 7, 8, 9, 10, 11, 12, 13, 19, 21]. Unter normalen Bedingungen beträgt er 10–30°. Dieser Winkel ist Ausdruck der guten ventralen Verankerung der Urethra über die pubourethralen Bänder [24].

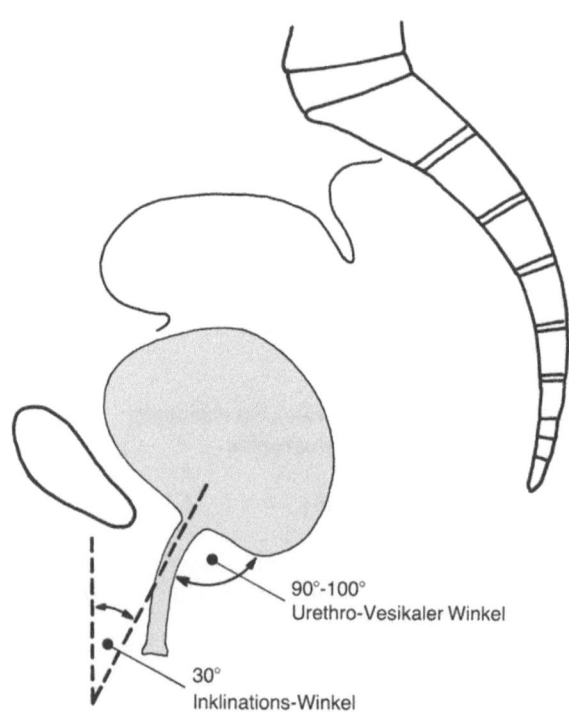

Abb. 9. Schematische Darstellung der normalen anatomischen Situation

c) Die sog. SCIPP-Line (Sakro-Kokzygeal-Inferior-Point-Line) [16]

Hierbei handelt es sich um die Verbindungslinie zwischen Unterrand der Symphyse mit dem Unterrand des 5. Sakralwirbels (Abb. 8). In Ruhe verläuft der Blasenboden weitgehend parallel im Abstand von 1–2 cm oberhalb dieser Linie. Der oberhalb liegende Teil der Urethra wird als proximale Harnröhre bezeichnet.

In der Routinepraxis bevorzugen wir die Nomenklatur und Einteilung in Anlehnung nach GREEN [8, 9], da diese Methode nicht nur die Anatomie berück-

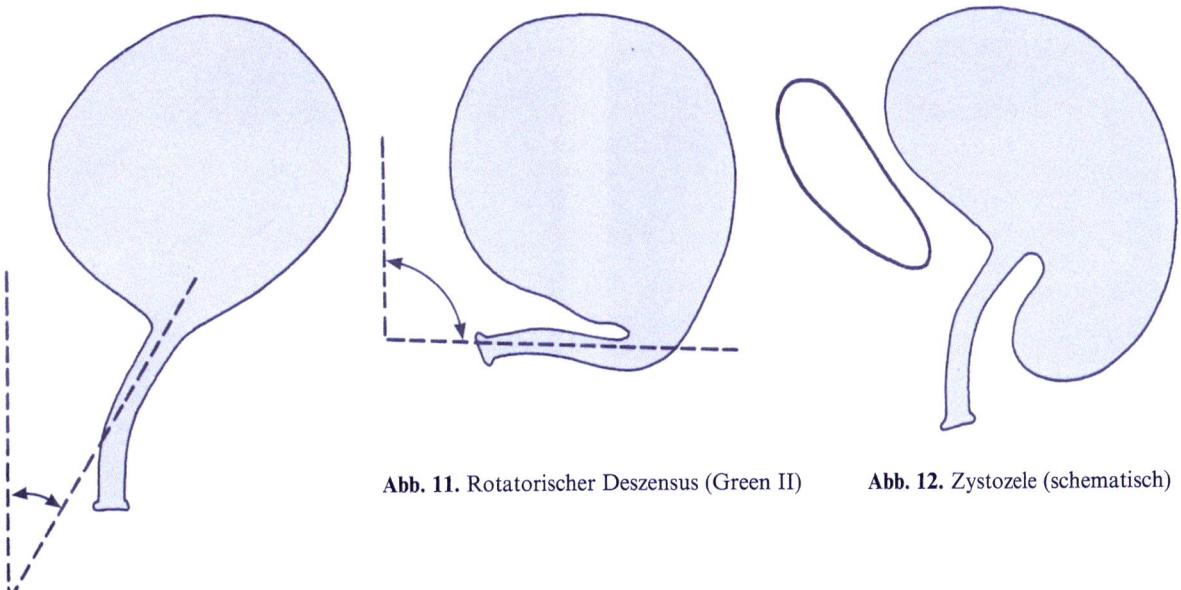

Abb. 10. Vertikaler Deszensus (Green I)

Abb. 11. Rotatorischer Deszensus (Green II)

Abb. 12. Zystozele (schematisch)

sichtigt, sondern auch versucht, die Morphologie mit den funktionellen dynamischen Abläufen bei einer Streßinkontinenz in Einklang zu bringen. Die normale anatomische Situation ist in Abb. 9 dargestellt.

Der vertikale Deszensus zeichnet sich bei normalem Inklinationswinkel durch eine starke Vergrößerung des Vesikourethralwinkels aus (Green I) (Abb. 10); der sog. rotatorische Deszensus ist durch eine Vergrößerung des Inklinationswinkels und vesikourethralen Winkels gekennzeichnet (Green II) (Abb. 11). Von diesen beiden Formen ist streng die Zystozele zu trennen, bei der lediglich der Blasenboden nach kaudal verlagert ist (Abb. 12).

Bei einem Streßereignis (Husten, Niesen, körperlicher Betätigung) erfolgt die Druckübertragung des Abdominaldruckes über die Blase auf die Urethra infolge der Lageveränderungen abgeschwächt, so daß die Verschlußfunktion der Harnröhre beeinträchtigt wird.

Dies ist letztendlich der pathogenetische Mechanismus in der Entstehung der Streßinkontinenz [3, 8, 9, 17, 18, 22, 23]. Bei der Zystozele wird der nach kaudal verlagerte Blasenboden bei Erhöhung des intraabdominellen Druckes auf die Harnröhre gepreßt. Bei derartigen Formen der Senkung resultiert eher das Beschwerdebild der Miktionstörung und nicht das des unfreiwilligen Harnverlustes (Abb. 13a, 13b; Abb. 14a, 14b; Abb. 15a, 15b).

Unter gleichzeitiger Darstellung der Vagina und des Rektums läßt sich die Aussagekraft noch erhöhen, wenn gleich diese Technik auch sehr aufwendig ist (Abb. 16a, 16b, 16c).

2.2.3.3 Befunde im schrägen Strahlengang – Die schräge Urethrozystographie

Diese Untersuchung findet ebenfalls im Stehen statt, die technischen Vorbedingungen entsprechen denen der seitlichen Aufnahme. Die Patientin nimmt eine schräge Position ein, bei der der gesamte Blasenboden, die markierte Urethra und das Sitzbein beurteilt werden kann (Abb. 17a, 17b; 18a, 18b). In beiden Aufnahmen muß die Blasenhalssitzbeindistanz vermessen werden [14].

Nach KREMLING [14] soll eine Verkürzung des Abstandes von mehr als 15 mm in einem hohen Prozentsatz mit einer Streßinkontinenz einhergehen.

Wegen der Vorprojezierung der anderen Winkel (Vesikourethral- und Inklinationswinkel) sind die beim lateralen Verfahren genannten Normwerte nicht mehr ganz zutreffend. Dennoch sollten diese Winkel, vor allem was ihre Änderung unter Belastung angeht, mit berücksichtigt werden.

2.2.4 Ergänzende diagnostische Information und radiologische Differentialdiagnostik

Es ist über die Bestimmung des vesikourethralen Winkels mittels Ultraschall berichtet worden [4].

Größere Bedeutung hat dieses Untersuchungsverfahren in der klinischen Praxis bisher nicht gewonnen. Ganz im Gegensatz hierzu steht die *Urodynamische Untersuchung* [3, 22, 23], bei der mit verschiedenen Verfahren *simultan* der Druck in der Blase, der Harnröhre, meist auch noch der Verschlußdruck (Harnröhre minus Blase), der Intraabdominaldruck, unter Umständen simultan das Beckenboden-EMG aufgezeichnet werden kann (Abb. 19, 20).

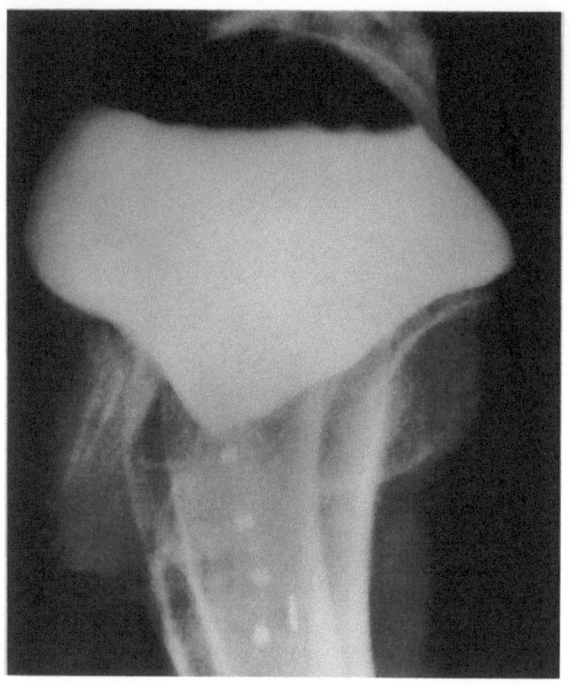

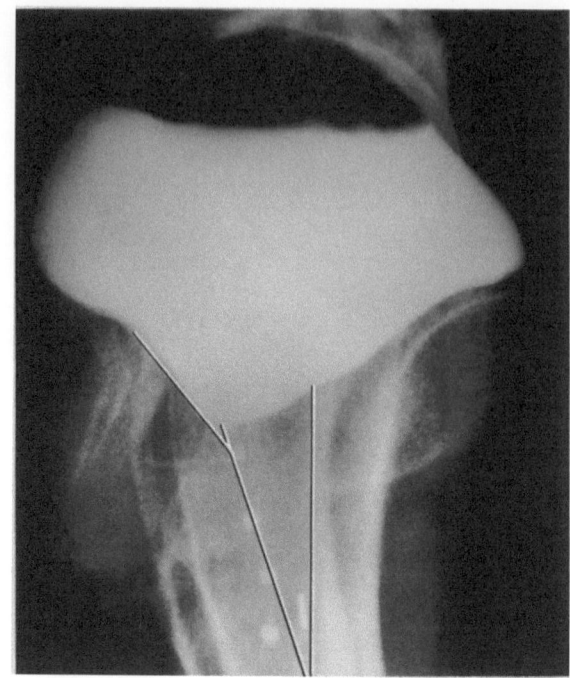

△
Abb. 13. a 52jährige Patientin. Rezidivinkontinenz nach Marschall. Marchetti Krantz. Inklinationswinkel 23°, Vesikourethralwinkel 160°. Vertikaler Deszensus „Permanente Miktionsstellung". **b** Markierung

Abb. 14. a Ruheaufnahme. 55jährige Patientin. Klinisch Streß- und Urgeinkontinenz. **b** Markierung. Inklinationswinkel 63°, Vesikourethralwinkel 180°. Rotatorischer Deszensus
▽

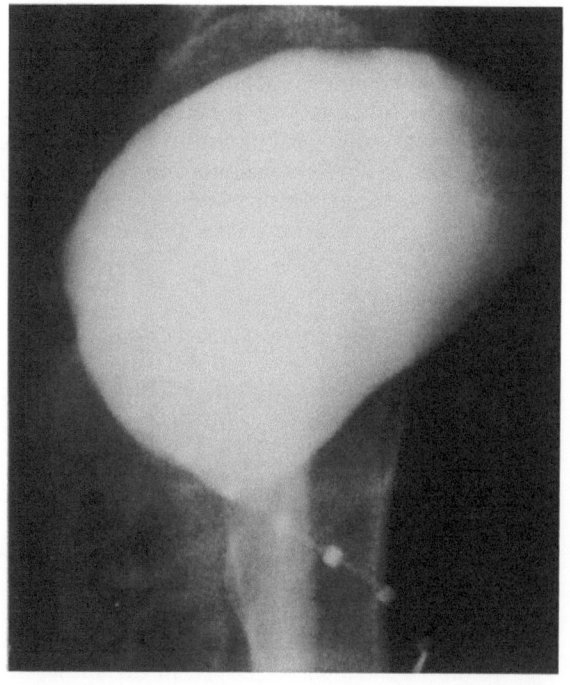

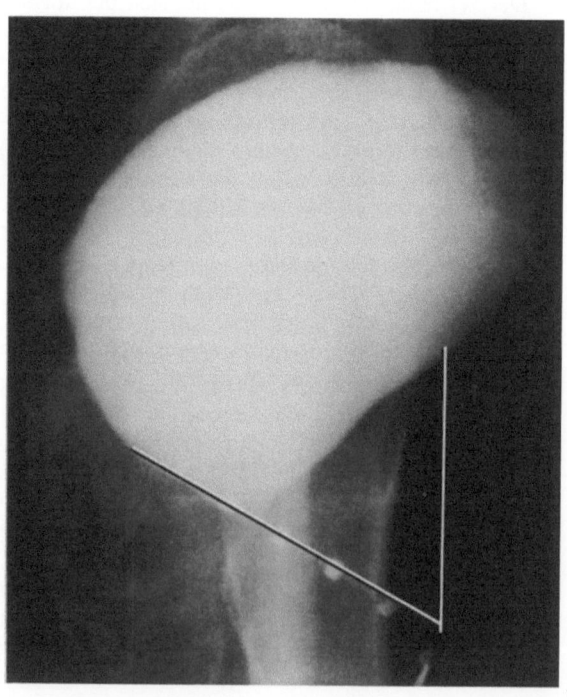

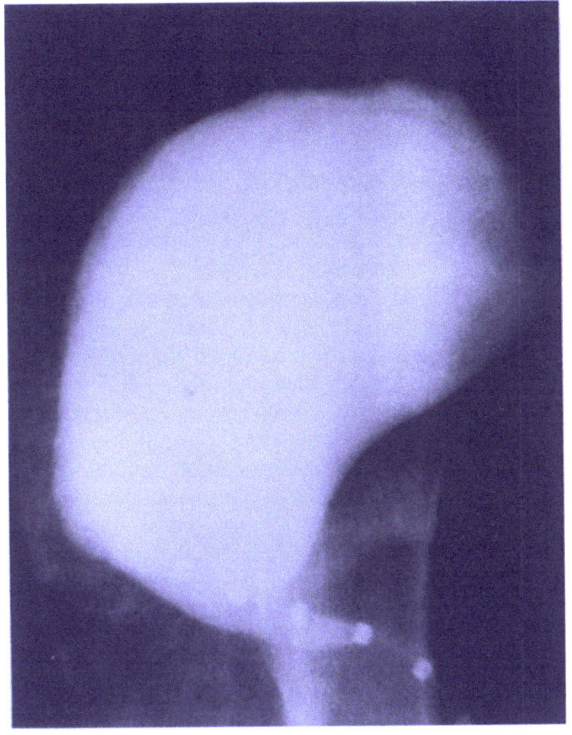
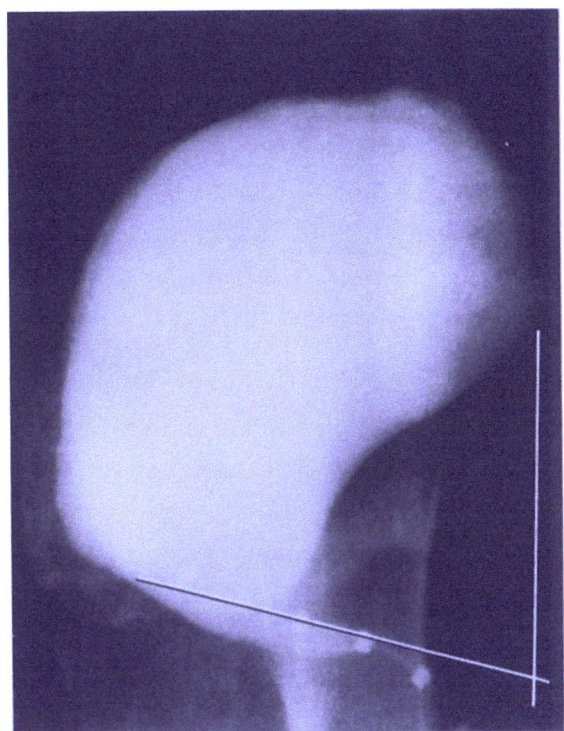

△
Abb. 15. a Belastungsaufnahme. Inklinationswinkel 88°, Vesikourethralwinkel 180°. Klassischer rotatorischer Deszensus mit Bildung einer Uretherozele, **b** Markierung

Abb. 16. a Dochtkolpozystourethrographie. Ruheaufnahme. Inklinationswinkel ca. 20°, Vesikourethralwinkel ca. 90°. Steilstellung der Vagina, kleine Rektozele. **b** Beim Zurückhalten gute Wirkung der Levatoren, Rektum, Vagina und Urethra steilgestellt, persistierende Rektozele.
▽

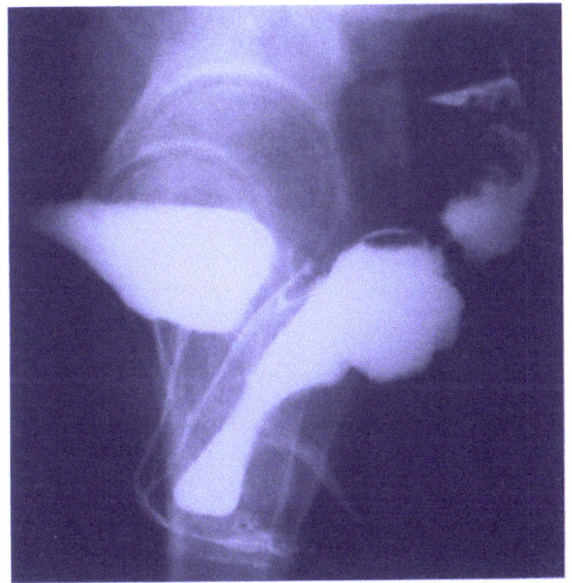
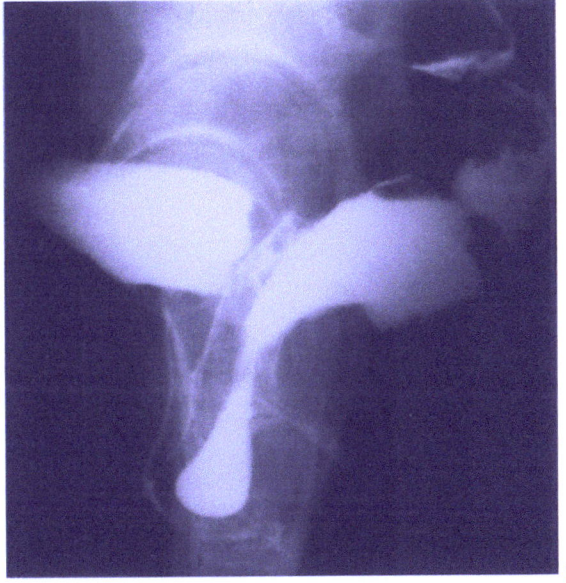

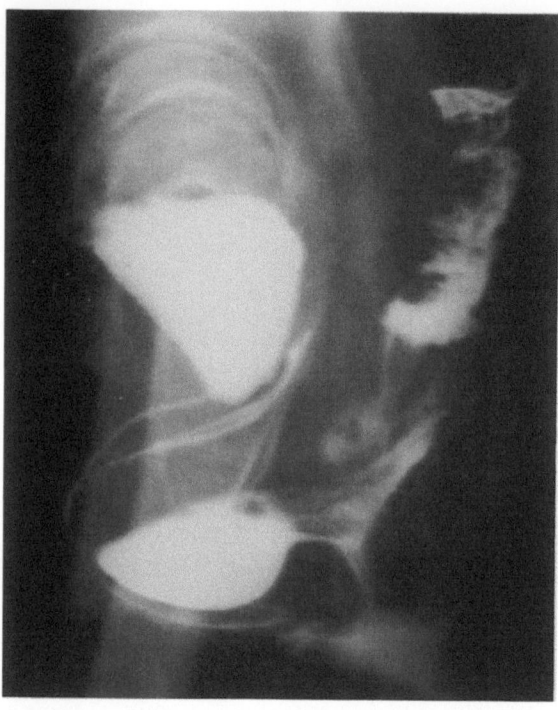

Abb. 16c. Belastungsaufnahme. Inklinationswinkel vergrößert. Vesikourethralwinkel verstrichen. Tiefertreten des Blasenbodens, große Rektozele

Mit Hilfe dieses Verfahrens lassen sich die Höhe des Verschlußdruckes und damit *Prognoseaussagen* für die Inkontinenzoperation stellen. Ferner ist es mit diesem Verfahren möglich, blasenbedingte von urethralbedingten Inkontinenzformen zu differenzieren (Abb. 21).

Als Minimalforderung vor jeder Senkungs- und Inkontinenzoperation wird heute zumindest die Zystometrie zum Ausschluß einer blasenbedingten Inkontinenzform gefordert [17, 18].

Das laterale und schräge Urethrozystogramm zeigt die Lageveränderung der Blase und Harnröhre, ist jedoch nicht absolut beweisend für das Vorliegen einer urethralen- oder blasenbedingten Harninkontinenz. Das all zu starre Festhalten an den Greenschen Normwerten war für dieses Verfahren in der Vergangenheit abträglich, zumal eine vollkommen exakte seitliche Position von vielen Patientinnen während der Untersuchung nicht eingehalten werden kann. Dies führte dazu, daß vereinzelt die Norm für den Vesikourethralwinkel zwischen 90 und 130°, für den Inklinationswinkel bis 45° angenommen wurde.

Nach unserer Meinung sind nicht die absoluten Winkelmessungen, sondern vielmehr der morphologische Gesamtaspekt zwischen Ruhe- und Belastungsaufnahme entscheidend. So würden wir in Abb. 22 u. 22a die Ruheaufnahme noch als weitgehend unauffällig ansehen. Bei der Belastungsaufnahme vergrößert sich der Vesikourethralwinkel und der Inklinationswinkel geringfügig. Bei Druck kommt es zu einer Vesikalisation der Urethra (Abb. 22c, 22d). Dies dürfte für die minimale Streßinkontinenz verantwortlich zu machen sein.

Abb. 17 a, b. 44jährige Patientin. Ruheaufnahme, Rezidivinkontinenz. Blasenhals-Sitzbein-Abstand: 4 cm. Steiler Inklinationswinkel. Vesikourethralwinkel vergrößert

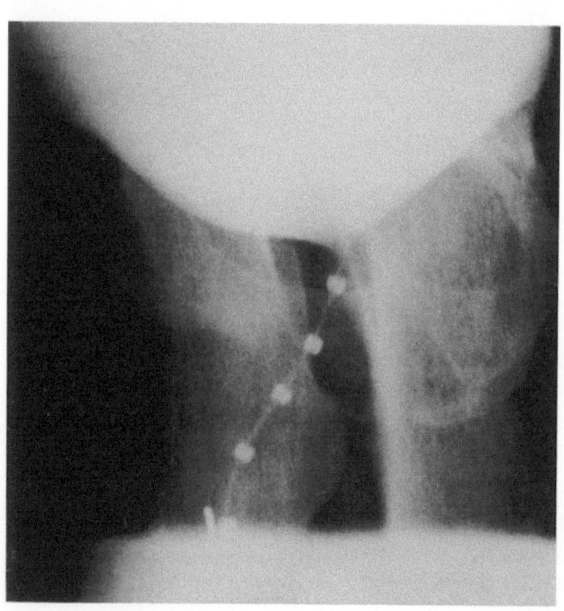

a

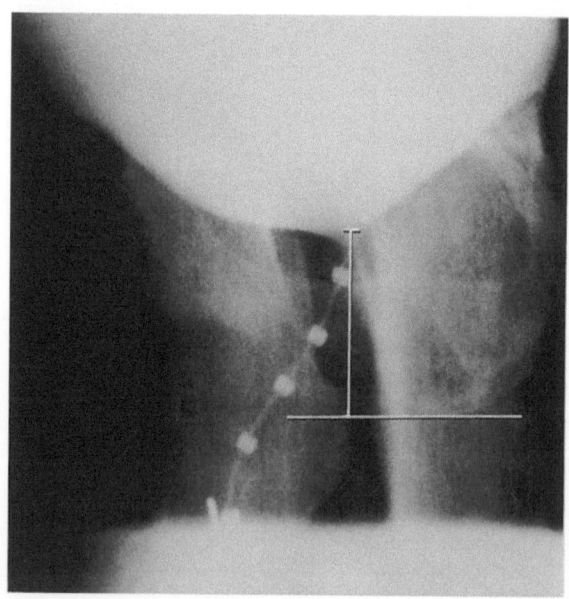

b

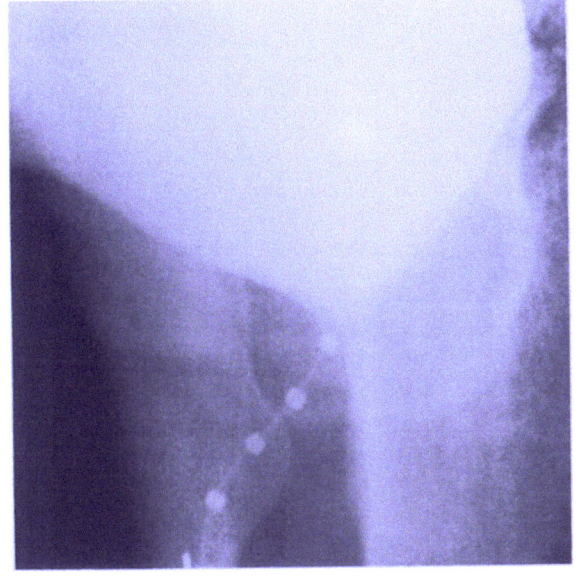

Abb. 18a, b. Belastungsaufnahme. Vesikalisierung der Urethra. Blasenhals-Sitzbein-Abstand: 2 cm, Differenz 2 cm. Vesikourethraler Winkel verstrichen

Abb. 19. Schematische Darstellung eines urodynamischen Meßplatzes. Prinzip der simultanen Urethrozystotonometrie

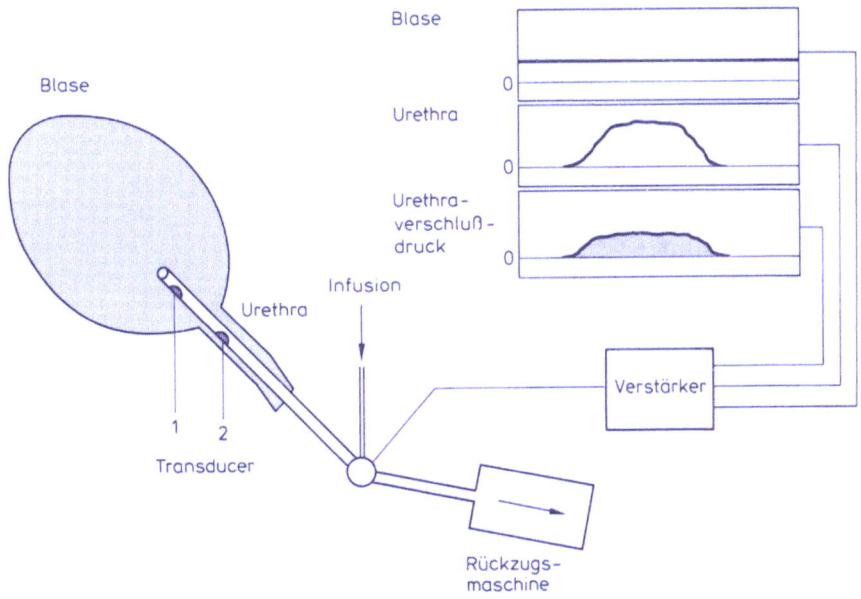

2.2.5 Zusammenfassung

Die Diagnose *Deszensus* wird in erster Linie durch die gynäkologische Untersuchung gestellt. Die hiermit oftmals anamnestisch verbundene *Inkontinenz* sollte durch gezielte urodynamische Untersuchungen inkl. Zystoskopie weiter geklärt werden.

Die Radiologie ist ein additives Untersuchungsverfahren, das dem operativ tätigen Gynäkologen eine zusätzliche Hilfestellung für das operative Management gibt. Dementsprechend ist diese Untersuchung vor allem dann erforderlich, wenn sich Anamnese, anatomisches Substrat und urodynamische Untersuchungsverfahren nicht decken oder im Falle einer Rezidivinkontinenz. Wichtiger als absolute Winkelangaben sind die morphologischen Veränderungen von Ruhe- zu Belastungsaufnahme, die es im radiologischen Befundbericht zu erfassen gilt.

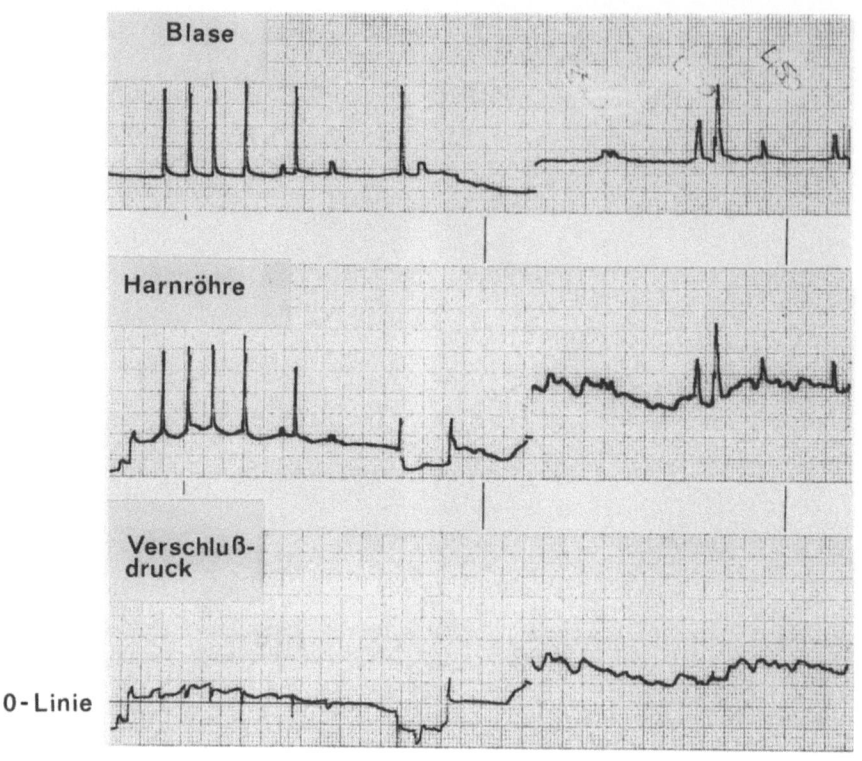

Abb. 20. Streßinkontinenz: Urethraler Verschlußdruck negativ

Abb. 21. Motorische Dranginkontinenz: Urethraler Verschlußdruck positiv, spontane Detrusor-Kontraktion (Blase)

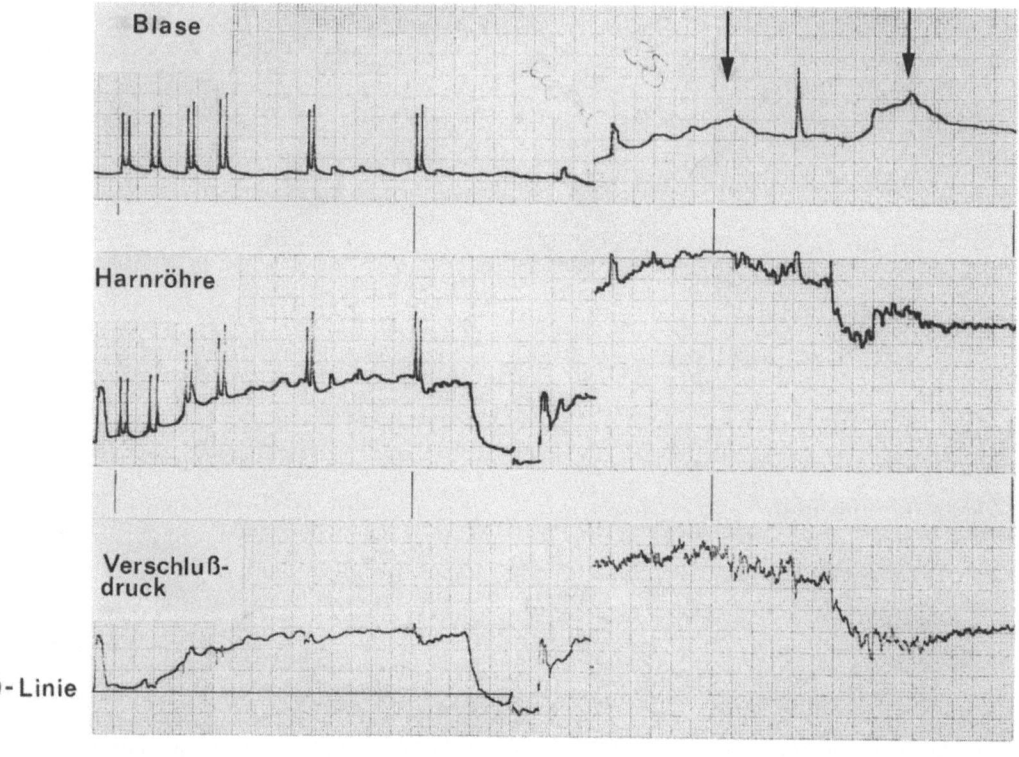

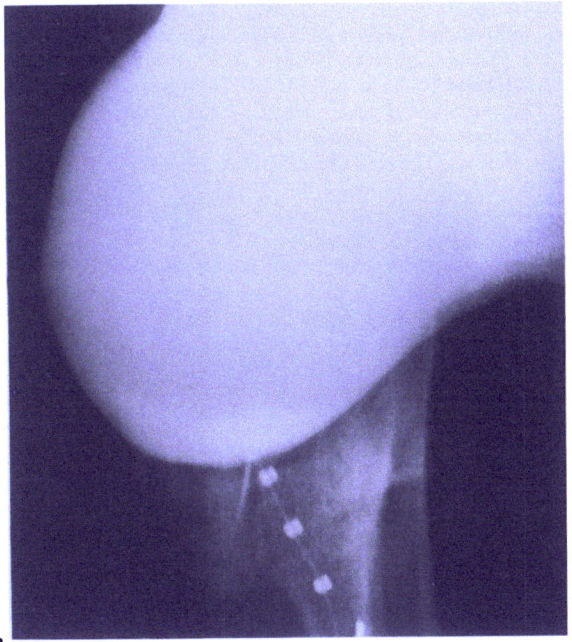
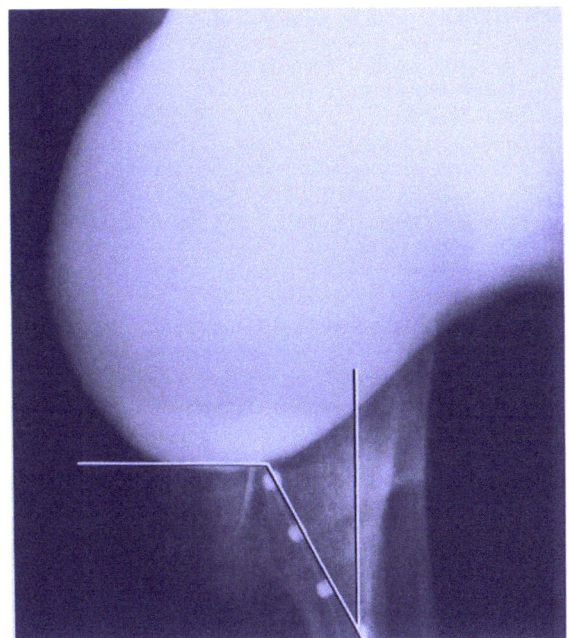
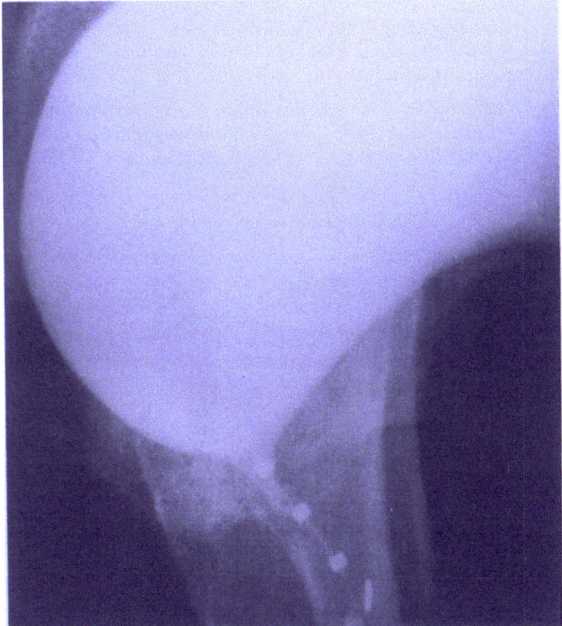
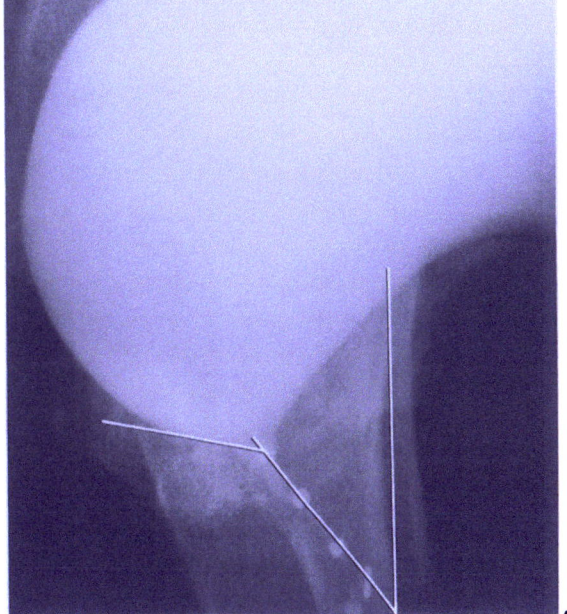

Abb. 22. a, b 67jährige Patientin. Ruheaufnahme. Klinisch minimale Streßinkontinenz, keine nennenswerte Senkung. Inklinationswinkel 30°, Vesikourethralwinkel 122°. **c, d** Belastungsaufnahme. Inklinationswinkel 40°, Vesikourethralwinkel 141°. Trichterbildung des vesikourethralen Überganges

Literatur

1. Ala-Ketola L (1973) Roentgen diagnosis of female stress urinary incontinence. Acta obstet. et. gynecol. scand. Suppl 23:1–59
2. Ala-Ketola, Kauppila A, Vuoria P (1980) Harnabfluß-störungen bei Frauen. In: Diethelm L, Heuck F, Olsson O, Strnad F, Vieten H (Hrsg) Handbuch der Medizinischen Radiologie, Bd XIII, Teil 2. Springer, Berlin Heidelberg New York
3. Assmussen M, Ulmsten U (1976) A new technique for measurements of the urethra pressure profile. Acta obstet. et. gynecol. scand 55:167–173
4. Bernaschek R et al. (1981) Vergleichende Bestimmung des Urethra-Blasenwinkels bei Inkontinenzfällen mittels Ultraschall und lateralem Urethrocystogramm. Geburtsh. u. Frauenheilk. 41:339–342
5. Bethoux A, Bory S, Hugnier M, et. Lan. CHS (1965) Une technique radiologique d'exploration des prolapsus genitaux et des incontinences d'urine: le colpocystogramme. Ann. Radiol. 8:809
6. Buchsbaum Herbert J, Schmidt Joseph D (1978) Gynecologic ans Obstetic Urology. Saunders, Philadelpia
7. Fischer W (1982) Urogynäkologie für Klinik und Praxis. VEB Thieme, Leipzig
8. Green TH Jr (1962) Development of a plan for the diagnosis and treatment of urinary stress incontinence. Am. J. Obstet. Gynecol 83:632
9. Green TH Jr (1975) Urinary stress incontinence: Differential diagnosis, pathophysiology and managment. Am. J. Obstet. Gynecol. 122:368
10. Gysler R, Nuesch A, Eberhard I (1979) Morphologische Veränderungen nach Inkontinenzoperationen. Gynäk. Rdsch. 19 (1):105
11. Hodgkinson CP (1953) Relation ships of the female urethra and bladder in urinary stress incontinence. Am. J. Obstet. Gynecol 65:560
12. Jeffcoate TNA, Roberts H (1952) Observation on stress incontinence or urine. Am. J. Obstet. Gynecol 64:721
13. Jeffcoate TNA, Roberts H (1952) Stress incontinence of urine. J. Obstet. Gynecol. Brit. Emp 59:685
14. Kremling H, Lutzeyer W, Heintz R (1982) Gynäkologische Urologie und Nephrologie, 2. Aufl. Urban und Schwarzenberg, München
15. Mainrenken H (1960) Über die Bedeutung der Urethrocystographie zur Beurteilung der funktionellen Harninkontinenz. Arch. Gynecol 192:229
16. Noll LE, Hutch JA (1969) The scipp line – an aid in interpreting the voiding lateral cystourethrogram. Obstet. ans Gynecol 33:680
17. Petri E (1983) Gynäkologische Urologie. Thieme, Stuttgart
18. Petri E (1983) Aktuelle Diagnostik der weiblichen Harninkontinenz. Gynäkologie 16:190
19. Raz SH (1983) Female Urology. Saunders, Philadelphia
20. Richter K, et al. (1974) Die Dochtmethode. Eine vervollkommnete Art der Kolpocystographie. Geburtsh. und Frauenheilk. 34:711
21. Roberts H (1952) Cystourethrography in women. Brit. J. Urol. 25:253
22. Steuble E, Eberhard J (1982) Die Mikrodransducermethode und ein Konzept zur Abklärung der weiblichen Harninkontinenz. Gynäk. prax. 6:685
23. Ulmsten U (1983) Female stress incontinence. Constributions to Gynecology and Obstetics, Vol. 10 (Series Editor: Keller PJ). Karger, Basel
24. Zacharin RF (1969) The anatomic supports of the female urethra. Ber. ges. Gynäk. Geburtsk. 99:323

2.3 Fehlbildungen des weiblichen Genitale

E. WILLICH

INHALT

2.3.1 Allgemeines. Indikationen und Methoden der bildgebenden Diagnostik 81
2.3.2 Äußeres Genitale 82
2.3.3 Vagina 83
2.3.3.1 Klinik 83
2.3.3.2 Pathologische Anatomie 84
2.3.3.3 Radiologische Symptome 85
2.3.4 Uterus 88
2.3.4.1 Klinik 88
2.3.4.2 Pathologische Anatomie 89
2.3.4.3 Radiologische Symptome 91
2.3.5 Ovar und Tuben 94
2.3.5.1 Allgemeines, pathologische Anatomie und Klinik 94
2.3.5.2 Radiologische Symptome 95
2.3.6 Intersexualität 97
2.3.6.1 Allgemeines 97
2.3.6.2 Klinik 97
2.3.6.3 Pathologische Anatomie 99
2.3.6.4 Radiologische Symptome 100
2.3.7 Gartner-Gangresiduen 103
2.3.8 Fehlbildungssyndrome mit obligater Beteiligung des weiblichen Genitale 104
2.3.9 Assoziierte Fehlbildungen bei Anomalien des weiblichen Genitale 106
2.3.9.1 Assoziierte Fehlbildungen des Harntraktes . . 106
2.3.9.2 Assoziierte Fehlbildungen des Darmtraktes . . 107
2.3.9.3 Assoziierte Fehlbildungen des Harn- und Darmtraktes 109
2.3.9.4 Assoziierte Fehlbildungen des Skelettes . . . 109

Literatur 110

2.3.1 Allgemeines. Indikationen und Methoden der bildgebenden Diagnostik

Anomalien und Fehlbildungen machen unter den kindergynäkologischen Erkrankungen nur ca. 4% aus, bei den gynäkologischen Affektionen Erwachsener liegt die Zahl noch niedriger, weil zahlreiche Mißbildungen bis zur Adoleszenz entdeckt sind, aber solche z.B. des Uterus erst im Zusammenhang mit einer eingetretenen oder ausbleibenden Schwangerschaft bei Kinderwunsch zutage treten.

Nimmt man die Chromosomenanomalien und hormonalen Fehlentwicklungen hinzu, so ergibt sich eine Vielzahl von Krankheitsbildern, die teils erst in jüngster Zeit näher erforscht werden konnten.

Hauptmanifestationsalter für die Erkennung von Mißbildungen sind die Neugeborenenzeit, die Pubertät und die Ehe. *Indikationen* für den Einsatz bildgebender Diagnostikmethoden sind bei Neugeborenen das klinische Symptom des „großen Abdomen", in allen Altersstufen Veränderungen des äußeren Genitale, auf das Genitale hinweisende Wachstumsprobleme, Störungen der Geschlechtsentwicklung, insbesondere der Pubertät, Funktionsstörung der Nachbarorgane, wie z.B. Stuhlverhaltung oder auch Harnwegsinfektionen. Darüber hinaus müssen auch die engen embryologischen und topographischen Beziehungen zum anliegenden Harn- und Magen-Darm-Trakt in Rechnung gestellt werden, welche beide in ein Mißbildungssyndrom einbezogen oder durch Genitalanomalien in Mitleidenschaft gezogen sein können, wie auch umgekehrt der ektopische Anus oder die Blasenekstrophie jeweils häufig mit einer Anomalie des Genitale assoziiert sind. Die Beachtung der engen Relationen zwischen diesen 3 Organsystemen schützt vor Fehldiagnosen.

Die *bildgebende Diagnostik* mit und ohne Kontrastmittel hat einen festen Platz in der Erkennung von Fehlbildungen. Zur Untersuchung des Genitaltraktes gehören die retrograde Kolpo- und Kolpozystographie (s. Abb. 23), die Hysterosalpingographie, im weiteren Sinne jedoch zunächst als nichtinvasive und Screening-Methode die Ultraschalldiagnostik, bei Kindern auch die Röntgenaufnahme des Handskelettes, seltener des Schädels. Die Abdomenübersichtsaufnahme bzw. die Beckenübersicht gewährleisten die Feststellung von Skelett- und Weichteilanomalien einschließlich der Wirbelsäule. Sonographie, i.v.-Urographie und die Miktions-Zysto-Urethrographie (MCU) lassen bei Harnwegsinfekten und Fehlbildungen des äußeren Genitale die Beurteilung assoziierter Nierenfehlbildungen (z.B. der häufigen einseitigen Nierenagenesie) zu.

Seltener wird eine Angiographie, die Computertomographie oder die Kernspintomographie erforderlich. Betont sei, daß die „Gynäkographie", insbesondere die Kolpographie, postnatal die einzige Untersuchung darstellt, die über die anatomische Situation detaillierte Auskunft gibt und dadurch eine operative diagnostische Exploration vermeiden hilft.

2.3.2 Äußeres Genitale

Jede Anomalie des äußeren Genitale sollte zu weiteren bildgebenden Untersuchungen der anatomischen Verhältnisse des Urogenitalsystems führen.

Eine Übersicht über die wichtigsten Anomalien, deren Diagnostik und Beziehungen zum oberen Harntrakt gibt Tabelle 1, ein Beispiel aufgrund einer *Klitorishypertrophie* Abb. 1. Dieser liegt meist eine hormonale Ursache zugrunde. Oft ist sie z.B. Symptom eines Pseudohermaphroditismus femininus, häufigste Ursache ist das Adrenogenitale Syndrom (AGS), das meist mit einem Sinus urogenitalis gekoppelt und dann durch eine Kolpozystographie abzuklären ist (Abb. 1e u. f, 25).

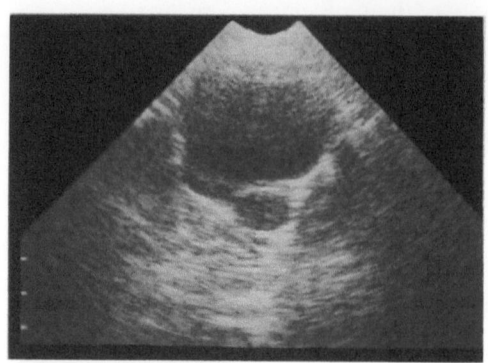

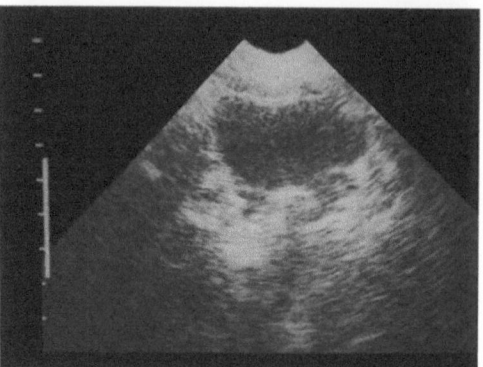

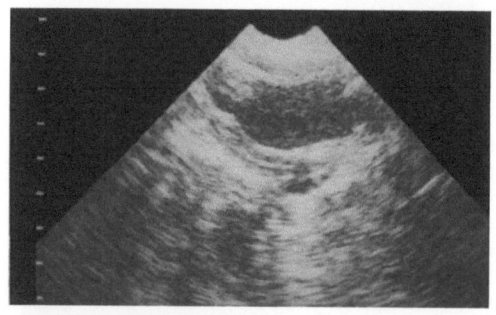

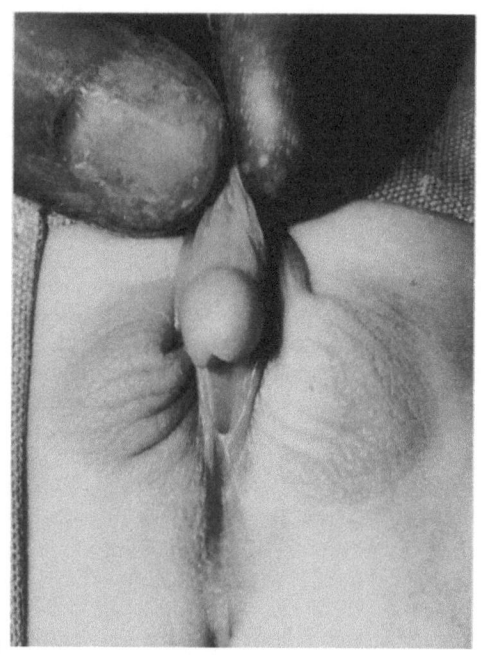

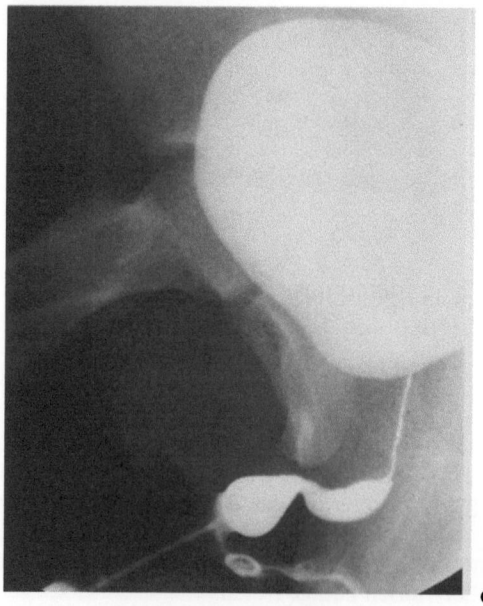

Abb. 1a–f. Adrenogenitales Salzverlustsyndrom. **a** Klitorishypertrophie bei 16 Monate altem Mädchen. **b–d** Sonogramme derselben Patientin. **b** Querschnitt durch die Harnblase: geringe Impression der dorsalen Blasenwand durch den normal großen Uterus. **c** Querschnitt durch die Harnblase 20° nach kranial gekippt: links der Mittellinie gelegener Fundus uteri. Bds. lateral davon die Ovarien. **d** Längsschnitt durch die Harnblase: Am dorsal der Harnblase gelegenen Uterus ist die unterschiedliche Dicke der Zervix und des Corpus uteri erkennbar. Das Cavum uteri ist als echoreiche lineare Struktur kontrastgefüllt dargestellt (Dr. K. SCHNEIDER, Rö.-Abt. d. UKK München. Akad. Dir.: Dr. H. FENDEL). **e** Retrograde Urethrographie des Sinus urogenitalis bei AGS eines 11jährigen Mädchens mittels Metallkonus: verlängerte „Urethra", Füllung nur der Harnblase. **f** Nach Sondierung der perinealen Wand des Sinus urogenitalis mittels Metallkatheters gelingt die Darstellung einer hypoplastischen Vagina und eines verkleinerten Uterus. Typ II nach SHOPFNER

Fehlbildungen des weiblichen Genitale

Tabelle 1. Indikationen und Kontraindikationen für bildgebende Diagnostik bei Anomalien des äußeren weiblichen Genitale

Klinischer Befund	Ursache	Klinische Diagnostik	Ultraschall-Diagnostik	Röntgen-Diagnostik	Bemerkungen
Genitalhypertrophie (Labia minora-Vergrößerung)	Mütterliche Östrogene	–	+	(+)	spontaner Rückgang
Klitorishypertrophie	multiätiol.	Ketosteroidwerte	–	+	
Interlabiale Weichteilvorwölbung					
– prolabierte ektop. Ureterozele	meist angeboren	Urinabpunktion	+	+	Nierenduplikatur
– paraurethrale u.a. Zysten der Vagina	angeboren	Abpunktion der Zyste Exzision (Gartner-Zyste)	–	–	Nierenagenesie bei Gartner-Zyste
– Hymen imperforatum	angeboren	Abpunktion des Schleimes	+	(+)	Hydrometrokolpos
Weibliche Epispadie	Clitoris bifida	Lokalbefund	–	+	Vaginaler Influx
Weibliche Hypospadie	angeboren	Inspektion	+	+	Vaginaler Influx
Labiensynechie	angeboren	Lösung	+	(+)	Vaginaler Influx
Duplikatur	angeboren	Inspektion	+	+	weitere Verdoppelung am Darm- und Urogenitaltrakt

Der urethrovaginale Influx (Abb. 2) kann während des Miktionsaktes durch Anomalien des äußeren Genitale hervorgerufen sein, so besonders durch den seitlich verzogenen und stenosierten Meatus externus, regelmäßig jedoch auch durch die weibliche Hypospadie, ferner kommt es zum Influx bei der Clitoris bifida, bei der Labiensynechie und bei der anterioren Verlängerung der Urethra mit klitoriswärts hochgezogenem Meatus urethrae externus. Zumindest sollte der im MCU erkennbare Influx Anlaß zur sorgfältigen Inspektion des äußeren Genitale sein. Meistens ist er durch harmlose Ursachen, wie Untersuchung im Liegen, aneinandergepreßte Labien, insbesondere bei adipösen Mädchen, verursacht.

2.3.3 Vagina

2.3.3.1 Klinik

Von den Mißbildungen der Vagina wird die *Aplasie* meist erst nach der Pubertät diagnostiziert, es sei denn, daß sie vorzeitig zur Hydrometra führt. Dann gibt der fehlende Introitus vaginae bei normal angelegter Vulva den Hinweis. Die Aplasie äußert sich später in primärer Amenorrhö, Leibschmerzen, primärer Sterilität und Unfähigkeit zur Kohabitation.

Komplette und inkomplette Duplikaturen der Vagina führen bei Kindern in der Regel noch nicht zu Symptomen, sondern erst bei Kohabitationsstörungen oder bei der Geburt. Die Diagnose läßt sich zwar klinisch durch Inspektion stellen, die häufige Assoziation mit Fehlbildungen im Harn- und Darmtrakt muß aber berücksichtigt werden.

Die Atresie der Vagina verursacht – einen funktionsfähigen Uterus vorausgesetzt – meist schon bei Säuglingen – eine Schleimretention und dadurch einen Hydrometrokolpos unter dem Aspekt eines aufgetriebenen Unterbauches. Bei geringer zervikaler Sekretion kommt es erst während der Menarche zu Unterleibskoliken, Meteorismus, Harn- und Stuhlentleerungsstörungen und zu Amenorrhö. Bei der äu-

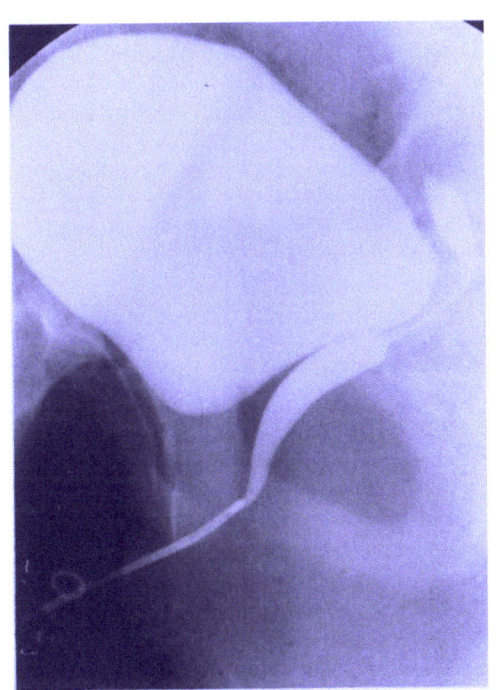

f

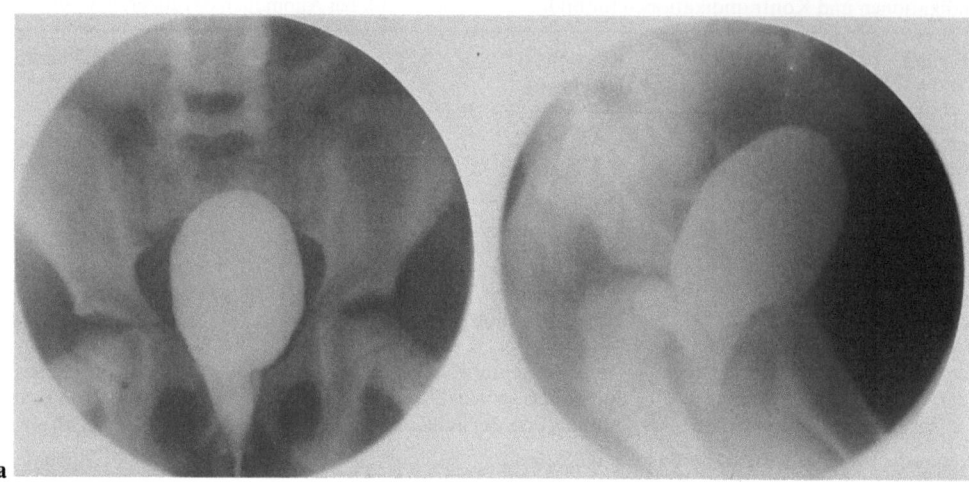

Abb. 2a, b. Urethrovaginaler Influx. 70 mm-Bildverstärker-Serie bei 7 Jahre altem Mädchen mit Harnwegsinfektion. **a** MCU während der Miktion: Pralle Füllung der zur Hälfte in den Blasenschatten eintauchenden Vagina. Urethra innerhalb des Blasenhalses erkennbar. **b** Seitenbild: Vagina und Blase getrennt abgrenzbar

ßeren Inspektion fehlt die Scheidenöffnung, stattdessen findet sich eine kleine Grube.

Handelt es sich um einen *angeborenen Verschluß nur des Hymens* (Hymenalatresie, Hymen imperforatum), so ist dieser nach außen vorgewölbt, bläulichrot schimmernd. Bei Neugeborenen kommt es zu Sekretverhaltung in der Vagina (Hydrokolpos) in Form eines tastbaren Unterbauchtumors. Die Punktion des verschlossenen Hymens bestätigt die Diagnose und ermöglicht die Therapie. Bleibt die Anomalie unbemerkt, so äußert sie sich beim pubertierenden Mädchen als Hämatokolpos: bei der Menarche füllt sich die verschlossene Vagina mit Blut, die Folge sind Bauchschmerzen in monatlichen Abständen ohne Blutabgang. Miktionsstörungen oder auch völlige Harnverhaltung können hinzutreten. Eine im Unterbauch zu tastende Schwellung ist durch Blutretention in der Vagina, aber auch durch die Harnblasenvergrößerung verursacht. Zwischen den gespreizten Labien sieht man in der Regel die bläulich schimmernde, vorgewölbte Membran.

Die klinische Symptomatik *ektopisch in die Vagina mündender Ureteren* besteht in der Inkontinenz (Harnträufeln) oder in unregelmäßigem unwillkürlichen Harnabgang. Dabei sind die Patientinnen zu normalem willkürlichen Harnlassen fähig; der Blasenhals zeigt normale Schlußfähigkeit. Fälschlich werden solche Patientinnen als Enuretiker abgestempelt. Die „vaginale Sekretion" als klinisches Leitsymptom wird lange Zeit übersehen. Die Diagnose wird manchmal erst im Schul- oder Erwachsenenalter gestellt aufgrund rezidivierender Harnwegsinfektionen.

2.3.3.2 Pathologische Anatomie

Der gemeinsame Ursprung von Vagina und Uterus aus den Müllerschen Gängen führt in der Regel zu Mißbildungen beider Organe. So besteht z.B. eine *Aplasie* bei beiden gemeinsam (Abb. 3b) oder es fehlen der Uterus und das mittlere und obere Drittel der Vagina bei Vorhandensein nur des unteren Vaginaldrittels (Hypoplasie). Eine Ausnahme, d.h. vorhandener Uterus bei fehlender oder hypoplastischer Scheide, bilden nur die Intersexualität und das Adrenogenitale Syndrom.

Bei der *Vaginalatresie* gibt es unterschiedliche Ausprägungen des Hymens, welcher eine solitäre kleine oder größere Öffnung aufweisen kann, die vom Hymenalrand umringt ist, jedoch kommen auch multiple Perforationsöffnungen des Hymens vor. Die Vaginalatresie stellt einen totalen Verschluß dar, der entweder durch eine dicht hinter dem Hymen gelegene häutige Membran oder durch eine längere atretische Strecke verursacht sein kann (Abb. 3c).

Dieser Verschluß führt beim Neugeborenen und jungen Säugling zum *Hydro-(metro-)kolpos*. Bei Ansammlung nur kleiner Sekretmengen bleibt diese Fehlbildung unbemerkt.

Auch die *Hypoplasie* der Vagina ist häufig mit Uterusfehlbildungen assoziiert (Uterus unilateralis, Aplasie u.a.) (Abb. 3d). Regelmäßig hypoplastisch, verkürzt oder verengt ist die Vagina beim Pseudohermaphroditismus masculinus.

Duplikatur und Septierung sind Ausdruck von Verschmelzungsmängeln der Uterovaginalkanäle. Sie sind sehr selten und werden meist erst nach dem Kindesalter diagnostiziert (Abb. 3e, f, g). Von der echten Doppelanlage scharf zu trennen ist die Septierung, die sich als Mittellinien- oder queres Septum manifestieren kann. Letzteres führt ebenfalls zum Hydrometrokolpos bzw. Hämatokolpos.

Fistelverbindungen zwischen Vagina und Rektum kommen bei atretischer Vagina vor, und zwar häufi-

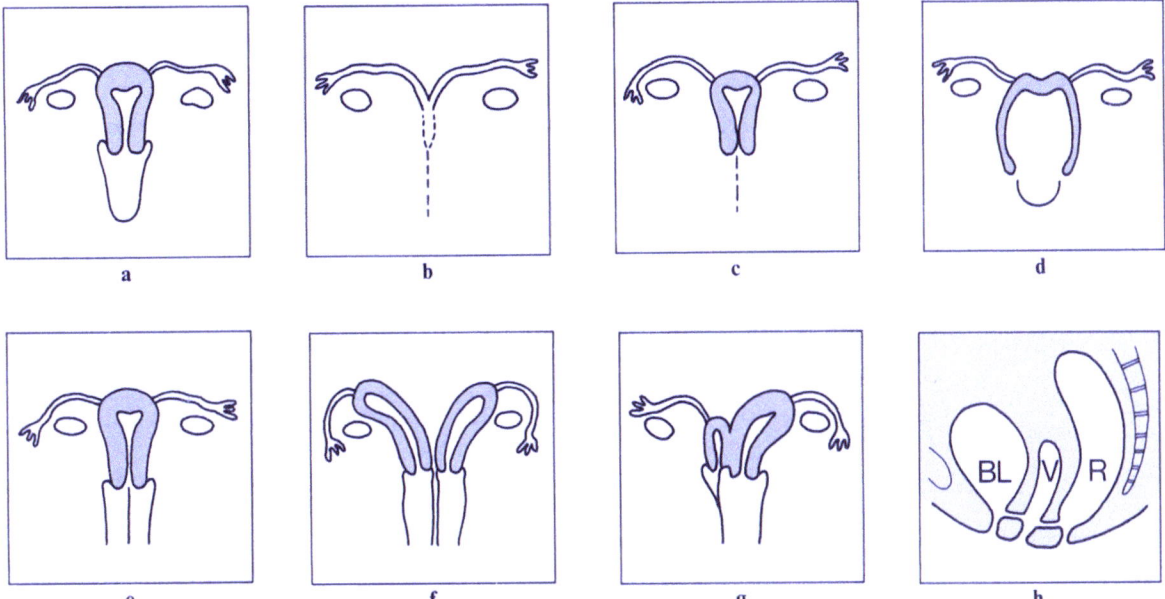

Abb. 3a–h. Mißbildungen des Hymen und der Vagina (Modifiziert nach KERN [28]). **a** Hymenalatresie. **b** Aplasie der Vagina und des Uterus. **c** Atresie der Vagina. **d** Atresie und Hypoplasie der Vagina mit Hydrometrokolpos. **e** Vagina septa. **f** Duplikatur der Vagina (mit Uterus duplex). **g** Asymmetrische Duplikatur des Uterus und der Vagina. **h** Rektovaginalfistel, Urethrovaginalfistel (*Bl* Blase, *V* Vagina, *R* Rektum)

ger in asiatischen als in westlichen Ländern. Der Anus kann normal oder stenotisch sein; es kann dabei auch eine rektoperineale Fistel vorliegen [51]; (Abb. 3h). Rektovaginale Fisteln bei normaler Vaginalöffnung gibt es auch bei Analagenesien (Anus imperforatus). Sie münden in die hintere Vaginalwand. Kot- bzw. Mekoniumentleerung aus der Vagina oder auch Kotstauungsileus sind die Folge [23]. Daher können Verwechslungen zwischen Anus und Vagina vorkommen.

Urethrovaginale Fisteln sind sehr selten; sie münden in die vordere Vaginalwand, ebenso die *vesikovaginalen Fisteln* [46].

Ektopische Mündung eines Ureters in die Vagina ist eine seltene Mißbildung, bei der gleichzeitig eine Kommunikation mit der Blase bestehen kann [29]. Sie ist meist mit Nierenfehlbildungen assoziiert. In der Regel (bei 70–80% der Patienten) handelt es sich um Nieren- und Ureterduplikaturen, um eine rudimentäre dysplastische und funktionsarme 3. Niere, seltener um einen ektopischen *Solitärureter* [11, 44, 54] (Abb. 10). Letztere sind wiederum in Japan relativ häufig [53]. Auffälligerweise sind von insgesamt 24 Literaturfällen 17 erst in den letzten Jahren beschrieben worden. Die Häufigkeit und Lokalisation ektopisch mündender Ureteren bei der Frau wird nach KERN [28] folgendermaßen angegeben:

38% der Fälle in die Vulva,
32% der Fälle in die Urethra,
27% der Fälle in die Vagina,
 3% der Fälle in Zervix und Uterus.

2.3.3.3 Radiologische Symptome

Eine *Ultraschalluntersuchung* sollte am Anfang stehen. Zahlreiche Mißbildungen der Vagina einschließlich der zystischen Vergrößerung lassen sich damit bereits diagnostizieren oder vermuten, gleichzeitig sind Nierenveränderungen zu erfassen. Wegen der hohen Frequenz assoziierter Mißbildungen des Harntraktes (bis zu 50%) ist in jedem nachgewiesenen Fall einer Vaginamißbildung und bei verdächtigen Ultraschallbefunden eine *intravenöse Urographie* erforderlich.

Die Vagina wird röntgenologisch mittels der *Kolpographie* dargestellt. Die hierfür bei Kindern angewandten Techniken sind andernorts beschrieben [9, 60]. Eine Mitfüllung der Vagina kommt nicht selten bei der Blasenfüllung (Miktions-Zysto-Urethrographie) vor (Abb. 2). Bei Verdacht auf eine Mißbildung wird man zweckmäßigerweise die Füllung der Blase vor der der Vagina vornehmen, letztere direkt anschließen. Gelegentlich kommt eine Vaginalfüllung, z.B. beim Sinus urogenitalis und bei Intersexualität, erst über die Blasenfüllung und folgende Miktion bei Abklemmung des Orificium urethrae externum zustande.

Für die radiologische Abklärung von Vaginalmißbildungen ist von Bedeutung, ob es sich um eine *obstruktive* oder *nichtobstruktive* Anomalie handelt. Für letztere kommt eine Untersuchung in der Regel erst

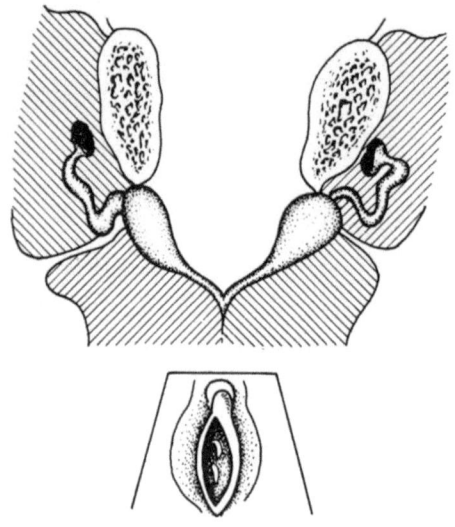

Abb. 4. Schematische Darstellung des inneren und äußeren Genitale beim Mayer-von-Rokitansky-Küster-Syndrom (Nach SCHÄRLI und AUFDERMAUR [43])

in oder nach dem Pubertätsalter in Frage, während die obstruktiven Fehlbildungen bereits im Neugeborenenalter durch den „Unterbauchtumor" zur Untersuchung führen.

Die Sicherung der Diagnose einer *Vaginalaplasie* erfolgte bisher nur durch Laparotomie. Jetzt ist sie sonographisch [26] und mit der Kernspintomographie [50] möglich.

Die Vaginalaplasie ist das Leitsymptom des *Mayer-von-Rokitansky-Küster-Syndroms,* eine relativ häufige Ursache der Amenorrhö bei Teenagern. Hierbei handelt es sich um die besondere Form einer Hemmungsmißbildung der Müllerschen Gänge, bei der eine Vaginalaplasie bei äußerlich weiblichem Habitus und normal ausgebildeten sekundären Geschlechtsmerkmalen besteht. Anstelle des Uterus sind 2 Muskelwülste oder auch nur ein einseitig ausgebildeter Wulst ohne Kanalisierung, schlanke Tuben und normale oder vergrößerte Ovarien vorhanden (Abb. 4), Befunde, die sich überwiegend sonographisch erfassen lassen [40].

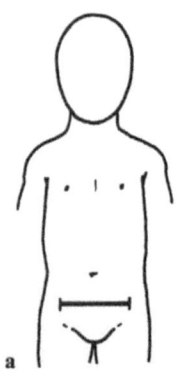
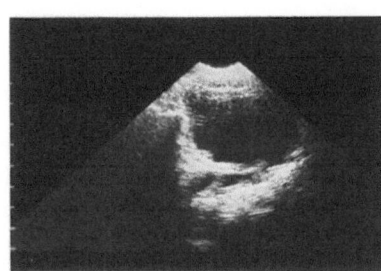
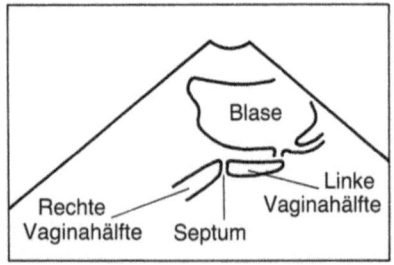

Abb. 5a, b. Vagina septa mit Kloakenfehlbildung bei 6jährigem Mädchen. **a** Ultraschalldiagnostik: Querschnitt durch die Harnblase. Dorsal derselben 2 flüssigkeitsgefüllte Vaginen. **b** Kolpographie: Septierte Vaginalhälften, fehlende Uterusdarstellung, kontrastgefüllte Tuben mit Übertritt des Kontrastmittels in die Bauchhöhle (Dr. K. SCHNEIDER, Rö-Abt. der Universitäts-Kinderklinik München. Akad. Direktor: Dr. H. FENDEL)

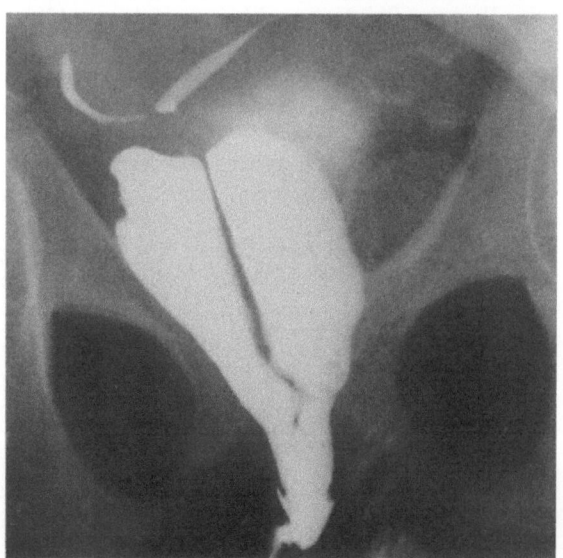

Abb. 6. Duplikatur der Vagina bei 11 Mon. altem Säugling. Kolpographie mit 2 Metallkathetern. (Akad. Direktor Frau Dr. I. GREINACHER, Röntgen-Abt., Univ. Kinderklinik Mainz)

Dabei finden sich normale Hormonwerte bei weiblichem chromosomalen Geschlecht. In der Regel bestehen Kombinationen mit anderen Mißbildungen, vorwiegend des Harntraktes: Nierenagenesie oder -duplikatur, Hufeisenniere, Beckenniere. Sporadisch wurden Mißbildungen auch anderer Organsysteme mitgeteilt: Aortenaneurysma, Thoraxdeformitäten, Aplasie oder Hypoplasie von Rippen, Sakralisation des 5. Lendenwirbelkörpers, Ellenbogengelenkdysplasie, Hypophalangie des 5. Strahls, unvollständige Rotation des Mesokolon. Neben den erforderlichen klinischen Daten läßt sich die Sicherung der Diagnose, insbesondere bezüglich des inneren weiblichen Genitale, durch die Ultraschalldiagnostik erheblich vereinfachen. Sie kann eine chirurgische Intervention, besonders die exploratorische Laparotomie bzw. Laparoskopie erübrigen. Da 74% dieser Patienten eine Agenesie oder Ektopie der Nieren aufweisen [18] ist eine uroradiologische Abklärung unerläßlich.

Die *Hypoplasie der Vagina* läßt sich sonographisch und röntgenologisch verifizieren, erfordert aber die Abklärung der Verhältnisse des Uterus wegen der fast regelmäßigen Vergesellschaftung mit Uterusfehlbildungen, insbesondere Aplasie.

Duplikatur und Septierung sind sonographisch gut darstellbar (Abb. 5). Bei der Kolpographie werden durch die meist äußerlich schon sichtbaren getrennten Introitus vaginae 2 Katheter eingeführt und die Vaginalhälften mit Kontrastmittel gefüllt (Abb. 6).

Die *Gynatresien* sind die Prototypen der obstruktiven Vagina- und Uterusmißbildungen. Die Ultraschalluntersuchung gibt in der Regel den Hinweis auf die Ursache des „Unterbauchtumors" (Abb. 7), jedoch ist eine sichere Differenzierung von Ovarialzysten nicht immer möglich. Bei der Röntgendiagnostik kombiniert man am besten die intravenöse Urographie mit der unteren Kavographie. Die Vena cava kann komprimiert sein, die Ureteren sind abgedrängt, die Hohlsysteme der Niere gestaut, die Blase imprimiert und/oder disloziert (Abb. 8). Gelingt die Fül-

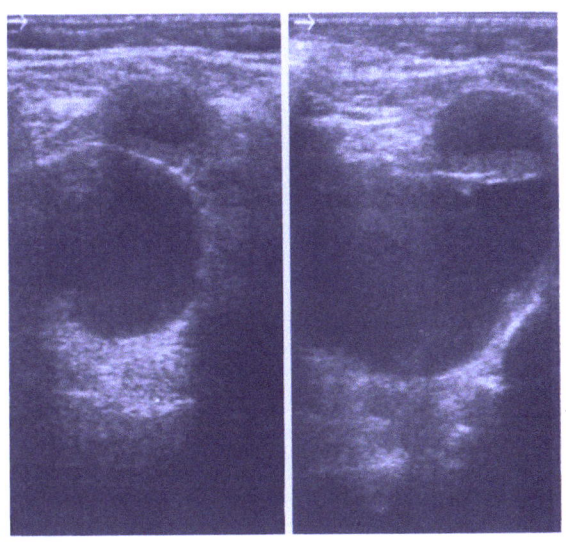

Abb. 7a, b. Sonographie bei Hämatokolpos. 11 Jahre altes Mädchen, das wegen starker Rückenschmerzen, gelegentlich auch Unterbauchbeschwerden, in klinische Behandlung kam. **a** Querschnitt, **b** Längsschnitt (Dr. R.D. SCHULZ, Ltd. Arzt d. Abt. Ultraschalldiagnostik und spezielle Kinderradiologie, Olgahospital Stuttgart)

lung der Vagina wegen der Atresie nicht oder ist eine Vaginalöffnung nicht erkennbar, so ist die Miktions-Zysto-Urethrographie einzusetzen, da nicht selten eine Urethro- oder Vesikovaginalfistel besteht (Abb. 9a). Diese ist dann durch den Übertritt des Kontrastmittels von der Urethra bzw. Blase in die Vagina nachweisbar. Anderenfalls werden die Verhältnisse durch die Punktion der Verschlußmembran und Kontrastmittelgabe oder nach operativer Schaffung eines Scheidenausganges röntgenologisch weiter geklärt (Abb. 9b, c).

Für die Diagnose der *ektopischen Mündung des Ureters in die Vagina* (bzw. Vulva oder Uterus) genügt in der Regel die Farbstoffprobe oder intravenöse Urographie, besonders wenn es sich um Nieren- und Ureterduplikaturen handelt (Abb. 10). Schwieriger ist die Diagnose des ektopisch mündenden Solitärureters und aller ektopischen Ureteren bei dysplastischem bzw. funktionsarmem zugehörigen Nierenanteil. Hierbei müssen die Zystoskopie (fehlendes Ostium und Trigonum in der homolateralen Blasenhälfte) und Kolpographie mit herangezogen werden. Die stumme Niere muß vorher lokalisiert werden, da ca. die Hälfte solcher Nieren mit ektopischem Einzelureter disloziert ist [16]. Mit der Ultraschalldiagnostik kann dies versucht werden, mittels der Computertomographie nach Kontrastmittelgabe und Spätaufnahmen lassen sich solche Nieren sicher diagnostizieren [53].

Rektovaginalfisteln lassen sich radiologisch am besten mit der von TSUCHIDA angegebenen Technik (s. Abb. 11) diagnostizieren [51].

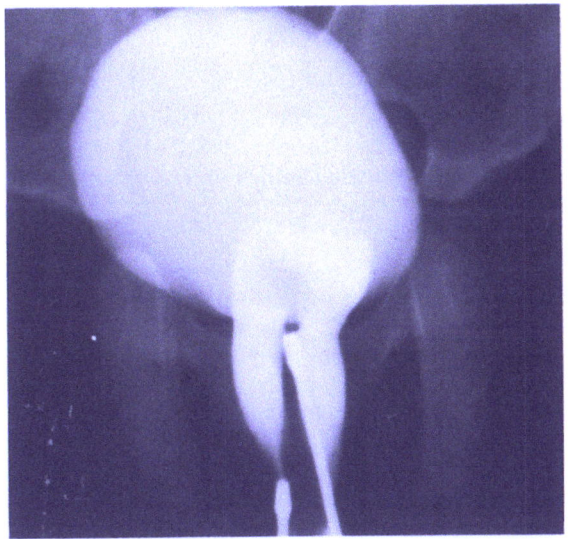

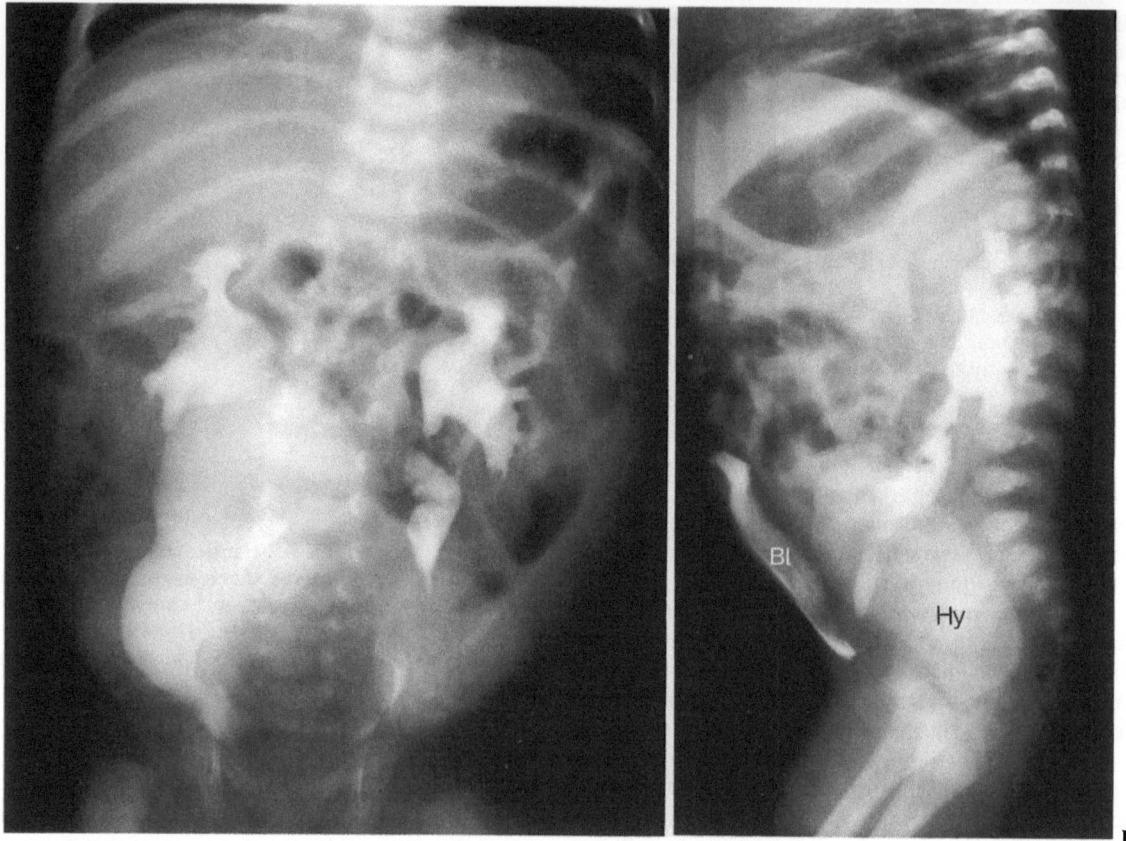

a

b

Abb. 8a, b. Hydrometrokolpos bei einem 1 Monat alten Säugling. Intravenöse Urographie und retrograde Kolpographie (nach Punktion) kombiniert. **a** Nach rechts dislozierter Hydrokolpos, erschwerter Harnabfluß aus Nieren und Ureteren. Blase noch nicht gefüllt. **b** seitlich: Blase (*Bl*) ventralwärts komprimiert, aufgestaute Ureteren, großer Kontrastmittelschatten der schwer dilatierten Vagina (*Hy*)

Die *isolierte vesikovaginale Fistel* verursacht in der i.v. Urographie durch die Mitfüllung der Vagina das Bild des vaginalen Influxes, wie man es sonst nur beim MCU gewinnt. Der Nachweis erfolgt durch das MCU in seitlicher Projektion [46].

2.3.4 Uterus

Die Häufigkeit von Uterusfehl- und -mißbildungen wird mit 3,3% angegeben. Sie bleiben in der Kindheit meist unbemerkt, wenn nicht das äußere Genitale mitbetroffen ist.

2.3.4.1 Klinik

Beim pubertierenden Mädchen weisen die ausbleibende Menarche oder Menstruationsbeschwerden, bei der erwachsenen Frau Kohabitationsbeschwerden, Infertilität oder pathologische Geburtsverläufe auf Uterusanomalien hin, ferner auch zyklisch auftretende Unterleibskrämpfe, diese besonders bei den obstruktiven Mißbildungen, die zugleich eine Vergrößerung des Unterbauches infolge Hämatometra verursachen.

Bei der zytogenetischen Untersuchung ergeben sich chromatinpositive Befunde mit normalem weiblichen Kariotyp. Diese Symptome treffen z.B. für die Uterusaplasie und zusätzliche Vaginalaplasie zu, welche *einseitig* sind, jedoch symptomlos bleiben.

Symmetrische Doppelmißbildungen machen in der Jugend kaum Beschwerden, die Mädchen entwickeln sich normal und haben eine unauffällige Menarche, selten sind die Perioden schmerzhaft. Die Diagnose wird meist erst gestellt, wenn eine Ehe infertil bleibt oder wiederholt Aborte auftreten.

Anders die *asymmetrischen Doppelmißbildungen:* hier kann beim Kind das zervikale Sekret bzw. später das Menstrualblut nicht abfließen. Darm- und Blasenentleerungsstörungen führen schon beim Säugling, insbesondere wenn eine Bauchauftreibung vorliegt, zur Untersuchung. Ohne zervikale Hypersekretion treten die Symptome erst nach der Menarche auf: zyklische Schmerzen mit Stuhl- und Urinentleerungsstörungen. Die Duplikatur wird dennoch lange Zeit übersehen, da aus einem Uterushorn meist eine Blutung erfolgt und eine Periode vorhanden ist.

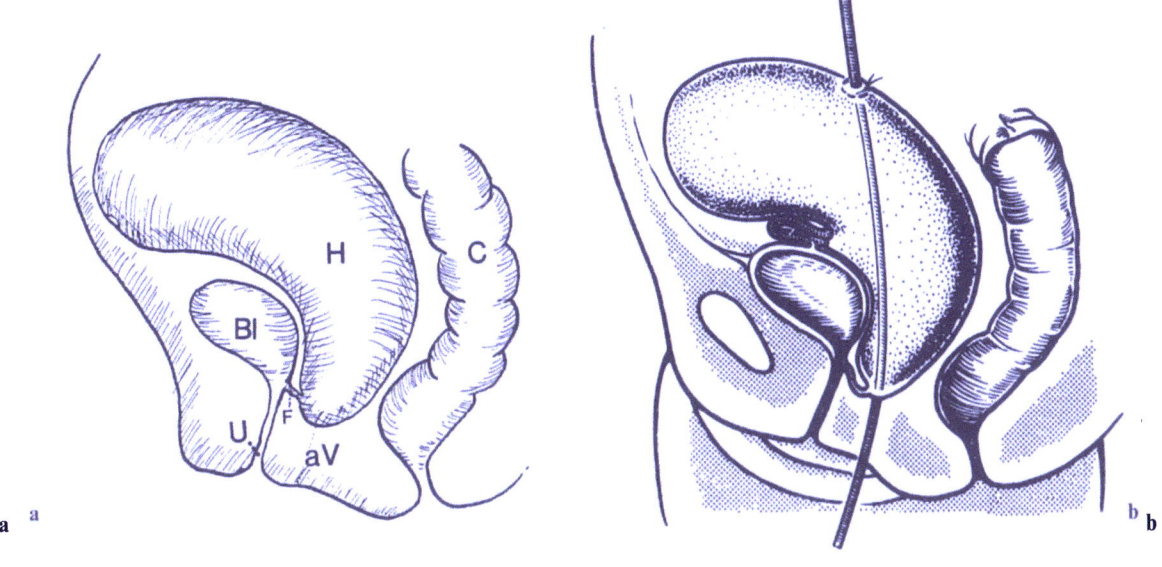

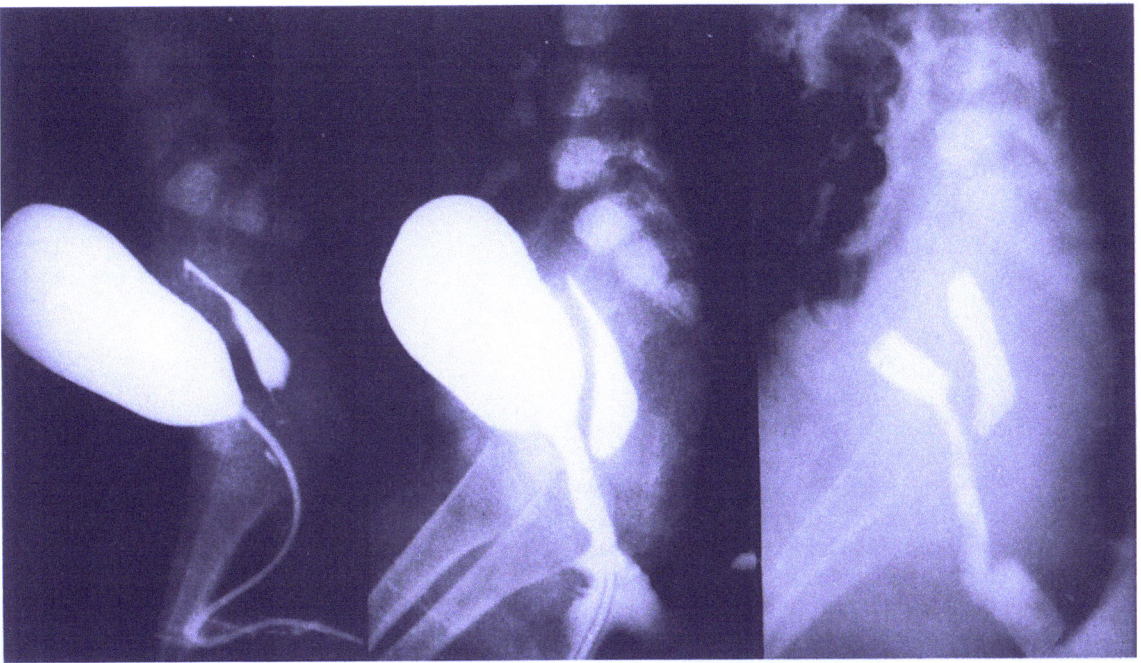

Abb. 9a–c. Atresie der Vagina mit Hydrometrokolpos und Blasenscheidenfistel (häufigster Befund bei Vaginalatresien junger Säuglinge). Mit der Kontrastfüllung und nachfolgenden Entleerung der Harnblase läßt sich die stark sekretgefüllte Vagina über die Fistel darstellen (H = Hydrometrokolpos, Bl = Harnblase, F = Fistel, aV = atretischer Vaginalabschnitt, C = Kolon, U = Urethra) **a** Situationsskizze, **b** chirurgisches Vorgehen: die Vagina wird über eine in den unteren Vaginalblindsack vorgeschobene Sonde in die Vulva eröffnet, so daß der flüssige Inhalt abfließen kann. **c** Verlaufsserie einer postoperativen Miktions-Zysto-Urethrographie: Mit der Entleerung der Blase füllt sich über die Fistelverbindung zwischen Blasenhals und Vagina letztere zunehmend

2.3.4.2 Pathologische Anatomie

Die Klassifikation von Uterusfehlbildungen erfolgt in 4 Gruppen [63].

a) Hemmungsmißbildungen infolge ausbleibender oder gehemmter Entwicklung der Müllerschen Gänge. Hierzu gehört die *Uterusaplasie*: der Uterus ist ein bindegewebiger Strang; der kurze Anteil der Müllerschen Gänge, aus denen sich der Uterus bildet, ist rudimentär geblieben (Abb. 12a). Diese Aplasie gibt es auch einseitig, dabei hat die andere Seite einen normalen Anteil mit Eileiter, es fehlt die dreizipfelige

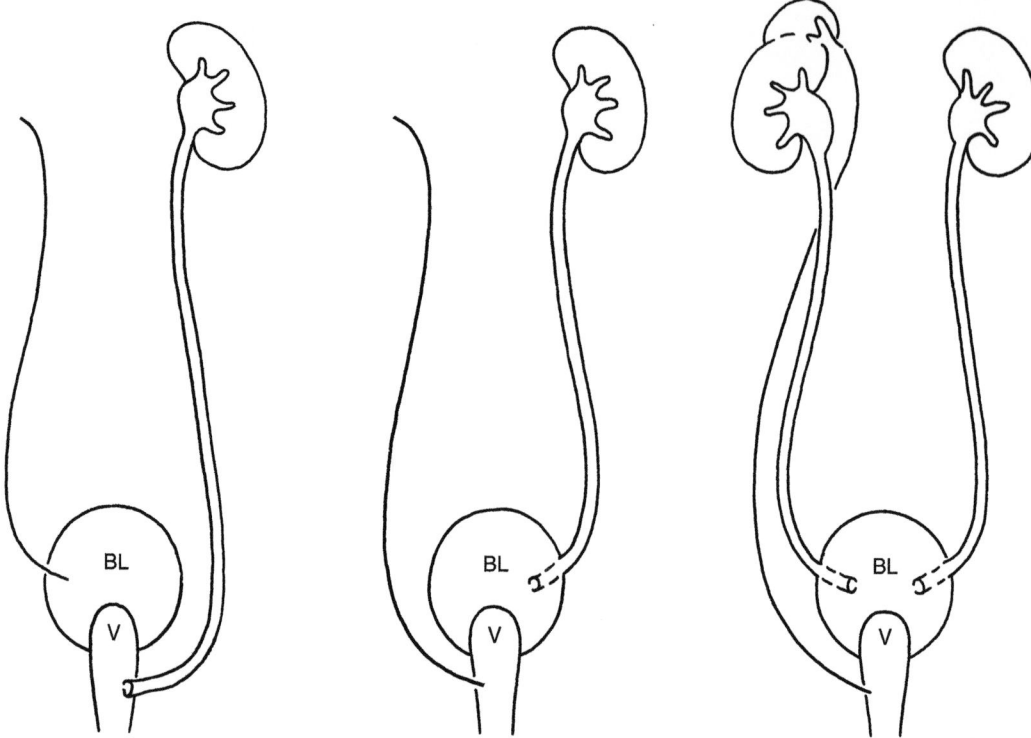

Abb. 10. Ureterverlauf bei ektopischer Mündung des Ureters in die Vagina. *Links* Vaginaler Solitärureter bei Nierendysplasie der Gegenseite. *Mitte* Vaginaler Solitärureter bei homolateraler Nierendysplasie. *Rechts* Vaginale Ureterektopie bei Duplikatur (80% der Fälle)

Form des Uteruskavum (=Uterus unicornis unicollis; Abb. 12b). Bei der *Uterusatresie* handelt es sich um ein seltenes Krankheitsbild, wobei anstelle des Uterus ein Strang bzw. die Atresie eines Horns angelegt sind und ein ungewöhnlich kleines Organ tastbar oder mittels Ultraschalldiagnostik bzw. Hysterographie zu diagnostizieren ist, gewöhnlich einseitig gelegen. Ist die Atresie nicht total, so kommt es unter dem Einfluß uteriner Drüsensekretion schon beim Neugeborenen zur Hydrometra entsprechend dem Hydrokolpos (Abb. 12c).

b) Mißbildungen infolge unvollkommener oder fehlender Verschmelzung der Müllerschen Gänge.

Symmetrische Duplikaturen sind Ausdruck der fehlenden Verschmelzung der Müllerschen Gänge. Beim Uterus didelphys (=duplex separatus; Abb. 12d) handelt es sich um 2 gleichgroße Uteri, meist mit Doppelung auch der Vagina. Die Uteri können voll funktionstüchtig sein. Der Uterus duplex bicornis weist eine partielle Fusion des medialen Wandbereiches auf (Abb. 12e), die Vagina kann singulär angelegt oder gedoppelt sein. Beim Uterus bicornis unicollis sind nur die Uterushörner doppelt angelegt,

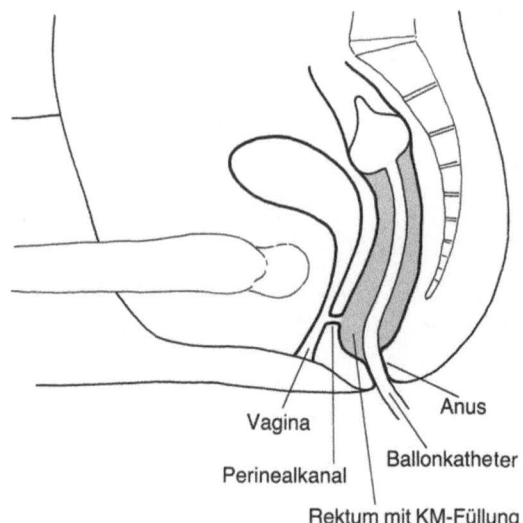

Abb. 11. Methodik bei Kontrastdarstellung der Rektovaginalfistel

Zervix und Vagina jedoch einfach (Abb. 12f). Der Uterus arcuatus stellt schließlich die geringste Ausprägung der Doppelung dar (Abb. 12g).

Asymmetrische Doppelmißbildungen entstehen durch Zurückbleiben einer Anlage hinter dem Wachstum der anderen. Sie führen gelegentlich zur Retention zervikalen Sekrets eines septierten Horns, woraus schon beim Säugling eine Hemihydrometra mit

Fehlbildungen des weiblichen Genitale

Darm- und Blasenentleerungsstörung entsteht [17] (Abb. 12h).

c) Mißbildungen infolge Persistenz des sagittalen Septums. Nach Vereinigung der Müllerschen Gänge persistierte das mediale Septum (Uterus septus; Abb. 12i). Liegt nur eine partielle Teilung des Uteruskavum vor, so handelt es sich um einen Uterus subseptus (Abb. 12j). Nicht selten kann mit der Septierung des Uterus auch eine Doppelung der Zervix und Vagina einhergehen (Abb. 12k), es gibt aber auch hierbei eine einfach angelegte Zervix und Vagina.

d) Entwicklungsdefekte des Uteruskavum. Hierzu gehören *Hypoplasie* (Abb. 12l), ferner der „infantile Uterus", gekennzeichnet durch ein Mißverhältnis zwischen Korpus und Zervix, der Bleistiftuterus und der sternförmige Uterus.

Abb. 12a–l. Mißbildungen des Uterus. **a** Uterusaplasie. **b** Uterus unicornis unicollis (halbseitige Aplasie). **c** Zervixaplasie. **d** Uterus didelphys (Duplikatur, auch der Vagina. **e** Uterus bicornis bicollis (mit doppelter Vagina). **f** Uterus bicornis unicollis. **g** Uterus arcuatus. **h** Asymmetrischer Uterus duplex mit Hemiatresie, Hämatometrokolpos und Hämatosalpinx bei der Menarche. **i** Uterus septus. **j** Uterus subseptus. **k** Uterus septus mit Vaginaduplikatur. **l** Uterushypoplasie

Die wichtigsten Formen dieser Mißbildungen sind in Abb. 12 wiedergegeben. Werden Uterusmißbildungen bis zur Pubertät nicht diagnostiziert, so können bestimmte Formen nach der Menarche zur Hämatometra oder einem Hämatometrokolpos führen.

2.3.4.3 Radiologische Symptome

Die bildgebende Darstellung von Uterusanomalien gelingt heutzutage meist schon orientierend mittels der *Ultraschalldiagnostik*. Hierbei lassen sich Aplasien, Septierung und Duplikaturen, sowie auch pathologische Erweiterungen durch Schleim- bzw. Blutansammlungen (Hydro-, Muko-Hämatometra) bei obstruktiven Mißbildungen gut erkennen. Der relativ häufige Uterus bicornis unicollis erfordert eine subtile sonographische Technik mit transversaler Schallrichtung von der Vagina zum Fundus des verbreiterten Uterus, um den zentralen Kanal in jedem Horn zu erfassen. Die Ultraschalldiagnostik ist der Hysterosalpingographie überlegen in der Darstellung rudimentärer Komponenten, extrauteriner Strukturen und der inneren Struktur des Endometriums (Abb. 7, 13).

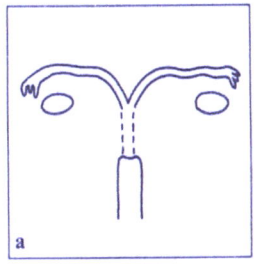
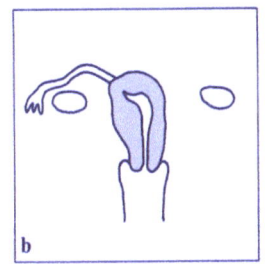
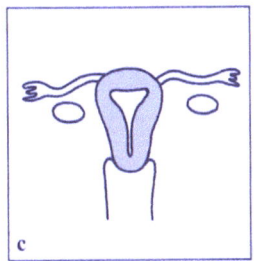
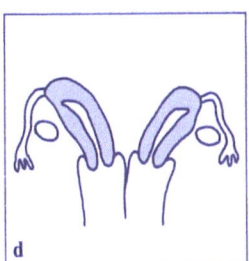
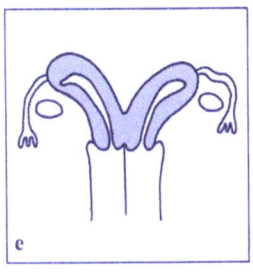
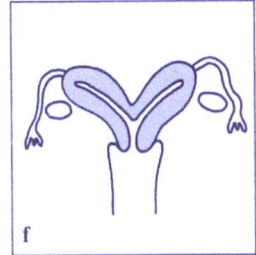
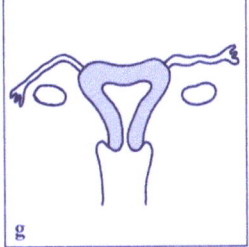
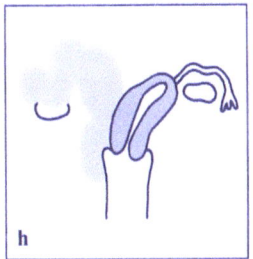
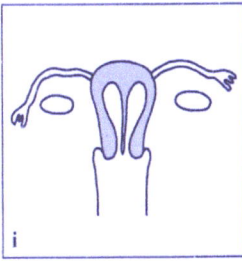
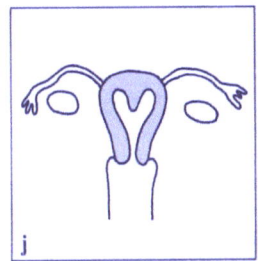
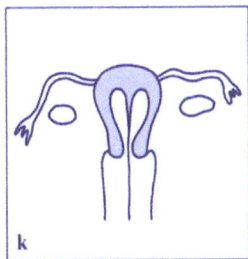
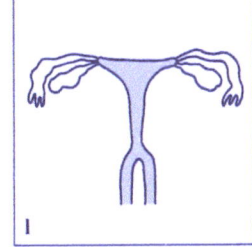

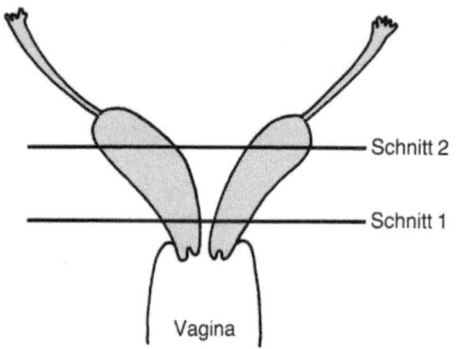

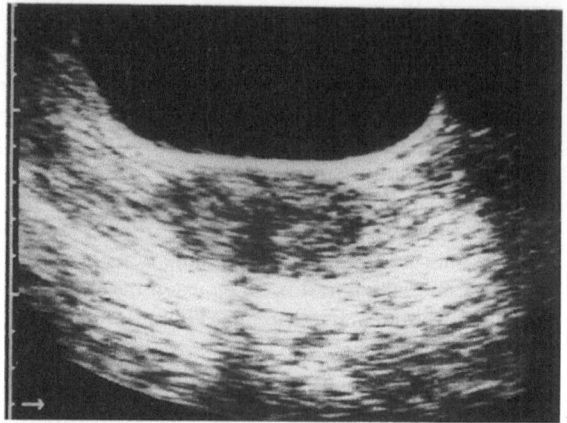

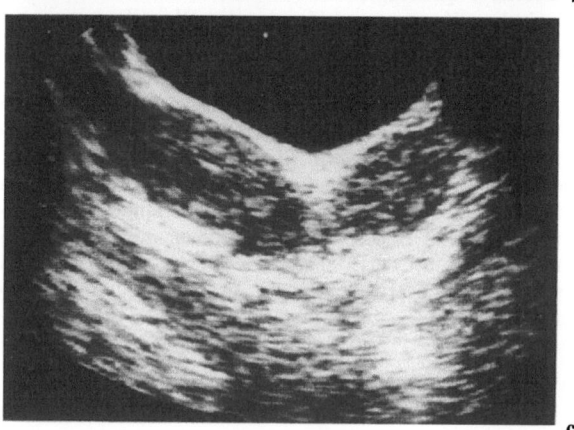

Abb. 13a–c. Ultraschalldiagnostik bei Uterus bicornis bicollis. 24jährige Patientin mit 2 Kindern, deren eines im rechten Horn, das andere im linken ausgetragen wurde. **a** Schnittführung und Situationsskizze. **b** Schnitt 1 **c** Schnitt 2 (Prof. Dr. F. WILLGEROTH, Univ.-Frauenklinik Erlangen, Direktor: Prof. Dr. N. LANG)

Dennoch dürfte, insbesondere bei der Frage der operativen Behandlung, die *Hysterosalpingographie* ihren Platz behaupten. Die Klassifikation in radioanatomischer Hinsicht muß sich zwangsläufig von der pathologisch-anatomischen unterscheiden und am hysterosalpingographischen Bild orientieren. In Tabelle 2 sind die Uterusfehlbildungen nach dem röntgenologischen Erscheinungsbild zusammengestellt.

So zum Beispiel kann die Kontrastdarstellung eines fusiformen Uteruskavum, das von der Beckenmittellinie abweicht, durch 4 Mißbildungen hervorgerufen werden: 1. Uterus unicollis unicornis oder 2. Uterus pseudounicornis, die sich hysterographisch nicht unterscheiden (Abb. 14, 18c). Hierfür ist eine Untersuchung des Harntraktes erforderlich (Ultraschalldiagnostik oder intravenöse Urographie), da dieser beim Uterus unicornis immer normal ist. Ferner 3. durch den Uterus bicornis mit septierter Vagina und 4. Uterus bicornis bicollis, wenn nur ein Uterusmund kanalisiert ist (Abb. 12e).

Von Bedeutung ist daher die sorgfältige Einführung des Spekulum, um ein longitudinales Septum, das die Vagina ganz oder teilweise aufteilt, nicht zu übersehen. Ebenso müssen die vaginalen Fornices gut nach möglicherweise 2 Zervixöffnungen untersucht sein. Beide Vaginal- bzw. Zervikalkanäle werden am besten in einem Untersuchungsgang hintereinander gefüllt, um die darüberliegenden Strukturen (doppeltes Uteruskavum, Tuben) zu analysieren. Der Uterus bicornis bicollis kann nämlich mit 2 Vaginen (septierte Vagina, Abb.12e, 15) oder mit einer Einzelvagina assoziiert sein (Abb. 13).

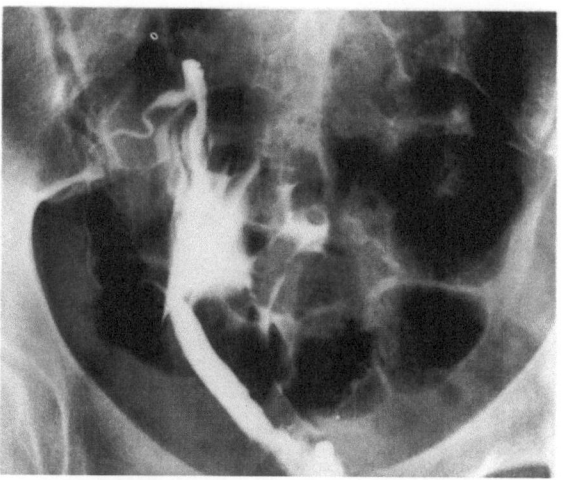

Abb. 14. Hysterosalpingogramm eines Uterus unicornis bei 27jähriger kinderloser Patientin: Einzige Tube durchgängig (Prof. Dr. F. WILLGEROTH, Univ.-Frauenklinik, Erlangen, Direktor: Prof. Dr. N. LANG)

Tabelle 2. Radio-anatomische Klassifikation der Uterusmißbildungen (Nach VINCENZONI et al. [55])

Mißbildung	Röntgenbild (Hysterosalpingographie)	Embryogenese
Agenesie	Fehlen des Zervikalkanals und des Uteruskavum	
Hypoplasie	Zervikalkanal. Kleines deformiertes Kavum. 2 Tuben	Fehlende bzw. anomale Entwicklung der Müllerschen Gänge
Uterus unicornis oder pseudounicornis	Zervikalkanal. Ein spindelförmiges Uteruskavum. 1 Tube	
Uterus bicornis – bicollis mit septierter Vagina oder mit Einzelvagina	2 Zervikalkanäle 2 fusiforme Uteruskava. 2 Tuben	Anomale Fusion der Müllerschen Gänge
Uterus bicornis – unicollis	1 Zervikalkanal. 2 fusiforme Uteruskava. 2 Tuben	Anomale Fusion der Müllerschen Gänge
Uterus septus oder subseptus	1 Zervikalkanal. Doppeltes (geteiltes) Uteruskavum. 2 Tuben	
Uterus arcuatus Uterus communicans	2 kommunizierende Uteruskava. (H-förmiger Uterus). 2 Tuben	Anomale Resorption des medianen Septums

Finden sich hysterosalpingographisch ein singulärer Zervikalkanal und 2 Uteruskava, so kann dies auf 2 Mißbildungsformen hinweisen: Uterus bicornis unicollis (Abb. 12f u. 16), oder komplett septierter Uterus. Die Kontrastbilder sind sich sehr ähnlich. Der einzige Unterschied liegt darin, daß im ersten Fall (Uterus bicornis unicollis) die beiden Uterushälften stärker voneinander getrennt und spindelförmig sind.

Neben dem kompletten Uterusseptum gibt es den sogenannten Uterus subseptus, eine weitere Doppelungsform im Hysterosalpingogramm, die durch unvollständige Resorption der medianen Wand entsteht, dem septierten Uterus ähnlich ist und nur ein kürzeres Septum besitzt. Hierbei kann im Hysterosalpingogramm auch das Uteruskavum bis auf den proximalen Teil des Zervixkanals geteilt erscheinen. Eine Öffnung im Septum gewährleistet dann eine Verbindung zwischen den 2 Hälften. Es handelt sich hierbei um den kommunizierenden septierten Uterus oder sogenannten H-förmigen Uterus.

Ein Kontrastbild des Uteruskavum, das zwar normal in der Form, aber kleiner im Volumen erscheint, entspricht der Hypoplasie (Abb. 17). Hierbei kann das Kavum dreizipflig, T- oder sternförmig sein.

Wegen der häufigen Kombination mit Mißbildungen der harnableitenden Wege ist auch hierbei deren vollständige röntgenologische Abklärung erforderlich. Neuerdings gelingt es mittels der *Kernspintomographie*, Uterusfehlbildungen sicher darzustellen [32].

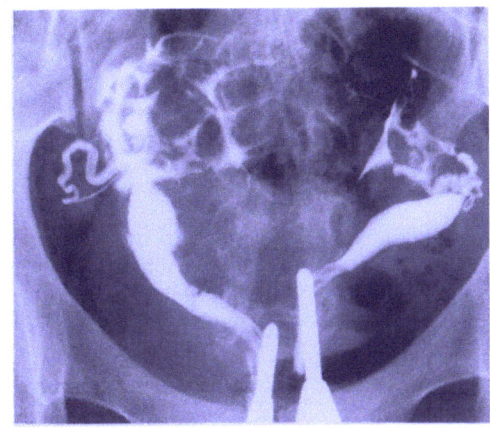

Abb. 15. Hysterosalpingogramm bei Uterus bicornis bicollis und Vagina septa einer 21 Jahre alten Frau. Beide Tuben durchgängig. (Prof. Dr. F. WILLGEROTH, Univ.-Frauenklinik Erlangen, Direktor: Prof. Dr. N. LANG)

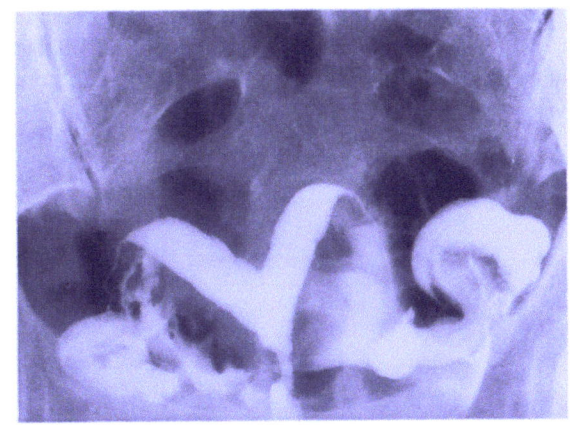

Abb. 16. Uterus bicornis unicollis im Hysterosalpingogramm. 30jährige Frau, beide Tuben durchgängig. (Prof. Dr. F. WILLGEROTH, Univ.-Frauenklinik Erlangen, Direktor: Prof. Dr. N. LANG)

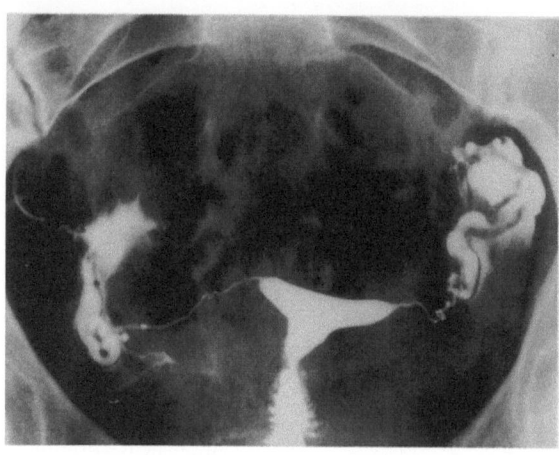

Abb. 17. Dreizipfeliges Cavum uteri. Übergang zum Uterus arcuatus mit geringer Hypoplasie. 19jährige kinderlose Patientin. Beide Tuben durchgängig, Fiederung der Zervix. (Prof. Dr. F. WILLGEROTH, Univ.-Frauenklinik Erlangen, Direktor: Prof. Dr. N. LANG)

2.3.5 Ovar und Tuben

2.3.5.1 Allgemeines, pathologische Anatomie und Klinik

Die Mißbildungen der Tuben und der Ovarien sind sehr selten. 3 Beispiele sind in Abb. 18 wiedergegeben. Akzessorische Tuben kommunizieren in der Regel mit den fimbrienbesetzten Enden der ampullären Teile der gleichseitigen Tuben und verursachen keine Symptome, sind daher nicht behandlungsbedürftig.

Kongenitales Fehlen der Tuben (Aplasie) gibt es partiell bilateral (s. Abb. 18b) oder komplett einseitig. Im letzteren Fall geht die Aplasie mit einer Uterusfehlbildung (Uterus unicornis) und normal angelegten Ovarien einher (Abb. 18c). Aplasie, Atresie (auch partiell) und Hypoplasie, ferner auch die Duplikatur (Tuba supernumeria) werden erst in der Fortpflanzungsphase bedeutsam, da die Patienten steril bleiben, erschwert schwanger werden oder es zu einer Eileiterschwangerschaft kommt.

Das *angeborene Fehlen der Ovarien* führt zur Intersexualität (s. 2.3.6).

Überzählige Ovarien befinden sich außerhalb normal gelegener Ovarien und sind als Duplikatur in der embryologischen Entwicklung der normalen Ovarien anzusehen. Bisher sind 4 Fälle beschrieben [58].

Dislozierte Ovarien entstehen durch den vorzeitigen Abschluß des physiologischen Deszensus im fetalen Leben ein- oder doppelseitig. Beschrieben sind völlig oder teils undeszendierte Ovarien unter der Leber [35] und am unteren Nierenpol [24], nicht so selten finden sich bei Kindern auch *inguinale Ovarien*, die vom nicht deszendierten Hoden abzugrenzen sind und ein weibliches äußeres Genitale zeigen (=inguinale Ektopie). Ein Wangenschleimhautabstrich auf Chromosomen ist ebenso wie eine Biopsie erforderlich.

Die starke Häufung *inguinaler Ovarektopien* im ersten Lebensjahr deutet auf deren kongenitalen Charakter hin: offener Leistenkanal, verkürztes und verdicktes Ligamentum rotundum sind die Voraussetzung bzw. operativ erhobene Befunde. Es handelt sich um eine indirekte Hernie, die zu $2/3$ der Fälle linksseitig, bei $1/10$ beiderseits auftritt und bis in die große Labie gleiten kann. Die klinischen Symptome beschränken sich auf die plötzlich auftretende Schwellung der Leiste oder der großen Labie. Heftige Schmerzen verursachen erst die Torsion oder Inkarzeration, welche eine sofortige Operation erfordern.

Zu den Fehlbildungen der Ovarien sind auch Krankheitszustände zu rechnen, welche Folge einer abnormen Gonadenentwicklung sind. Hierbei werden unterschieden:
Die reine Gonadendysgenesie (Swyer-Syndrom), Sonderformen, und als relativ häufigste Gruppe die *XO-Gonadendysgenesie* (Synonym: Turner-Syndrom).

Diese von TURNER 1938 [52] erstmals beschriebene Symptomentrias des sexuellen Infantilismus mit Minderwuchs, Pterygium colli und des Cubitus valgus wird bei 0,1–0,4% aller Neugeborenen gefunden. Phänotypisch handelt es sich immer um weibliche Individuen mit hypoplastischen inneren und äußeren Genitalorganen. Die Gonaden sind meist nur als bindegewebige Stränge ohne Follikel angelegt (Abb. 18a). Die Gonadotropinausscheidung im Urin ist entsprechend dem durch die Gonadendysgenesie

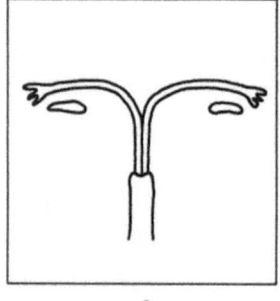
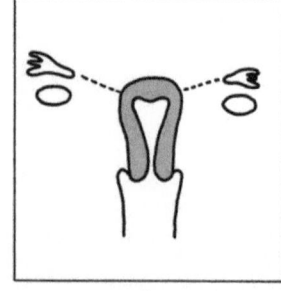
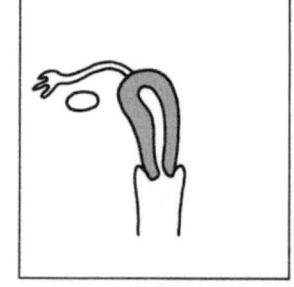

Abb. 18 a–c. Mißbildungen des Ovar und der Tuben. **a** Ovardysgenesie. **b** Partielle Tubenaplasie. **c** Einseitige Tubenaplasie mit Uterus unicornis

bedingten Hypogonadismus mit Fehlen der ovariellen Produktion von Östrogenen erhöht. Zytogenetisch läßt sich meist das Fehlen eines Geschlechtschromosomes, eine X-chromosomale Monosomie und damit ein 45 X-Chromosomensatz nachweisen. Das Kerngeschlecht ist hierbei männlich (100% chromatinnegative Zellen). Das klinische Bild ist variabel und nicht eindeutig durch den Karyotyp bestimmt. Im Neugeborenenalter imponieren zunächst Hand- und Fußrückenödeme, eine Cutis laxa und das sogenannte Flügelfell am Hals mit tiefem Haaransatz. Die klinisch obligaten Symptome des hypergonadotropen Hypogonadismus treten erst nach dem 12. Lebensjahr in den Vordergrund: Primäre Amenorrhö, fehlende Brustentwicklung, Hypoplasie der Geschlechtsorgane, verspätet einsetzende und spärlich ausgeprägte Schambehaarung und Sterilität. Bis auf die kleinen Schamlippen ist das äußere weibliche Genitale normal angelegt.

2.3.5.2 Radiologische Symptome

In der bildgebenden Diagnostik der *Ovarien* ist durch die *Ultraschalldiagnostik* ein großer Fortschritt erzielt worden, da diese die bisher geübte Pneumopelvigraphie erübrigt, risikolos, nicht belastend und wenig aufwendig ist. Die beste Darstellung der Ovarien gelingt bei älteren Klein- und Schulkindern mit gut gefüllter Harnblase mit dem Sektorscanner, während dies bei Säuglingen und jungen Kleinkindern durch die unkontrollierte Blasenentleerung schwieriger ist. Darüber hinaus muß mit enormen Lagevariationen der Eierstöcke gerechnet werden, da diese auch oberhalb des Beckenrandes liegen können. Bei Säuglingen ist dies sogar die Regel. Nach der Geburt liegen die Ovarien entlang dem oberen Rand der hinteren Falte des Ligamentum latum, aber auch zwischen diesem und im unteren Nierenpol [19].

Die Beckenmuskeln (M. obturatorius internus, M. iliopsoas, M. pubococcygeus) können den normalen Ovarien sehr ähneln. So lassen sich die oben genannten Mißbildungen einschließlich der Ovarialhernien ausgezeichnet darstellen [15].

Beim *Turner-Syndrom* sind die Ovarien in der Regel sonographisch nur als streifenförmige, dysplastische Strukturen oder gar nicht darstellbar, der Uterus ist hypoplastisch (Abb. 19). Die röntgenologischen Symptome weisen entsprechend dem klinischen Bild eine enorme Variabilität auf. Der Östrogenmangel bewirkt eine vom Kindes- bis zum Erwachsenenalter zunehmende *Osteoporose aller Skelettabschnitte*.

Am *Schädel* finden sich folgende Veränderungen: Verminderung der Schädelgröße, relative Verkleinerung des Gesichtsschädels im Vergleich zum Hirnschädel, Verkleinerung des Oberkiefers gegenüber einer relativen Vergrößerung und Verdickung der Unterkieferknochen, eine kleine Sella, Verkalkung des Ligamentum petroclinoideum schon bei Patienten unter 20 Jahren, Hyperpneumatisation der Keilbeinhöhle, gelegentlich auch der Stirnhöhlen, Hypopneumatisation der Warzenfortsatzzellen und ein vergrößerter Basiswinkel des Schädels von 136–146° (Normalwert 131–135°). Die typischen Veränderungen an der *Hand* treten erst mit zunehmendem Alter auf (Abb. 20). Die rarefizierte grobe retikuläre Bälkchenstruktur der Handwurzelknochen bekommt mit weiteren klinischen und röntgenologischen Symptomen einen hohen Spezifitätsgrad. Das positive *Karpalzeichen* besteht aus einem unter 120° abgeflachten Karpalwinkel bei einem Normalwert von 131.5°. Ferner kann es zur radiokarpalen Winkelbildung kommen, ähnlich der beim Blount-Syndrom, die als Folge des Mangelwachstums und einer frühen Fusion der inneren Hälfte der distalen Radiusepiphyse angesehen wird. Beschrieben sind ferner Fusion von Handwurzelknochen, abnormale Form der distalen Phalanx des Daumens und Trommelschlegelfinger. Das *posi-*

Abb. 19a, b. Turner-Syndrom (klinisch gesichert) bei 22 Jahre alter Patientin. Ultraschalldiagnostik. **a** Längsschnitt über der Blase: retrovesikal hypoplastischer Uterus mit einem Korpus-Kollum-Verhältnis von 1:1 (*markiert*), kaudal davon die Vagina. **b** Querschnitt: markiert der hypoplastische Uterus mit strichförmigen Adnexen. Ovarien sonographisch nicht darstellbar

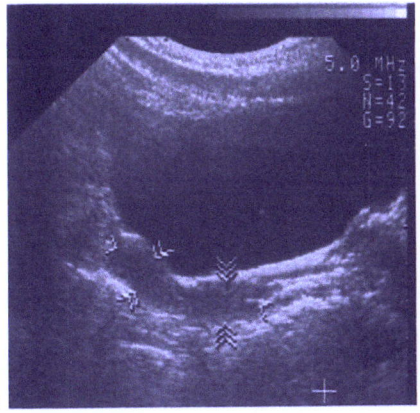
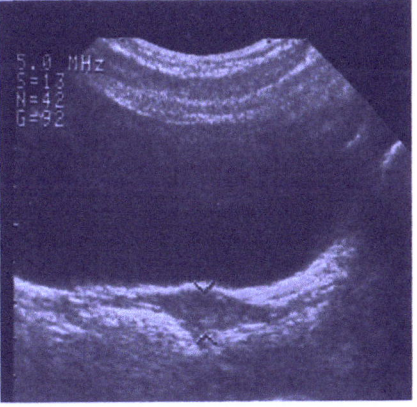

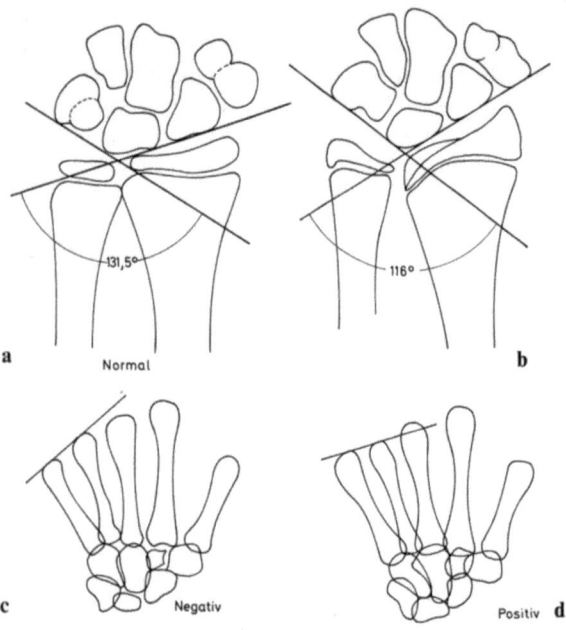
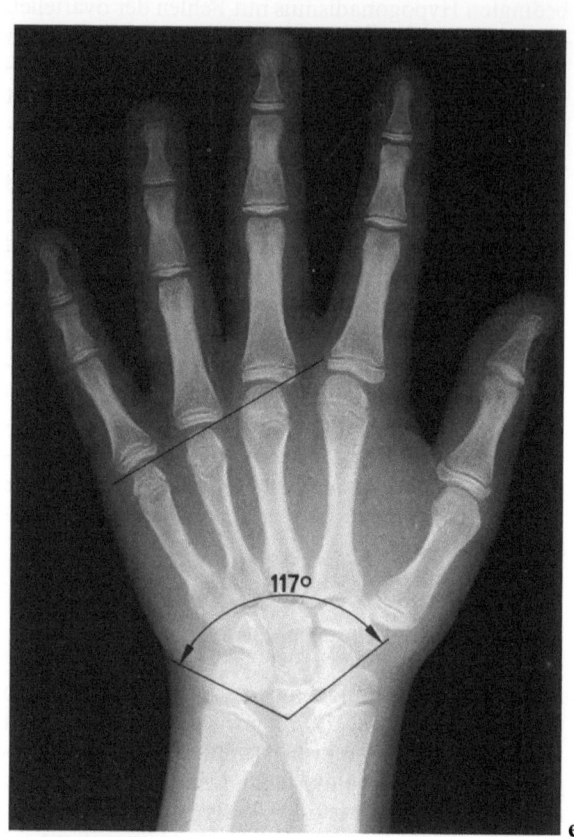

Abb. 20a–e. Handveränderungen im Röntgenbild bei Turner Syndrom: **a** und **b** Karpalzeichen, normal und pathologisch. **c** und **d** Metakarpalzeichen normal und pathologisch. **e** Beispiel einer Handaufnahme bei Turner-Syndrom (16 Jahre altes Mädchen) Osteoporose der Handwurzel, madelungähnliche Abschrägung der distalen Epi- und Metaphysen v. Radius u. Ulna gegeneinander. Skelettalter 11 Jahre, Retardierung um 5 Jahre

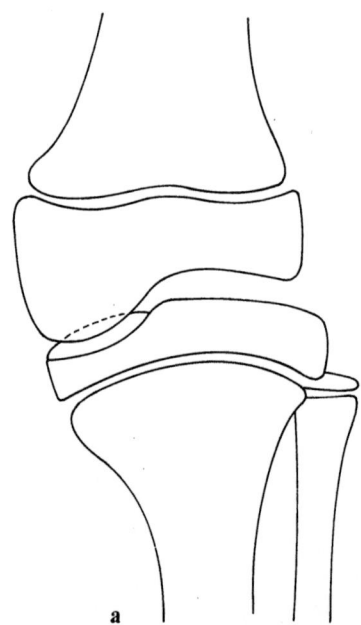
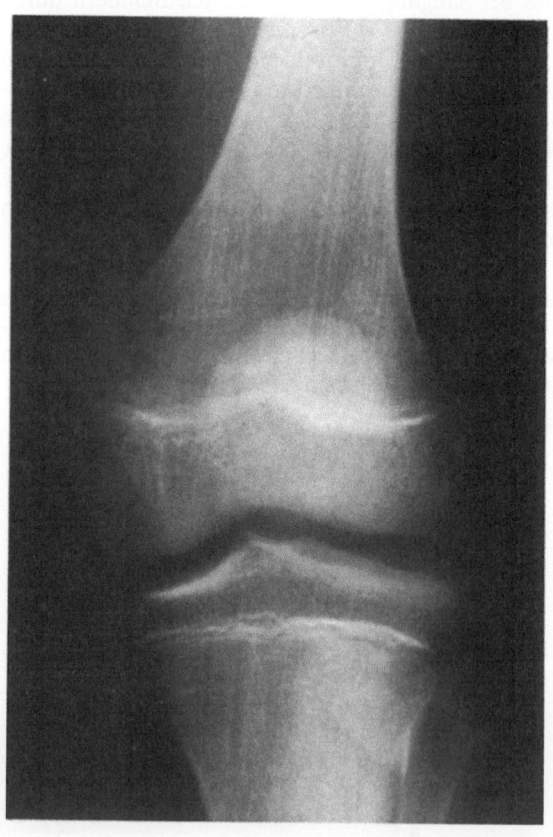

Abb. 21a, b. Kniegelenksveränderungen im Röntgenbild bei Turner-Syndrom (Kosowiczsches Zeichen) **a** schematisch, **b** Röntgenbild bei 12jährigem Mädchen

tive Metakarpalzeichen, eine Verkürzung des 4., gelegentlich auch des 5. Metakarpale, wird erst mit zunehmender Handskelettentwicklung manifest [61].

Das *Knochenalter* ist bis zur Pubertät normal bis leicht retardiert, vom 13.–14. Lebensjahr an sistiert es regelmäßig und bleibt hinter dem Lebensalter zurück. Der Epiphysenschluß erfolgt deutlich verzögert und zwar zwischen dem 20. und 26. Lebensjahr, anstatt zwischen dem 14. und 16.

Am *Ellenbogen* findet sich ein Cubitus valgus, am *Kniegelenk* bei $^2/_3$ der Patienten das sog. Kosowiczsche Zeichen: Verbreiterung und Deformierung der medialen Femurkondylen bei entsprechender Abflachung der gegenüberliegenden Tibiakondylen [30] (Abb. 21). Im lateralen Anteil der distalen Femurepiphysen können punktförmige Strukturverdichtungen vorhanden sein, unregelmäßige Metaphysen- und Epiphysenbegrenzungen.

Die Veränderungen im Bereich der *Fußwurzel* ähneln denen der Hand: positives Metatarsalzeichen, Fusion von Tarsalia oder Phalangealgelenken und ein Pes cavus.

Im Bereich des *knöchernen Thorax* lassen sich Mißbildungen der Rippen, Überzahl von Rippen, Fusion der Sternumelemente oder Hühnerbrust nachweisen. Die lateralen Enden der Claviculae können hypoplastisch sein.

Auch im Bereich der *Wirbelsäule* kommt es häufig zu Veränderungen: Fusion von Halswirbeln, Skoliose und Kyphose, quadratische Lendenwirbelkörper, Hypoplasie des Wirbelbogens von C 1 und der Kreuzbeinquerfortsätze, Platyspondylie, später Osteochondrose bzw. Scheuermannsche Krankheit sind beschrieben.

Die innere Kontur des *Beckens* zeigt eine männliche Konfiguration. Darüber hinaus findet sich ein verzögerter Epiphysenschluß an den Femurköpfen und ein verspätetes Auftreten der Darmbeinapophysen durch den Einfluß der gonadalen Steroide. Fehlte deren Sekretion völlig, so unterbleibt die Apophysenossifikation. Normalerweise beginnt diese spätestens 6 Monate nach der Menarche, und die Fusion ist mit dem 21. Lebensjahr beendet. Schließlich dient die Beckenaufnahme auch der Erfassung von Kalkherden im Bereich der rudimentären Gonaden, ein Hinweis auf ein Gonadoblastom, das sich damit röntgenologisch bedeutend früher als klinisch manifestiert [31].

An den *langen Röhrenknochen* fällt die relative Länge der oberen Extremitäten im Vergleich zu den unteren als Ausdruck des unproportionierten Minderwuchses auf.

Häufige Begleitmißbildungen des *Herzens und der großen Gefäße* sind die Aortenisthmusstenose und der Ventrikelseptumdefekt. Da die Lebenserwartung der Turner-Patienten oft von der Art des Herzfehlers abhängt, sollte routinemäßig eine kardiologische Röntgenuntersuchung erfolgen.

Im Gegensatz zu den Herzfehlern bleiben die *Mißbildungen des Harntraktes* von Turner-Patienten meistens klinisch stumm. Die Häufigkeit von Nierenmißbildungen beim Turner-Syndrom macht die routinemäßige i.v. Urographie erforderlich. Die Angaben bezüglich der Häufigkeit schwanken zwischen 39% und 100% [2]. Als häufigste Mißbildungen sind beschrieben: Rotationsanomalien, Hufeisenniere und Doppelniere, ein- oder doppelseitige Nierenagenesie, Nierenhypoplasie, polyzystische Nierenerkrankungen und Hydronephrosen.

Bei der Ultraschalldiagnostik ist zu berücksichtigen, daß sich der infantile Uterus nur bei unbehandelten Fällen findet (Abb. 19), während östrogenbehandelte Patienten eine normale Uterusgröße aufweisen.

Die häufigste Anomalie der *Tuben,* nämlich die Hypoplasie mit langen und dünnen Tuben, wird durch die Salpingographie diagnostiziert.

2.3.6 Intersexualität

2.3.6.1 Allgemeines

Unter Intersexualität wird ein äußeres Genitale verstanden, das weder eindeutig männlich noch weiblich ist. Im weiteren Sinne sind jedoch auch alle Störungen der pränatalen Geschlechtsdifferenzierung dazuzurechnen. Nach modernen Gesichtspunkten werden heute 3 große Gruppen unterschieden:

a) abnormale *Gonaden*entwicklung als Folge eines abnormen Geschlechtschromosomensatzes und konsekutiver Genitalanomalie (z.B. echter Hermaphroditismus).

Nach dieser Einteilung müßte auch das Turner- und Klinefelter-Syndrom der Intersexualität zugerechnet werden, was aber von manchen Autoren abgelehnt wird, da bei diesen weder das äußere Genitale noch die Gonaden zwitterig sind. Vielmehr sind beide zwar mangelhaft entwickelt, zeigen aber eine gleichlaufende und eindeutige Differenzierung im Sinne des weiblichen oder männlichen Geschlechts [22].

b) Abnormale *Genital*entwicklung bei normalen Testes und männlichem Chromosomensatz (Pseudohermaphroditismus masculinus) und

c) abnormale Genitalentwicklung bei normalen Ovarien und normalem weiblichen Chromosomensatz (Pseudohermaphroditismus femininus).

Die Häufigkeit der Intersexualität beträgt 1:1500 Geburten.

2.3.6.2 Klinik

Zur Untersuchung gelangen bereits Neugeborene und auch Kleinkinder, deren äußeres Genitale Schwierigkeiten in der Geschlechtszuordnung bereitet: inguinale oder labiale Vorwölbungen, besonders bei fehlendem Hodendeszensus oder bei der Frage nach Ovarien; Klitorishypertrophie oder Mikropenis (Abb. 22), Salzverlust-Syndrom (adrenogenitales Syndrom) und Genitalanomalien in der Familie sind weitere Indikationen. Bei Kindern über 4 Jahren ist die Harninkontinenz das klinische Leitsymptom bei bis dahin nicht erkanntem Sinus urogenitalis [47], in der Regel als „Enuresis" fehldeutet, oder die „Pseudo-Harnwegsinfektion" [1].

Die *diagnostischen Maßnahmen bei Intersexualität* bestehen aus der

a) klinischen Untersuchung: anamnestische und genetische Daten, äußeres Genitale, Körperhabitus

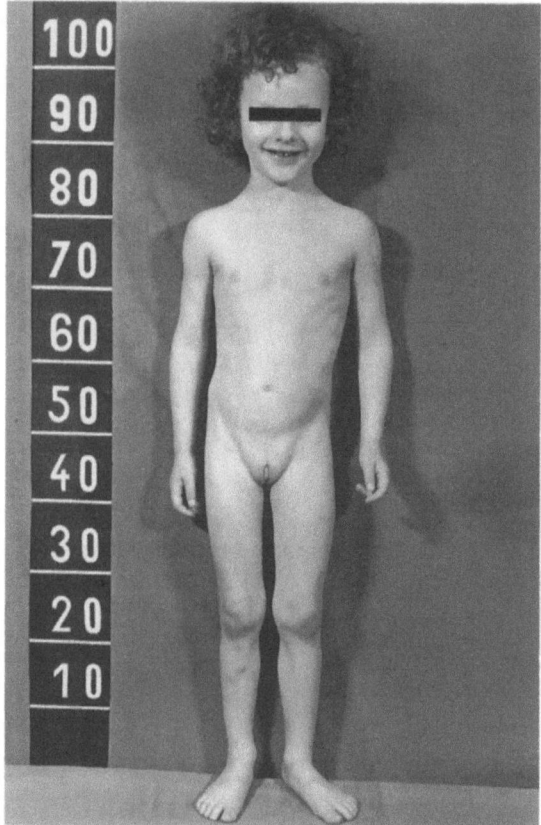

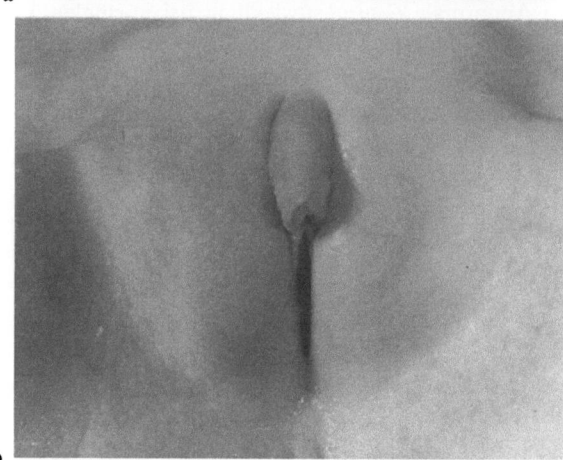

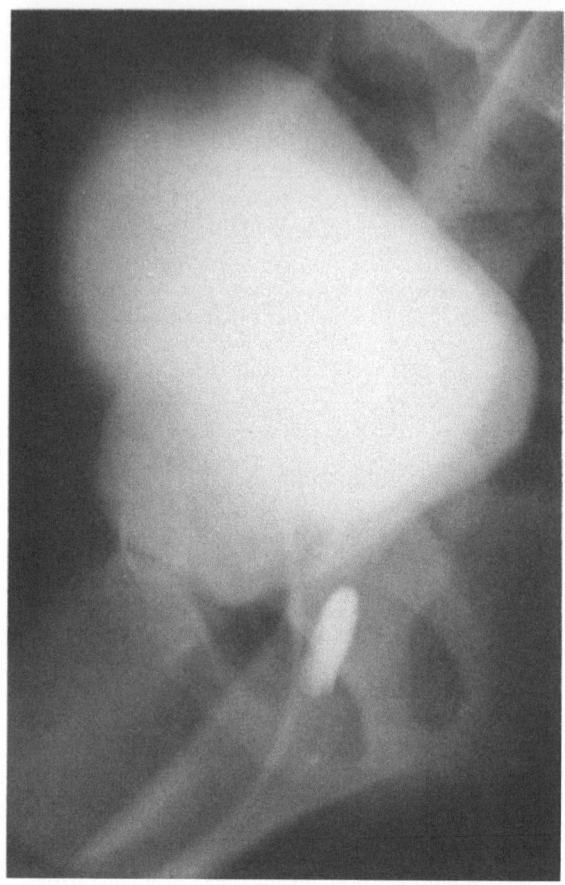

Abb. 22 a–c. Klitorishypertrophie bei intersexuellem Genitale Typ IV (Nach SHOPFNER). Klinisch: Pseudohermaphroditismus masculinus. **a** Ganzkörperfoto. **b** äußeres Genitale **c** Kolpozystographie: männliche Urethra, Füllung einer hypoplastischen Vagina

e) Bestimmung des Knochenalters und Erfassung assoziierter Mißbildungen
f) diagnostischen Biopsie durch Laparotomie in Zweifelsfällen. Diese sowie die Laparoskopie werden erst an letzter Stelle eingesetzt, während die Urethroskopie die direkte Inspektion ermöglicht und gelegentlich den Nachweis von Vaginalschleimhaut, portioähnlichen Gebilden, Fisteln oder einem Colliculus seminalis erlaubt, für die plastische Darstellung der genitalen Hohlorgane aber weniger geeignet ist.

Als letztes sind die psychologische Untersuchung mit Feststellung der für das Kind günstigsten Geschlechtsrolle und die juristischen Aspekte zu erwähnen.

Die *klinische Symptomatik des adrenogenitalen Syndroms* ist altersabhängig. Beim Neugeborenen führt das intersexuelle Genitale wegen der phallusähnlichen Klitoris oft zu falscher Geschlechtsbestimmung (Abb. 1). Leitsymptome sind das Erbrechen mit konsekutiver Exsikkose, Gewichtsverlust und Lethargie. Allein die Inspektion des Genitale kann das Kind vor einer nicht-indizierten Röntgenuntersuchung des Magen-Darm-Traktes bewahren. Unerkannt führt

b) Laboruntersuchung: chromatin- und Kerngeschlechtsbestimmung, Serumelektrolyte
c) endokrinologischen Untersuchung: Hormonuntersuchungen, Serum- und Urinsteroide, HCG-(pregnyl)-Test, ACTH-Test, Androgenbindung, Gonadotropin-Bestimmung (LH, FSH)
d) Untersuchung des inneren Genitale mit bildgebenden Methoden zur morphologisch-anatomichen Darstellung des Urogenitaltraktes. Hierzu gehören die Ultraschalldiagnostik, die i.v.-Urographie, die Miktions-Zysto-Urethrographie, die Hysterosalpingographie und die Kolpozystographie. Für letztere sind verschiedene Methoden angegeben, die in Abb. 23 zusammengestellt sind

das AGS zum Tode. Die erworbene Form kann unbehandelt zu weitgehender körperlicher Vermännlichung mit Klitorishypertrophie führen. Es kommt dann zu beschleunigtem, jedoch zu früh sistierendem Wachstum, kräftiger Muskelentwicklung, Minderwuchs, kurzen Extremitäten und bei akzeleriertem Knochenalter zu vorzeitigem Epiphysenverschluß.

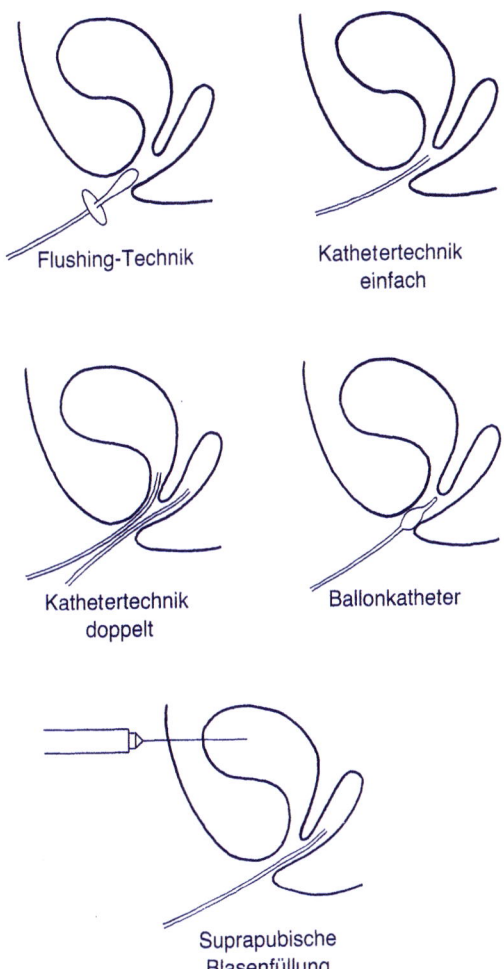

Abb. 23. Röntgenologische Untersuchungstechnik bei Sinus urogenitalis (Intersexualität)

2.3.6.3 Pathologische Anatomie

Die Vielgestaltigkeit bisexuell geprägter Genitalia macht die Kenntnis der intersexuellen 5 Grundtypen erforderlich, die vom rein weiblichen bis zum rein männlichen Aussehen reichen. Der Sinus urogenitalis stellt einen gemeinsamen Mündungsbereich von Harnblase und Wolffschen Gängen dar, bei denen sich aus dem oberen Bereich bei Mädchen die Urethra und Skenegänge, bei Jungen die Prostata bildet, während aus dem unteren Bereich das Vestibulum vaginae entsteht.

Die wichtigsten Krankheitsbilder bei Intersexualität und deren klinisch-laboratorische Merkmale sind in Tabelle 3 zusammengestellt.

Beim *echten Hermaphroditismus* sind Hoden und Eierstöcke angelegt. Während die Spermiogenese fehlt, finden sich im Ovar reife Eizellen, jedoch ist die endokrine Funktion beider Keimdrüsen erhalten. Die Müllerschen und Wolffschen Gänge sind entsprechend der Ausprägung der Gonade der jeweiligen Seite differenziert oder zurückgebildet. Bei der lateralen Form findet sich auf der einen Seite ein Hoden, auf der anderen ein Ovar, bei der bilateralen Form sind beiderseits Ovotestes ausgebildet, bei der unilateralen Form Ovotestis auf der einen Seite, Hoden oder Ovar auf der anderen Seite. Der Uterus ist meist dys- oder hypoplastisch, die Vagina normal bis verengt, bei Pendelurin zur Blase gelegentlich auch erweitert [1].

Die *testikuläre Feminisierung* ist embryologisch charakterisiert durch eine Entwicklungshemmung der Wolffschen Gänge, betrifft somit chromosomal und gonadal männliche Individuen. Das Vorhandensein von Hoden verhindert aber die Differenzierung des oberen Anteils der Müllerschen Gänge (Uterus, Tuben). Da die Androgenstimulation ausbleibt, entwickeln sich phänotypisch weibliche Individuen. Im Kindesalter kommen diese häufig wegen Leistenhernien zum Kinderchirurgen, in der Pubertät bleibt die Scham- und Achselbehaarung aus, aber es kommt zum Brustwachstum und zum Ausbleiben der Menarche, als Erwachsene bleiben die Betroffenen steril. Die Vagina endet blind, der Uterus fehlt und die Tuben und Ovarien sind sonographisch und laparoskopisch nicht nachweisbar. Dagegen finden sich Hoden im Leistenkanal (bei 60% der Patienten), in den großen Labien und im Abdomen (je 20%). Sind sie deszendiert, ist das Aussehen eher zwittrig als weiblich mit penisähnlicher Klitoris.

Tabelle 3. Zuordnung der verschiedenen Intersexualitätstypen zum morphologischen Typ

Syndrom	Äußeres Genitale	Gonade	Chromatin	Kerngeschlecht	Röntgenolog. Typ nach SHOPFNER
Pseudohermaphroditismus masculinus	Intersexuell	Testes	Negativ	Männlich	III + IV
Testikuläre Feminisierung	Weiblich-intersexuell	Testes	Negativ	Männlich	III + IV
Pseudohermaphroditismus femininus	Intersexuell	Ovar	Positiv	Weiblich	II
AGS bei Mädchen	Männlich-intersexuell	Ovar	Positiv	Weiblich	II + III
Echter Hermaphroditismus	Intersexuell	Mischgonade	Meist positiv	XX, XY, XX-XY	III + IV

Beim *Pseudohermaphroditismus masculinus* sind Hoden angelegt, das Kerngeschlecht ist negativ, der Karyotyp zeigt normale XY-Konfiguration. Die Ausprägung der Zwitterform ist unterschiedlich und umfaßt morphologisch ein breiteres Spektrum als es Tabelle 3 wiedergibt. Ein vorwiegend weibliches Genitale wird verursacht durch ein Skrotum ähnlich den großen Labien, einem stummelartig verkürzten Penis (Abb. 22), durch eine enge Vagina und einen hypoplastischen Uterus mit Tuben. Die Hoden sind meist schwach deszendiert im Inguinalkanal. Die Entwicklung der Brüste fehlt, die Behaarung ist spärlich und wirkt weiblich. Dagegen kommt auch ein vorwiegend männliches Genitale vor mit männlichem äußeren Aspekt einschließlich der Behaarung, mit normal großem Penis und Hypospadie, fast normal großer Vagina und Uterus mit Tuben. Die fehlgebildeten Testes finden sich am Ort der Ovarien. Hernien sind häufig. Es besteht Amenorrhö.

Beim *Pseudohermaphroditismus femininus* existieren als Gonaden Ovarien, das Kerngeschlecht ist positiv. Der Karyotyp ist mit XX-Konfiguration normal. Anstelle der Klitoris findet sich ein etwas kleiner Penis. Die Urethramündung liegt an der Basis des Penis (oder normal), dahinter die großen Labien mit nur kleiner Öffnung für die Urethra und den Introitus vaginae bzw. den Sinus urogenitalis. Der Uterus, Tuben und Ovarien sind normal, es besteht weibliche Behaarung und Brustentwicklung, regelrecht ist oft auch die Menstruation. Häufig sind assoziierte Mißbildungen der Harnorgane (Nierenagenesie) oder am Magen-Darm-Trakt (Analagenesie, Rektovaginalfistel). Zu ersteren gehört auch das Syndrom der vaginalen Urethra, Klitorishypertrophie und zusätzlichen Phallus-Urethra, das bisher 19mal beschrieben ist [25].

Das *adrenogenitale Syndrom*, die angeborene Hyperplasie der Nebennierenrinde, ist die häufigste Ursache von zweideutig entwickelten Genitalien bei weiblichen Individuen. Sie kann als hormonal induzierter Pseudohermaphroditismus definiert werden, wobei Chromosomen und Kerngeschlecht den Gonaden entsprechen, jedoch eine genetisch bedingte Enzymopathie schon embryonal zu einer Nebennierenrindenhyperplasie infolge pathologischer Nebennierenrinden-Hormonbildung mit gegengeschlechtlicher Entwicklung bei weiblichen Feten führt. Die 17-Ketosteroide sind daher immer erhöht. Im Gegensatz zum AGS wird die erworbene Form durch Nebennierengeschwülste oder virilisierende Ovarialtumoren hervorgerufen.

2.3.6.4 Radiologische Symptome

Die Röntgendiagnostik ist für eine korrekte Zuordnung unerläßlich [7]. SHOPFNER hat 1970 sechs Typen nach röntgenmorphologischen Gesichtspunkten herausgestellt, die an der Unterteilung zwischen dem männlichen und dem weiblichen Typ festhalten und teilweise Zwischenstufen der Praderschen Typen darstellen [45]. Sie sind in Abb. 24 dargestellt und für die Röntgendiagnostik ebenso wie für nachfolgende Operationsplanung noch heute aktuell. Eine Markierung der äußeren Öffnung des Sinus urogenitalis mittels Bleimarke ist für den Operateur eine wertvolle Hilfe.

Unter *Typ I* (Abb. 1) sind alle Formen enthalten, die bei normal entwickeltem weiblichen Genitale lediglich eine Klitorishypertrophie und eine gemeinsame Öffnung für getrennte Mündungen von Urethra und Vagina als „Orificium vestibuli" aufweisen. Die Klitorishypertrophie wird aus kosmetischen Gründen chirurgisch korrigiert.

Beim *Typ II* tritt erstmalig ein Sinus urogenitalis auf, der eng und trichterförmig ist. Die Urethra mündet hoch, bei testikulärer Feminisierung (Abb. 25) auch tiefer in den Sinus.

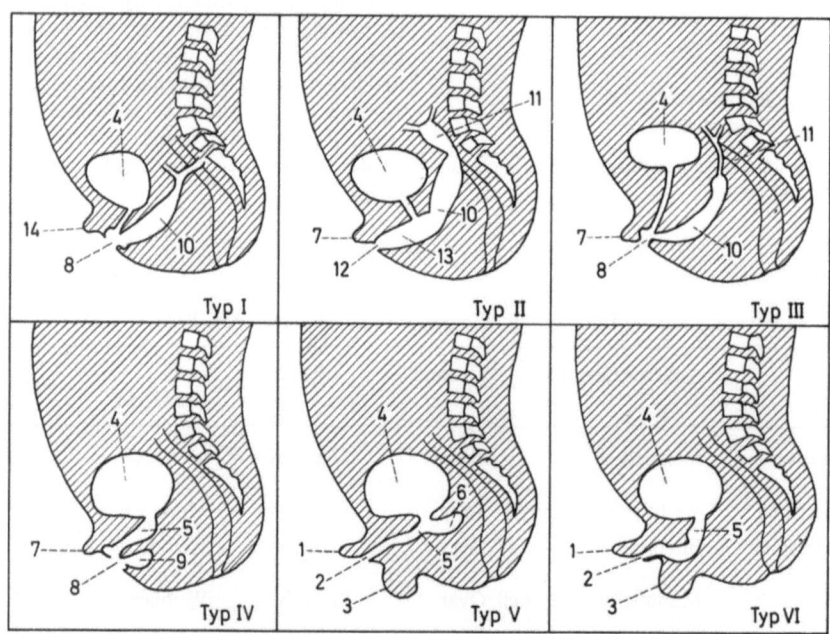

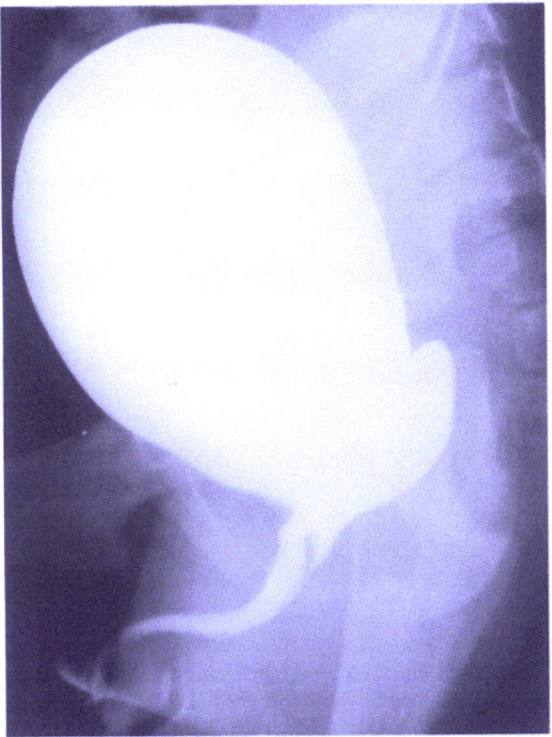

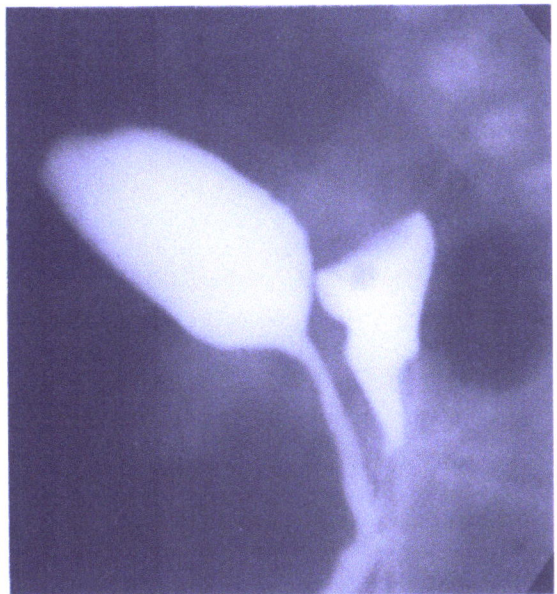

Abb. 25. Sinus urogenitalis bei adrenogenitalem Syndrom. Typ II nach SHOPFNER [45]. 3 Jahre altes Mädchen, hochsitzende Vereinigung der Ausführungsgänge von Urethra und Vagina

Abb. 26. Sinus urogenitalis mit tiefer Vereinigung der Mündungen von Vagina und Uterus. Typ III nach SHOPFNER [45]: tiefsitzende Mündung von Urethra und Vagina. Eindellung der Vagina durch die Cervix uteri (5 Jahre altes Mädchen)

Abb. 24. Stadieneinteilung des intersexuellen Genitale (Nach SHOPFNER [45]).
Type I Klitorishypertrophie. Orificium vestibuli externum mit getrennten Mündungen von Urethra und Vagina.
Typ II Weiblicher Pseudohermaphroditismus. Phallus mit Öffnung an der Basis. Verschmelzung der Labioskrotalfalten. Sinus urogenitalis mit normaler Vagina und hoher Urethramündung, normaler Uterus mit Ovarien.
Typ III Männlicher Pseudohermaphroditismus oder echter Hermaphroditismus, ferner auch vorkommend bei testikulärer Feminisierung. Phallus. Sinus urogenitalis mit tiefer gemeinsamer Mündung von Vagina und Urethra. Uterus. Testikuläres Gewebe. Eine Öffnung im Perineum.
Type IV Echter Hermaphroditismus, männlicher Pseudohermaphroditismus oder testikuläre Feminisierung. Phallus. Perineale Öffnung, männliche Urethra, in die die hypoplastische Vagina einmündet. Hypoplasie des Uterus. Testikuläres Gewebe.
Typ V. Utriculus prostaticus. Hypospadie mit entsprechend verkürzter männlicher Urethra. Leistenhoden.
Typ VI Unvollständige Maskulinisierung. Hypospadie, kurze männliche Urethra. Oft nicht deszendierte Hoden. *1* Penis, *2* Orificium externum urethrae, *3* Skrotum, *4* Harnblase, *5* Urethra, *6* Utriculus masculinus, *7* Phallus, *8* Orificium vestibuli, *9* hypoplastische Vagina, *10* normal große Vagina, *11* Uterus, *12* Orificium des Sinus urogenitalis, *13* Sinus urogenitalis, *14* Klitorishypertrophie

Typ III wird (mit Typ IV) am häufigsten bei echten Zwittern, aber auch beim männlichen Pseudohermaphroditismus angetroffen. Mit den folgenden beiden Typen ist er Folge der unvollständigen sekundären Induktion, die übrigen (I, II und IV) der unvollständigen tertiären Induktion. Hier mündet die Urethra tief (Abb. 26).

Typ IV zeigt bereits eine männliche, ins Perineum mündende Urethra, Vagina und Uterus sind hypoplastisch (Abb. 22c u. 27).

Weiter in Richtung der Maskulinisierung führt der *Typ V,* dessen Urethra männlich und normal lang ist, aber an der Peniswurzel (ventral) mündet (Hypospadia penis). Der hierbei zugehörige Utriculus prostaticus hat insofern eine diagnostische Bedeutung, weil dessen Nachweis echte Hermaphroditen ausschließt, wohingegen bei diesen auch Hypospadie und Leistenhoden vorkommen (Abb. 28).

Beim *Typ VI* schließlich findet sich infolge der Hypospadie eine kurze männliche Urethra (unvollständige Maskulinisierung).

Die *radiologischen Symptome beim adrenogenitalen Syndrom* sind variabel, entsprechen denen des Pseudohermaphroditismus femininus, somit dem Typ II nach SHOPFNER, reichen aber bis zum Typ IV oder – je nach Alter und fehlender Behandlung – auch noch weiter in Richtung der Maskulinisierung (Abb. 25).

Beim *Neugeborenen* zeichnet sich die Abdomenübersichtsaufnahme durch ein luftarmes Abdomen aus, hervorgerufen durch Brechattacken, eine Pylo-

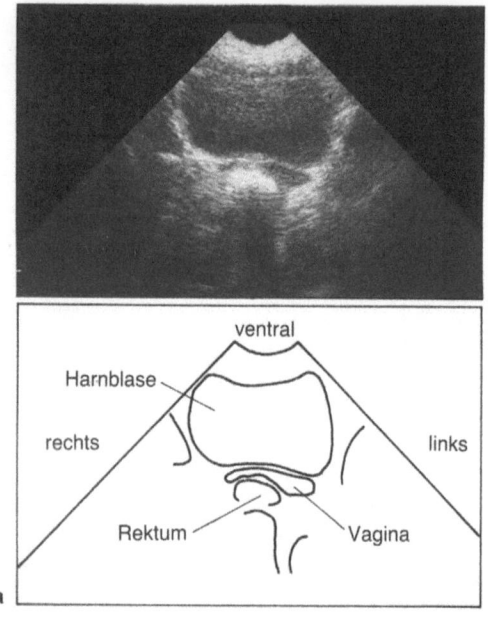
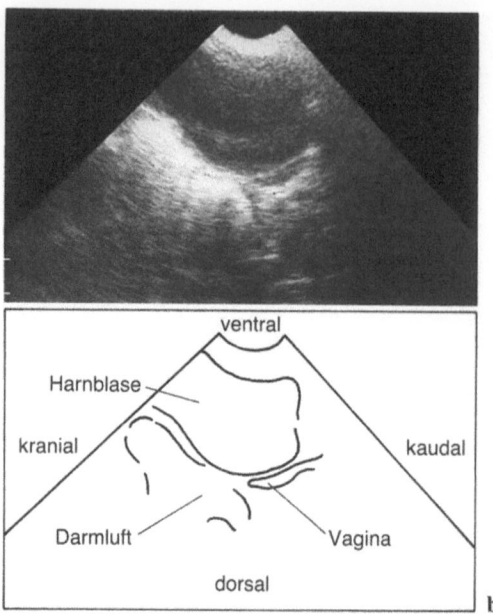
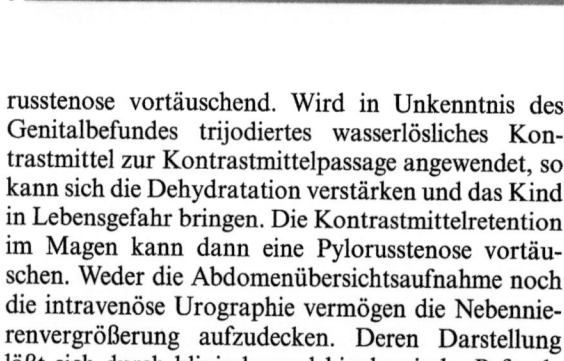

Abb. 27 a–c. Intersexuelles Genitale Typ IV bei 2½jährigem Knaben. **a** Sonogramm im Querschnitt durch die Harnblase. Dorsal derselben findet sich etwas links der Mittellinie eine Vagina. **b** Längsschnitt durch die Harnblase: Längs angeschnittene Vagina. Kein Uterus nachweisbar. **c** MCU: Dorsal der entleerten Harnblase (*H*) füllt sich eine hypoplastische Vagina (*V*). Männliche Urethra (Dr. K. SCHNEIDER, Röntgenabteilung der Univ.-Kinderklinik München, Akad. Direktor Dr. H. FENDEL)

russtenose vortäuschend. Wird in Unkenntnis des Genitalbefundes trijodiertes wasserlösliches Kontrastmittel zur Kontrastmittelpassage angewendet, so kann sich die Dehydratation verstärken und das Kind in Lebensgefahr bringen. Die Kontrastmittelretention im Magen kann dann eine Pylorusstenose vortäuschen. Weder die Abdomenübersichtsaufnahme noch die intravenöse Urographie vermögen die Nebennierenvergrößerung aufzudecken. Deren Darstellung läßt sich durch klinische und biochemische Befunde und mittels der Ultraschalldiagnostik sichern.

Die einzige Röntgenuntersuchung mit absoluter Indikation ist die *Genitographie*. Sie wird bei *Knaben* erst vor dem Schulalter, bei *Mädchen* in der Präpubertät erforderlich. Aus ihrem Ergebnis ist auch die Frage eines chirurgischen Eingriffes abzuleiten, mit dem eine völlige Korrektur des Genitale möglich ist. Von Bedeutung ist die röntgenologische Kontrolluntersuchung unter der langfristigen Substitutionstherapie: Regelmäßig sind Knochenalterbestimmungen durch Handaufnahmen erforderlich. Wird das Skelettalter auf dem Stand des chronologischen Alters gehalten, so bleibt das Längenwachstum des Patienten zurück; richtet sich die Therapie nach der Normalisierung des Längenwachstums, so akzeleriert das Knochenalter.

Differentialdiagnostisch ist das adrenogenitale Syndrom gegenüber dem seltenen Pseudohermaphroditismus femininus durch die erhöhten 17-Ketosteroide zu sichern. Ferner müssen virilisierende Nebennierenrindentumoren und Formen ohne kongenitale Nebennierenrindenhyperplasie (mit peniler Urethra und extragenitalen Mißbildungen) sowie exogene Formen infolge Hormonbehandlung der Mutter in der Schwangerschaft oder endogene Formen infolge hormonaktiver Tumoren während der Schwangerschaft mit induzierter Virilisierung in utero berücksichtigt werden.

Die Diagnostik mit bildgebenden Methoden ist bei allen auf Intersexualität verdächtigen Patienten ein fester Baustein in der Sicherung der Diagnose und

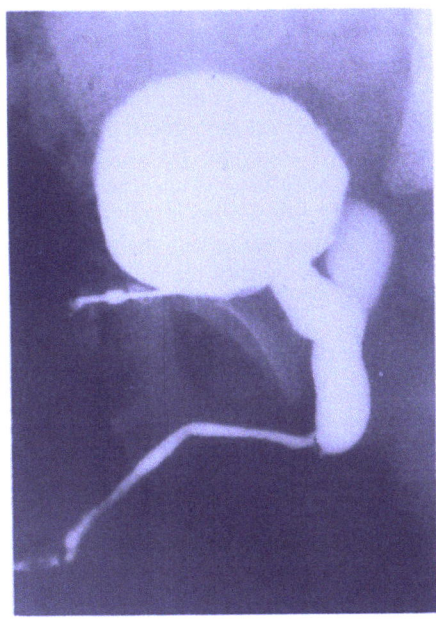

Abb. 28. Utriculus prostaticus beim MCU mittels suprapubischer Blasenfüllung. Typ V nach SHOPFNER (8 Monate alter männl. Säugling). Zufallsbefund bei Ureterostiumstenose

des Types. Für den Kinderchirurgen ist sie unabdingbare Voraussetzung für die Planung der operativ-plastischen Korrektur.

2.3.7 Gartner-Gangresiduen

Bei unvollständiger Rückbildung der Wolffschen Gänge während der Fetalzeit entstehen die Gartner-Gänge als Reste des Ductus mesonephricus. Sie sind im Ligamentum latum seitlich des Uterus gelegen und kommen als blind endende Kanälchen oder als Zysten vor (Abb. 29a).

Klinisch sind die Patientinnen entweder beschwerdefrei oder sie klagen über Druck- und Schweregefühl im Unterbauch. Größere Zysten können durch Kompression der benachbarten Organe zu Defäkations- oder Miktionsstörungen, später auch zu Schwierigkeiten bei der Kohabitation oder Geburt führen. Durch die Assoziation mit Nierenagenesien, -hypoplasien oder -dysplasien, kommen auch Harnwegsinfektionen vor. Im Bereich der Scheide, gelegentlich auch am Scheideneingang als „zystischer Tumor" von Kirschgröße sichtbar, kommen die Gartner-Zysten schon vom Säuglingsalter an [10], jedoch auch in späteren Perioden der Kindheit vor [8].

Bildgebende Diagnostik

Als Zysten können sie in jedem Abschnitt des Ganges (Abb. 29a) gefunden werden, und zwar als „Parova-

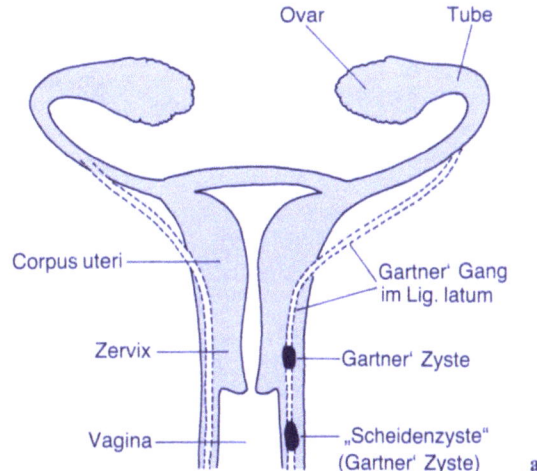

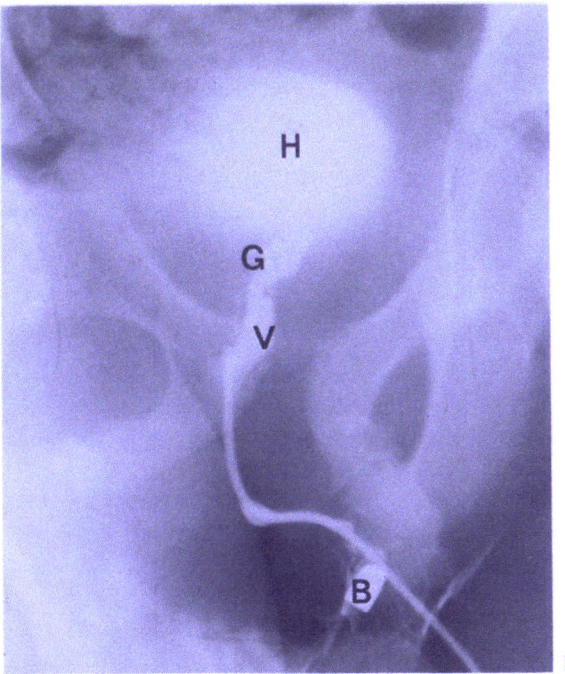

Abb. 29a, b. Gartner-Gangreste. **a** Skizze mit den topographischen Verhältnissen. *Gestrichelt:* Gänge, *ausgefüllt:* Zysten. **b** Gartner-Gangresiduen bei echtem Hermaphroditen (7 Jahre alter Knabe mit Hypospadie 2. Grades): Retrograde Urethrographie mit Katheter. Bleimarkierung des Meatus externus urethrae (*B*). Kurze männl. Urethra. Hypoplastische Vagina (*V*), Blase stark gefüllt (*H*), gleichzeitig Füllung von Gartner-Gängen (*G*)

rialzysten", wenn sie im Ligamentum latum liegen, als Gartner-Zysten, wenn in Höhe der Zervix gelegen und als „angeborene Scheidenzysten" bei Lage an der Vagina.

In der Regel lassen sich diese Zysten gut mittels der *Ultraschalldiagnostik* darstellen [26, 42]. Sie erscheinen an typischer Stelle, dünnwandig, echogen mit guter Schalldurchlässigkeit. Nur bei Torsion oder Einblutung entstehen auch Zelltrümmer anzeigende Binnenechos.

Mittels der *Kolposkopie* sind die Zysten in der Scheidenwand in bis zu Birnengröße zu erkennen.

Bei der *Kolpographie* verursachen diese Zysten in der Vagina auffällige tubuläre oder rundliche wandständige Füllungsdefekte oder auch nur Konturunregelmäßigkeiten, z.B. in Form einer Lappung der Wand (Abb. 29 b). Hierbei kann eine Kommunikation mit der Vagina und auch mit dem gleichseitigen Ureter erkennbar werden.

Bei der *Hysterosalpingographie* werden die Gartner-Gänge als feine, parallel zur Außenkontur der Vagina und des Uterus verlaufende, blind endende Kontrastmittelstreifen als Zufallsbefund erkannt [57].

Bei der *Miktions-Zysto-Urethrographie* kann es zu postmiktionellem Influx in die Vagina kommen, deren Deformierung durch die Zyste angezeigt wird.

Die klinisch-radiologische Bedeutung besteht in der auffallend hohen Frequenz von *Begleitfehlbildungen am Harntrakt:* Kommunikation mit blind endenden Ureteren, gleichseitige Nierenhypoplasie, Nierenagenesie, Nierendysplasie, solitäre vaginale Ureterektopie, auch Uterusaplasie wurden beschrieben.

Insofern erfordert jedes der obigen klinischen und radiologischen Symptome eine subtile uroradiologische Abklärung.

2.3.8 Fehlbildungssyndrome mit obligater Beteiligung des weiblichen Genitale

Mayer-von-Rokitansky-Küster-Syndrom: s. unter 2.3.3.3
Turner-Syndrom: s. unter 2.3.5
Adrenogenitales-Syndrom: s. unter 2.3.6

Pubertas praecox-Syndrom

Hierunter versteht man eine vorzeitige Geschlechtsreife bei Mädchen vor dem 8., bei Knaben vor dem 10. Lebensjahr. Zu unterscheiden sind 2 Formen, die echte *Pubertas praecox* und die *Pseudopubertas praecox*.

Zur ersten Form werden die zentralen und die idiopathischen Fälle gerechnet. Erstere sind bedingt durch den fehlenden Hemmechanismus der Zirbeldrüse und des Hypothalamus auf die Gonadotropinproduktion der Hypophyse. Es resultiert eine isosexuelle vollständige Geschlechtsreife mit Ovulation oder Spermatogenese. Die Knochenkernentwicklung an der Handwurzel ist leicht bis mäßig beschleunigt, kann jedoch auch bisweilen im oberen Normbereich liegen. Den Großteil macht die sog. idiopathische Form mit 75% der Fälle aus, bei der regelmäßig eine Ossifikationsbeschleunigung vorliegt (49; Abb. 30a).

Werden die Pubertätssymptome durch hormonproduzierende Tumoren der Keimdrüsen oder der Nebennierenrinde („erworbenes adrenogenitales Syndrom", ca. 20% aller Fälle) oder exogen durch hohe Dosen von Hormonpräparaten ausgelöst, so spricht man von *Pseudopubertas praecox*. Ovulation oder Spermatogenese bleiben aus, die Knochenkernentwicklung kann normal bis erheblich beschleunigt sein. Die Handlänge entspricht meist der normalen Körpergröße, d.h. sie bleibt im Falle einer Akzeleration weit hinter der Handwurzeldifferenzierung zurück (Abb. 30b).

In der Regel sind Mädchen mit vorzeitiger Pubertät in der frühen Kindheit viel größer als andere Kinder desselben Alters. Ein früher Schluß der Epiphysenfugen bewirkt jedoch, daß sie bezüglich der Endgröße kleiner als Mädchen desselben Alters bleiben. Die Epiphysenfugen schließen sich um so früher, das Wachstum sistiert um so mehr und der Betroffene bleibt um so kleiner, je früher die vorzeitige Entwicklung beginnt und je schneller sie fortschreitet [49].

Zur *bildgebenden Diagnostik* bei Pubertas praecox-Kindern gehören die Handskelettaufnahme zur Feststellung und Verlaufskontrolle des Skelettalters (Abb. 30), die Schädelaufnahme in 2 Ebenen zum Ausschluß der zentralen Form (Schädeltumor), im positiven oder Verdachtsfall auch die Computertomographie [39], die Ultraschalluntersuchung des Abdomens einschließlich des Genitale: diese ergibt eine Vergrößerung von Vagina, Uterus und des Ovars, die dem Stadium der sexuellen Entwicklung und den erhöhten Östrogenwerten entspricht. Als Ausschlußdiagnostik für Nebennierentumoren, Ovarialzysten und Ovarialtumoren als mögliche Ursachen einer Pseudopubertas praecox ist ebenfalls die Ultraschalldiagnostik und ggf. die i.v. Urographie zur Feststellung von Nierenveränderungen erforderlich.

Jede weiterführende Diagnostik und die Therapie richten sich bei der ätiologischen Vielfalt dieses Syndroms nach klinischen und laborchemischen, sowie nach den aus der bildgebenden Diagnostik gewonnenen Befunden.

Kaufman-Syndrom

Das 1972 von KAUFMAN [27] bei Neugeborenen beschriebene Syndrom besteht aus Hydrometrokolpos infolge Vaginalatresie, postaxialer Polydaktylie, symmetrisch oder asymmetrisch, und Syndaktylie.

Fakultativ sind zusätzlich beschrieben ein Sinus urogenitalis, anorektale Anomalien (Rektovaginalfistel, Analagenesie), Duplikatur der Vagina oder des Uterus, unilaterale Hemihypertrophie, angeborener Herzfehler (Ventrikelseptumsdefekt oder gemeinsamer Vorhof), weibliche Hypospadie und das Ellisvan-Creveld-Syndrom. Autosomal-rezessiver Erbgang kommt vor. Bisher sind ca. 50 Fälle publiziert [4, 14].

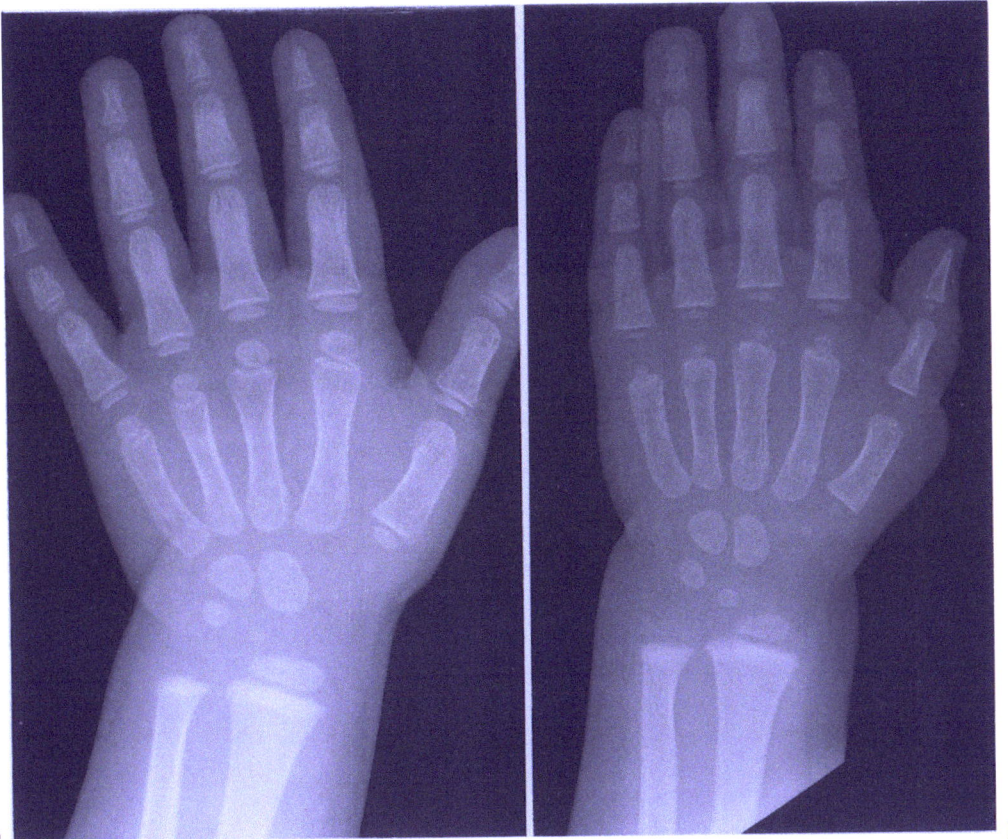

Abb. 30a, b. Pubertas praecox. Rö-Aufnahmen der Hand **a** echte Pubertas praecox. Knochenalter 2 Jahre 9 Monate, chronologisches Alter 1 Jahr 8 Monate. **b** Pseudopubertas praecox. Knochenalter 3 Jahre 6 Monate, chronologisches Alter 1 Jahr 3 Monate

Potter-Syndrom

Bei diesem Syndrom liegen Mißbildungen der Nieren, des Gesichts, der Lungen (Hypoplasie), des äußeren und inneren Genitale sowie der Extremitäten vor. Der Mißbildungskomplex führt meistens kurze Zeit postnatal zum Tod, wenige Überlebende werden als „Formes frustes" betrachtet. Die Ätiologie ist unbekannt. Familiäre Fälle sind selten. Über chromosale Aberrationen bei solchen Patienten bestehen wenige Mitteilungen. Die Genitalmißbildungen betreffen den Uterus (Uterus bicornis, Atresie oder Aplasie), während Tuben und Ovarien normal angelegt sind.

Hand-Fuß-Uterus-Syndrom

Es handelt sich um ein 1970 von STERN beschriebenes hereditäres Syndrom, das durch Hand- und Fuß-Anomalien in Kombination mit solchen des Genitale charakterisiert ist [48].

Äußerlich fallen diese Kinder durch kurze Daumen und hypoplastische Daumenballen, ferner durch einen kurzen 5. Finger mit Klinodaktylie auf. Die Füße erscheinen klein, die Großzehen kurz.

Die Skelettanomalien bestehen aus einem kurzen Metakarpale bzw. Metatarsale I, Pseudoepiphysen, Brachymesophalangie, Klinodaktylie, Fusion oder abnormer Gestalt von Hand- und Fußwurzelknochen, gespaltenen Epiphysen, Fusion von Mittel- und Endphalangen an den Füßen, verzögerter oder beschleunigter Ossifikation der Hand- und Fußwurzelkerne [37]. Im Bereich des Genitale finden sich Duplikaturen des Uterus einschließlich der Zervix und der Vagina [12].

Stein-Leventhal-Syndrom

Es handelt sich um polyzystische Veränderungen des Ovars in Assoziation mit Amenorrhö und einer endokrinen Störung. In der Regel erst bei jungen Frauen auftretend sind jedoch auch Fälle bei pubertierenden Mädchen und Adoleszenten beschrieben [36]. Es bestehen Sterilität, ferner gelegentlich Virilisierungser-

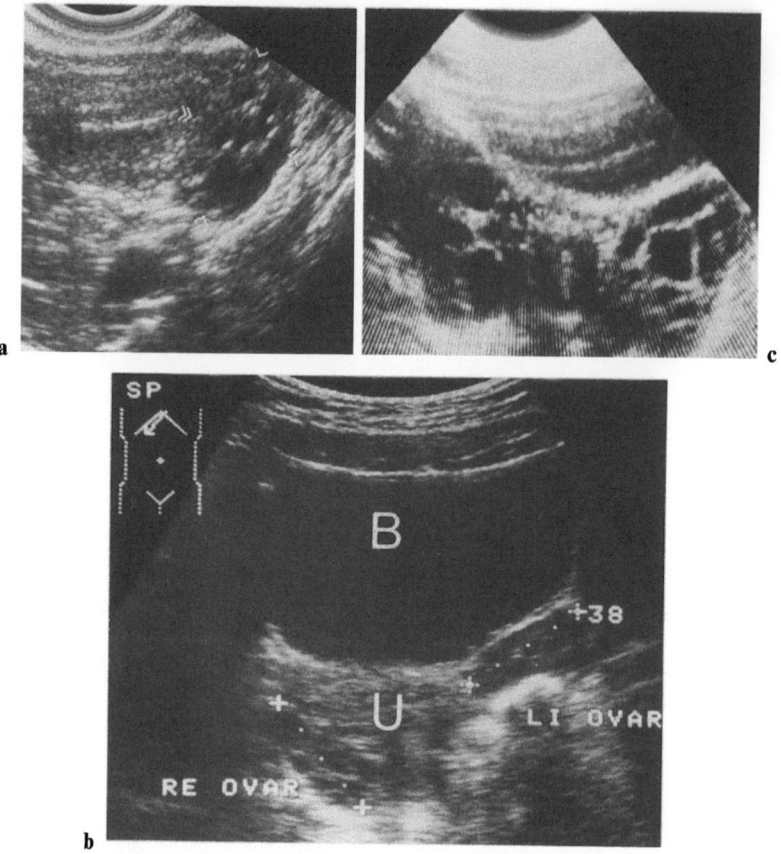

Abb. 31 a–c. Stein-Leventhal-Syndrom. Ultraschalldiagnostik. **a** Sonogramm eines mikrozystischen Ovars mittels Vaginalsonde bei 28jähriger Patientin (*markiert*). **b** Makrozystische Ovarien bei 23jähriger Patientin (Dr. J. GNIRS, Univ.-Frauenklinik Heidelberg, komm. Dir.: Prof. Dr. W. SCHMIDT). **c** Mikrozystische Ovarien bei 27jähriger Patientin. *B* Blase, *U* Uterus

scheinungen (Hirsutismus) bei normaler Mammaentwicklung. Obstipation, Kopfschmerz, Fingerkribbeln, Adipositas und Unterleibsbeschwerden kommen hinzu. Die 17-Ketosteroid-Ausscheidung kann erniedrigt sein, die hypophysären Gonadotropine verhalten sich unterschiedlich, 17-Hydroxyprogesteron und Androstendiol sind vermehrt. Zur Diagnosestellung ist die *Ultraschalldiagnostik* verläßlich: Pathognomonisch ist das um das 2–3fach vergrößerte Ovar (pathologisch-anatomisch „großes weißes Ovar") mit feinen horizontalen echogenen Linien als Ausdruck kleiner Zysten (Follikel), die unterhalb der Auflösungsgrenze liegen (Abb. 31). Der Uterus ist hypoplastisch [26].

Diesbezüglich verdächtige Patientinnen mit normalem Ovarialvolumen machen eine Untersuchung der Hypophyse und der Nebennieren erforderlich, um eine extragonadale Androgenproduktion zu eruieren.

2.3.9 Assoziierte Fehlbildungen bei Anomalien des weiblichen Genitale

Bei allen Fehlbildungen des Genitale muß mit assoziierten Fehlbildungen angrenzender Organabschnitte gerechnet werden, insbesondere des Harntraktes, des Magen-Darm-Traktes, aber auch des Skelettes.

2.3.9.1 Assoziierte Fehlbildungen des Harntraktes

Blasenekstrophie

Es handelt sich um die Verlagerung des vorderen Blasenanteiles nach ventral in Form der sog. „Spaltblase" bei einem gleichzeitigen Bauchwanddefekt, der vom Nabel bis zum Anus bei fehlender Symphyse reichen kann.

In der Regel ist die Blasenekstrophie mit Genitalanomalien vergesellschaftet. Die hierbei häufige Intersexualität des Genitale macht bei Kindern mit derartigen Blasenveränderungen eine Untersuchung des weiblichen Genitale mit bildgebenden Methoden erforderlich: Die *Beckenübersichtsaufnahme* läßt das sogenannte Spaltbecken erkennen, eine pathologische Dehiszenz der Symphyse infolge Außenrotation des Sitz- und Schambeines (Abb. 32).

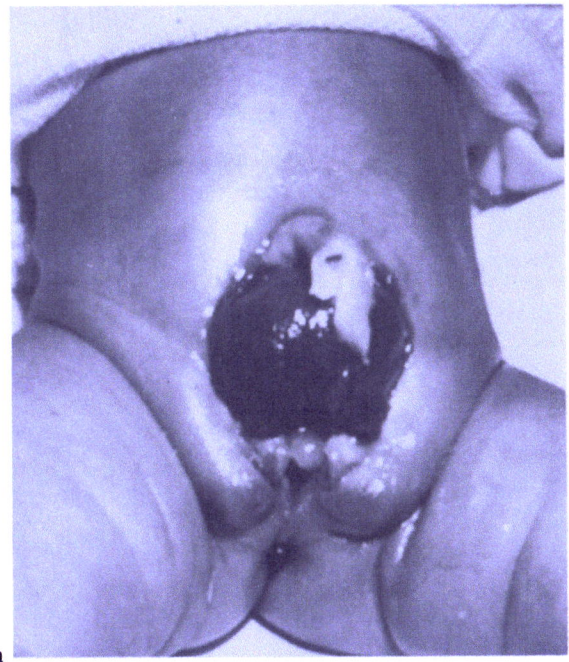
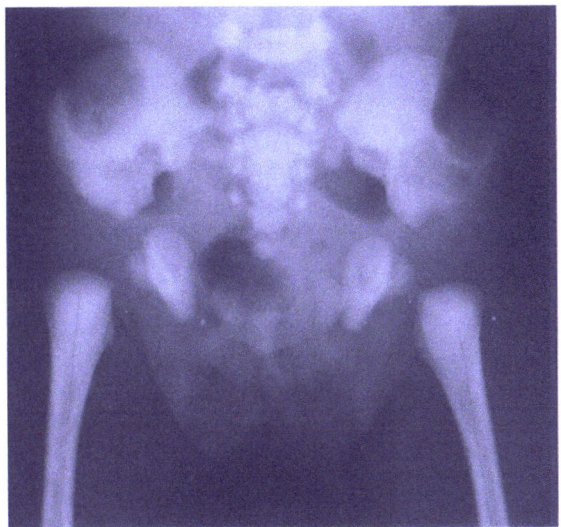

Abb. 32a, b. Blasenekstrophie. a äußerer Situs. b Beckenübersichtsaufnahme: schwere Symphysendehiszenz, obligater Skelettbefund (7 Tage altes weibliches Neugeborenes)

Bei der *intravenösen Urographie* sind in der Regel die distalen Ureteren kurz vor dem Ostium zwiebelartig aufgeweitet.

Die nach außen gestülpte Blase erscheint sehr klein, das Kontrastmittel läuft nach außen ab. Der Harntrakt bedarf im Verlauf der operativen Behandlung laufender klinischer Überwachung und sonographischer Kontrollen, um Abflußstörungen rechtzeitig zu erfassen. Zur Geschlechtsbestimmung ist die *Gynäkographie* eine wesentliche diagnostische Maßnahme [59].

Nierenagenesie

Das Fehlen einer Niere geht bei 75–90% der weiblichen Patienten mit Mißbildungen des Genitale einher, weshalb in solchen Fällen obligat nach derartigen Genitalfehlbildungen gesucht werden muß [13, 56]. Umgekehrt genügt jedoch beim Nachweis von Genitalmißbildungen zunächst die sonographische Untersuchung des Harntraktes, da zum Beispiel bei Uterusduplikaturen nur bei ca. $1/4$ der Patienten mit Nierenmißbildungen, besonders Agenesie, zu rechnen ist [13].

Noch seltener kommen Nierenmißbildungen bei isolierten angeborenen Vaginalaplasien vor, zum Beispiel solitäre Beckennieren [5] oder gekreuzte Dystopie. Die assoziierte Genitalfehlbildung, welche neben dem Uterus auch die Vagina betreffen kann, ist immer auf der Seite der Nierenagenesie gelegen, die Fertilität ist erhalten.

Klinisch sind bei Befall der Vagina vorwiegend Säuglinge mit palpablem Bauchtumor, bei Uterusmißbildungen jedoch Pubertierende mit Dysmenorrhö, Bauchschmerz und Tumor im kleinen Becken betroffen [20]. Da die kontralaterale Hälfte in der Funktion erhalten ist, kann die Menstruation normal sein.

Bei den Nachuntersuchungen von Patientinnen mit Uterusdoppelbildungen wurde gehäuft eine Extrauteringravidität beschrieben, bei 25–53% der Patientinnen ist mit Spontanaborten zu rechnen, weshalb eine Sectio caesarea empfohlen wird, da infolge eines gleichzeitigen Wachstums des nichtschwangeren Uterus die Verhältnisse im Zervixbereich abnorm eng sein können [33].

Die Kombination von einseitiger Nierenagenesie mit homolateralem Hämatokolpos bzw. Hämatometrokolpos infolge einer Duplikatur wurde bisher bei über 50 Patientinnen im Alter von 11–38 Jahren beschrieben [20, 62].

2.3.9.2 Assoziierte Fehlbildungen des Darmtraktes

Die häufigste Begleitfehlbildung stellen die anorektalen Anomalien dar, insbesondere die *Analagenesie*, der *ektopische Anus* und die *rektovaginale Fistel*. Es gibt auch eine Fistelverbindung zwischen dem Rektum und einem Sinus urogenitalis, die meist mit Analagenesien gekoppelt ist [21]. Die Genitalmißbildung betrifft hier häufiger die Vagina (Duplikatur oder Septum) als den Uterus (Uterus bicornis). Bei Analagenesie ist in 14% der Fälle mit Genitalmißbildungen zu rechnen.

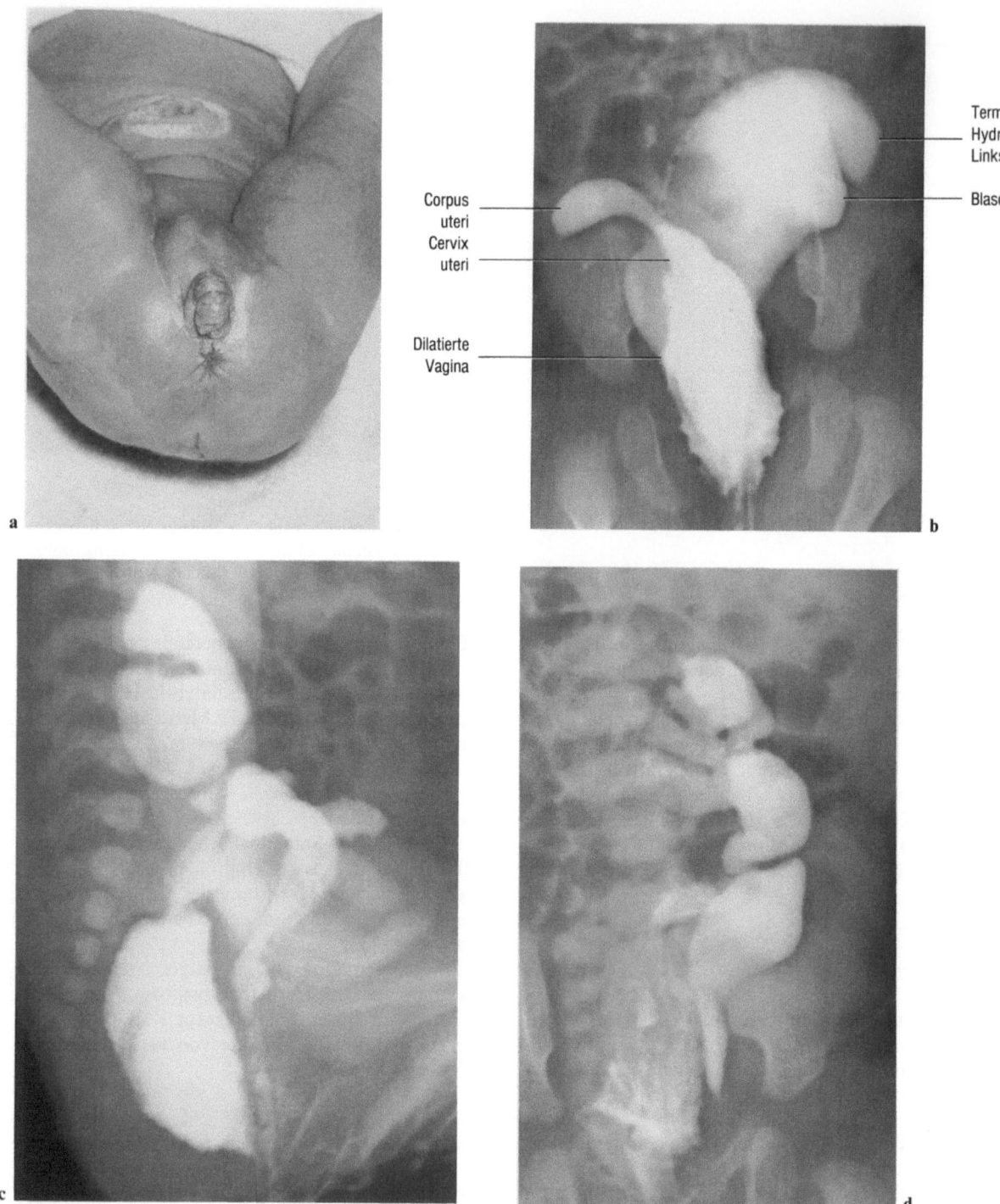

Abb. 33 a–f. Urorektogenitale Fehlbildung bei einem 2 Monate alten weiblichen Säugling mit folgenden Mißbildungen: Kuchenniere bei linksseitiger Doppelniere, Hydronephrose und Ureter bifidus. Megazystis. Äußere Genitalfehlbildung bei persistierendem Sinus urogenitalis und funktionellem Hydrokolpos. Anorektale Agenesie (membranöser Anus imperforatus). **a** äußeres Genitale mit penisähnlicher Klitoris. Zustand nach operativer Exzision einer Membran am Anus. **b, c** Kolpozystographie in 2 Ebenen mittels Füllung durch Sinus urogenitalis: birnförmig erweiterte Vagina mit dextroflektiertem Uterus, davor die vergrößerte Blase mit linksseitigem vesiko-ureteralen Reflux. Im Seitenbild **c** nach Harnblasenentleerung Zunahme des Refluxes in ein hydronephrotisch vergrößertes und malrotiertes Nierenhohlsystem. Unveränderte Prallfüllung von Vagina und Uterus. **d** Schrägaufnahme nach Entleerung von Vagina und Harnblase. Megaureter und Hydronephrose links bei Malrotation.

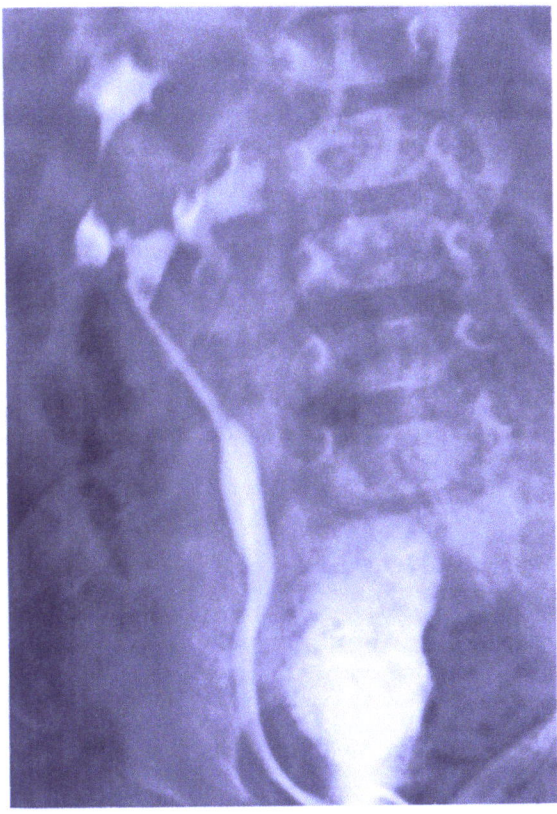
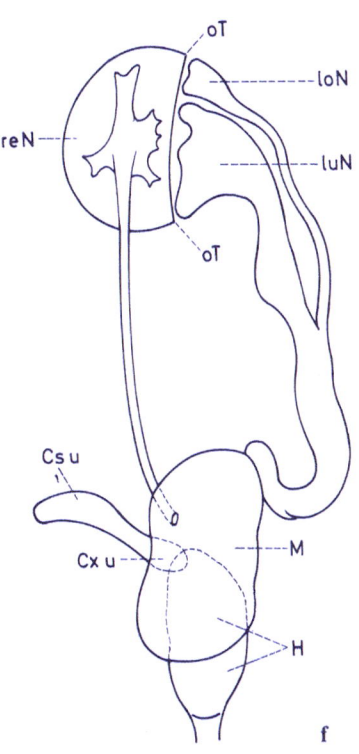

Abb. 33. e Retrograde Füllung der rechten Niere von der operativ eröffneten Blase. Malrotation auch der rechten Niere. **f** Situationskizze von **d, e**. *reN* = rechte Niere; *loN* = linker oberer Nierenanteil der Doppelniere; *luN* = linker unterer Anteil der Doppelniere; *Cs u* = Corpus uteri; *Cx u* = Cervix uteri; *M* = Megazystis; *H* = funktioneller Hydrokolpos; *oT* = operative Trennung beider Nieren

2.3.9.3 Assoziierte Fehlbildungen des Harn- und Darmtraktes

Die häufigste mit Genitalfehlbildungen einhergehende Anomalie ist die *rektokloakale Fistel*, die auf einer weitgehenden Entwicklungsschwäche des Urorektalseptums beruht. Der in der Folge persistierende Sinus urogenitalis hat eine schmale Verbindung zum Rektum, nach der diese Entwicklungshemmung genannt wird. Hierbei existiert nur *eine* äußere Öffnung für Urin, Zervixschleim und Fäces, die an der hinteren Hälfte des Vestibulum gelegen ist. Desweiteren gehört hierzu die sog. *persistierende Kloake*, von der bisher 60 Fälle publiziert sind. Die Kombination mit Genitalmißbildungen beträgt 77% [6].

Auch hier findet sich eine gemeinsame Öffnung für Harn-, Genital- und Darmtrakt.

Auf die Assoziation von Duplikaturen des äußeren Genitale mit Mißbildungen des Harn- und Darmtraktes wurde bereits oben hingewiesen (Tabelle 1).

Zur Diagnostik ist außer der eingehenden klinischen Untersuchung mit Differenzierung aller Grübchen und Falten sowie der Prüfung ihrer Sondierbarkeit eine *radiologische Untersuchung* aller 3 Organsysteme erforderlich: bei unperforiertem Anus eine Aufnahme nach WANGENSTEEN und RICE in Kopfhängelage und seitlicher Position mit Markierung des Analgrübchens, ferner eine Abdomenübersichtsaufnahme im Liegen zur Prüfung, inwieweit Luft in anderen Eingeweiden vorhanden ist, schließlich auch zur Beurteilung möglicher Fehlbildungen des Kreuzbeines. Luft in der Blase ist ein sicherer, Luft in der Vagina ein möglicher Hinweis auf eine Fistelbildung, z.B. bei rektovaginaler Fistel.

Ein eindrucksvolles Beispiel für eine urorektogenitale Fehlbildung bietet Abb. 33. Der Säugling bot Fehlbildungen von seiten des Harntraktes (Kuchenniere bei linksseitiger Doppelniere, Hydronephrose und Ureter bifidus, ferner eine Megazystis), des Darmtraktes (membranöser Anus imperforatus) und des Genitale (äußere Genitalfehlbildung, Sinus urogenitalis, funktioneller Hydrokolpos).

2.3.9.4 Assoziierte Fehlbildungen des Skelettes

Die Auswertung größerer Patientenkollektive mit Uterus- und Vaginalmißbildungen ergab in 6–25% assoziierte Mißbildungen am Skelett, besonders an der Wirbelsäule in Form von Blockwirbeln, Hals- und Spaltwirbeln, Sakralisation von L 5, Skoliose, Spina bifida, seltener an den Extremitäten und Rippen, ferner Hüftdysplasien. Ausgangskollektiv waren jeweils Aplasien der Vagina [5] und Duplikaturen des Uterus [13].

Das *kaudale Regressionssyndrom* oder dessen milde Form, die *Sakralagenesie,* gehen häufig mit einer Agenesie des Wolffschen oder Müllerschen Ganges, fehlender Hälfte eines Uterus, Ovarialagenesie, persistierender Kloake oder rektovaginaler Fistel einher [38, 41] (Abb. 34). Im übrigen gehören zu diesem Syndrom Mißbildungen der unteren Wirbelsäule, des Enddarms und des Harntraktes.

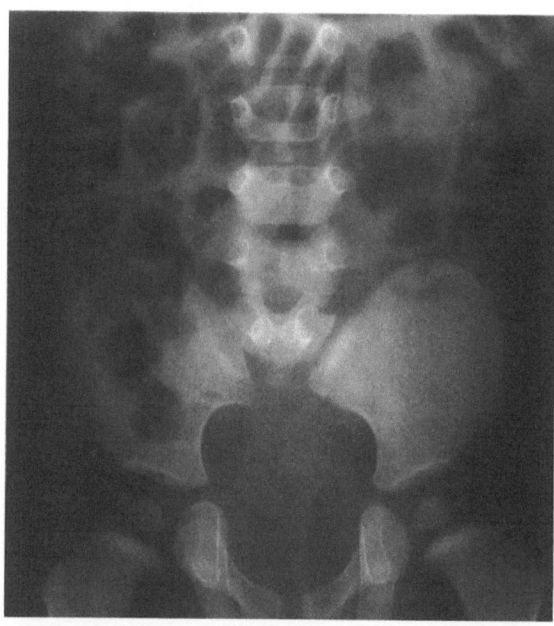

Abb. 34. Sakralagenesie bei kaudalem Regressionssyndrom. (Genitalfehlbildung: Vaginalduplikatur, ferner perinealdystoper Anus, s. Abb. 6 desselben Kindes, 11 Monate alter Säugling). (Akad. Direktor Frau Dr. I. GREINACHER, Rö-Abt. Univ.-Kinderklinik Mainz)

Das *Klippel-Feil-Syndrom* besteht aus einem kurzen Hals infolge Halb-, Block- und Keilwirbeln, besonders im Bereich der Halswirbelsäule, jedoch können auch die übrigen Wirbelsäulenabschnitte befallen sein. Die Assoziation mit Genitalfehlbildungen ist mehrfach beschrieben, insbesondere handelt es sich um Vaginalaplasien, Uterus bicornis, Uterus unicornis [3, 34, 62].

Die Assoziation von Genital- mit Skelettfehlbildungen findet sich weiterhin beim Turner-Syndrom (s. Abschn. 2.3.5.2), beim Kaufman-Syndrom (s. Abschn. 2.3.8) und bei der Blasenekstrophie (s. Abschn. 2.3.9.3).

Literatur

1. Anderson StW, Gilani BB, Mac Gillivray MH, Fisher JE, Munschauer RW, Cooney DR (1983) True hermaphroditism with vaginomegaly: a cause of pseudourinary tract infection. J Pediatr 103:595–597
2. Auguigha G, Buchinger B, Gekle D (1976) Nierenanomalien bei Ullrich-Turner-Syndrom. Klin Pädiatr 188:116–123
3. Baird PA, Lowry RB (1974) Absent vagina and the Klippel-Feil anomaly. Am J Obstet Gynec 118:290–291
4. Caillé G, Michel P, Migeon J, Chartier JR, Sorin Y (1983) A propos de deux cas d'hydrocolpos par atrésie vaginale associés a une polydactylie. Ann Radiol 26:477–482
5. Chawla S, Bery K, Indra KJ (1966) Abnormalities of urinary tract and skeleton associated with congenital absence of vagina. Br med J 1:1398–1400
6. Cheng GK, Fisher JH, O'Hare KH, Retik AB, Darling DB (1974) Anomaly of the persistent cloaca in femal infants. AJR 120:413–423
7. Cremin BJ (1974) Intersex states in young children: the importance of radiology in making a correct diagnosis. Clin Radiol 25:63–73
8. Currarino G (1982) Single-vaginal ectopic ureter and Gartner's duct cyst with ipsilateral renal hypoplasia and dysplasia (or agenesis). J Urol 128:988–993
9. Ebel K-D, Willich E (1979) Die Röntgenuntersuchung im Kindesalter. Springer, Heidelberg Berlin New York, S 231–233
10. Geisz J, Sandhage K, Brandau H (1982) Angeborene Scheidenzyste – Leitsymptom einer komplexen Urogenitalmißbildung. Pädiatr Prax 26:629–635
11. Gibbons MD, Ducke HJW (1978) Single vaginal ectopic ureter: a case report. J Urol 120:493–495
12. Giedion A, Prader A (1976) Hand-foot-uterus-(HFU) syndrome with hypospadias: The hand-foot-genital-(HFG) syndrome. Pediatr Radiol 4:96–102
13. Gilsanz V, Cleveland RH (1982) Duplication of the Müllerian ducts and genitourinary malformations. Radiology 144:793–796
14. Goecke T, Dopfer R, Huenges R, Conzelmann W, Feller A, Majewski F (1981) Hydrometrocolpos, postaxial polydactyly, congenital heart disease, and anomalies of the gastrointestinal and genitourinary tracts: a rare autosomale recessive syndrome. Eur J Pediatr 136:297–305
15. Goske MJ, Emmens RW, Rabinowitz R (1984) Inguinal ovary in children demonstrated by high resolution realtime ultrasound. Radiology 151:635–636
16. Gotoh T, Morita H, Tokunaka S, Koyanagi T, Tsuji J (1983) Single ectopic ureter. J Urol 129:271–274
17. Graivier L (1969) Hydrocolpos. J Pediatr Surg 4:563–568
18. Griffin IE, Edwards C (1976) Congenital absence of the vagina: the Mayer-Rokitansky-Kuster-Hauser syndrome. Ann Intern Med 85:224–236
19. Grimes ChK, Rosenbaum DM, Kirkpatrick JA (1982) Pediatric gynecologic radiology. Semin Roentgenol 17:284–301
20. Hanimann B, Lüscher KP, Morger R (1985) Uterusdoppelmißbildungen mit einseitiger Nierenagenesie, ein Bericht über 5 Fälle. Z Kinderchir 40:299–302
21. Hendren H (1980) Urogenital sinus and anorectal malformation: Experience with 22 cases. J Pediatr Surg 15:628–641

22. Hienz HA (1969) Intersexuelle Störungen der Geschlechtsentwicklung. Fortschr Med 87:484–486
23. Hofmann S, Martin K (1973) Chirurgische Differentialdiagnose kindergynäkologischer Erkrankungen. Gynäkologe 6:74–83
24. Jones HW (1968) Anomalies of the female genitalia. In: Amer AD, Culp OS, Farman F, Hutch JA, Jones HW, Marshall VF, McRoberts JW, Muecke EC, Murphy JJ, Prentiss RJ, Tristan ThA, Waterhouse K (Hrsg) Malformations. Handbuch der Urologie, Bd VII/1, Springer, Berlin Heidelberg New York, p 348
25. Joost J, Putz A, Glatzl A (1984) Weiblicher Pseudohermaphroditismus mit doppelter Harnröhre und Klitorishypertrophie. Urol int 39:91–94
26. Kangarloo H, Sample WF (1980) Ultrasound of the pediatric abdomen and pelvis. Year Book Med Publ., Chicago London, p 317–319
27. Kaufman RL, Hartman AF, McAlister WH (1972) Family studies in congenital heart disease: a syndrome of hydrometrocolpos, postaxial polydactyly and congenital heart disease. Birth Defects, Orig Art Ser, March of Dimes 8:85–87
28. Kern G (1973) Gynäkologie. Ein kurzgefaßtes Lehrbuch. Thieme, Stuttgart, S 23ff
29. Kondo A, Sahashi M, Mitsuya H (1982) A rare variant of ureteric ectopia: opening in vagina and vesicourethro-vaginal communication. Br J Urol 54:486–490
30. Kosowicz J (1960) Deformity of medial tibial condyle in nineteen cases of gonadal dysgenesis. J Bone Joint Surg 42A:600–603
31. McDonough PG (1972) Gonadal dysgenesis and its variants. Pediatr Clin North Am 19:631–652
32. Mintz MC, Thickman DJ, Gussman D, Kressel HY (1987) MR evaluation of uterine anomalies. AJR 148:287–290
33. Monks P (1979) Uterus didelphys associated with unilateral cervical atresia and renal agenesis. Aust NZ J Obstet Gynaecol 19:245–246
34. Moore WB, Matthews TJ, Rabinowitz R (1975) Genitourinary anomalies associated with Klippel-Feil syndrome. J Bone Joint Surg 57A:355–357
35. Nichols DH, Postloff AV (1951) Congenital ectopic ovary. Am J Obstet Gynec 62:195–197
36. Petrus M, Claveri J, Vanrina S, Becue J, Dutau G, Rochiccioli P (1981) Étude clinique, biologique, anatomique de 6 syndromes de Stein-Leventhal de l'adolescente. Arch fr Pédiatr 38:417–422
37. Poznanski AK, Stern AM, Gall JC (1970) Radiographic findings in the hand-foot-uterus-syndrome (HFUS). Radiology 95:129–134
38. Renshaw TS (1978) Sacral agenesis. J Bone Joint Surg 60A:373–375
39. Rieth KS, Comite Fl, Dwyer AJ, Nelson MJ, Pescovitz O, Shawker ThA, Cutler GB, Loriaux DL (1987) CT of cerebral abnormalities in precocious puberty. AJR 148:1231–1238
40. Rosenberg HK, Sherman NH, Tarry WF, Duckett JW, Snyder HM (1986) Mayer-Rokitansky-Küster-Hauser Syndrome: US aid to diagnosis. Radiology 161:815–819
41. Rubenstein MA, Bucy JG (1975) Caudal regression syndrome: The urologic implications. J Urol 114:934–936
42. Scheible FW (1978) Ultrasonic features of Gartners duct cyst. J Clin Ultrasound 6:438–440
43. Schärli AF, Aufdermaur M (1976) Vaginalaplasie mit rudimentären Uterushörnern und urologischen Mißbildungen (Syndrom von Mayer-Rokitansky-Küster-Hauser). Z Kinderchir 18:188–199
44. Schulmann CC (1976) The single ectopic ureter. Eur Urol 2:64–66
45. Shopfner CE (1970) Genitography in intersex problems. In: Progress in Pediatric Radiology Bd. 3: Genitourinary tract. Kaufmann HJ (Hrsg) S 97–115 Karger, Basel München Paris New York
46. Suarez GM, Burden JJ (1983) Isolated congenital vesicovaginal fistula. J Urol 129:368–370
47. Süli B, Nicole R (1966) Der Sinus urogenitalis als Ursache der Harninkontinenz. Diagnostische und therapeutische Möglichkeiten. Schweiz Med Wochenschr 96:668–671
48. Stern AM, Gall JC, Perry BL, Stimson CW, Weitkamp LR, Poznanski AK (1970) The hand-foot-uterus-syndrome. A new hereditary disorder characterized by hand and foot dysplasia, dermatoglyphic abnormalities, and partial duplication of the females genital tract. J Pediatr 77:109–116
49. Thamdrup E (1961) Precocious sexual development: a clinical study of 100 children. Munksgaard, Kopenhagen
50. Togashi K, Nishimura K, Itoh K, Fujisawa J, Nakano Y, Torizuka K, Ozasa H, Ohshima M (1987) Vaginal agenesis: classification by MR imaging. Radiology 162:675–677
51. Tsuchida Y, Saito S, Honna T, Makino Sh, Kaneko M, Hazanna H (1984) Double termination of the alimentary tract in females: a report of 12 cases and a literature review. J Pediatr Surg 19:292–296
52. Turner HH (1938) A syndrome of infantilism, congenital webbed neck, and cubitus valgus. Endocrinology 23:566–568
53. Utsunomiya M, Itoh H, Yoshioka T, Okuyama A, Itatani H (1984) Renal dysplasia with a simple vaginal ectopic ureter: the role of computerized tomography. J Urol 132:98–100
54. Verheul FWG, Scholtmayer RJ (1984) Die Klinik der Harnleiterektopie bei Mädchen. Akt Urol 15:211–214
55. Vincenzoni M, La Vecchia G, De Cingue M, Valentini AL (1983) Normal radiologic anatomy, uterine displacements and malformations shown by hysterosalpingography. Rays 8:13–25
56. Vinstein AL, Franken EA (1972) Unilateral hematocolpos associated with agenesis of the kidney. Radiology 102:625–627
57. Wepfer JF, Boex RM (1978) Mesonephric duct remnants (Gartner's Duct). AJR 131:499–500
58. Wharton LR (1939) Two cases of supernumerary ovary and one of accessory ovary with an analysis of previously reported cases. Am J Obstet Gynec 78:1101–1105
59. White P, Lebowitz RL (1977) Exstrophy of the bladder. Radiol Clin North Am 15:93–107
60. Willich E, Benz G (1980) Die gynäkologische Röntgendiagnostik in der Pädiatrie. In: Heuck F, Breit A (Hrsg) Handbuch der medizinischen Radiologie, Bd XIII, Teil 2, Springer, Berlin Heidelberg New York, p 91–99
61. Willich E, Englert M (1973) Das Metakarpalzeichen. Röfo 119:443–450
62. Yoder IC, Pfister RC (1976) Unilateral hematocolpos and ipsilateral renal agenesis: report of two cases and review of the literature. AJR 127:303–308
63. Zanetti E, Ferrari LR, Rossi G (1978) Classification and radiographic features of uterine malformations: hysterosalpingographic study. Br J Radiol 51:161–170

2.4 Klinik und Diagnostik bei Fehlbildungen der ableitenden Harnwege

P. CARL

INHALT

2.4.1 Anomalien der Niere 112
2.4.1.1 Agenesie, Hypoplasie und überzählige Nieren . 113
2.4.1.2 Makrozystische Anomalien. 113
2.4.1.3 Dystopie und Ptose, Rotations- und Fusionsanomalien 114
2.4.1.4 Anomalien des Nierenhohlsystems. 116
2.4.1.5 Subpelvine Stenose 116
2.4.2 Anomalien des Harnleiters 116
2.4.2.1 Der kongenitale primäre Megaureter. 116
2.4.2.2 Reflux 118
2.4.2.3 Doppelbildung und Ektopie 119
2.4.2.4 Retrokavaler Ureter. 121
2.4.3 Anomalien des unteren Harntraktes 122
2.4.3.1 Kloakenmißbildungen 122
2.4.3.2 Prune Belly-Syndrom 122
2.4.3.3 Urachusanomalien 123
2.4.3.4 Harnblasendivertikel 123
2.4.3.5 Vesica bipartita. 123
2.4.3.6 Harnröhrenklappen, -stenosen und -divertikel . 123
2.4.3.7 Epispadie und Exstrophie 124
2.4.3.8 Hypospadie 124
          Literatur 124

Vorbemerkungen

Die Kenntnis der komplizierten Embryologie des Urogenitaltraktes macht die Vielzahl von Anomalien verständlich, die bei der Entwicklung dieser Organsysteme auftreten können. Die geschlechtsspezifische Differenzierung mehrerer Gangsysteme zu Anteilen einzelner Organe erklärt das gehäufte Auftreten von kombinierten Fehlbildungen des Harntraktes und der Genitalorgane bei beiden Geschlechtern. Im Rahmen dieses Kapitels kann nur ein kurzer Überblick über die häufigsten Fehlbildungen gegeben werden. Dabei scheint es für den Untersucher wesentlich, daß Zufallsbefunde je nach klinischer Relevanz lediglich eingeordnet oder gewertet werden können bzw. andererseits die Notwendigkeit einer weiteren Diagnostik und Therapie nicht vernachlässigt wird.

Zu beachten ist die nicht seltene Kombination verschiedener Anomalien, wie z.B. die erhöhte Refluxhäufigkeit bei Verschmelzungsnieren oder das Auftreten von Ureterozelen und Ektopien bei Doppelbildungen des oberen Harntrakts.

2.4.1 Anomalien der Niere

Eine Einteilung der Nierenanomalien muß sich sowohl an den Erfordernissen der Klinik und Praxis [17] als auch an der Morphologie [21] orientieren (s. Tabelle 1).

Einheitliche Richtlinien für das diagnostische Vorgehen können nicht gegeben werden, da z.B. bei der Klärung von Gefäßanomalien der Angiographie ein wesentlich höherer Stellenwert als bei Fehlbildungen zukommt. Im allgemeinen wird heute der klinischen Untersuchung zunächst die sonographische Diagnostik sowie eine Übersichtsaufnahme („Leeraufnahme") der Harnorgane folgen, welche Größen-, Form- und Lageanomalien häufig gut erkennen läßt. Das Ausscheidungsurogramm liefert wichtige Informationen, wenn die Möglichkeiten dieser Diagnostik ausgenutzt werden. So werden hypoplastische Nieren oder geschrumpfte Segmente von Doppelnieren auf Schichtaufnahmen erkennbar. Auf eine zusätzliche Aufnahme im Stehen sollte bei weiblichen Patienten im Rahmen der Erstuntersuchung nicht verzichtet werden, um eine Nephroptose – auch bei Fehlen lageabhängiger Beschwerden – klären zu können (s. Kap. 3.1.1.3). Ebenso ist eine vollständige Abbildung der Blasenkontur zu fordern. Wird eine Aufnahme nach Miktion im Stehen mit kompletter Blasendarstellung angefertigt, so kann eine Fülle von Informationen über etwaige Lageveränderungen der Harnorgane (Zystozele), Entleerungsstörungen (Restharnbildung?) u.a. kosten- und strahlensparend erreicht werden.

Tabelle 1. Einteilung der Nierenanomalien. Anomalien der Niere (mod. n. SIGEL u. SCHROTT [17] und nach ZOLLINGER [21]

1. Agenesie, Hypoplasie und überzählige Nieren
2. Makrozystische Anomalien
3. Dystopie und Ptose, Rotations- und Fusionsanomalien
4. Nierengefäßanomalien
5. Anomalien des Nierenhohlsystems
6. Subpelvine Stenose

Der Funktionsbeurteilung dient in erster Linie die nuklearmedizinische Kamerafunktionsszintigraphie und die seitengetrennte Isotopenclearence.

Computertomogramm und Angiographie sind speziellen Fragestellungen vorbehalten.

Die retrograde Ureteropyelographie (UPG) erfolgt stets am Ende des Untersuchungsganges (s. Kap. 1.4.2).

2.4.1.1 Agenesie, Hypoplasie und überzählige Nieren

Als Agenesie wird das Fehlen des Organs infolge einer Anlagestörung bezeichnet, während bei der Aplasie die Weiterentwicklung der vorhandenen fetalen Anlage ausbleibt.

Die beidseitige Agenesie ist selten und hier ohne klinische Bedeutung.

Die *einseitige Nierenagenesie* (in der Literatur wird zwischen Agenesie, Aplasie und möglicherweise hochgradiger Hypoplasie teilweise nicht streng unterschieden) wird im Sektionsgut einmal auf 500–600 Fälle [1] beobachtet. ZOLLINGER [21] sah 13 Fälle auf 10000 Autopsien, andere Untersucher [12] errechneten eine Agenesie auf etwa 1100 Geburten. Der Harnleiter fehlt auf der betroffenen Seite in vier Fünftel der Fälle oder ist nur als Knospe oder blind endender Sproß angelegt [7], so daß die Diagnose meist endoskopisch (fehlendes Ostium und Ureterleiste) bestätigt werden kann. Die Möglichkeit einer unilateralen Agenesie ist vor allem bei Erkrankungen der gesunden Seite zu beachten (Cave! Nephrektomie bei Nierentrauma ohne Klärung der Gegenseite!).

Die Häufigkeit der einseitig kleinen Niere wird mit 1,2–3,4% des Obduktionsgutes angegeben, wobei es sich nur zu einem geringen Teil um hypogenetische kleine Nieren handelt, überwiegend hingegen um vaskuläre oder pyelonephritische (sekundäre) Schrumpfnieren. Auch bei der hypogenetischen Form ist die echte Hypoplasie selten, während sich Dysplasien – häufig multilokulär im gesamten Harntrakt manifestiert – bei exakter Diagnostik als häufig erweisen (der Dysplasie sind auch die dystopen kleinen Nieren, die asymetrische Verschmelzungsformen sowie einseitige zystische Degenerationen zuzuordnen).

Überzählige Nierenanlagen sind sehr selten und kommen uni- oder bilateral vor. Sie haben mit der Doppelniere (s. Kap. 2.4.2) nichts zu tun.

2.4.1.2 Makrozystische Anomalien

Von der Vielzahl unterschiedlicher echter „Nierenzysten" und „Zystennieren" können nur einige klinisch wichtige, im Erwachsenenalter häufig auftretende Formen näher besprochen werden.

Erworbene pseudozystische Veränderungen wie z.B. Kavernenbildungen nach Tuberkulose, Zysten nach traumatischer intrarenaler Ruptur oder Echinokokkuszysten sind nur aus differentialdiagnostischen Gründen zu erwähnen, ebenso wie die *sekundäre Zystenbildung* im nekrotisch zerfallenden Parenchymtumor. Zu den benignen – selten maligne degenerierenden – primär zystischen Tumoren ist das multilokuläre *Zystadenom* zu zählen.

Eine Klassifizierung wichtiger Formen von Zystennieren erfolgte unter überwiegend pathologisch-anatomischen Gesichtspunkten 1961 durch OSATHANONDH und POTTER [11] in 4 Typen.

Beim *Typ I* (autosomal rezessiv erbliche polyzystische Nierenerkrankung, infantile polyzystische Nierenerkrankung) kommt es überwiegend schon im Kindesalter zur Niereninsuffizienz. Die radiäre Erweiterung der zystisch dilatierten Sammelrohre ist röntgenologisch – bei meist verzögerter Kontrastmittelausscheidung – durch eine feine radiäre Streifung (Schwammniere) erkennbar. Es besteht zunächst eine homogene, weitgehend bilateral symmetrische kleinzystische Degeneration der Nieren, die im pränatalen Sonogramm durch eine Nierenvergrößerung und stärkere Echodichte auffallen können.

Bei der möglichen späteren Manifestation im jugendlichen oder sogar Erwachsenenalter ähnelt der urographische und sonographische Befund dem der adulten polyzystischen Nierendegeneration, wobei der „Typ I" jedoch durch die obligate kongenitale Leberfibrose mit portaler Hypertension sowie durch den fehlenden Nachweis einer Erkrankung bei den Eltern gekennzeichnet ist.

Die multizystische Nierendysplasie (*Typ II*) kann einseitig auftreten und zum – u.U. zufälligen – Nachweis einer urographisch „stummen" Niere führen oder durch bilaterale Manifestation zur Geburt eines nicht lebensfähigen Kindes mit „Potter-Syndrom" Anlaß geben [20]. Bei früher Manifestation ist eine retroperitoneale Tumormasse – bestehend aus multiplen, nicht miteinander kommunizierenden Zysten – schon bei Neugeborenen sonographisch nachweisbar. Die oft asymmetrische oder auch unisegmental in einer Niere auftretende Dysplasie, welche das männliche Geschlecht doppelt so häufig wie das weibliche betrifft, kann als kongenitale Hydronephrose fehlinterpretiert werden, zumal sich unter den häufigen Begleitfehlbildungen nicht selten kontralaterale Hydronephrosen finden.

Die *adulte Form der polyzystischen Nierendegeneration* (PND) (*Typ III* nach OSATHANONDH und POTTER [11] wird autosomal dominant vererbt. Die klinische Manifestation der schon bei der Geburt vorhandenen Mißbildungen – besonders im Bereich der Sammelrohre – tritt i. allg. um das 40. Lebensjahr auf. Die Diagnose kann sonographisch bei familiärer Disposition schon im Kindesalter gestellt werden. Bei fortschreitender Größenzunahme der Zysten findet sich spätestens vom 3. Dezennium an im Infusionsurogramm eine Verlagerung, Kompression und Pelottierung der Kelche und Kelchhälse mit z.T. bizarrer

Deformierung beider Hohlsysteme. Die Nieren sind deutlich vergrößert und oft schlecht abgrenzbar. Angiographische und computertomographische Untersuchungen sind nur zum Ausschluß einer Tumorbildung erforderlich (Abb. 1).

Die wichtigste Komplikation ist die Niereninsuffizienz. Eine Dialysepflicht tritt meist nicht vor dem 50. Lebensjahr auf (bei Dialysepatienten steht die PND ursächlich an dritter Stelle).

Bei Auswertung von 61 unter 80 eigenen Fällen (Angehörige von 18 Familien) sahen wir in fast 50% rezidivierende Harnwegsinfekte, bei 30% lag eine Hypertonie vor und bei 29% bestand eine intermittierende Nephrolithiasis [13]. Bei zufälliger Diagnosestellung (Routineausscheidungsurogramm) ist daher eine engmaschige urologische Überwachung zu veranlassen. An Manifestationen außerhalb des Harntraktes fanden wir in 6% intrazerebrale Blutungen (Folge von Aneurysmen basaler Hirnarterien) und in 30% Leber- und Pankreaszysten.

Zystennieren des *Typs IV* sind auf eine fetale Obstruktion der unteren Harnwege wie Klappen-, Segel- oder Spangenbildung im Bereich der Urethra zurückzuführen und meist nicht erheblich. Röntgenologisch findet sich häufig eine Megalisierung des vorgeschalteten Harntrakts (Megazystis, Megaureter), welche auch schon einer pränatalen sonographischen Diagnostik zugänglich sein kann. Der Typ IV ähnelt manchmal dem Typ II und wird als milde Manifestation des ersteren aufgefaßt.

Die *(Mark-) Schwammniere* – auch als *renale tubuläre Ektasie* bezeichnet – entsteht durch eine Ausweitung der Sammelrohre der Papillen. Nicht allein infolge der bei 70% der Fälle nachweisbaren Hyperkalzurie findet sich bei 60% eine Nephrolithiasis, d.h. mobile Steine im Nierenbeckenkelchsystem [17]. Die Diagnose ergibt sich durch die Leeraufnahme bei Nachweis kelchnaher, z.T. radiärer Verkalkungsherde, welche unilateral oder bilateral auftreten können. Differentialdiagnostisch ist in erster Linie eine Nephrokalzinose bei renaltubulärer Azidose (RTA) in Betracht zu ziehen.

Einfache *Zysten* werden heute – solitär oder multipel – durch routinemäßige sonographische Klärung des Nierenbefundes immer häufiger gesehen. Eine weitergehende Diagnostik ist bei unregelmäßiger Zystenbegrenzung, bei Nachweis von Binnenechos, aber auch bei Verdacht auf Verdrängung und Obstruktion notwendig. Die (sonographisch gesteuerte) Zystenpunktion mit chemischer, zytologischer und bakteriologischer Untersuchung des Punktats kann in besonderen Fällen mit einer endoskopischen Untersuchung mittels eines Nephroskops kombiniert werden. Eine Sklerosierungstherapie kann an eine Punktion angeschlossen werden. Zystenwandkarzinome sind selten; ihr Anteil an den Nierenparenchymtumoren beträgt weniger als 1% (DD: Zystenbildung in einem soliden Tumor durch ausgedehnte zentrale Nekrosen!).

Parapelvine, intrasinusale Zysten stellen insofern eine Sonderform dar, als eine Entstehung nach Harnwegsinfekten (Reflux in intrasinusale hiläre Lymphgefäße) diskutiert wird (Gardner 1976). Durch Kompression und Obstruktion führen diese Zysten zu Parenchymschäden und teilweise zur Hypertonie und bedürfen somit der operativen Abtragung.

2.4.1.3 Dystopie und Ptose, Rotations- und Fusionsanomalien

Die abnorme Lage der Nieren (Dys- oder Heterotopie) ist von der abnormen Beweglichkeit des Organs (Nephroptose) zu unterscheiden: Der (nicht gekreuzten) – meist pelvinen (= Beckenniere) iliakalen oder lumbalen, sehr selten thorakalen (Lokalisation im hinteren Mediastinum) – *Dystopie* liegt eine mangelhafte bzw. überschießende Aszension der Niere zugrunde.

Da die dystope Niere i. allg. klein und das Hohlsystem zusätzlich drehungsdystop ist (Abb. 2), kann der urographische Befund – besonders bei dystopen Nieren in Knochendeckung – als Nierenaplasie verkannt werden. Die exakte Röntgenuntersuchung (gedrehte Aufnahmen, evtl. Ureteropyelographie) ist erforderlich, um die häufiger auftretende Nephrolithiasis oder Ureterabgangsenge klären zu können. Bei einer Operationsindikation ist neben der stets kombinierten Rotationsanomalie (s. dort) mit ventral gerichtetem Nierenbecken die lageabhängige Gefäßversorgung durch meist multiple aortal oder iliakal entspringende Arterien zu beachten (Abb. 2b). Ein Geburtshindernis stellt die pelvine Dystopie (Beckenniere) i. allg. nicht dar. Zu beachten sind zusätzlich vorhandene Anomalien (beim weiblichen Geschlecht vor allem Uterusbicornis (s. Kap. 2.3), beim männlichen Kryptorchismus).

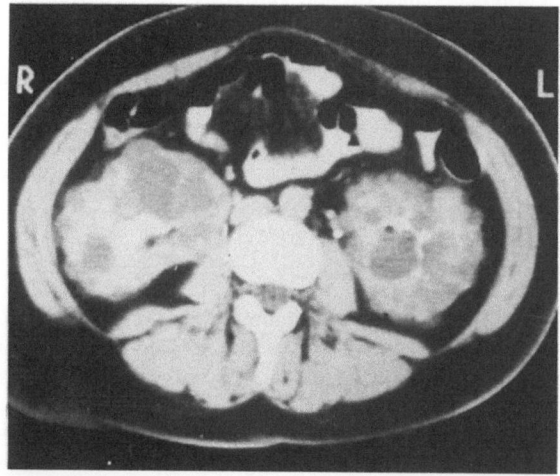

Abb. 1. Computertomogramm der Nieren bei 45jährigem Mann mit polyzystischer Nierendegeneration

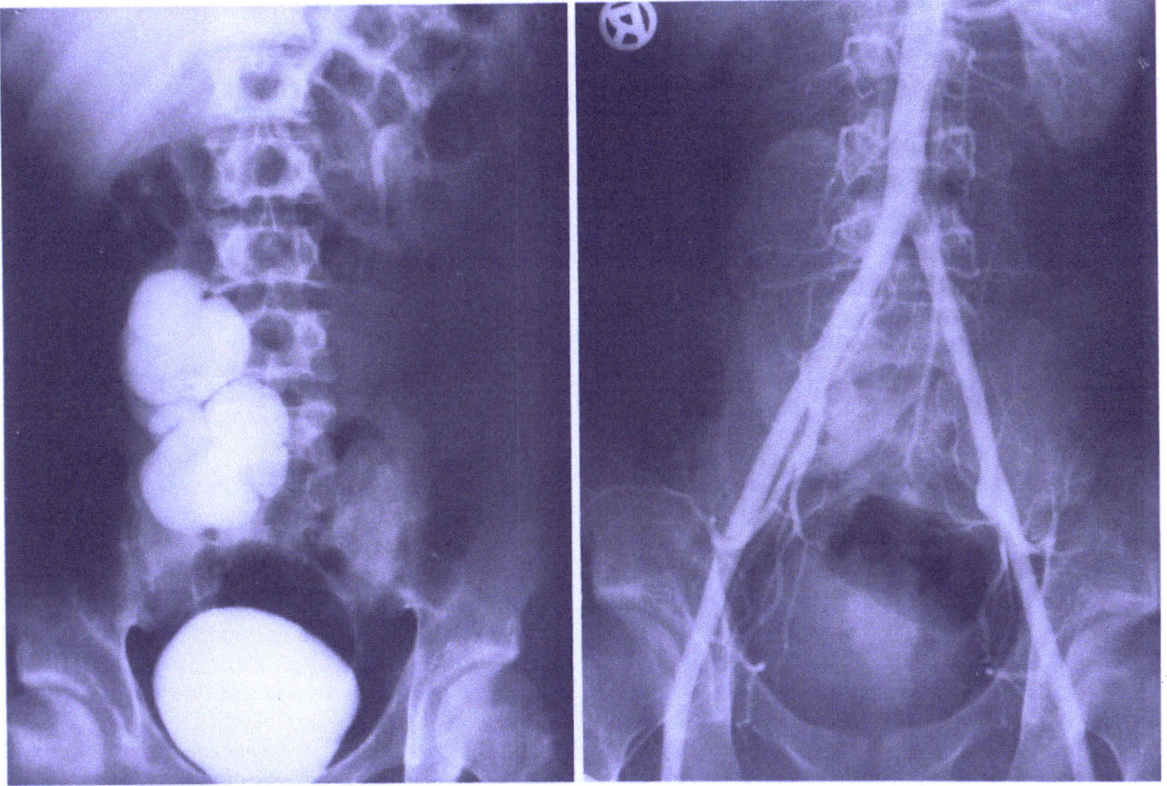

Abb. 2a, b. Lumbal dystope und drehungsdystope re. Niere mit Hydronephrose infolge Ureterabgangsenge. **a** Infusionsurogramm, **b** Angiographie mit Darstellung mehrerer iliakal entspringender Nierengefäße und deutlichem Parenchymverlust

Die Nephroptose tritt nur in Orthostase in Erscheinung und betrifft überwiegend das weibliche Geschlecht. Ursächlich ist eine vermehrte Mobilität innerhalb der Gerotaschen Faszie, die sowohl angeboren als auch erworben (starke Gewichtsreduktion) sein kann. Im Ausscheidungsurogramm ist an die 10 Minuten-Aufnahme eine weitere Aufnahme im Stehen – möglichst nach einem längeren Verweilen in aufrechter Körperlage – anzuschließen. Während eine lageabhängige Verschiebung der Niere um 2–3 Querfinger noch als normal gilt, spricht man von einer pathologischen Ptose bei einer Lagedifferenz von über $1^{1}/_{2}$ Wirbelkörperhöhen. Ein Krankheitswert kommt jedoch auch dieser ausgeprägten Ptose nicht zu, soweit keine eindeutigen lageabhängigen Beschwerden vorliegen (DD: vertebragene Beschwerden), keine Achsenverlagerung oder orthostasebedingte Abflußstörung im Urogramm sowie Sonogramm erkennbar ist und eine orthostatische unilaterale Funktionsminderung mittels Isotopenclearance (Untersuchung im Sitzen und Liegen) ausgeschlossen wurde.

Letztere kann ebenso wie eine Hypertonie (allerdings selten) auf eine orthostatisch bedingte verminderte oder verzögerte arterielle Perfusion zurückgeführt werden.

Rotationsanomalien werden röntgenologisch im Ausscheidungsurogramm leicht diagnostiziert. Sie können ein- oder doppelseitig in verschiedenem Ausmaß (inkomplette bis Hyperrotation) auftreten, wobei alle doppelseitigen Formen differentialdiagnostisch an eine Hufeisenniere denken lassen.

Fusionsanomalien (Verschmelzungsnieren) treten in zahlreichen Variationen auf, wobei die Verschmelzung z.T. mit einer inkompletten fetalen Aszension (lumbale *Kuchen-* und *Diskusnieren*) z.T. mit einer *gekreuzten Dystopie* verbunden ist (z.B. L-förmige und Sigmanieren) (Abb. 3). In 10% der gekreuzten Dystopien fehlt die Verschmelzung (Häufigkeit der Fusionsanomalien: 1:1000 Geburten). Fusionsanomalien sind im Ausscheidungsurogramm durch die Ureterverlagerung und die obligate Rotationsanomalie zumindest einer Niere leicht zu diagnostizieren.

Die häufigste Form der Verschmelzungsniere ist die *Hufeisenniere* (Häufigkeit im Autopsiegut ungefähr 1:500, bei Ausscheidungsurogrammen im eigenen Krankengut 1:300). Das typische Röntgenbild mit kaudal konvergierenden Nierenachsen, malrotierten ventral gerichteten Nierenbecken, medialisierten Harnleitern und teilweise erkennbarer Parenchymbrücken am „Isthmus" (Abb. 4) vereinfacht die Diagnose. Harnwegsinfekte und Nephrolithiasis treten gehäuft auf [9].

2.4.1.4 Anomalien des Nierenhohlsystems

Angeborene Kelcherweiterungen treten solitär als Kelchektasie oder Hydrokalix auf und werden bei Ektasie multipler Kelche als Megakaliosis bezeichnet (DD: obstruktive z.B. konkrementbedingte Ektasie).

Kelchdivertikel müssen von pyelonephritisch veränderten gerundeten Kelchen zweiter Ordnung beim Ausscheidungsurogramm mitunter durch Schräg- und Schichtaufnahmen oder auch durch das Ureteropyelogramm abgegrenzt werden. Bei rezidivierenden Infekten sowie bei steintragenden Divertikeln besteht Operationsindikation.

2.4.1.5 Subpelvine Stenose

Die kongenitale subpelvine (oder Ureterabgangs-) Stenose führt mitunter schon im frühen Kindesalter zum fortschreitenden Parenchymschwund oder wird schon bei der sonographischen Untersuchung des Feten entdeckt. Sie kann aber auch in allen späteren Altersstufen erstmalig in Erscheinung treten und in Abhängigkeit vom Grad der Obstruktion unterschiedlich starke hydronephrotische Veränderungen mit Parenchymeinbußen bewirken (Abb. 5). Als Suchmethode eignet sich insbesondere bei Kindern die Sonographie, die im sog. Belastungssonogramm nach Gabe eines Diuretikums eine Zunahme der Pyelektasie erkennen läßt.

Kommt die subpelvine Engstelle im Ausscheidungsurogramm nicht sicher zur Darstellung, so ist in manchen Fällen eine Ureteropyelographie (möglichst unmittelbar präoperativ!) angezeigt. Der Funktionsanteil der hydronephrotisch geschädigten Niere wird - auch für postoperative Verlaufskontrollen - mittels Isotopenclearence bestimmt.

Ursachen der subpelvinen Stenose sind eine Fibrosierung des Ureterabgangssegmentes mit Verlust glatter Muskulatur, teilweise eine hohe Insertion des Ureterabganges sowie gelegentlich Briden oder kreuzende Polgefäße.

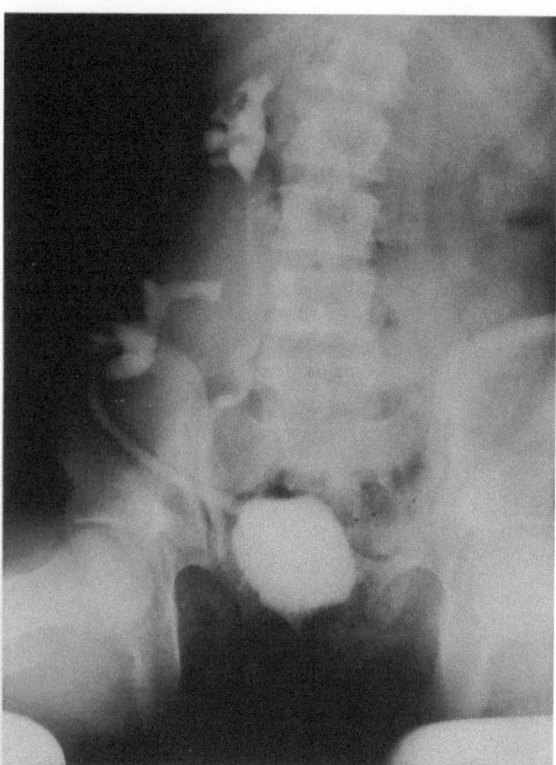

Abb. 3. Infusionsurogramm einer 20jährigen Frau mit gekreuzt dystoper linker Niere, deren zugehöriger Ureter links an normaler Stelle mündet

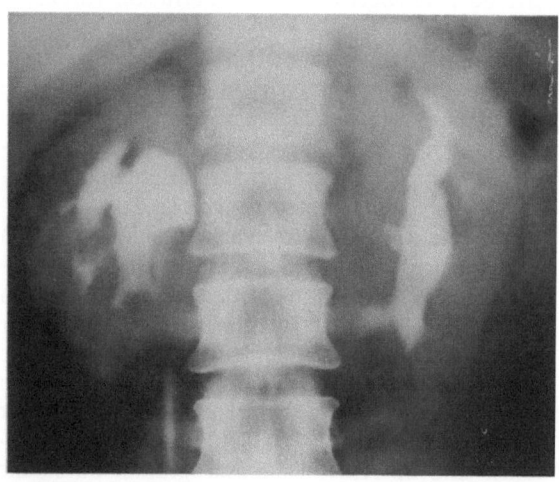

Abb. 4. Typische Konfiguration der Hohlsysteme bei Hufeisenniere

Die *fibromuskuläre Hyperplasie* der Arteria renalis als häufige Ursache des nephrogenen Hochdrucks bei juvenilen Patienten kann bei ausgeprägter Stenosierung schon durch die verspätete Ausscheidung einer Niere im Frühurogramm vermutet werden, wird dann jedoch angiographisch sowie durch seitengetrennte venöse Plasma-Renin-Bestimmungen bestätigt.

2.4.2 Anomalien des Harnleiters

2.4.2.1 Der kongenitale primäre Megaureter

Während eine sekundäre obstruktionsbedingte Harnleitererweiterung gelegentlich auch als „Megaureter" bezeichnet wird, handelt es sich beim *primären* Megaureter um eine angeborene Anomalie mit Engstellung des juxtavesikalen Uretersegmentes und proximaler Dilatation und Wandhypertrophie (Abb. 6). Ursächlich ist eine gestörte Peristaltik im prävesikalen Harnleiterabschnitt durch einen Mangel an Längsmuskulatur in der Wand dieses Segmentes.

Das Röntgenbild zeigt eine blasenwärts zunehmende zeltförmige Aufweitung des distalen Ureters,

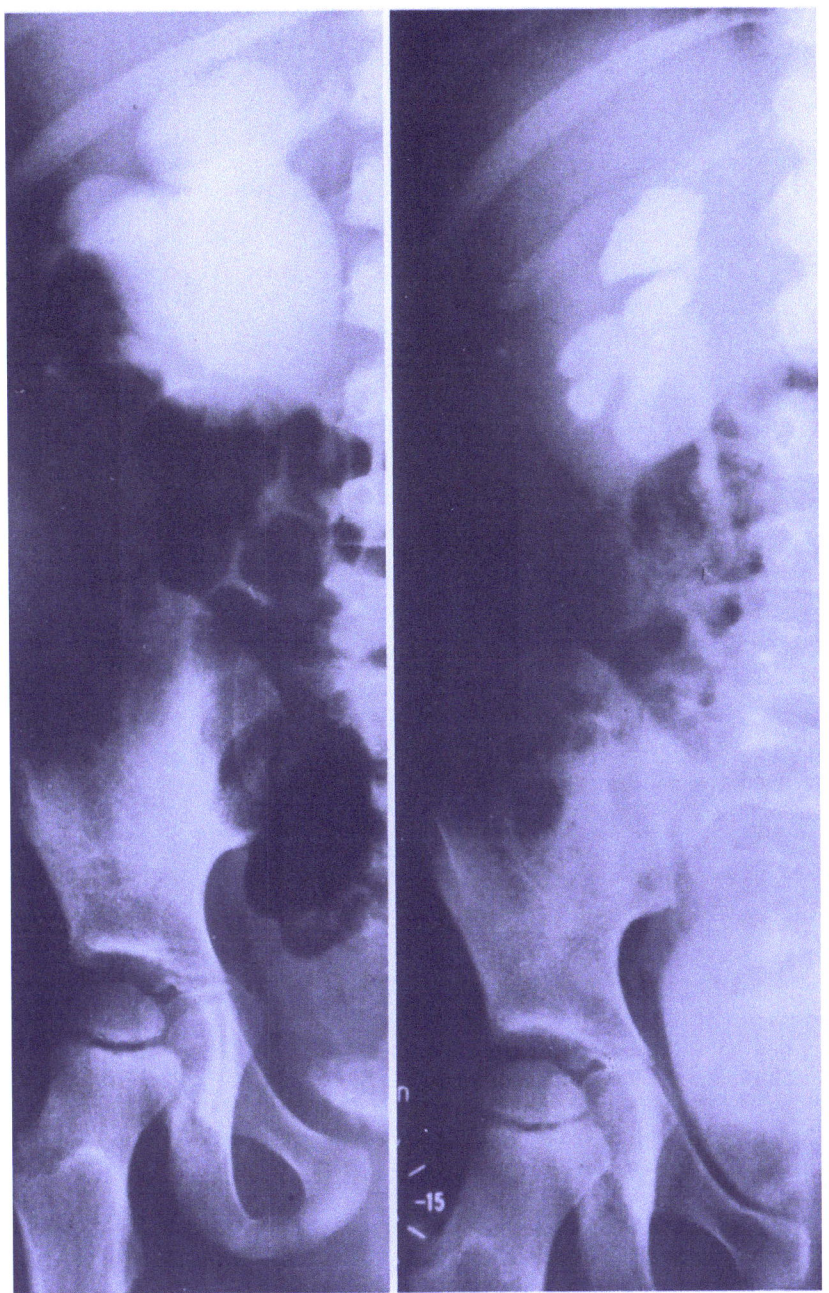

Abb. 5a, b. Subpelvine Ureterstenose bei 4jährigem Mädchen. **a** präoperativ, **b** 3 Monate postoperativ

während der intramurale Harnleiter meist normal weit oder enggestellt ist. Eine Erweiterung des Nierenbeckenkelchsystems ist nicht obligatorisch.

Eine Schleifenbildung und Schlängelung des erweiterten Harnleiters spricht eher für eine sekundäre Erweiterung als für den primären Megaureter. Ein Reflux ist die Ausnahme. Die Kombination von Reflux und terminaler Ureterstenose wird in circa 10% der Fälle gefunden [8].

Der *sekundäre* Megaureter ist die Folge einer infravesikalen Obstruktion z.B. bei neurogenen Blasenentleerungsstörungen wie Meningomyelozelen. Der Befund ist somit meist doppelseitig (beim primären Megaureter nur in 20% bilaterales Auftreten), allerdings z.T. graduell unterschiedlich ausgeprägt. Die überfüllte Harnblase, die massiv erweiterten Harnleiter und z.T. auch eine erweiterte hintere Harnröhre (z.B. bei Harnröhrenklappen- oder Segelbildungen und beim Prune Belly-Syndrom) können schon durch Sonographie des Feten festgestellt werden.

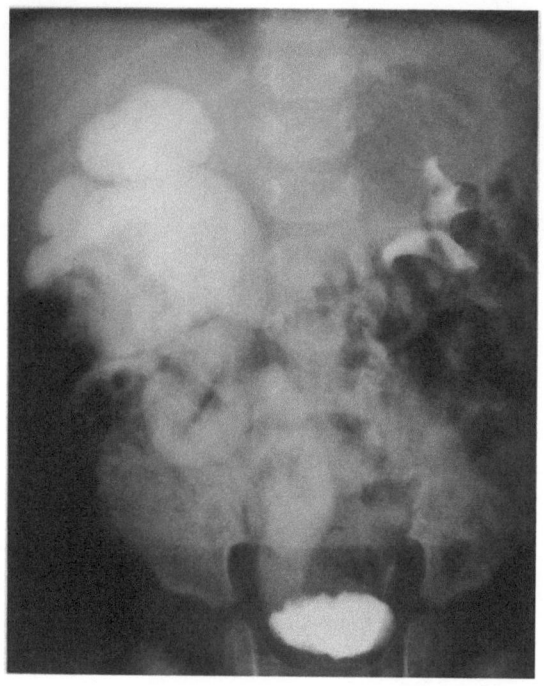
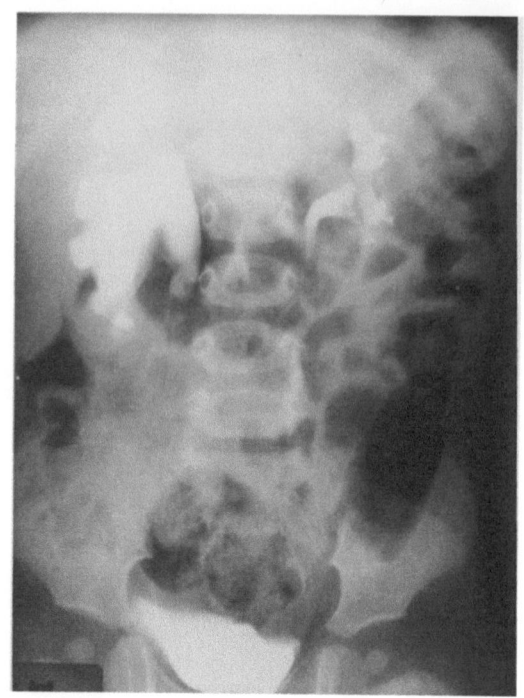

Abb. 6. a Megaureter bei 4 Monate altem Kind. b weitere 3 Monate nach Uretermodellage mit Reimplantation in die Harnblase

2.4.2.2 Reflux

Der kongenitale primäre Reflux und die in wechselnder Frequenz und Intensität folgende Refluxnephropathie gehören zu den häufigsten angeborenen Störungen des Harntraktes. Bei Reihenuntersuchungen von Schulkindern wird eine Frequenz von 1,2:1000 angegeben. Das weibliche Geschlecht ist viermal so oft wie das männliche betroffen.

Die Diagnostik erfolgt bei röntgenologisch erkennbaren pyelonephritischen Veränderungen an den Nierenbeckenkelchsystemen sowie einer Erweiterung der oberen Harnwege vor allem aber bei klinischem Verdacht (rezidivierende Harnwegsinfekte) durch das Refluxzystogramm (s. Kap. 1.4) unter standardisierten Bedingungen und möglichst im infektfreien Intervall.

Die therapeutischen Konsequenzen, insbesondere die Richtlinien für Operationsindikation und -zeitpunkt, sollen hier nicht erörtert werden (Abb. 7).

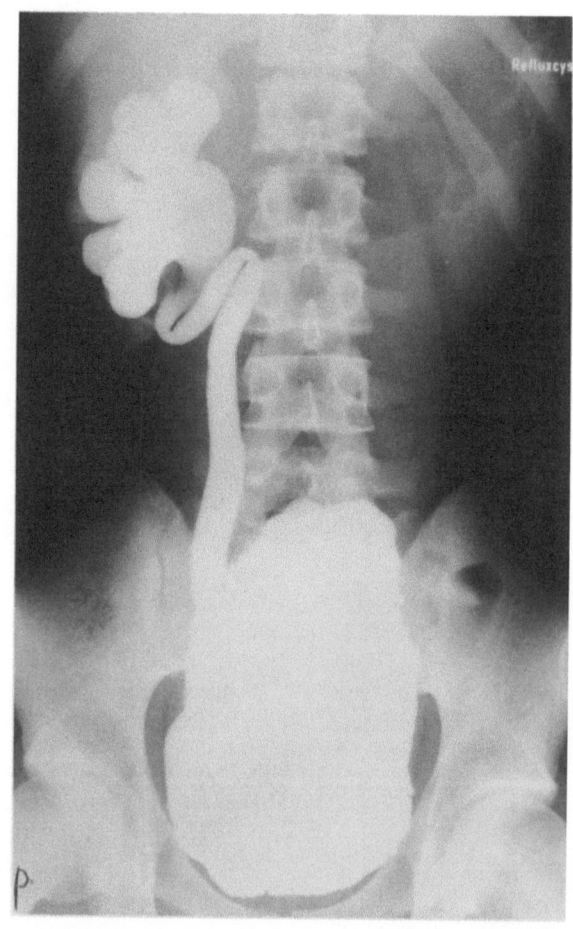

Abb. 7. Vesikorenaler Niederdruckreflux rechts bei erweitertem Nierenbeckenkelchsystem und hochgradiger Parenchymrarefizierung (Grad V nach PARKKULAINEN)

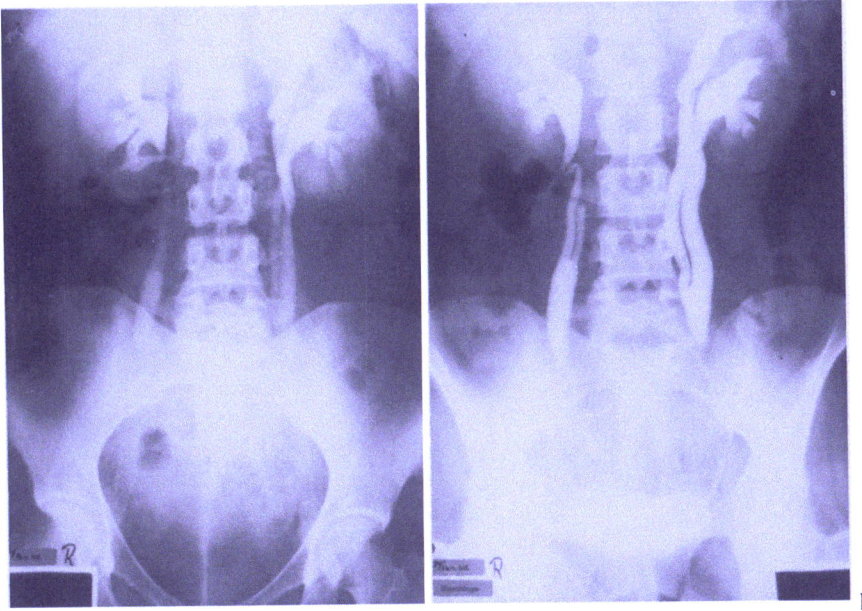

Abb. 8a, b. Infusionsurogramm einer 29jährigen Patientin, welches **a** eine Doppelniere mit Ureter fissus links und **b** auf einer Aufnahme in Bauchlage einen Ureter fissus rechts mit blind endender Ureterknospe zeigt

2.4.2.3 Doppelbildung und Ektopie

Bei der *inkompletten* Doppelbildung finden sich zwei Nierenbecken und zwei zugehörige Ureter, die sich vor der Blaseneinmündung vereinigen (Ureter fissus sive bifidus), während bei der *kompletten* Doppelbildung beide Ureteren getrennt in die Harnblase münden. Da im Ausscheidungsurogramm häufig nicht erkennbar ist, ob eine prävesikale Gabelung oder eine komplette Doppelung der Harnleiter vorliegt, sollte der Befund bei klinischer Relevanz endoskopisch geklärt werden (ein oder zwei Ostien auf der betroffenen Seite?). Eine exakte Diagnostik vor operativen Eingriffen im kleinen Becken ist notwendig. Nach der Meyer-Weigertschen Regel mündet der zum kranialen Nierensegment gehörende Ureter distal, der zum kaudalen Segment gehörende proximal bzw. lateral des ersteren. Dies ist entwicklungsgeschichtlich aus der Einbeziehung des Wolffschen Ganges in die Bildung von Trigonum und Blasenhals zu erklären, wobei eine zusätzliche, dem Wolffschen Gang entspringende Ureterknospe bei kaudalem Ursprung das metanephrogene Gewebe kranial, bei kranialem Ursprung aber kaudal des normalen Segments trifft. Nach dieser Regel gehören ektop mündende Harnleiter i. allg. zum kranialen Nierensegment; der zum kaudalen Nierensegment gehörende Harnleiter ist der „normale" an typischer Stelle mündende.

Die *Häufigkeit* von Doppelanlagen wird aufgrund von Autopsien mit 0,7% angegeben, in der Klinik steigt der Anteil jedoch auf 2–6%, wobei die Morbidität *bei Frauen 5–6mal höher* liegt [8]. Die Doppelanlage betrifft in ca. 20% beide Seiten, wobei das Ausmaß der Doppelung auf beiden Seiten unterschiedlich sein kann (Abb. 8). Eine Ureterknospe ohne zugehöriges zweites Nierensegment ist sehr selten und bedarf für sich allein keiner Therapie.

Die Doppelniere kann von ihrer äußeren Form her unauffällig sein. Das kraniale Segment ist jedoch meist kleiner und z.T. dysplastisch (s.o.). Neben dem Ausscheidungsurogramm mit Schichtaufnahmen und der Sonographie (ein gedoppeltes Hohlsystem kann allerdings nicht immer sonographisch eindeutig nachgewiesen werden), gibt eine getrennte Isotopenclearence beider Segmente Auskunft über die Qualität des kranialen dysplastischen Segments. Diese Diagnostik ist vor allem bei der refluxiven Doppelniere von Bedeutung: Der refluxive kaudal mündende Ureter muß bei noch ausreichender Funktion des Segments antirefluxiv reimplantiert werden, da eine Refluxmaturierung hier nicht zu erwarten ist. Eine Refluxklärung ist bei allen Doppelnieren mit Infektanamnese, Nachweis pyelonephritischer Veränderungen oder Dysplasie des kranialen Segments unverzichtbar.

Eine ektope Harnleitermündung (Abb. 9) betrifft fast immer den Harnleiter des kranialen Nierensegments. Die Mündung kann beim Mann nur proximal des Sphincter externus bzw. in den verschiedenen Abschnitten der Samenwege (vom Colliculus bis zum Nebenhoden) liegen, während die ektope Mündung bei der Frau in der gesamten Urethra, dem Introitus vaginalis, in der Vagina, sowie im Uterus lokalisiert

Ureterektopie

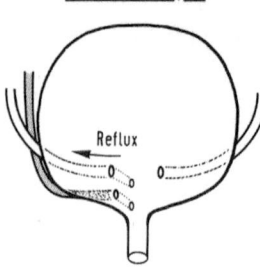

Vesikale Ektopie

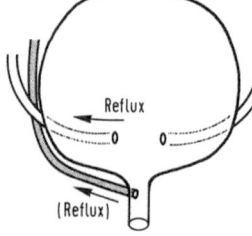

Urethrale Ektopie

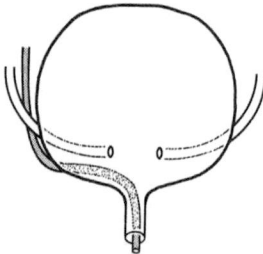

Externe Ektopie
(♀: vestibulär, vaginal
♂: Samenwege)

Ektope Ureterozele

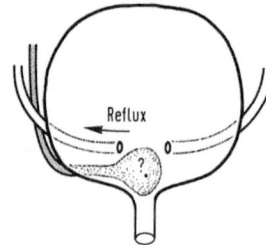

Vesikale Ureterozele

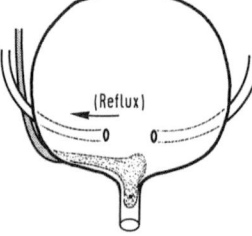

Urethrale Ureterozele

Abb. 9. Verschiedene Möglichkeiten der *Ureterektopie* und der *ektopen Ureterozele* (schematisiert)

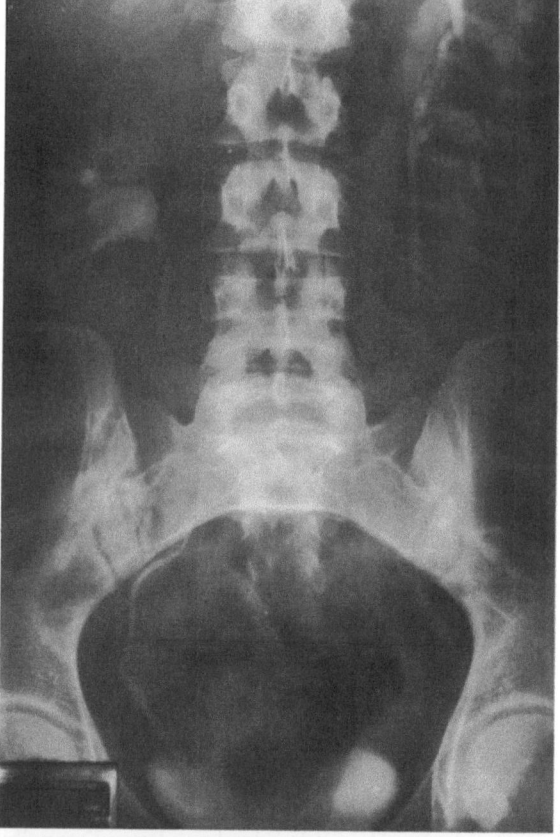

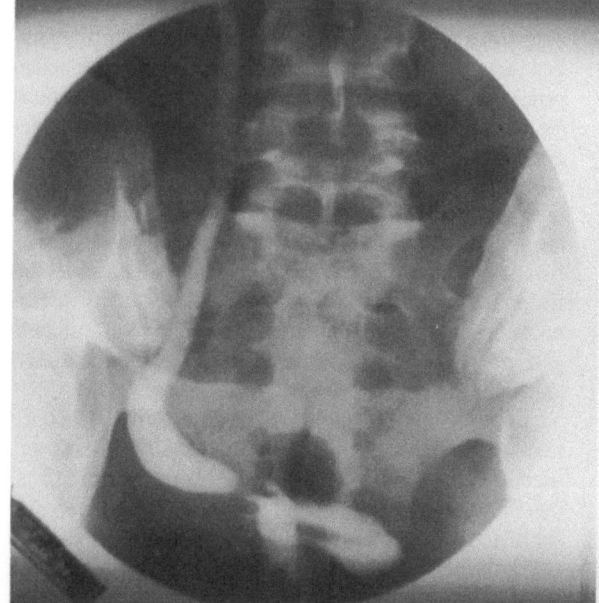

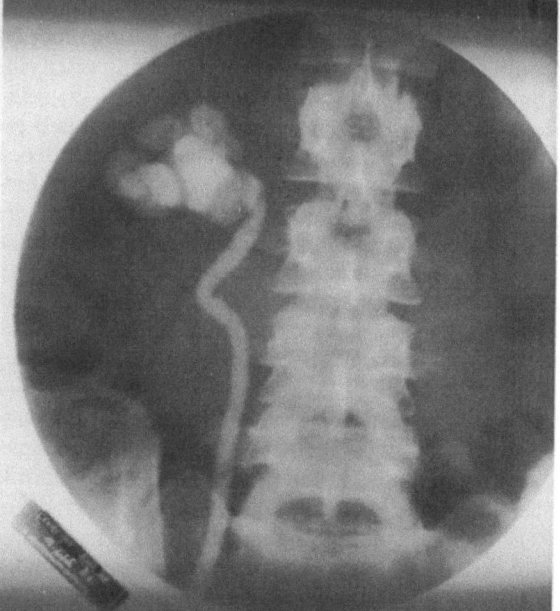

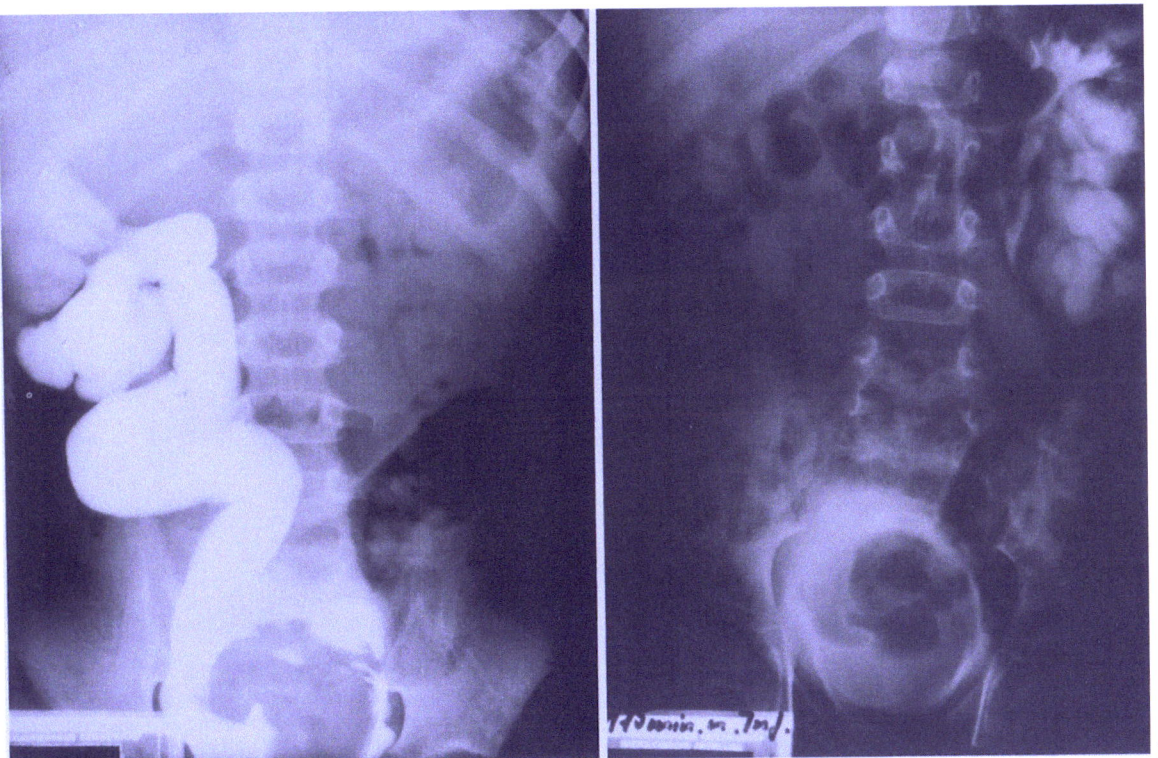

Abb. 11a, b. 3jähriger Junge mit Harnwegsinfekt und eingeschränkter Nierenfunktion. **a** Reflux in das kaudale Segment einer rechtsseitigen Doppelniere. **b** im Infusionsurogramm ist die rechte Niere nahezu funktionslos; li. Doppelniere mit großer vesikaler Ureterozele (Aussparung) des kranialen Segments und Obstruktion des kaudalen Segments

sein kann. Eine rektale Einmündung ist bei beiden Geschlechtern in seltenen Fällen bekannt geworden.

Die Ektopie führt beim weiblichen Geschlecht nicht selten zu einer extravesikalen Inkontinenz. Das kraniale Nierensegment ist dabei häufig urographisch stumm und kann gelegentlich übersehen werden. Die Suche nach dem unter Umständen winzigen vaginal mündenden Ureterostium kann – bei nur noch minimaler Harnproduktion – schwierig sein.

Die intravenöse Indigocarmin-Injektion führt infolge einer mangelhaften Ausscheidungsfunktion des vorgeschalteten Nierensegments meist nicht zu einer erkennbaren „Blau"-Ausscheidung. Die neben einer sorgfältigen Inspektion unter Entfaltung der Schleimhaut mit Spekula angewandte Vaginographie mit *Hilfe eines Ballonkatheters kann* den Harnleiter *refluxiv* zur Darstellung bringen.

Bei urethraler oder vaginaler Ureterektopie ist fast immer die Heminephroureterektomie indiziert (Abb. 10).

Eine Stenosierung des distalen Ostiums führt zu teilweise voluminösen Ureterozelen, die auch obstruktiv auf die Blasenentleerung wirken bzw. die Blasenkapazität mindern können. Die Zele ist als runde Aussparung in der kontrastmittelgefüllten Blase sowie sonographisch gut erkennbar (Abb. 11). Das „normale" zum kaudalen Nierensegment gehörende Ostium kann durch die Ureterozele deformiert und der Abfluß gestört sein. Die verschiedenen therapeutischen Möglichkeiten sollen nicht erörtert werden. Auch bei der Ureterozelenbildung der kompletten Doppelanlage ist bei einem fortgeschrittenen Funktionsverlust überwiegend die Heminephroureterektomie Therapie der Wahl [5].

Abb. 10a–c. 24jährige Frau mit Inkontinenz und Harnwegsinfekt. **a** im Infusionsurogramm „fehlen" die kranialen Kelche re. **b, c** retrograde Darstellung des ektop in die Urethra mündenden Harnleiters und des zugehörigen dysplastischen kranialen Nierensegments

2.4.2.4 Retrokavaler Ureter

Persistiert die embryonale rechtsseitige Subkardinalvene als Vena cava inferior und behält der Ureter eine Verbindung zu dieser Venenformation, so entsteht der retrokavale Ureter. Die Verlagerung des subpelvinen Harnleiters nach medial, eine entsprechende Schleifenbildung retrokaval und die konsekutive Ektasie des Nierenbeckenkelchsystems ermögli-

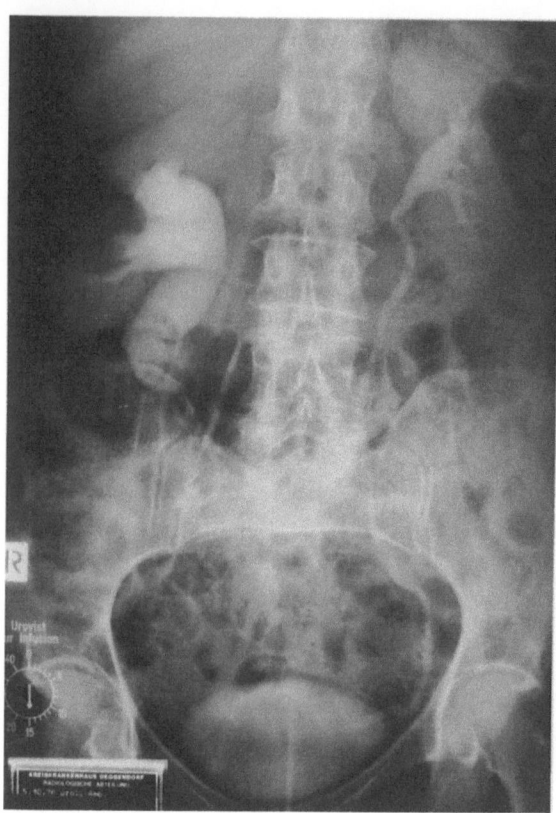
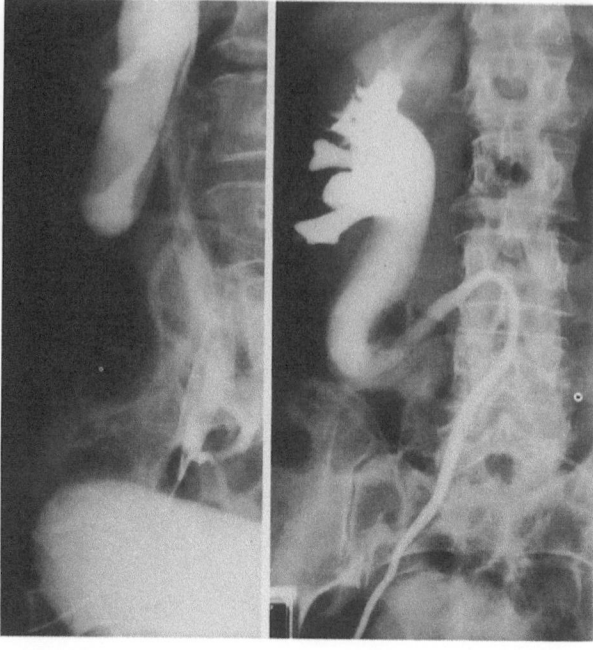

Abb. 12a–c. Retrokavaler rechter Ureter bei 50jähriger Patientin. **a** Infusionsurogramm mit leichter Pyelektasie und deutlich ektatischem proximalen Harnleiter. **b** gedrehte Aufnahme mit gleichzeitiger Darstellung der Vena cava inferior von der rechten Leiste aus **c** Harnleiterverlauf im Ureteropyelogramm

chen die urographische Diagnose, die durch retrograde Ureteropyelographie sowie eine synchrone Kavographie untermauert wird (Abb. 12). Bei subjektiven Beschwerden, Obstruktionen und Funktionsstörungen wird nach Kontinuitätstrennung eine Reanastomosierung nach den gleichen Prinzipien wie bei der subpelvinen Stenose durchgeführt.

2.4.3 Anomalien des unteren Harntraktes

Die Anomalien des unteren Harntraktes sollen nur kurz und ohne Anspruch auf Vollständigkeit aufgeführt werden. Kombinationen verschiedener im unteren und oberen Harntrakt gleichzeitig lokalisierter Fehlbildungen (z.B. Prune Belly-Syndrom) erfordern bei röntgenologisch erkennbaren Anomalien stets eine weitergehende Klärung.

2.4.3.1 Kloakenmißbildungen

Bei den verschiedenartigen kombinierten Mißbildungen stehen klinisch zunächst Atresien (Analatresie) im Vordergrund. Sekretretentionen in der Vagina und im Uterus (Hydrokolpos und Hydrometrokolpos) verursachen Harnentleerungsstörungen und eine im Urogramm und Sonogramm erkennbare Verlagerung der Harnblase. Eine Einflußstauung der oberen Harnwege ist obligat und erfordert neben abdominalchirurgischen Maßnahmen und ggf. der Drainage des Hydrometrokolpos eine sofortige Entlastung (suprapubische Blasenpunktionsfistel, perkutane Nephrostomie) des harnableitenden Systems. Die Details der Kloakenanomalie bringt die spätere retrograde Kontrastmittelfüllung des Sinus urogenitalis (sog. Genitographie) und die Endoskopie zur Darstellung. Die durch eine tief vaginal mündende Harnröhre und konsekutive vaginale Harnansammlung (Hydrokolpos) verursachten Harnwegsinfekte beruhen häufig auf einem vaginalen Reflux in die Harnwege.

2.4.3.2 Prune Belly-Syndrom

Diese auf eine kongenitale Bauchdeckenaplasie zurückzuführende Anomalie findet sich nur *selten bei Mädchen*. Die durch eine funktionelle Störung des Harnabflusses verursachte Megazystis und die Dilatation der oberen Harnwege bei Neugeborenen mit stark vorgewölbtem Abdomen (die Darmschlingen sind teilweise durchscheinend erkennbar) ermöglicht die Diagnose. Kombiniert mit diesen Fehlbildungen ist bei Knaben eine Retentio testis.

2.4.3.3 Urachusanomalien

Ein persistierender Urachus wird klinisch durch die *Harnabsonderung über den Nabel* diagnostiziert. Im seitlichen Zystogramm kann die Verbindung der Blase mit dem offenen Urachus dargestellt werden. Urachuszysten und Urachusdivertikel durch Teilobliteration können palpiert sowie sonographisch nachgewiesen werden.

Endoskopisch ist beim persistierenden Urachus ein mehr oder weniger großer – z.T. auch sondierbarer – Rezessus am Blasenscheitel erkennbar. Im Hinblick auf die Möglichkeit einer späteren Tumorentwicklung [16] ist die Exstirpation des offenen Urachus notwendig.

2.4.3.4 Harnblasendivertikel

Divertikel der Harnblase sind überwiegend lateral im Bereich der Durchtrittsstelle des Ureters lokalisiert. Bei Überlagerung des Divertikels durch die kontrastmittelgefüllte Blase sind seitliche und Schrägaufnahmen erforderlich. Meist ist die Divertikelbildung mit einer infravesikalen Obstruktion (z.B. Blasenauslaßstenose) kombiniert.

Durch Entleerung der sich kontrahierenden Blase in das wandschwache Divertikel kommt es zur Ausweitung und steigenden Restharnbildung (Pendelurin) und zu einer zunehmend verschlechterten Miktion (das Divertikel wirkt als „Energievernichter"). Durch die Harnretention im Divertikel entstehen entzündliche Veränderungen (Divertikulitis), persistierende Harnwegsinfekte sowie vermehrt maligne Degenerationen. Paraureterale, ostiennahe Divertikel sind (überwiegend beim weiblichen Geschlecht) mit vesikorenalem Reflux kombiniert.

2.4.3.5 Vesica bipartita

Eine Teilung der Harnblase durch eine Scheidewandbildung in der Sagittalebene verursacht eine Vesica bipartita (Sive duplex sive multilocularis). Sie wird als ursprüngliche Agenesie, Aplasie oder Hypoplasie der Harnblase aufgefaßt, wobei die erweiterten Endabschnitte der Ureteren die beiden Blasenhälften bilden sollen. Neben einer Harnentleerungsstörung finden sich bei dieser Anomalie teilweise noch andere Mißbildungen (Abb. 13).

2.4.3.6 Harnröhrenklappen, -stenosen und -divertikel

Harnröhrenklappen finden sich *beim männlichen Geschlecht* in der hinteren Harnröhre zwischen Blasenauslaß und Sphinkterzone als sogenannte Youngsche Klappen. Sie werden durch das Miktionszystourethrogramm sowie endoskopisch erkennbar, wobei sich je nach Lokalisation des Abflußhindernisses eine Ballonierung des proximal gelegenen Harnröhrenabschnittes findet. In der vorderen männlichen Urethra lokalisierte kongenitale Engen können Stenosen entsprechen (partielle Persistenz einer Membran zwischen Ektoderm und Entoderm?) oder durch die distale Lippe eines Harnröhrendivertikels hervorgerufen sein.

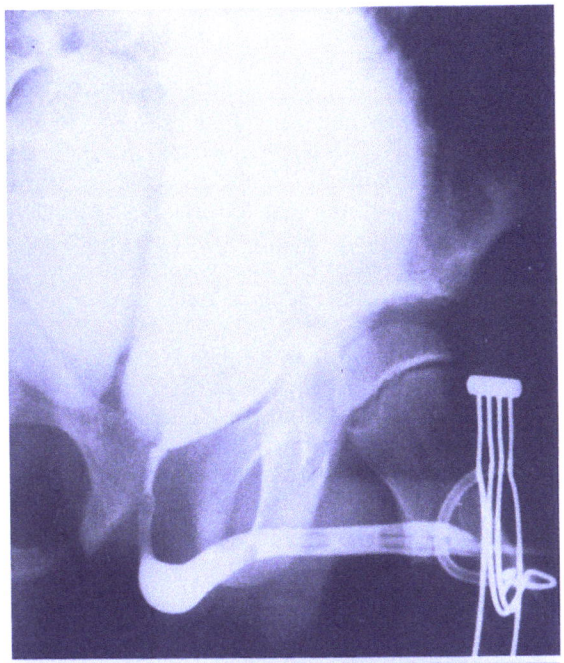
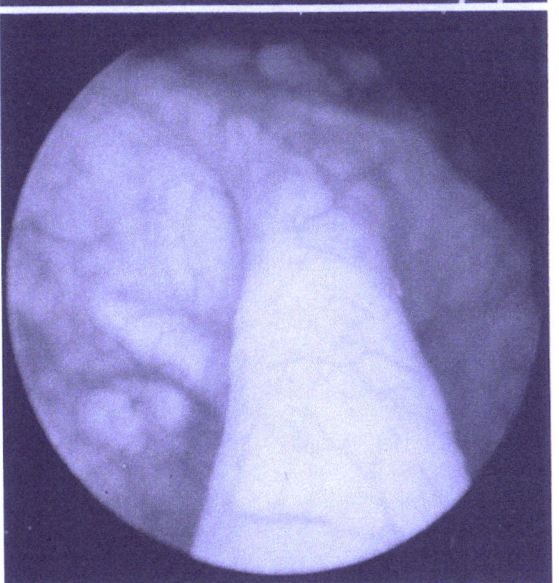

Abb. 13a, b. Vesica bipartita bei 20jährigem Patienten. **a** das Septum ist bei der retrograden Urethrozystographie gut erkennbar. **b** die Blase wird durch die sagittal verlaufende Scheidewand in 2 Hälften getrennt

Beim weiblichen Geschlecht führen Urethraldivertikel zu dysurischen Beschwerden, brennenden Schmerzen und rezidivierenden Harnwegsinfekten. Die vaginale Exploration zeigt bei größeren Divertikeln eine fluktuierende Vorwölbung mit Harnentleerung auf Druck. Die Kontrastdarstellung muß mit einem Doppelballonkatheter als „Hochdruckurethrographie" im anterioren und seitlichen Strahlengang durchgeführt werden (Abb. 14). Endoskopisch können enghalsige Divertikel übersehen werden, wenn die Untersuchung nicht prograd unter Spülstrom erfolgt.

Die distale Enge der weiblichen Urethra ist häufige Ursache für rezidivierende Harnwegsinfekte. Durch Bildung von Turbulenzen proximal der Stenose wird die Keimaszension begünstigt. Der Nachweis der Stenose erfolgt am sichersten auf instrumentellem Weg (Bougie á boule), während die Harnröhrenfigur während des Miktionszystourethrogramms nur in extremen Fällen eindeutige Rückschlüsse über eine Enge erlaubt [14] (s. Kap. 1.4.3).

2.4.3.7 Epispadie und Exstrophie

Diese Spaltbildungen betreffen die Harnblase, welche dann nur als Platte auf der Bauchwand liegt, und setzen sich kaudalwärts zur Klitoris bzw. zum Penis hin fort, wobei die Harnröhre nur als Rinne ausgebildet ist. Beim weiblichen Geschlecht verläuft der Introitus vaginalis horizontal. Röntgenologische Klärung der oberen Harnwege und sonographische Verlaufskontrollen bis zur definitiven Korrektur (Blasenaufbauplastik bzw. Harnableitung nach Exstirpation der Blasenplatte) sind erforderlich.

2.4.3.8 Hypospadie

Die weibliche Hypospadie („short urethra") ist auf eine Aplasie der distalen Harnröhre zurückzuführen. Durch eine Stenosierung des Meatus urethrae kann eine Obstruktion der Harnwege entstehen.

Literatur

1. Ashley DJB, Mostofi FK (1960) Renal agenesis and dysgenesis. J Urol 83:211
2. Batzenschlager A, Blum E, Weill-Bousson M (1962) Petit rein unilatéral congénital. Am. anat. path. N.S. 7:539
3. Boatman DL, Kölln CP, Flocks RH (1972) Congenital anomalies associated with horseshoe kidney. J Urol 107:205
4. Carl P, Reindl P (1983) Diagnostische Bedeutung des sogenannten Belastungsnephrogramms. Therapiewoche 33:21
5. Cendron J, Melin Y, Valayer J (1981) Simplified treatment of ectopic ureterocele in 35 children. Eur. Urol. 7:321
6. Gardner KD Jr, Evan AP (1984) Kidney cysts: A puzzle is solved. Am. J. Kidney Dis. 6:403
7. Gloor HV (1947) Der einseitige Nierenmangel bei rudimentärer Nierenanlage. Schweiz. med. Wschr. 77:672
8. Hohenfellner R, Walz PH (1983) Doppelbildungen des Harnleiters. In: Hohenfellner R, Zingg EJ (Hrsg) Urologie in Klinik und Praxis. Thieme, Stuttgart New York
9. Kölln CP, Boatman DL, Schmidt JD, Flocks RH (1972) Horseshoe kidney: a review of 105 patients. J Urol 107:203
10. O'Reilly RH, Lupton EW, Testa HJ, Shields RA, Carroll RNP, Charlton-Edwards E (1981) The dilated non-obstructed renal pelvis. Brit. J. Urol. 53:205
11. Osathanondh V, Potter E (1964) Pathogenesis of polycystic kidneys. Arch. Path. 77:459
12. Perlmutter AD, Retik AD, Bauer SB (1979) Anomalies of the upper urinary tract. In: Campbell S (ed) Urology, 4th ed. Saunders, Philadelphia
13. Pfab R, Carl P (1981) Verlauf und Prognose bei der polycystischen Nierendegeneration. Helv. chir. Acta 48:295
14. Scholtmeijer RJ, Griffiths DJ (1985) Die distale Harnröhrenstenose bei Mädchen: Realität oder Trauma? Akt. Urol. 16:162
15. Scott JES (1985) Die Therapie kongenitaler Harnröhrenklappen. Akt. Urol. 16:165
16. Sheldon CA, Clayman RV, Gonzalez R, Williams RD, Fraley EE (1984) Malignant urachal lesions. J. Urol. 131:1
17. Sigel A, Schrott KM (1983) Anomalien der Niere. In: Hohenfellner R, Zingg EJ (Hrsg) Urologie in Klinik und Praxis. Thieme, Stuttgart New York
18. Thon W, Jonatha W, Schlickenrieder JHM, Altwein JE (1985) Pränatal diagnostizierte obstruktive Uropathie und frühzeitige postnatale Korrektur. Akt. Urol. 16:157
19. Wood BP, Goske M, Rabinowitz R (1984) Multicystic renal dysplasia masquerading as ureteropelvic junction obstruction. J. Urol. 132:972
20. Zerres K, Völpel MC, Weiss H (1984) Cystic kidneys: Genetics, pathologic anatomy, clinical picture and prenatal diagnosis. Hum. Genet. 69:104
21. Zollinger HU (1966) Niere und ableitende Harnwege. In: Doerr W, Uehlinger E (Hrsg) Spezielle pathologische Anatomie, Bd. III. Springer, Berlin Heidelberg New York

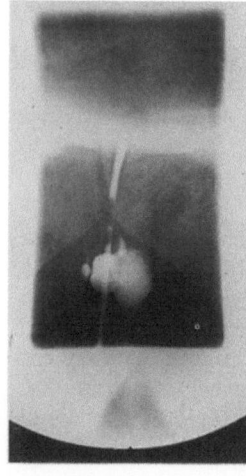
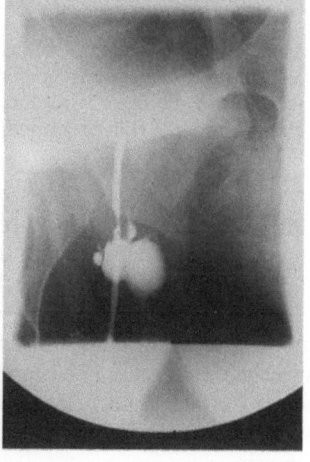

Abb. 14. Hochdruckurethrographie bei 26jähriger Patientin mit rezidivierenden Harnwegsinfekten: in das distale Harnröhrendrittel mündendes großes Urethraldivertikel

2.5 Entzündliche Erkrankungen des weiblichen Genitaltraktes

F. WILLGEROTH

INHALT

2.5.1 Entzündliche Erkrankungen der Vulva 125
2.5.2 Entzündliche Erkrankungen der Scheide . . . 125
2.5.3 Entzündliche Erkrankungen des Uterus 126
2.5.4 Entzündungen der Adnexe 127
Literatur 130

Entzündliche Erkrankungen im Genitalbereich dürfen aus klinischer Sicht nicht unterschätzt werden. Anatomisch besteht ja eine Verbindung zwischen dem Scheideneingang und den Fimbrientrichtern der Tuben und damit zum Abdomen. Unter ungünstigen Bedingungen kann es zu Infektionen dieses Verbindungsweges oder Abschnitten von ihnen kommen, die in erheblichem Ausmaß das weitere Leben der Patientin sowohl in physischer als auch in psychischer Hinsicht beeinflussen können.

2.5.1 Entzündliche Erkrankungen der Vulva

Das Erkennen einer Vulvitis bereitet in der Regel keine Schwierigkeiten. Sie geht mit Rötung, Schwellung, Überwärmung, Brennen und Schmerzen einher. Die Haut kann schmierig belegt sein.

Bei atrophischen Veränderungen kann ein quälender Pruritus auftreten.

Die Ursachen einer Entzündung im Vulva-Damm-Bereich dagegen können sehr unterschiedlich sein. Normalerweise ist die Haut Ausscheidungen aus Blase, Vagina und Rektum gegenüber sehr widerstandsfähig. Episiotomien und Dammplastiken verheilen in der Regel primär.

Erst eine Schädigung, z.B. Irritationen der Haut, falsche und mangelhafte Hygiene oder atrophische Umbauprozesse, führt zu Entzündungen.

Interne Erkrankungen wie Diabetes mellitus, Lebererkrankungen, Perniziosa oder Systemerkrankungen können Vulvitiden begünstigen.

Einige Hautkrankheiten manifestieren sich auch im Vulvabereich.

Antibiotika, Kortikoide und Zytostatika können durch ihre Nebenwirkungen Entzündungen im Vulvabereich begünstigen.

Nicht selten ist die Vulvitis die Fortleitung einer Erkrankung, die den unteren Genitaltrakt befallen hat, mit Fluor einhergeht und klinisch in einer Kombination aus Urethritis, Kolpitis und Zervizitis besteht.

Die Diagnose einer Vulvitis wird klinisch gestellt und kann durch Abstrich und Kulturen untermauert werden.

Kondylomata und Entzündungen der Bartholin'schen Drüsen zeigen klinisch ein typisches Bild [1, 2, 6, 14].

2.5.2 Entzündliche Erkrankungen der Scheide

Die Scheide hat viele Funktionen. Sie läßt Menstrualblut und Zervixsekret abfließen, sie ist Kohabitationsorgan und Teil des Geburtskanals.

Zugleich ist sie jedoch ein Schutzorgan für sich und höher gelegene Genitalabschnitte. Das basiert auf einem feinen Regulationsmechanismus.

Die Scheide ist mit einem vielschichtigen Plattenepithel ausgekleidet. Die Scheidenhaut besitzt keine Drüsen. Die Feuchtigkeit der Scheidenhaut beruht auf einer Transsudation. Auf- und Abbau des Epithels unterliegt den Ovarialhormonen. Östrogene und Progesterone bewirken einen zyklischen Phasenwechsel der Scheidenhaut. Östrogene bauen das Scheidenepithel bis zur Oberflächenschicht auf. Sie beeinflussen auch den Glykogengehalt des Epithels.

In der 2. Zyklusphase kommt es unter Progesteronanstieg zu einer Massenabschilferung der oberflächigen Zellen des Scheidenepithels. Döderleinsche Bakterien setzen das Glykogen aus den oberflächlichen Scheidenepithelien frei (Zytolyse). Das Glykogen wird dann fermentativ zu Zucker (Maltose und Dextrose) gespalten. Die Döderleinschen Bakterien vergären diesen Zucker dann zu Milchsäure. So wird das für die physiologisch vorhandene Vaginalflora nötige saure Milieu der Scheide (pH 4) aufrechterhalten.

Pathogene Fremdkeime können in diesem sauren Milieu nicht leben. Dieser physiologische Schutzmechanismus ist an einigen Bedingungen gebunden: Er setzt eine ausreichende Ovarialfunktion (Hormonproduktion) voraus, es muß ausreichend Glykogen in den Oberflächenzellen vorhanden sein; die Scheide muß mit Döderleinschen Bakterien besiedelt sein; es muß ein saures Milieu vorliegen, das durch die Zuckervergärung aufrecht erhalten wird.

Ist das Zusammenspiel dieser Faktoren gestört, kann eine Kolpitis auftreten. Z.B. können Antibiotika und Sulfonamide die Döderleinschen Bakterien zerstören. Eine erhöhte Sekretion aus der Zervix oder aus dem Uterus kann neben dem Verdünnungseffekt auch eine Veränderung des sauren Milieus der Scheide nach sich ziehen und damit die pathogenen Keimen bessere Lebensbedingungen ermöglichen.

Auch falsche oder übertriebene hygienische Maßnahmen können den gleichen Effekt haben.

Eine Störung der Ovarialfunktion kann zu einer Verminderung des Epithelaufbaus und zu einem geringerem Glykogengehalt der Zellen führen (Colpitis senilis).

Eine Klärung der Ursachen ist für die Therapie sehr wichtig.

Das klinische Leitsymptom einer Kolpitis sind Fluor, Brennen und Schmerzen sowie Pruritus. Die Vaginalhaut ist gerötet, teils diffus, teils fleckig.

Nicht selten entsteht eine Begleitvulvitis.

Trichomonadenbedingter Fluor ist in der Regel weißlich schaumig. Pilzbedingter Fluor ist weißlich-bröckelig, manchmal auch belegartig oder schmierig. Häufig vorhandene Mischinfektionen verschleiern das Bild.

Bei Pessarträgerinnen treten nicht selten umschriebene Ulzera an der Scheidenhaut auf. Meist handelt es sich dabei um lokale Drucknekrosen, die mit putridem Fluor einhergehen können. Differentialdiagnostisch muß immer ein Karzinom ausgeschlossen werden! [12].

Die Diagnose einer Kolpitis wird klinisch gestellt. Bildgebende Verfahren kommen nicht zum Einsatz; es sei denn, die Kolpitis wird durch eine Fistel z.B. zur Blase oder zum Darm unterhalten. Hier wird dann die Situation durch eine direkte Fisteldarstellung oder durch eine Vaginographie geklärt (s. Kap. 2.7.6) [14, 15].

2.5.3 Entzündliche Erkrankungen des Uterus

Die Sekretion der Zervixdrüsen ist hormonell gesteuert und unterliegt zyklischen Schwankungen. Sie variiert auch in den einzelnen Lebensphasen einer Frau. Der sog. rote Fleck am Muttermund, die Erythroplakie, ist eigentlich keine Entzündung. Sie ist eine physiologische Situation, die in der Grenzverschiebung des Epithels an der Zervix begründet liegt. Sie kann eine erhebliche, meist glasige Sekretion verursachen [3, 11].

Eine Endometritis der Zervix ist meist durch eine aufsteigende Infektion bedingt. Sie geht mit gelblichem putridem Fluor einher. Häufig gibt es eine Begleiturethritis mit Dysurie, Pollakisurie und Harndrang.

Jede akute Zervizitis ist auf eine Gonorrhö verdächtig!

Gonokokken sind neben Chlamydien und Herpesviren die häufigste Ursache einer Zervizitis.

Auch traumatisch bedingte Veränderungen an der Zervix können Entzündungen begünstigen. Muttermundrisse, die unter der Geburt auftreten, heilen häufig narbig ab. Nicht selten führen sie dann zu einer narbigen Deformation der Muttermundslippe (Lazerationsektropium) [11]. Zylinderepithel wird so nach außen zur Scheide hin umgestülpt. Das saure Milieu der Scheide reizt und das Drüsenepithel sezerniert alkalischen Schleim, der das saure Scheidenmilieu ändert und so für pathogene Keime bessere Lebensbedingungen ermöglicht. Durch diese traumatisch bedingten Veränderungen des Muttermundes können Keime aszendieren und so zur Endometritis, Salpingitis und evt. zur Pelveoperitonitis führen. Kaudal kann eine sekundäre Kolpitis resultieren, nach lateral kann sich die Entzündung in die Parametrien fortleiten.

Das Endometrium des Corpus ist wesentlich seltener entzündlich verändert als das der Zervix. Der innere Muttermund stellt für pathogene Keime eine schwer zu überschreitende Schwelle dar.

Unter der Menstruation jedoch, bei einem Abort oder nach einer Geburt, können unspezifische Endometritiden auftreten; ebenso nach Abrasionen, Sondierungen, Pertubationen oder Hysterographien und -skopien. Auch Intrauterinpessare in situ kommen manchmal ursächlich in Frage.

Am häufigsten sind Endometritiden nach einem artefiziellen Abort. Die meist fehlende Asepsis bei dieser Art der Interruptio bzw. die ungenügende Rückbildung des Uterus mit offenen Zervikalkanal und restlichen Eihäuten, Deziduaanteilen oder Plazentaresten, können eine Besiedlung des Cavums mit pathogenen Keimen begünstigen.

Das Endometrium wird geschädigt. Der zyklische Auf- und Abbau des Endometriums ist dann nur unvollkommen möglich. So erklärt sich auch die Symptomatik dieser Erkrankung vor allem durch eine persistierende Schmierblutung sowie Fluor im Anschluß an eines der oben angegebenen Ereignisse.

Die Auswirkung auf das Allgemeinbefinden ist in der Regel gering. Schmerzen werden nur selten und uncharakteristisch angegeben.

Bei einer schweren Endometritis kann auch das Myometrium mit erfaßt sein. Der Uterus ist dann evtl. leicht vergrößert und druckschmerzhaft [9, 10, 16]. Die Diagnose einer Endometritis läßt sich zwar aufgrund der Symptomatik und bei Kenntnis der Anamnese mit einem kurz zurückliegenden disponierenden Ereignis vermuten, sichern kann man sie jedoch nur histologisch durch eine Curettage.

Bildgebende Verfahren helfen hier auch nicht weiter.

Durch eine Atrophie der Schleimhaut bei älteren Frauen, durch eine sehr forcierte Curettage oder auch nach einer aktinischen Behandlung kann es zu einer Verengung bzw. Verklebung im isthmischen Bereich des Uterus kommen. Sekret wird dann aufgestaut. Wird es bakteriell infiziert, entsteht eine Pyometra, die mit starken Beschwerden einhergehen kann.

Der Uterus ist dann je nach Ausmaß des Sekretstaus vergrößert, der CK fest verschlossen.

Die Diagnose läßt sich durch bildgebende Verfahren erhärten. In erster Linie ist hier die Sonographie zu nennen (Abb. 1).

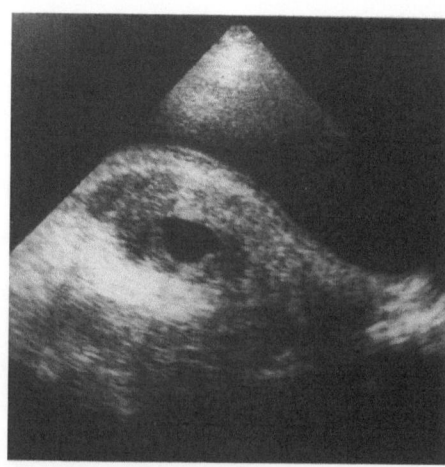

Abb. 1. Serometra bei Zervixkarzinom. 53jährige Patientin, Zervixkarzinom, Stadium II a. Der tumoröse Verschluß der Zervix führt zum Sekretstau im Cavum uteri

Die Computertomographie zeigt meist einen vergrößerten Uterus mit einem rundlichen zentralen Areal verminderter Dichte (Abb. 2). Auch mit der Kernspintomographie lassen sich Flüssigkeitsansammlungen in der Gebärmutter gut erkennen.

Diese Untersuchungsverfahren sind jedoch nur als diagnostische Möglichkeit der zweiten Stufe einzusetzen. In der Regel kommt man ohne sie aus.

Der Sekretabfluß nach Sondierung des Cavums ist der sicherste Beweis.

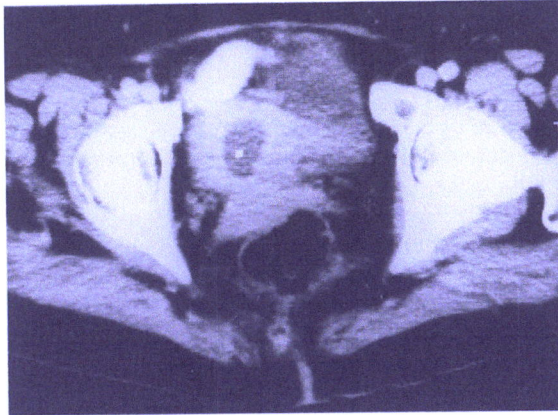

Abb. 2. Computertomographie des Beckens. Serometra. Zustand nach kombinierter Strahlentherapie eines Endometriumkarzinoms

2.5.4 Entzündungen der Adnexe

Entzündungen im Bereich der Adnexe gehen gewöhnlich mit schweren Krankheitsbildern einher. Sehr häufig liegt eine aufsteigende bakterielle Entzündung vor [17]. Die meisten Keime der Vagina können im Peritonealmilieu äußerst pathogen sein.

Eine Salpingitis kann sich auch einmal als Fortleitung eines in unmittelbarer Nachbarschaft liegenden perityphlitischen Abszesses oder einer entzündlichen Darmerkrankung entwickeln. Liegt eine aufsteigende Infektion als Krankheitsursache zugrunde, so sind meist beide Tuben gleichzeitig befallen.

Bei Virgines kommen Adnexitiden praktisch kaum vor. Gibt es ein entsprechendes Krankheitsbild, muß man an eine Tuberkulose denken. Die klinische Symptomatik einer akuten Adnexitis ist meist sehr ausgeprägt. Die Patienten klagen über starke Unterbauchschmerzen, die, je nach peritonealer Reizung, mit einer Abwehrspannung einhergehen. Es bestehen sub- bis hochfebrile Temperaturen. Eine leichte Schmierblutung und eitriger Fluor als Zeichen einer Begleitendometritis und -kolpitis können vorhanden sein.

Zu Beginn der Erkrankung wird man keine verdickten Tuben tasten. Erst allmählich nimmt das Volumen der Tuben zu.

Das Stroma der Tubenschleimhautfalten wird leukozytär infiltriert und schwillt an. Das Tubenlumen füllt sich mit Sekret. Das Fimbrienende der Tube stülpt sich ein und verklebt. Auch der intramurale Tubenanteil schwillt zu, so daß infiziertes Transsudat keinen Abfluß findet. In dieser Phase läßt sich dann die Tube meist als prallelastisch aufgetriebene schmerzhafte Resistenz palpieren.

Läuft die Entzündung der Tuben zum Zeitpunkt der Eiaufnahme ab oder sind Erreger durch das noch offene Tubenende gelangt, kann das Ovar mit einbezogen werden und ein Tuboovarialabszeß oder bei weiterer Ausbreitung eine Pelveoperitonitis entstehen.

Wenn die akute Tubenentzündung nicht sofort wirksam behandelt wird, geht sie in eine chronische Form über. Die Entzündungsprozesse durchwandern die Tubenwände und führen zur Perisalpingitis, die fibrös-bindegewebige Verwachsungen mit der Umgebung nach sich zieht. Nach Abklingen der Entzündung im Tubenlumen wird das putride Transsudat in seröse Flüssigkeit umgewandelt. Lytische Vorgänge an der nekrotischen Tubenschleimhaut führen zu einer weiteren Zunahme des Tubenvolumens. Die Schleimhautfalten der Tube atrophieren, die Tube wird sackförmig.

Nach allmählicher Resorption der Flüssigkeit bilden dann die Adnexe beidseits ein wenig bewegliches, derbes Tumorkonglomerat, in das – je nach Ausdehnung der abgelaufenen Entzündung – auch andere in der Nachbarschaft gelegene Beckenorgane mit einbezogen sein können.

Wie bereits erwähnt, liegt bei Infektionen des inneren Genitale meist eine aszendierende Entzündung vor. Sie wird durch Keime verursacht, die in unteren Genitalabschnitten angesiedelt sind.

Meist sind sie fakultativ pathogen. Erst hohe Keimzahlen in Verbindung mit begünstigenden Faktoren führen dann zur Aszension [13].

Anaerobier, wie z.B. diverse Bacteroides-Stämme, aerobe Bakterien wie Enterokokken, E. coli, Streptokokken, Staphylokokken, Gardnerella vaginales und Gonokokken, Chlamydien, Mykoplasmen sowie diverse Candida species und andere Hefen, Viren wie Herpes simplex und Zytomegalie können für eine aufsteigende Infektion verantwortlich sein. Meist liegen Mischinfektionen vor. N. gonorrh. u. Chlamyd. trachomatis sind besonders pathogen [8].

Leider ist häufig beim Befall oberer Genitalabschnitte kein direkter Erregernachweis möglich, da der Infektionsherd nicht zugänglich ist. Abstriche aus dem Vulva-, Vaginal- und Zervixbereich sind bei einer Adnexitis nicht immer repräsentativ.

Als Kliniker möchte man eine möglichst schnelle und auf die Erreger gezielt gerichtete Therapie einsetzen, um die Auswirkungen gering zu halten. Die mikrobiologische Diagnostik, insbesondere bei den Anaerobiern dauert verhältnismäßig lange.

Die Kenntnis der ungefähren Zusammensetzung des Keimreservoirs ist wichtig, um eine sogenannte kalkulierte Chemotherapie sofort durchführen zu können. Hierbei kommt es darauf an, die Leitkeime zu erfassen. Das Erregerspektrum ist in der Gynäkologie relativ konstant. Das gilt auch für postoperative Infektionen. Bei Schwangeren gibt es eine Verschiebung des Spektrums. Eine Gravidität wirkt sich protektiv aus.

Die Genitaltuberkulose als spezifisch entzündliche Erkrankung unterscheidet sich in vieler Hinsicht von sonstigen entzündlichen Genitalerkrankungen. Während die herkömmlichen Entzündungen meist aszendierend sich ausbreiten und eine mehr umschriebenere Region befallen, ist die Genitaltuberkulose meist eine fortgeleitete Erkrankung, die durch Streuung von einem Primärkomplex, z.B. in der Lunge oder Lymphknoten, das Genitale erfaßt hat. Ihre Ausbreitung erfolgt hämatogen. Es liegt eine tuberkulöse Organerkrankung vor.

Im Prinzip können auch bei der Tuberkulose alle Genitalabschnitte befallen werden. Es liegt jedoch eine eindeutige Bevorzugung der Tube, des Endometrium und der Ovarien vor. Zervix, Portio, Scheide und Vulva werden wesentlich seltener befallen. Die Erkrankung ist heute extrem selten.

Von den Tuben aus kann die Tuberkulose sich deszendierend ins Endometrium ausbreiten. Ein Befall des Genitale ist auch sozusagen per continuitatem über eine Peritonealtuberkulose möglich. Unterentwickelte Genitale erkranken gehäuft.

Makroskopisch unterscheiden sich tuberkulös befallene Tuben meist nicht von denen, die mit anderen pathogenen Keimen besiedelt sind. Nicht selten wird die Genitaltuberkulose bei einer Operation oder bei einer Curettage entdeckt.

Verdachtsmomente bei eröffnetem Abdomen oder bei einer Laparoskopie ergeben sich, wenn die Serosa und die Tuben mit kleinen Knötchen übersät sind, wenn die Tuben besonders stark aufgetrieben sind und der proximale Anteil schlank ist. Bei der Tastuntersuchung sind diese Merkmale jedoch meist nicht festzustellen. Die Immunitätslage Wirtes einerseits und die Virulenz der Erreger auf der anderen Seite bestimmen weitgehend das Ausmaß der Veränderungen.

Es gibt einige Konstellationen, die einen Kliniker an eine spezifische Entzündung denken lassen:

- Adnexprozesse bei einer Virgo intacta,
- Adnexprozesse im Verlauf oder nach einer Pleuritis,
- Adnexprozesse nach einer durchgemachten Tbc,
- Adnexprozesse, die auffallend wenig Beschwerden machen,
- Adnexprozesse, die auf eine konservative Therapie nicht ansprechen, die lange Zeit unverändert vorhanden sind und/oder die über längere Zeit mit erhöhtem Temperaturen einhergehen,
- evtl. schmerzhafte gröbere Knötchen im Douglasschen Raum

Aber auch andere Symptome wie allgemeine Leistungsminderung, Temperaturerhöhung, Hypermenorrhö, Dysmenorrhö können ihre Ursache in der Tuberkulose haben.

Spezifische Symptome gibt es jedoch nicht. Nicht selten wird die Diagnose im Rahmen der Klärung der Ursache einer Sterilität gestellt.

Folgen einer abgelaufenen entzündlichen Erkrankung im weiblichen Genitaltrakt hängen vom Sitz der Erkrankung, vom Typ des Erregers und vom Beginn der Therapie ab.

Bei einem Befall der unteren Genitalabschnitte, wie Vulva und Scheide ergeben sich bei konsequenter Therapie keine gravierenden bleibenden Schäden. Die Partnerbehandlung darf nicht vergessen werden.

Ist dagegen die Zervix mitbefallen, besteht die Möglichkeit der Aszension über das Endometrium in die Tuben.

Besonders gefürchtet ist die Infektion mit Gonokokken.

Zwar lassen sich heute entzündliche Erkrankungen der oberen Genitalabshnitte meist beherrschen, häufig gehen sie jedoch mit einer Sterilität einher (s. Kap. 2.9). Sie beruht meist auf einem doppelseitigen Tubenverschluß oder postentzündlichen Verklebungen und Verwachsungen im Verlauf der Tube. Die Eiabnahme kann nicht mehr oder nur erschwert erfolgen. Die Transportfunktion der Tube ist dann gestört. Das Ei wird auf dem Weg zum Uterus aufgrund der geschädigten und z.T. verklebten Tubenschleimhaut aufgehalten und erreicht seine Implantationsfähigkeit bereits in der Tube. Es kommt dann gehäuft zu Tubenschwangerschaften. Hatte die Entzündung auf das kleine Becken übergegriffen, bleiben nach dem Abklingen nicht selten Konglomerate zurück, in die Nachbarorgane mit einbezogen sind. Verwachsungs- und Narbenstränge machen entsprechende Beschwerden.

Die Diagnose einer Adnexentzündung wird in der Regel klinisch gestellt. Das Beschwerdebild hängt vom Ausmaß der Erkrankung ab. Häufig kann man jedoch wegen einer starken Abwehrspannung nichts tasten.

Die Schmerzsymptomatik steht im Vordergrund. Doppelseitiger Unterbauch; Portioschiebe- und Lüftungsschmerz sowie ein druckschmerzhaftes hinteres Scheidengewölbe sind die häufigsten Beschwerden. Temperaturen sind meist erhöht. Die Laborparameter zeigen häufig eine entzündliche Konstellation. Das Krankheitsbild ist jedoch klinisch nicht immer so eindeutig. Eine Appendizitis, eine Extrauteringravidität sowie Erkrankungen des Gastrointestinaltraktes müssen differentialdiagnostisch ausgeschlossen werden.

Bei unklarer Situation wird man laparaskopieren.

Für die Diagnostik der akuten Phase einer Adnexitis haben bildgebende Verfahren keine Bedeutung. Der sonographische Nachweis eines Exsudates im Douglas ist nicht spezifisch.

Nach Ausbildung einer Saktosalpinx oder eines postentzündlichen Konglomerattumors lassen sich diese Veränderungen tasten. Die Erfassung des Befundes ist dann sonographisch möglich, wenn auch nicht immer eindeutig zu interpretieren (Abb. 3a, b).

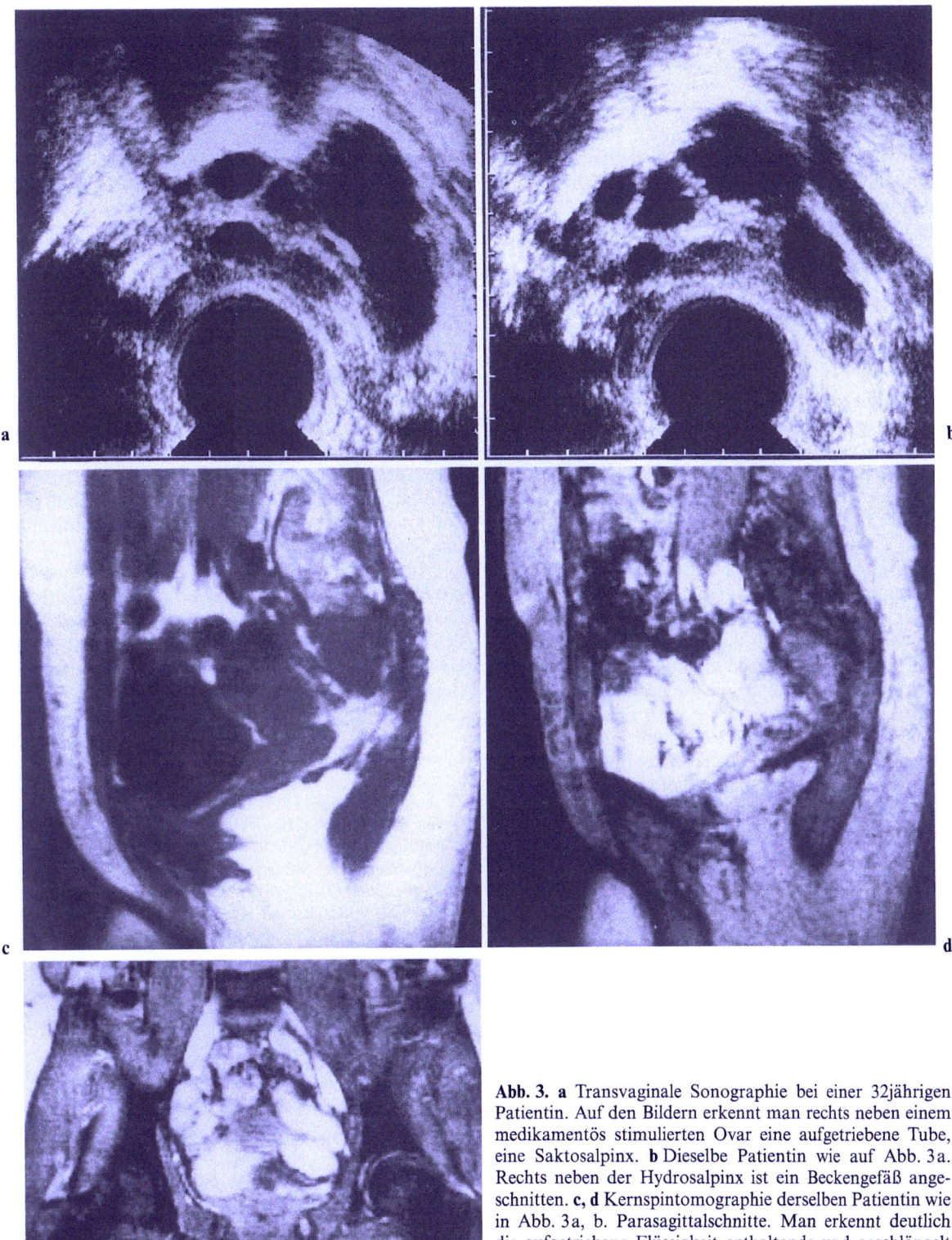

Abb. 3. a Transvaginale Sonographie bei einer 32jährigen Patientin. Auf den Bildern erkennt man rechts neben einem medikamentös stimulierten Ovar eine aufgetriebene Tube, eine Saktosalpinx. b Dieselbe Patientin wie auf Abb. 3a. Rechts neben der Hydrosalpinx ist ein Beckengefäß angeschnitten. c, d Kernspintomographie derselben Patientin wie in Abb. 3a, b. Parasagittalschnitte. Man erkennt deutlich die aufgetriebene Flüssigkeit enthaltende und geschlängelt verlaufende Hydrosalpinx hinter der gefüllten Harnblase. c TR 0.60; TE 15. d TR 0.03; TE 12. e Koronarer Schnitt derselben Patientin wie in Abb. 3a–d. Man erkennt die geschlängelt verlaufende und Flüssigkeit enthaltende Tube links. TR 0.03; TE 12

Auch die CT und die MR können diese Veränderungen dokumentieren (Abb. 3c–e). Es ergeben sich daraus jedoch keine zusätzlichen Konsequenzen. Sie sind lediglich die bildliche Darstellung eines momentanen Krankheitszustandes. Die Therapie läuft unabhängig davon.

Vor der Durchführung einer Hysterosalpingographie in der akuten bzw. subakuten Phase muß gewarnt werden. Dafür gibt es keine Indikation. Jederzeit kann eine auch im Abklingen befindliche Entzündung erneut aufflackern. Residuen einer Adnexitis, wie z.B. Saktosalpingen, werden meist erst später im Rahmen einer Sterilitätsdiagnostik entdeckt.

Aber auch auf diesem Sektor hat die Hysterosalpingographie gegenüber früher einen anderen Stellenwert. Sterilität ist heute ein komplexer Begriff und nicht allein eine Frage der Tubendurchgängigkeit (s. Kap. 2.9).

Die Diagnose einer Genitaltuberkulose ist schwierig und nicht selten rein zufällig. Die Symptomatik verläuft wesentlich verschleierter als bei aszendierenden Entzündungen. Eine definitive Diagnostik ist nur über einen Erregernachweis im Menstrualblut möglich sowie über den Nachweis spezifischer histologischer Veränderungen, z.B. in einem Abradat, einem Operationspräparat oder einer Gewebsbiopsie [4, 5].

Untersuchungen des aufgefangenen Menstrualblutes ermöglichen den Nachweis der Tuberkelbakterien aus dem zerfallenen Endometrium. Häufig sind jedoch mehrere Kontrollen erforderlich. Tierversuche untermauern die Diagnostik. Sie nehmen jedoch etwa 8 Wochen in Anspruch.

Die histologische Untersuchung des Endometriums sollte durch eine Curettage prämenstruell erfolgen, jedoch darf keine klinische Symptomatik mehr vorliegen und die Laboruntersuchungen sollten unauffällig sein. Curettagen unter tuberkulostatischer Therapie sollen eine Exazerbation und eine miliare Aussaat verhindern.

Die Laparoskopie ermöglicht eine Übersicht über das innere Genitale. Bei starken abdominalen Verwachsungen jedoch ist die Informationsmöglichkeit unterschiedlich stark eingeschränkt. Das Einbringen des Troikars kann dann mit einer erhöhten Komplikationsrate verbunden sein.

Bei tuberkulöser peritonealer Aussaat finden sich weißliche, leicht erhabene Serosaknötchen auf dem parietalen Peritoneum, auf den Darmschlingen, im kleinen Becken, auf den Tuben und im Netz (Abb. 4). Die Biopsie eines Knötchens über einen 2. Zugang beim Laparoskopieren sichert histologisch die Diagnose. Differentialdiagnostisch muß eine Peritonealkarzinose ausgeschlossen werden.

Früher wurden die Hysterosalpingographien als additives diagnostisches Verfahren bei der Abklärung eines Tbc-Verdachtes eingesetzt. Ampulläre Auftreibungen der Tube bei gleichzeitiger Durchgängigkeit, ein relativer starrer drahtähnlicher Verlauf der Tuben, perlschnurartig gefüllte Tubenbilder, evtl. in Kombination mit einem hypoplastischen Uterus wurden als Verdachtskriterien angeführt [4, 7, 16].

Aber es finden sich auch spezifische Genitalerkrankungen, die mit einem unauffälligen Röntgenbefund einhergehen.

Mit der CT und der MR lassen sich Veränderungen im Andexbereich nachweisen. Ob eine spezifische Diagnostik mit diesem Verfahren möglich ist, läßt sich z.Z. nicht sagen. Bei der heutigen Seltenheit der Genitaltuberkulose dürfte es sehr schwer sein, ausreichend Erfahrungen zu sammeln.

Literatur

1. Bender HG (1981) Erkrankungen der Vulva. In: Döderlein G, Wulf KH (Hrsg) Klinik der Frauenheilkunde und Geburtshilfe, Bd VII, 1977, Ergänzung 1981. Urban und Schwarzenberg, München Wien Baltimore
2. Eschenbach DA (1986) Lower Genital Tract Infections. In: Galask RP, Larsen B (ed) Infections Diseases in the Female Patient. Springer, New York Heidelberg Tokyo, p 163
3. Kern G, Kern-Bontke E (1972) Ektropium der Zervixschleimhaut. In: Käser O, Friedberg V, Ober KG, Thomsen K, Zander J (Hrsg) Gynäkologie und Geburtshilfe, Bd III. Thieme, Stuttgart
4. Kirchhoff H, Kräubig H (1964) Genitaltuberkulose der Frau einschließlich Peritonealtuberkulose. In: Hein J, Kleinschmidt H, Uehlinger E (Hrsg) Handbuch der Tuberkulose, Bd IV. Thieme, Stuttgart, p 403
5. Kirchhoff H (1971) Die Genitaltuberkulose der Frau. Deutsches Ärzteblatt 68:1174
6. Korting W (1972) Dermatologische Affektionen im Vulva-Damm-Bereich. In: Käser O, Friedberg V, Ober KG, Thomsen K, Zander J (Hrsg) Gynäkologie und Geburtshilfe, Bd III. Thieme, Stuttgart
7. Kräubig H (1959) Das Hysterosalpingographiebild bei der Genitaltuberkulose der Frau. Fortschr. Röntgenstr. 91:654
8. Landers DV, Sweet RL (1986) Upper Genital Tract Infections. In: Galask RP, Larsen B (ed) Infections Disea-

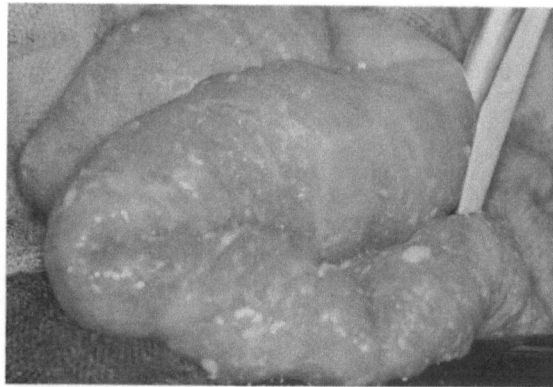

Abb. 4. Peritonealtuberkulose. Zahlreiche punktförmige Auflagerungen auf der Darmserosa. Die Knötchen waren im gesamten Abdomen diffus verteilt. Die Diagnose ist histologisch und kulturell gesichert

ses in the Female Patient. Springer, New York Heidelberg Tokyo, p 187
9. Larsen B (1986) Intrauterine Bacterial Infections. In: Galask RP, Larsen B (ed) Infections Diseases in the Female Patient. Springer, New York Heidelberg Tokyo, p 141
10. Mestwerdt W (1980) Erkrankungen des Uterus. In: Döderlein G, Wulf KH (Hrsg) Klinik der Frauenheilkunde und Geburtshilfe, Bd VIII. Urban und Schwarzenberg, München Wien Baltimore
11. Müller H (1972) Fluor genitalis. In: Käser O, Friedberg V, Ober KG, Thomsen K, Zander J (Hrsg) Gynäkologie und Geburtshilfe, Bd III. Thieme, Stuttgart
12. Richter K (1977) Erkrankungen der Vagina. In: Döderlein G, Wulf KH (Hrsg) Klinik der Frauenheilkunde und Geburtshilfe, Bd VIII. Urban und Schwarzenberg, München Wien Baltimore
13. Schwalm H, Göltner E, Janovski NA (1977) Erkrankungen der Adnexe und Beckenorgane. In: Döderlein K, Wulf KH (Hrsg) Klinik der Frauenheilkunde und Geburtshilfe, Bd VIII. Urban und Schwarzenberg, München Wien Baltimore
14. Thomsen K, Humke W (1972) Entzündungen der Vulva. In: Käser O, Friedberg V, Ober KG, Thomsen K, Zander J (Hrsg) Gynäkologie und Geburtshilfe, Bd III. Thieme, Stuttgart
15. Thomsen K, Humke W (1972) Entzündungen der Vagina. In: Käser O, Friedberg V, Ober KG, Thomsen K, Zander J (Hrsg) Gynäkologie und Geburtshilfe, Bd III. Thieme, Stuttgart
16. Thomsen K, Humke W (1972) Entzündungen des Uterus und der Adnexe. In: Käser O, Friedberg V, Ober KG, Thomsen K, Zander J (Hrsg) Gynäkologie und Geburtshilfe, Bd III. Thieme, Stuttgart
17. Weissenbacher ER (1985) Entzündungen im äußeren Genitale – ein Überblick. In: Lauritzen CH, Wassilew SW, Weissenbacher (Hrsg) Aktuelle Themen aus der Gynäkologie. pmi-Verlag, Frankfurt

2.6 Fremdkörper im Genitaltrakt

P. Krieglsteiner und H. Graeff

INHALT

2.6.1 Fremdkörper in Vagina, Urethra, Blase ... 132
2.6.1.1 Kleinkind- und Kindesalter 132
2.6.1.2 Erwachsenenalter............... 133
2.6.2   Intrauterinpessar 134
2.6.2.1 Selektion der Patientinnen 134
2.6.2.2 IUP-Management 135
2.6.2.3 „Lost" IUD (Verlorengeganges Intrauterinpessar) 136
Literatur...................... 138

2.6.1 Fremdkörper in Vagina, Urethra, Blase

2.6.1.1 Kleinkind- und Kindesalter

Fremdkörper in der Vagina können in jedem Lebensalter vorkommen. Im Kleinkind- und Kindesalter werden gelegentlich kleinere Gegenstände, wie Plastikbausteine, Murmeln, Knöpfe, ja sogar Sicherheitsnadeln durch den häufig dehnbaren Hymenalring eingeführt, verhaken sich in der Vagina, werden vergessen und machen erst durch die Entwicklung von vaginalem, dann meist superinfiziertem Fluor auf sich aufmerksam [6]. Größere Kinder benutzen gelegentlich zu masturbatorischen Zwecken eine Vielzahl von Gegenständen. Auch hier können eingeführte Fremdkörper häufig nicht entfernt werden, Furcht und Scham führen zum Verschweigen. In äußerst seltenen Fällen gelangen Fremdkörper auch in Urethra und Blase.

Die Diagnose ist für den kindergynäkologisch versierten Gynäkologen relativ einfach. Leitsymptom ist der persistierende, meist dünnflüssige, manchmal übelriechende Fluor. Bei Läsionen und Druckulzera können blutige Beimengungen vorkommen. Da alle Kontaminationen des Reizfluors denkbar sind, die auch bei der sexuell übertragenen Vaginitis der erwachsenen Frau vorkommen, ist mit unterschiedlichen phasenkontrastmikroskopischen Bildern im Nativpräparat zu rechnen.

Die Untersuchung des Kindes sollte, wenn irgend möglich, im Beisein der Mutter durchgeführt werden und sollte mit einer rektalen Untersuchung, vorzugsweise in Seitenlagerung, auf dem Untersuchungssofa beginnen. Unnötige Abwehrreaktionen lassen sich so meist vermeiden. Durch diese erste, wenig belästigende Manipulation gelingt in vielen Fällen bereits der Nachweis des vermuteten Fremdkörpers [5].

Als nächster Schritt schließt sich die vaginoskopische Untersuchung an, die wir vorzugsweise in Steinschnittlage durchführen, da Manipulationen zur Entfernung bequemer angeschlossen werden können. Seitenlagerung ist jedoch auch hier möglich.

Das von verschiedenen namhaften Herstellern angebotene kindergynäkologische Instrumentarium wird allen denkbaren Situationen gerecht und umfaßt Vaginoskope verschiedener Dicke zum Anschluß an eine Kaltlichtquelle, sowie Greifinstrumente. Das Einführen ist in den meisten Fällen ohne Läsion des gut dehnbaren Hymens möglich. Der Fremdkörper kann fast immer problemlos geortet, identifiziert und gefaßt werden. Auch weiche Gegenstände, die sich der rektalen Palpation entziehen, wie etwa Stoff- oder Wollfasern, die sich zu Kügelchen verklumpen, können auf diese Weise erkannt und entfernt werden. Eine Narkose erübrigt sich in den meisten Fällen. Beim Auftreten von Schwierigkeiten sollte aber auf jede Forcierung beim Entfernen verzichtet und der Eingriff in zweiter Sitzung in Narkosebereitschaft, notfalls in Narkose, fortgesetzt werden. Vor und nach dem Eingriff ist eine vaginoskopische Umgebungsdiagnostik obligat. In jedem Falle sollte eine phasenkontrastmikroskopische Untersuchung des als Nativpräparat gewonnenen Vaginalabstriches durchgeführt werden, gelegentlich auch die zytologische Untersuchung eventuell suspekter Bereiche. Hierbei muß nach fremdkörperbedingten Läsionen und Blutungsquellen gefahndet werden, so wie differentialdiagnostisch nach Zysten und Neubildungen.

Angesichts der guten Zugänglichkeit der Vagina und der zunehmenden Zahl kindergynäkologisch versierter Fachkollegen, die, falls die eigene Kompetenz nicht ausreicht, immer hinzugezogen werden sollten, ist die röntgenologische Kontrolle zum Nachweis eines Fremdkörpers in der Vagina auch vor dem Hintergrund der unnötigen Strahlenbelastung im Kindesalter als obsolet zu betrachten. Fallweise kann der Einsatz intrakavitärer Ultraschallsonden, die je nach Situation rektal und/oder vaginal eingeführt werden, hilfreich sein.

Bei Lokalisation des Fremdkörpers in der Blase bestehen manchmal keinerlei Beschwerden, möglich ist jedoch eine chronische, mitunter sanguinolente Zystitis. Die Lokalisation in der Urethra unterbindet nicht zwangsweise die Miktion komplett. Durch die bis zu einem gewissen Grade mögliche Erhöhung des Miktionsdrucks der Blase kann es zu einer Lageveränderung des Fremdkörpers und zur Dilatation der Urethra kommen, so daß – wenn auch schmerzhaftes – Wasserlassen möglich ist. Gelegentlich kommt es zur Makrohämaturie. In allen Verdachtsfällen sollte ein urologisches Konsil eingeholt werden; die Zystoskopie bringt im allgemeinen schnelle Abklärung. Auf diese Weise kann sich der versierte Endoskopeur auch Klarheit über Größe, Konsistenz und Oberfläche des Fremdkörpers verschaffen, eventuelle durch diesen verursachte Läsionen erkennen, sowie andere Ursachen der Beschwerden differentialdiagnostisch ausschließen. Diese Details sollten vor dem Versuch der Entfernung bekannt sein, was praktisch immer möglich ist. Nur in seltenen Ausnahmefällen wird eine zusätzliche Röntgenaufnahme der Blase unter Kontrastmittelgabe nötig sein, um zusätzliche Informationen zu erhalten. Die Entfernung von Fremdkörpern aus Blase und Urethra gehört in die Hand des kinderurologisch erfahrenen Gebietsarztes für Urologie. Das Vorgehen kann nicht einheitlich beschrieben werden, da es der jeweiligen Situation angepaßt werden muß. Der Eingriff wird i.allg. in Narkose oder zumindest in Narkosebereitschaft vorgenommen werden.

2.6.1.2 Erwachsenenalter

Im Erwachsenenalter handelt es sich bei in der Vagina verlorengegangenen Fremdkörpern in den meisten Fällen um Tampons, Barriere-Kontrazeptiva, wie Scheidendiaphragma, Portiokappe, Kondome oder Kondomteile, aber auch um zu masturbatorischen Zwecken eingeführte Gegenstände. Die Symptome sind dieselben wie im Kindesalter: Schmerzen und Fluor. Beschränkt sich die, bei längerer Liegedauer regelmäßig auftretende Entzündung auf die Scheide, so ist mit allen Entzündungsbildern zu rechnen, die auch bei STD (sexually transmitted disease)-Erkrankungen vorkommen. Eine foudroyante Ausbreitung, wie sie im Extremfall beim verlorenen Tampon als TSS (toxic-shock-syndrome) beschrieben wurde, dürfte eher die Ausnahme sein. Jedoch neigt jede unbehandelte, banale STD-Vaginitis, deren Ursache nicht beseitigt wird, zur Propagierung im Sinne einer aufsteigenden Genitalinfektion bis zum mehr oder weniger ausgeprägten Bild der PID (pelvic inflammatory disease) mit entsprechender, je nach Situation wechselnder Symptomatik.

Die klinische Diagnose ist nach Entfaltung der Vagina mit dem Entenschnabel – besser noch mit dem zweiblättrigen Spekulum – leicht zu stellen; meist gelingt die Entfernung des gesuchten Gegenstandes sofort. Sorgfältige Inspektion der Vagina auf Verletzungen und koinzidierende Erkrankungen, die bimanuelle Untersuchung des inneren Genitale, die phasenkontrastmikroskopische Untersuchung des Vaginalsekrets, sowie die Abstrichentnahme zur Entzündungserregerfahndung werden angeschlossen.

In seltenen Fällen gelingt die Entfernung des Objektes nicht sofort. Porzellangegenstände können beim Greifen mit der Faßzange zerbrechen und so Verletzungen hervorrufen. Hier sollte die Entfernung in Narkosebereitschaft durchgeführt werden. Ähnliches gilt für scharfkantige Metallgegenstände, bei denen jeder forcierte Extraktionsversuch zu vermeiden ist.

Bestehen Hinweise auf einen extragenitalen Sitz von Fremdkörpern im kleinen Becken oder ergeben sich bei der Palpation dahingehende Verdachtsmomente, so sind die Nachbarorgane mittels Urethrozysto- bzw. Rektoskopie zu untersuchen. In diesen Fällen erscheint auch hier die intrakavitäre sonographische Untersuchung zur Vorinformation sinnvoll.

Die röntgenologische Untersuchung wird die seltene Ausnahme bleiben. Indikationen sehen wir bei partieller oder kompletter Penetration der Vagina im Zuge der Vorbereitung zur operativen Entfernung. Man wird eine Beckenübersichtsaufnahme, sowie eine seitliche Aufnahme durchführen, um sich räumliche Vorstellungen von der zu erwartenden Situation zu verschaffen. Bestehen Zweifel an der Vollständigkeit des entfernten Gegenstandes, sollte eine Röntgenkontrolle und die sonographische Kontrolle durchgeführt werden, um nicht oder nicht ausreichend kontrastgebende Objekte zu orten. Bei Verdacht auf Fisteln oder Perforation der Septen zwischen den Beckenorganen ist die röntgenologische Vaginographie mittels Kontrastmittelgabe sinnvoll [8] (s. Kap. 27.6).

Bei Versorgung von Episiotomien, Scheiden-, Damm- und Zervixrissen brechen, besonders dann, wenn kein atraumatisches Nahtmaterial verwendet wird, manchmal Nadelteile ab, die im meist unübersichtlichen Operationsfeld schnell verloren gehen. Nötigenfalls muß nach diesen Teilen unter Bildwandlersicht bis zur vollständige Entfernung gesucht werden. Abschließend ist, schon um forensischen Anwürfen entgegenzutreten, eine Beckenübersichtsaufnahme zur Dokumentation angezeigt.

Auch heute noch werden Senkungszustände des Genitale konservativ durch Einlage von Ringen, mit unterschiedlichem Material und Design behandelt, sei es, weil die Patientin einer Operation restriktiv gegenübersteht, sei es, daß Alter oder Allgemeinzustand dagegensprechen. Unterbleibt der in etwa vierwöchigen Intervallen nötige Ringwechsel aus Unzuverlässigkeit, Indolenz oder Debilität, so tritt hier die oben beschriebene Fluorsymptomatik auf. Eine Röntgenaufnahme erübrigt sich fast immer. In der betroffenen Altersgruppe muß jedoch angesichts der fremdkörperbedingten Ulzeration der senilen Vagina besonders sorgfältig nach Karzinomen gefahndet werden. Bei sehr langer unbemerkter Liegedauer derartiger Ringe kommt es durch Gewebsreaktionen manchmal zum teilweisen oder kompletten Einwachsen. In diesen Fällen ist die operative Entfernung unvermeidlich. Röntgenologische Untersuchungen sind nicht erforderlich.

2.6.2 Intrauterinpessar

Intrauterinpessare zur Antikonzeption werden weltweit in zunehmendem Maße verwendet. Bei Pessaren der gegenwärtig gebräuchlichen Generation handelt es sich in der weitaus überwiegenden Anzahl um kupferarmierte Plastikpessare, daneben werden jedoch auch gestagenbeladene Plastikpessare und reine Plastikpessare verwendet. Der antikonzeptive Mechanismus ist nicht endgültig geklärt, es handelt sich aber sicher um ein plurifunktionales Geschehen, das durch lokale Fremdkörperabwehrreaktionen im Uteruscavum ausgelöst wird [4]. Im Gegensatz zu den meist versehentlich eingebrachten und dann vergessenen oder nicht mehr entfernbaren Fremdkörpern der unteren Genitalabschnitte handelt es sich bei den Intrauterinpessaren (IUP, engl. IUD = intrauterine device), die im Uterus als einzig denkbare Fremdkörper in Frage kommen, um Objekte, die nach vorangehender Absprache bewußt und mit beabsichtigter Wirkungserwartung ärztlicherseits eingebracht werden. Da die Insertion in jedem Falle einen Wunscheingriff aus nicht vitaler Indikation darstellt, ist das gesamte Umfeld besonders sorgfältig zu gestalten. Hierzu gehören kompetente Selektion und Aufklärung der Patientin, Sorgfalt bei Vorbereitung und Insertion, sowie Sicherstellung einer longitudinalen Nachsorge und Kenntnisse hinsichtlich Diagnose und Therapie von Nebenwirkungen und Komplikationen.

Innerhalb dieses Komplexes stellt sich die Notwendigkeit zur IUP-Lokalisation in folgenden Situationen:

1. Lagekontrolle des Pessars nach Einlage und während der Weiterbetreuung als Routinemaßnahme.
2. Lokalisation bei nicht auffindbarem IUP (lost IUD).

Hinzu kommen Abklärung genitaler Anomalien, die einer Insertion entgegenstehen, sowie bildgebende Diagnostik beim Auftreten von Komplikationen. Jeder mit der IUP-Insertion befaßte Arzt sollte hierüber eingehende Kenntnisse verfügen.

2.6.2.1 Selektion der Patientinnen

Zu den mit bildgebenden Maßnahmen abklärbaren Kontraindikationen der IUD-Insertion gehören Uterusfehlbildungen, zu großes oder zu kleines Uteruscavum und der Uterus myomatosus. Bei Doppelfehlbildungen geringen Ausmaßes gelingt häufig die Insertion der Spirale problemlos. Kommt es jedoch zur Expulsion, so ist in jedem Falle die hysterosalpingographische Röntgenkontrolle obligat. Beim Nachweis einer Fehlbildung ist dann der nochmalige Versuch einer Insertion kontraindiziert.

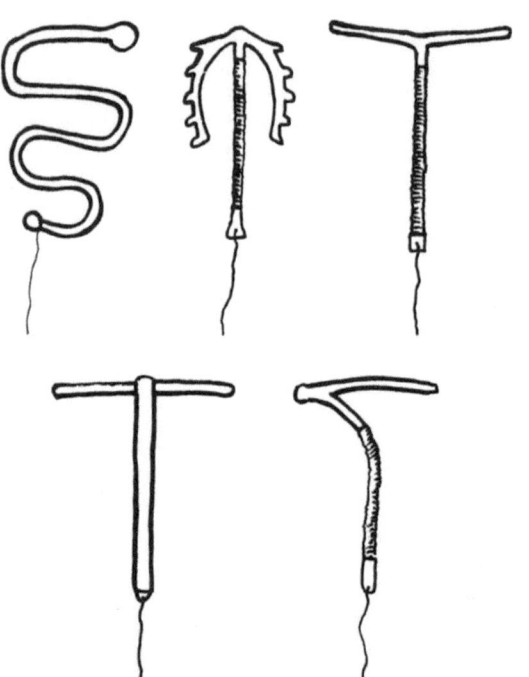

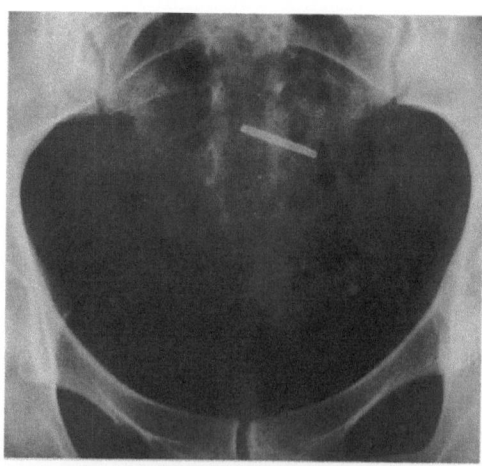

Abb. 1. a Diverse Formen der Intrauterinpessare. Von links oben nach rechts unten: Lippes loop, Multiload, Kupfer T, Progestasert, Kupfer 7. **b** Intrauterinpessar in situ bei 31jähriger Patientin

Nulligravidae sollten von einer Pessareinlage ausgeschlossen werden. Von dieser Regel kann in Ausnahmefällen abgewichen werden, etwa bei Vorliegen von Kontraindikationen für hormonale Kontrazeptiva. Keinesfalls sollte jedoch ein Pessar bei einer Sondenlänge unter 6 cm gelegt werden. Mit Sektorscannern geeigneter Frequenz können jedoch völlig risikolos, auch ohne Einführen einer Sonde, die Zervix-Cavum-Dimensionen exakt ermittelt werden.

Analoges gilt für zu große Cavumdimensionen, wo eine Sondenlänge von über 9 cm ebenfalls eine relative Kontraindikation darstellt, da Verrutschen und Torsion des Pessars drohen. In Ländern mit unzureichender ärztlicher Versorgung wird zwar die postpartale oder postabortale IUP-Insertion aus Praktikabilitätsgründen häufig durchgeführt, weitaus sinnvoller erscheint es jedoch, bei Verfügbarkeit entsprechender Sonographiegeräte, die Uterusinvolution zu objektivieren und dann die Insertion zum optimalen Zeitpunkt durchzuführen, also möglichst früh, aber nach ausreichender Involution des Uterus. Das Vorhandensein eines Uterus myomatosus stellt ebenfalls eine relative Kontraindikation dar. Myome stören dann, wenn sie submucöse Verbuckelungen verursachen. Am exaktesten ist der Nachweis einer relevanten Cavumdeformation wiederum hysterographisch objektivierbar; in den meisten Fällen und auch zur Verlaufskontrolle erscheint die Sonographie ausreichend.

2.6.2.2 IUP-Management

Sicherheit und geringe Nebenwirkungsrate bestimmen die Akzeptanz einer antikonzeptiven Maßnahme bei Arzt und Patientin. Gerade beim IUP sind diese Faktoren in hohem Maße von einem optimierten Management abhängig. Röntgenuntersuchungen sind in diesem Zusammenhang obsolet, die Ultraschalldiagnostik erhält einen immer höheren Stellwert.

Die IUP-assoziierten Komplikationen lassen sich in vier große Gruppen, die kombiniert auftreten können, einteilen:

1. Entzündungen
2. Blutungen
3. Dislokationen
4. Schwangerschaften

Sonographische Kontrollen, die mittlerweile unverzichtbarer Bestandteil jedes zeitgemäßen IUP-Managements sein sollten, sind zur Vermeidung und Objektivierung eines Großteils dieser Störungen hilfreich.

Die sonographische IUP-Identifizierung ist in den meisten Fällen einfach, besonders der Nachweis des vertikalen, meist mit Kupferdraht umwickelten Schaftes. Falschnegative Befunde sind bei eingetretener Schwangerschaft denkbar. An der Grenzfläche von Fruchtsack und Dezidua können Echos entstehen, die derart IUP-ähnlich sind, daß eine exakte Differenzierung nicht möglich ist. Während der späten Sekretionsphase entstehen manchmal im cavitären Spalt Echos, die als IUP-Echos interpretiert werden könnten, also zu falschpositiven Befunden verleiten.

Bei Routinekontrollen ist der bestgeeignete Parameter der sonographisch im Längsschnitt meßbare Abstand zwischen dem fundusnahen Pessarende und dem Uterusfundus (Abb. 2). Dieser Abstand sollte keinesfalls mehr als 2 cm betragen. Diese grobe Maßzahl läßt allerdings die individuelle Myometriumdicke unberücksichtigt. Für die Praxis verwendbar ist eine einfache Formel, nach der eine korrekte Pessarlage dann anzunehmen ist, wenn der genannte Pessar-Fundus-Abstand kleiner ist als der Quotient

$$\frac{4}{3}\left(\frac{\text{Vorderwanddicke} + \text{Hinterwanddicke}}{2}\right) \quad [2].$$

Bei allen Routinekontrollen sollte auch ein Querschnitt angefertigt werden, um die korrekte Entfaltung der Ärmchen des Pessars zu beurteilen. Ein perforiertes Pessar kann nur so lange problemlos nachgewiesen werden, als sich zumindest ein Teil noch im Uterus befindet [1].

Wie die meisten Autoren empfehlen wir die routinemäßige sonographische Lagekontrolle unmittelbar nach dem Eingriff oder den auf die Insertion folgenden Tagen, sowie nach der ersten oder zweiten Menstruation [4]. Die meisten Dislokationen finden innerhalb dieses Zeitraums statt. Weitere Untersuchungen sollten im Halbjahresrhythmus im Rahmen der IUP-Follow-Up-Untersuchungen stattfinden.

Ist der IUP-Fundus-Abstand deutlich zu groß oder ist das IUP bereits intrazervikal abgerutscht, empfielt es sich, die Spirale zu entfernen, da das Versagerrisiko nun hoch ist. Eine bereits entstandene intrakavitäre Schwangerschaft kann leicht erkannt werden. In diesen Fällen sollten auch die Adnex-Regionen sorgfältig inspiziert werden, da beim Auftreten

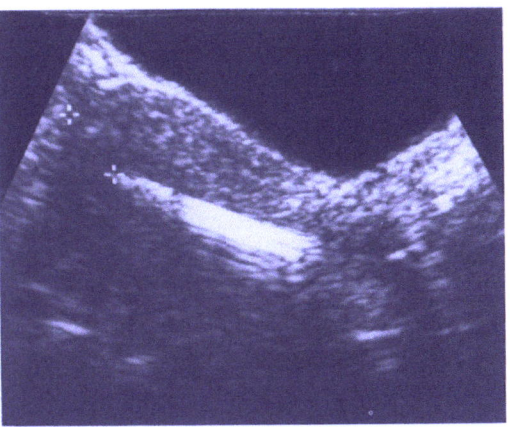

Abb. 2. Bestimmung des Abstandes Oberrand des vertikalen IUP-Schenkels Fundus. Bei korrekter Lage sollte dieser <2 cm sein. Hier 1,3 cm ausgemessen

IUP-assoziierter Schwangerschaften überproportional häufig mit ektopem Sitz zu rechnen ist (s. Kap. 4.4.3).

In einigen Fällen sollte eine sonographische Untersuchung bereits vor der Insertion durchgeführt werden, z.B. wenn Zweifel bestehen, ob bereits ein IUP, dessen Kontrollfaden ja nicht immer nachweisbar sein muß, vorhanden ist. Doppelinsertionen, die nicht nur der Patientin vermeidbare Schmerzen bereiten und peinlich sind, sondern auch ein hohes Perforationsrisiko beinhalten, lassen sich so vermeiden. Auf vermutete Doppelfehlbildungen und Myome wurde bereits hingewiesen.

Ein besonderes Problem stellt die Retroflexio dar. Perforationen bei der Insertion kommen hier gehäuft vor. Die Eindringtiefe von Real-Time-Parallel-Scannern reicht meist nicht aus. Sektorscanner sind hier, wie bei fast allen gynäkologischen Fragestellungen, überlegen.

Sowohl akut entzündliche Erkrankungen des inneren Genitale, wie auch die ektope Schwangerschaft, können zum akuten Abdomen führen. Die rupturierte Extrauterinschwangerschaft erfordert selbstverständlich die sofortige operative Intervention, wohingegen, besonders vor dem Hintergrund der betroffenen Altersgruppe, bei IUP-assoziierter PID nach sofortiger IUP-Extraktion und Gabe geeigneter Antibiotika ein Abwarten in Operationsbereitschaft verantwortbar erscheint. Die Notwendigkeit, zu operieren, ergibt sich, wenn Laborparameter auf ein beginnendes toxisches Schockgeschehen hinweisen, röntgenologisch die Spiegelbildung den Ileus belegt und ein- oder beidseitige pelvine Massen von mehr als 5 cm vorliegen. Letztere lassen sich meist gut sonographisch darstellen; beim konservativen Vorgehen kann die Rückbildungstendenz objektiviert werden.

Es steht außer Zweifel, daß durch geeignete Vorsorgemaßnahmen und Insertionstechnik, sowie durch kontinuierliche Weiterbetreuung entsprechend ausgebildeter Ärzte, die u.a. über gute Sonographiekenntnisse und geeignete Geräte verfügen, Versagerquote und Komplikationen der Pessare auf ein Minimum gesenkt werden können.

2.6.2.3 „Lost" IUD
(Verlorengegangenes Intrauterinpessar)

Die meisten heute gebräuchlichen Pessare sind mit einem Faden versehen, der nach Insertion etwa 2 cm aus dem Zervikalkanal ragt, längere Überstände werden gekürzt. Dieser Faden gestattet durch Palpation und Inspektion Patientin und Arzt, das Vorhandensein des Pessars zu überprüfen und ermöglicht die Extraktion. Beim fehlenden Nachweis des Fadens spricht man herkömmlicherweise von „Lost IUD" oder okkulten IUP. Diese Bezeichnung ist irreführend, da sich bei fehlendem Nachweis des Fadens das IUP dennoch in vielen Fällen in situ befindet: Der Faden kann aus verschiedener Ursache ins Cavum retrahiert sein. Wegen der wahrscheinlich geringeren Infektionsrate werden zunehmend fadenlose Pessare verwendet. Man sollte also besser dann vom „Lost IUD" sprechen, wenn die Cavumhöhle sonographisch leer ist.

Ursachen für das präzervikale Verschwinden des Fadens können sein:

1. Das IUP wurde bei der Insertion nicht genügend funduswärts geschoben oder mit dem Inserter zurückgezogen. Durch Uteruskontraktion wird es funduswärts verlagert.
2. Das IUP wird durch eine zervixnahe Schwangerschaft kranialwärts verlagert.
3. Die IUP-Verlagerung erfolgt durch partielle oder komplette Perforation.
4. Durch (menstruationsbedingte) Uteruskontraktionen erfolgt eine Drehung der Spirale.
5. Das IUP ging durch von der Trägerin unbemerkte Expulsion verloren. Diese Situation ist besonders bei Tamponverwendung während der Menstruation denkbar.

Der zentrale Stellwert der Sonographie geht daraus hervor, daß nur hierdurch die korrekte Diagnose „Lost IUD" zu stellen ist, die Ursachen des Fadenverlustes häufig sofort erkannt werden und die Notwendigkeit weiterer Maßnahmen abgeschätzt werden kann.

Das IUP muß bei verschwundenem Faden keineswegs immer sofort extrahiert werden. Besteht die Möglichkeit zur sonographischen Kontrolle, so kann bei nachgewiesenem korrektem intrakavitärem Sitz zugewartet werden. Nach Ablauf der vom Hersteller angegebenen Höchstliegedauer gelingt es in den meisten Fällen, die Spirale ambulant mittels spezieller

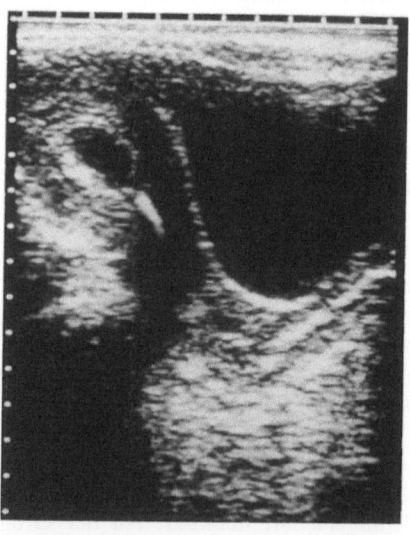

Abb. 3. Schwangerschaft 6, SSW, IUP zervixnah

Faßzangen blind zu entfernen. Beim Fehlen geeigneter Sonographiemöglichkeiten ist die sofortige blinde Extraktion angezeigt. für den Sonderfall der trotz intracavitär gelegener Spirale eingetretenen Schwangerschaft gelten folgende Richtlinien [1]:

1. Bei belassenem IUP steigt das Risiko für Mutter und Frucht unakzeptabel. Besonders gefürchtet ist der septische Abort im zweiten Trimenon. Das Pessar ist deshalb baldmöglichst nach Diagnosestellung zu entfernen, notfalls unter Opferung der Frucht.
2. Das Mißbildungsrisiko wird durch das IUP nicht erhöht. Eine eugenische Indikation zum Schwangerschaftsabbruch besteht somit nicht. In Deutschland greift auch per se keine der übrigen strafbefreienden Ausnahmen vom generellen Abtreibungsverbot, so daß aus der Situation IUP-Schwangerschaft keine Automatik zum Abbruch abgeleitet werden kann.
3. Wünscht die Frau, um die Schwangerschaft nicht zu gefährden, die Spirale zu belassen, so sind besonders engmaschige und sorgfältige Kontrollen angezeigt.

Auch hier sind sonographische Untersuchungen zur Abschätzung der Risiken und damit auch zur Information der Patientin äußerst wertvoll. Im Gegensatz zum fundusnahen Sitz läßt sich eine nach unten abgerutschte, also zervixnahe Spirale oft ohne Beeinträchtigung der Schwangerschaft entfernen (Abb. 3).

Besteht primärer Verdacht auf partielle Perforation oder registriert man bei der Extraktion einen unüblich hohen Widerstand, so sollte die Extraktion hysteroskopisch vorgenommen werden, da bei gewaltsamem Vorgehen die Fragmentation des IUP droht. IUP-Bruchstücke lassen sich sonographisch wie röntgenologisch schwer nachweisen und kaum mehr ohne größere Traumatisation des Uterus entfernen.

Bei sonographisch leerem Uteruscavum ist die Röntgenuntersuchung in Form einer Abdomenübersichtsaufnahme zwingend indiziert. Diese muß den gesamten Bauchraum umfassen, also auch den Oberbauch miteinbeziehen. Selbst bei mutmaßlich hochwahrscheinlicher IUP-Expulsion sollte die Röntgenaufnahme schon aus forensischen Gründen immer durchgeführt werden.

Demgegenüber sind Röntgenaufnahmen zur primären Diagnostik, d.h. zur Lagekontrolle, ungeeignet, da sie eine unnötige Strahlenbelastung darstellen, und eine exakte Zuordnung des IUP zum Uterusschatten nicht möglich ist.

Bei aus nichtgynäkologischer Ursache durchgeführten Abdominalaufnahmen wird deshalb immer wieder fälschlicherweise eine atypische IUP-Lage angenommen. Findet sich bei einer durchgeführten Abdominalübersichtsaufnahme kein IUP, so muß von einer unbemerkten Expulsion ausgegangen werden. Weitere Maßnahmen sind überflüssig.

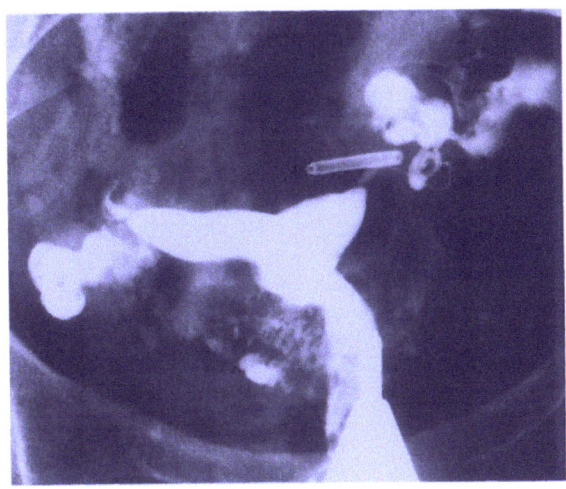

Abb. 4. Partielle Perforation fundusnah. Hysterosalpingographie: Das Pessar liegt teilweise intramural, hat jedoch keine Beziehung mehr zum Cavum

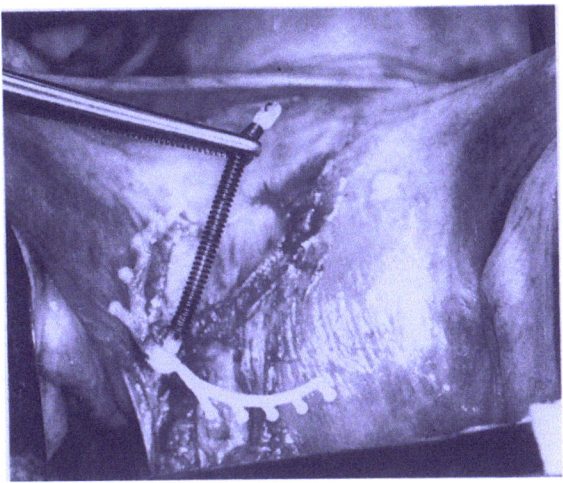

Abb. 5. Operationssitus (gleicher Fall wie Abb. 4): Konservatives Entfernen möglich. Der entstandene Defekt konnte gedeckt werden

Beim Verdacht auf partielle oder komplette Perforation muß das Pessar unter allen Umständen geortet und entfernt werden. Intraabdominell gelegene Kupferpessare provozieren massive Bindegewebsreaktionen. Die entstandenen Verwachsungen können zum Bridenileus führen. Liegt das Pessar noch teilweise intramural, hat aber keine Beziehung mehr zum Cavum, so kann dies durch zusätzliche Hysterographie nachgewiesen werden (Abb. 4). Analoges gilt für den Sonderfall der für Kupferpessare beschriebenen zervikalen Perforation.

Stets sollte vorab der Versuch der laparoskopischen Ortung und Entfernung gemacht werden, wenngleich in den meisten Fällen wegen der massiven Verwachsungen die Laparatomie unumgänglich ist. Die Art des operativen Vorgehens muß individuell der jeweiligen Situation angepaßt werden. In einigen Fällen gelingt es, das Pessar ohne größere Läsion des Uterus zu entfernen (Abb. 5), bei ungünstigem Sitz wird man sich zur Hysterektomie entschließen müssen (Abb. 6).

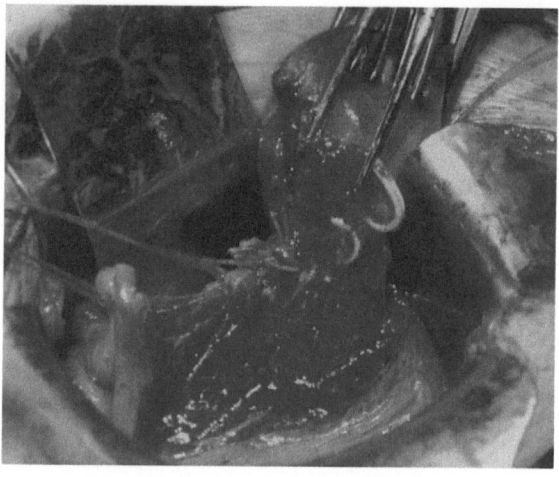

Abb. 6. Operationssitus: Partielle Perforation intraligamentär. Wegen der engen Lagebeziehung zum Uterinabgang war die Hysterektomie unumgänglich

Literatur

1. Bekanntgabe der Arzneimittelkommision der Deutschen Ärzteschaft (1975) Vorsicht bei Schwangerschaften trotz liegendem Intrauterinpessar. Deutsches Ärzteblatt 75(2):71
2. Bernaschek G, Endler M, Beck A (1981) Zur Lage von Intrauterinpessaren. Geburtsh Frauenheilk 41:556–560
3. Hafez ESE, van Os WAA (1980) Progress in Contraceptive Delivery Systems, Vol. III: IUD Pathology and Management. MTP Press, Lancaster, England
4. Hansmann M, Hackeloer BJ, Staudach A (1985) Ultraschalldiagnostik in Geburtshilfe und Gynäkologie. Springer, Heidelberg New York Tokyo
5. Heinz M, Hoyme S (1974) Gynäkologie des Kindes- und Jugendalters. Enke, Stuttgart
6. Huber A, Hiersche HD (1977) Praxis der Gynäkologie im Kindes- und Jugendalter. Thieme, Stuttgart
7. Kratochwil A (1976) Ultraschalldiagnostik in der Gynäkologie. Gynäkologe 9:166–180
8. Tristant H, Benmussa M (1984) Atlas der Hysterosalpingographie. Enke, Stuttgart

2.7 Tumoren des weiblichen Genitale

A. Atzinger, A. Breit, H. Gfirtner,
H. Graeff, R. Thieme, A.H. Tulusan,
F. Willgeroth und H.G. Zilch

INHALT

Einleitung		140
2.7.1	Pathomorphologie gutartiger und bösartiger Geschwülste am weiblichen Genitale und ihre Klinik (A.H. Tulusan)	140
2.7.1.1	Embryonale Entwicklung und Fehlentwicklung beim weiblichen Genitaltrakt	140
2.7.1.2	Vulva	141
2.7.1.2.1	Atrophische und hyperplastische Vulvadystrophie	142
2.7.1.2.2	Maligne Erkrankungen	142
2.7.1.3	Vagina	144
2.7.1.3.1	Benigne Erkrankungen	144
2.7.1.3.2	Maligne Erkrankungen	145
2.7.1.3.3	Metastasen	145
2.7.1.4	Uterus	146
2.7.1.4.1	Portio	146
2.7.1.4.1.1	Maligne Erkrankungen	146
2.7.1.4.1.2	Benigne Erkrankungen	147
2.7.1.4.2	Corpus uteri	149
2.7.1.4.2.1	Bindegewebsgeschwülste des Uterus	149
2.7.1.4.2.2	Bösartige epitheliale Geschwülste	150
2.7.1.5	Tuben	151
2.7.1.6	Ovarien	152
2.7.1.6.1	Geschwülste des Eierstocks	154
2.7.1.6.1.1	Epitheliale Tumoren	154
2.7.1.6.1.2	Bindegewebige Tumoren	155
2.7.1.6.1.3	Tumoren des Keimgewebes	156
Literatur		158
2.7.2	Metastasierungswege gynäkologischer Tumoren. (F. Willgeroth)	159
2.7.2.1	Zervixkarzinom	159
2.7.2.2	Korpuskarzinom	161
2.7.2.3	Ovarialkarzinom	162
2.7.2.4	Vaginalkarzinom	163
2.7.2.5	Vulvakarzinom	163
Literatur		164
2.7.3	Informationswert bildgebender Verfahren bei gynäkologischen Tumoren. (F. Willgeroth und A. Breit)	166
2.7.3.1	Erkrankungen der Vulva	166
2.7.3.2	Erkrankungen der Vagina	167
2.7.3.3	Erkrankungen der Zervix	172
2.7.3.4	Tumoren des Corpus uteri	179
2.7.3.5	Tumoren der Adnexe	187
2.7.3.5.1	Tuben	187
2.7.3.5.2	Ovar	190
Literatur		201
2.7.4	Radikale Beckenchirurgie. (A.H. Tulusan)	205
Literatur		207
2.7.5	Radiologische Diagnostik zur Bestrahlungsplanung. (A. Atzinger und H. Gfirtner)	207
2.7.5.1	Einleitung	207
2.7.5.2	Radiologisch-diagnostische Routinemaßnahmen zur Bestrahlungsplanung	208
2.7.5.3	Spezielle radiologisch-diagnostische Maßnahmen zur Bestrahlungsplanung	208
2.7.5.3.1	Intrakavitäre Bestrahlung – Lokalisationsaufnahme	208
2.7.5.3.2	Perkutane Aufsättigung – CT-Planung	208
2.7.5.3.3	Interstitielle Bestrahlung – Ultraschallplanung	209
2.7.5.4	MRT in der Bestrahlungsplanung	210
Literatur		210
2.7.6	Komplikationen an den ableitenden Harnwegen und des Darmes nach Operationen und Strahlentherapie. (R. Thieme und H. Graeff)	211
2.7.6.1	Komplikationen an den ableitenden Harnwegen bei gynäkologischen Operationen	211
2.7.6.1.1	Verletzungen des Harnleiters	212
2.7.6.1.2	Verletzungen der Blase	216
2.7.6.1.3	Verletzungen der Harnröhre	217
2.7.6.1.4	Verletzungen des Sigma und Rektum	217
2.7.6.2	Strahlenreaktionen an den ableitenden Harnwegen und am Darm	218
2.7.6.2.1	Strahlenreaktionen am Harnleiter	219
2.7.6.2.2	Strahlenreaktionen an Blase und Rektumsigmoid	219
Literatur		221
2.7.7	Komplikationen am Skelett nach Radiotherapie. (A. Atzinger und H.G. Zilch)	221
Literatur		223
2.7.8	Der Informationswert bildgebender Verfahren in der Nachsorge gynäkologischer Tumoren. (F. Willgeroth und A. Breit)	223
Literatur		231

Einleitung

Die Behandlung gynäkologischer Tumoren ist ein breites Betätigungsfeld für den Frauenarzt. In den folgenden Kapiteln soll zunächst ein Überblick der gynäkologischen Tumoren gegeben werden.

Bei der Behandlung von Malignomen müssen 3 Dinge besonders berücksichtigt werden:

a) der Tumor selbst,
b) ein sogenannter Sicherheitssaum,
c) das Lymphabflußgebiet des Tumors.

Der Operateur sollte nach Möglichkeit diese Punkte unter a–c chirurgisch entfernen und der Strahlentherapeut seine Felder so legen, daß die Punkte unter a–c im Zielvolumen liegen.

Es werden im weiteren Kapitel deshalb auch die wichtigsten Metastasierungswege gynäkologischer Karzinome aufgezeigt.

Ausführlich wird die Diagnostik der Tumoren abgehandelt, da gerade bildgebende Verfahren neben der klinischen Untersuchung zusätzliche Informationen liefern können, die das therapeutische Vorgehen dann entscheidend beeinflussen.

Aufgrund der modernen Intensivmedizin ist es möglich, die operativen Grenzen immer weiter zu fassen. Auf die heutigen Möglichkeiten radikalen operativen Vorgehens wird deshalb eingegangen.

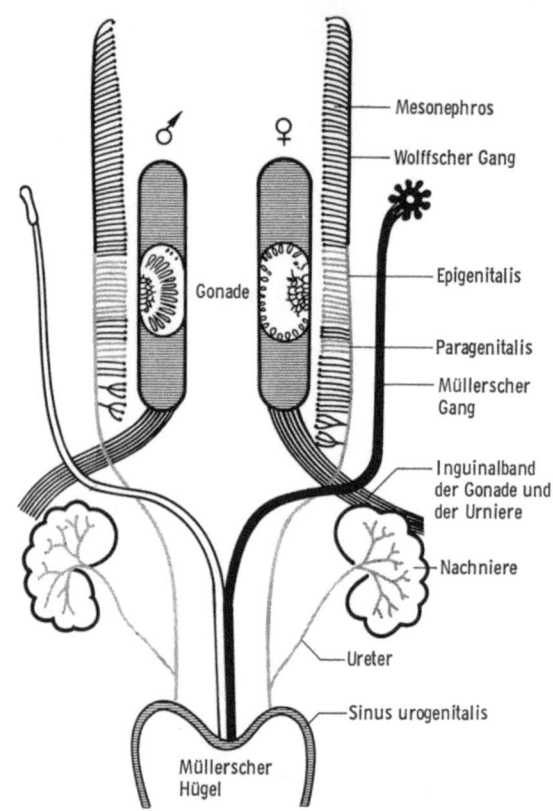

Abb. 1. Entwicklung des weiblichen Urogenitalsystems. (Aus BECKER 1974 [1])

2.7.1 Pathomorphologie gutartiger und bösartiger Geschwülste am weiblichen Genitale und ihre Klinik

A.H. TULUSAN

2.7.1.1 Embryonale Entwicklung und Fehlentwicklung beim weiblichen Genitaltrakt (vgl. Kap. 2.3)

Die Entwicklung des Urogenitalsystems der chromosomal weiblich oder männlich determinierten Embryonen geht bei beiden Geschlechtern bis zur 7. Gestationswoche gleichartig vor sich [3]. Bei beiden Geschlechtern sind zunächst sowohl die Wolffschen Gänge (Urnierengänge) und die Müllerschen Gänge entwickelt. Die Müllerschen Gänge wachsen von kranial lateral neben dem Wolffschen Gangsystem nach kaudal und überkreuzen ihn im Becken und kommen so ventralwärts zum Wolffschen Gang zu liegen (Abb. 1). Bei der weiteren embryonalen Entwicklung wird der Darmstiel verkürzt und das Darmrohr dorsalwärts verlagert. Die Müllerschen Gänge kommen auf diese Weise mehr und mehr ventral-medialwärts zu liegen und so dicht aneinander, daß zunächst ihr Mesenchymschlauch, dann sie selbst zu einem Uterovaginalschlauch verschmelzen (9. Embryonalwoche) [28]. Die Mesenchymausbildung ist in den verschmolzenen Müllerschen Gängen (Uterusanteil) ungleich stärker entwickelt als in ihren freien Anteilen (Tube). Es kommt zur Ausbildung des Myometriums und der typischen dreizipfeligen Form des Cavum uteri. Das Lumen der Vagina selbst entsteht erst in der 11. Embryonalwoche. Es beginnt mit einer Ausstülpung von Epithellamellen in der zuvor noch als solide Zellplatte bestehenden Vagina. Zu diesem Zeitpunkt ist eine Organgrenze zwischen Uterus und Vagina noch nicht scharf abgegrenzt [25]. Vom Sinus urogenitalis bleibt sie durch eine dünne membranartige Hymenalplatte getrennt. Bei der Weiterentwicklung des weiblichen Embryos bilden sich die Wolffschen Gänge fast vollständig zurück, die Reste kann man manchmal als Gartnersche Gänge an den lateralen Zervix- und Scheidenwänden finden.

Eine unvollständige Verschmelzung der Müllerschen Gänge oder eine fehlende Perforation der Vaginalplatte erklären die verschiedenen Formen von Hemmungsfehlbildungen am Genitaltrakt [1, 2]. Sie können in einer leichten und diskreten Form ohne erkennbare Symptome vorliegen (Uterus arcuatus, Uterus subseptus, Uterus septus) oder so ausgeprägt sein, daß man sie häufig schon bei der gynäkologischen Untersuchung erkennt, wie z.B. den Uterus bicornis, unicollis oder den Uterus duplex (Abb. 2).

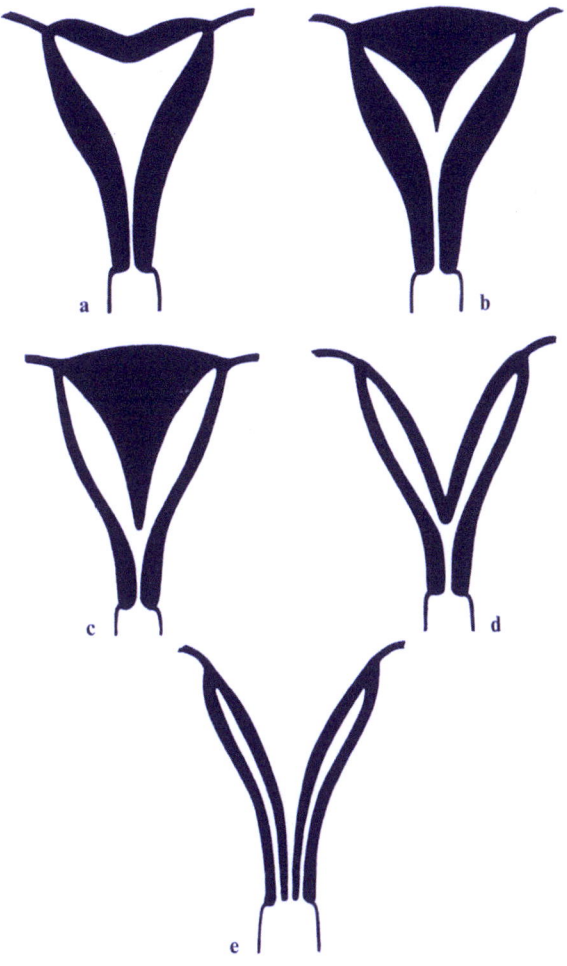

Abb. 2a–e. Beispiele verschiedener Formen der Uterushemmungsfehlbildungen

Auch bei Fehlbildungen der Scheide gibt es diskrete (z.B. Vaginalsepten) oder ausgeprägte Formen (z.B. partielle oder vollständige Vaginalatresien). Die Hemmungsfehlbildungen an der Vagina und am Uterus können isoliert oder in Kombination auftreten. So besteht z.B. beim Rokitansky-Küster-Syndrom neben der unvollständigen Entwicklung der Scheide meistens auch eine Hemmfehlbildung der Uterusanlage. Die Form des äußeren Genitale kann unauffällig sein. Häufig werden Gynatresien bei der Klärung der primären Amenorrhö entdeckt. Ist ein normaler oder mißgebildeter Uterus mit einem funktionsfähigen Endometrium ausgestattet und der distale Teil des Genitaltraktes atretisch (Atresia hymenalis, Atresia vaginalis oder Atresia cervicalis), so kann nach Beginn der Menarche eine Retention des Menstrualblutes entstehen. Krampfhafte Unterbauchschmerzen (Molimina menstruationes) durch die zunehmende Blutstauung im Uterus (Hämatometra) oder in den Tuben (Hämatosalpinx) sind die Folge. Liegt die Atresie im distalen Scheidenabschnitt oder im Hymenalbereich, sammelt sich das Blut in der Vagina (Hämatokolpos). Die Folge aller Abflußbehinderungen ist fast immer die retrograde Menstruation über die Tuben in die Bauchhöhle. Sie führt im Regelfall zum Krankheitsbild der Endometriosis externa.

Die Diagnose der Genitalfehlbildungen bezieht sich auf die Anamnese (primäre Amenorrhö, Sterilitätsdiagnostik) bei Inspektion und Palpation. Sie kann durch die Sonographie, Hysterosalpingographie und endoskopische Verfahren ergänzt werden. Wegen der häufigen Kombination von Uterushemmißbildungen mit Hemm- oder Fehlbildungen des Harnwegssystems ist die zusätzliche Diagnostik der Harnwege (Sonographie, Urogramm) notwendig.

Im Vergleich zu den Hemmungsfehlbildungen des inneren Genitaltraktes sind Mißbildungen am äußeren Genitale relativ selten. Ihre schwerste Form ist das Vorkommen einer Kloake, bei der Vagina, Urethra und Rektum in einen gemeinsamen Raum münden, der sich nach außen öffnet. Die Vulva selbst ist äußerlich unauffällig. Zum Formenkreis der Dysraphie gehört die Doppelung oder Spaltung der Klitoris. Sie ist nicht selten mit einer Blasenektopie kombiniert.

Im Gegensatz zu den Uterus- und Vaginalmißbildungen sind Fehlbildungen der Gonaden meist genetisch bedingt [23]. Die Differenzierung der Gonaden nach Einwanderung der Urkeimzellen aus den Allantoisanlagen erfolgt in der 7. Embryonalwoche. Hier spielt das Y-Chromosom und das durch sie induzierte H-Y-Antigen eine Schlüsselrolle. Fehlt dieses Y-Chromosom oder sind die Rezeptoren defekt, wird aus der Gonadenanlage ein Ovar. Gonadendysgenesien sind meist mit Chromosomenabberationen verknüpft [28].

2.7.1.2 Vulva

Zur Vulva rechnet man die großen und kleinen Schamlippen (Labia majora und minora) um die Mündung der Harnröhre und Scheide. Sie sind an der Dammseite durch die Commissura posterior verbunden. Die großen Schamlippen haben die wulstige Form durch die subkutanen Fettpolster, welche sich vom Mons pubis bis zur Dammregion erstrecken. Als Bestandteile des Integumentes überwiegen Haare und Talgdrüsen im äußeren Hautbereich der großen Schamlippen, während nach innen mehr Talg- und Duftdrüsen vorhanden sind. Durch den Reichtum an Talgdrüsen sind Atherome in diesem Bereich nicht selten, während eigentliche Erkrankungen aus dem Bindegewebe benigner oder maligner Art wie Fibrome, Fibro- und Leiomyosarkome zu den Raritäten gehören.

Die kleinen Schamlippen, die von der Unterseite der Klitoris bis zum Scheideneingang ziehen, enthalten reichlich Venengeflechte, elastisches Gewebe und Talgdrüsen; jedoch kein Fettgewebe und keine Haare.

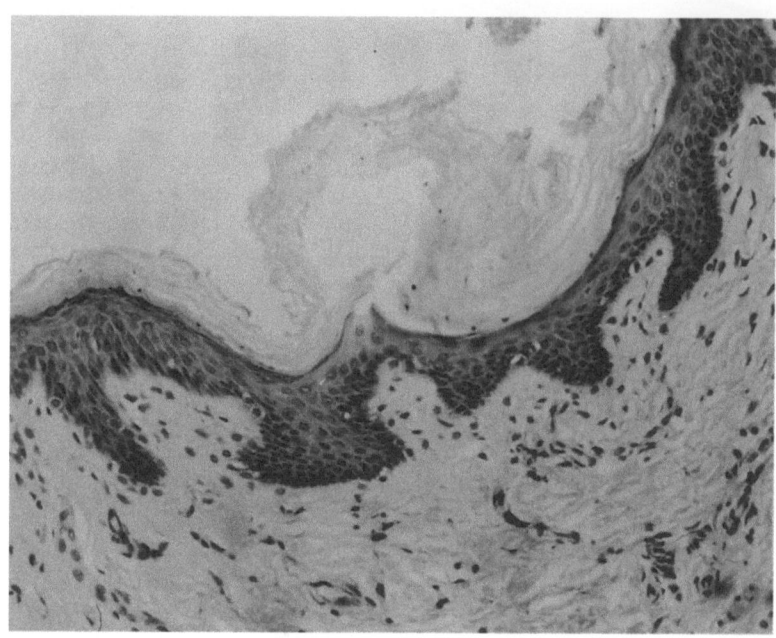

Abb. 3. Atrophische Vulva-Dystrophie mit starker Abflachung der Epithelschicht

Vor dem Hymen münden am Scheideneingang die Bartholinschen Drüsen, die am hinteren Ende der großen Schamlippen liegen. Entzündungen der Ausführungsgänge der Bartholinschen Drüsen können zystische Sekretretentionen hervorrufen und bei Infektion Abszeßbildungen entstehen lassen, die einen Tumor der Schamlippen vortäuschen.

Da die Vulva von Epidermis überkleidet ist, können auch hier alle entzündlichen Hauterkrankungen vorkommen, wie an der übrigen Körperdecke. Verschiedene unspezifische Reizeinwirkungen (mechanisch oder chemisch) können zu ekzematösen Veränderungen führen. Bakteriell bedingte entzündliche Prozesse, die auch mit Pilzen vergesellschaftet sein können, sind bei Diabetes-Patientinnen häufig zu beobachten [7]. Sie beginnen mit einem unangenehmen andauernden Juckreiz (Pruritus vulvae) und führen zu schweren Vulvitiden mit starker eitriger Exsudation, manchmal sogar zur Ausbildung erosiver Geschwüre.

Auch virusbedingte Erkrankungen sind im Vulvabereich nicht selten. Der Herpes simplex genitalis oder die spitzen Kondylome (Condylomata accuminata) können isoliert im Vulvabereich vorkommen. Meist treten sie zusammen mit einem Fluor vaginalis auf, der spezifische oder unspezifische Ursachen haben kann. Die durch Lues bedingten Condylomata lata, die im Vulvabereich, besonders an der hinteren Kommissur sowie in der Perianalregion zu finden sind, kommen heute nur noch selten vor.

2.7.1.2.1 Atrophische und hyperplastische Vulvadystrophie

Die Atrophie der Epidermis und der Scheidenhaut in der Vulvaregion wird als Craurosis vulvae bezeichnet. Sie verläuft chronisch und kann zu einer Schrumpfung des gesamten Organs, vor allem der kleinen Schamlippen, der Klitoris und sogar des Scheideneingangs führen und mit einer erheblichen Verengung des Introitus einhergehen. Meist wird das Krankheitsbild von ausgeprägtem Juckreiz und oberflächlichen Entzündungen begleitet. Es erkranken vorwiegend ältere Patientinnen zwischen dem 45. und 70. Lebensjahr. Anatomisch ist die Craurosis vulvae identisch mit dem Lichen sclerosus et atrophicus, sie weist eine mäßiggradige Hyperkeratose und Atrophie der Epidermis auf [14]. Darunter findet man faserreiches kollagenes Bindegewebe mit einer dichten lymphozytären Infiltrationszone (Abb. 3).

Eine andere Form der dystrophen Veränderung der Vulva ist die hyperplastische Vulvadystrophie. Die Epidermis ist verdickt und weist größere Papillen auf (Abb. 4a + b). Hier zeigen oberflächliche Epithelschichten eine starke Keratinisierung, die als Leukoplakie mit einer entzündlichen Gewebsreaktion zu erkennen ist. Sie stellt eine fakultative Präkanzerose dar. In 10% der Fälle werden maligne Entartungen beobachtet [14].

2.7.1.2.2 Maligne Erkrankungen

Als Präkanzerose im Vulvabereich ist auch der Morbus Bowen zu nennen. Es handelt sich hier um ein Carcinoma in situ des Vulvaepithels mit Hyperkera-

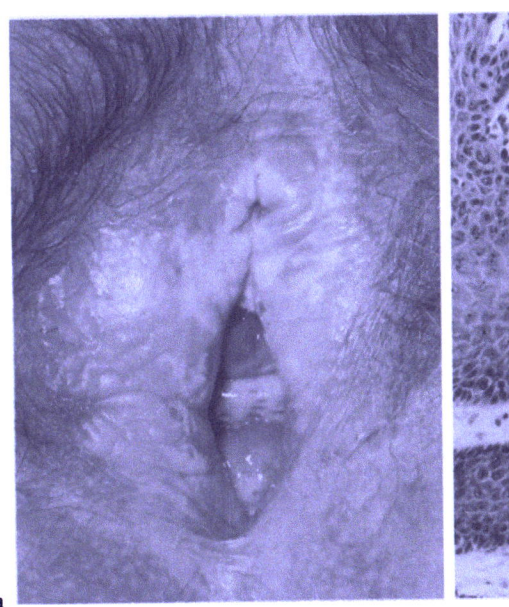
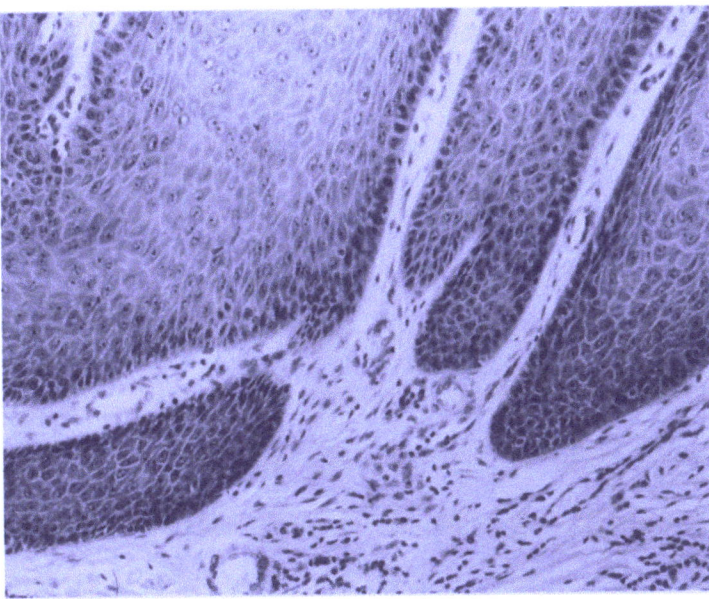

Abb. 4. a Klinisches Bild einer Vulvadystrophie bei einer 72jährigen Patientin (atrophische und hyperplastische Areale im Klitorisbereich). **b** Hyperplastische Vulva-Dystrophie mit ausgeprägter Verbreiterung der Reteleisten und Epithelzapfen

tose, Akanthose, starker Zell- und Kernpolymorphie sowie zahlreichen Mitosen der intradermalen Schicht.

Die extramammäre Pageterkrankung hat vorzugsweise ihren Sitz im Vulvabereich. In der Epithelschicht sind zwischen den normalen Epithelzellen glykogenreiche aufgeblähte Pagetzellen zu finden. Der M. Paget der Vulva ist eine dem mamillären M. Paget an der Brust analoge Veränderung. Die Erkrankung kann lange stationär bleiben ohne invasiv zu werden.

Das Karzinom der Vulva ist überwiegend ein reifes Plattenepithelkarzinom mit Verhornung, wie es auch sonst bei Malignomen im Hautbereich meist typisch ist (Abb. 1, Kap. 2.7.3). Das Vulvakarzinom streut je nach Sitz bevorzugt in die inguinalen Lymphknoten, später auch in das Lymphknotengewebe um die iliakalen Gefäße im kleinen Becken (s. Kap. 2.7.2.5). Die klinische Stadieneinteilung des Vulvakarzinoms erfolgt auf der Basis der TNM-Klassifikation (Tabelle 1).

Die Strahlensensibilität eines Plattenepithelkarzinoms der Vulva ist meist gering. Daher besteht die primäre Therapie meist in einer chirurgischen Behandlung [14]. Der Tumor wird weit im Gesunden reseziert unter Mitnahme der regionalen Lymphknoten. Die chirurgische Behandlung kann auch mit einer Strahlentherapie kombiniert werden. Die primäre Strahlenbehandlung, möglichst mit schnellen Elek-

Tabelle 1.
Alle Tabellen aus: SPIESSL B, HERMANEK P, SCHEIBE O, WAGNER G (Hrsg) (1985) TNM Atlas. Springer, Berlin Heidelberg New York Tokyo

T-Primärtumor		Vulva
UICC Kategorien	FIGO-Stadien	Definition
Tis	0	Präinvasives Karzinom (Carcinoma in situ).
T0	–	Kein Anhalt für einen Primärtumor.
T1	I	Tumor beschränkt auf Vulva, 2 cm oder weniger in seiner größten Ausdehnung (Abb. 194).
T2	II	Tumor beschränkt auf Vulva, mehr als 2 cm in seiner größten Ausdehnung (Abb. 195).
T3	III	Tumor beliebiger Größe, dehnt sich auf die untere Urethra und/oder auf Vagina oder Perineum oder Anus aus (Abb. 196 und 197).
T4	IV (part)	Tumor beliebiger Größe, dehnt sich auf obere Urethra und/oder auf Mukosa der Blase oder des Rektums aus oder ist an Beckenwand fixiert (Abb. 198 und 199).
TX	–	Die Minimalerfordernisse zur Beurteilung des Primärtumors sind nicht erfüllt.
(M1)	IV (part)	Ausdehnung auf entferntere Organe.

tronen, wird heute nur vorgenommen, wenn keine allgemeine und lokale Operabilität besteht.

Mit dem bisher möglichen Behandlungsverfahren kann man im Regelfall für das Stadium I und II eine Fünfjahresüberlebensrate von mehr als 60% errei-

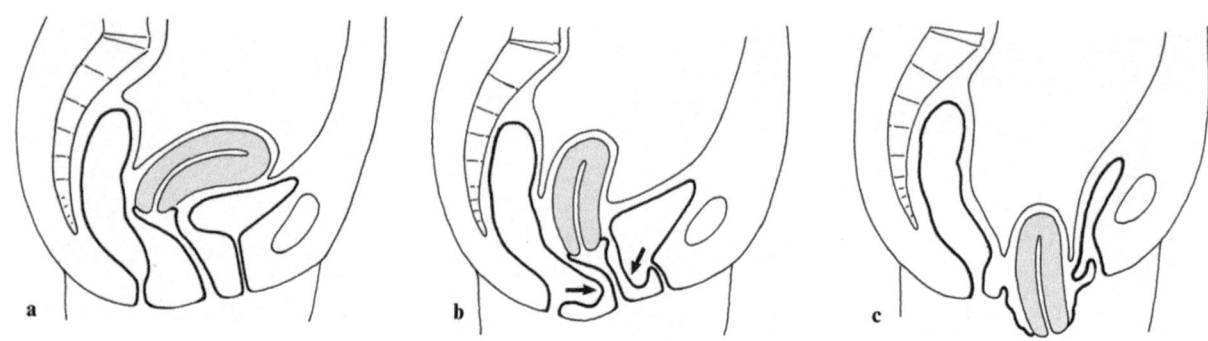

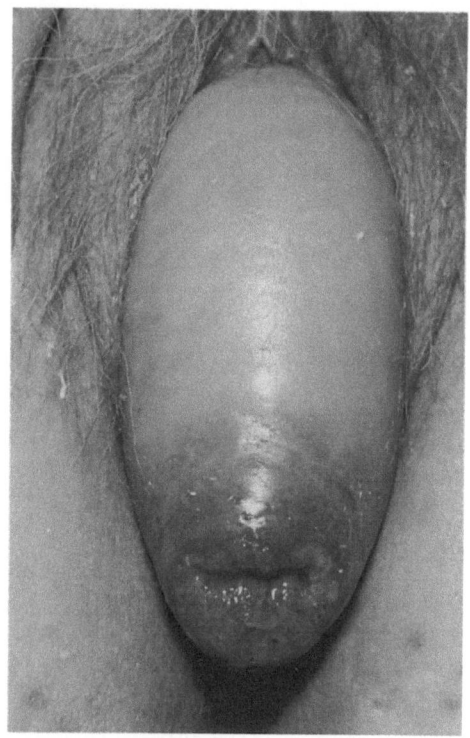

Abb. 5a–d. Lageveränderungen von Uterus, Blase, Scheide und Darm. **a** normale Lage: Die Scheide verläuft in einem leichten Bogen (Perinealkrümmung) nahe zum Beckenboden und M. levator ani. **b** Descensus Vaginae et uteri mit Zysto- und Rektozele. **c** Prolaps vaginae et uteri (vgl. Kap. 2.2). **d** Klinisches Bild bei Totalprolaps

kann sich die Struktur der Scheidenverankerung ändern. Das führt häufig zu Lageveränderungen von Vagina und Uterus. Außerdem kommen auch geburtsbedingte Verletzungen dafür in Frage. Nicht selten erfahren Nachbarorgane wie Blase und Rektum dadurch auch eine Änderung ihrer anatomischen Position. Es entstehen so Zysto- und Rektozelen. Sie können Ursache einer Inkontinenz oder einer mechanischen Obstipation sein.

Die Abb. 5a–c zeigt ein Schema der Lageveränderungen der Scheide und des Uterus.

Die Vagina ist von einer Plattenepithelschicht ausgekleidet, die eine besondere Hormonempfindlichkeit besitzt. Beim Neugeborenen und beim jungen Mädchen ist dieses Epithel als kubisches mehrschichtiges Epithel vorhanden [38]. Erst im geschlechtsreifen Alter entwickelt sich das typische hoch aufgebaute Plattenepithel, das manchmal Verhornungen zeigt. Bei Greisinnen ist durch die fehlende Hormonstimulation (Östrogene) eine Atrophie dieser Epithelschicht mit Erosionen zu beobachten. Der Säureschutz ist nicht mehr gewährleistet. Störungen der Scheidenflora sind möglich, die dann zur Colpitis senilis führen (vgl. Kap. 2.5).

Lokale Östrogenapplikationen sind die Therapie der Wahl.

Die häufigste Form der Kolpitis ist aber die Trichomonadenkolpitis und die durch Pilze bedingte Soorkolpitis (s. Kap. 2.5).

Auch die durch Virus bedingten Condylomata accuminata breiten sich häufig in der Scheidenwand aus.

chen. Vom Stadium III und IV liegt sie deutlich niedriger (unter 20%).

Neben dem Plattenepithelkarzinom können im Vulvabereich noch andere Malignome wie z.B. das maligne Melanom, das Urethrakarzinom oder Metastasen des Korpuskarzinoms oder des Chorionepithelioms vorkommen. Sie sind jedoch wesentlich seltener.

2.7.1.3 Vagina

Die Vagina stellt einen Schlauch dar, der den Introitus mit der Portio verbindet. Im Normalfall ist das Lumen der Vagina kollabiert. Der Spalt zwischen der Scheidenhaut hat die Form eines "H".

Die Scheide ist durch feste Bindegewebszüge (Parakolpium) an das Beckengewebe verankert. Durch eine natürliche altersbedingte Bindegewebsschwäche

2.7.1.3.1 Benigne Erkrankungen

Zystische Befunde der Scheidenwand sind keine Seltenheit. Meistens handelt es sich um Gartner-Gangs-Zysten. Es sind terminale Reste des Wolffschen Ganges and der seitlichen Scheidenwand. Sie liegen manchmal perlschnurartig hintereinander und sind mit einem abgeflachten Zylinderepithel ausgekleidet. Sie können Ausgangspunkt des seltenen Gartner-Gangs-Karzinoms werden.

Auch Reste des Müllerschen Epithels können zu Zystenbildungen führen. Sie kommen vor allem an der vorderen und hinteren Scheidenwand vor. Diese Zysten sind meist mit Plattenepithel ausgekleidet und angefüllt mit abgeschilfertem Epithel und Hornmassen. Auch Endometriosezysten können in der Scheidenwand vorkommen, wenn sich verschleppte Endometrioseherde dort einnisten. Durch ihre typische dunkle und blauschimmernde Farbe sowie ihren schokoladenartigen Inhalt sind sie leicht von den anderen Zystenformen zu unterscheiden.

Retentionspseudozysten entstehen, wenn Plattenepithelmaterial in die Tiefe verschleppt wird. Das kann z.B. bei einem Scheidenriß unter der Geburt vorkommen oder bei einer Episiotomie.

Gutartige Geschwülste in der Scheide (Fibrome, Angiome, Fibrolipome) sind selten. Auch maligne Tumoren in der Vagina sind im Vergleich zu anderen bösartigen Erkrankungen im Genitaltrakt eine Seltenheit (ca. 1%).

Fast immer handelt es sich um Plattenepithelkarzinome, die meist mit Verhornungen einhergehen. Ihre Vorstufen (Dysplasien oder Carcinomata in situ) werden im Gegensatz zum Carcinoma in situ der Portio jedoch sehr selten diagnostiziert. Das Vaginalkarzinom tritt bevorzugt im 6. Lebensjahrzehnt auf. Äußerst selten sind primäre Adenokarzinome der Vagina [8]. Sie wurden bei jungen Mädchen und Frauen beobachtet, deren Mütter in der Frühschwangerschaft mit hohen Dosen Diäthyl-stilb-Östrol behandelt wurden. Diäthyl-stilb-Östrol setzte man früher in den Vereinigten Staaten zur Behandlung eines drohenden Frühaborts ein.

2.7.1.3.2 Maligne Erkrankungen

Das Plattenepithelkarzinom wächst papillär oder zirkulär in die Scheidenwand. Durch die Nähe zum Rektum und zur Harnblase kann das Vaginalkarzinom sich schnell in diese benachbarten Organe wie in die Leisten- und Beckenlymphknoten ausbreiten (s. Kap. 2.7.2.4).

Bei der Festlegung der Stadieneinteilung des Scheidenkarzinoms ist die FIGO-Klassifikation oder die Einteilung nach dem TNM-System möglich (Tabelle 2).

Während Karzinome des oberen und mittleren Scheidendrittels mit einer erweiterten Radikaloperation behandelt werden können, werden Krebse im unteren Scheidendrittel vorwiegend primär durch eine kombinierte Strahlentherapie angegangen. Ihre Prognose hängt wesentlich vom Tumorstadium und von der Ausbreitung ab. Das operative Vorgehen ist radikal. Das Risiko muß bei den doch meist älteren Patientinnen individuell abgewogen werden.

2.7.1.3.3 Metastasen

Metastasen in der Scheide sind wesentlich häufiger als primäre Scheidenkarzinome. Neben dem kontinuierlichen Befall der Scheidenwand durch ein Zervixkarzinom sind retrograde Metastasen von einem Endometriumkarzinom in das untere Scheidendrittel, unterhalb der Urethra oder Scheidenmetastasen eines Chorionepithelioms oder Hypernephroms keine Seltenheit.

Eine besondere Krankheitsform der Scheide im Kindesalter ist das Sarkoma botryoides (Traubensarkom).

Manchmal können die träubchenförmigen Tumormassen die gesamte Scheide ausfüllen und aus dem Introitus vorquellen. Die Therapie des Traubensarkoms ist aufgrund der geringen Strahlensensibilität meist operativ [32].

Tabelle 2.

Prätherapeutische klinische Klassifikation:
TN   Vagina
Die Definitionen der T-Kategorien stimmen mit den verschiedenen von der FIGO akzeptierten Stadien überein, vorausgesetzt daß der Primärtumor die einzige Manifestation der Erkrankung ist. Beide Klassifikationen sind zum Vergleich angeführt.

T-Primärtumor

UICC-Kategorien	FIGO-Stadien	Definition
Tis	0	Präinvasives Karzinom (Carcinoma in situ).
T0	—	Kein Anhalt für einen Primärtumor.
T1	I	Tumor beschränkt auf die Vaginalwand (Abb. 185).
T2	II	Tumor befällt das paravaginale Gewebe, erreicht aber die Beckenwand nicht (Abb. 186).
T3	III	Tumor erreicht die Beckenwand (Abb. 187).
T4	IVa	Tumor infiltriert die Mukosa der Blase und/oder des Rektums und/oder überschreitet die Grenzen des kleinen Beckens (Abb. 188). Anmerkung: Das Vorhandensein eines bullösen Ödems ist kein hinreichender Grund für eine Einordnung nach T4.
TX	—	Die Minimalerfordernisse zur Beurteilung des Primärtumors sind nicht erfüllt.
(M1)	IVb	Ausdehnung auf entferntere Organe.

2.7.1.4 Uterus

Der Uterus hat eine Birnenform. Sein Gewicht beträgt bei der erwachsenen Frau etwa 70 g. Am Ende einer Schwangerschaft kann er bis 1000 g wiegen. Durch Atrophie im Greisenalter ist er meist sehr klein.

Die Cavumlänge des Uterus mit der Zervikalkanal (Sondenlänge) beträgt etwa $7–7^1/_2$ cm. Die Blutversorgung erfolgt über die Arteriae uterinae, die rechts und links neben dem Uterus, ca. in Höhe des Isthmus mit ihren zahlreichen Seitenästen den Uterus versorgen (vgl. Kap. 2.1.9). Im inneren und äußeren Myometriumdrittel ist eine dichte Anastomosierung der Gefäßäste erkennbar. Von dort aus ziehen submuköse Stammgefäße zum Endometrium und spreizen sich in zahlreiche kleinere Äste an der Endometriumbasis auf [29].

Meist liegt die Gebärmutter wegen der weicheren Konsistenz des Isthmusanteils abgeknickt in einer Anteversio-Anteflexio-Stellung. Jedoch stellt die Lage des Uterus im kleinen Becken eine Resultante aus vielen Funktionen dar. Die Beschaffenheit des Beckenbodens und der Halteapparat spielen dabei eine große Rolle.

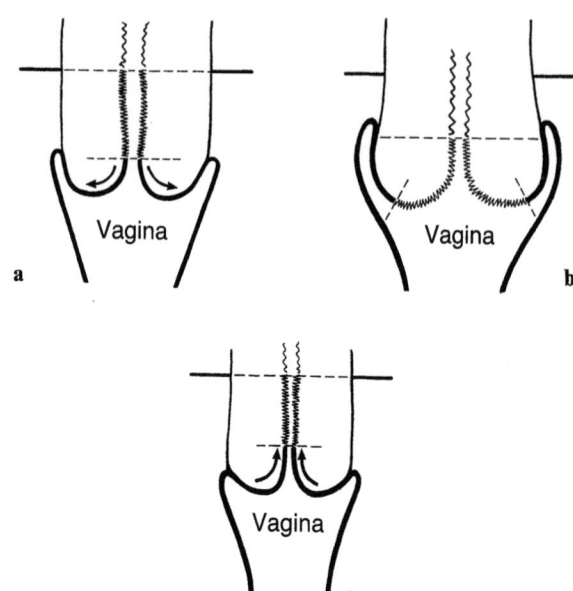

Abb. 6 a–c. Verschiebung der Platten-Zervixdrüsenepithelgrenze zu verschiedenen Lebensaltern. **a** junges Mädchen, **b** geschlechtsreife Frau, **c** Senium (Nach OBER, HAMPERL, KAUFMANN)

2.7.1.4.1 Portio

Beim Neugeborenen besteht der Uterus zu zwei Dritteln aus dem Zervixanteil. Vom Kindes- zum Erwachsenenalter verschiebt sich das Verhältnis vom Korpus zur Zervix mehr und mehr zugunsten des Korpus [20].

Größte klinische Bedeutung hat die Grenze des Plattenepithels der Portio zum Drüsenepithel der Zervix. Sie verschiebt sich im Laufe des Lebens einer Frau und bestimmt die Form der Zervix [17] (Abb. 6a–c). Durch Proliferationen des Plattenepithels gegen das Zylinderepithel im Bereich des äußeren Muttermundes oder durch eine indirekte plattenepitheliale Metaplasie der basalen Reservezellen können die Zylinderepithelien der Zervixdrüsen (von dem Plattenepithel) ersetzt werden. Die Drüsenöffnungen werden von metaplastischem Epithel überdeckt. Es kann zur Retention des schleimigen Inhalts der so verschlossenen Drüsen kommen, die als „Bläschen" im Kolposkop oder auch makroskopisch erkennbar werden (Ovula Nabothi). Langandauernde mechanische oder chemische Beanspruchung des Epithels in diesem Bereich oder wiederkehrende Entzündungen verstärken diesen indirekten Metaplasievorgang des Zervixdrüsenepithels.

Eng mit dem „Grenzkampf" der Epithelien, Regenerationsversuchen und Metaplasien hängt die Entstehung der Portiotumoren zusammen [16, 18]. Die gutartigen Tumoren der Portio stellen zum Teil unmittelbare Folgeerscheinungen der Verschiebung der Zervikalschleimhaut in die Scheidenrichtung dar (Ektropionierung der Zervikalschleimhaut). Wird die Zervixektopie mit einem überschießenden Granulationsgewebe in diesem Bereich von Plattenepithel überdeckt, dann entsteht der Pseudopolyp der Portio. Auch die gestielten Ovula Nabothi können polypös imponieren.

2.7.1.4.1.1 Maligne Erkrankungen

Der bedeutendste Tumor der Portio ist das Plattenepithelkarzinom (Kollumkarzinom). Es entwickelt sich in der Grenzzone zwischen dem Zylinderepithel des Zervikalkanals und dem Plattenepithel der Portio [19]. Die zusätzliche Exposition mit Karzinogenen (Smegma?, Viren?) hat für das Entstehen des Zervixkarzinoms große Bedeutung. Die früheste erkennbare Veränderung der Epithelien, die sich in Richtung eines echten invasiven Karzinoms in diesem Bereich entwickeln kann, wird heute unter dem Begriff „zervikale intraepitheliale Neoplasie" (CIN) zusammengefaßt. Abhängig von der Eindringtiefe und der Penetranz der Autonomie dieser Epithelveränderung werden sie in drei Grade unterteilt (CIN I, II, III). Diese Einteilung entspricht den früher als leichte bzw. hochgradige Dysplasie sowie als Carcinoma in situ bezeichneten Epithelveränderungen. Der entscheidende Unterschied zu den voll entwickelten Plattenepithelkarzinomen besteht im Fehlen der Invasion [16, 19]. Sie können im Rahmen der Krebsvorsorgeuntersuchung durch die Kolposkopie und Zytologie erfaßt werden. Die Erkennung von minimalen Zellveränderungen an der Portio sind ein beispielhaftes Modell für eine Krebsfrüherkennung [27].

Tabelle 3.

T-Primärtumoren		Cervix uteri
UICC-Kategorien	FIGO-Stadien	Definition
Tis	0	Präinvasives Karzinom (Carcinoma in situ; Abb. 159).
T0	–	Kein Anhalt für einen Primärtumor.
T1	I	Karzinom beschränkt auf die Zervix. Die Ausdehnung zum Corpus uteri sollte dabei unbeachtet bleiben;
T1a	Ia	mikroinvasives Karzinom (kann nur histologisch diagnostiziert werden; Abb. 160 und 161);
T1b	Ib	klinisch invasives Karzinom (Abb. 162).
T2	II	Karzinom überschreitet die Zervix, erreicht jedoch nicht die Beckenwand, und/oder Karzinom greift auf die Vagina über, erreicht jedoch nicht deren unteres Drittel (Abb. 163);
T2a	IIa	ohne Infiltration des Parametriums,
T2b	IIb	mit Infiltration des Parametriums.
T3	III	Karzinom mit Ausdehnung in das untere Drittel der Vagina und/oder bis zur Beckenwand (kein Zwischenraum zwischen Tumor und Beckenwand; Abb. 164);
T3a	IIIa	mit Ausdehnung in das untere Drittel der Vagina,
T3b	IIIb	mit Ausdehnung bis zur Beckenwand und/oder mit Hydronephrose oder „stummer Niere" infolge tumorbedingter Ureterstenose.
T4	IVa	Karzinom mit Ausdehnung in die Mukosa der Harnblase oder des Rektums und/oder mit Ausdehnung über das eigentliche Becken hinaus (Abb. 165). Anmerkung: Das Vorhandensein eines bullösen Ödems genügt nicht, um einen Tumor nach T4 einzustufen. Auch Uterusvergrößerung allein ist kein Grund für eine Einstufung nach T4.
TX	–	Die Minimalerfordernisse zur Beurteilung des Primärtumors sind nicht erfüllt.
(M1)	IVb	Befall entfernterer Organe.

Wie bereits erwähnt, finden sich diese Veränderungen fast ausschließlich dort an der Portio, wo beide Epithelarten aufeinandertreffen. Die in der Regel gute Zugänglichkeit dieses Areals ermöglicht die Portioabschabung und die Zervixcurettage für eine histologisch-diagnostische Sicherung. Die Konisation der Portio, bei der diese Areale entfernt werden, hat sich als therapeutisch adäquates Verfahren bewährt [6].

Der Übergang vom sog. CIN III oder Carcinoma in situ in ein klinisch invasives Plattenepithelkarzinom geht über das Stadium der beginnenden Invasion und des Mikrokarzinoms (Mestwerdt). Das klinisch invasive Karzinom selbst hat besondere Wuchsformen: Die exophytische und die häufigere endophytische Wuchsform (Abb. 7a+b). 95% der Karzinome im Portiobereich sind Plattenepithelkarzinome. Zu etwa 4% handelt es sich um Adenokarzinome [30]; die restlichen sind Mischformen oder sind nicht eindeutig zuzuordnen. Das Durchschnittsalter der Patientinnen mit einem Plattenepithelkarzinom der Portio liegt im 5. Lebensjahrzehnt.

Das Wachstum bleibt relativ lang auf das kleine Becken beschränkt. Am Anfang steht das infiltrative Wachstum in das Zervixgewebe im Vordergrund. Danach erfolgt die weitere Ausdehnung unter Verdrängung und Zerstörung des umgebenden Zervixgewebes (expansives Wachstum). Mit Zunahme des Tumordurchmessers und des Tumorvolumens steigt auch die Häufigkeit der lymphogenen Absiedlungen in die regionalen Lymphknoten der Beckenwand [26] (s. Kap. 2.7.2.1). Erst bei sehr fortgeschrittenen Tumoren überschreitet das Karzinom kontinuierlich die Organgrenze und dringt in das parametrane Gewebe und in die Nachbarorgane (Harnblase, Rektum) ein (s. Kap. 2.7.4, Exenteration). Durch vaginal bzw. rektovaginale Untersuchung wird die Ausbreitung des Karzinoms auf die Parametrien und die umgebenden Organe beurteilt. Die klinische Untersuchung ist sehr subjektiv und im Vergleich zu der histologischen Tumorausbreitung häufig diskrepant. Endoskopische Untersuchungen und bildgebende Verfahren können die Irrtumsmöglichkeit verringern (vgl. Kap. 2.7.3).

Die klinischen Stadieneinteilungen des Zervixkarzinoms nach der FIGO oder der TNM-Klassifikation sind im Vergleich zu der histologischen Ausdehnung nicht exakt (Tabelle 3).

Bei der primären strahlentherapeutischen Behandlung der Erkrankung sind sie jedoch nützlich.

Die operative Therapie des Zervixkarzinoms wurde von Latzko, Wertheim und Meigs entwickelt und eingeführt [33] (s. Kap. 2.7.4).

2.7.1.4.1.2 Benigne Erkrankungen

Neben bösartigen Erkrankungen sind auch eine ganze Reihe entzündlicher und gutartiger Veränderungen im Zervixbereich anzutreffen. Die Krypten der Zervixdrüsen begünstigen die Möglichkeit einer bakteriellen Einnistung. Entzündliche Prozesse im Zervikalkanal (unspezifische Zervizitiden, Gonorrhö!) können auf diese Weise unterhalten werden. Erreger lassen sich dann nur schwer nachweisen [7].

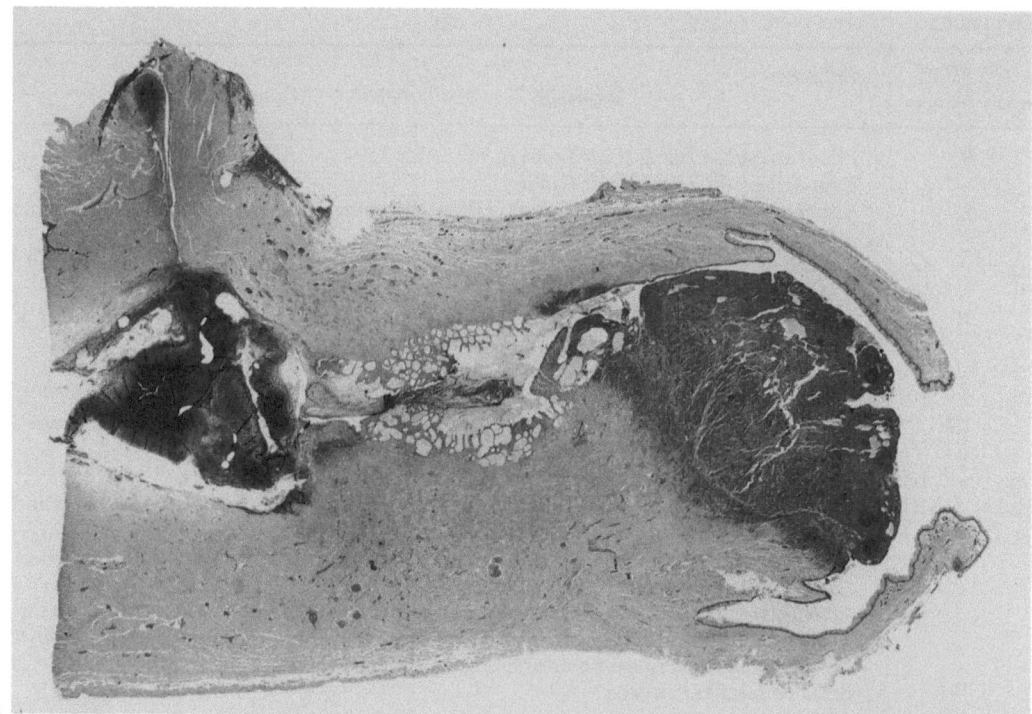

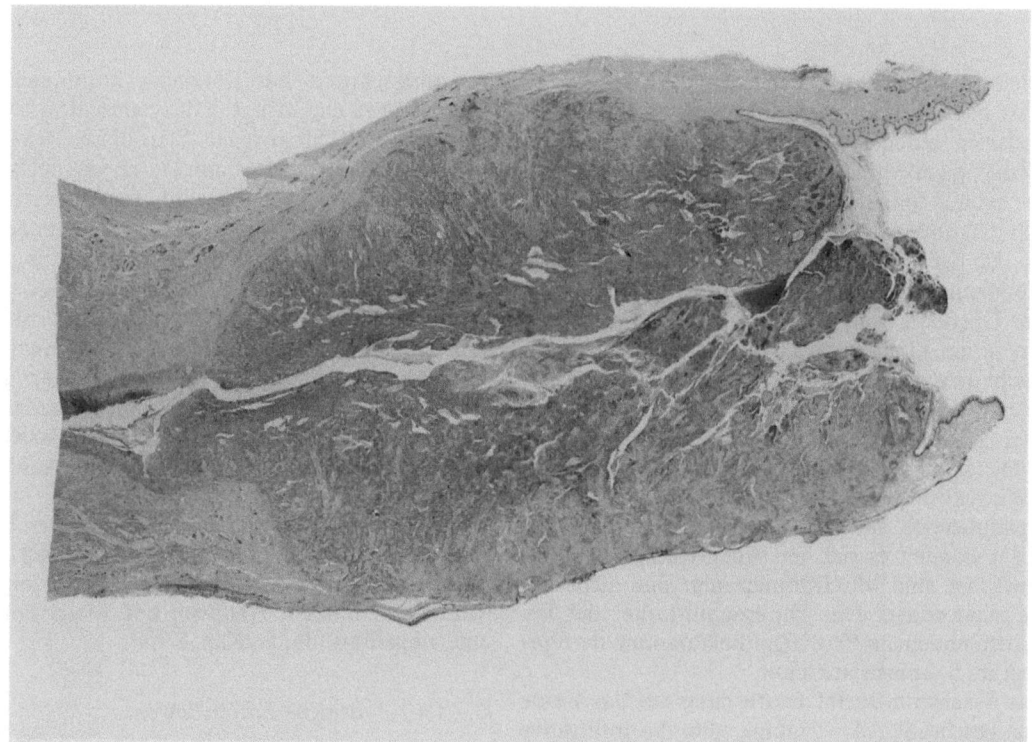

Abb. 7a, b. Klinisches invasives Plattenepithelkarzinom des Muttermundes. **a** exophytisch wachsendes Karzinom, **b** vorwiegend endophytisch wachsendes Karzinom

Die Wandung der Zervix unter der Epithelauskleidung besteht nur zu etwa einem Viertel aus Muskelfasern und zu Dreiviertel aus Bindegewebe. Es gewährleistet die besondere Elastizität dieses Uterusabschnitts und ist gut durchblutet. Während der Schwangerschaft kann man geradezu von einem „röhrenförmigen Schwellkörper" sprechen (Becker) [1]. Aus den muskulären Anteilen im Zervixbereich können sich Myome entwickeln und ab einer bestimmten Größe auch zu einem Geburtshindernis werden.

2.7.1.4.2 Corpus uteri

Das Cavum uteri ist mit Endometrium ausgekleidet, das einem vom Ovar induzierten Funktionswechsel unterliegt. Die Steuerung dient dazu, die Möglichkeit der Nidation zu optimieren. Präovulatorisch wird unter dem Einfluß der Östrogene die Schleimhaut aufgebaut (Proliferationsphase) und die Sekretionsleistung vorbereitet.

Mit dem Follikelsprung und der Entwicklung des Corpus luteum im Ovar steigt die Gestagenwirkung an. Die Schleimhaut wird zum Prämenstruum hin schwammig aufgelockert und sekretorisch umgewandelt. Die Corpus luteum-Funktion sistiert. Das Endometrium wird dann in Form einer Menstruation abgeschwemmt.

Veränderungen im Zyklus sind in den meisten Fällen eine übergeordnete Regulationsstörung. Es gibt einige morphologische und funktionelle Endometriumveränderungen, die durch Störungen der Ovarfunktion bedingt sind; z.B. ungenügende Stimulation, verlängerte Proliferationsphase und Follikelpersistenz. Eine langdauernde alleinige hormonelle Stimulation durch Östrogene ohne opponierende Wirkung der Gestagene führen zu einer Hypertrophie der Endometriumdrüsen (glanduläre Hyperplasie) und später zur Zystenbildung der Schleimhaut (glanduläre zystische Hyperplasie) [40]. Gerade im prämenopausalen Alter sind die Veränderungen nicht selten.

Bleibt die alleinige östrogene Stimulationswirkung lange Jahre bestehen wie z.B. durch einen hormonell aktiven Ovarialtumor (Granulosa-Theka-Zelltumor), so kann sich im Endometrium ein Malignom entwickeln (siehe später).

Der monatliche zyklische Auf- und Abbau des Endometriums schützt vor entzündlichen Prozessen. Endometritiden sind daher selten. Dieser „Schutz" kann postpartal oder nach einem Abort aufgehoben sein (postpartale Endometritis bzw. Endometritis nach einem Abort). Ebenso können Fremdkörper, z.B. Intrauterinpessare, eine bakterielle Infektion am Endometrium unterhalten (s. Kap. 2.6.2).

Spezifische entzündliche Veränderungen am Endometrium wie Tuberkulose und Lues, sind heute eine Rarität. Sie kommen meist nur noch im Rahmen einer abgeschwächten Abwehrlage bei Generalisierung der Erkrankung vor.

Eine durch ihre Häufigkeit bedeutende klinische Erkrankung ist die Endometriose. Sie wird im Kapitel 2.8 besprochen.

Eine besondere Variation der Endometriose ist die sog. Stromaendometriose, bei der im Gegensatz zu den klassischen Endometrioseherden die Drüsenanteile in den Endometrioseinseln nicht nachgewiesen werden können [35]. Ihre Differentialdiagnose ist daher zu einem Stromasarkom des Uterus sehr schwer.

Im höheren Lebensalter kommen im Cavum uteri häufiger epitheliale Geschwülste vor. Sie wachsen vorwiegend als Polyp mit einer unterschiedlich breiten Basis. Größere können in Richtung Zervikalkanal wachsen und ihn auftreiben. sie imponieren dann als Zervixpolypen. Histologisch handelt es sich meist um Adenome des Endometriums. Die Drüsen können morphologisch das Bild einer glandulär-zystischen Hyperplasie imitieren. Sie unterscheiden sich jedoch von diesen durch ihre abgeflachten, reaktionslosen Epithelien im Gegensatz den hormonell stimulierten und proliferierten der glandulär-zystischen Hyperplasie.

Finden sich im Polypen ödematös hyperplastische Anteile, verpflichtet das zu laufenden Kontrollen oder auch zu einer weiterführenden Therapie (Hysterektomie), da maligne Entartungen beobachtet worden sind [9, 10].

Die nur dünn ausgezogene epitheliale Überdeckung der Polypen und ihr häufig ödematös aufgequollenes Stroma haben rezidivierende Schmierblutungen im Präklimakterium oder in der Postmenopause zur Folge.

2.7.1.4.2.1 Bindegewebsgeschwülste des Uterus

Die häufigste Geschwulst der Gebärmutter ist das Leiomyom [4, 22]. Da die Hauptmasse des im Regelfall 100–120 g schweren Uterus vorwiegend aus glatter Muskulatur besteht [15], ist dies nicht verwunderlich. Vor allem Frauen über dem 30. Lebensjahr tragen häufig kleine Myome ohne irgendwelche Symptome. Morphologisch bestehen sie aus glatten Muskelfasern. Ihre Größe und Lage variieren sehr. Blutungsstörungen oder mechanische Verdrängungen benachbarter Organe sind die Hauptbeschwerden der Myomträgerinnen. Die maligne Entartung eines Myoms zu einem Leiomyosarkom ist selten (unter 2%) [31]. Sie haben jedoch durch Blut- und Lymphgefäßeinbrüche sehr schlechte Prognosen. Die Entwicklung aus einem Myom ist im Einzelfall nicht vorauszusehen. Daher sollte schon ein evtl. minimaler Hinweis wie z.B. das schnelle Wachstum eines Myoms an die Möglichkeit einer solchen Entwicklung denken lassen und unverzüglich eine Behandlung folgen.

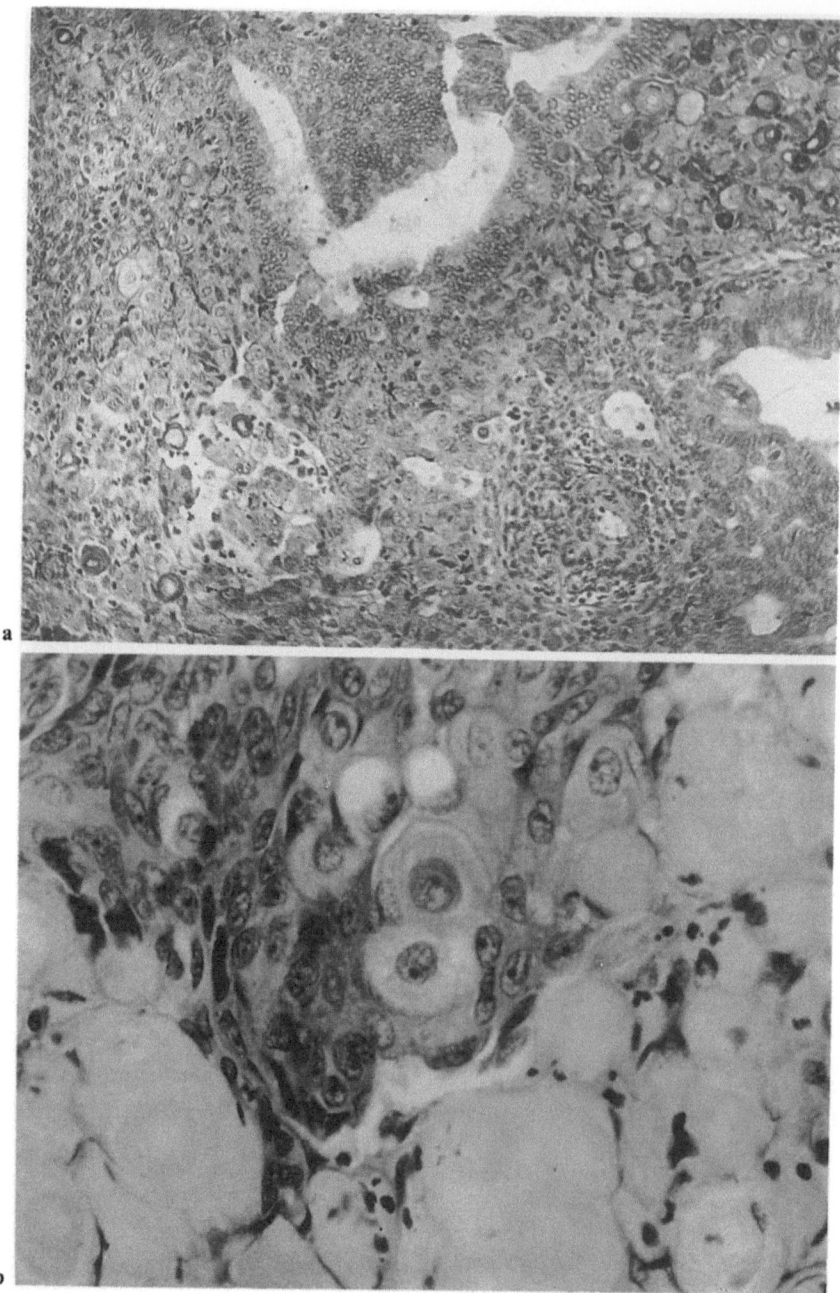

Abb. 8a, b. Endometriumkarzinom mit plattenepithelialer Metaplasie einzelner Teilabschnitte (Adenoakanthom)

2.7.1.4.2.2 Bösartige epitheliale Geschwülste

Bösartige epitheliale Geschwülste des Corpus uteri kommen überwiegend im Menopausenalter vor. Der Gipfel liegt um das 60. Lebensjahr.

Adipositas, Hypertonie und hormonelle Störungen bieten eine gewisse Disposition zum Erwerb des Korpuskarzinoms. Auch bei langzeitiger und einseitiger hormoneller Stimulation (späte Menopause, östrogenbildende Ovarialtumoren) kann ein Korpuskarzinom häufiger gefunden werden.

Kurzzeitige hormonelle Störungen dagegen wie die Follikelpersistenz oder die glandulär-zystische Hyperplasie des Endometriums allein zeigen auch in größeren Statistiken kein nachweisbar erhöhtes Risiko für die Entstehung eines Korpuskarzinoms.

Lediglich adenomatöse Hyperplasien müssen, vor allem wenn sie Atypien aufweisen, als hohes Risiko oder Vorstufe des Adenokarzinoms des Corpus uteri

Tabelle 4.

T-Primärtumor		Corpus uteri
UICC-Kategorien	FIGO-Stadien	Definition
Tis	0	Präinvasives Karzinom (Carcinoma in situ).
T0	–	Kein Anhalt für einen Primärtumor.
T1	I	Karzinom beschränkt auf Corpus uteri (Abb. 168).
T1a	Ia	Das Cavum uteri mißt 8 cm oder weniger in seiner größten Ausdehnung.
T1b	Ib	Das Cavum uteri mißt mehr als 8 cm in seiner größten Ausdehnung.
		Anmerkung: FIGO-Stadium I ist nach dem histologischen Differenzierungsgrad noch weiter unterteilt.
T2	II	Karzinom breitet sich auf die Zervix aus, jedoch nicht außerhalb des Uterus (Abb. 169).
T3	III	Karzinom breitet sich außerhalb des Uterus aus (einschl. Befall der Vagina), es verbleibt aber innerhalb des kleinen Beckens (Abb. 170).
T4	IVa	Karzinom infiltriert die Mukosa der Harnblase oder des Rektums und/oder überschreitet die Grenzen des kleinen Beckens (Abb. 171).
		Anmerkung: Das Vorhandensein eines bullösen Ödems ist nicht ausreichend für die Klassifizierung eines Tumors nach T4.
TX	–	Die Minimalerfordernisse zur Beurteilung des Primärtumors sind nicht erfüllt.
(M1)	IVb	Ausdehnung auf entferntere Organe.

angesehen werden. Hier gilt der von Halban benutzte Satz: „Noch kein Krebs, aber besser raus".

Das Endometriumkarzinom zeigt verschiedene histologische Varianten [10]. Sie können papillär, drüsig oder solide wachsen. Häufig findet man histologisch auch Inseln mit plattenepithelialer Metaplasie (Adenoakanthom) (Abb. 8a u. b).

Das Drüsenepithel selbst kann seröses, häufiger aber mukinöses Sekret produzieren.

Hellzellige Adenokarzinomstrukturen (Mesonephroid) kommen seltener vor. Sie weisen aber auf die entwicklungsgeschichtlichen Zusammenhänge zwischen den Urnieren und der Uterusanlage hin.

Für die Prognose der Erkrankung ist die Eindringtiefe des Karzinoms in das Myometrium entscheidender als die histologische Charakterisierung (Tabelle 4). Die Eindringtiefe korreliert mit der Wahrscheinlichkeit ihrer Metastasierung. Wichtig für die Prognose ist auch eine evtl. vorhandene Ausbreitung in Richtung des Zervikalkanals (s. Kap. 2.7.2.2).

Nicht selten breitet sich das Corpuskarzinom auch retrograd in die Lymphbahnen der Vaginalwand aus. Etwa gut 1% aller bösartigen Geschwülste des Corpus uteri sind Sarkome. Eine besondere Variante der bösartigen Endometriumerkrankung ist das Karzinosarkom [12, 13]. Es ist selten und wächst meist wie ein breitbasiger Polyp (Abb. 9). Es erkranken vorwiegend Frauen im hohen Lebensalter. Die sarkomatöse Komponente dieser Tumoren können histologisch Knorpel und neurogene Strukturen aufweisen. Sie werden als Abkömmlinge der Müllerschen Gänge angesehen.

2.7.1.5 Tuben

Die Tuben sind etwa 7–9 cm lang. Sie stellen ein Verbindungsglied zwischen den Ovarien und der Gebärmutter dar. Als Abkömmlinge der Müllerschen Gänge machen sie alle Miß- und Fehlbildungen eines embryonalen Gangsystems mit. Einzelfehlbildungen sind selten. Eine besondere Form und Funktion hat der distale ampulläre Anteil der Tuben mit seinen beweglichen Fimbrien zum Auffangen eines gesprungenen Eies. Das Ei wird durch die Kontraktionen der inneren Ring- und der äußeren Längsmuskulatur der Tube in Verbindung mit dem Flimmerbesatz der Lumenepithelien in das Cavum uteri befördert. Durch die starke papilläre Faltung ist die Oberfläche der Tubenlumina mehrfach vergrößert [29]. Die Epithelien nehmen nur wenig am Menstrualzyklus und nicht am menstrualen Abbau teil.

Bei einer Tubargravidität kann die Tubenschleimhaut dezidual umgewandelt werden.

Durch die kanalikuläre Verbindung mit dem Cavum uteri ist es möglich, daß bei Genitalatresien (Hymenalatresie, Zervikalkanalatresie) das angesammelte Blut über das aufgedehnte Cavum (Hämatometra) in die Tubenlumina fortgeleitet wird.

Da das Epithel der Tuben nicht in dem Maße auf- und abgebaut wird wie das Endometrium, ist es für Entzündungsnoxen wesentlich empfindlicher als die Gebärmutterschleimhaut. Die Eileiterentzündung (Salpingitis) ist die häufigste und bedeutungsvollste Erkrankung der Tube (s. Kap. 2.5.4).

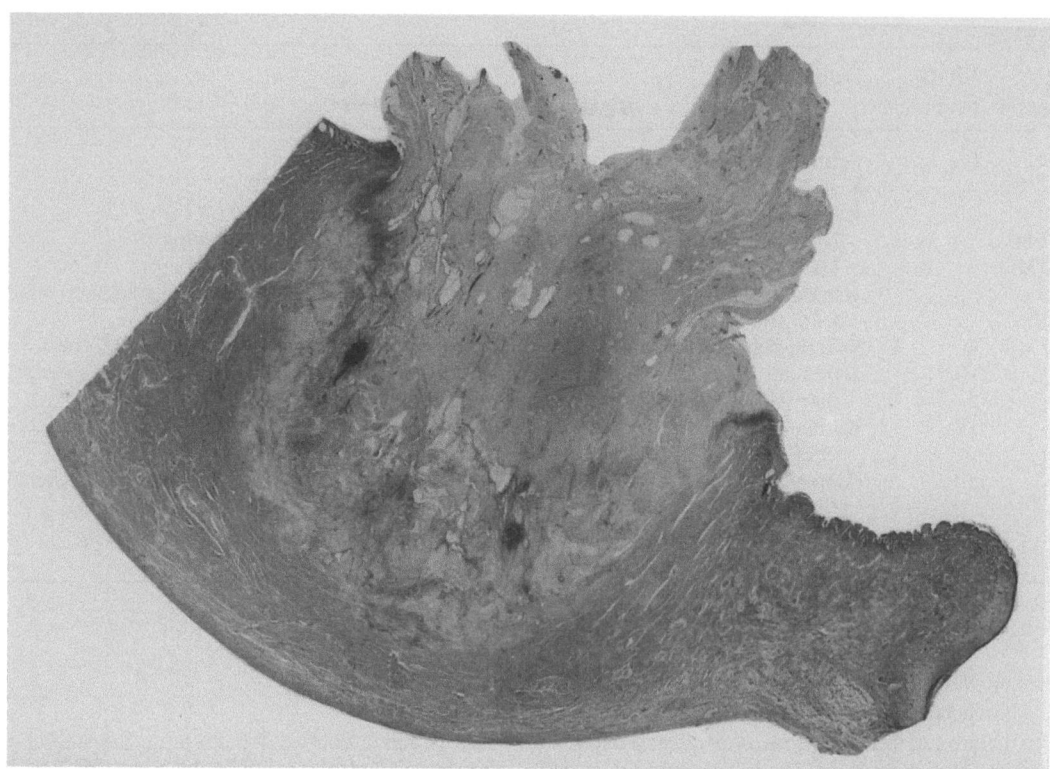

Abb. 9. Karzinosarkom des Endometriums mit typischem polypösem Wachstum

Differentialdiagnostisch ist sie, vor allem auf der rechten Seite, schwierig von einer akuten Appendizitis zu unterscheiden. Anamnestische Erhebungen wie Zeitpunkt des Auftretens von Symptomen nach der Menstruation oder die Frage nach einem Intrauterinpessar sind wichtige differentialdiagnostische Überlegungen, da die Salpingitiden überwiegend durch Keimaszensionen entstehen.

Eine gewisse Sonderstellung besitzt die Salpingiosis isthmica nodosa. Knotige Herde, vor allem an der Nahtstelle zwischen Corpus uteri und der Tube erschweren Durchgängigkeit oder verschließen die Tubenlumina. Man vermutet eine isthmische Endometriose als Ursache (Abb. 10a + b).

Gut- oder bösartige Geschwülste der Tuben sind sehr selten. Karzinome des Eileiters sind meist papilläre Adenokarzinome. Sie bevorzugen das 5. Lebensjahrzehnt. Sie greifen bald auf die Umgebung wie Peritoneum, Ovar, Uterus und Darm über und sind dann nur schwer von anderen Primärkarzinomen zu unterscheiden [21].

Durch die kanalikuläre Verbindung der Tuben mit den Nachbarorganen werden häufiger sekundäre metastatische Absiedlungen in den Tubenlumina von einem primären Eierstockskarzinom oder Endometriumkarzinom gefunden als ein primäres Tubenkarzinom.

2.7.1.6 Ovarien

Das im geschlechtsreifen Alter normalerweise etwa 2,5 × 2,0 × 1,0 cm große Organ unterliegt während des Lebens einer Frau deutlichen Größenschwankungen.

Im fötalen und kindlichen Alter hat es mehr eine langgestreckte bandartige Form; in der Menopause schrumpft es etwa bis auf die Größe einer kleinen weißen Bohne mit gyrierter Oberfläche.

Auf die makroskopische Anatomie wird im Kap. 2.1 eingegangen.

Auf einem Querschnitt des Ovars lassen sich Mark und Rinde unterscheiden. Im Markanteil verlaufen überwiegend Gefäße. In der Rinde sind die verschiedenen Stadien der Follikel eingelagert. Die in der Umgebung der Follikel gelegenen Stromazellen können unter hormoneller Stimulation eine Differenzierung zu Thekazellen durchmachen.

Außen wird die Ovarialrinde durch eine dichte bindegewebige Kapsel begrenzt und von einschichtigem Zölomepithel des Peritoneums überzogen.

Etwa 400000 Primärfollikel sind im Ovar angelegt. Nur etwa 400 entwickeln sich im geschlechtsreifen Alter zum sprungreifen Grafschen Follikel [32].

Er kann einen Durchmesser von 2,0–2,5 cm haben.

Die weitaus größte Zahl der Follikel geht auf der Stufe der Primordialfollikel zugrunde, ohne Spuren zu hinterlassen. Eine Reihe von Follikel wachsen zu

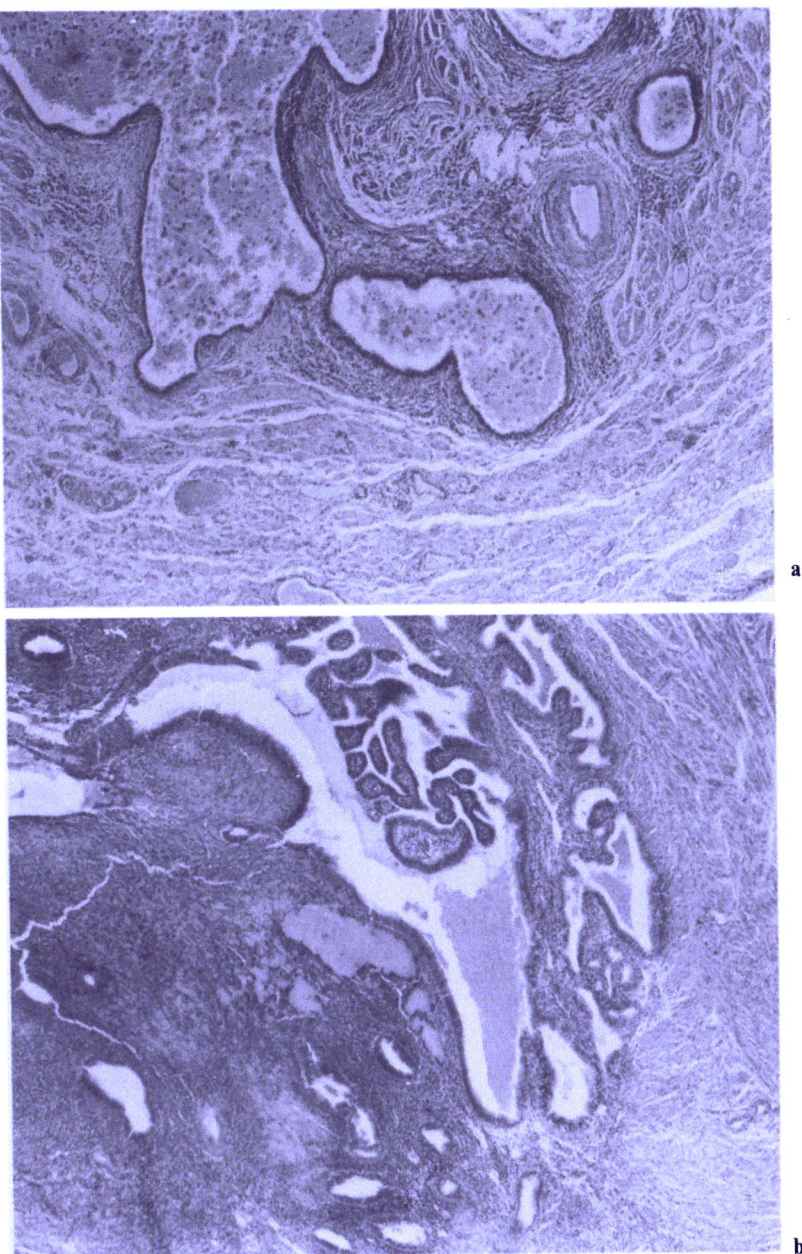

Abb. 10a, b. Salpingiosis isthmica nodosa mit Endometrioseherden in der Tubenwandung

Sekundär- oder auch Tertiärfollikeln heran, ohne daß es zu einem Follikelsprung kommt.

Vor allem im Präklimakterium ist wohl durch Einflüsse von mehreren Faktoren wie z.B. eine unterwertige Follikelanlage, Altersveränderungen, die Steuerung der Follikelreifung bis zum Eisprung häufig gestört. Einige bleiben in der Sekundär- oder Tertiärfollikelphase stehen (dysfunktionelle Follikelzyste), manchmal bilden sie präovulatorische Hormone weiter. Dadurch können Verschiebungen der Menstruation sowie Zwischenblutungen in den anovulatorischen Zyklen auftreten.

Aufgrund der einseitigen hormonellen Stimulation des Endometriums kann es dort zu Umbauprozessen kommen, die wir als glandulär-zystische Hyperplasie kennen.

Neben den dysfunktionellen Follikelzysten, die manchmal auch eine erhebliche Größe bis zu 5 cm erreichen, und den Luteinzysten, die durch starke Einblutungen in das Corpus luteum entstehen, sind eine Reihe anderer zystischer Veränderungen im Ovar möglich.

Bei einem Stein-Leventhal-Syndrom kommen mehrere gleichzeitige Follikelreifungen vor ohne daß sie springen. Es entwickelt sich ein sog. polyzystisches Ovar. Eine sehr dicke weißlich-graue Kapsel umgibt dann das Ovar.

Das Stein-Leventhal-Syndrom tritt vor allem bei jungen Frauen im 2.–3. Lebensjahrzehnt auf. Eine hormonelle Steuerung fehlt bei diesen Patientinnen. Die in manchen Zysten vorhandenen hyperplastischen Theka- und luteinisierenden Granulosazellen verursachen Amenorrhön, Oligomenorrhön und Hirsutismus.

Eigenartigerweise kann durch eine keilförmige Exzision von Teilen des Marks und der Rinde des Ovars diese hormonelle Fehlsteuerung behandelt werden.

Neben diesen dysfunktionellen Zysten können sich im Ovar auch Endometriosezysten bilden und eine beträchtliche Größe durch ihre Blutmassen erreichen (Schokoladenzysten) (s. Kap. 2.8). Es bleibt zu beachten, daß Endometriosezysten sekundär durch Beeinflussung der Blut- und humoralen Versorgung des Ovargewebes Zyklusstörungen verursachen können.

Bei größeren Ovarialzysten können als Komplikation, besonders beim mobilen Mesovar, Stieldrehungen auftreten, die zu einer hämorrhagischen Infarzierung des Organs führen.

Warum das Ovar nur in der Regel 35–40 Jahre voll funktionstüchtig ist, auf diese Frage gibt es bis heute keine endgültige Erklärung. Wahrscheinlich spielen Altersveränderungen in den Hilusgefäßen sowie genetisch determinierte Regressionen der Primordialfollikelanlagen dabei eine Rolle.

Entzündliche Veränderungen, in die die Ovarien mit einbezogen werden können, sind im Kap. 2.5 beschrieben.

2.7.1.6.1 Geschwülste des Eierstocks

Die systematische Einteilung der Ovarialtumoren kann unter verschiedenen Gesichtspunkten erfolgen [11]. Sie werden einmal nach ihrer Histogenese unterteilt (epitheliale Gewebe-Stromagewebe) oder nach ihrer Dignität (benigne – maligne). Man kann sie aber auch nach ihrer funktionellen Aktivität klassifizieren. Die WHO-Klassifikation (1974) [37] verdeutlicht die Komplexität der Eierstocksgeschwülste.

Stark vereinfacht lassen sich im wesentlichen drei Tumorarten unterscheiden: Epitheliale Tumoren, bindegewebige Tumoren und Tumoren des Keimgewebes.

2.7.1.6.1.1 *Epitheliale Tumoren*

Sie gehören zu der zahlenmäßig größten Geschwulstgruppe (ca. 70%) [24, 34]. Histogenetisch werden sie vom Zölomepithel abgeleitet. Es wird angenommen, daß durch Einstülpungen des Zölomepithels in das Ovarialstroma (z.B. nach Ovulation) kleinere Epithelnester, die sich später häufig zu Zysten entwickeln, Ursprung solcher benigner oder maligner epithelialer Tumoren sind. Je nach der Epithelart werden sie in seröse Zystadenome, muzinöse Zystadenome oder endometroide Zystadenome unterteilt. Bei allen drei Typen, die auch gemischt vorkommen können, sind fließende Übergänge zwischen benignen und malignen Varianten möglich.

Wegen der oft schwierigen Malignitätsbeurteilungen sind auch Grenzfälle (Borderline-Tumoren) von der FIGO vorgeschlagen (Tabelle 5). So wird folgende vereinfachte Klassifizierung von den meisten Institutionen angenommen:

1. Gutartige Zystadenome mit glatter oder papillärer Innenfläche
2. Zystadenokarzinome mit stärkeren Proliferationen und Atypien aber ohne nachweisbare Stromainvasion (Borderline-Tumoren).
3. Zystadenokarzinome mit eindeutig nachweisbarer Stromainvasion
4. Undifferenzierte, nicht nach einem bestimmten Typ zuzuordnende solide Karzinome.

Das seröse Zystadenom wird von kubischen bis hochprismatischen Epithelzellen ausgekleidet, die manchmal wie beim Tubenepithel Flimmerbesatz haben. Die maligne Variante, das seröse Zystadenokarzinom, ist die häufigste Form des Ovarialkarzinoms (60% der malignen Ovarialtumoren).

Vorwiegend Frauen in höheren Altersgruppen sind von der malignen Form dieses Tumors befallen (10% sind jünger als 50 Jahre, 50% älter als 65 Jahre). Auffällig ist eine gewisse familiäre Häufung dieser Erkrankung [34]. Sowohl die benigne als auch die maligne Form dieses Zystoadenoms können ein- oder mehrkammerig sein. Der Inhalt ist meist serös und dünnflüssig.

Die Epithelbegrenzung neigt zur Bildung von papillären Wucherungen, vor allem bei den malignen Formen (Abb. 11a+b). Solche papillären Bildungen können auch an der Oberfläche des Ovars liegen. Sie werden als Oberflächenpapillom bezeichnet. Auch diese können maligne entarten. Sie sind im Vergleich zu den intrazystischen Formen durch den schnellen Kontakt mit den umgebenden Peritonealflächen prognostisch ungünstiger.

Etwas seltener sind die muzinösen Zystadenome und Zystadenokarzinome. Vor allem die gutartige Form kann manchmal eine beträchtliche Größe erreichen. Sie sind meist einseitig lokalisiert und im Regelfall mehrkammerig. Ihre schleimige, fadenziehende bis dickgallertige Masse, produziert durch die hochprismatische schleimbildende Epithelbegrenzung solcher Zysten, ist charakteristisch. Auch hier gibt es glatte und mit papillären Wucherungen übersäte Zysten. Die maligne Entartung ist seltener als bei der serösen Form. Die spontane oder artefitielle Ruptur muzinöser Zystadenome kann durch Peritonealim-

Tabelle 5.

T-Primärtumor		Ovar	
UICC-Kategorien	FIGO-Stadien		Definition
T0	–		Kein Anhalt für einen Primärtumor.
T1	I		Tumor beschränkt auf die Ovarien;
T1a	Ia		Tumor auf ein Ovar beschränkt, kein Aszites (Abb. 173);
T1a1	Ia1		kein Tumor auf der Oberfläche des Ovars; Kapsel intakt;
T1a2	Ia2		Tumor auf der Oberfläche des Ovars und/oder Kapselriß;
T1b	Ib		Tumor auf beide Ovarien beschränkt, kein Aszites;
T1b1	Ib1		kein Tumor auf der Oberfläche der beiden Ovarien; Kapsel intakt (Abb. 174);
T1b2	Ib2		Tumor auf der Oberfläche eines oder beider Ovarien und/oder Riß einer oder beider Kapseln (Abb. 175);
T1c	Ic		Tumor beschränkt auf ein oder beide Ovarien. Aszites enthält Zellen oder positive peritoneale Spülung (Abb. 176).
T2	II		Tumor hat ein oder beide Ovarien befallen mit Ausdehnung ins Becken;
T2a	IIa		Tumor mit Ausdehnung und/oder Metastasen zum Uterus und/oder einer oder beiden Tuben, aber ohne Befall des viszeralen Peritoneums; kein Aszites (Abb. 177);
T2b	IIb		Tumor dehnt sich auf andere Beckengewebe aus und/oder befällt das viszerale Peritoneum; kein Aszites (Abb. 178);
T2c	IIc		Tumor dehnt sich auf den Uterus und/oder eine oder beide Tuben und/oder andere Beckengewebe aus. Aszites enthält maligne Zellen oder positive peritoneale Spülung (Abb. 179).
T3	III		Tumor befällt ein oder beide Ovarien mit Ausdehnung auf den Dünndarm oder das Omentum, ist aber makroskopisch auf das kleine Becken beschränkt, oder intraperitoneale Metastasen außerhalb des kleinen Beckens oder positive retroperitoneale Knoten oder beides (Abb. 180).
TX	–		Die Minimalerfordernisse zur Beurteilung des Primärtumors sind nicht erfüllt.
(M1)	IV		Befall entfernterer Organe.
Spezialkategorie			Nicht laparotomierte Fälle, die als Ovarialkarzinom betrachtet werden.

plantationen dieser schleimbildenden Epithelmassen verheerende Folgen haben. Große Mengen gallertartigen Schleims wird produziert und füllt allmählich die gesamte Bauchhöhle aus (Pseudomyxoma peritonei).

Das endometroide Zystadenom und Zystadenokarzinom kann morphologisch alle Formen des Korpuskarzinoms nachahmen. Ob ihr Ursprung aus einem Endometrioseherd stammt, ist fraglich. Gelegentlich entwickeln sich auf dem Boden solcher Geschwülste auch Mischtumoren (Karzinosarkome).

Wesentlich seltener als die zystischen Tumoren sind die undifferenzierten polymorphen soliden Ovarialkarzinome. Untersucht man die meist sehr großen Ovarialtumorabschnitte sorgfältig, findet man fast immer neben den übrigen soliden entdifferenzierten Tumorabschnitten zystische Areale. Es handelt sich wohl nur um eine Variante der oben beschriebenen Karzinome, bei denen lediglich die soliden Anteile überwiegen.

Gelegentlich werden die Zystadenome von einer stärkeren Proliferation des umgebenden Stromas begleitet, die auch gegenüber den zystischen Anteilen dominieren (Zystadenofibrom). Maligne Entartungen sind selten. Wie bei dem Ovarialtumor mit stark proliferierendem Bindegewebsanteil können auch hier die Stromaanteile des Tumors hormonell aktiv sein.

Metastasierungswege des Ovarialkarzinoms sind im Kap. 2.7.2.3 beschrieben. Vor allem am Netz können Tumormetastasen und Implantate manchmal das Mehrfache des Gewichts der Primärtumoren erreichen. Aufgrund des unterschiedlichen Metastasierungsverhaltens der Ovarialkarzinome im Vergleich zu anderen gynäkologischen Malignomen – sie bleiben relativ lang auf die Peritonealhöhle beschränkt – sind auch in fortgeschrittenen Stadien mit diffuser Peritonealkarzinose (Stadium III oder IV) nach extensiver chirurgischer Therapie und einer nachfolgenden Zytostasebehandlung noch Langzeitremissionen möglich.

2.7.1.6.1.2 Bindegewebige Tumoren

Sowohl die Rinde als auch das Mark des Ovars haben bindegewebige Anteile aus denen sich Tumoren entwickeln können [36]. An erster Stelle steht hier das Ovarialfibrom. Es kann eine vielfache Größe des ursprünglichen Organs erreichen und ist klinisch ein solider Tumor (Abb. 12). Ovarialfibrome sind meist gutartig. Maligne Formen sind sehr selten. Andere Tumoren, die einen bindegewebigen Ursprung haben, sind Myome, Angiome und Lipome. Ihre bösartigen Varianten wie Leiomyosarkome, Angiomyosarkome und Liposarkome sind zum Glück sehr selten.

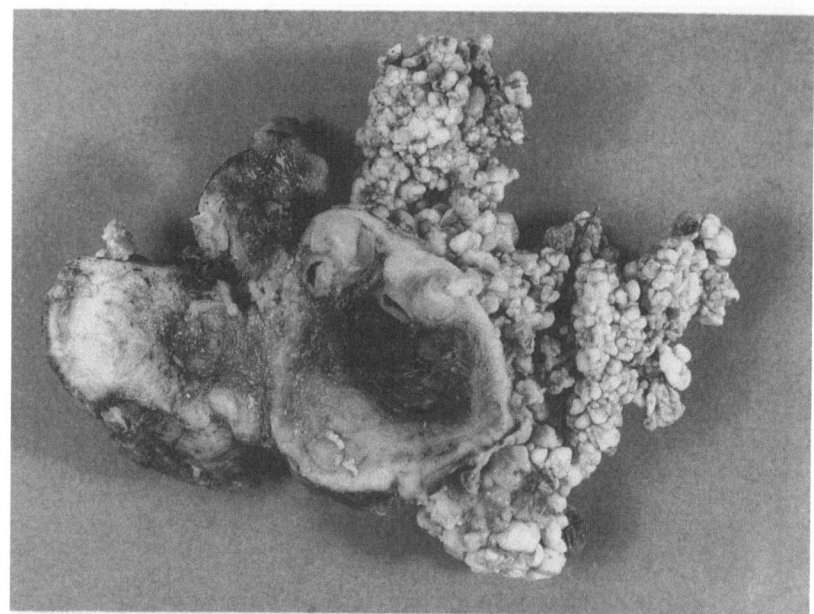

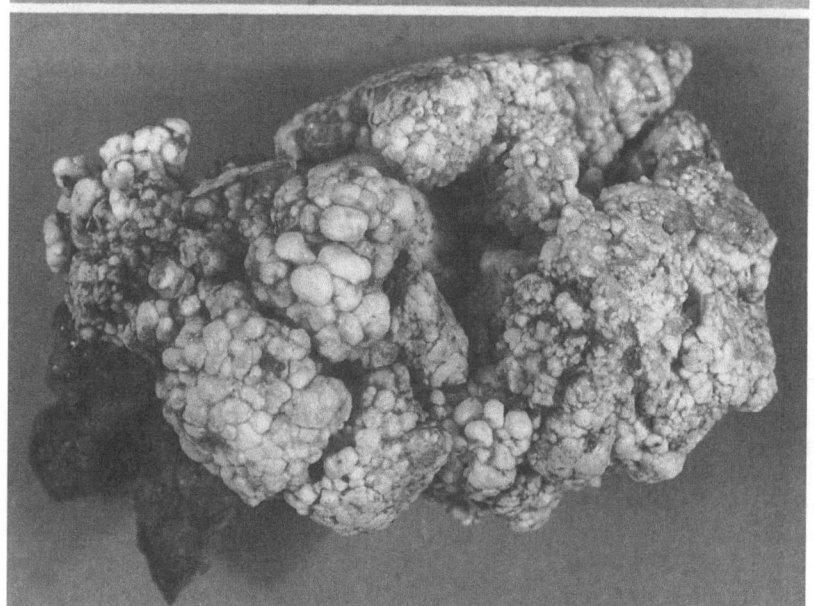

Abb. 11a, b. Papilläres Ovarialkarzinom. **a** Schnittfläche, **b** Blick auf die Oberfläche

2.7.1.6.1.3 Tumoren des Keimgewebes

Hierbei wird zwischen Tumoren unterschieden, die morphologisch den Strukturen eines Follikels ähneln wie z.B. Granulosazell- und Thekazelltumoren und anderen, die aus versprengtem pluripotentem Keimgewebe stammen (teratoide Geschwülste) [36].

Die meisten Tumoren, die aus primitiven Follikel- und Gonadenzellen stammen, sind hormonell aktiv. Je nach Art des produzierten Hormons können sie feminisierend oder virilisierend wirken.

Granulosazelltumoren und Thekazelltumoren (Thekome) bilden vorwiegend Östrogene (feminisierende Wirkung). Granulosazelltumoren kommen in allen Altersstufen vor. Sie machen etwa 2% aller Ovarialtumoren aus. Bei Kindern kann der hormonelle Einfluß zu einer Pubertas praecox führen; bei Frauen zu langandauernden Amenorrhoen oder starken Zwischenblutungen.

Durch die einseitig stimulierende Wirkung der produzierten Hormone auf das Endometrium ist eine Adenokarzinom-Entwicklung des Korpusendometriums nicht selten.

Die Hormonproduktion ist unabhängig von der Tumorgröße. Auch nur wenige Millimeter große Tumoren können hormonell sehr produktiv sein.

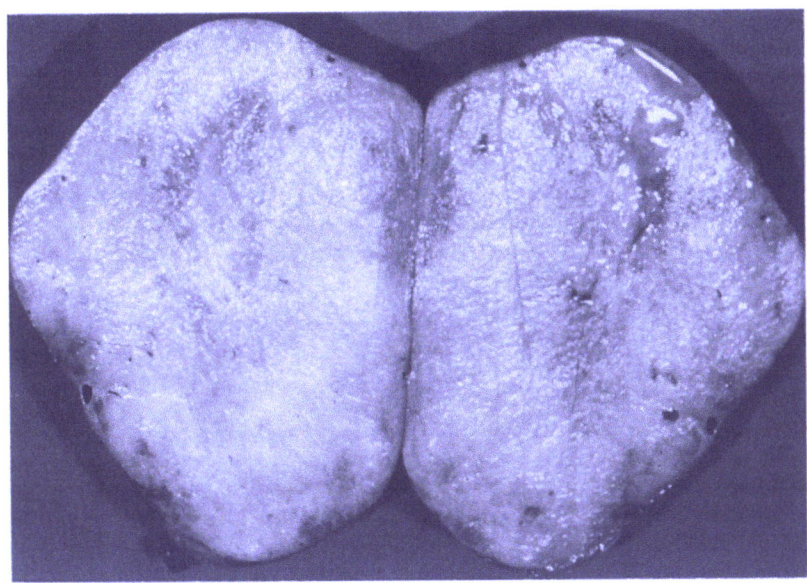

Abb. 12. Ovarialfibrom mit solider Proliferation des Ovarmesenchyms

Bei Frauen im hohen Alter kann diese hormonelle Leistung an den Erfolgsorganen sichtbar werden (hoher Reifungsgrad des Vaginal- und Portioepithels, hoch aufgebaute proliferierende Endometriumschleimhaut in der Postmenopause).

Nicht selten findet man die kleinen Tumoren erst, wenn die anscheinend atrophischen Eierstöcke nach der Entfernung aufgeschnitten oder unter dem Mikroskop untersucht werden.

Die Thekazelltumoren kommen bevorzugt in der Menopause vor. Vermutlich handelt es sich hier um eine Verselbständigung der bindegewebigen Thekazellschichten eines primitiven Follikels. Durch ihren Reichtum an Lipiden haben diese Tumoren meist eine gelbe Farbe. Das Thekom kommt meist einseitig vor, besitzt eine glatte Kapsel und ist meist benigne.

Granulosa- und Thekazelltumoren können auch gleichzeitig vorkommen. Eigenartiger Weise können beide Tumorformen statt einen feminisierenden auch einen ausgeprägten virilisierenden Effekt haben.

Tumoren des Ovars mit einer stark virilisierenden Erscheinung sind Androblastome (Arrhenoblastome) und die Leydig-Zell-Tumoren.

Arrhenoblastome kommen vorwiegend zwischen dem 20. und dem 30. Lebensjahr vor. Sie können kindskopfgroß werden. Sie sind meist gutartig, neigen aber zu Rezidiven. Wenn der Tumor entfernt wurde, bilden sich die Virilisierungserscheinungen zurück.

Vermutlich stammen diese Tumoren aus unreifem undifferenziertem noch bisexuellen Keimepithel. Die Kombination mit einem Granulosazelltumor ist nicht selten (Gynandroblastom).

Die Histogenese der Leydig-Zell-Tumoren ist noch unklar. Diese Tumoren sind meist klein und auf den Ovarialhilus begrenzt. Ihr gelblicher Farbton auf der Schnittfläche ist durch ihren starken Lipidgehalt bedingt. Die Zellen sind groß. Man findet Kristalleinschlüsse, die für die Leydigschen Zellen typisch sind.

Ein Tumor, der vermutlich aus unreifen primitiven Gonadenzellen stammt, ist das Dysgerminom. Es besteht aus großen gleichförmigen soliden Zellnestern mit starker lymphozytärer Reaktion der Umgebung. Das Zell- und Gewebsbild ähnelt dem Seminom beim Mann. Dysgerminome können groß werden und beidseitig vorkommen. Eine deutliche Verschlechterung der Prognose dieser Erkrankung tritt auf, wenn der Tumor die Kapsel durchbricht und die Grenzen des Ovar überschreitet; ebenso wenn andere teratoide Gewebsstrukturen (Teratokarzinom, endodermaler Sinustumor) mitenthalten sind. Solche Mischformen sind leider relativ häufig. Die Prognose wird im wesentlichen von dem Gewebsanteil bestimmt, dem die höchste Malignität zukommt. Normalerweise ist das reine Dysgerminom endokrinologisch inaktiv.

Hauptvertreter der Keimzelltumoren mit pluripotenten Entwicklungsmöglichkeiten ist das gutartige zystische, reife Teratom (Dermoid). Meist tritt es bei jüngeren Patientinnen auf und kann eine Größe bis zu 10 cm erreichen. Ganz typisch ist die ein- oder mehrkammerige Talgzyste, die Haare und manchmal auch Knochen und Zahnanlagen enthält. Der Nachweis von röntgendichten Strukturen ist bei solchen Raumforderungen fast beweisend für das Vorhandensein dieser Tumorart. Auch hochdifferenzierte Organinseln können vorhanden sein, vor allem Schilddrüsengewebe (Struma ovarii). Sie können auch funktionsaktiv sein und eine Stoffwechselstörung verursachen.

Eine maligne Entartung solcher Dermoidzysten tritt relativ selten auf (1,8%).

Plattenepithelkarzinome im Ovar entwickeln sich meist aus solchen zystischen Teratomen.

Das unreife Teratom ist wesentlich seltener. Je größer der Anteil des undifferenzierten Gewebes ist, desto höher ist die Malignität des Tumors zu bewerten (Teratokarzinom, Teratosarkom).

Ein ausschließlicher Aufbau aus undifferenziertem embryonalem Gewebe (embryonale Karzinome) geht meist mit einer sehr schlechten Prognose einher.

Der von TEILUM [39] erstmals beschriebene endodermale Sinustumor ist ein hochmalignes Blastom.

Er leitet sich vom Dottersackendoderm ab und ist einer der häufigsten malignen Ovarialtumoren bei jungen Patientinnen vor dem 25. Lebensjahr.

Er tritt fast ausschließlich einseitig auf und kann eine Größe bis über 20 cm erreichen. Semisolide Strukturen mit Nekrosen und Einblutungen durchsetzen das gesamte Tumorgewebe.

Charakteristisches Merkmal dieses Tumors sind die sinusartigen Hohlräume mit dem glomerulumartigen Gebilde, die bei der histologischen Untersuchung auffallen.

Etwa 40% aller teratogenen Keimdrüsentumoren weisen im Serum eine Erhöhung des Alpha-Fetoproteins auf.

Ebenfalls zu den malignen Abkömmlingen solcher Keimzellen zählt das Chorionkarzinom des Ovars. Dies ist relativ selten. Ihr histologischer Aufbau entspricht dem Chorionepithelium anderer Lokalisation. Die maligne entarteten Trophoblastzellen produzieren Choriongonadotropine in großen Mengen, die im Serum und Harn der Patientin nachgewiesen werden können. Auch ihr Metastasierungsweg (Lungen, Gehirn, Retina) entspricht dem Chorionkarzinom der Gebärmutter.

Neben all den o.g. Tumoren, die epithelialen und bindegewebigen Ursprungs sind oder die von den Keimzellen abstammen, finden wir auch im Ovar manchmal Tumoren, die aus kongenitalen Restanlagen stammen.

So sind hypernephroide Karzinome (mesonephroide Karzinome) vermutlich Abkömmlinge solcher versprengter Reststrukturen.

Noch nicht geklärt ist die Histogenese vom Brenner-Tumor [5]. Er zeigt eine Mischung von fibrösem Stoma und Epithelzellresten, häufig mit einer lumenartigen Einsparung. Man vermutet, daß sie Abkömmlinge des Zölomepithels (Walthardsche Zellnester) des Rete ovarii sind. Die maligne Entartung ist außerordentlich selten.

Literatur

1. Becker V (1974) Weibliche Geschlechtsorgane. In: W. Doerr (Hrsg) Organpathologie, Bd II. Thieme, Stuttgart
2. Blandau RJ, Bugsma D (1977) Morphogenesis and Malformation of the Genital System. Birth Defects, Vol XIII, No. 2. Liss, New York
3. Blechschmidt E (1961) Die vorgeburtlichen Entwicklungsstadien des Menschen. Karger, Basel
4. Bolck F (1960) Die Pathologie der Uterusmyome. Arch. Gynäk. 195:166–177
5. Brenner F (1907) Das Oophorma folliculare. Frankfurt. Z. Path. 1:150–171
6. Burghardt E (1972) Histologische Frühdiagnose des Zervixkrebses. Thieme, Stuttgart
7. Charles D (1980) Infections in Obstetrics and Gynecology. Saunders, Philadelphia
8. Coppleson M (1981) Gynecologic Oncology. Churchill-Livingstone, Edinbourgh
9. Dallenbach-Hellweg G (1964) Das Karzinom des Endometrium und seine Vorstufen. Verhandl. dtsch. Ges. Path. 48:81–107
10. Dallenbach-Hellweg G (1969) Endometrium. Springer, Berlin
11. Dubrauszky V (1966) Vorschlag zu einer neuen Einteilung der Ovarialtumoren. Zbl. Gynäk. 88 (7):177–185
12. Egger H, Paterok E (1979) Polypöses papilläres Adenofibrom des Corpus uteri. Geburtsh. u. Frauenheilk. 39:46–48
13. Evans HL (1982) Endometrial Stromal Sarcoma and Poorly Differentiated Endometrial Sarcoma. Cancer 50:2170–2182
14. Friedrich EG (1983) Vulva Disease, 2nd Ed. Saunders, Philadelphia
15. Goettler K (1931) Die Architektur der Muskelwand des menschlichen Uterus und ihre funktionelle Bedeutung. Morph. Jb. 65:45–128
16. Hamperl H (1965a) Vor- und Frühstadium des Portio-Carcinoms. Geburts- u. Frauenheilk. 25:105–111
17. Hamperl H (1965b) Gestalt und Struktur der Portio vaginalis uteri zu verschiedenen Lebensaltern. Geburtsh. u. Frauenheilk. 26:289–298
18. Hamperl H, Kaufmann C, Ober KG (1954) Histologische Untersuchungen an der Cervix schwangerer Frauen. Die Erosion und das Carcinoma in situ. Arch. Gynäk. 1984:181–280
19. Hamperl H, Kaufmann C, Ober KG (1954) Das Problem der Malignität unter besonderer Berücksichtigung des Carcinoma in situ an der Cervix uteri. Klin. Wschr. 32:825–831
20. Hamperl H, Kaufmann C, Ober KG, Schneppenheim P (1958) Die „Erosion" der Portio. (Die Entstehung der Pseudoerosion, das Ektropium und die Plattenepithelüberhäutung der Cervixdrüsen auf der Portiooberfläche). Virch. Arch. path. Anat. 331:51–71
21. Hertig AT, Gore H (1961) Tumors of the Female Sex Organs. Part 3: Tumors of the Ovary and Fallopian Tube. Atlas of Tumor Pathology, Sect. IX. Fasc. 33. Armed Force Institut of Pathology, Washington
22. Hörmann G (1961) Neues zur Topographie der Uterusmyome. Arch. Gynäk. 195:220–222
23. Holzmann K (1973) Genetische und endokrin-bedingte Störungen bei weiblichen Neugeborenen und Jugendlichen. Gynäk. 6:14

24. Homma H (1954) Die bösartigen Eierstocksgeschwülste. Wien. klin. Wschr. 66:969–975
25. Horstmann E, Stegner HE (1966) In: W.V. Möltendorf, W. Brugmann: Handbuch der mikroskopischen Anatomie des Menschen, Bd VII/Teil 4: Tube, Vagina und äußere weibliche Genitalorgane. Springer, Berlin
26. Huhn FO (1965) Die Lymphknotenveränderungen beim Zervixkarzinom. Die Beziehungen Tumorgröße und lymphogene Tumorausbreitung. Habil. Schrift Univ.-Frauenkl., Köln
27. Kern G (1964) Carcinoma in situ. Vorstadien des Gebärmutterkrebses. Grundlagen und Praxis. Springer, Berlin
28. Lenz W (1974) Prenatal Differentiation. Genetic and Hormonal Control. Acta. Endocr. Suppl. 184
29. Lierse W (1984) Becken. In: Lanz T von, Wachsmuth W (Hrsg) Praktische Anatomie, 2. Band, Teil A. Springer, Berlin
30. Limburg H, Thomson K (1949) Das Adenocarcinom des Collum uteri. Histologische, klinische und therapeutische Ergebnisse. Thieme, Stuttgart
31. Meyer R (1930) Die pathologische Anatomie der Gebärmutter. In: Henke-Lubarsch (Hrsg) Handbuch der speziellen pathologischen Anatomie und Histologie, Bd. VII, Teil 1. Springer, Berlin
32. Novak ER, Woodruff JD (1962) Gynaecologic and Obstetric Pathology with Clinical and Endocrine Relations. Saunders, Philadelphia
33. Ober KG, Meinrenken H (1982) Gynäkologische Operationen. In: Guleche N, Zenker R (Hrsg) Allgemeine und spezielle chirurgische Operationslehre, Bd IX. Springer, Berlin
34. Pfleiderer A (1986) Maligne Tumoren der Ovarien. Enke, Stuttgart
35. Probst A (1964) Die Angioblastome des Uterus (sogenannte Stromaendometriose). Virch. Arch. path. Anat. 337:555–572
36. Scully RE (1982) Tumors of the Ovary and Maldeveloped Gruads. Atlas of Tumor Pathology. Sec. Ser. Farc. 16. Armed Force Inst. Pathol., Washington
37. Serov SF, Scully RE, Sobin LH (1973) Histological typing of Ovarian Tumors. International histological classification of Tumors. Nr. 9. World Health Organization, Geneva
38. Stegner HE, Sachs H (1973) Gynäkologische Zytologie. Enke, Stuttgart
39. Teilum G (1965) Classification of Endodermal Sinus Tumours (Mesoblastoma Istellium) and so-called „Embryonal Carcinoma" of the Ovary. Acta. Pathol. Microbiol., Scand. 64:407–429
40. Tietze K (1934) Die Follikelpersistenz mit glandulärer Hyperplasie des Endometrium in klinischer und anatomischer Beziehung. Arch. Gynäk. 155:525–564

2.7.2 Metastasierungswege gynäkologischer Tumoren

F. WILLGEROTH

Gynäkologische Krebse breiten sich zunächst vorwiegend über das Lymphsystem aus, wenn man einmal vom Ovarialkarzinom absieht. Die Metastasierungswege unterscheiden sich bei den einzelnen Erkrankungen. Wenn man tumorgerecht operieren oder bestrahlen will, müssen diese Ausbreitungswege in die therapeutische Strategie mit einbezogen werden.

Der Lymphabfluß der weiblichen Genitalorgane ist ausführlich beschrieben [56, 57, 37, 38, 29, 50]. Viele klinisch wichtige Lymphknotenstationen lassen sich lymphographisch nicht darstellen. Auch direkte Techniken z.B. über die Zervix oder über das Parametrium zeigten nicht den gewünschten Erfolg [28, 52].

2.7.2.1 Zervixkarzinom

Die Lymphabflußwege der Zervix verlaufen beidseits im Lig. latum zusammen mit den uterinen Gefäßen nach lateral und kranial. Sie münden vorwiegend in folgende Filterstationen [56, 57].

Lnn. iliaci interni:
    Lnn. glutei superiores
    Lnn. glutei inferiores
    Lnn. sacrales laterales
    Lnn. obturatorii
    Lnn. rectales

Lnn. iliaci externi:
    Lnn. iliaci externi laterales
    Lnn. iliaci externa mediates intermedii
    Lnn. iliaci externi mediales

Lnn. iliaci communes:
    Lnn. iliaci communes laterales
    Lnn. iliaci communes intermedii
    Lnn. iliaci communes mediales

Lnn. lumbales

Die tabellarische Aufstellung von Metastasierungswegen hat immer etwas schematisches an sich. Sie zeigt den häufigsten Befall auf. Es können zahlreiche Varianten vorkommen.

Beim Zervixkarzinom können alle LK entlang der großen Beckengefäße regionäre Filterstationen der Cervix uteri sein [39]. Es bestehen lymphogene Verbindungen von der Zervix zum oberen Scheidendrittel und zum Korpus. Metastasierungswege des Zervixkarzinoms soll Abb. 1 visuell verdeutlichen und die radiologisch stummen von den darstellbaren differenzieren. Diese Schemazeichung erfolgt in Anlehnung an KÖHLER und PLATZBECKER [38]. OBER und HUHN haben die klinische Ausbreitung des Zervixkarzinoms sorgfältig untersucht [51].

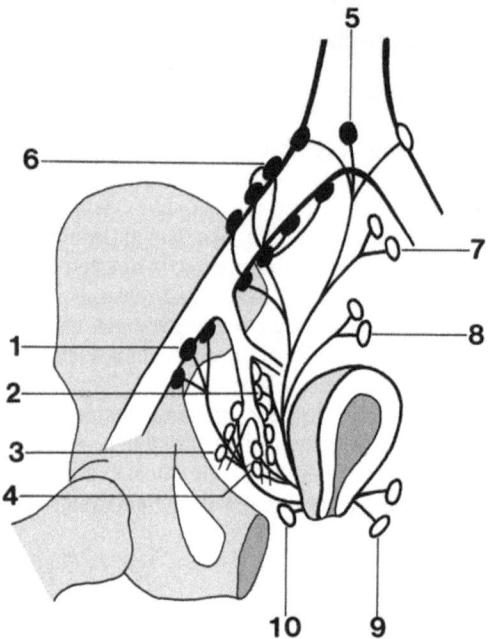

Abb. 1. Bevorzugter Lymphabfluß der Cervix uteri. ○ = lymphographisch nicht darstellbar, ● = lymphographisch darstellbar. *1* = lnn. iliaci ext., *2* = lnn. glut. sup., *3* = lnn. obturatorii, *4* = lnn. glut. inf., *5* = lnn. aortici, *6* = lnn. iliaci communes, *7* = lnn. subaortici, *8* = lnn. sacrales, *9* = lnn. rectales, *10* = lnn. paravesicales

Plattenepithelkarzinome breiten sich in der Zervix selbst zunächst kontinuierlich und infiltrierend aus. Jedoch ist das meist auf ein geringes Tiefenwachstum begrenzt. Größere Krebse können auch kontinuierlich bis in die Grenzzone der Zervix zum Parametrium vorwachsen. Beim Überschreiten dieser Grenzzone jedoch ist die weitere Ausbreitung eher diskontinuierlich, d.h., die Absiedlungen erfolgen überwiegend in die Beckenwandlymphknoten bei dazwischenliegenden streckenweise unauffälligen Parametriumabschnitten.

Bei einem Befall der Parametrien sind die proximalen Abschnitte am häufigsten befallen. Bei operablen Zervixkarzinomen fand man nur sehr selten Metastasen in den Ovarien. Zellen des Primärtumors können lymphogen oder hämatogen abgeschwemmt werden. Die lymphogene Aussaat überwiegt beim Zervixkarzinom. Tabellarische Aufstellungen über die Häufigkeit des Befalls sind angefertigt worden [57]. Die Frequenz der lymphogenen Metastasierung in Abhängigkeit vom klinischen Stadium wird unterschiedlich angegeben. Das hat verschiedene Gründe:

Die operative Radikalität der Lymphonodektomie ist von Klinik zu Klinik unterschiedlich. Die klinische Stadieneinteilung ist individuell geprägt.

Die histologische Aufarbeitungstechnik kann grob orientierend bis sehr minutiös sein. Nicht zuletzt können die Unterschiede auch in einer abweichenden Interpretation der histologischen Präparate liegen.

Im Stadium I wird der LK-Befall mit etwa 19%, im Stadium II mit etwa 33% und im Stadium III mit gut 52% angegeben [57]. Ähnliche Zahlen finden sich z.T. auch in Aufstellungen bei BALTZER [3].

Bei Karzinomen, die histologisch sicher auf die Zervix begrenzt waren, fanden KINDERMANN und OBER [35] etwa 17% LK-Metastasen. War der Primärtumor kontinuierlich bis zur Grenzzone gewachsen, fand man in etwa über einem Drittel der Fälle eine LK-Beteiligung. Primärtumoren, die die sog. Grenzzone durchwachsen hatten, wiesen in zwei Dritteln der Fälle eine LK-Beteiligung auf. Hatte sich der Primärtumor infiltrierend auf die Scheide hin ausgedehnt, unabhängig ob die sog. Grenzzone schon befallen war oder nicht, so beobachteten sie in etwa der Hälfte der Fälle bereits LK-Metastasen.

Zwei Drittel der Frauen mit bereits parametranem Befall hatten auch Metastasen in den Beckenwandlymphknoten [27, 35]. Die am häufigsten befallenen LK-Gruppen beim Zervixkarzinom wurden differenziert [57]. Man findet unterschiedliche Angaben, die vorwiegend wohl auf eine nicht einheitliche Nomenklatur zurückzuführen sind.

REIFFENSTUHL, der die Angaben verschiedener Autoren zusammengestellt und ausgewertet hat, gibt die Lokalisation der Metastasen in den LK, die er zu der Gruppe der Lnn.-Hypogastrici zählt, mit gut 30% an, Metastasen in den Lnn. iliaci externi mit knapp 30% und Absiedlungen in den Lnn. obturatorii mit 34% an [57].

Auch KINDERMANN und OBER beobachteten eine bevorzugte Metastasierung des Zervixkarzinoms in die LK der Vasa iliaca communia sowie in die LK im sog. Gefäßdreieck; das heißt zwischen den Vasa iliaca externa und interna. Paravesikale und pararektale LK waren seltener befallen [35].

Auch autoptische Untersuchungen bestätigen eine bevorzugte Metastasierung des Zervixkarzinoms in die oben angeführten LK-Stationen. Darüber hinaus fand man dabei in einem hohen Prozentsatz auch einen Befall der Lnn. glut. sup., die meist operativ ja nicht entfernt werden [24].

Obwohl Blase und Zervix topographisch relativ dicht beieinander liegen, breitet sich das Zervixkarzinom erst in weit fortgeschrittenen Stadien auch auf die Blase aus. Ein Übergreifen des Tumors auf das Rektum ist nur bei verlötetem Douglas oder bei massivem Beckenbefall vorstellbar. Scheidenkarzinome dagegen können in das Rektum durchwandern.

Der paraaortale LK-Befall beim Zervixkarzinom ist stadienabhängig. Die Mitteilungen darüber sind spärlich [1, 9, 18, 31, 60, 64]. Eine Zusammenstellung findet sich bei SCHMIDT-MATTHIESEN [64]. Demnach ist im Stadium Ib mit einem paraaortalen LK-Befall von ca. 5% zu rechnen; im Stadium IIa werden ca. 6–20% angegeben. Beim Stadium IIb beträgt der Befall etwa 20–30% und im Stadium III etwa 20 bis etwas über 40%.

Fernmetastasen sind bei operablen Zervixkarzinomen selten. Bei fortgeschrittenen Erkrankungen treten sie am häufigsten in der Lunge, in der Leber und im Skelett auf [57]. Bei noch operablen Fällen wird die Wahrscheinlichkeit der Fernmetastasierung mit unter 3% angegeben [35].

2.7.2.2 Korpuskarzinom

Hinsichtlich der Ausbreitungswege unterscheidet sich das Korpuskarzinom vom Zervixkrebs.

Korpuskarzinome sind in der Regel Adenokarzinome. Sie gehen am häufigsten vom Endometrium des Fundus und der Tubenecken aus. Sie respektieren lange Zeit die Grenzen der Mukosa, bevor sie infiltrativ in das Myometrium zu wachsen beginnen. Ein Befall von Nachbarorganen erfolgt sehr spät. Eine Hämato- oder Pyometra kann sich bilden, wenn das Karzinom im kaudalen Korpusbereich den Sekretabfluß über die Zervix verlegt.

Auch die intrakanalikuläre Ausbreitung über die Tuben und die Zervixschleimhaut geschieht erst in fortgeschrittenerem Stadium.

Ein karzinomatöser Befall der Tube soll häufiger sein, wenn dort eine Endometriose vorhanden ist [54]. Die überwiegende Ausbreitung erfolgt zunächst über die Lymphwege. Die Metastasierungswege des Korpuskarzinoms sind nicht so gut untersucht wie beim Zervixkarzinom. Das hat mehrere Gründe.

Die Frauen mit Korpuskarzinomen sind meist älter und bieten häufig medizinische Risiken (Diabetes, Adipositas, Hypertonie), so daß die Strahlentherapie lange Zeit die dominierende Behandlungsform darstellte. Erst mit Verbesserung der Akutmedizin und der postoperativen Betreuung war es möglich, mehr Patientinnen durch eine Operation zu behandeln.

Die lymphogene Ausbreitung des Korpuskarzinoms wurde daher zunächst am Sektionsmaterial erarbeitet. Meist waren das aber weit fortgeschrittene Karzinomstadien mit entsprechend massivem Lymphknotenbefall. Aus ihnen konnte man die bevorzugten lymphogenen Ausbreitungswege für operable Karzinome nur unter Vorbehalt ableiten.

Die Ausbreitungsrichtung des Endometriumkarzinoms hängt zum Teil von der Lokalisation im Uterus ab. HENRIKSEN beschreibt im Prinzip 3 Lymphabflußgebiete des Corpus uteri [24]. Die unteren und mittleren Abschnitte des Korpus werden ähnlich wie die Zervix drainiert (s. Abschn. 2.7.2.1).

Die Lymphbahnen der kranialen Uterusabschnitte verlaufen entlang des aufsteigenden Astes der A. uterina nach kranial und lateral. Sie begleiten den Ramus ovaricus der A. uterina am oberen Rand des Lig. latum. Die Lymphbahnen verlaufen dann weiter nach kranial im Lig. infundibulo-pelvicum entlang der Vasa ovarica. Etwa in Höhe von LWK 2 geben sie dann die Lymphe in die paraaortalen Filterstationen ab. Karzinome des Uterusfundus metastasieren vorwiegend über diese Abflußwege.

Ein Befall der Tube ist dabei selten [69]. Der Befall der Ovarien wird zwischen 8 und 15% angegeben [4, 13, 32, 69].

Karzinome im Fundus-Tubenwinkelbereich können – wenn auch selten – über die Lig. rotunda in die inguinalen Lymphknoten metastasieren [37]. Der Befall der Beckenwandlymphknoten wird bei operablen Korpuskarzinomen mit etwa 15–30% angegeben [6, 13, 21, 32, 66]. Zahlreiche Anastomosen der Lymphgefäße erlauben jedoch nicht, aufgrund der Lokalisation des Endometriumkarzinoms im Uterus einen eindeutigen privilegierten Metastasierungsweg anzugeben.

Die folgenden Lymphknotengruppen erhalten einen Zufluß aus dem Corpus uteri [38].

Lnn. lumbales in Höhe von LWK 2
Lnn. inguinales superficiales mediales
Lnn. iliaci interni et externi
Lnn. Iliaci communes
Lnn. obturatorii

Die Skizze soll die Lymphabflußwege des Corpus uteri darstellen (Abb. 2) [38].

Ein Korpuskarzinom, das in die Zervix hintergewachsen ist, verhält sich hinsichtlich seiner Metastasierung wie ein dort ansässiger primärer Zervixkrebs und muß auch dementsprechend behandelt werden. Diese Information erhält man am sichersten durch eine fraktionierte Curettage. Aber auch ein auf

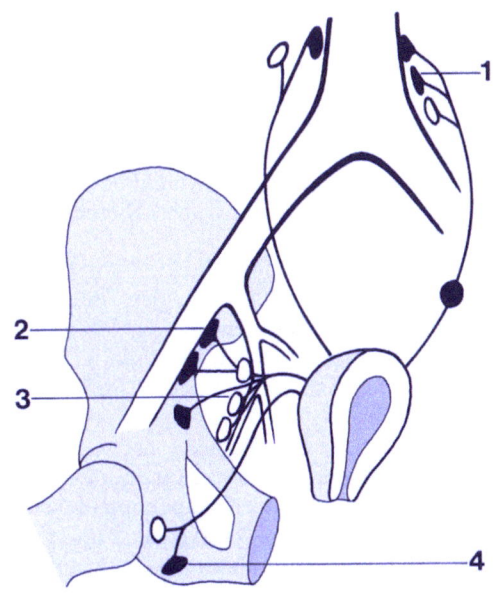

Abb. 2. Bevorzugter Lymphabfluß des Corpus uteri. ○ = lymphographisch nicht darstellbar, ● = lymphographisch darstellbar. *1* = Paraaortale Lymphknoten, *2, 3* interiliakale Lymphknoten, *4* = Inguinale Lymphknoten

das Corpus uteri begrenztes Endometriumkarzinom sollte eine individuelle Behandlung erfahren, wenn man eine Über- oder Unterbehandlung vermeiden will. Die Schwierigkeit liegt in der exakten Fassung der präoperativen Ausdehnung.

Neben einigen histologischen Parametern und der Lokalisation ist vor allem die Infiltrationstiefe ins Myometrium ein wichtiger prognostischer Faktor. Der Uterus sollte deshalb intraoperativ aufgeschnitten werden. Man kann dann makroskopisch die Infiltrationstiefe beurteilen. Das geht ganz gut. Hat das Karzinom mehr als die Hälfte des Myometriums durchsetzt, kann man die Beckenwandlymphonodektomie gleich anschließen; denn der Lymphknotenbefall ist unter anderem auch von der Myometriuminfiltration abhängig (s. Kap. 2.7.3).

Bei einer Durchwanderung bis ins äußere Myometriumdrittel wird eine Metastasierungsfrequenz in die Beckenwandlymphknoten von weit über 40% beschrieben [41]. Paraaortale Lymphknoten sind dann in knapp 30% befallen [12]. Enddifferenzierte Tumoren zeigen ein früheres invasives Wachstum als gut differenzierte. Sie greifen auch häufiger auf die Zervix über.

Die hämatogene Fernmetastasierung des Endometriumkarzinoms ist selten. Sie erfolgt meist über die untere Hohlvene, seltener über die Pfortader. In progredienteren Fällen kann die Verschleppung auch über die Hämorrhoidalgefäße erfolgen. Eine Metastasierung in viele Organe ist möglich.

Die Metastasierung in die Vagina wird mit etwa 7,5% angegeben [69]. Dabei kann es sich im Prinzip um Implantationsmetastasen oder um lymphogene Metastasierungen handeln.

Scheidenmetastasen werden klinisch bioptisch geklärt (s. Kap. 2.7.3).

2.7.2.3 Ovarialkarzinom

Die Ovarien haben ein dichtes Netz von Lymphkapillaren, die im Hilusbereich konfluieren. Von dort ziehen Lymphbahnen entlang der Ovarialgefäße und der Ligg. infundibulo-pelvica nach kranial und münden in aortale und paraaortale Lymphknoten etwa in Höhe der Bifurkation und beider Nierenhili [7, 8, 16, 44, 63, 68].

Wichtig sind jedoch auch direkte Lymphbahnverbindungen vom Ovarhilus zu den interiliakalen Lymphknoten. Sie verlaufen im Lig. latum [11 zit. bei 8, 44, 47]. Zahlreiche Anastomosen zu den übrigen Lymphknotenstationen an den Beckenwänden sind bekannt.

BURKHARDT et al. fanden nach radiakaler Lymphonodektomie bei Ovarialkarzinomen eine wesentlich häufigere pelvine Lymphknotenbeteiligung als man bisher vermutete [8]. Andere Autoren dagegen fanden befallene retroperitoneale Lymphknoten erst vorwiegend bei fortgeschrittenen Stadien [49]. In Frühfällen wird der Lymphknotenbefall mit 10–20% angegeben [36].

Metastasierungswege vom Ovar in das Corpus uteri selbst sowie über die Ligg. rotunda zu den inguinalen und externen iliakalen Lymphknoten sind beschrieben [16, 20, 55, 59].

Die Ovarien sind im kleinen Becken intraperitoneal gelegen. Das erlaubt eine tumoröse Größenzunahme, die zunächst meist nur mit einer geringen Symptomatik einhergeht. Der gute vaskuläre Anschluß und die hindernisfreie Verbindung zum übrigen Abdomen ermögen eine nahezu grenzenlose Ausbreitung von Tumorzellen im gesamten Bauchraum [30]. Eine Aussaat kann bereits erfolgen, ohne daß der Tumor die Kapsel des Ovars durchbrochen hat [33, 63].

Neben der direkten Tumorausbreitung nach Kapseldurchbruch und Befall der Nachbarorgane, erfolgt der Transport der Tumorzellen mit der physiologischen Zirkulation der Peritonealflüssigkeit. Tumorzellen bleiben am viszeralen oder parietalen Peritoneum haften und implantieren sich dann dort. Der Douglassche Raum und einige Nischen im Mesenterium, parakolische Räume, das große Netz sowie die Leberoberfläche und die rechte Zwerchfellhälfte sind prädisponierte Areale für Tumorzellansammlungen.

Subdiaphragmal werden in den Stadien I und II bereits bis zu 40% Absiedlungen gefunden [5, 17, 48]. Die Malignomzellen können transperitoneal resorbiert werden und so in das retroperitoneale Lymphsystem gelangen.

Die Wanderung der Zellen mit der Peritonealflüssigkeit wird aufgrund unterschiedlicher hydrostatischer Drucke im Abdomen möglich. Die Atemexkursionen des Zwerchfells wirken als Motor. Eine Inspiration mit Erweiterung der unteren Thoraxapertur wirkt verstärkt als Sog auf die Peritonealflüssigkeit in Richtung Zwerchfell (Abb. 3) [14].

Die Expiration verursacht eine Weitstellung der subdiaphragmalen Lymphbahnen und fördert den Einstrom und den Abtransport der Abdominalflüssigkeit über efferente Bahnen in die Lymphknoten des Mediastinums und in die der Lungen. Wenn dieser Abfluß durch Tumorzellen blockiert wird, kommt es zur Aszitesbildung [2]. Möglicherweise ist das ein Grund, warum Ovarialkarzinome relativ lange Zeit auf das Abdomen begrenzt bleiben. Neben dieser Abflußbehinderung ist auch eine vermehrte Flüssigkeitsausschwitzung des Peritoneums für eine Aszitesbildung verantwortlich.

Gemessen an der Ausbreitung des Ovarialkarzinoms über Lymphbahnen, Tumorzelldisseminationen und direktes Einwachsen in Nachbarorgane, spielt die hämatogene Metastasierung eine geringere Rolle. Leber, Lunge und Skelett sind die bevorzugten Organe, jedoch können auch Nieren, Haut und Hirn befallen werden [15, 16].

Nicht so selten sind metastatische Ovarialtumoren, sie stammen vor allem von Tumoren des Ga-

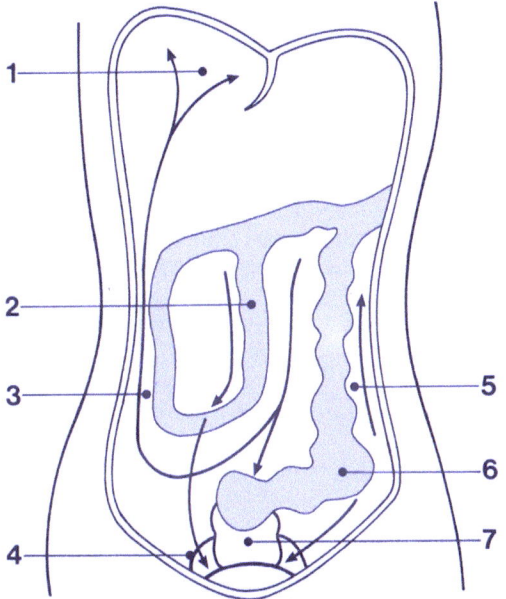

Abb. 3. Strömungsrichtung der Peritonealflüssigkeit. *1* = subphrenischer Raum, *2* = Dünndarmmesenterium, *3* = rechter parakolischer Raum, *4* = Linea terminalis, *5* = linker parakolischer Raum, *6* = Sigma mesenterium, *7* = Rektum

strointestinaltraktes, der Mamma, des Uterus und des retikuloendothelialen Systems. Für eine individuelle und stadiengerechte Therapie des Ovarialkrebses ist eine exakte Erfassung des Ausbreitungsgrades dieser Erkrankung erforderlich.

Die klinische Symptomatik dieses Krebses ist uncharakteristisch. Völlegefühl, Übelkeit, Erbrechen, Meteorismus, Aszites, Gewichtsverlust bis hin zu Kachexie; evtl. Zeichen eines Ileus bei tumoröser Ummauerung des Darmes sind keine frühen Symptome. Trotzdem lassen sie nur Vermutungen bezüglich der Ausdehnung zu. Frühe Erfassungen sind mehr oder weniger dem Zufall überlassen (s. Kap. 2.7.3).

2.7.2.4 Vaginalkarzinom

Vaginalkarzinome zeigen eine frühe Tendenz zur lymphogenen Metastasierung und zur Penetration in Nachbarorgane. Der Lymphabfluß der Scheide ist jedoch nicht einheitlich. Die kranialen Abschnitte werden über Lymphbahnen drainiert, die zusammen mit denen der Zervix verlaufen (s. Abschn. 2.7.2.1). Die Lymphgefäße des mittleren und unteren Vaginalabschnittes ziehen vorwiegend zu den Lymphknotengruppen im Bereich der Vasa iliaca interna sowie zu den Stationen die zwischen Rektum und den Iliaca-interna-Gefäßen liegen. Von der kaudalen Scheidenhinterwand bestehen Verbindungen zu den Lnn. ano rectalis. Als primäre regionäre Filterstationen gelten die Lnn. lumbales, die Lnn. iliaci communes media-

les, die Lnn. gluteales inferiores sowie die Lnn. superficiales et profundii [38].

Die Ausbreitung per continuitatem erfolgt je nach Sitz und Wachstumstyp. Die Scheidenhinterwand im oberen Drittel ist häufigster Sitz des Primärtumors [42]. Die Portio kann sekundär befallen werden. Ebenso ist ein Einbruch ins Rektum möglich. Abklatschmetastasen im Scheidenrohr kommen vor. An der Vorderwand kann die Urethra erfaßt werden. In fortgeschrittenen Fällen erfolgt die Ausdehnung in das Parakolpium, das Parametrium sowie in die daran anschließenden regionären Lymphknoten [42].

Fernmetastasen sind selten.

Neben den primären Scheidenkarzinomen kommen sog. sekundäre Vaginalkarzinome vor, die meist von der Zervix, vom Korpus, vom Ovar, von der Urethra, von der Vulva und vom Rektum ihren Ausgang nehmen können.

Die Diagnostik des primären Vaginalkarzinomes erfolgt meist durch die Inspektion der Scheidenwände bei der Spekulumuntersuchung und aufgrund des klinischen Tastbefundes. Meist liegen dann aber schon deutliche Oberflächenveränderungen der Vaginalwand vor. Dysplasien und in-situ-Stadien sind makroskopisch nicht zu erkennen. Der diagnostische Stellenwert der Vaginalzytologie wird unterschiedlich beurteilt [58, 62]. Die Biopsie des inkriminierten Bezirkes ist das sicherste diagnostische Verfahren (s. Kap. 2.7.3).

Die Ausbreitungsdiagnostik läßt sich durch die klinische Untersuchung nur im Bereich des kleinen Beckens durchführen. Eventuelle Beteiligungen von Nachbarorganen oder Absiedlungen in diese Region machen in Kombination mit endoskopischen Untersuchungen diagnostisch keine Probleme. Jedoch wird man wegen eventueller Fernabsiedlungen auch bei diesem Krebs auf die apparativen Screeningmethoden zurückgreifen müssen (s. Kap. 2.7.3). Wichtige Abflußgebiete der Scheide sind durch die Lymphographie nicht zu erfassen.

2.7.2.5 Vulvakarzinom

Im gesamten Vulvabereich findet sich ein feines dichtes Geflecht von Lymphgefäßen. Die Metastasierung des Vulvakarzinoms erfolgt früh und überwiegend lymphogen.

Die oberflächlichen und die tiefen Inguinallymphknoten sowie die Iliaca-externa-Gruppe sind die Hauptabflußgebiete, wobei eine fortgeleitete Metastasierung meist über die Leistenlymphknoten erfolgt. Auch Querverbindungen zur anderen Seite sind bekannt; ebenso direkte Ausbreitungen in das kleine Becken entlang der Pudendusgefäße in das Iliaca-interna-Gebiet [37, 53, 61].

Der bevorzugte Weg der Metastasierung ist überwiegend abhängig vom Sitz des Primärtumors. Die Frequenz des Leistenlymphknotenbefalls hängt von der Tumorgröße, der Invasionstiefe und vom Differenzierungsgrad ab [26, 61]. Der häufigste Sitz des Primärtumors sind die großen Labien; danach folgen die Klitorisregion sowie die kleinen Labien [43]. Solange der Krebsbefall streng einseitig ist, werden zunächst die seitengleichen Lymphknotenstationen befallen, bevor eine Metastasierung auf die andere Seite erfolgt [70].

Bei einer Lokalisation im Mittellinienbereich jedoch kommen simultan doppelseitige Metastasierungen vor. Ein klitorisnaher Sitz, eine Lokalisation im Urethral-Vestibulum- oder Analbereich mit einem Übergreifen auf die Vagina erhöhen das absolute Risiko, sowie die Möglichkeit einer direkten Ausbreitung in die Beckenwandlymphknoten. Bei günstigerer Lokalisation jedoch werden meist erst inguinale Lymphknoten befallen, bevor es zu einer Streuung ins kleine Becken kommt [45, 70].

Ein Befall der seitengleichen Lymphknoten durch einen unilateral sitzenden Primärtumor, geht häufig bereits mit einer Metastasierung auf die kontralaterale Seite einher [45, 65]. Wenn inguinale Lymphknoten metastatisch befallen sind, kann man in etwa 12–25% auch positive pelvine Lymphknoten erwarten [40, 45, 46, 70].

Die Tumorgröße steht in enger Korrelation zur Metastasenfrequenz [10, 25]. Makroskopisch jedoch läßt sich die Tumorausdehnung nicht sicher bestimmen [22]. Bis zu einem Größendurchmesser des Primärtumors von etwa 2 cm wird ein inguinaler Lymphknotenbefall mit knapp 20% angegeben. Erst danach steigt die Metastasierungsfrequenz. Bei Tumoren zwischen 2 und 3 cm, und bei Tumoren die größer als 3 cm sind, kann man in etwa 50% inguinale Lymphknotenmetastasen erwarten [61]. Auch HILLEMANNS berichtet über ähnliche Zahlen [25].

Wie oben erwähnt, hat auch die Invasionstiefe des Primärtumors für seine Metastasierungsfrequenz Bedeutung. Ab einer Infiltration von 1,0–1,5 mm muß man mit einer zunehmenden Metastasierung rechnen [19, 61, 67]. Bis 2 mm Invasionstiefe liegt die prozentuale Metastasierung unter 10%; bei einer Invasionstiefe über 10 mm steigt sie auf 50% [61].

Der histologische Differenzierungsgrad gilt ebenfalls als wichtiger prognostischer Faktor. Auch hier zeigt sich mit zunehmender Entdifferenzierung ein Anstieg der Metastasierungshäufigkeit [61]. Neben der lymphogen diskontinuierlichen Ausbreitung wird ein kontinuierliches Wachstum beobachtet. In fortgeschrittenen Fällen ist ein Übergreifen auf die Vagina, auf das paravaginale und paravesikale Gewebe sowie auf die Schambeinäste möglich [43]. Sogenannte Abklatschmetastasen kommen vor.

Auf die Multizentrizität soll hier nicht weiter eingegangen werden.

Fernmetastasen auf hämatogenem Weg erfolgen in fortgeschrittenen Stadien vorwiegend in die Leber, in die Lungen und in die Pleuren. Daneben kommen auch Hirn-, Nieren-, Skelett- und Hautmetastasen vor [34].

Die Diagnostik des primären Vulvakarzinoms wird durch klinische Untersuchungsmethoden betrieben. Die Zytodiagnostik hat dabei einen geringen Stellenwert. Mit der Kolposkopie gelingt es besser, Dysplasien und andere Vorstufen sowie beginnende kleine Ulzera zu beurteilen.

Die Biopsie oder besser noch die komplette Exzision eines verdächtigen Areals mit anschließender sorgfältiger histologischer Aufarbeitung geben die größte diagnostische Sicherheit (s. Kap. 2.7.3). Die Ausbreitungsdiagnostik durch die klinische Untersuchung ist sehr ungenau. Schon die Palpation eventueller inguinaler Lymphknoten ist mit einer großen Fehlerquote behaftet. Der große Anteil unspezifischer Lymphknotenvergrößerungen in der Inguinalregion ist bekannt.

Man kann die Leistenlymphknoten punktieren. Eine negative Punktionszytologie bedeutet jedoch nicht, daß keine Metastase vorliegt! Nur ein positives zytologisches Ergebnis untermauert den Verdacht. Der diagnostische Wert der präoperativen Lymphographie beim primären Vulvakarzinom wird unterschiedlich beurteilt [23, 26, 37]. Es können nicht alle Lymphwege dargestellt werden.

Bezüglich der Erfassung von Fernmetastasen muß man auf die bekannten Screening-Methoden zurückgreifen (s. Kap. 2.7.3).

Literatur

1. Averette HE, Sevin BU (1981) Prätherapeutische Staging-Laparotomie beim Cervix-Carcinom. Gynäkologe 14:164
2. Averette HE, Lovecchio JL, Townsend PA, Sevin BU, Girtanner RE et al. (1983) Retroperitoneal lymphatic involvement by ovarian carcinoma. In: Grundmann E (ed) Cancer compain, Carcinoma of the ovary, Vol. 7. Fischer, Stuttgart, p 101
3. Baltzer J (1978) Die operative Behandlung des Cervixcarcinoms. Habilitationsschrift, München
4. Baltzer J, Lohe KJ, Kuerzel R, Scheer KP, Zander J (1983) Prognostic criteria in patients with endometrial cancer. Arch. Gynec. 234:121–129
5. Barber HRK (1978) Ovarian carcinoma: Etiology, diagnosis and treatment. Masson Publishing, New York
6. Brunschwig A, Murphy AJ (1954) The rationale for radical panhysterectomy and pelvic node excision in carcinoma of the corpus uteri. Clinical and pathological data on the mode of spread of endometrial carcinoma. Amer J, Obstet. Hynec. 68:1482
7. Burghardt E, Pickel H, Stettner H (1984) Management of advanced ovarian cancer. Europ. J. Gynaec. Oncol. 3:155
8. Burghardt E, Picker H, Stettner H (1985) Die Behandlung des Ovarialcarcinoms. In: Burghardt E (Hrsg) Spezielle Gynäkologie und Geburtshilfe mit Andrologie und Neonatologie. Springer, Wien New York
9. Cherry CP, Glücksmann A, Dearing R, Way S (1953) Observations on lymphnode involvement in carcinoma of the cervix. J Obstet Gynaec brit Emp 60:368–377

10. Collins CG, Collins JH, Nelson EW, Smith RC, Maccallum EA (1951) Malignant tumors involving the vulva. Amer J Obstet Gynec 62:1198
11. Cordier G (1959) Quelques précisions sur la vascularisation et sur l'anatomie des lymphphatiques de l'ovaire. Bull. Féd. Soc. Gynéc. Obstét. Frac. 11:109 Zitiert bei 8.
12. Creasman WT, Weed FC (1981) Carcinoma of endometrium (Figo-stages I and II): clinical features and management. In: Coppleson M (ed) Gynecologic Oncology. Livingstone, Edinburgh London Melbourne New York
13. Douglas B, MacDonald JS, Baker WJ (1977) Lymphography in carcinoma of the uterus. Clin. Radiology 23:286–294
14. Dunnick RN, Jones RB, Speyer J, Meyers CE (1979) Intraperitoneal contrast infusion for assessment of intraperitoneal fluid dynamics. Amer J Radiol 133:221
15. Eichner E, Bove ER (1974) In vivo studies on the lymphatic drainage of the human ovary. Amer J Obstet Gynec 3:287
16. Engeler V (1974) Ovarialcarcinom. Fortschritte der Geburtshilfe und Gynäkologie. Bd 53. Karger, Basel München Paris London New York Sydney
17. Feldmann GB, Knapp RC (1974) Lymphatic drainage of the peritoneal cavity and its significance in ovarian cancer. Amer J Obstet Gynecol 119:991–994
18. Friedberg V (1985) Indikation und Technik der paraaortalen Lymphonodektomie Internat. Symposium „Lymphonodektomie". München, Klinikum Großhadern
19. Friedrich EG, Wilkinson EJ (1982) Das mikroinvasive Carcinom der Vulva. In: Zander J, Baltzer J (Hrsg) Erkrankungen der Vulva. Urban und Schwarzenberg, München Wien Baltimore
20. Funk-Brentano P, Robert H (1948) Les cancers simultanés de l'utérus et de l'ovaire. Gynec Obstét 47:5
21. Gerteis W (1967) The frequency of metastases in carcinoma of the cervix an the corpus. In: Rüttimann A (Hrsg) Progress of lymphology. Thieme, Stuttgart
22. Green TH Jr, Ulfelder H, Meigs JV (1958) Epidermoid carcinoma of the vulva. Amer J Obstet Gynec 75:834
23. Hagen S, Björn-Hansen R (1971) Lymphography in the treatment of carcinoma of the vulva. Acta Radiol Diagn 11:609
24. Henriksen E (1949) The lymphatic spread of the cervix and of the body of the uterus. Amer J Obstet Gyn Vol 58(5):924–942
25. Hillemanns HG (1981) Das fortgeschrittene Genitalcarcinom, das inkurable Carcinom, das Carcinomrezidiv. Allgemeiner Teil Vulvacarcinom, Cervixcarcinom. In: Schwalm HG, Döderlein G, Wulf KH (Hrsg) Klinik der Frauenheilkunde Bd. 7. Urban und Schwarzenberg, München Wien Baltimore, p 1
26. Hillemanns HG, Hilgarth HM (1986) Präneoplasien und Malignome der Vulva. In: Wulf KH, Schmidt-Matthiesen H (Hrsg) Klinik der Frauenheilkunde und Geburtshilfe, 2. Aufl. Urban und Schwarzenberg, München Wien Baltimore
27. Huhn FO (1964) Die Lymphknotenveränderungen beim Cervixcarcinom und die Beziehungen Tumorgröße und lymphogene Ausbreitung. Habilitationsschrift, Köln
28. Howett M, Greenberg AJ (1966) Direct lymphangioadenography of the uterine cervix. Obst Gynec 27:392–398
29. Jackson EJA (1969) Topography of the ileopelvic lymphnodes. Amer J Obst Gynec 104:1118–1123
30. Janovski NA, Paramanandhan TL (1973) Ovarian Tumors. Tumors and Tumor-like Conditions of the Ovaries, Fallopian Tubes and Ligaments of the Uterus. Thieme, Stuttgart
31. Javert CT (1954) In: Meigs VJ (Hrsg) Surgical Treatment of Cancer of the Cervix Grune a. Strutton, New York
32. Javert CT, Douglas RG (1956) Treatment of endometrial adenocarcinoma. A study of 381 cases at the New York Hospital. A preliminary report. Amer J Roentgenol 75:508
33. Keetel WC, Elkins HB (1956) Experience with radioactive gold in the treatment of ovarian carcinoma. Amer J Obstet Gynec 71:553
34. Kehrer E (1929) Die Vulva und ihre Erkrankungen. In: Veit S, Stoeckel W (Hrsg) Handbuch der Gynäkologie, Bd V/1. Bergmann, München
35. Kindermann G, Ober KG (1972) Ausbreitung des Cervixkrebses. In: Käser O, Friedberg V, Ober KG, Thomsen K, Zander J (Hrsg) Gynäkologie und Geburtshilfe, Bd III. Thieme, Stuttgart, p 432
36. Knapp RC, Friedmann EA (1974) Aortic lymphnode metastases in early ovarian cancer. Am J Obstet Gynecol 119:1013–1017
37. Köhler K, Platzbecker H, Kolbenstvedt A, Richter J, Wiljasalo M, Wiljasalo S (1976) Metastasen gynökolischer Malignome. In: Lüning M, Wiljasalo M, Weissleder H (Hrsg) Lymphographie bei malignen Tumoren. Thieme, Stuttgart, p 149
38. Köhler K, Platzbecker H (1982) Gynäkologische Röntgendiagnostik. VEB G Thieme, Leipzig
39. Kolbenstvedt A (1975) Lymphography in the diagnosis of metastases from carcinoma of the uterine cervix stages I a. II. Acta Radiol 16:81
40. Krupp PhJ, Bohn JW (1978) Lymph gland metastases in invasive squamous cell cancer of the vulva. Amer J Obstet Gynec 130:943
41. Lewis GC jr, Mortel R, Slack NH (1977) Endometrial Cancer. Therapeutic decisions and the staging process in early diseases. Cancer 39:959–966
42. Limburg H (1972) Tumoren der Vagina. In: Käser O, Friedberg V, Ober KG, Thomsen K, Zanger J (Hrsg) Gynäkologie und Geburtshilfe, Bd III. Thieme, Stuttgart, p 321
43. Limburg H (1972) Tumoren der Vulva. In: Käser O, Friedberg V, Ober KG, Thomsen K, Zander J (Hrsg) Gynäkologie und Geburtshilfe, Bd III. Thieme, Stuttgart, p 335
44. Lohe KJ, Baltzer J (1982) Ausbreitung, klinische Stadieneinteilung und Symptome. In: Zander J (Hrsg) Ovarialcarcinom. Urban und Schwarzenberg, München Wien Baltimore
45. Lukas WE (1981) Die stadienangepaßte Behandlung des Vulvacarcinoms. Gynäkologe 14:150
46. Magrina JF, Weble MJ, Gaffey TH, Symmonds RE (1979) Stage I sqamouscell cancer of the vulva. Am J Obstet Gynecol 134:453
47. Marcille M (1902) Lymphatiques et ganglious iliopelviens. Thèse pur le doctorat en médecine. Masson, Paris
48. Morrow CP (1979) Classification and characteristics of ovarian cancer. Clin Obstet Gynecol 22:925–937
49. Musumeci R, Banfi A, Bolis G, Candiani GB, de Palo G, di Re F, Luciani L, Lattuada A, Mangioni C, Mattioli G, Natale N (1977) Lymphangiography in Patients with Ovarian Epithelial Cancer. An Evaluation of 289 Consecutive Cases. Cancer 40:1444

50. Nelson JH, Masterson JG, Herman PG, Bennighof DL (1964) Anatomy of the female pelvic and aortic lymphatic systems demonstrated by lymphography. Amer J Obstet Gynec 88:460–469
51. Ober KG, Huhn FO (1962) Die Ausbreitung des Cervixkrebses auf die Parametrien und die Lymphknoten der Beckenwand. Archiv für Gynäkologie 197:262–290
52. Patillo RA, Foley DV, Mittingley RF (1964) Internal pelvic lymphography. Amer J Obstet Gynec 88:110–122
53. Parry-Jones E (1963) Lymphatics of the vulva. J Obstet Gyneac Brit Cwlth 70:751
54. Philipp E, Huber H (1939) Die Ausbreitung des Corpus-Carcinoms. Zbl Gynäk 63:153
55. Plentl AA, Friedmann EA (1971) Lymphatic System of the Female Genitalia. Saunders, Philadelphia
56. Reiffenstuhl G (1957) Das Lymphsystem des weiblichen Genitale. Urban und Schwarzenberg, München Berlin Wien
57. Reiffenstuhl G (1967) Das Lymphknotenproblem beim Carcinoma colli uteri und die Lymphirradiatio pelvis. Urban und Schwarzenberg, München Berlin Wien
58. Rutledge F (1976) Cancer of the Vagina. Amer J. Obstet Gynec 97:635
59. Rydén ABV (1952) Cancer of the corpus uteri and the ovary in the same patient. Acta radiol 37:49
60. Sevin BU (1985) Paraaortaler Lymphknotenstatus und dessen postoperative Konsequenzen. Internat. Symposium „Lymphonodektomie", München, Klinikum Großhadern
61. Sevin BU, Homesley HD (1986) Das Vulvacarcinom. Gynäkologe 19:109–115
62. Smith WG (1981) Invasive Cancer of the Vagina. Clin Obstet Gynec 24:503–515
63. Spechter HJ (1967) Neue Wege in der Therapie des ausgedehnten Ovarialcarcinoms. Gynaecologia 163:303
64. Schmidt-Matthiesen H, Kühnl H (1985) Präneoplasien und Carcinome der Cervix uteri. In: Wulf H, Schmidt-Matthiesen H (Hrsg) Klinik der Frauenheilkunde und Geburtshilfe, 2. Aufl. Bd. 11. Urban und Schwarzenberg, München Wien Baltimore
65. Schmidt-Matthiesen (1986) Die operative Behandlung des Vulva-Carcinoms. In: Zander J, Baltzer J (Hrsg) Erkrankungen der Vulva. Urban und Schwarzenberg, München Wien Baltimore
66. Schwartz AE, Brunschwig A (1957) Radical panhysterectomy and pelvic node excision of carcinoma of the corpus uteri. Surg Gynec Obstet 105:675
67. Stegner H (1983) Vor- und Frühstadien des Vulva-Carcinoms. Mittlg Bl d A 604:8
68. Stegner HE (1985) Geschwülste der Adnexe. In: Käser O, Friedberg V, Ober KG, Thomsen K, Zander J (Hrsg) Gynäkologie und Geburtshilfe, Bd III/1: Spezielle Gynäkologie 1. 2. neubearb. Aufl. Thieme, Stuttgart New York
69. Strauss G (1972) Pathologie und Diagnose der Carcinome des Corpus uteri (Endometrium-Carcinom). In: Käser O, Friedberg V, Ober KG, Thomsen K, Zander J (Hrsg) Gynäkologie und Geburtshilfe, Bd III. Thieme, Stuttgart, pp 466–497
70. Wharton JT (1986) Der heutige Stand der Therapie eines invasiven Plattenepithelcarcinoms der Vulva in den USA. In: Zander J, Baltzer (Hrsg) Erkrankungen der Vulva. Urban und Schwarzenberg, München Wien Baltimore

2.7.3 Informationswert bildgebender Verfahren bei gynäkologischen Tumoren

F. WILLGEROTH und A. BREIT

Die Bedeutung bildgebender Untersuchungsmethoden ist in der Diagnostik gynäkologischer Erkrankungen unterschiedlich groß. Bei bösartigen Tumoren ist sie kritischer zu beurteilen als bei gutartigen Prozessen. Der Informationswert hängt von der Lokalisation der Erkrankung ab. An gut zugänglicher Stelle gelegen, lassen sich bereits viele wichtige Informationen allein durch eine gründliche klinische Untersuchung erhalten.

Bei weniger gut erreichbarem Sitz dagegen sind die klinischen Möglichkeiten geringer; es steigt der Wert bildgebender Verfahren durch Gewinnung zusätzlicher Erkenntnisse, die das therapeutische Vorgehen beeinflussen können und so der Patientin nützen.

Nur zusätzliche Informationen rechtfertigen den Einsatz bildgebender Verfahren.

Im Folgenden soll ihre Anwendung kritisch erörtert werden. Die Gliederung lehnt sich an das Kapitel 2.7.1 an.

2.7.3.1 Erkrankungen der Vulva

Im Vulvabereich machen entzündliche Veränderungen und venerische Infektionen fast die Hälfte der Krankheitsbilder aus [114]. Es folgt die Gruppe der Dystrophien. Benigne Tumoren haben einen noch geringeren Anteil. Präneoplastische Erkrankungen und maligne Tumoren sind jeweils mit unter 1% beteiligt [114] (Abb. 1).

Der Vulvabereich ist für die klinische Diagnostik gut zugänglich. Anamnestische Angaben sind für die Beurteilung wichtig.

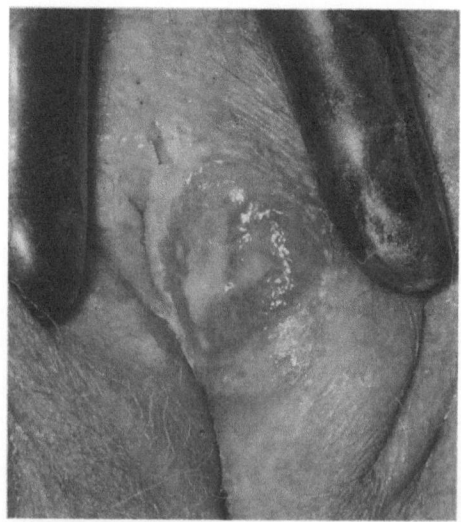

Abb. 1. 76jährige Patientin mit einem Karzinom der Vulva

Durch Inspektion und Palpation allein lassen sich viele Erkrankungen diagnostisch zuordnen. Das wechselhafte klinische Erscheinungsbild ein und derselben Erkrankung, die nicht seltene multizentrische Lokalisation, wie man sie besonders bei chronischen Veränderungen antrifft, erschweren jedoch die sichere diagnostische Einstufung; insbesondere wenn verschiedene Krankheitsbilder sich vermischen.

Wichtige Kriterien wie Farbe, Konsistenz, Ausdehnung, Lokalisation und evtl. Niveaudifferenzen einer Läsion zur Hautoberfläche müssen genau beurteilt werden [83]. Mit Handskizzen oder Fotos sind objektive Verlaufskontrollen möglich.

Durch die Betrachtung mit dem Kolposkop läßt sich die Ausdehnung und Abgrenzung einer Erkrankung exakt erfassen. Eventuelle Epithelveränderungen erkennt man früher als mit dem bloßen Auge [108]. Die Nativzytologie und Kulturen zur Infektionsdiagnostik bestätigen oder widerlegen den Verdacht einer entzündlichen Erkrankung [82].

Para- und Dyskeratosen lassen sich mit Toluidinblau anfärben (Abb. 2a–d). Bei einer evtl. anstehenden Resektion werden so die Grenzen atypischer Areale markiert.

Die diagnostische Leistungsfähigkeit der Exfoliativzytologie ist von der Erfahrung des Untersuchers abhängig. Sie hat in der Vulvadiagnostik jedoch nicht den gleichen Stellenwert wie beim Zervixkarzinom [52].

Gewebsbiopsien mit histologischer Untersuchung, die am besten unter kolposkopischer Sicht und evtl. von mehreren Stellen entnommen werden, sind bei Vulvaerkrankungen verhältnismäßig sichere diagnostische Verfahren. Die richtige Entnahmestelle ist wichtig. Technisch kann man das kranke Gewebe mit einer Biopsiezange oder besser mit einem kleinen Stanzgerät ambulant in Lokalanästhesie abzwicken bzw. entnehmen.

Die Exzision in toto im Gesunden ist die sicherste diagnostische Methode, da man einen unklaren Befund mit evtl. Invasion bei histologischer Aufarbeitung im Stufenschnittverfahren erfassen kann. Vulvakarzinome müssen stadienorientiert behandelt werden [12], wobei das Ausmaß der Radikalität sich nach empirischen und statistischen erhobenen Faktoren richtet. Die Infiltrationstiefe, der Tumorsitz, das Grading und die Größe bestimmen weitgehend die Frequenz und die Richtung der Metastasierung (vgl. Kap. 2.7.2).

Bildgebende Verfahren haben bei der Diagnostik krankhafter Veränderungen im Vulva-Damm-Bereich kaum eine Bedeutung. Durch Palpation der Leistenregion – sie ist eine wichtige Filterstation beim Vulvakarzinom – lassen sich vergrößerte Lymphknoten tasten. Spezifisch für einen tumorösen Befall ist die Vergrößerung jedoch nicht. Schwieriger ist das Palpieren der Leisten bei sehr adipösen Frauen. Mit der Sonographie, der Computertomographie und der Kernspintomographie können zwar vergrößerte Lymphknoten der Leistenregion dargestellt werden (Abb. 3a–c), Dignitätsbeurteilungen lassen sich jedoch mit diesen Verfahren nicht sicherer durchführen als mit der Palpation.

Die Lymphographie kann Speicherdefekte auch in nicht vergrößerten Lymphknoten darstellen, sie ist aber gerade für die Beurteilung von Leistenlymphknoten nicht sicher genug (vgl. Kap. 1.5.2). Daher ist die inguinale Lymphonodektomie ein wichtiger Teil der operativen Vulvakarzinombehandlung [11]. Einige pelvine Lymphbahnen, die für die primäre Metastasierung bei ungünstigem Tumorsitz und bei ausgedehnten Prozessen infrage kommen, werden lymphographisch nicht erfaßt. Die Darstellung vergrößerter Lymphknoten im kleinen Becken mit der Computertomographie oder der Kernspintomographie ist unterschiedlich zu werten. Darauf soll später beim Zervixkarzinom eingegangen werden.

Bei fortgeschrittenen Erkrankungen der Vulva muß überprüft werden, ob das Karzinom die Blase und das Rektum erfaßt hat. Das erfolgt durch endoskopische Verfahren, wenn der Tumor die Schleimhaut durchbrochen hat. Harnwege werden durch ein IV-Pyelogramm dargestellt. Eventuelle Fernmetastasierungen müssen mit konventionellen Röntgenaufnahmen (Thoraxaufnahmen), der Sonographie (Leber) und der Szintigraphie (Skelett) erfaßt werden.

2.7.3.2 Erkrankungen der Vagina

Krankhafte Veränderungen der Scheidenhaut sind der Inspektion und Palpation gut zugänglich. Sie werden manchmal übersehen. Bei der Inspektion gilt das Hauptinteresse der Zervix. Die Spekulumblätter verdecken bei der vaginalen Einstellung die Scheidenwände. Sie werden oft zu schnell herausgezogen ohne daß die entfaltete Vaginalhaut kontrolliert wird.

Bei sorgfältiger Betrachtung lassen sich Neubildungen und andere Raumforderungen gut erkennen (Abb. 4). Sie fallen meist beim Touchieren der Scheidenwände durch Vorwölbungen oder Indurationen auf. Endometrioseherde erkennt man an ihrer dunklen Farbe (Abb. 5). Inspektion und Palpation ergänzen sich bei der Diagnostik. Dysplasien, die im Scheidenhautniveau liegen, lassen sich auf diese Weise nicht erfassen. Der diagnostische Wert zytologischer Abstriche wird bei epithelialen Veränderungen der Scheide unterschiedlich beurteilt [101, 110]. Die Kolposkopie und die Schillersche Jodprobe sind bei der Klärung fraglicher Befunde hilfreich.

Primäre Scheidenkarzinome sind selten, da sie nur 1–3% aller weiblichen bösartigen Genitalerkrankungen ausmachen [36, 38, 67, 110]. Häufiger greifen Karzinome der Zervix auf die Scheide über oder es metastasieren Karzinome des Corpus in die Scheidenwand [61, 84].

Die rektovaginale Untersuchung ist wichtig, um die lokale Ausdehnung des Scheidenkarzinoms beur-

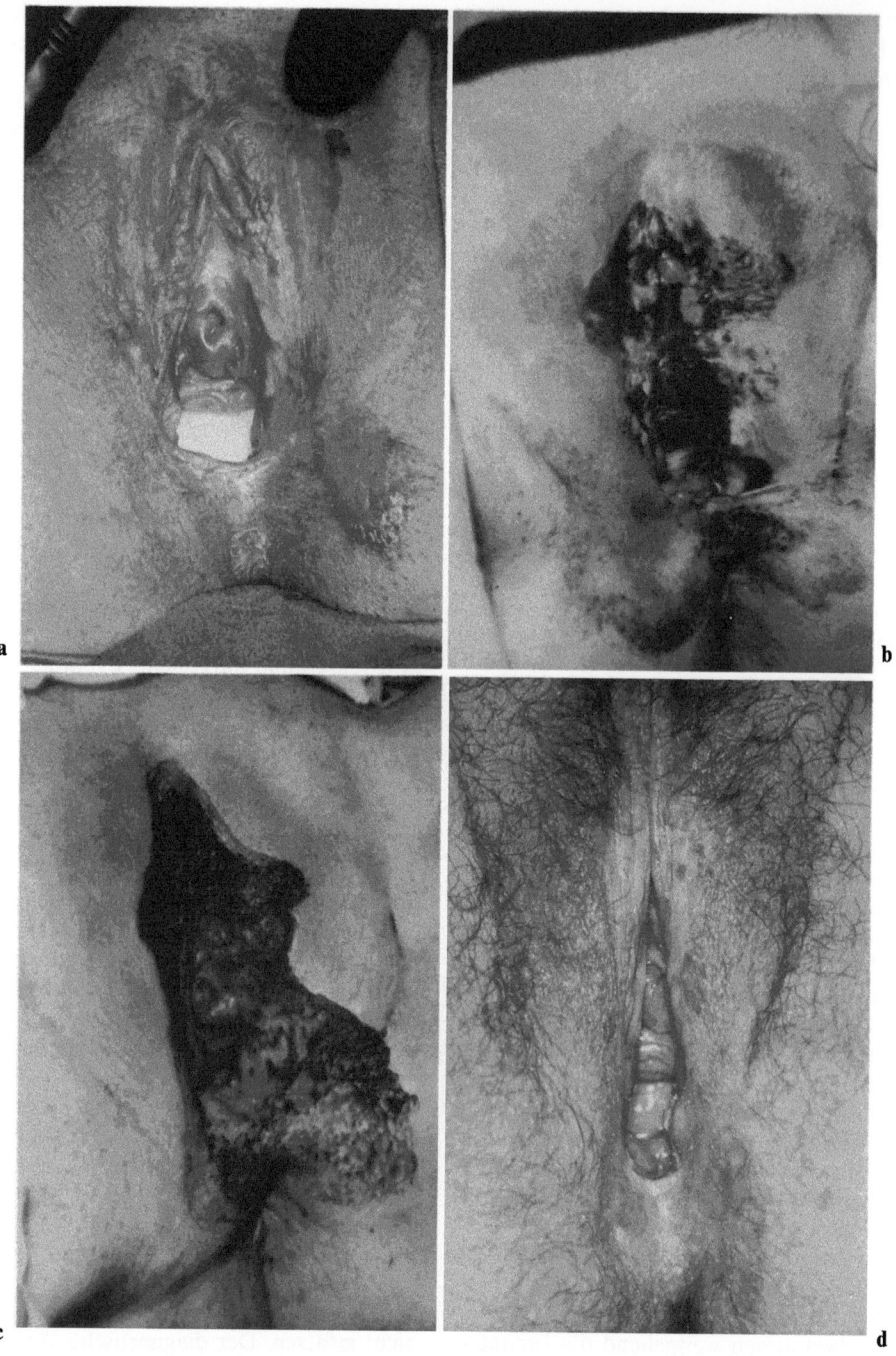

Abb. 2a–d. Vulva einer 40jährigen Patientin. **a** Zustand nach mehreren Stanzbiopsien aus verschiedenen Arealen der Vulva in mehreren Sitzungen in verschiedenen Kliniken. Histologie: Multifokales Ca in situ der Vulva. Keine Invasion belegbar. **b** Mit Toluidin markierter Vulvabereich der Patientin von Abb. 2a. Zustand nach ausgedehnten Biopsien im Bereich der kleinen Labien, der großen Labien sowie am Damm-Gesäßübergang, vor 8 Wochen. Die Biopsien erfolgten nicht im Gesunden. Jetzt deutliche Markierung der pathologischen Areale. Aufnahme vor Laserevaporation. **c** Aufnahme nach Laserevaporation der in Abb. 2b markierten Areale im Vulvabereich. **d** Aufnahme der Vulva der Patientin (2a–c) 7 Wochen nach Lasertherapie

Tumoren des weiblichen Genitale

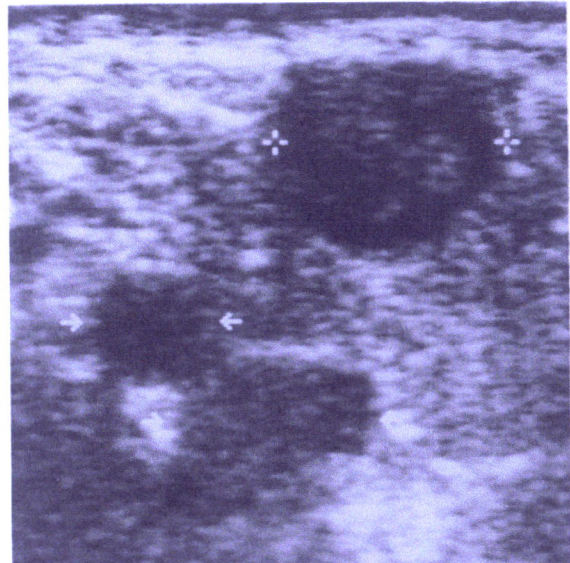

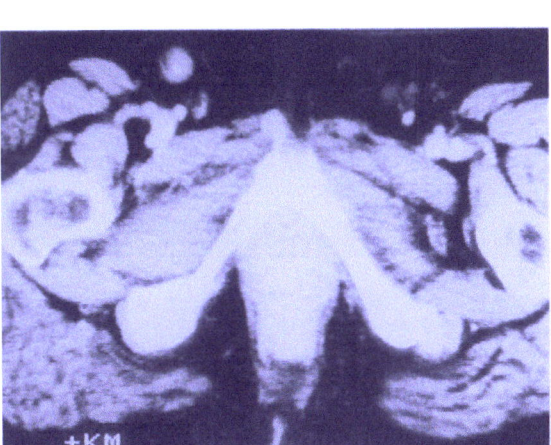

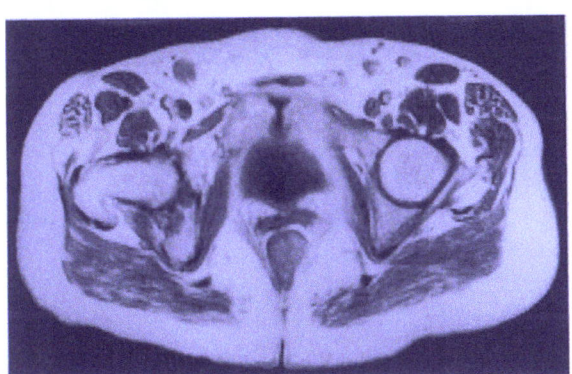

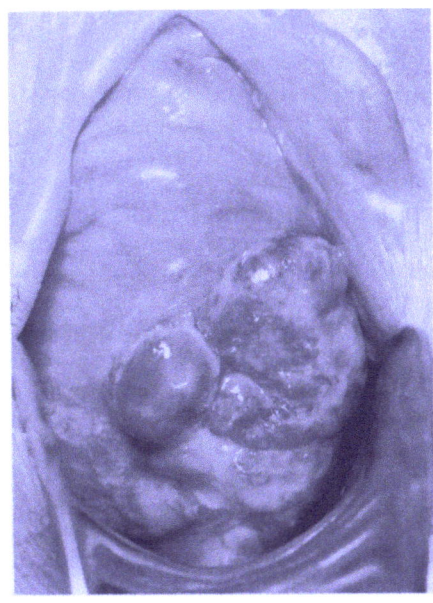

Abb. 4. Primäres Scheidenkarzinom. Tumorwachstum an der Vorderwand

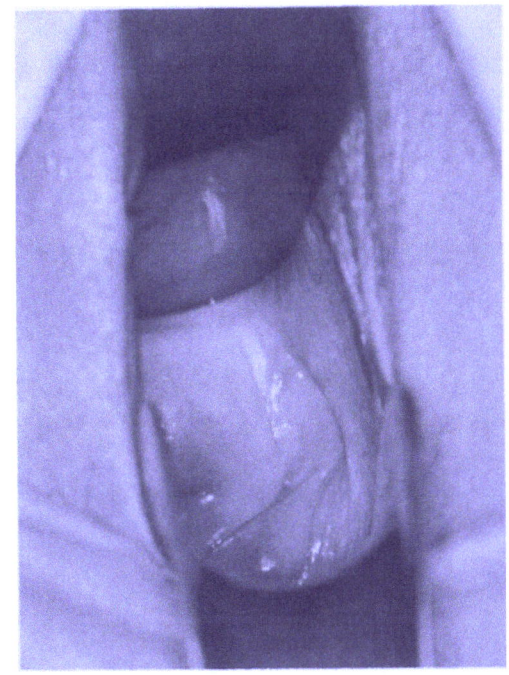

Abb. 3. a Sonographie der rechten Leiste bei einer 74jährigen Patientin mit einem Melanom im Klitorisbereich. Die + + Markierung zeigt die Größe des Lymphknotens. Die → ← zeigen auf die darunterliegenden Femoralgefäße. **b** CT-Schnitt in Höhe der Leistenregion der Patientin in Abb. 3a. Der Lymphknoten in der rechten Leiste ist deutlich zu erkennen. **c** Kernspintomographie der Leistenregion der Patientin in Abb. 3a. Auch hier sind der Lymphknoten der rechten Leiste sowie die darunterliegenden Femoralgefäße gut zu erkennen

Abb. 5. Endometrioseknötchen in der Scheide. Bläulich schimmerndes Areal an der Scheidenhinterwand kranial

teilen zu können. Für therapeutische Überlegungen ist die Beurteilung der Ausdehnung in Richtung Rektum, Blase, Parakolpium und evtl. Parametrium nötig. Das lockere Parakolpium und die Pararektalregionen lassen sich zwischen dem Zeige- und Mittelfinger gut auf evtl. Infiltrationen hin überprüfen. Wichtig ist auch, ob eine Verschieblichkeit des Rektums bzw. der Rektumschleimhaut gegenüber der Scheidenhinterwand besteht oder ob ein dort sitzendes Karzinom das Rektum bereits infiltriert hat und mit ihm verbacken ist. Der Darm läßt sich durch endoskopische Untersuchungen beurteilen (Abb. 6).

Urethra und Blase werden mit dem Zystoskop kontrolliert, die Ausscheidungsfunktion der Nieren und der Harnabfluß durch ein Infusionsurogramm. Auffälligkeiten in Blase oder Rektum können durch eine Biopsie histologisch geklärt werden. Der Einsatz dieser Untersuchungsverfahren hängt weitgehend vom Tumorsitz und der Ausdehnung der Erkrankung ab. Über die Anwendung dieser Untersuchungsverfahren muß von Fall zu Fall entschieden werden.

Bei der Frage nach der regionären Ausdehnung leistet die klinische Untersuchung in Verbindung mit endoskopischen Verfahren sehr viel. Besteht der Verdacht auf einen metastatischen Scheidenbefall können ein Karzinom der Endozervix oder des Korpus durch einen zytologischen Abstrich und durch eine fraktionierte Curettage aufgespürt werden.

Die Lymphabflußregionen, die vor allem von der Tumorlokalisation bestimmt werden, lassen sich mit der Computertomographie oder der Kernspintomographie (MR) überprüfen (Abb. 7a–c, Abb. 11a–b).

Obwohl keine sicheren Dignitätsbeurteilungen möglich sind und Lymphknoten nur aufgrund ihrer evt. Vergrößerung auffallen, hat diese Information für den Strahlentherapeuten zur Erstellung eines indi-

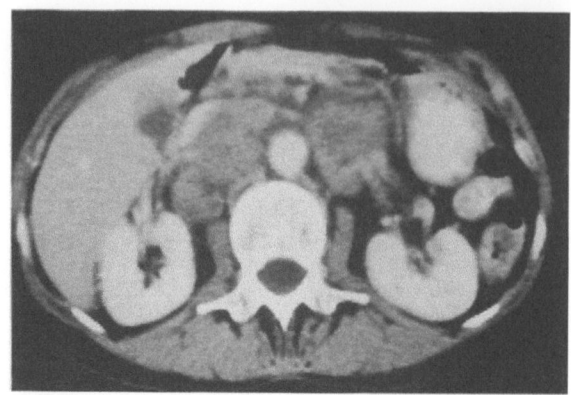
a

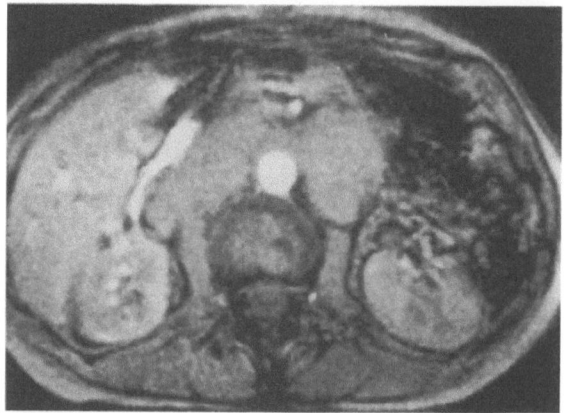
b

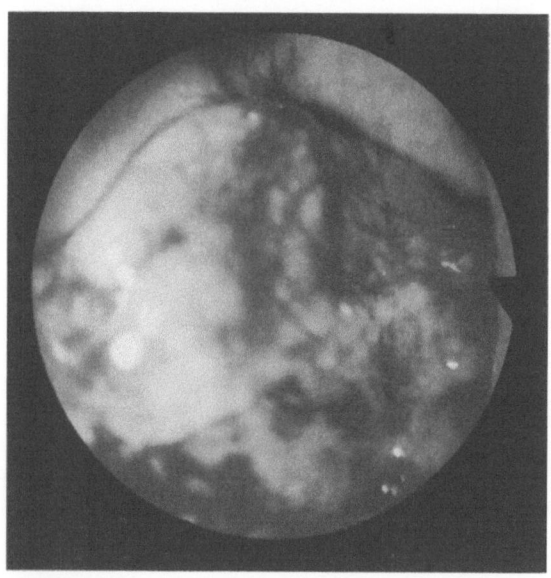

Abb. 6. Einbruch eines Uteruskarzinoms in den Darm. Endoskopisches Bild. Histologie: Plattenepithelkarzinom. (Priv.-Doz. Dr. MATTEK, Med. Klinik der Universität Erlangen-Nürnberg, hat uns freundlicherweise die Abbildung zur Verfügung gestellt)

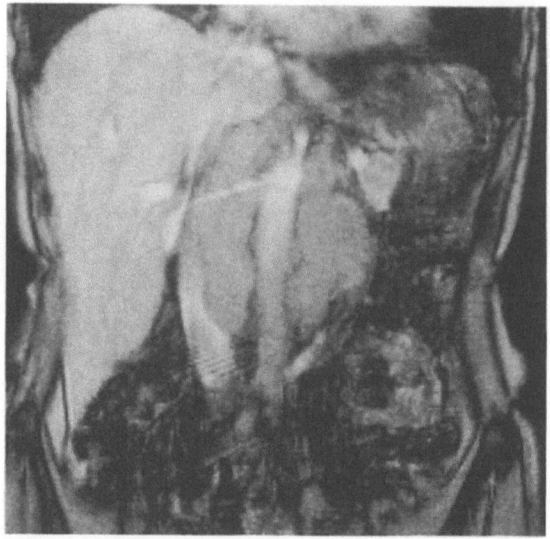
c

Abb. 7. a Computertomographie (CT) einer 54jährigen Patientin mit paraaortalen vergrößerten Lymphknoten. Histologie: Metastasen eines drüsig-papillären Karzinoms. Der Primärtumor ist unbekannt. **b** Kernspintomographie (MR) derselben Patientin wie auf Abb. 7a. Auch hier sind die vergrößerten paraaortalen Lymphknoten deutlich zu erkennen. **c** Kernspintomographie (MR) derselben Patientin wie in Abb. 7a u. b. Die großen paraaortalen Lymphknotenpakete sind im Koronarschnitt erfaßt. (Abb. 7a–c stellte uns Herr Prof. RÖDL, Leiter der Röntgenabteilung der Med. Klinik der Universität Erlangen-Nürnberg, zur Verfügung)

viduellen und dadurch nebenwirkungsärmeren Bestrahlungskonzeptes ein Gewicht.

Beim Vaginalkarzinom spricht vieles für eine primäre Strahlentherapie [39, 115, 118]:

Es ist gut erreichbar, die Strahlenquellen können direkt an den Tumor gelegt werden. Meist handelt es sich um ältere Patientinnen, die nicht selten andere internistische Begleiterkrankungen haben und bei denen das Operationsrisiko erhöht ist [35].

Aufgrund der engen anatomischen Beziehung zwischen Vagina, Rektum und Blase sind bei einer kurativen Operation nicht selten sehr radikale Eingriffe mit Resektion von Blasenanteilen, der ganzen Blase oder Darmabschnitten nötig. Bei diesen Eingriffen werden auch die regionären Lymphabflußgebiete ausgeräumt und histologisch untersucht (vgl. Kap. 2.7.4).

Durch eine Staging-Laparotomie erhält man das genaueste Bild über Ausdehnung einer Erkrankung. Das gilt für alle gynäkologischen Malignomerkrankungen. Eine histologische Untersuchung verdächtiger Areale ist möglich. Die Mehrinformation gegenüber bildgebenden Verfahren und das Risiko einer Laparotomie an sich müssen gegeneinander abgewogen werden. Die Entscheidung ist individuell zu treffen. Intensive prä- und postoperative Behandlungs- und Überwachungsverfahren ermöglichen heute, die Indikation zum operativen Vorgehen zu erweitern, insbesondere wenn das obere oder mittlere Scheidendrittel befallen ist.

Für die Erfassung von Fernmetastasen stehen die konventionelle Röntgendiagnostik (Thorax), die Sonographie, Computertomographie, evt. Kernspintomographie (Leber) und die nuklearmedizinischen Untersuchungen (Skelett) zur Verfügung.

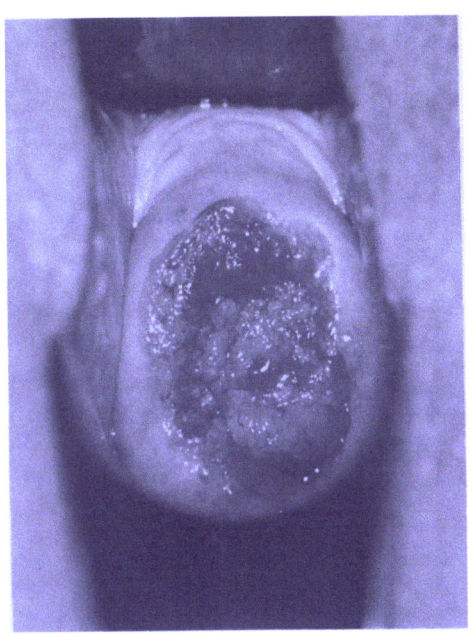

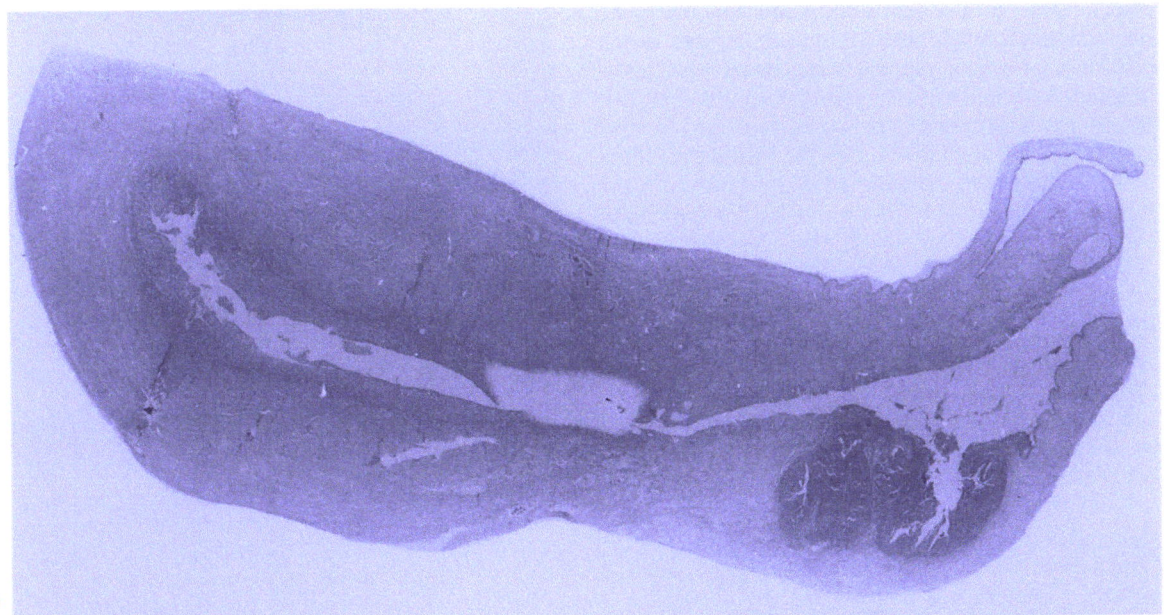

Abb. 8. a Spekulumeinstellung. Klinischer Zervixkrebs (Exophyt), der noch auf die Portio begrenzt ist. **b** Uterus mit einem Zervixkarzinom an der hinteren Muttermundslippe im Großflächenschnitt. Die hintere Muttermundslippe ist vom Tumor zerstört. Das Karzinom beginnt, auf die Scheidenhinterwand überzugreifen

2.7.3.3 Erkrankungen der Zervix

Bei der Zervix stehen das Karzinom und seine Vorstufen ganz im Vordergrund. Im Fachgebiet Gynäkologie ist dieser Krebs am sorgfältigsten untersucht worden [22, 23, 37, 46, 51, 57, 75, 86, 87, 105].

Die Zervix ragt zapfenförmig in die Scheide hinein. Sie ist der klinischen Untersuchung gut zugänglich. Zytologie und Kolposkopie sind die überragenden Suchverfahren. Vorsorgeprogramme sind aufgestellt worden und gesetzlich verankert. Leider werden sie von den Frauen viel zu wenig in Anspruch genommen. Die Portioabschabung und die Konisation stellen die erweiterte Fährtensuche dar [30, 54]. Die Konisation kann in frühen Stadien eines Tumors auch eine Behandlungsmethode sein. Eine makroskopische Tumorausbreitung wird durch die Knipsbiopsie histologisch gesichert.

Liegt ein Zervixkarzinom vor, interessieren vor allem folgende Fragen:

Ist das Zervixkarzinom auf die Portio begrenzt oder liegt bereits ein parametraner Befall vor? Erreicht der Tumor die Beckenwand? Sind die Ureteren gestaut? Hat der Tumor auf Blase, Rektum und Scheide übergegriffen? Bestehen Metastasen in den regionären Bereichen? Liegen Fernmetastasen vor?

Erst wenn diese Fragen weitgehend geklärt sind, kann die individuelle Planung der Therapie festgelegt werden. Die Operation und die Bestrahlung stehen als therapeutische Verfahren zur Verfügung. Nicht selten müssen beide eingesetzt werden.

Auf die Vor- und Nachteile dieser Therapieformen soll hier nicht näher eingegangen werden. Hinsichtlich der Heilungsziffern leisten beide etwa das gleiche [80, 84]. Die Tendenz geht bei technisch operablen Fällen mehr zur chirurgischen Therapie hin [105]. Die oben angegebenen klinisch wichtigen Fragen lassen sich durch die bimanuelle Untersuchung und durch den Einsatz bildgebender Verfahren beantworten. Die Methoden stehen nicht in Konkurrenz zueinander, sondern sie ergänzen sich.

Für den lokalen Bereich, den die tastenden Finger erreichen können, steht die klinische Untersuchung für die Beurteilung im Vordergrund. Bei der Spekulumeinstellung und beim Touchieren der Zervix und Scheide läßt sich häufig erkennen, ob der Tumor makroskopisch auf die Zervix begrenzt ist, oder ob er schon auf die Scheide übergreift (Abb. 8a u. b).

Die Zytologie und die Kolposkopie, die Jodprobe [59] und eine Gewebsbiopsie tragen zur weiteren Klärung bei [105]. Bei noch lokalem Befall der Zervix ist eine Beteiligung von Blase und Rektum sehr selten. Schwieriger ist aber die Beurteilung der Tumorausdehnung nach lateral in die Parametrien. Ein parametraner Befall geht häufig mit lymphozytären Infiltrationen oder Ödem einher [62]. Man kann klinisch zwischen Tumorbefall und Verdickung der Parametrien durch entzündliche reaktive Veränderungen nicht sicher unterscheiden. Knotige Parametrien sprechen mehr für einen tumorösen Befall. Fehleinschätzungen beim klinischen Staging sind nicht selten [2, 3, 5, 14, 122].

Die Computertomographie (CT) und die Kernspintomographie (MR) haben bisher bei der Beurteilung der Parametrien die in sie gesetzten Erwartungen einer Differenzierungsmöglichkeit zwischen Tumorbefall und Ödem nicht erfüllt [76, 77]. Die Sonographie gibt im Vergleich zur klinischen Untersuchung keine zusätzliche Information. Die CT und MR können zwar das Parametrium darstellen, es ist aber nicht möglich, einen evtl. tumorösen parametranen Befall von entzündlichem und gesundem Gewebe sicher zu unterscheiden [43, 60, 117, 120]. Die Erfahrungen mit der Kernspintomographie sind allerdings bei dieser Fragestellung noch nicht sehr groß. Eine endgültige Beurteilung ist deshalb noch nicht möglich.

Die Beurteilung einer evtl. Ausdehnung auf die Beckenwand ist besser durch die klinische Untersuchung möglich. Sie steht den bildgebenden Verfahren nicht nach. Bei der rektovaginalen Untersuchung kann man meist erkennen, ob es noch eine Operationsebene zwischen der vermeintlichen parametranen Tumorinfiltration und der Beckenwand gibt, indem man bei rektovaginaler Untersuchung versucht, Zeige- und Mittelfinger zwischen Beckenwand und parametrane Auftreibung zu legen. Es wird gleichzeitig überprüft, ob der Tumor gegenüber der Beckenwand verschieblich ist. Das ist ein wesentlicher klinischer Hinweis für eine Operabilität. Mit bildgebenden Verfahren allein kann das nicht überprüft werden.

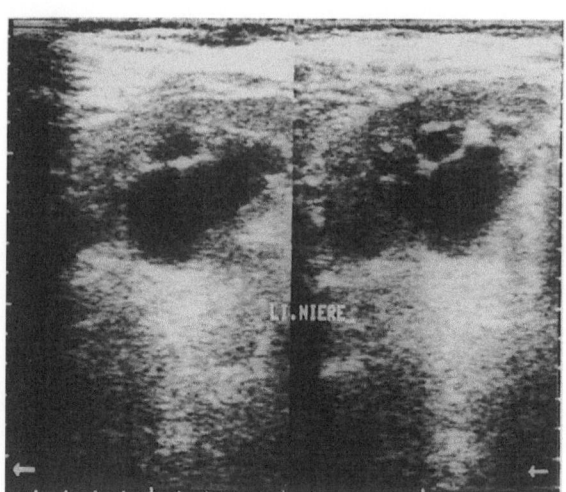

Abb. 9. 53jährige Patientin mit einem linksseitigen Beckenwandrezidiv eines Zervixkarzinoms. Stau des linken Harnsystems mit Hydronephrose. (Dr. WEISSMÜLLER, Urologische Klinik der Universität Erlangen-Nürnberg, hat uns die Abbildung freundlicherweise zur Verfügung gestellt)

Tumoren des weiblichen Genitale

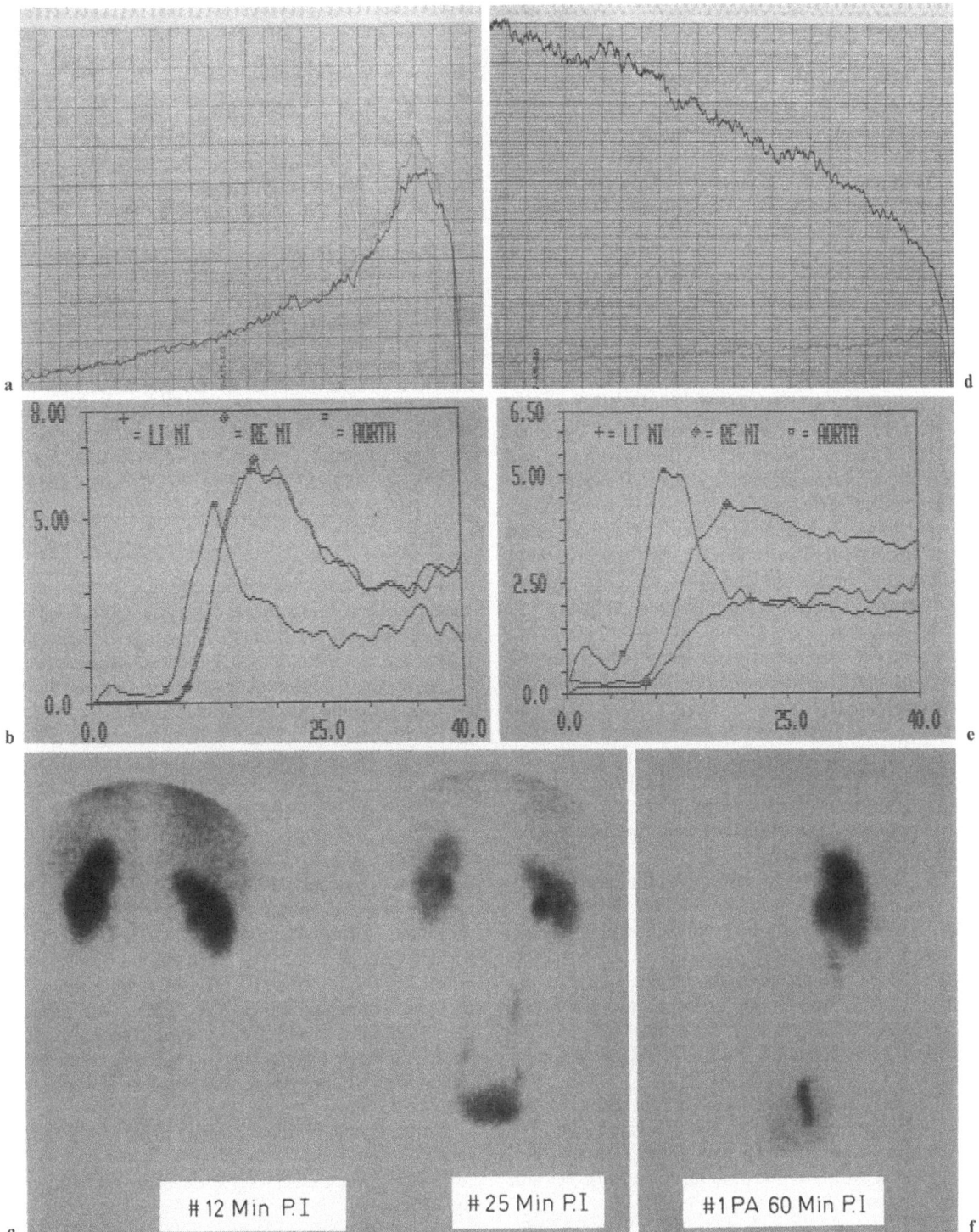

Abb. 10. a Isotopennephrogramm, zeitengleicher Abfluß. 43jährige Patientin. **b** Seitengetrennte tubuläre Totalclearance mit ^{131}J Hippuran. **c** Nierenperfusionsszintigraphie mit ^{99m}Tc-DTPA (Radionuklidurogramm). Keine signifikante Seitendifferenz. **d** Isotopennephrogramm, 40jährige Patientin, Akkumulationstyp rechts (Harnstauungsniere). Geringe Restfunktion links. **e** Seitengetrennte tubuläre Clearance mit ^{131}J-Hippuran. Clearanceleistung rechts 89%, links 11%. **f** Nierenperfusionsszintigraphie mit ^{99m}Tc-DTPA (Radionuklidurogramm). Fehlende Ausscheidung rechts. Prästenotische Dilatation des Ureters rechts,

Ein routinemäßiger Einsatz der CT und der Kernspintomographie zur Beurteilung des Parametriums kann nicht empfohlen werden. Bei schwer zu untersuchenden, sehr adipösen Patientinnen, bei Zustand nach früher durchgemachter Strahlentherapie bei weit fortgeschrittenen Stadien können die Computertomographie und die Kernspintomographie meist ein vollständigeres Bild der Gesamtausdehnung der Erkrankung geben, als die klinische Untersuchung allein; insbesondere bei der Beurteilung höher gelegener Abdominalabschnitte und des Retroperitonealraumes.

Außerhalb des kleinen Beckens sind diese Verfahren informativer. Dabei kann die Kernspintomographie aufgrund ihrer variablen Schnittmöglichkeiten gegenüber der CT Vorteile bringen.

Ein tumoröser parametraner Befall kann die Ureteren ummauern und den Harnabfluß behindern. Die Sonographie läßt eine Hydronephrose erkennen (Abb. 9). Mit der Chromozystoskopie kann die Ausscheidungsfunktion überprüft werden. Das Infusionsurogramm ist für gynäkologische Fragen informativer und kann zusätzlich über die Lokalisation eines evtl. Abflußhindernisses, über die Art einer evt. Fehlbildung (vgl. Kap. 2.4) und über auffällige Abweichungen der Ureterenverläufe Bescheid geben.

Das Isotopennephrogramm, am besten in Verbindung mit der Hippuranclearance, ist eine empfindliche Untersuchungsmethode bezüglich der Ausscheidungsfunktion der Nieren [17] (Abb. 10a-f). In speziellen Fällen, wenn ein Ausscheidungsurogramm nicht möglich ist, kann diese Untersuchung durch die glomeruläre Clearance mit ^{99m}Tc-DTPA (Radionuklidurogramm) ergänzt werden. Urethra und Blase werden mit dem Zystoskop beurteilt und unklare Befund bioptisch gesichert.

Das Rektum läßt sich nur im kaudalen Abschnitt mit dem Finger untersuchen. Auf evtl. Indurationen oder höckerige Oberflächen der Schleimhaut ist zu achten. Wichtig ist die Überprüfung ihrer Verschieblichkeit. Über höher gelegene Darmabschnitte, die nicht mehr mit dem Finger erreicht werden können, informieren die Rekto- und Sigmoidoskopie. Auffällige Bezirke können mit Hilfe von Biopsien geklärt werden.

Mit dem Kolondoppelkontrastverfahren lassen sich Veränderungen der Darmschleimhaut, evtl. Stenosen oder Kompressionen von außen erfassen. Veränderungen an Blase und Enddarm sind nur bei sehr ausgedehnten Erkrankungen zu erwarten.

Die Computertomographie und die Kernspintomographie erfassen einen Blasen- oder Darmbefall (Abb. 11a-d). Dezente Infiltrationen lassen sich nicht darstellen. Sie werden nur durch eine Schnellschnittuntersuchung im Rahmen einer Staging-Laparotomie bei auffälligen Befunden erkannt. Sie machen, je nach Ausdehnung, eine evtl. Blasenteilresektion, eine komplette Organentfernung bzw. Darmresektion nötig (vgl. Kap. 2.7.4).

Abb. 11. a Computertomographie einer 67jährigen Patientin mit einem Zervixkarzinom, das auf die Blase übergegriffen hat. Blasenbefall ist histologisch gesichert (Patientin wurde exenteriert). Außerdem Infiltration des pararektalen Bindegewebes ohne Infiltration der Muscularis propria des Rektums. **b** CT-Schnitt bei einer 48jährigen Patientin durch das kleine Becken. Klinisch Zustand nach Operation eines Ovarialkarzinoms außerhalb vor 1 Jahr mit anschließender Zytostase. Jetzt: Klinisch knotiger Prozeß im Douglas mehr nach rechts; Verschieblichkeit gegenüber der Beckenwand besteht. Rektal glatte und noch verschiebliche Schleimhaut über dem Tumor. Rektoskopisch bis zu einer Höhe von 14 cm unauffällig. Längsschnittlaparotomie mit Darmresektion und tiefer kolorektaler Anastomose. Lymphonodektomie. Histologie: Rektumrezidiv eines weitgehend entdifferenzierten Adenokarzinoms des Ovars mit Durchbruch durch die Mukosa. Lymphknoten metastasenfrei. **c, d** Kernspintomographie (MR) des Beckens einer Patientin mit einem Rezidiv eines Zervixkarzinoms. Das Rezidiv hat Blase und Rektum erfaßt. (Abb. 11c, d hat uns freundlicherweise Herr Dr. LUKAS, Institut und Poliklinik für Strahlentherapie und Radiologische Onkologie Klinikum rechts der Isar der Technischen Universität München, zur Verfügung gestellt)

Für das prätherapeutische Staging im regionären Bereich geben bildgebende Verfahren keine wesentliche Zusatzinformation im Vergleich zu den klinischen und endoskopischen Untersuchungsmethoden [4]. Mit der Computertomographie und der Kernspintomographie lassen sich vergrößerte Lymphknoten darstellen. Eine Dignitätsbeurteilung ist jedoch schwierig, da die Größe eines Lymphknotens nicht ausreichend mit einem metastatischen Befall korreliert [4, 24, 32, 43, 60] (Abb. 12).

Mit der Lymphographie dagegen lassen sich Veränderungen schon erfassen, wenn ein Knoten nicht oder kaum verändert ist [88] (Abb. 13). Bei der Lymphographie werden jedoch im Becken nicht alle wichtigen Lymphabflußgebiete eines Zervixkarzinoms erfaßt, so daß auch eine Kombination mit MR oder CT Fragen offen läßt. Die Interpretation erfordert viel Erfahrung [69] (s. Kap. 1.5.2). Der informative Wert einer auffälligen Lymphknotenabbildung muß, von ihrer diagnostischen Zu- bzw. Unzuverlässigkeit einmal abgesehen, differenziert gesehen werden [42, 124].

Entscheidend ist die Konsequenz, die man daraus zieht.

In Kliniken, die bei Vorhandensein von befallenen Lymphknoten ein operables Zervixkarzinom der Strahlentherapie zuführen, muß eine solche Information zwangsläufig einen höheren Stellenwert haben als in den Abteilungen, die trotz Vorliegen eines solchen Verdachtsmomentes auch dann den operativen Weg wählen. Ihre Strategie ändert sich nicht. Die Lymphographie hat bei diesem Vorgehen eine geringere Bedeutung. Bei primärer Strahlentherapie dagegen oder Inoperabilität aus allgemeinmedizinischen Gründen, hat das Wissen um evtl. befallende Lymph-

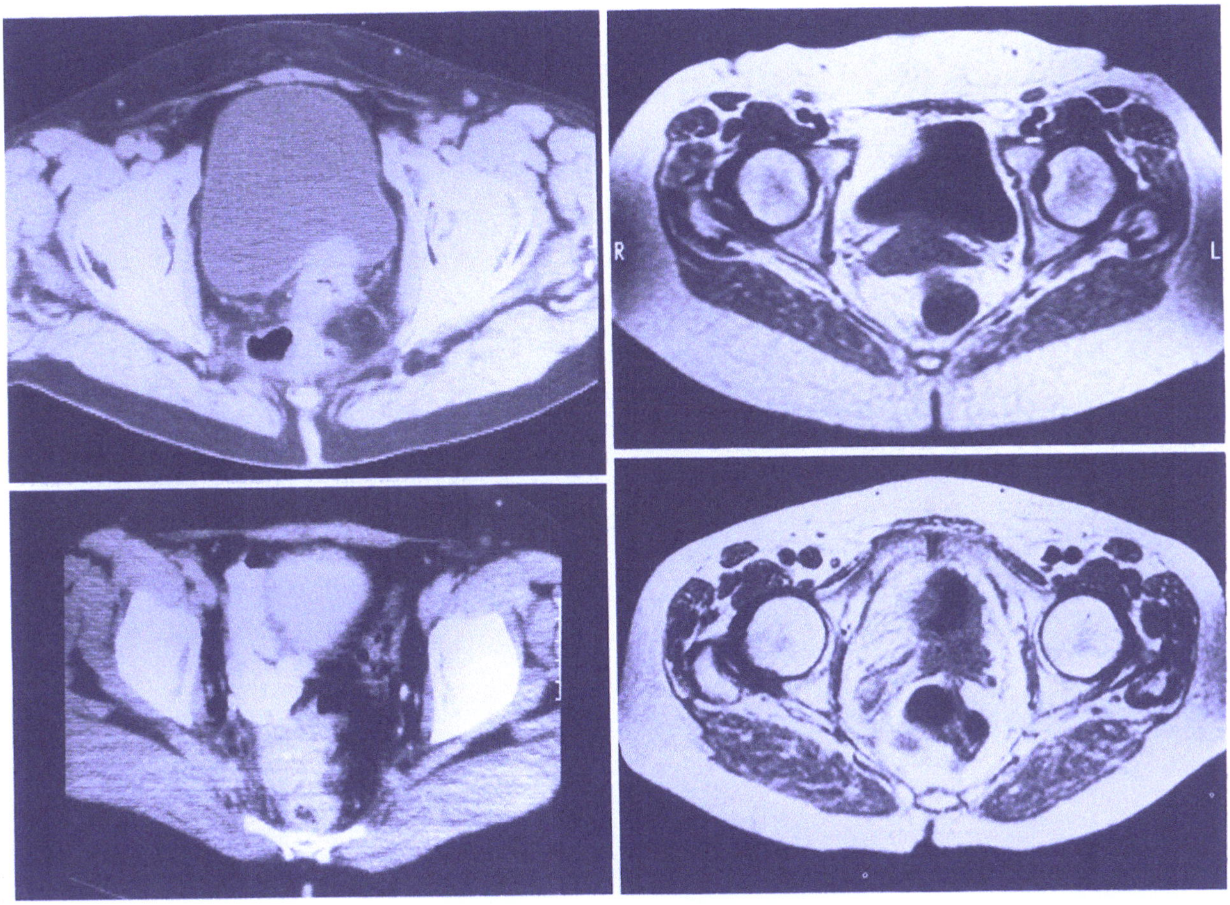

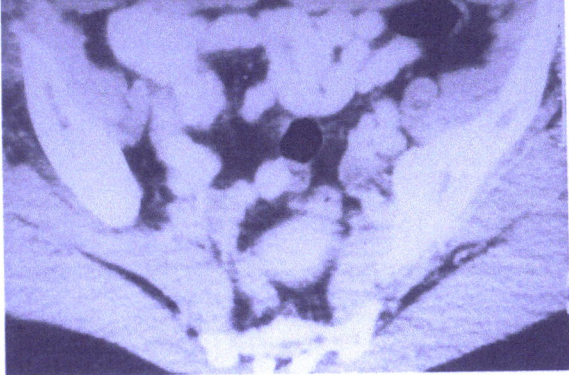

Abb. 12. CT-Schnitt durch das Becken einer 74jährigen Patientin mit einem primären Scheidenkarzinom. Asymmetrie durch vergrößerte Beckenwandlymphknoten links, die als Metastasen röntgenologisch interpretiert werden. Es wurde eine Staging-Laparotomie durchgeführt. Histologie: Metastasenfreie Lymphknoten der linken Beckenwand

knoten wieder mehr Bedeutung; da dann die Radiotherapie individualisiert und die Nebenwirkungen verringert werden können. Davon profitieren die Patientinnen (Abb. 14a u. b).

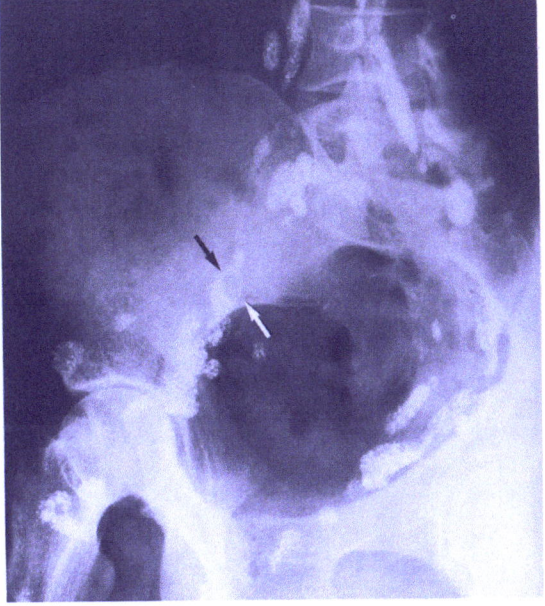

Abb. 13. Lymphographie einer 45jährigen Patientin mit einem Korpuskarzinom. Aufnahme in der Speicherphase in schräger Position. Ovalärer Speicherdefekt in einem nicht vergrößerten Lymphknoten an der rechten Beckenwand (*Pfeile*)

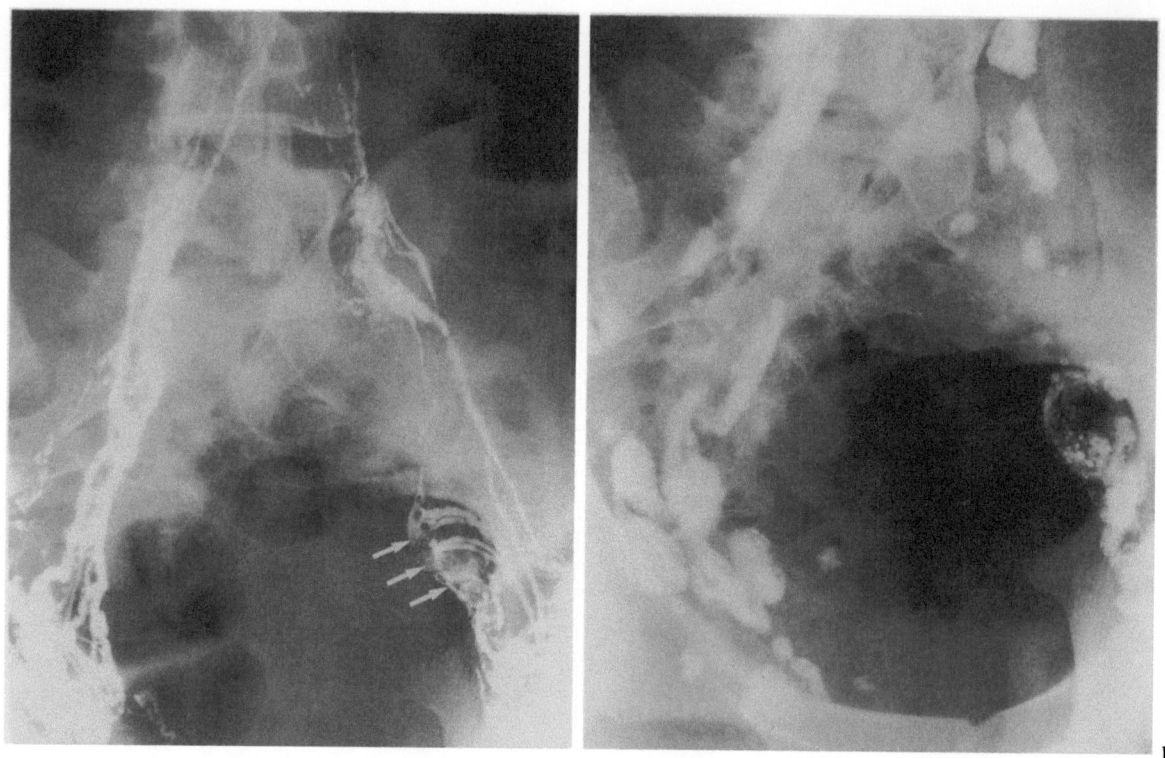

△ Abb. 14a, b

▽ Abb. 15a, b

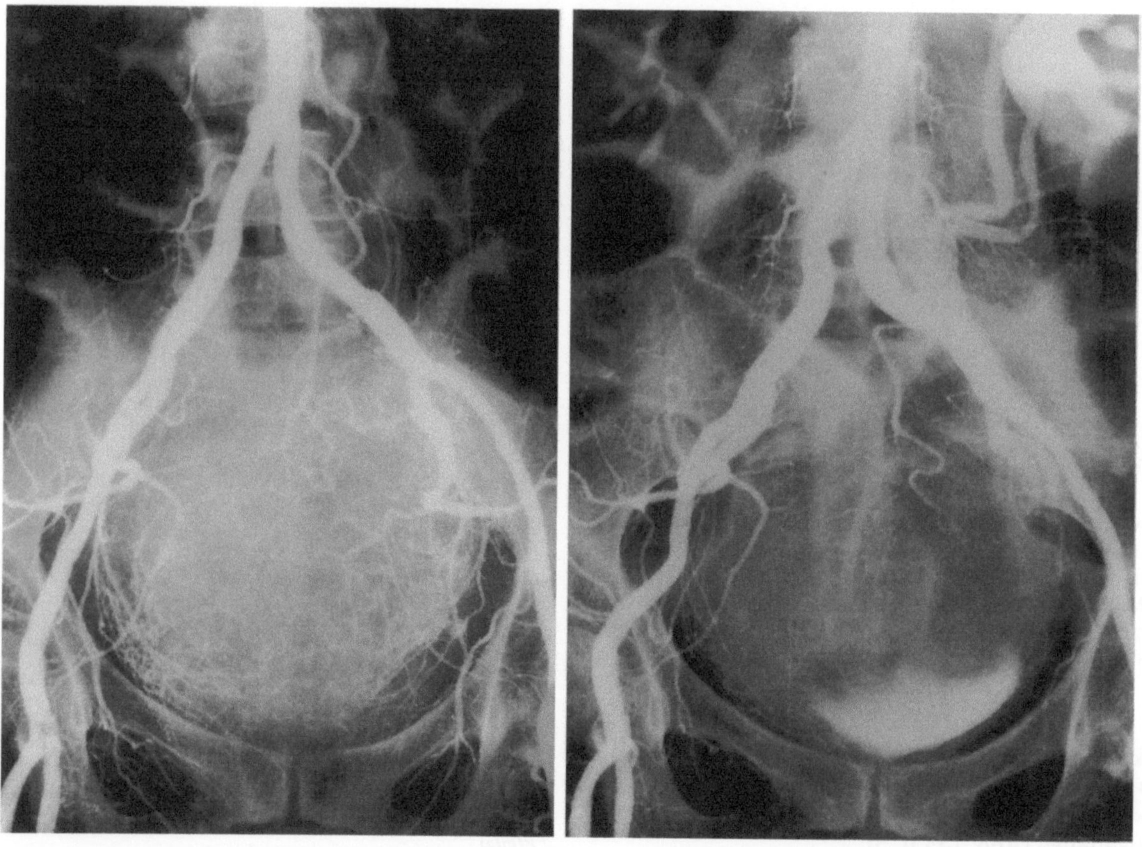

Bei Verdacht auf paraaortale Lymphknoten können durch Exploration der Supraklavikulargrube (Skalenusbiopsie) Aufschlüsse über eine evtl. Generalisation erzielt werden, die dann unter Umständen für das weitere Vorgehen entscheidend sind [31, 33].

Die Angiographie hat beim Zervixkarzinom keine diagnostische Bedeutung mehr. Sie kann jedoch in präfinalen Situationen, wenn schwer zu stillende Blutungen aus dem Tumorkrater auftreten in palliativer therapeutischer Absicht eingesetzt werden, um z.B. die A. iliaca interna zu embolisieren und so die Patientin vor dem unmittelbaren Verbluten zu retten (Abb. 15a u. b). Häufig kommt man in solchen Situationen an die A. iliaca interna chirurgisch nicht mehr heran, da sie massiv von Tumoren umgeben ist. Mit lokalen Endoxantamponaden der Scheide lassen sich diese Blutungen nicht mehr stillen.

Lunge, Leber und Skelett sind die Organe, die von ausgedehnten Zervixkarzinomen bevorzugt metastatisch befallen werden (vgl. Kap. 2.7.2). Daher sollte bei ausgedehnten Prozessen die Lunge durch eine Thoraxaufnahme in 2 Ebenen, und bei auffälligen Befunden mit Schichtaufnahmen weiter untersucht werden. Bestehen noch Unklarheiten bezüglich eines Befundes, muß die Computertomographie eingesetzt werden. Die Überprüfung der Leber erfolgt in erster Linie durch die Sonographie (Abb. 16). Darmgasüberlagerungen oder Kurzatmigkeit der Patientin können die Beurteilung erschweren. Die Computertomographie oder eventuell die Kernspintomographie können dann alternativ eingesetzt werden (Abb. 17a u. b). Absiedlungen im Skelett werden durch die Szintigraphie erfaßt. Auffällige Areale können dann gezielt geröntgt werden, um den morphologischen Befund zu analysieren (Abb. 18a u. b).

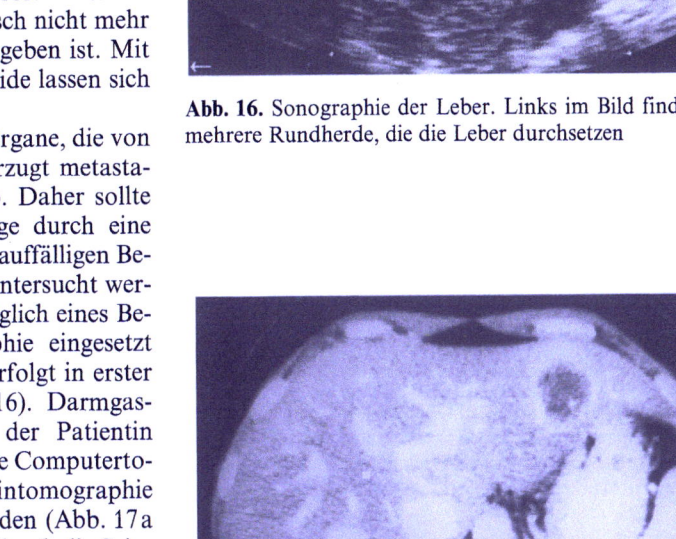

Abb. 16. Sonographie der Leber. Links im Bild finden sich mehrere Rundherde, die die Leber durchsetzen

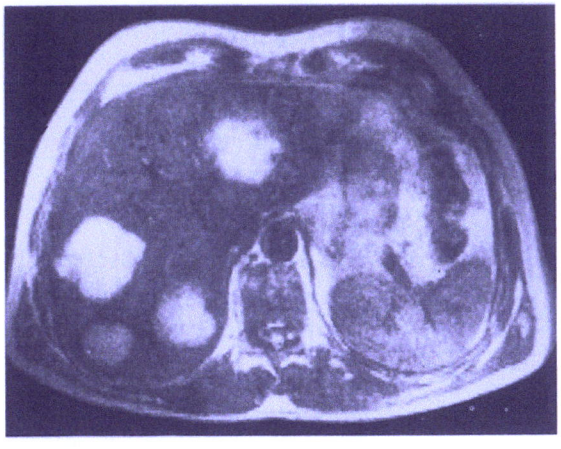

Abb. 14. a Lymphographie einer 27jährigen Patientin mit einem klinischen Zervixkarzinom. Große den Lymphknoten durchsetzende Metastase an der linken Beckenwand (*Pfeile*). **b** Fluß- bzw. Speicherphase in schräger Aufnahmeposition

Abb. 15a, b. 53jährige Patientin mit operiertem und rezidiviertem Zervixkarzinom. Starke Blutung aus dem Tumorkrater in die Scheide. Das kleine Becken ist komplett mit Tumor durchsetzt. Embolisation der A. iliaca interna beiderseits mit Tachotop flocculi. Re: große Flocculi, insgesamt 60 mg, li: kleine Flocculi, insgesamt 2 × 140 mg. Man erkennt deutlich den Effekt an der geringeren Tumordurchblutung. Arteriovenöser Shunt zur V. mesenterior inferior. **a** Vor der Embolisation. **b** Nach der Embolisation. (Die Aufnahmen hat uns Herr Prof. RÖDL, Leiter der Röntgenabteilung der Med. Klinik der Universität Erlangen-Nürnberg freundlicherweise zur Verfügung gestellt)

Abb. 17. a Computertomographie der Leber einer 46jährigen Patientin mit Metastasen bei inoperablem Zervixkarzinom. **b** Kernspintomographie einer 46jährigen Patientin mit Lebermetastasen (Abb.: Radiologie Passau)

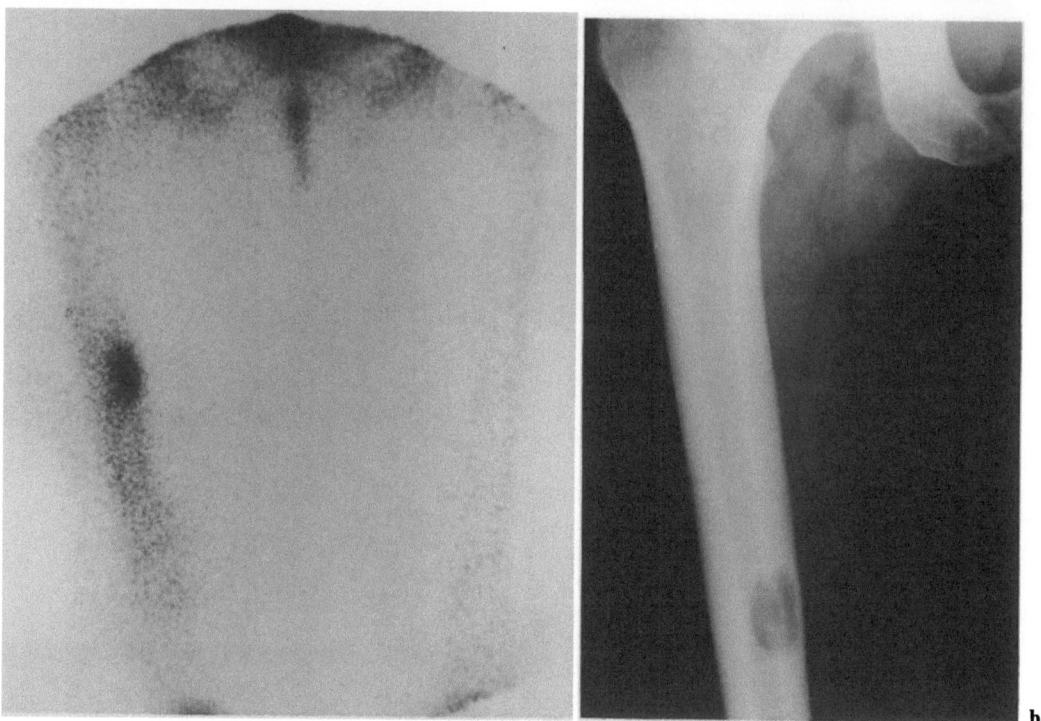

Abb. 18. a Skelettszintigramm. Oberschenkelmetastase eines vor 9 Monaten behandelten Zervixkarzinoms. **b** Osteolytische Metastase des rechten Oberschenkels. Die gleiche Patientin wie in Abb. 18a

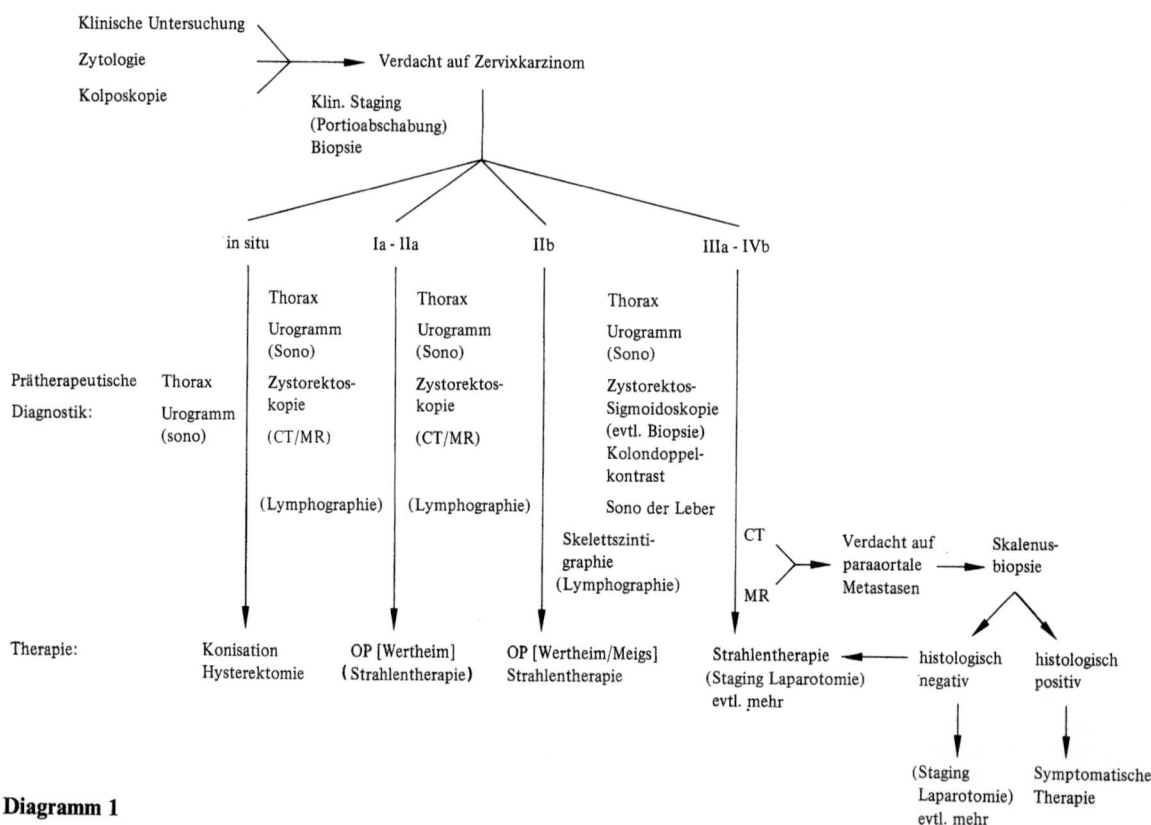

Diagramm 1

Beim Zervixkarzinom gibt es kein verbindliches, schematisches diagnostisches Vorgehen. Es muß nach individuellen Gesichtspunkten erfaßt und geklärt werden. Andererseits sollte man zur Verbesserung der Diagnostik nur die Verfahren dann gezielt einsetzen, wenn man eine Mehrinformation erwarten kann. Ein routinemäßiger Einsatz aller zur Verfügung stehenden diagnostischen Möglichkeiten belasten die Patientinnen.

Im Folgenden sollen stadienorientiert die Möglichkeiten des diagnostischen Vorgehens beim Zervixkarzinom in einem Flußdiagramm angegeben werden. Die diagnostischen Methoden in runden Klammern können von Fall zu Fall zusätzlich eingesetzt werden (Diagramm 1).

2.7.3.4 Tumoren des Corpus uteri

Die häufigsten gutartigen Tumoren des Corpus uteri sind Myome und Polypen (vgl. Kap. 2.7.1). Polypen gehen vom Endometrium aus. Sie sind morphologisch Adenome. Sie entziehen sich der Inspektion und Palpation. Wenn sie gestielt sind oder im Zervixbereich sitzen, können sie aus dem Zervikalkanal heraushängen. Sie verursachen Blutungsstörungen und Fluor. Polypen werden meist bei einer fraktionierten Curettage diagnostiziert.

Sonographisch sind Polypen aufgrund ihrer mangelnden Echodichte nicht zu erfassen. Auch der Computertomographie entgehen sie. Mit Hilfe der Kernspintomographie läßt sich Endometrium von Myometrium differenzieren (Abb. 19).

Bei der Füllung des Uteruscavums mit Kontrastmittel erkennt man Polypen als Kontrastmittelaussparungen. Meist sind sie Nebenbefunde von Hysterosalpingographien, die im Rahmen anderer Fragestellungen durchgeführt wurden (Abb. 20 a–c).

Myome gehen von der Uterusmuskulatur aus. Sie werden bei der klinischen Untersuchung festgestellt. Eine schematische Einteilung erfolgt in Beziehung zur Uteruswand (Abb. 21). Je nach Sitz und Größe lassen sie sich unterschiedlich gut als derbe, glatt begrenzte

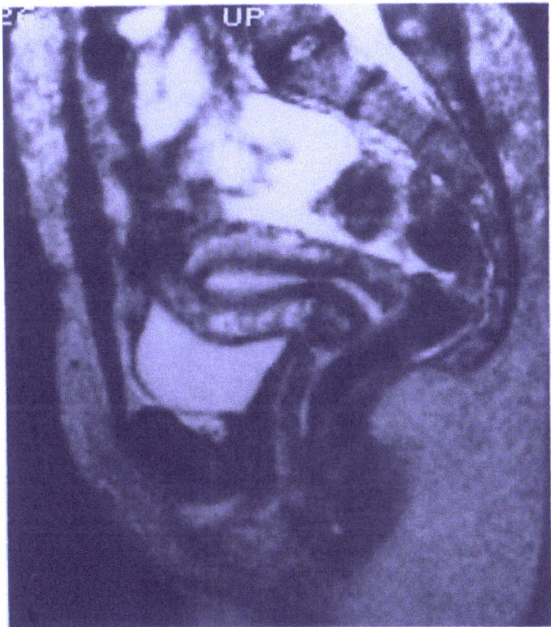

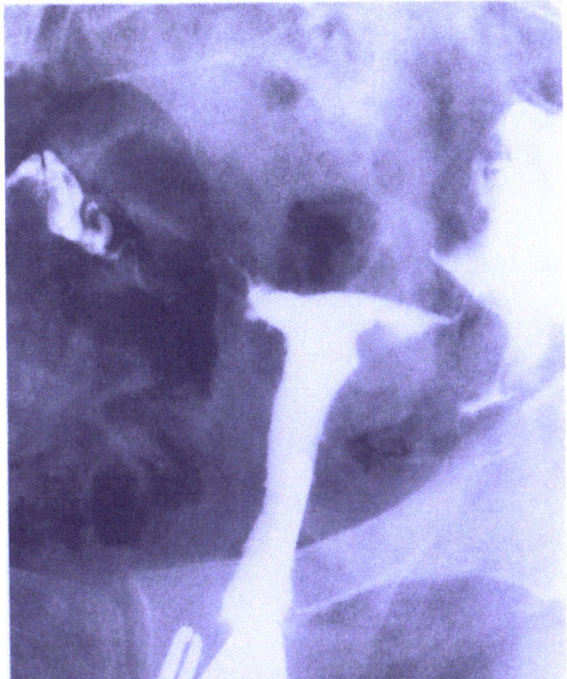

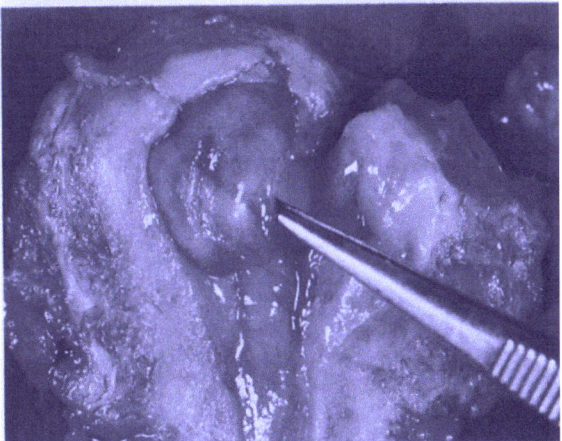

Abb. 19. Sagittaler Schnitt durch einen Uterus mit der Kernspintomographie (MR). Endo- und Myometrium zeigen unterschiedliche Signale

Abb. 20. a HSG einer 45jährigen Patientin. Kontrastmittelaussparung im Cavum. Histologie: Korpuspolyp. **b** Operationspräparat. Aufgeschnittener Uterus. Polyp im Fundusbereich des Corpus uteri

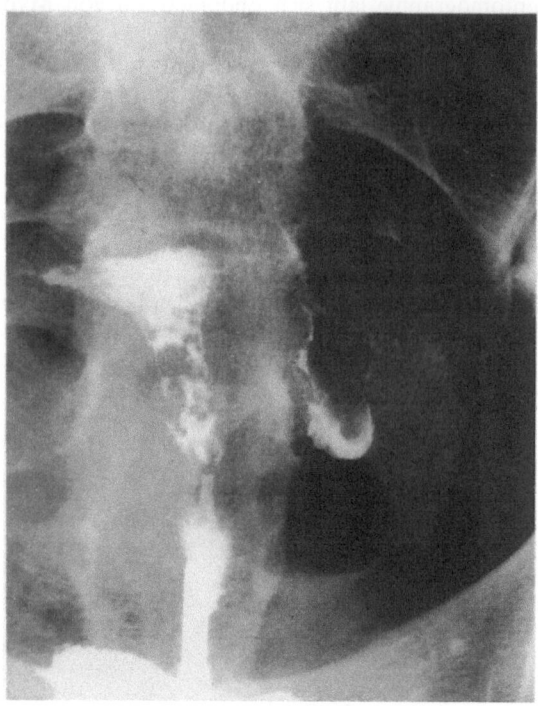

Abb. 20c. HSG einer 39jährigen Patientin. Im Cavum zahlreiche Kontrastmittelaussparungen. Histologie: Polyposis uteri. (Aufnahme: Röntgeninstitut, Dr. STIRNWEIß, Bamberg)

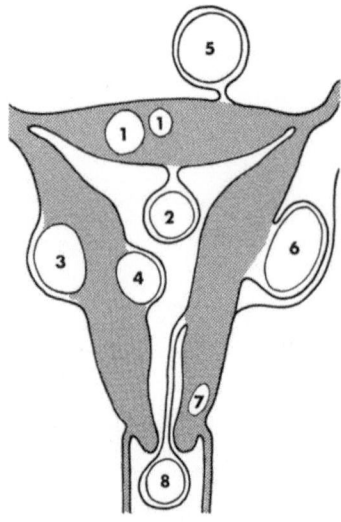

Abb. 21. Skizze zur Einteilung der Myome in Beziehung zur Uteruswand und zur Lokalisation. *1* Intramurale Myome im Fundus, *2* Gestieltes submuköses Myom, *3* Subseröses Myom, *4* Submuköses Myom, *5* Gestieltes subseröses Myom, *6* Intraligamentäres Myom, *7* Kleines Zervixmyom, *8* Gestieltes submuköses Myom im Stadium nascendi

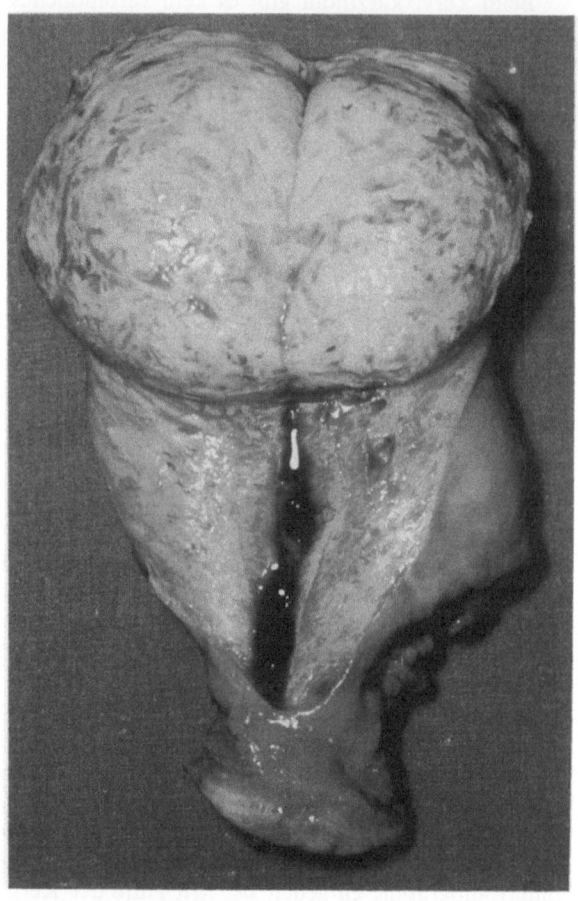

Abb. 22. Exstirpierter Uterus mit großem intramuralem Myom im Fundusbereich

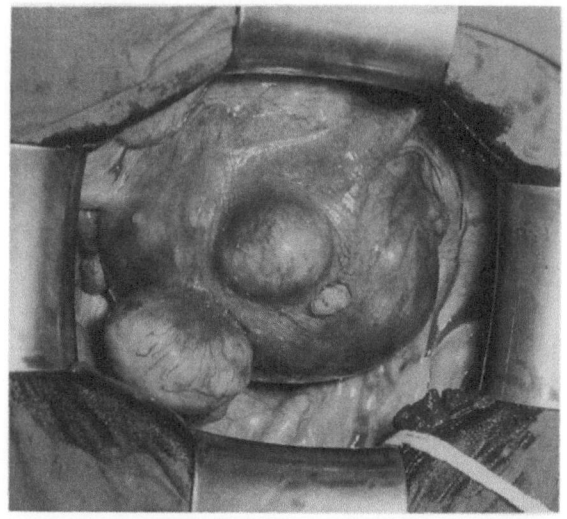

Abb. 23. Operationssitus: Uterus mit subserösen Myomen

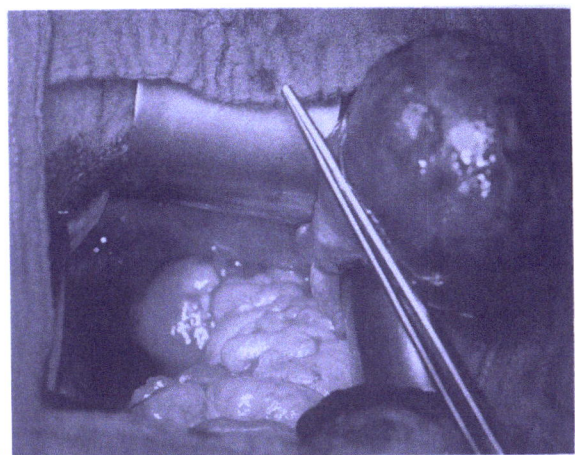

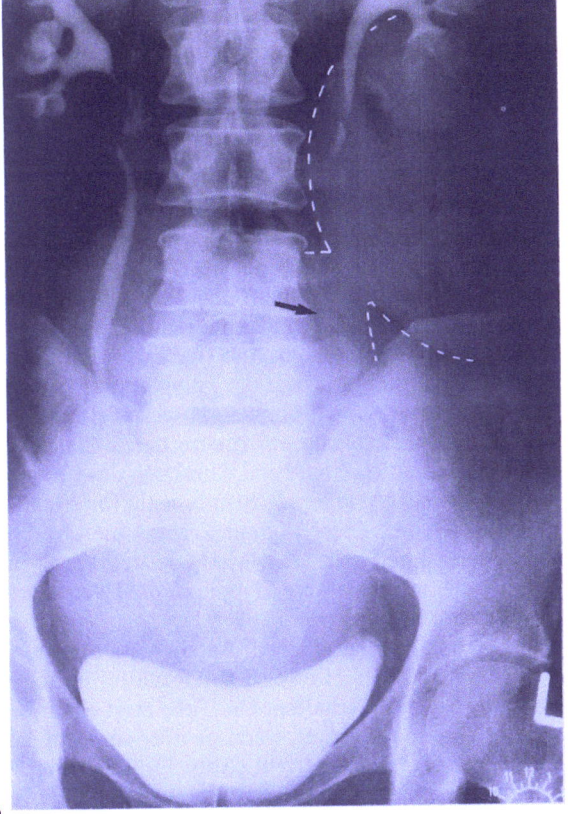

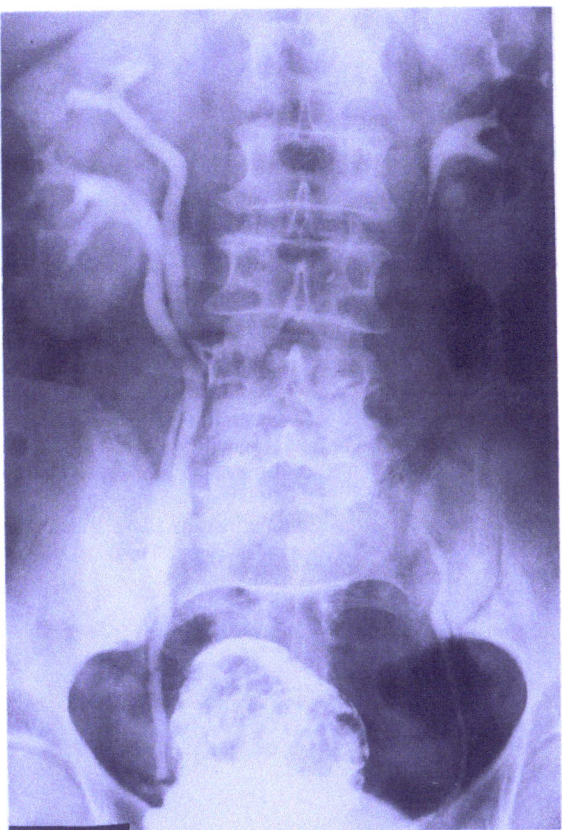

Abb. 25. Infusionsurogramm bei einer 66jährigen Patientin mit doppeltem NHS und Doppelureter rechts bis in Höhe von S_1. Großer grobscholliger Kalkschatten im kleinen Becken kranial der kontrastierten Blase. Verkalkter Uterus myomatosus. (Aufnahme: Dr. REINDL, Röntgenabteilung, Hauptkrankenhaus Deggendorf)

Abb. 24. a Stielgedrehtes subseröses Myom. Blick in das kleine Becken. Myom mit torquiertem Stiel aus dem Abdomen hervorluxiert. **b** Infusionsurogramm einer 49jährigen Patientin. Weichteildichte Tumorverschattung im Becken. Ein weiterer weichteildichter Tumor befindet sich in Projektion auf die linke Niere. Es besteht eine stielartige Verbindung zwischen beiden Tumoren. Klinische Symptomatik eines akuten Abdomen. Laparotomie: Großes stielgedrehtes subseröses Myom

Resistenzen tasten (Abb. 22). Der Uterus selbst kann dabei klein oder nicht mehr abgrenzbar sein, wenn die Hauptmasse das Myom ausmacht. Deutlich wird der Palpationsbefund, wenn große Myome bei intramuralem Sitz die Uterusaußenwand vorbuckeln oder wenn sie nur von Serosa überzogen sind und intraligamentar oder außen am Myometrium haften (subseröser Sitz). Zahlreiche Myome imponieren als mehrknolliger Tumor (Abb. 23). Der Formenvielfalt sind kaum Grenzen gesetzt.

Subseröse Myome können auch gestielt am Uterus sitzen. Bei größeren Tumoren kann es zu einer Stieldrehung kommen, die dann die klinische Symptomatik eines akuten Abdomens verursacht (Abb. 24a u. b). Bei schlanken Patientinnen mit weitgehend gasfreiem Darm können sich größere Myome als weichteildichte Tumorverschattungen auf der Abdomenübersicht oder im Urogramm darstellen. Jedoch können auch andere Raumforderungen so aussehen.

Myome neigen zu Verkalkungen, und sind meist als „grobscholliges Kalkmuster" auf einem präoperativen Urogramms zu erkennen (Abb. 25). Sonographisch lassen sich Myome ohne Belastung für die Patientinnen abbilden (Abb. 26). Auch ist die Unterscheidung zwischen soliden und zystischen Raumfor-

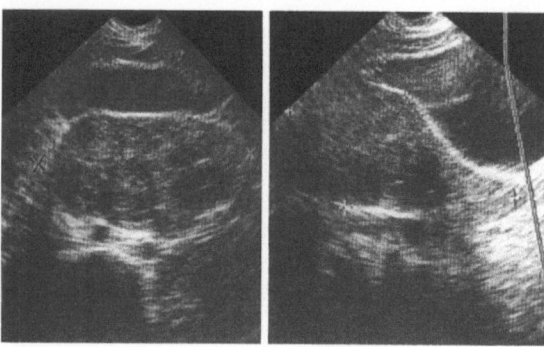

Abb. 26. Sonographie des kleinen Beckens einer 40jährigen Patientin mit einem Uterus myomatosus (histologisch gesichert). Der Uterus mit den intramuralen Myomen wurde im Quer- und Längsschnitt dokumentiert. Der linke Bildteil zeigt den Uterus im Querschnitt. Kranial ist die Blase angeschnitten. Die rechte Bildhälfte zeigt einen Parasagittalschnitt rechts; etwas nach kranial ist die Blase angeschnitten. (Die Abb. 26 verdanken wir Herrn Dr. G. JESCHKE, Frauenarzt, Nürnberg)

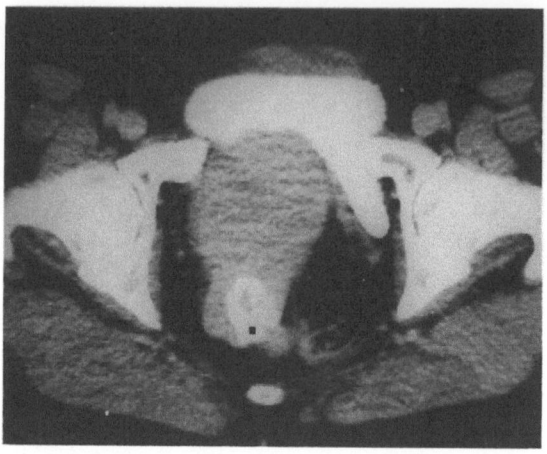

Abb. 28. Computertomographie einer 52jährigen Patientin mit einem Uterus myomatosus. Der Uterus ist plump und vergrößert. (Die Aufnahme stellte uns Herr Dr. LUKAS, Institut und Poliklinik für Strahlentherapie und Radiologische Onkologie Klinikum rechts der Isar der Technischen Universität München, freundlicherweise zur Verfügung)

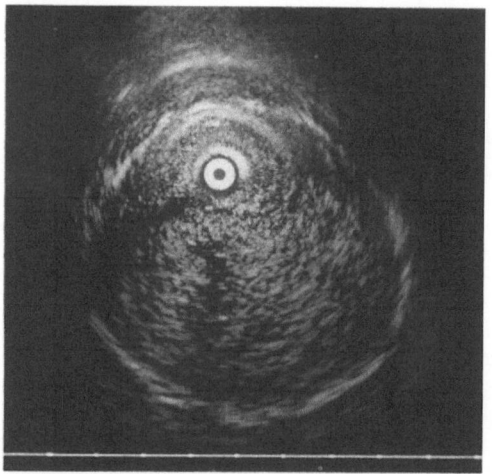

Abb. 27. Hysterosonographie einer 57jährigen Patientin mit einem Uterus myomatosus. Das Myom erscheint echoärmer als das gesunde Myometrium. Hier ist das Myom von einer kapselartigen echodichten Zone umgeben (Die Abb. 27 verdanken wir Herrn PD Dr. HÖTZINGER, Radiologie, Ruhruniversität Bochum, Marienhospital Herne)

derungen sehr gut möglich. Bei adipösen und nicht gut entgasten Patientinnen hat die Methode jedoch ihre Grenzen. Bei der Hysterosonographie wirkt sich Darmgas weniger störend aus (Abb. 27). Myome erscheinen im Vergleich zum Myometrium echoärmer und haben nicht selten eine echoreiche Kapsel. Wenn durch die klinische Untersuchung und die Sonographie keine sichere Differenzierung gegenüber anderen Tumoren im Becken möglich ist, können die CT oder die Kernspintomographie zusätzliche Informationen geben. Sie liefern überlagerungsfreie Schnitte (Abb. 28, 29a u. b). Es gelingt jedoch nicht immer, den Ausgangsort einer Raumforderung im Becken mit diesen Verfahren sicher anzugeben.

Myome, die im Cavum liegen, sind vom Endometrium überzogen (submuköser Sitz (Abb. 30). Die klinische Untersuchung ist meist unergiebig. Ein gestieltes Myom kann im Zervikalkanal sichtbar werden.

Intrakavitär gelegene Myome haben eine ähnliche klinische Symptomatik wie die Polypen des Cavums (s.o.). Wegen verstärkter und verlängerter Blutungen wird man zunächst fraktioniert curettieren. Dabei geben Unregelmäßigkeiten beim Austasten des Cavums mit der Curette erste Verdachtsmomente für ein submuköses Myom. Diese Myome können die Ursache kinderloser Ehen sein. Die Methode der Wahl zur Darstellung intracavitärer Myome ist die Hysterographie (Abb. 31).

Manchmal lassen sich bei zusätzlicher Darstellung der Tuben indirekt Hinweise auf Raumforderungen im kleinen Becken erhalten. Die Tube zeigt einen bogigen gespannten Verlauf, wenn sie über ein intraligamentäres Myom hinwegzieht (Abb. 32). Die Computertomographie und die Kernspintomographie können diese Tumoren direkt erfassen.

Die Hysteroskopie erlaubt eine direkte Inspektion des Cavum uteri und ermöglicht die direkte Diagnostik raumfordernder Prozesse im Cavum [74]. Sonographisch lassen sich submuköse Myome nur bei deformiertem Cavum nachweisen und dann, wenn hoch aufgebaute Schleimhaut ein stärker echogebendes Myom umgibt. Myome werden primär durch die bimanuelle klinische Untersuchung diagnostiziert. Bei schwer zu untersuchenden adipösen Frauen oder bei unklaren Tastbefunden ist der Einsatz bildgebender Verfahren indiziert. Zum Nachweis intrakavitärer Prozesse bieten sich die Hysterographie und -skopie an.

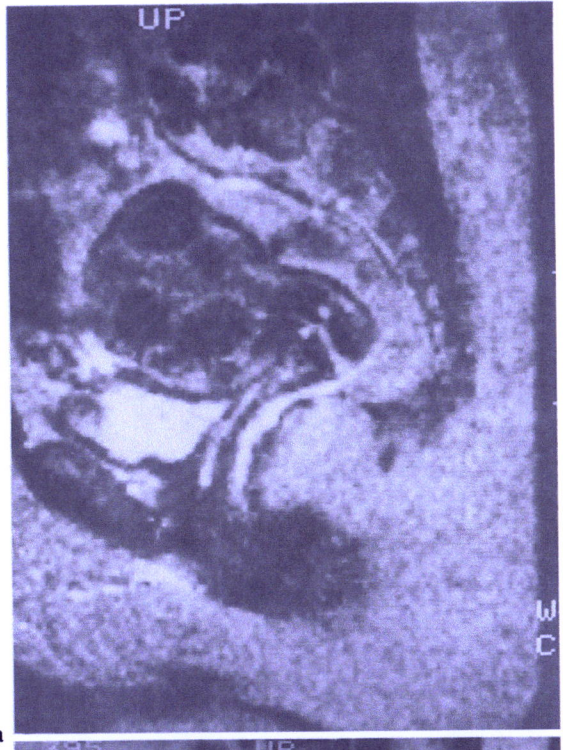

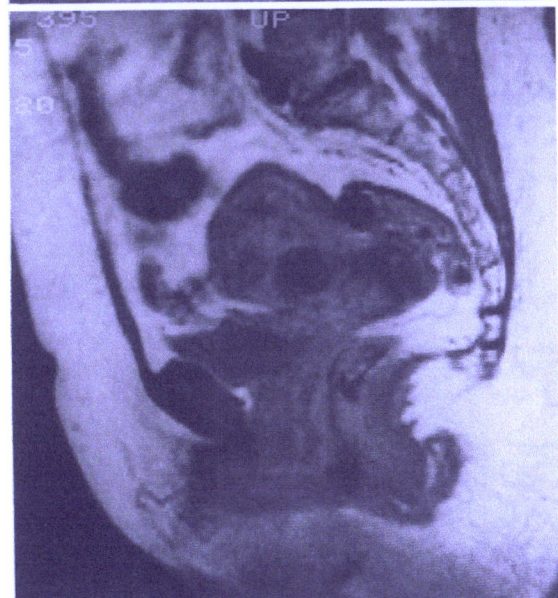

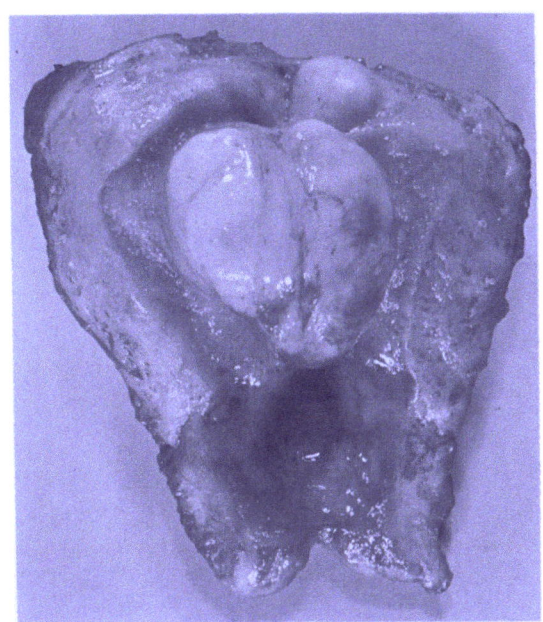

Abb. 30. Aufgeschnittener Uterus mit submukösem Myom und kleinem intramuralem Myom im Fundus

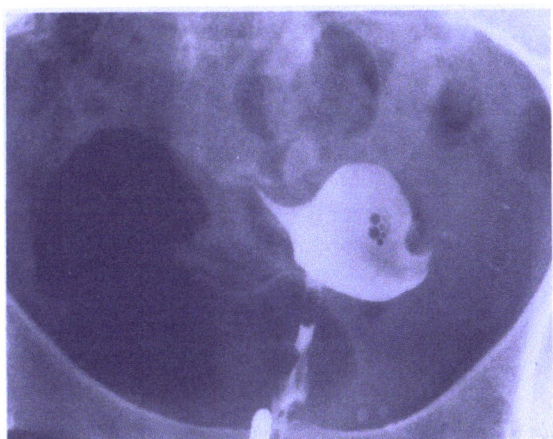

Abb. 31. Submuköses Myom im Hysterosalpingogramm. Mehrere kleine Luftblasen im Cavum

Abb. 29a, b. Kernspintomographien des Beckens im Sagittalschnitt bei einem mehrknolligen Uterus myomatosus. Darstellung mit unterschiedlichen Relaxationszeiten

Die häufigste bösartige Geschwulst des Corpus uteri ist das Endometriumkarzinom. Daran erkranken meist ältere Frauen. Die primäre Symptomatik sind pathologische Blutung bzw. Metrorrhagien im Klimakterium und postmenopausal (s. Kap. 2.7.1) [53, 81, 111]. Daher muß jede unregelmäßige Blutung in der Prämenopause und im Senium durch eine *fraktionierte* Curettage geklärt werden.

Bei erneuter Blutung wird wieder abradiert. Das Zervix- und Korpusmaterial muß getrennt fixiert und histologisch aufgearbeitet werden. Nur auf diese Weise läßt sich der Sitz des Karzinoms feststellen und daraus die richtigen therapeutischen Konsequenzen ableiten. Nicht selten sind Patientinnen mit einem Endometriumkarzinom schlecht zu untersuchen, insbesondere wenn sie adipös sind. Um die Frauen nicht durch eine forcierte Untersuchung zu belasten, kann man das bei der diagnostischen Curettage in Allgemeinnarkose nachholen.

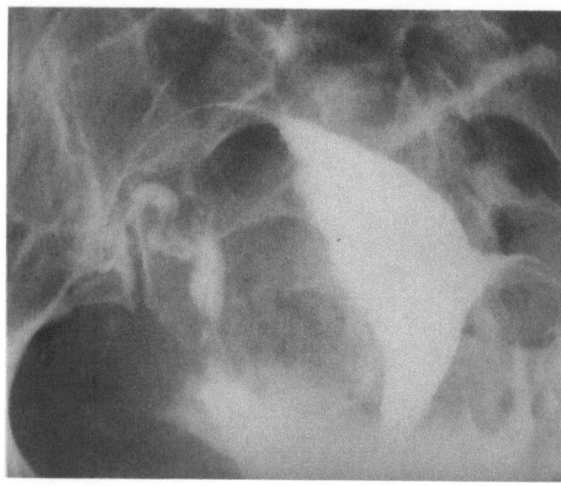

Abb. 32. Hysterosalpingographie einer 42jährigen Patientin. Klinischer Tastbefund: Tumor im kleinen Becken. Intraligamentär entwickeltes Myom. Die rechte Tube zeigt einen gespannten Verlauf über dem Tumor. Das Cavum ist etwas verlagert und gedreht

Den Kliniker interessieren beim Korpuskarzinom folgende Fragen:

- Ist das Karzinom auf das Korpus begrenzt, oder hat es auf die Zervix übergegriffen?
- Wie tief hat das Karzinom die Uteruswand infiltriert?
- Hat das Karzinom Nachbarorgane erfaßt?
- Sind Lymphknoten an der Beckenwand tastbar?
- Bestehen Fernmetastasen?

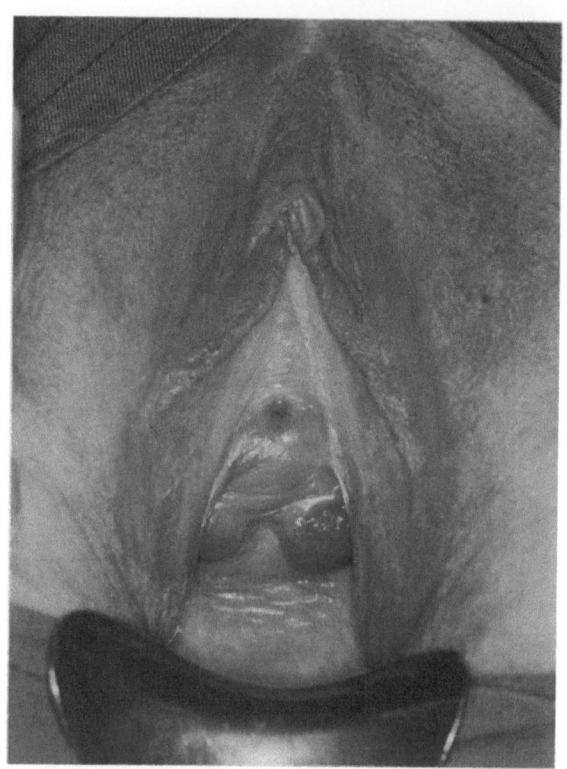

Abb. 34. Scheidenmetastasen im Introitusbereich bei 11.00 und 13.00. Patientin mit einem Korpuskarzinom als Primärtumor

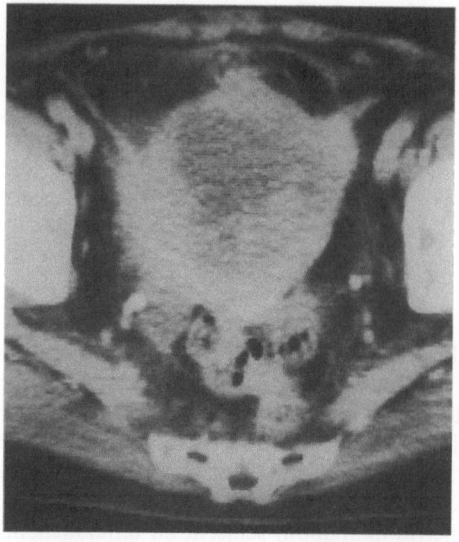

Abb. 33. Computertomographie. Schnitt durch das Corpus uteri einer 66jährigen Patientin mit einem histologisch gesicherten Endometriumkarzinom. Zentrale karzinombedingte Dichteminderung

Die klinische Untersuchung allein ist beim Vorliegen eines Endometriumkarzinoms nicht sehr aufschlußreich [6, 49, 107]. Nicht selten ist der Tastbefund unauffällig. Bei fortgeschrittenen Erkrankungen kann der Uterus infolge Sekretstaus vergrößert und als Zeichen tumoröser Durchsetzung aufgelockert sein (Abb. 33). Ein Konglomerattumor kann ein Hinweis auf Einbeziehung und Befall von Nachbarorganen sein. Eventuell vorhandene Scheidenmetastasen [9, 112] lassen sich durch die Austastung der Vagina sowie bei der Spekulumeinstellung erkennen (Abb. 34).

Die erste wichtige klinische Frage nach der Tumorausdehnung auf der Zervix kann nur durch die fraktionierte Curettage sicher beantwortet werden. Ein in die Zervix hinuntergewachsenes Endometriumkarzinom muß wie ein Zervixkrebs behandelt werden. Anhand des Abradates kann meist schon das Grading vorgenommen werden. Diese morphologische Einstufung hat neben anderen Parametern prognostische Bedeutung [6, 26, 81, 106] (s. Kap. 2.7.1).

Über die Infiltrationstiefe eines Korpuskarzinoms in das Myometrium läßt sich aufgrund der klinischen Untersuchung nichts aussagen. Die intrakavitäre Sonographie kann Hinweise geben. Sie kann bei einer diagnostischen Curettage durchgeführt werden (s. Kap. 1.2.2) (Abb. 35a). Wenn der Tumor im Cavum exophytisch wächst, stellt er sich in der Hysterosono-

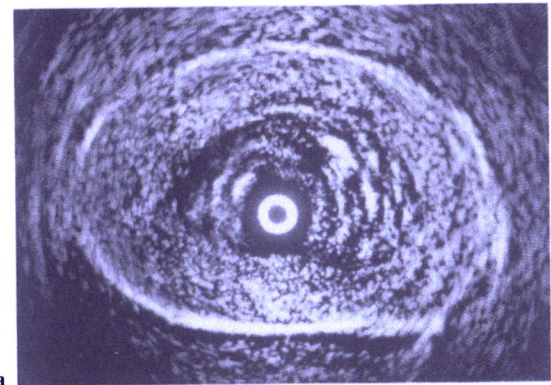

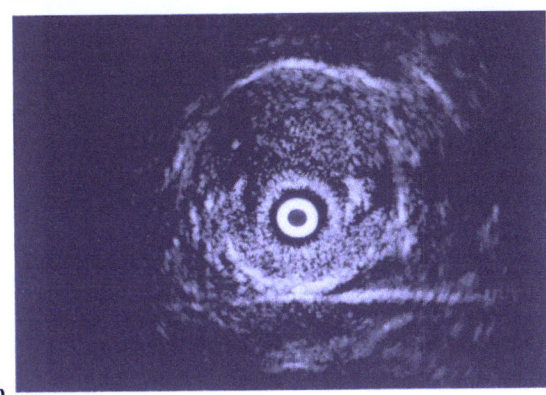

Abb. 35. a Hysterosonographie. Exophytisch wachsendes Endometriumkarzinom. Wechselnd echodichte Strukturen im Cavum uteri. **b** Hysterosonographie eines infiltrierend wachsenden Zervixkarzinoms. Der Krebs hat die Zervix im Übergangsbereich zum Korpus an der Vorderwand infiltriert. Die Begrenzung zum gesunden Myometrium hin ist unscharf. (Die Abb. 35a, b verdanken wir Herrn PD Dr. HÖTZINGER, Radiologie, Ruhruniversität Bochum, Marienhospital Herne)

graphie als wechselnd echodichte Struktur im sonst echoleeren Cavum dar. Infiltrierend wachsende Karzinome zeigen sich echoärmer als gesundes Myometrium. Die Abgrenzung ist unscharf (Abb. 35b). Befürworter dieser Methode lassen die Information präoperativ in ihre Operationsplanung mit einfließen. Auch die Computertomographie wurde für die Erfassung der Invasionstiefe eingesetzt [45, 47]. Mit der Kernspintomographie lassen sich Endo- und Myometrium trennen und die regionale Umgebung darstellen.

Die Abbildungen 36a–d zeigen ein Endometriumkarzinom, das mit verschiedenen Methoden dargestellt wurde, um präoperativ etwas über die Invasionstiefe zu erfahren.

Viele Kliniken verzichten auf bildgebende Verfahren bei der Beurteilung der Invasionstiefe. Patientinnen mit einem Korpuskarzinom werden heute meist operiert. Am entfernten Uterus kann dann der Pathologe intraoperativ im Gefrierschnitt die Invasionstiefe angeben. Wenn die Möglichkeit nicht gegeben ist, wird der frisch exstirpierte Uterus an seiner Seitenkante aufgeschnitten und aufgeklappt. Es kann mit bloßem Auge die ungefähre Infiltrationstiefe des Karzinoms in Beziehung zur Wanddicke des Uterus abgeschätzt werden (Abb. 37 a u. b). Hat der Tumor mehr als die Hälfte des Myometriums infiltriert, wird die pelvine Lymphonodektomie gleich angeschlossen. Die Invasionstiefe und das Grading steht in engem Zusammenhang mit der Häufigkeit der Metastasierung in die Lymphknoten [8, 26, 91, 93].

Für dieses intraoperative Vorgehen spricht einiges: Die Patientin wird nicht zusätzlich belastet. Es bedarf keiner Organisation prätherapeutischer Untersuchungstermine in anderen Abteilungen. Es spart Zeit, ist mindestens genauso aussagefähig wie bildgebende Untersuchungsmethoden und kostet nichts. Man erhält sofort die Information und kann das weitere operative Vorgehen ohne Verzögerung festlegen.

Die Hysterographie wird bei Patientinnen mit einem Endometriumkarzinom empfohlen [1, 40, 113, 121]. Unregelmäßige Wandkonturen oder Füllungsdefekte werden Auskunft über Ausdehnung und Sitz des Krebses geben können (Abb. 38). Die Infiltrationstiefe des Tumors jedoch kann damit nicht erkannt werden. Die Bedeutung der Hysterographie für die Diagnostik des Endometriumkarzinoms ist gering.

Bei der Kontakttherapie mit der Radium-Pack-Methode wird das Uteruscavum mit sog. Radiumeiern gefüllt [50, 96], so, daß sich die Strahlenträger allseits der Uteruswand anlegen. Bei der Packmethode in Afterloadingtechnik ist es ähnlich. Als Nachteil der Hysterographie können Tumorzellen und evtl. infiziertes Material aus dem Cavum in das Abdomen verschleppt werden [56].

Auch die Hysteroskopie, bei der mit einem endoskopartigen Gerät das Cavum uteri ausgeleuchtet und inspiziert werden kann, gibt Auskunft über Sitz und Ausdehnung eines Endometriumkarzinoms. Eine Gewebsentnahme aus verdächtigen Areal ist möglich [74]. Die Infiltrationstiefe eines Tumor läßt sich nicht beurteilen.

Ein Übergriff des Endometriumkarzinoms auf Nachbarorgane läßt sich klinisch nur bei ausgedehnter Erkrankung vermuten. Ein Befall von Blase und Rektum lassen sich durch endoskopische Verfahren überprüfen, wenn die Schleimhaut der Organe befallen ist. Die Computertomographie (CT) und die Kernspintomographie (MR) erfassen dezente Wandinfiltrationen nicht ausreichend sicher.

Fortgeschrittene Erkrankungen tastet man als Tumorkonglomerat. Es ist manchmal nicht näher zu differenzieren. Pathognomonisch für ein Malignom ist ein solcher Tastbefund nicht. Abszesse, Endometriosen und entzündliche Darmerkrankungen können einen ähnlichen Tastbefund ergeben. Nur eine Staging-Laparotomie kann die Situation endgültig klären. Sie ist das Verfahren der Wahl, wenn es darum geht, bei

Abb. 36. a Sonographie eines Uterus mit einem Endometriumkarzinom. Das Cavum zeigt sich als breiteres echoreiches Band. Links davon liegt die gefüllte Harnblase. **b₁** Hysterosonographie desselben Falles. Im Cavum ist exophytisches und infiltratives Wachstum des Karzinoms zu erkennen. **b₂** Die schematische Zeichnung dient zur Erläuterung. **c** Die Computertomographie zeigt im Cavum ein Areal verminderter Dichte. **d** Die Kernspintomographie bildet das Karzinom intrakavitär als helleres Areal ab. Sagittalschnitt. Während die ventrale Uteruswand glatt erscheint, ist die dorsale unscharf begrenzt (Die Abb. 36a–d wurden von PD Dr. HÖTZINGER, Radiologie, Ruhruniversität Bochum, Marienhospital Herne, zur Verfügung gestellt)

Abb. 37. a Abdominal extirpierter Uterus einer 61jährigen Patientin mit einem Endometriumkarzinom. Der Uterus wurde intraoperativ aufgeschnitten. Eine Gewebslamelle, auf der das Karzinom wächst, steht kammartig hoch. Diese Abbildung zeigt den Blick von oben auf diesen Gewebskamm. **b** Der Gewebskamm des Uterus der Abb. 37a wurde dann von der Seite fotografiert, um die Invasionstiefe des Endometriumkarzinoms in das Myometrium beurteilen zu können. Es besteht hier nur eine geringe Invasionstiefe

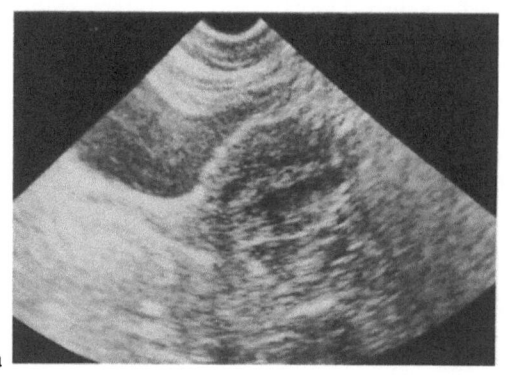
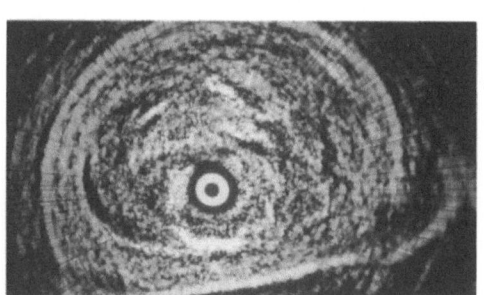
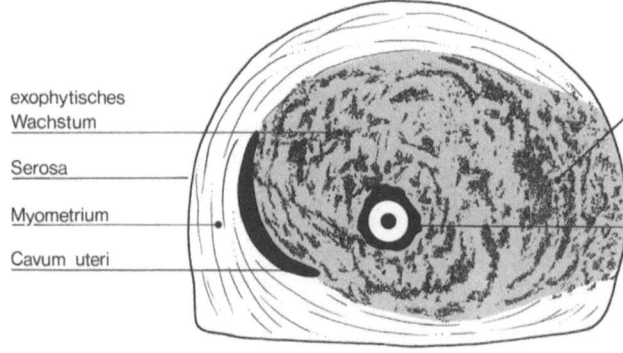
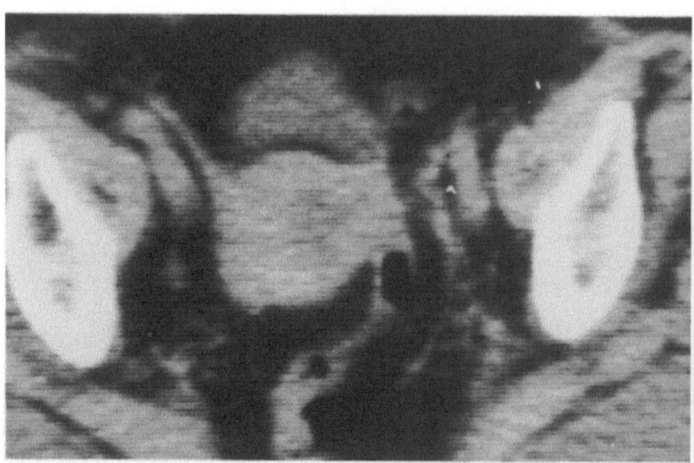
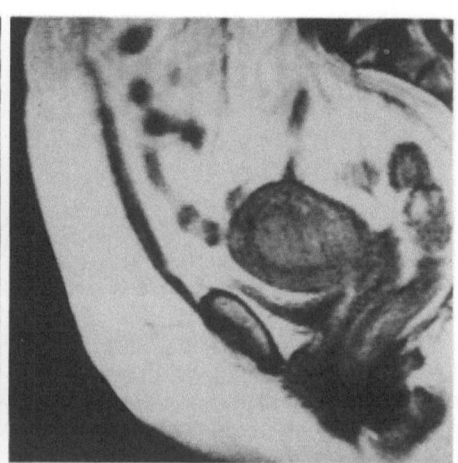

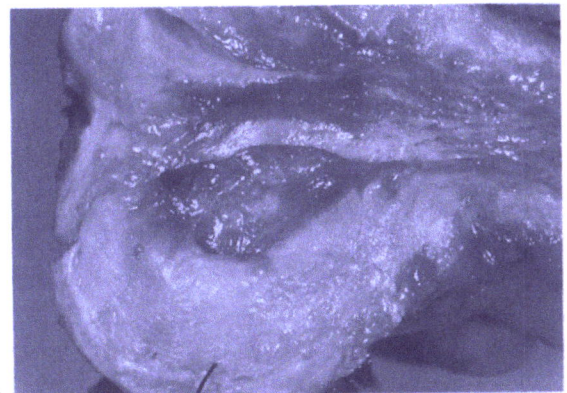
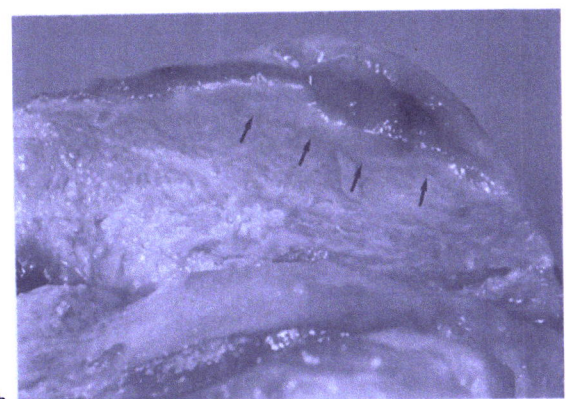
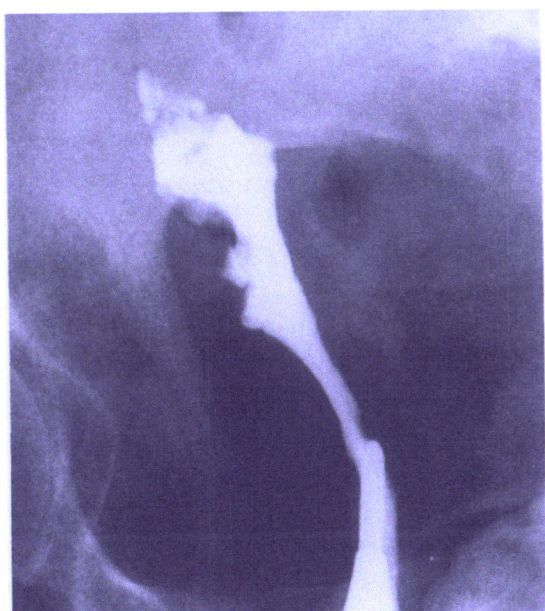

Abb. 38. Hysterographie. 62jährige Patientin mit einem histologisch gesicherten Korpuskarzinom

unklaren Prozessen den besten therapeutischen Weg festzulegen [3].

Bildgebende Verfahren können als nichtinvasive Methoden Auskunft über die Tumorausdehnung, besonders in Abschnitten des Beckens und des Abdomens geben, die der klinischen Untersuchung nicht mehr gut zugänglich sind. Der prätherapeutische Eindruck wird dadurch ergänzt und die Diagnostik verbessert. Die Computertomographie und die Kernspintomographie haben von allen Untersuchungsmethoden dabei die höchste Aussagekraft. Für die Darstellung des Lymphabflusses und evtl. vergrößerter Lymphknoten können die Lymphographie, die Computertomographie und die Kernspintomographie herangezogen werden. Prinzipiell gelten für den Einsatz dieser Methoden die gleichen Überlegungen wie beim Zervixkarzinom (s.o.).

Ganz allgemein haben die bildgebenden Methoden in der Radiotherapie vor allem wegen der Möglichkeit einer individuellen Bestrahlungsplanung eine größere Bedeutung als bei der operativen Behandlung.

Fernmetastasen, die meist in der Lunge, der Leber und auf der Peritonealoberfläche auftreten, müssen mit verschiedenen Screening-Untersuchungen erfaßt werden. Für die Leber bietet sich die Sonographie, die Szintigraphie, die Computertomographie und die Kernspintomographie an. Nur bei unklaren Befunden sollte die Diagnostik durch ein zweites Verfahren gesichert werden.

Die Lunge wird durch Thoraxaufnahmen in 2 Ebenen untersucht. Bei Auffälligkeiten kann diese Untersuchung noch durch eine gezielte Durchleuchtung und eine Tomographie ergänzt werden. Die Überprüfung mit der Computertomographie oder der Kernspintomographie ist nur dann nötig, wenn die bisherigen Methoden keine Klärung bringen konnten [41, 73].

In dem nachfolgenden Flußdiagramm wird ein mögliches Behandlungsschema des Endometriumkarzinoms gezeigt. Die diagnostischen Untersuchungen beim Endometriumkarzinom sind schematisch in den einzelnen Diagrammschritten angegeben. Die in Klammern gesetzten diagnostischen Maßnahmen sind fakultativ. In besonderen Situationen muß individuell vorgegangen werden (Diagramm 2, s. S. 188).

2.7.3.5 Tumoren der Adnexe

2.7.3.5.1 Tuben

Gutartige Tumoren der Tuben wie Adenome, Papillome, Fibrome, Lipome, Leiomyome, Chondrome, Hämangiome sowie gutartige Teratome sind sehr selten und klein. Meist werden sie als Zufallsbefunde bei einer Laparotomie oder bei der Autopsie gefunden [85].

Klinisch sind sie im frühen Stadium kaum zu erfassen. Mit der Sonographie, der Computertomographie und der Kernspintomographie wird man sie nicht diagnostizieren oder eine eindeutige Organzuge-

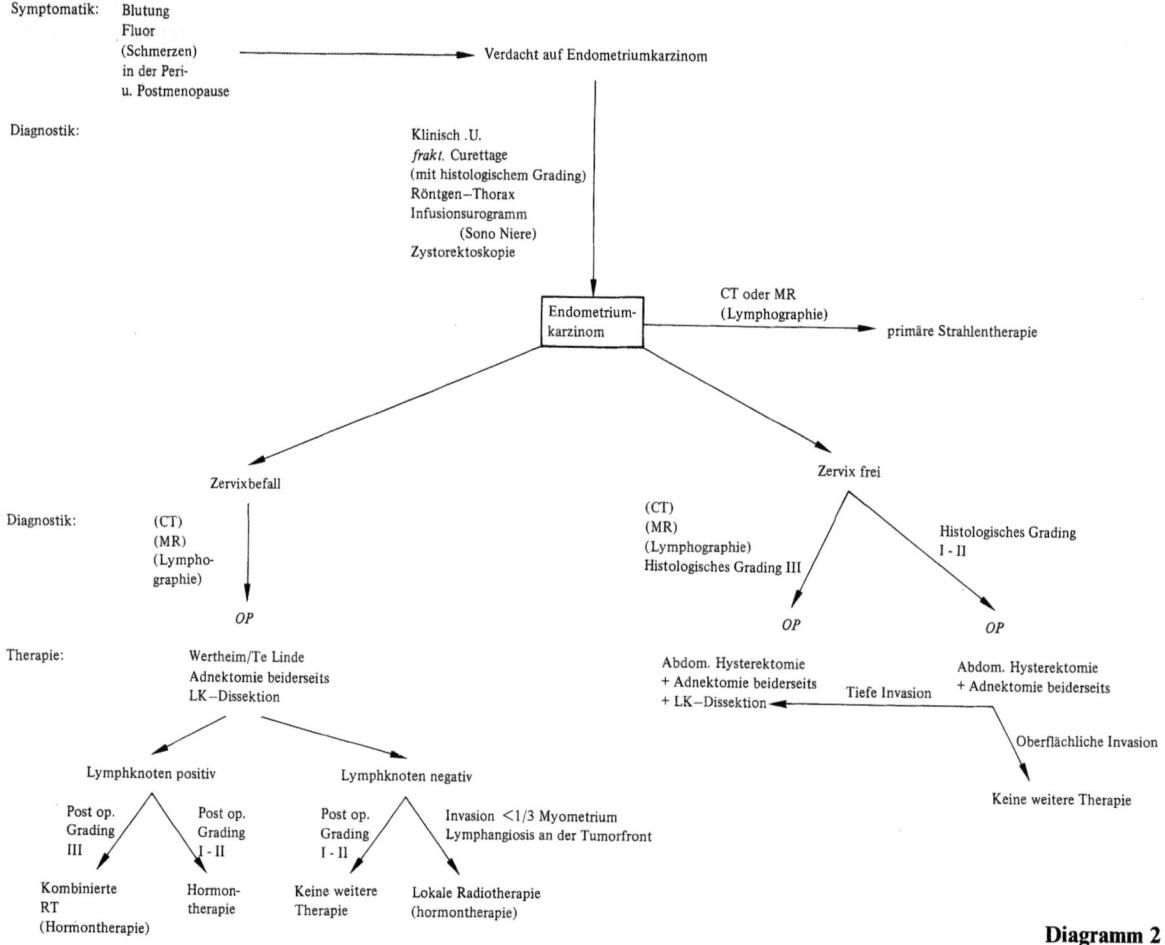

Diagramm 2

hörigkeit angeben können. Aufgrund des seltenen Vorkommens mangelt es auch an Erfahrungen. Pseudotumoren der Tuben, wie z.B. die Hydrosalpinx, können in Abhängigkeit von der Größe und Konsistenz leichter diagnostiziert werden. Klinisch läßt sich eine Saktosalpinx aber auch nur erfassen, wenn die Tube vergrößert und prall elastisch ist. Der Tastbefund bezieht sich meist auf den Adnexbereich. Eine Organdifferenzierung ist selten sicher möglich.

Die Sonographie, die Computertomographie und die Kernspintomographie lassen eine Organzugehörigkeit meist nur vermuten, wobei die Kernspintomographie aufgrund ihrer vielen Variationsmöglichkeiten der Schnittführung gegenüber den anderen Untersuchungsverfahren Vorteile hat.

Ovarialzysten und Hydrosalpingen stellen sich als glattbegrenzte, meist mit einer dünnen Kapsel versehene und mit Flüssigkeit (Dichtemessung) gefüllte rundliche oder oväläre Raumforderungen dar (Abb. 39a–c). Die Differenzierung Zyste oder solider Tumor gelingt meist mit den bildgebenden Verfahren. Eine sichere Dignitätsbeurteilung der Tumoren durch die Bildgebung allein ist nicht möglich [19, 20, 21]. Jeder Adnextumor muß geklärt werden!

Nicht selten werden Hydrosalpingen im Rahmen der Sterilitätsdiagnostik gefunden (vgl. Kap. 2.9). Wenn eine Tube nicht prall mit Flüssigkeit gefüllt ist, kann sie sich der Tastuntersuchung entziehen. Im Hysterosalpingogramm stellen sie sich als sackförmig aufgetriebene oder posthornförmig gewundene glattwandige Kontrastmitteldepots dar (Abb. 40a u. b) (vgl. Kap. 1.3 und 2.9).

Das primäre Tubenkarzinom hat NÜRNBERGER ausführlich beschrieben [85]. Es wird als seltene Er-

Abb. 39. a Sonographie (Sagittalschnitt durch das kleine Becken) bei einer 24jährigen Patientin mit einer Ovarialzyste. Die oväläre echofreie glattwandige Raumforderung liegt im Douglas. Zwischen der Zyste und der Blase in der Abb. oben rechts ist der Uterus in seiner Längsachse abgebildet. **b** CT-Schnitt durch das kleine Becken bei einer 56jährigen Patientin mit einer glattwandigen zystischen Raumforderung im linken Adnexbereich. Beide Ureteren kontrastiert. **c** Koronarschnitt einer Kernspintomographie durch das Becken einer 31jährigen Patientin mit einer linksseitigen Hydrosalpinx. TR 0,3, TE 12 (Die Abb. 39a hat uns freundlicherweise Herr Dr. G. JESCHKE, Frauenarzt, Nürnberg, zur Verfügung gestellt)

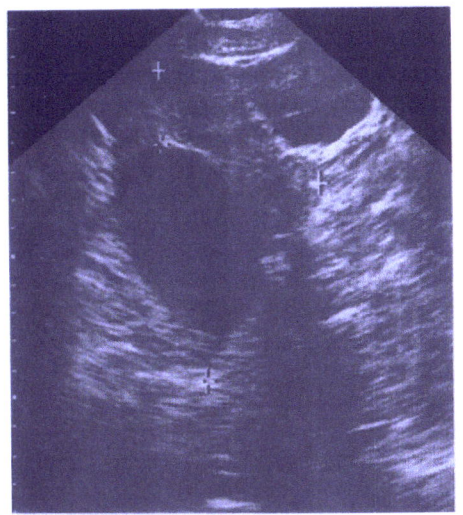

krankung eingestuft [28, 29, 55, 89]. Meist werden die Eileiter von Korpus- und Ovarialkarzinomen sekundär befallen. Die Erkennung ist schwierig. Blutungen, Schmerzen und Fluor sind seine uncharakteristischen Symptome. Sie kommen auch bei anderen Erkrankungen vor. Die Diagnose Tubenkarzinom wird meist erst dann gestellt, wenn aufgrund eines Tastbefundes im Adnexbereich laparotomiert wird oder es wird erst bei der feingeweblichen Aufarbeitung des Operationspräparates zufällig entdeckt.

Der klinische Tastbefund ist beim Tubenkarzinom nicht immer mit seiner Ausdehnung gleichzusetzen. Eine Volumenzunahme des befallenen Eileiters ist möglich, wenn sich Flüssigkeit oder Blut dort ansammelt oder papilläres Gewebe die Tube auftreibt. Verwachsungen mit Nachbarorganen können ein fortgeschritteneres Erkrankungsstadium vortäuschen. Bildgebende Verfahren haben bei der Diagnostik des Tubenkarzinoms einen untergeordneten Stellenwert, da sie das Prozedere nicht beeinflussen. Bei einem Tastbefund führt kein Weg an einer Laparotomie vorbei!

Auf die Problematik der Darstellung vergrößerter Lymphknoten mit bildgebenden Verfahren wurde in

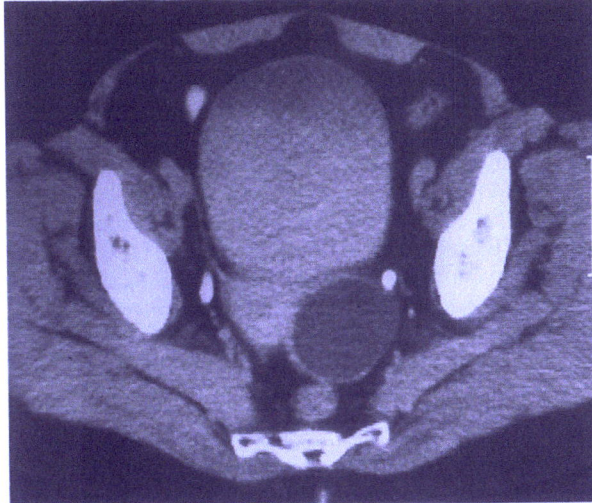

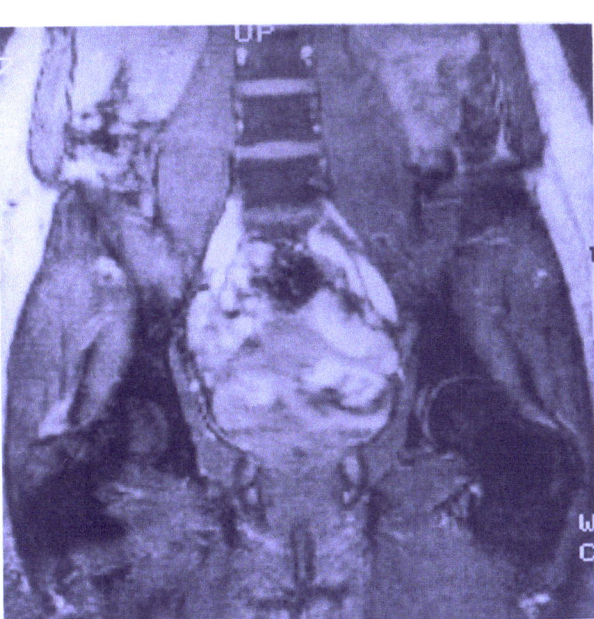

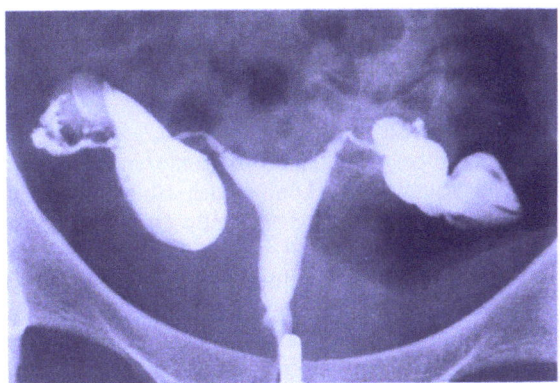

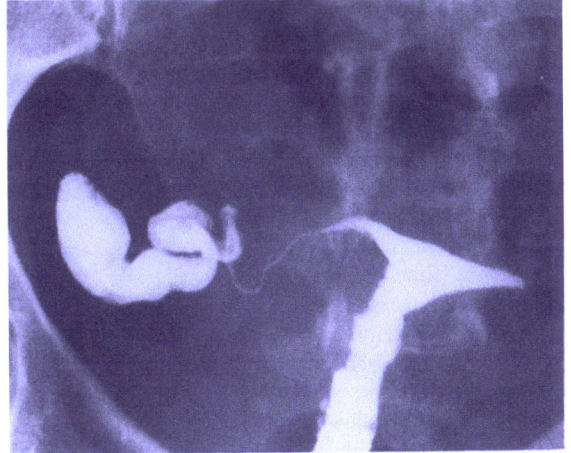

Abb. 40. a Hysterosalpingographie bei einer 31jährigen Patientin. Primäre Sterilität. Saktosalpinx beiderseits. **b** 33jährige Patientin. Primäre Sterilität. Saktosalpinx rechts, intramuraler Tubenverschluß links, Cavum normal geformt

diesem Kapitel bereits beim Zervix- und beim Korpuskarzinom eingegangen. Das eventuelle Vorhandensein von Fernmetastasen kann jedoch den einzuschlagenden Behandlungsweg mitbestimmen. Insofern kommt den Screeningmethoden wie Thoraxübersicht, Infusionsurogramm und der Sonographie und Szintigraphie eigentlich ein mindestens so hoher Stellenwert zu wie den Verfahren, die Auskunft über die regionäre Ausbreitung geben.

Bei Tubenkarzinomen jedoch, die häufig wie oben erwähnt, erst intraoperativ oder bei der histologischen Untersuchung erkannt werden, können prätherapeutisch durch Sonographie, Computertomographie oder Kernspintomographie festgestellte vergrößerte Lymphknoten erste Hinweiszeichen auf das Vorliegen einer möglichen malignen Erkrankung geben, oder zumindest daran denken lassen.

2.7.3.5.2 Ovar

Ovarialtumoren bieten morphologisch ein buntes Bild (s. Kap. 2.7.1.6.1). Prinzipiell ist zwischen Zysten und echten Tumoren zu unterscheiden. Zysten entstehen durch Absonderungen in vorgegebenen Hohlräumen. Ihr Wachstum ist durch einen erhöhten Innendruck bedingt. Echte Ovarialtumoren entstehen und vergrößern sich durch Zellvermehrung. Manche sezernieren sekundär Flüssigkeit, so daß solide und zystische Anteile vorkommen [94].

Es kann bei größeren Ovarialtumoren zu Stieldrehungen kommen, sie können sich einklemmen und rupturieren. Jeder dritte bis fünfte Ovarialtumor ist oder wird bösartig [18, 90, 94], deshalb ist es unerläßlich, jeden Tumor im Adnexbereich diagnostisch zu klären und zu behandeln. Eine sichere Beurteilung der Dignität ist erst unter dem Mikroskop möglich. Gerade bei Ovarialtumoren gibt es eine breite Palette mit unterschiedlich bösartigem Charakter. Die Skala spannt sich von den gutartigen epithelialen Tumoren über die sog. Borderline-Tumoren, die zwar karzinomatöse Zellproliferationen haben, aber nicht invasiv wachsen, bis hin zu den entdifferenzierten anaplastischen Karzinomen [10, 90, 123].

Klinisch kann man zwischen Tumoren mit glatter und höckeriger Oberfläche unterscheiden. Meist läßt sich auch die ungefähre Größe abschätzen und über die Konsistenz und Beweglichkeit des Prozesses etwas aussagen. Eine sichere Zuordnung zum Organ ist durch die klinische Untersuchung letztlich nicht möglich. Die Beurteilung wird erschwert, wenn Verklebungen mit Nachbarorganen bestehen. Bei schlecht zu untersuchenden adipösen Frauen mit einer Abwehrspannung ist eine Untersuchung in Narkose vorteilhaft; aber auch dann bleiben Fragen unbeantwortet. Manchmal lassen Adnextumoren aufgrund von klinisch-anamnestischen Angaben und Befunden oder durch prätherapeutische Röntgenaufnahmen eine Verdachtsdiagnose zu:

Bei Patientinnen mit einem Adnextumor und prämenstruellen Beschwerden, evtl. knotig-schmerzhaften Sakrouterinbändern, kleinknotigen Veränderungen im Douglas und evtl. blauschimmernden Knötchen in der Scheide muß man an eine Endometriose denken.

Zystadenome können extrem groß werden (Abb. 41). Die Größe läßt jedoch keinen Rückschluß auf die Dignität zu. Zahnähnliche oder auch kalkdichte Strukturen im kleinen Becken auf einer Abdomenübersichtsaufnahme oder einem Infusionsurogramm sprechen bei einem glattbegrenzten Tastbefund für ein Dermoid (Abb. 42a u. b). Die Computertomographie und die Kernspintomographie stellen Dermoide als Raumforderungen mit inhomogenen Inhalt dar (Abb. 43a u. b). Hat ein Dermoid aber keinen röntgendichten Inhalt, sondern z.B. Haare oder Talg, so kann man nichts aussagen (Abb. 44).

Funktionelle Ovarialzysten (Follikel- und Corpus luteum-Zysten) machen keine typischen Symptome. Sie treten ein- oder doppelseitig bei Frauen in der generativen Phase auf und erreichen maximal Größen von 5–6 cm. Sie verschwinden wieder spontan. Die Menstruationsdaten der Patientin sind wichtig. Eine Kontrolluntersuchung 4 Wochen später ist nötig.

Hormoninduzierte Zysten treten meist doppelseitig auf. Sie können durch hormonproduzierende Tumoren (Blasenmole, Chorionepitheliom) (s. Kap. 4.8 und 4.9) stimuliert sein. Es können aber auch polyzystische Ovarien durch Überstimulierung bei einer

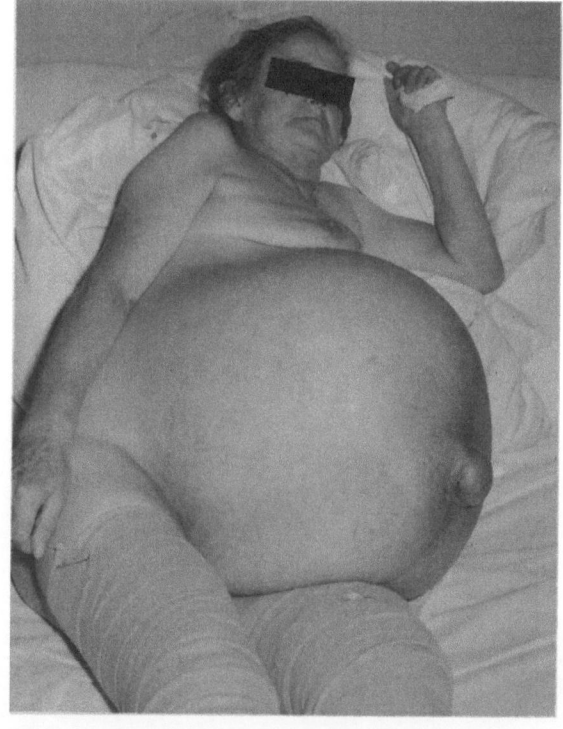

Abb. 41. 61jährige Patientin mit großem Ovarialkystom

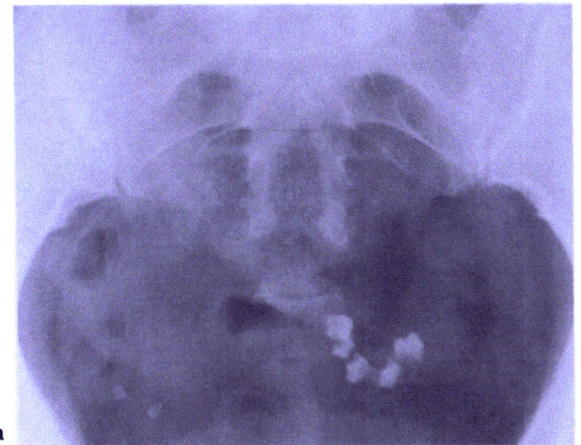

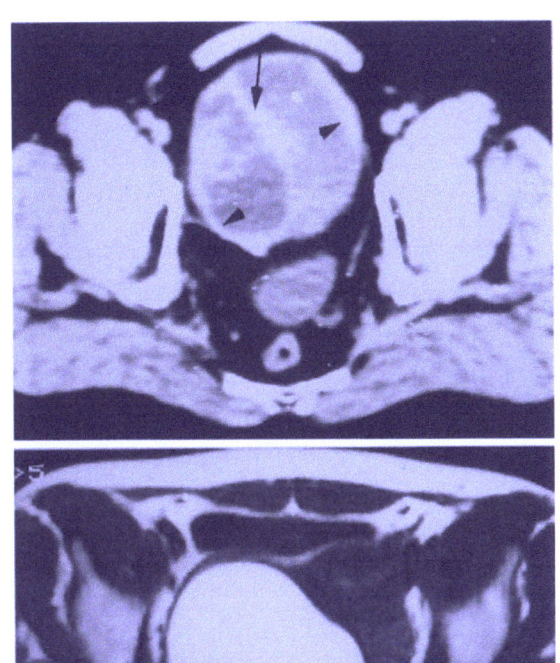

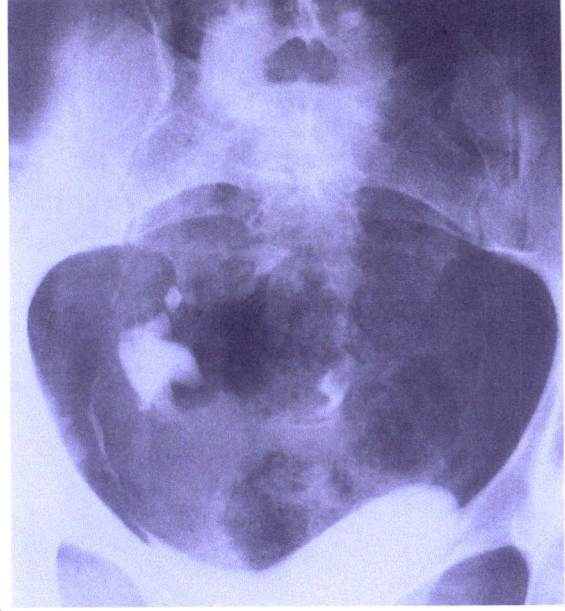

Abb. 42. a Abdomenübersicht bei einer 29jährigen Patientin mit einem Adnextumor links. Zahnähnliche Strukturen in Projektion auf das kleine Becken. Histologie: Dermoid. **b** Infusionsurogramm einer 31jährigen Patientin. Klinik: Adnextumoren beiderseits. Kalkdichte Verschattungen beiderseits kranial der Blase. Histologie: Dermoid beiderseits

Abb. 43. a Computertomographie (CT) einer Patientin mit einem Dermoid. **b** Dermoid im Kernspintomogramm (Die Abb. 43a stellte uns Herr Dr. LUKAS, Institut und Poliklinik für Strahlentherapie und Radiologische Onkologie Klinikum rechts der Isar der Technischen Universität München, freundlicherweise zur Verfügung)

medikamentös ausgelösten Ovulation auftreten (Abb. 45a u. b). Andere hormonproduzierende Tumoren können Östrogene oder Androgene bilden (s. Kap. 2.7.1.6.1.3). Ihre Hormonaktivität kann am Erfolgsorgan abgelesen werden: Blutungen aus der Gebärmutter, glanduläre Hyperplasie im Abradat, Östrogeneffekt am Vaginalepithel einer Greisin.

Virilisierende Erscheinungen treten bei androgenproduzierenden Tumoren auf. Diese Prozesse können sehr klein sein und sind meist nicht palpabel. Aber auch tastbare Tumoren dieser Gruppe haben keinen spezifischen Palpationsbefund. Sicherer können größere Ovarialkarzinome klinisch eingeschätzt werden.

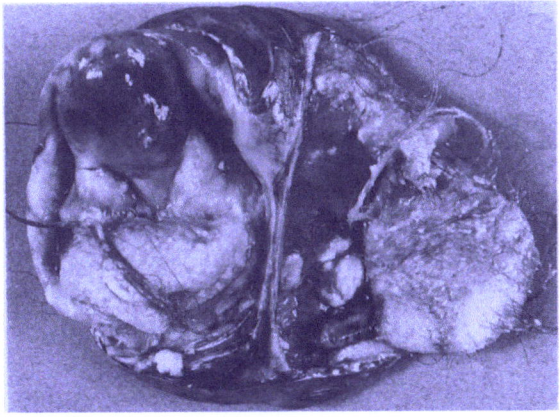

Abb. 44. Aufgeschnittenes Dermoid. Zystische Areale, Septen, Talg und Haare deutlich zu erkennen. Der Tumor enthält keine Strukturen, die sich röntgenologisch markieren

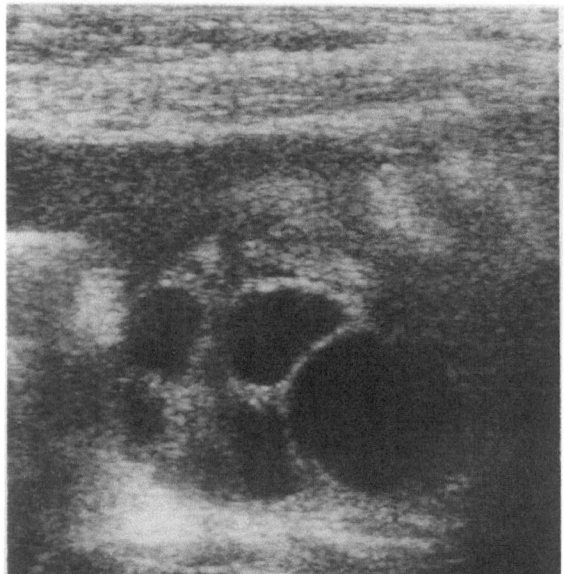

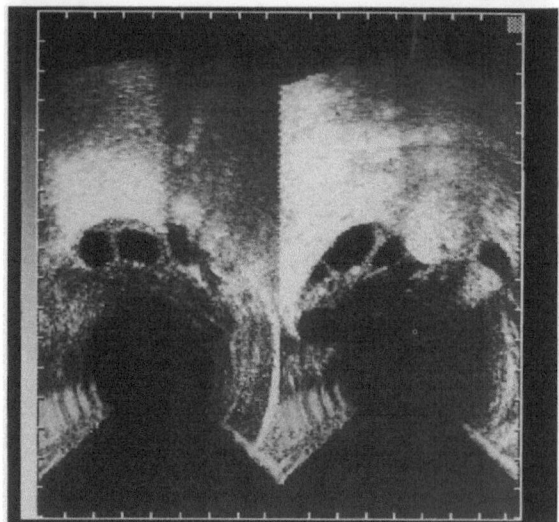

Abb. 45. a Medikamentös stimuliertes Ovar einer 31jährigen Patientin. Perkutane Sonographie vor Follikelpunktion im Rahmen einer in vitro Fertilisation. **b** Medikamentös stimuliertes Ovar einer 33jährigen Patientin. Transvaginale Sonographie vor einer Follikelpunktion im Rahmen einer in vitro Fertilisation

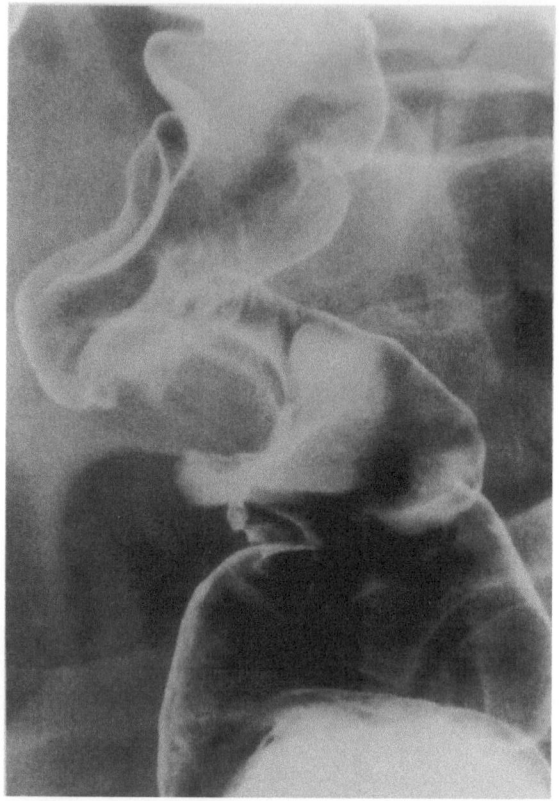

Abb. 46. Metastasierendes Ovarialkarzinom einer 54jährigen Patientin. Der Tumor hat das Sigma erfaßt und komprimiert es partiell. (Aufnahme: Prof. RÖDL, Röntgenabteilung, Med. Klinik der Universität Erlangen-Nürnberg)

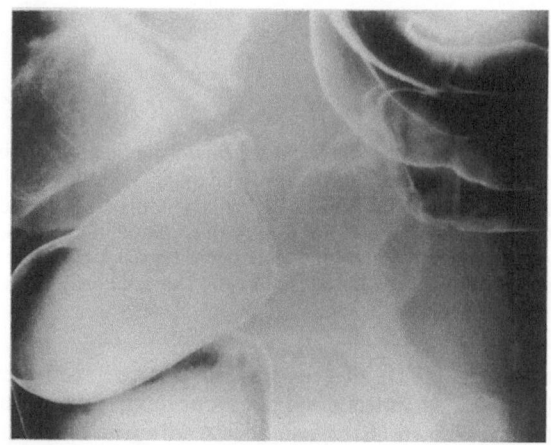

Abb. 47. Zirkulär stenosierender Prozeß im rektosigmoidalen Übergang. Histologie: Karzinom des Darmes. (Aufnahme: Prof. RÖDL, Röntgenabteilung, Med. Klinik der Universität Erlangen-Nürnberg)

Sie haben eine höckerige derbe Oberfläche. In fortgeschrittenen Erkrankungsstadien tastet man die Tumoren durch die Bauchdecke als Konglomerat. Andere klinische Zeichen wie das Vorhandensein von Ascites und Tumorkachexie untermauern den Verdacht [10].

Die besten therapeutischen Erfolge erzielt man beim Ovarialkarzinom durch eine kombinierte Therapie, wobei dem chirurgischen Vorgehen größte Bedeutung zukommt. Die Behandlung ist meist Diagnostik und Therapie zugleich und besteht in einer exakten Bestimmung der Tumorausbreitung im gesamten

Abdomen durch eine Staging-Laparotomie (chirurgische Stadieneinteilung) und einer möglichst radikalen, totalen Entfernung der Tumoren und evtl. Metastasen (Debulking) [27]. Hierbei muß auch die Entfernung von befallenen Organen (meist Darm) einkalkuliert werden. Das chirurgische Staging dient zur FIGO-Klassifizierung und ist besonders für evtl. Zusatzbehandlungen sowie für die Prognosestellung wichtig.

Als therapeutischer Schritt ist die komplette chirurgische Entfernung allen Tumormaterials das Ziel. Wenn das technisch nicht möglich ist, so sollte das Debulking so gründlich wie möglich durchgeführt werden, weil es sich zeigt, daß die Heilungschancen und Überlebenszeiten steigen, wenn kein oder nur wenig Tumor übrigbleibt [4, 28, 58, 95].

An die Operation schließt sich je nach Situation eine Chemo- oder Strahlentherapie an. Die Tumornachsorge soll später angesprochen werden (s. Kap. 2.7.8).

Welche Bedeutung haben bildgebende Verfahren bei dieser Strategie?

Ziel der präoperativen Diagnostik ist es, das Ausmaß der Erkrankung und die Metastasierung möglichst exakt zu erfassen um das Operationsvorgehen abzuschätzen. Entscheidende Faktoren für die Prognose des Ovarialkarzinoms sind, wie bereits angedeutet, die Ausdehnung bei der Primärtherapie, die Möglichkeit der radikalen Tumorentfernung, morphologische Kriterien, evtl. Fernmetastasen sowie der Allgemeinzustand der Patientin.

Aufgrund des häufig reduzierten Allgemeinzustandes der Patientinnen mit einem Ovarialkarzinom ist eine intensive allgemeinmedizinische präoperative Vorbereitung nötig. Bei reduziertem Ernährungszustand sind prophylaktisch therapeutische Maßnahmen wie hyperkalorische Ernährung, Eiweißsubstitution und Transfusionen präoperativ nötig. Komplikationen lassen sich dadurch reduzieren. Die Unterscheidung von primären oder metastatischen Ovarialtumoren ist wichtig. Man geht davon aus, daß etwa 10% der malignen Ovarialtumoren Metastasen sind. Etwa ein Fünftel der gastrointestinal bösartigen Erkrankungen und knapp ein Drittel der Mammakarzinome und ein wesentlich geringerer Anteil der Endometriumkarzinome metastasieren in die Ovarien. Es kommen aber auch Ovarialmetastasen bei systemischen Bluterkrankungen vor. Daher sollten Primärerkrankungen dieser Organe präoperativ ausgeschlossen werden [58].

Die konventionelle Röntgendiagnostik bietet bezüglich der Ausdehnung eines Ovarialkarzinoms keine wesentlichen Informationen. Weichteildichte Tumorverschattungen im kleinen Becken lassen keine Differenzierung gegenüber anderen Raumforderungen zu; es sei denn, sie zeichnen sich durch besondere Merkmale aus. Verlagerungen oder Aufstauungen der Ureteren im Urogramm lassen im Zusammenhang mit dem klinischen Tastbefund auf expansive Pro-

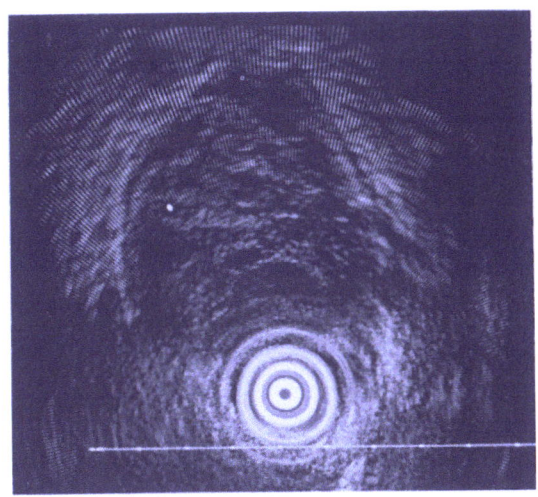

Abb. 48. Rektosonogramm einer Patientin mit einem Ovarialkarzinom. Der Tumor stellt sich als große Raumforderung mit unregelmäßigem Echomuster und einer Kapsel dar (Abbildung: PD Dr. HÖTZINGER, Radiologie, Ruhruniversität Bochum, Marienhospital Herne)

zesse schließen; ebenso eine stumme Niere bei einem tastbaren Tumor an der Beckenwand.

Das Isotopennephrogramm ist dem Infusionsurogramm bei der Klärung einer Funktions- und Abflußstörung der Nieren überlegen [17]. Nicht selten finden sich aber auch bei sehr massiver Tumorausdehnung regelrechte Abflußverhältnisse am Harnsystem.

Präoperative Röntgenuntersuchungen von Dick- und evtl. Dünndarm können Auskunft über Verlagerungen und über Darmbeteiligungen geben. Ein Darmbefall läßt sich durch eine Kolon-Doppel-Kontrastuntersuchung klären. Auf evtl. Stenosen oder Kompressionen von außen muß man achten (Abb. 46). Auch ein primärer Darmtumor kann klinisch einen gynäkologischen Krebs vortäuschen (Abb. 47). In Konkurrenz dazu stehen endoskopische Verfahren, mit denen man Darmabschnitte inspizieren und ein verdächtiges Areal histologisch sichern kann. Letztlich wird man erst intraoperativ ein genaues Bild über das Ausmaß einer Darmbeteiligung erhalten. Resektionen eines Darmabschnittes müssen bei diesen Laparotomien immer eingeplant werden. Die Patientinnen sind präoperativ durch eine Darmlavage vorzubereiten.

Gefäßdarstellungen im kleinen Becken haben bei der Ausbreitungsdiagnostik eines Ovarialkarzinoms heute keine Bedeutung mehr.

Sonographie, Computertomographie und die Kernspintomographie (MR) haben sich bei der Erfassung von Leberveränderungen bewährt. Entscheidende Vorteile haben szintigraphische Untersuchungen zur Überprüfung des Skeletts [71]. Knochenmetastasen sind beim Ovarialkarzinom selten.

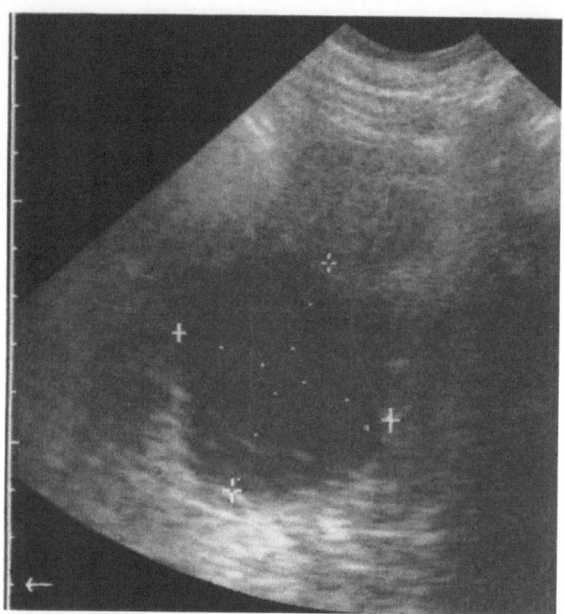

Abb. 49. a Sonographie des kleinen Beckens einer 80jährigen Patientin mit einem zystischen Ovarialtumor. **b–d** 46jährige Patientin mit zystischen Unterbauchtumoren. Computertomographische Schnitte sowie Operationssitus. **b** Eine größere zystische Raumforderung liegt hinter dem Uterus im Douglas. Rechts neben dem Uterus etwas dorsal eine solide Raumforderung (Ovar). **c** Etwas höher angelegter Schnitt der gleichen Patientin. Neben dem Uterus links eine weitere kleinere Zyste. Präsakral ist der obere Pol der anderen Zyste noch angeschnitten. **d** Operationssitus, Blick von kranial in das Becken. Der Uterus ist angezügelt. Rechts die größere, aus dem Douglas hervorluxierte Zyste. Histologie: Uterus myomatosus mit geringer Endometriosis uteri interna. Große Paraovarialzyste rechts. Dysfunktionelle Follikelzyste des linken Eierstocks. Kein Anhalt für Malignität

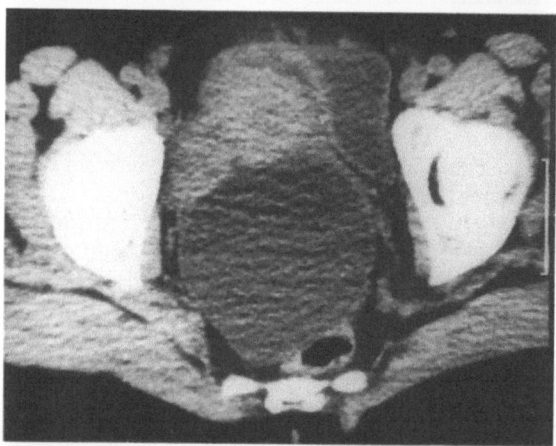

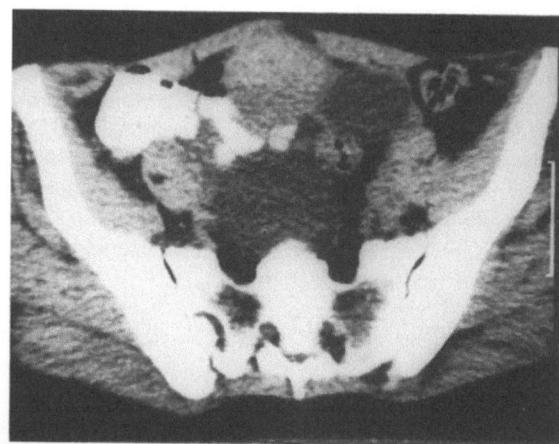

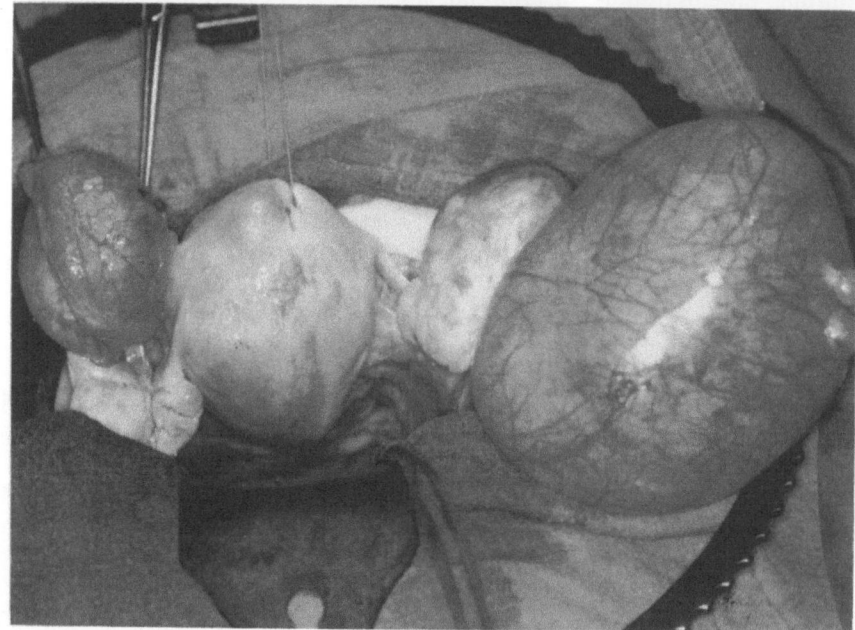

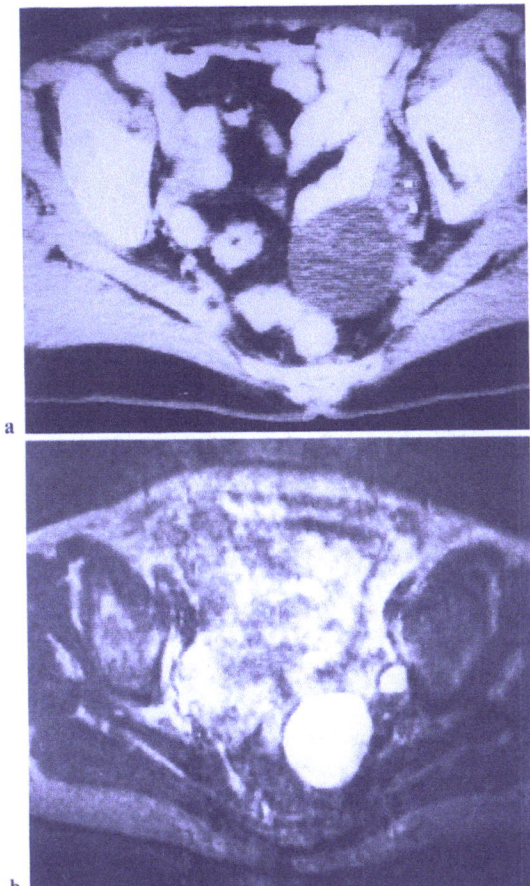
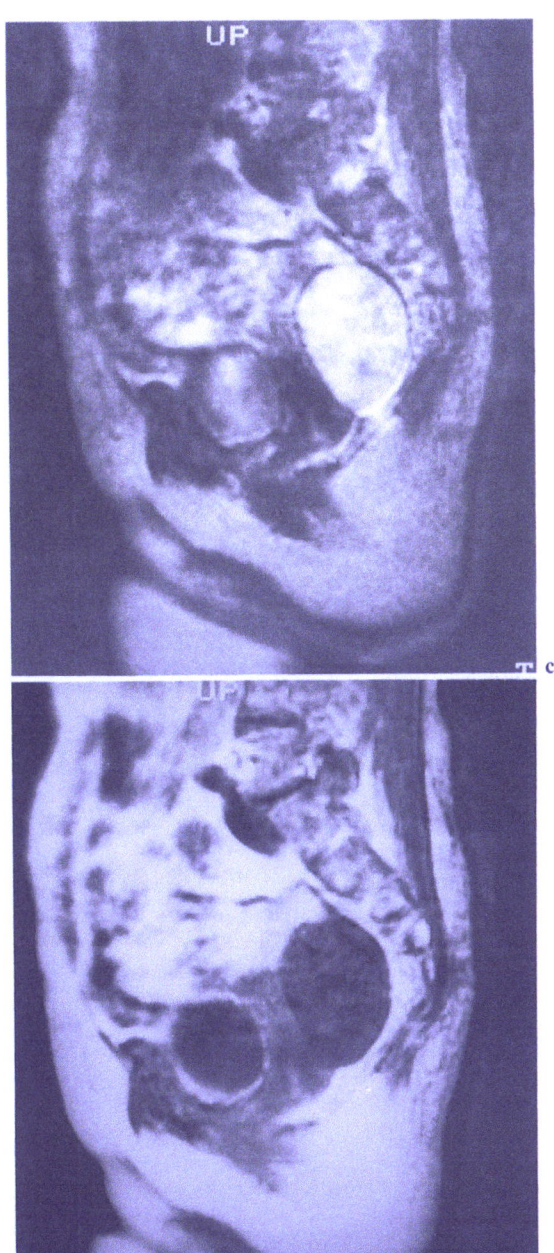

Abb. 50. a Computertomographischer Schnitt durch das Becken. Zystischer Ovarialtumor im kleinen Becken. Glatt begrenzte Raumforderung. **b** Ovarialzyste im kleinen Becken. Dieselbe Patientin wie in Abb. 50a. Kernspintomographie in etwa gleicher Schnitthöhe. TR 2.5, TE 88. **c** Kernspintomographie. Sagittale Schnittebene. Dieselbe Patientin wie in Abb. 50a. Man erkennt die zystische Raumforderung in der Kreuzbeinhöhle. Retrosymphysär liegt die prallgefüllte Blase. TR 1.3, TE 88. **d** zeigt die gleiche Situation in einem anderen Mode. TR 1.3, TE 22

Die Bedeutung der Tumormarker nimmt zu. Der Stellenwert des Einsatzes von tumorassoziierten monoklonalen Antikörpern [109] läßt sich prätherapeutisch beim Ovarialkarzinom noch nicht endgültig abschätzen.

Die Lymphographie kann initial zur Ausbreitungsdiagnostik nichts Entscheidendes beitragen. Beim Ovarialkarzinom steht die peritoneale Aussaat zunächst im Vordergrund. Obwohl auf die Bedeutung der Lymphographie bei Ovarialkarzinomen hingewiesen wird [68], kommt ihr aus klinischer Sicht nicht der Stellenwert zu wie vielleicht bei anderen gynäkologischen Malignomen [34].

Für die präoperative Diagnostik wurde auch die Sonographie eingesetzt. Es wurden spezifische Malignomkriterien herausgearbeitet und die Richtigkeit der Vorhersage untersucht [63, 64, 65, 66, 78, 48, 7, 116, 70, 16, 25, 103, 104, 72, 79, 100].

Sonographisch läßt sich die Diagnose eines Unterbauchtumors, seine Organzugehörigkeit, Größe und Konsistenz zwar mit hoher Treffsicherheit stellen; fehlende charakteristische Echomuster jedoch – das

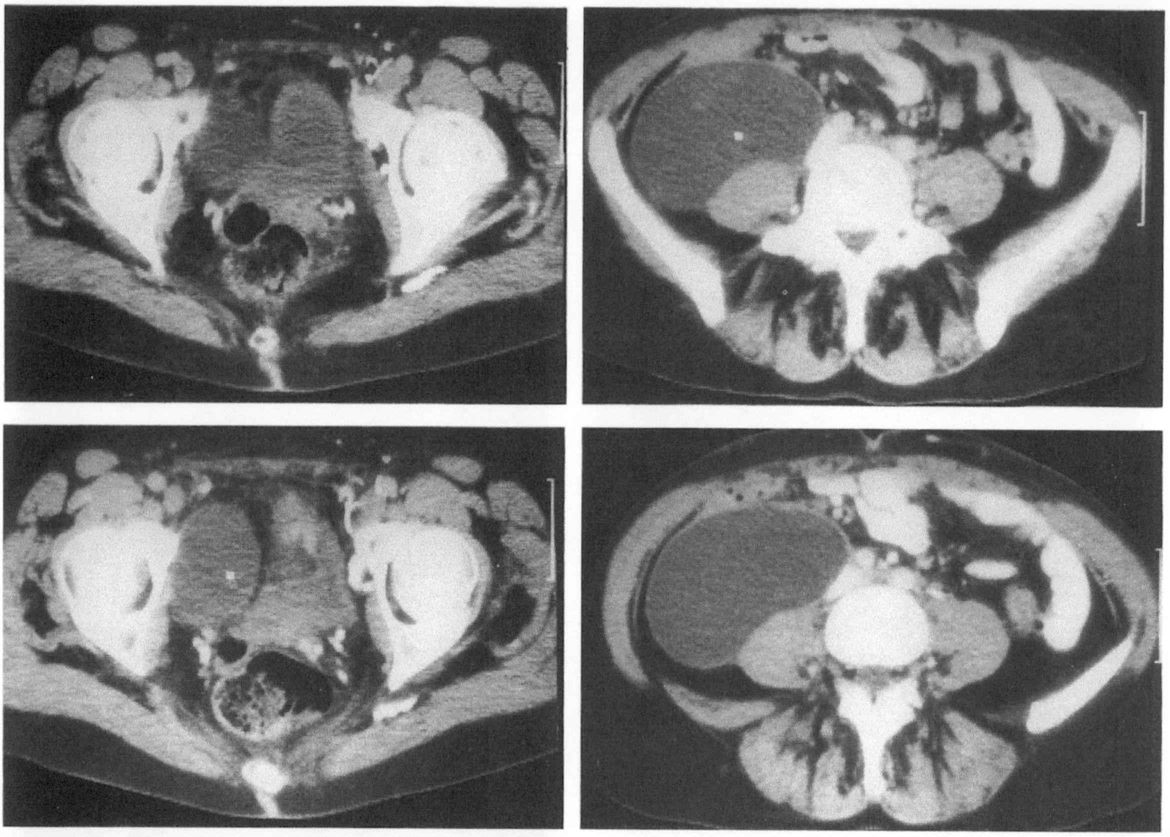

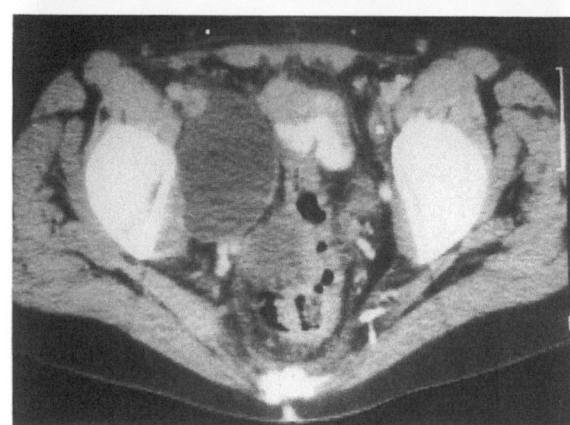

Abb. 51 a–e. Computertomographische Schnitte durch das Becken einer 47jährigen Patientin. Zustand nach Wertheimscher Operation. Die Schnitte der Abb. 51 a–e zeigen eine große rechtsseitige Lymphozele, die weit nach kranial hinauf reicht. Auf den Schnitten durch das kleine Becken ist sie ohne Kenntnis der Anamnese und der kranialen Schnitte schwer von einer Ovarialzyste zu differenzieren

ist bei den differenzierten morphologischen Mustern des Ovarialkarzinoms verständlich – erlauben keine sichere Dignitätsbeurteilung [7].

Ab etwa einer Größe von 4 cm lassen sich Ovarialtumoren auch durch eine Schallsonde, die im Rektum liegt, erfassen. Inhomogene Echomuster sprechen für Malignität (Abb. 48); kranialer liegende Tumorabschnitte lassen sich jedoch nicht abbilden.

Wenn bereits sekundäre Veränderungen wie Aszites oder größere Metastasen im Netz oder am Darm vorhanden sind, tut man sich leichter.

Die Sonographie ist in diesen Fällen, besonders bei schlecht zu untersuchenden Frauen, als nicht invasives Verfahren eine wertvolle additive Untersuchungsmethode im Rahmen der klinischen präoperativen Diagnostik.

Ultraschallgezielte Aszitespunktionen verringern mögliche Komplikationen, da sich Blutungen aus angestochenem Tumorgewebe weitgehend vermeiden lassen.

Mit der Computertomographie und der Kernspintomographie stehen uns nicht invasive diagnostische Verfahren zur Verfügung, die es erlauben, überlagerungsfreie Schnitte von beliebigen Körperabschnitten anzufertigen.

Für die Beantwortung gynäkologischer Fragen muß die Computertomographie unter Verwendung von Hilfsmitteln durchgeführt werden (s. Kap. 1.6). Die Kernspintomographie ermöglicht neben transversalen Schnitten auch koronare, sagittale oder Abbildungen beliebiger Schnittebenen anzufertigen.

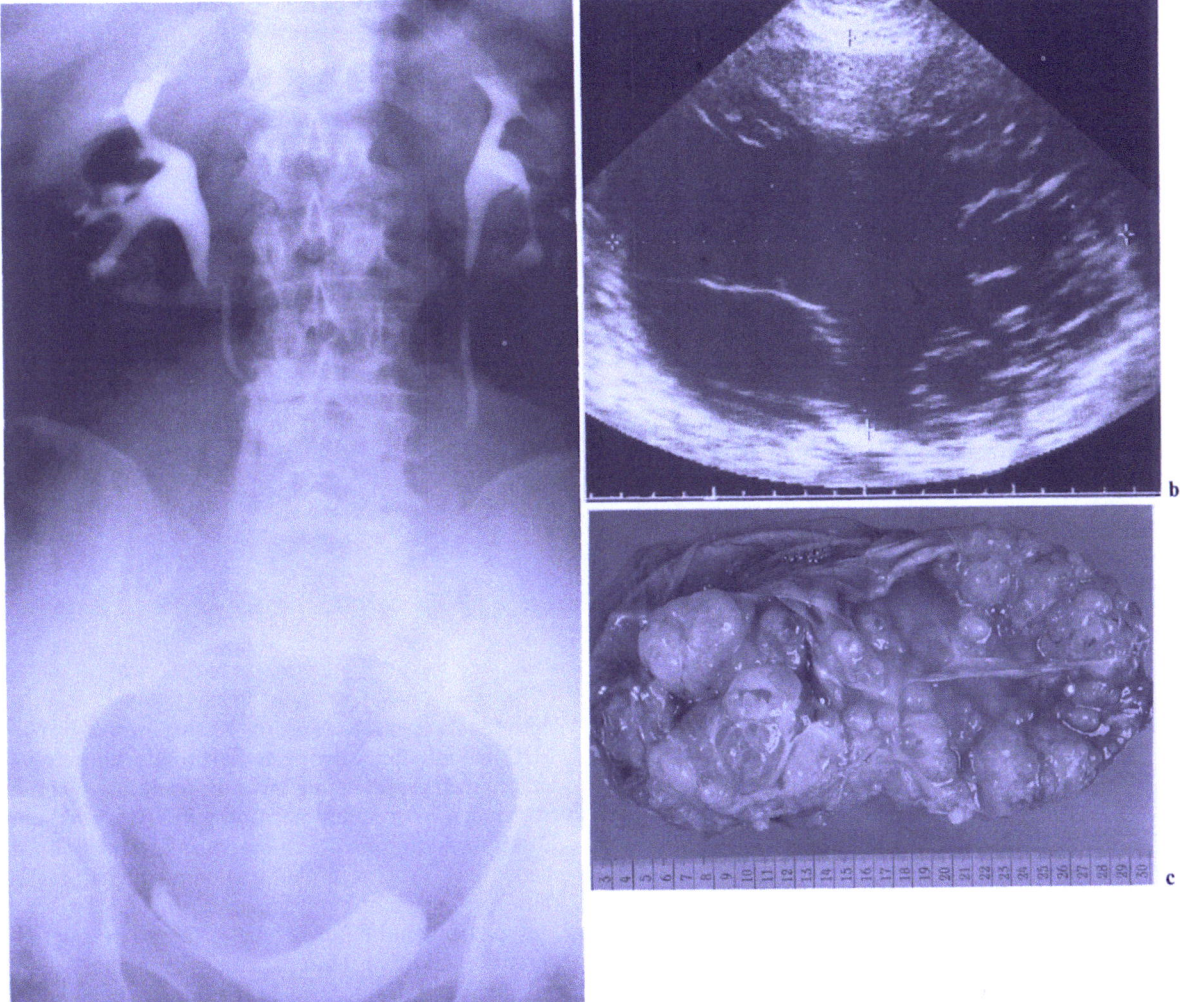

Abb. 52. a Urogramm einer 80jährigen Patientin mit großer rundlicher Verschattung im Abdomen. Klinisch großer Abdominaltumor. Vom Röntgenbild her keine weitere Differenzierung möglich. **b** Sonographie des Tumors der Abb. 52a. Überwiegend zystischer Inhalt mit geringen soliden und blasigen Anteilen. Histologie: Multilokuläres Pseudomuzinkystom des linken Eierstocks; herdförmig mit Borderline-Veränderungen innerhalb des Tumors ohne nachweisbare Invasion. **c** Operationspräparat. Man sieht deutlich die in der Sonographie abgebildeten soliden und blasigen Anteile

Prinzipiell liegt in der multiplanaren Darstellung und dem höheren Weichteilkontrast ein Vorteil, weil bei unklarer Situation in der einen Schnittebene andere Perspektiven eine bessere räumliche Vorstellung und damit sicherere Diagnostik ermöglichen.

Normal große Ovarien sind in der Computertomographie (CT) nicht immer zu erkennen [19, 44, 92]. Ovarialtumoren fallen auf, wenn sie mit einer Volumenzunahme des Organs einhergehen. Die Differenzierung zwischen zystischen, soliden oder gemischten Tumoren ist aufgrund unterschiedlicher Gewebedichten möglich. Die Dignitätsbeurteilung eines Ovarialkarzinoms ist beim Fehlen anderer Befunde wie Aszites oder Metastasen nicht immer möglich [21, 44, 97, 98]. Bei nicht korrekt durchgeführter Untersuchungstechnik können unkontrastierte Darmschlingen im kleinen Becken die Beurteilung erschweren. Glatt begrenzte Tumoren mit gleichmäßiger Kapselwandung und wässerigem Inhalt lassen sich in der Regel als benigne einstufen [21, 99] (Abb. 49a–d; 50a–d). Bei ausgedehnten Beckenoperationen können postoperativ Lymphzysten auftreten (Abb. 51a–e). Zeigt der Tumor im Schnitt inhomogene Flächen unterschiedlicher Dichte, spricht das eher für einen malignen Charakter (Abb. 52a–c; 53a u. b). Ausnahmen kommen aber vor (Abb. 54).

Aszites im Zusammenhang mit einem Adnextumor deutet meist auf ein malignes Geschehen hin. Intraperitoneale Flüssigkeitsansammlungen lassen sich durch die Sonographie, Computertomographie und die Kernspintomographie früher erfassen als durch die klinische Untersuchung [4] (Abb. 55a–e).

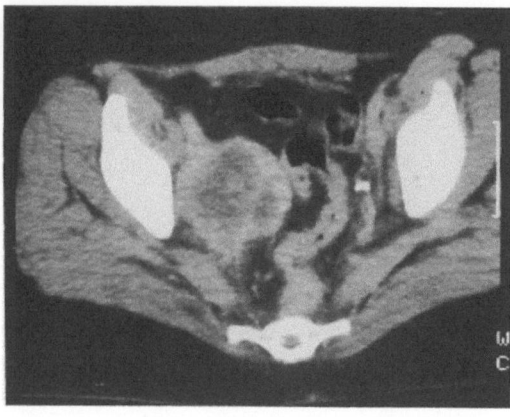

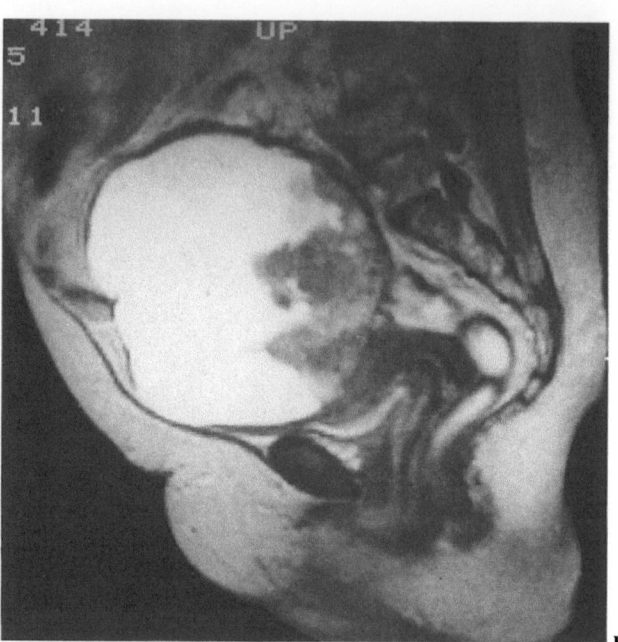

Abb. 53. a Computertomographie (CT) einer 42jährigen Patientin mit einem Ovarialtumor. Der Tumor zeigt im Schnitt unterschiedlich dichte Strukturen. **b** Kernspintomographie (MR) eines Ovarialtumors mit zystischen und soliden Anteilen. Histologie: Zystadenokarzinom

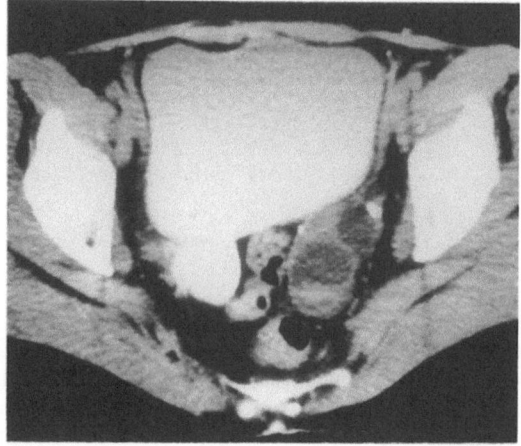

Abb. 54. 52jährige Patientin. Zustand nach abdominaler Hysterektomie und Adnektomie außerhalb. Stationäre Aufnahme wegen eines Tastbefundes an der linken Beckenwand. Erneute Laparotomie. Histologie: Parovarialzysten und Endometriose

Vergrößerte Lymphknoten, insbesondere im Paraaortalbereich, lassen sich gut erkennen (Abb. 56a–c). Die Dignitätsbeurteilung ist jedoch schwer. Fehlinterpretationen sind möglich [15]. Netzmetastasen und eine intraperitoneale Aussaat sind im Computertomogramm erst relativ spät zu erfassen [119]. Daher werden Diskrepanzen zur tatsächlichen Tumorausdehnung bei der Staging-Laparotomie verständlich.

Die Staging-Laparotomie ist das exakteste Verfahren, um die tatsächliche Tumorausdehnung im Abdomen festzustellen. Sie ist bisher durch keine andere Methode zu ersetzen. Auch die Kernspintomographie (MR) ist mit der Staging-Laparotomie hinsichtlich der genauen Ausdehnung einer Erkrankung nicht zu vergleichen. Bei computertomographisch unklaren Situationen kann sie durch die Variation der Schnittebenen im Vorteil sein. Auf das chirurgische Staging kann nicht verzichtet werden.

Trotzdem sind bildgebende Verfahren präoperativ wertvolle additive Untersuchungsmethoden, deren bedeutender Vorteil darin liegt, diagnostische Informationen aus Regionen zu liefern, die der klinischen Untersuchung kaum oder nicht mehr zugänglich sind.

Aufgrund der nötigen Radikalität der operativen Eingriffe bei Ovarialkarzinomen wird diskutiert, solche Patientinnen primär an ein operatives Zentrum weiterzuleiten, das für größere diagnostische und therapeutische Eingriffe besser vorbereitet und ausgestattet ist. Dieser Weg ist für alle Beteiligten besser als die Patientinnen zunächst anzuoperieren, dann aber die Operation aus vielerlei Gründen nicht konsequent zu Ende führen zu können und sie für inoperabel zu erklären oder später dann weiterzuschicken. Auch hierin wird zukünftig eine Aufgabe der bildgebenden Verfahren liegen. Gerade beim Ovarialkarzinom läßt eine radikale Chirurgie in Kombination mit einer Chemotherapie hinsichtlich der Überlebensziffern am meisten erwarten (s. Kap. 2.7.4).

Fernmetastasen sind wie bei anderen gynäkologischen Malignomen mit den bekannten Screeningverfahren zu erfassen, wobei die Computertomographie (CT) bzw. die Kernspintomographie (MR) bei der Beurteilung der Leber gegenüber der Sonographie Vorteile hat [102]. Eventuelle präoperative Fernmetastasen müssen in die Überlegungen beim therapeuti-

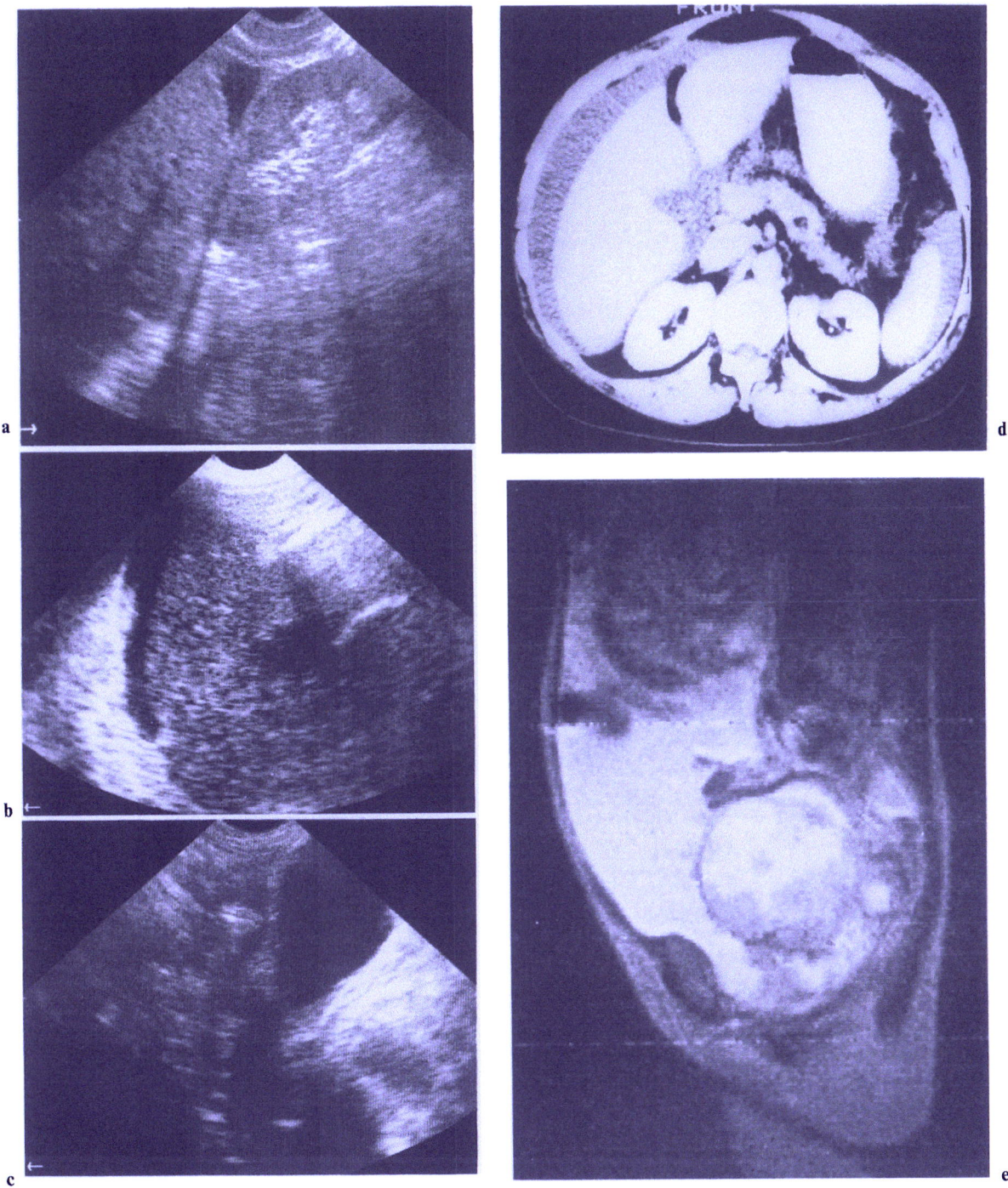

Abb. 55. a Sonographie des Abdomens. Aszites zwischen rechter Leber und Niere rechts. **b** Sonographie des Oberbauches. Aszites an der Leberoberfläche. **c** Sonographischer Längsschnitt durch das kleine Becken. Kranial der Blase schwimmende Darmschlingen im Aszites. Klinischer Zustand nach Ov. Npl. Operation. **d** Computertomographie einer 47jährigen Patientin mit einem Ovarialkarzinom. Aszites im Abdomen. **e** Kernspintomographie (MR) des Abdomens. Parasagittalschnitt. Patientin mit einem Ovarialkarzinom mit Aszites (Abb. 55e hat uns freundlicherweise Herr Dr. LUKAS, Institut und Poliklinik für Strahlentherapie und Radiologische Onkologie Klinikum rechts der Isar der Technischen Universität München, zur Verfügung gestellt)

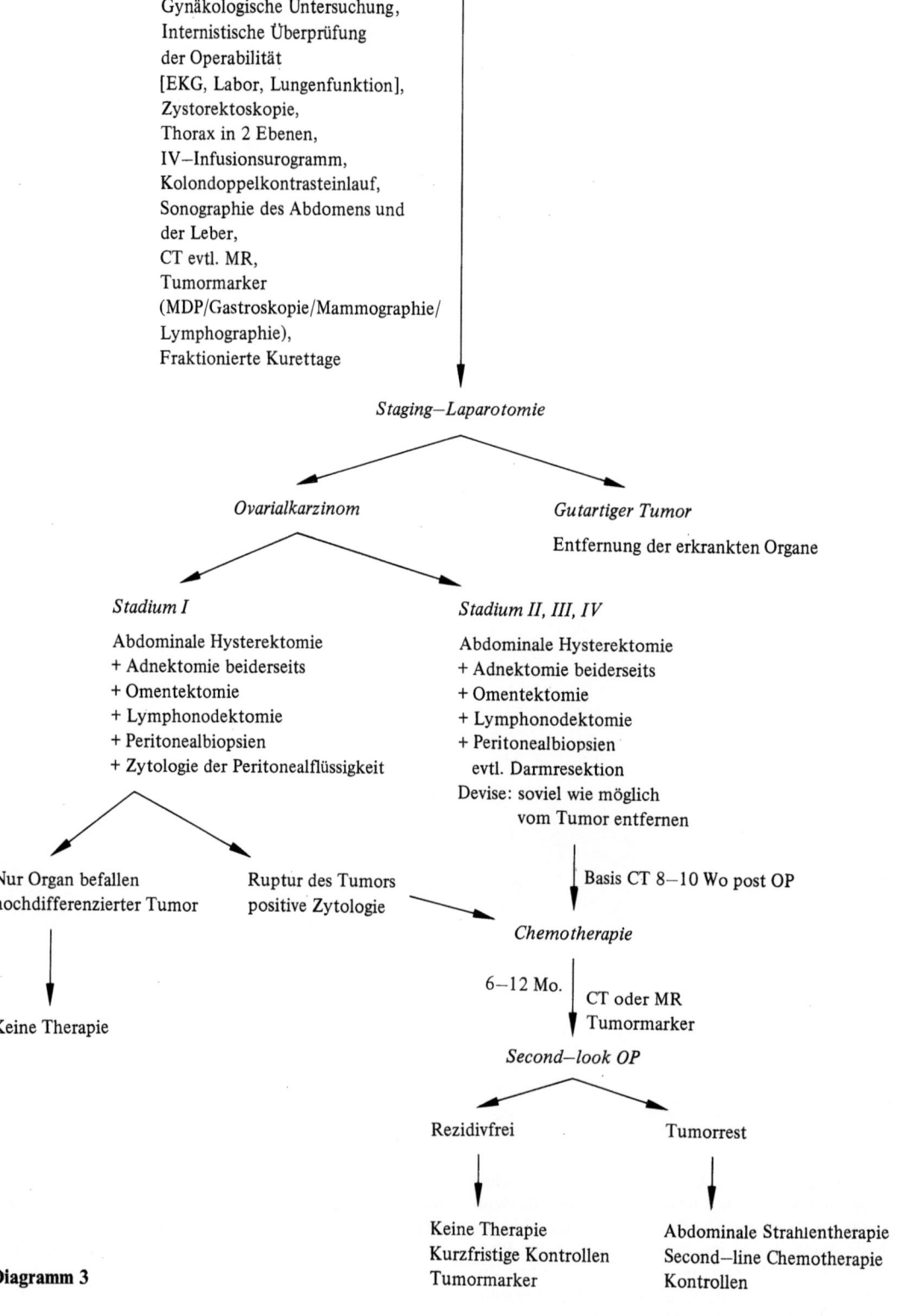

Diagramm 3

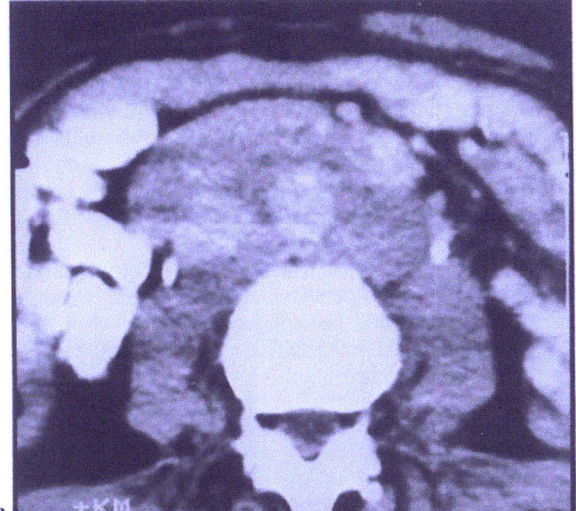
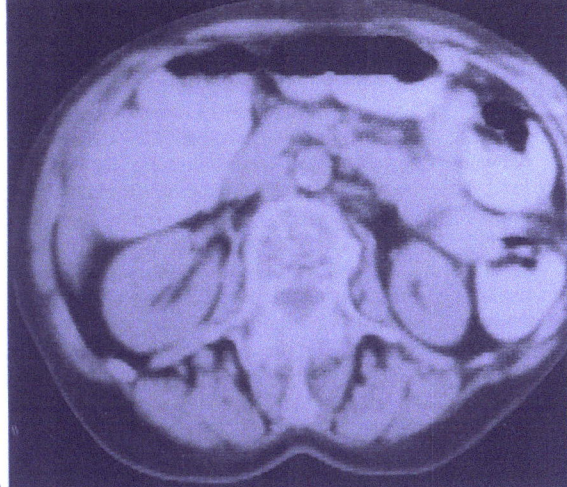
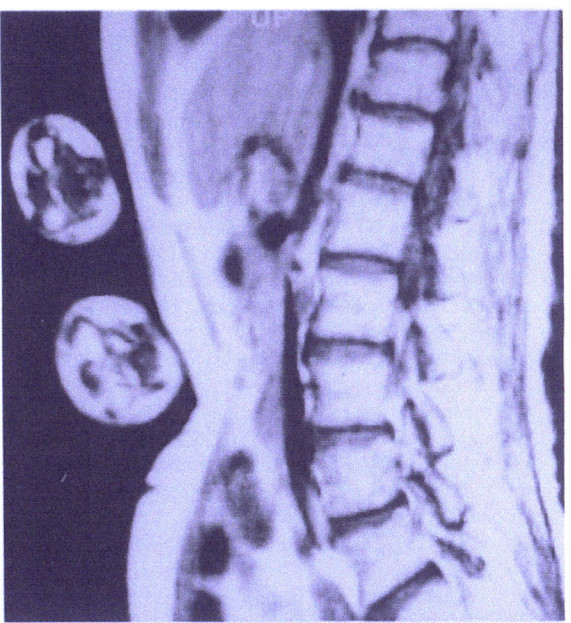

Abb. 56. a CT einer 31jährigen Patientin. paraaortal große Lymphknotenpakete. Die Patientin kam wegen eines pathologischen Tastbefundes an beiden Beckenwänden in die Frauenklinik. Histologie: Non-Hodgkin-Lymphome. **b** Computertomographischer Schnitt durch das Abdomen einer 75jährigen Patientin mit einem Endometriumkarzinom. Fragliche Raumforderung (Lymphknoten) zwischen V. cava, Aorta und Wirbelkörper. **c** Kernspintomographie. Sagittalschnitt bei derselben Patientin wie Abb. 56b. Man erkennt den Lymphknoten auf diesem Schnitt deutlicher als auf Abb. 56b

schen Vorgehen unter Berücksichtigung des Zustandes der Patientin einbezogen werden.

In dem folgenden Flußdiagramm soll ein mögliches Vorgehen beim Ovarialkarzinom gezeigt werden. Die anwendbaren diagnostischen Verfahren sind bei den einzelnen Schritten angegeben (Diagramm 3).

Literatur

1. Anderson B, Marchant DJ, Munzenrieder JE, Moore JP, Mitchell GW (1976) Routine noninvasive hysterography in the evaluation and treatment of endometrial carcinoma. Gynec. Oncol. 4:354–367
2. Averette HE, Jobson VW (1981) Surgical staging: new approaches. In: Coppleson M (ed). Gynecologie Oncology. Livinstone, Edinburgh
3. Averette HE, Sevin BU (1981) Prätherapeutische Staging-Laparotomie beim Cervixcarcinom. Gynäkologe 14:164
4. Balfe DM, Heiken JP, McClennan BL (1985) Oncologic imaging for carcinoma of the Cervix, Ovary and Endometrium. In: Bragg DG, Rubin Ph, Youker JE (eds) Oncologic imaging. Pergamon Press, New York Oxford Toronto Sidney Frankfurt, pp 439–475
5. Baltzer J (1978) Die operative Behandlung des Cervixcarcinoms. Klinische, histologische und tumormetrische Untersuchungsergebnisse einer kooperativen Studie an 4 Universitäts-Frauenkliniken bei 1 092 Patientinnen mit Cervixcarcinom. Habilitationsschrift, München
6. Baltzer J, Lohe KG, Kürzl R, Scheer KP, Zander J (1982) Prognostische Aussagekraft des Stadiums bei Patientinnen mit operiertem Endometriumcarcinom. Geburtshilfe und Frauenheilkunde 42:453–456
7. Baltzer J, Köhler Chr (1982) Ultraschalldiagnostik. In: Zander J (Hrsg) Ovarialkarzinom. Urban und Schwarzenberg, München Wien Baltimore, S 72–77
8. Baltzer J, Lohe KJ, Kürzl R, Scheer KP, Zander J (1983) Prognostic criteria in patients with endometrial cancer. Arch. Gynec. 234:121–129
9. Baltzer J, Lohe KJ (1986) Präneoplasien und Karzinome des Endometriums. In: Wulf KH, Schmidt-Matthiesen

H (Hrsg) Klinik der Frauenheilkunde und Geburtshilfe, 2. Aufl. Bd 11. Urban und Schwarzenberg, München Wien Baltimore
10. Barber HRK (1978) Ovarian carcinoma: Etiology, diagnosis and treatment. Masson Publishing, New York
11. Bender HG, Werner CH, Greuel H, Timp P (1977) Vulvacarcinom und präoperative Lymphographie. Fortschr. Med. 95:2645–2652
12. Bender HG (1981) Die stadienangepaßte Behandlung des Vulvakarzinoms. Gynäkologe 14:159–163
13. Bender HG (1984) Tumoren der Vagina. In: Bender HG (Hrsg) Gynäkologische Onkologie. Thieme, Stuttgart, S 246–256
14. Bernaschek G, Schaller A (1983) Operieren oder Bestrahlen des Zervixkarzinoms im Stad. IIb. Geburtsh. u. Frauenheilk. 43:755
15. Bohndorf K, Winkler P (1984) Gefahren der Fehldiagnose bei der computertomographischen Untersuchung infradiaphragmaler Lymphknotenvergrößerungen. electromedica 52, Heft 2
16. Bowie JD (1977) Ultrasound of gynecologic pelvic masses: The indefinite uterus and other patterns associated with diagnostic error. J. Clin. Ultrasound 5:323–328
17. Breit A (1967) Die Harnabflußstörung als Komplikation nach Radiotherapie. Langenbecks Archiv für Chirurgie 325:644–653
18. Breit A (1980) Diagnostik gynäkologischer Tumoren. In: Diethelm L, Heuck F, Olsson O, Strnad F, Vieten H, Zuppinger A (Hrsg) Handbuch der medizinischen Radiologie, Band XIII, Teil 2. Springer, Berlin Heidelberg New York, S 147–219
19. Breit A (1982) Möglichkeiten und Grenzen für die Computertomographie in der Gynäkologie. Vortrag Deutscher Gynäkologenkongreß, München
20. Breit A, Rohde U, Atzinger (1982) Radiologische Diagnostik unter besonderer Berücksichtigung der Computertomographie. In: Zander J (Hrsg) Ovarialkarzinom. Urban und Schwarzenberg, München Wien Baltimore
21. Breit A, Rohde U (1983) Computertomographie gynäkologischer Tumoren. Thieme, Stuttgart
22. Burghardt E (1972) Histologische Frühdiagnose des Cervixkarzinoms. Thieme, Stuttgart
23. Burghardt E (1972) Zervixkarzinom. In: Friedberg V, Käser O, Ober KG, Thomsen K, Zander J (Hrsg) Gynäkologie und Geburtshilfe, Bd. 3. Thieme, Stuttgart, S 415
24. Christ F, Claussen C, Brandt H (1983) Die Wertigkeit der Computertomographie bei der präoperativen Diagnostik des Zervixcarcinoms. Arch. Gynecol 235:146–147
25. Cochrane WJ, Thomas MA (1974) Ultrasound diagnosis of gynecologic pelvic masses. Radiology 110:649–654
26. Creasman WT, Boronow RC, Morrow CP, DiSaia PJ, Blessing J (1976) Adenocarcinoma of the endometrium: its metastatic lymph node potential. Gynec. Oncol. 4:239–243
27. Deutsche Gesellschaft für Gynäkologie und Geburtshilfe (1981) Empfehlungen des Ausschusses „Onkologie" der Deutschen Gesellschaft für Gynäkologie und Geburtshilfe zur gegenwärtigen Situation der Diagnostik und Therapie des Ovarialkarzinoms. Mitteilungen der Deutschen Gesellschaft für Gynäkologie und Geburtshilfe 5:11–22
28. DiSaia PJ, Creasman WT (1981) Clinical Gynecologic Oncology. CV Mosby, London
29. DiSaia PJ, Creasman WT (1981) Carcinoma of the fallopian tube. In: DiSaia PJ, Creasmen T (eds) Clinical Gynecologic Oncology. Mosby, St. Louis, pp 351–356
30. Egger H, Kindermann G, Michalzik K (1975) Portioabschabung und Zervixkurettage – Eine Alternative zur Konisation bei positiver Zytologie. Geburtshilfe und Frauenheilkunde 35:913–918
31. Egger H, Kupka K (1978) Die Scalenusbiopsie beim Zervixkarzinom. Geburtshilfe und Frauenheilkunde 38:853–857
32. Egger H, Willgeroth F, Tulusan AH (1982) Computertomographie beim operativen Cervixcarcinom. Vergleich radiologischer und histologischer Befunde. 44. Tagung der Deutschen Gesellschaft für Gynäkologie und Geburtshilfe, München
33. Egger H (1985) Indikation und Technik der Scalenusbiopsie. Internat. Symposium „Lymphonodektomie", München – Großhadern
34. Engeler V (1974) Ovarialcarcinom. In: Reist A, Keller PJ (Hrsg) Fortschritte der Geburtshilfe und Gynäkologie, Bd. 53. Karger, Basel München Paris London New York Sydney
35. Fournier D von (1986) Praeneoplasien und Malignome der Vulva. In: Wulf KH, Schmidt-Matthiesen H (Hrsg) Klinik der Frauenheilkunde und Geburtshilfe, Bd. 11, Spezielle gynäkologische Onkologie I. Urban und Schwarzenberg, München Wien Baltimore, S 131–152
36. Frick HC, Jacox HW, Taylor AC (1968) Primary Carcinoma of the Vagina. Amer. J. Obstet. Gynec. 101:695
37. Frischkorn R (1976) Gynäkologische Strahlentherapie. In: Schwalm H, Döderlein G (Hrsg) Klinik der Frauenheilkunde und Geburtshilfe, Bd. 2. Urban und Schwarzenberg, München Wien Baltimore
38. Gauwerky F (1971) Tumoren der Vagina. In: Diethelm L, Heuck F, Olsson O, Strnad F, Vieten H, Zuppinger A (Hrsg) Handbuch der medizinischen Radiologie, Bd. 19/3. Springer, Berlin Heidelberg New York
39. Gauwerky F, Köster R (1975) Neue Erfahrungen der Strahlenbehandlung des primären Vaginalkarzinoms nebst Bemerkungen zu einem mehrstufigen Zielvolumenkonzept. Strahlentherapie 149:227–240
40. Gauwerky F (1976) Weibliche Genitalorgane. In: Scherer E (Hrsg) Strahlentherapie. Springer, Berlin Heidelberg New York
41. Gordon RE, Mettler FA, Wicks JD, Bartow SA (1983) Chest x-rays and full lung tomograms in gynecologic malignancy. Cancer 52:559–562
42. Greuel H, Bender G (1979) Der diagnostische Wert der Lymphographie beim Kollumkarzinom im Stad. 1b. Erwiderung zu der Arbeit Zwicker H und Alder W. Geburtshilfe und Frauenheilkunde 39:1052–1053
43. Grumbine FC, Rosenheim NB, Zerhouni EA, Siegelman SS (1981) Abdominopelvic computed tomography in the preoperative evaluation of early cervical cancer. Gynecol. Oncol. 12:286–290
44. Haertel H (1980) Zur Computertomographie gynäkologischer Karzinome. Fortschr. Röntgenstrahlen 132:652–657
45. Hamlin DJ, Burgener FA, Beecham JB (1981) CT of intramural endometrial carcinoma: Contrast enhancement is essential. A.J.R. 137:551
46. Hamperl H (1965) Vor- und Frühstadien des Portio-Karzinoms. Geburtshilfe und Frauenheilkunde 25:106
47. Hasumi K, Matsuzawa M, Chen HF, Takahashi M, Sakura M (1982) Computed tomography in the evaluation

and treatment of endometrial carcinoma. Cancer 50:904–908
48. Hansmann MB, Hackelöer J, Staudach J (1985) Ultraschalldiagnostik in Geburtshilfe und Gynäkologie. Springer, Berlin
49. Held E (1969) Kritische Bemerkungen zur neuen Einteilung des Korpuskarzinoms. Geburtshilfe und Frauenheilk. 29:301–323
50. Heyman J (1936) The radiumhemmet method of treatment and results in cancer of the corpus of the uterus. J. obstet. Gynaec. Brit. Emp. 43:655–666
51. Hillemanns HG (1981) Zervixkarzinom. In: Schwalm H, Döderlein G (Hrsg) Klinik der Frauenheilkunde und Geburtshilfe, Bd. VII. Urban und Schwarzenberg, München Wien Baltimore
52. Hillemanns HG, Hilgarth HM (1986) Präneoplasien und Malignome der Vulva. In: Wulf KH, Schmidt-Matthiesen H (Hrsg) Klinik der Frauenheilkunde und Geburtshilfe, Bd. 11. Spezielle gynäkologische Onkologie I, 2. Aufl. Urban und Schwarzenberg, München Wien Baltimore
53. Hölzl M, Sauer D (1973) Untersuchungen zur Ätiologie von Postmenopauseblutungen. Dtsch. med. Wschr. 98:1796–1801
54. Holzner JH (1970) Erfahrungen mit 1600 Konisationspräparaten. Minerva ginec. 22:1156
55. Janovski NA, Dubranszky V, Paramanandhan TL (1972) Geschwulstbildungen und geschwulstähnliche Bildungen des Eileiters und der Ligamente des weiblichen Genitalapparates. In: Friedberg V, Käser O, Ober KG, Thomsen K, Zander J (Hrsg) Gynäkologie und Geburtshilfe, Bd III. Thieme, Stuttgart
56. Johnsson JE (1973) Hysterography and diagnostic curettage in carcinoma of the uterine body. Acta radiologica suppl. 326:1–79
57. Käser O, Iklé FA, Hirsch HA (1973) Atlas der gynäkologischen Operationen, 3. Aufl. Thieme, Stuttgart New York
58. Käser O, Almendral AC (1982) Chirurgie der malignen Ovarialtumoren. In: Zander J (Hrsg) Ovarialkarzinom. Urban und Schwarzenberg, München Wien Baltimore
59. Kern G, Stadler G (1962) Die Schillersche Jodprobe. Arch, Gynäk. 197:36
60. Kilcheski TS, Arger PH, Mulhern CB, Colman BG, Kressel HY, Mukuta JI (1981) Role of computed tomography in the presurgical evaluation of carcinoma of the cervix. J. Comp. Assist. Tomogr. 5:378–383
61. Kottmeier HL (1982) Annual Report of the Results of Treatment in Gynaecological Cancer, Vol. 18 (Editorial Office), Radiumhemmet Stockholm
62. Kratochwil A (1962) Karzinomatöse oder entzündliche Infiltration der Parametrien. Geburtsh. und Frauenheilk. 22:737
63. Kratochwil A (1968) Ultraschalldiagnostik in Geburtshilfe und Gynäkologie. Thieme, Stuttgart
64. Kratochwil A (1970) Ultrasonic diagnosis in pelvic malignancy. Clin. Obstet. Gynec. 13:898–909
65. Kratochwil A (1976) Ultraschalldiagnostik in der Gynäkologie. Gynäkologie 9:166–180
66. Kratochwil A (1978) Ultraschalldiagnostik in Geburtshilfe und Gynäkologie. In: Fuchs WA, Triller G (Hrsg) Ultraschall-Computertomographie des Abdomens. Huber, Bern,
67. Kucera H, Langer M, Smekal G, Wegkaupt K (1983) Zur Klinik und Radiotherapie des primären Vaginalkarzinoms. Geburtsh. und Frauenheilk. 43:443–447
68. Kwasny R, Fuchs WA (1977) Die Lymphographie bei malignen Ovarialtumoren. Fortschr. Röntgenstrahlen 126:567
69. Lagasse LD, Ballon SC, Derman ML, Watring WG (1979) Pretreatment lymphangiography and operative evaluation in carcinoma of the cervix. Am. J. Obstet. Gynecol. 134:219
70. Lawson ThL, Albarelle JN (1977) Diagnosis of gynecologic pelvic masses by gray scale ultrasonography: Analysis of specificity and accuracy. Amer. J. Roentgen 128:1003–1006
71. Leodolter S, Philipp K, Salzer H (1980) Einsatz der Knochenszintigraphie beim Ovarialkarzinom. Gynaek. Rundsch. 20, Suppl. 2:127–130
72. Levi S, Delwal R (1976) Value of ultrasonic diagnosis of gynaecological tumors in 370 surgical cases. Acta obstet. gynec. Scand 55:261–266
73. Libshitz HJ, North LB (1983) Pulmonary Metastases. Radiol. Clin. North Am. 20:437–452
74. Lindemann HJ (1980) Atlas der Hysteroskopie. Fischer, Stuttgart
75. Maass H (1985) Epidemiologie gynäkologischer Tumoren. In: Wulf KH, Schmidt-Matthiesen H (Hrsg) Klinik der Frauenheilkunde, Bd 10, 2. Aufl. Urban und Schwarzenberg, München Wien Baltimore
76. Mayr B, Schmidt H (1987) Präoperative Stadieneinteilung beim Cervix- und Corpus-Carcinom-Vergleich zwischen Kernsintomographie und Computertomographie. Vortrag auf der Tagung „MR 87", Garmisch-Partenkirchen
77. Mayr B, Schmidt H, Scheidel T, Meier W, Schramm Th, Drechsler M, Lissner J (1987) Wertigkeit der Kernspintomographie bei Cervix- und Corpus-Carcinom. Posterausstellung „MR 87", Garmisch-Partenkirchen
78. Meudt RO, Hinselmann M (1978) Ultrasonoskopic (real time) differential diagnosis in obstetrics and gynecology. Springer, Berlin
79. Morley P, Barnett E (1970) The use of ultrasound in the diagnosis of pelvic masses. Br. J. Radiol. 43:602–616
80. Morley GW, Seski JC (1976) Radical pelvic surgery versus radiation therapy for stage I carcinoma of the cervix (exclusive microinvasion). Amer. J. Obstet. Gynec. 126:785–796
81. Morrow CP, Towsend DE (1981) Synopsis of gynecologic oncology, 2rd ed. Wiley, New York
82. Nauth HF (1982) Vulvadiagnostik. Fortschr. Med. 100:396–400
83. Nauth HF (1986) Wertigkeit diagnostischer Methoden bei Erkrankungen der Vulva. In: Zander J, Baltzer J (Hrsg) Erkrankungen der Vulva. Urban und Schwarzenberg, München Wien Baltimore, S 52–66
84. Newton M (1975) Radical hysterectomy or radiotherapy for stage I cervical cancer. Amer. J. Obstet. Gynec. 123:535–542
85. Nürnberger L (1932) Die gutartigen und bösartigen Neubildungen der Tube. In: Veit J, Stoeckel W (Hrsg) Handbuch der Gynäkologie, Bd. VII, 3. Aufl. Bergmann, München, S 574–973
86. Ober KG, Huhn FO (1962) Die Ausbreitung des Cervixkrebses auf die Parametrien und die Lymphknoten der Beckenwand. Archiv für Gynäkologie 197:262–290
87. Ober KG, Meinrenken H (1964) Gynäkologische Operationen. Springer, Berlin Heidelberg New York
88. Peters PE (1982) Lymphographie – eine veraltete Methode? Röntgenpraxis 35:384–392

89. Pfleiderer A (1984) Tumoren der Tube. In: Bender HG (Hrsg) Gynäkologische Onkologie für die Praxis. Thieme, Stuttgart New York, S 220–224
90. Pfleiderer A (1984) Tumoren des Eierstocks. In: Bender HG (Hrsg) Gynäkologische Onkologie für die Praxis. Thieme, Stuttgart New York, S 172–219
91. Piver MS (1979) Paraaortic node biopsy in staging women with cervical, ovarian and endometrial carcinoma: A review. J. Surg. Oncol. 12:365–370
92. Platzer W (1980) Zur Anatomie der Organe des weiblichen Beckens in Berücksichtigung der Computertomographie. In: Heuck F, Breit A (Hrsg) Handbuch der Radiologie, Vol XIII/3. Springer, Berlin Heidelberg New York
93. Pempree T, Patanophen V, Salagar OM (1982) Influence of treatment and tumor grade on prognosis of stage II carcinoma of the endometrium. Acta Radiol 211:225–229
94. Pschyrembel W (1968) Praktische Gynäkologie, 4. Aufl. W. de Gruyter, Berlin
95. Rickford B (1979) General aspects of the treatment of ovarian carcinoma. In: Thatcher N (ed) Gynecologic Cancer, Vol. VIII. Pergamon, Oxford, pp 291–293
96. Ries J (1944) Neues zur Behandlung des Gebärmutterkörperkrebses: Die totale Radiumtamponade des Uterus. Nachr. f. Krebsbek. 12:94–97
97. Rohde U, Atzinger A (1980) Computertomographie des Beckens. Röntgenpraxis 33:105–114
98. Rohde U, Steinbrich W, Friedmann G (1982) Computertomographie der Ovarialtumoren – Fortschritte in der Diagnostik. Radiologe 22:146–153
99. Rohde U (1981) Röntgendiagnostik gynäkologischer Tumoren unter besonderer Berücksichtigung der Computertomographie. In: Wannenmacher M, Schreiber HW, Gauwerky F, Ladner HA, Knüfermann H, Slanina J (Hrsg) Kombinierte chirurgische und radiologische Therapie maligner Tumoren. Urban u. Schwarzenberg, München, S 248–258
100. Ruppin E, Chelius HH (1974) Einige Kriterien der Sonographie gynäkologischer Tumoren. Geburtsh. u. Frauenheilk. 34:540–550
101. Rutledge F (1976) Cancer of the Vagina. Amer. J. Obstet. Gynec. 97:635
102. Scherer U, Büll U, Gebauer A, Kremer H, Lissner J (1979) Treffsicherheit von Computertomographie (CT), Szintigraphie (SZ) und Sonographie (US) bei bioptisch gesicherten Lebererkrankungen. Congressus Quartus Societatis Radiologicae Europae, Hamburg
103. Schillinger H, Wode J, Röbschläger G (1976) Aussagewert der Ultrasonographie in der gynäkologischen Tumordiagnostik. Geburtsh. u. Frauenheilk. 36:976–982
104. Schlensker KH, Beckers H (1980) The use of ultrasound in the diagnosis of pelvic pathology. Arch. Gynecol. 229:91–105
105. Schmidt-Matthiesen H, Kühnl H (1985) Präneoplasien und Carcinome der Cervix uteri. In: Wulf H, Schmidt-Matthiesen H (Hrsg) Klinik der Frauenheilkunde und Geburtshilfe, 2. Aufl. Bd. 11. Urban u. Schwarzenberg, München Wien Baltimore
106. Schneider ML (1985) Untersuchung zur Effektivität eines gezielten zytologischen Früherkennungsprogrammes beim Endometriumkarzinom. Eine klin. morphol. Untersuchung. Habilitationsschrift, Erlangen
107. Scholtes G, Hauck J (1972) Neuere Beobachtungen bei Korpus-(Endometrium-)Carcinomen. Arch. Gynäk. 212:308–322
108. Seidl S (1974) Praktische Karzinom-Frühdiagnostik in der Gynäkologie. Thieme, Stuttgart, S 7–12
109. Shepard JH, Epenetos AA, Britton KE, Ward GG, Granowska M, Bodmer WF (1983) Radioimmune diagnosis of ovarian carcinoma using tumor associated monoclonal antibodies. Gynec. Oncol. 15:134
110. Smith WG (1981) Invasive Cancer of the Vagina. Clin. Obstet. Gynec. 24:503–515
111. Stoll P, Lutz H, Runnebaum B, Wittlinger H (1977) Gynäkologische Erkrankungen im Klimakterium und im Senium. Deutscher Ärzte-Verlag, Köln
112. Strauss G (1972) Pathologie und Diagnose der Karzinome des Corpus uteri (Endometriumkarzinome). In: Käser O, Friedberg V, Ober KG, Thomsen K, Zander J (Hrsg) Gynäkologie und Geburtshilfe, Bd. III. Thieme, Stuttgart, S 466–494
113. Tak WK, Anderson B, Vardi JR, Beecham JB, Marchant DJ (1977) Myometrial invasion and hysterography in endometrial carcinoma. Obstet. Gynec. 50:159–165
114. Tovell HMM, Young AW (1977) Diseases of the vulva. Cassification and incidence of 877 patients seen consecutively in vulva clinic. N.Y. State J. Med. 77:938–941
115. Vahrson H (1971) Zur Therapie des Vaginalcarcinoms. Strahlentherapie 140:492
116. Walsh JW, Taylor KJW, Wasson JF Mcl, Schwartz PE, Rosenfield AT (1979) Gray scale Ultrasound in 204 proved gynecologic masses: accuracy and specific diagnostic criteria. Radiology 130:391–397
117. Walsh JW, Goplerud DR (1981) Prospective comparison between clinical and CT staging in primary cervical carcinoma. A.J.R. 137:997–1003
118. Weghaupt K (1967) Das primäre Scheidenkarzinom und seine Behandlung. Strahlentherapie 134:13
119. Whitley NO, Brenner DE, Francis A, Villa Santa U, Aisner J, Wiernik PH, Whitley J (1981) Use of the computed tomographic whole body scanner to stage and follow patients with advanced ovarian carcinoma. Invest. Radiol. 16:479–486
120. Whitley NO, Brenner DE, Francis A, Villa Santa U, Aisner J, Wiernik PH, Whitley J (1982) Computed tomographic evaluation of carcinoma of the cervix. Radiology 142:439–446
121. Wolff JP, Goldfarb E, Rumeau-Rouquette C, Breart G (1975) The value of hysterograms for the prognosis of endometrial cancer. Gynec Oncol. 3:103–107
122. Zander J, Baltzer J, et. al. (1981) Carcinoma of the cervix. An attempt to individualize treatment. Amer. J. Obstet. Gynec. 139:752
123. Zander J (1982) Ovarialkarzinom – Problemcarcinom. In: Zander J (Hrsg) Ovarialkarzinom. Urban und Schwarzenberg, München Wien Baltimore
124. Zwicker H, Alder W (1979) Der diagnostische Wert der Lymphographie beim Kollumkarzinom im Stad. 1b. Geburtsh. u. Frauenheilk. 39:304

2.7.4 Radikale Beckenchirurgie

A.H. TULUSAN

Es ist eine Eigenart des Zervixkarzinoms, daß das Wachstum auch in fortgeschrittenen Stadien meist sehr lange auf das kleine Becken beschränkt bleibt. Mehr als ein Drittel der bei der klinischen Untersuchung als inoperabel angesehenen Zervixkarzinome sind bis zum Tode der Patientinnen auf das kleine Becken begrenzt. Erst wenn das Zervixkarzinom die Organgrenzen durchbricht und auf Nachbarorgane übergreift, führt das zum Harnleiterstau und Urämie, zu Darmverschluß und Arrosionsblutungen, die dann letal verlaufen.

In Kenntnis dieser Tatsache hat BRUNSCHWIG schon früh eine Operationstechnik angegeben, die als Exenteration oder Eviszeration des Beckens bekannt wurde [3]. Auch unter den Bedingungen der heutigen Chirurgie und Intensivmedizin zählen diese Eingriffe zu den ausgedehntesten Operationen. Durch Fortschritte in der rekonstruktiven Chirurgie, der prä- und postoperativen Vorbereitung und Behandlung und der verbesserten Blutersatzmöglichkeiten konnten die Morbidität und die Mortalität dieser Operationen in den letzten Jahren deutlich gesenkt werden.

So wird sie heute bei sorgfältiger Indikationsstellung weitgehend akzeptiert und an entsprechend ausgestatteten gynäkologischen Zentren meist in Zusammenarbeit mit Urologen und Chirurgen durchgeführt. Anfänglich lagen die Erfolgsquoten dieser radikalen operativen Therapie niedrig, bei etwa 20% [4].

Inzwischen konnten sie deutlich verbessert werden. Von mehreren großen Zentren werden 5jährige Heilungsergebnisse von 40–60% angegeben [5, 6, 7, 8]. Neben ausgedehnten primären Zervixkarzinomen besteht die Indikation zur Exenteration vor allem bei Patientinnen mit einem zentralen Karzinomrezidiv im kleinen Becken und bei Patientinnen nach erfolgloser Strahlentherapie.

Bei Tumoren der Scheide, Harnblase, Urethra und Vulva kann die Exenteration ebenfalls in Erwägung gezogen werden; selten jedoch bei Ovarialkarzinomen. In sehr ausgewählten Fällen kann die Exenteration auch in palliativer Absicht durchgeführt werden, wenn die Lebensqualität einer Patientin trotz schlechter Prognose verbessert werden soll. Karzinombedingte Fisteln, die häufig mit Nekrosen, Schmerzen und stärkeren Blutungen einhergehen, können dann Anlaß sein, diese radikale Chirurgie durchzuführen.

Meist ist der Nachweis einer Fernmetastasierung eine Kontraindikation für eine ausgedehnte radikale Beckenchirurgie, da die Erfolgsquoten im Hinblick auf die 5-Jahresüberlebenswahrscheinlichkeit in diesen Fällen sehr gering ist [1]. An sich stellt ein hohes Alter keine absolute Kontraindikation dar. Die Situation muß unter Wahrung der Verhältnismäßigkeit des Eingriffs zum individuellen Allgemeinzustand der Patientin abgeschätzt werden.

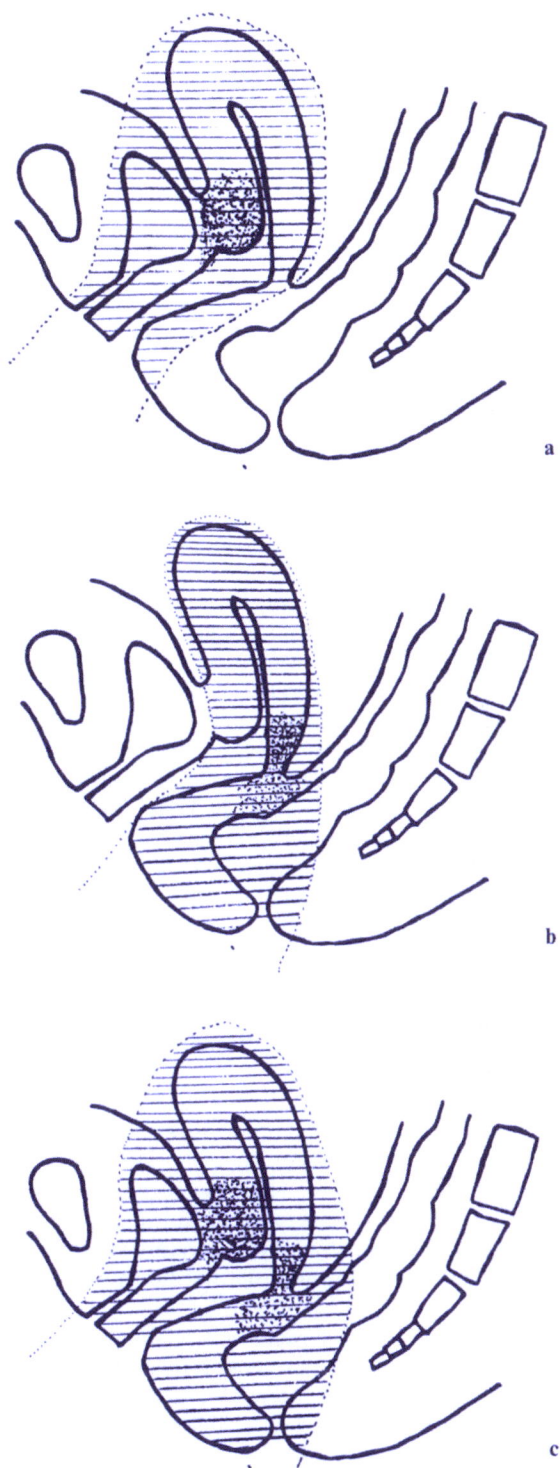

Abb. 1a–c. Schemazeichnungen. **a** Vordere Exenteration mit Entfernung der Gebärmutter, Scheide und Harnblase. **b** Hintere Exenteration mit Entfernung der Gebärmutter und größerer Teile des Rektums. **c** Totale Exenteration. Der schraffierte Bezirk zeigt alle entfernten Organe bei dieser Operation (Harnblase, Gebärmutter, Scheide und größere Teile des Rektums)

In Abhängigkeit von den entfernten Organen, die wiederum vom Ausmaß des Tumorbefalls abhängt, kennen wir eine vordere, eine hintere sowie eine totale Exenteration (Abb. 1 a–c). Bei der vorderen Exenteration wird das innere Genitale meist unter Mitnahme fast der gesamten Scheide und der Harnblase, des Parametriums und des Parakolpiums sowie des Lymphknotengewebes der Beckenwände entfernt. Bei der hinteren Exenteration werden größere Teile des tieferen Rektumabschnittes zusammen mit der Scheide und Gebärmutter sowie Parametrium und pararektalen Gewebes reseziert. Wenn das zu entfernende Karzinom nicht zu tief in den Vaginalabschnitt hinunterreicht, können Vulva, Sphinkter ani und ein ca. 3–4 cm langer tiefer Rektumabschnitt erhalten bleiben.

Moderne Anastomosentechniken erlauben eine tiefe Rektumanastomose. Die Kontinenz des Darmes läßt sich erhalten. Das bedeutet eine entscheidende Verbesserung der Lebensqualität gegenüber einer kompletten Enddarmresektion.

Die Wiederherstellung der Scheide aus einem Darmabschnitt oder mit einem muskulokutanen Lappen hat dazu beigetragen, psychosoziale Probleme, insbesondere bei jüngeren Patientinnen, zu verhindern. Auch aus operativer Sicht haben diese Rekonstruktionen im kleinen Becken Bedeutung [9]. Sie „füllen" gleichzeitig das kleine Becken auf. Das Phänomen des „leeren Beckens" in Verbindung mit den entstandenen Peritonealdefekten nach einer Exenteration stellt auch heute noch eines der größten postoperativen Probleme dar (Abb. 2 a + b).

Vor allem der Dünndarm kann sich ins kleine Becken verlagern und dort adhaerent und fixiert werden. Die schmerzhafte Subileus- und Ileussymptomatik, die manchmal auch zu einer Darmfistel führen kann, ist eine sehr gefürchtete Spätkomplikation nach dieser Operation.

Die rekonstruktiven Methoden, wie Scheidenneubildungen und tiefe Rektumanastomosen füllen das kleine Becken und wirken dem entgegen. Peritonealtransplantate, gestielte Netzlappen oder künstliche Netze ermöglichen eine weitere Auffüllung und Abdeckung des kleinen Beckens. Damit ist auch eine Sub- bzw. Retroperitonealisierung dieses Areals möglich [2].

Wird bei der Entfernung eines Tumors die komplette Resektion der Harnblase erforderlich (vordere oder totale Exenteration), wird im Regelfall ein Conduit gebildet. Es wird aus Teilen des terminalen Ileums oder aus dem distalen Abschnitt des Rektumsigmoids gebildet.

Bei Patientinnen, bei denen die tiefer gelegenen Darmabschnitte durch eine vorausgegangene Strahlentherapie schwer geschädigt erscheinen, kann eine solche Ersatzblase auch aus Teilen des Colon transversum gebildet werden. So sind heute bei günstiger Tumor- oder Rezidivlokalisation im kleinen Becken trotz der notwendigen ultraradikalen Entfernung der

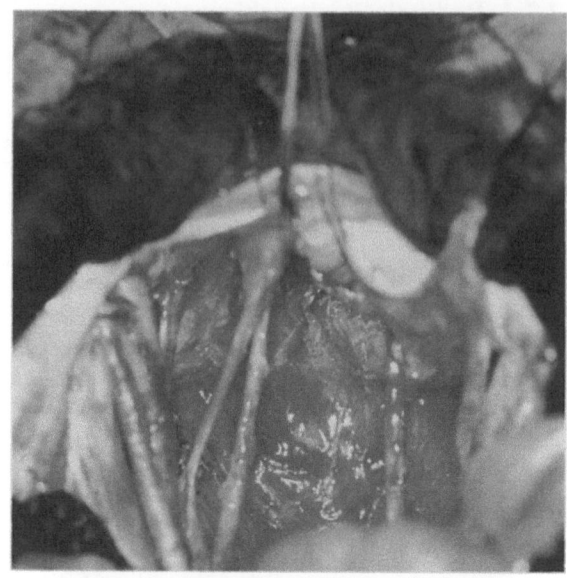

a

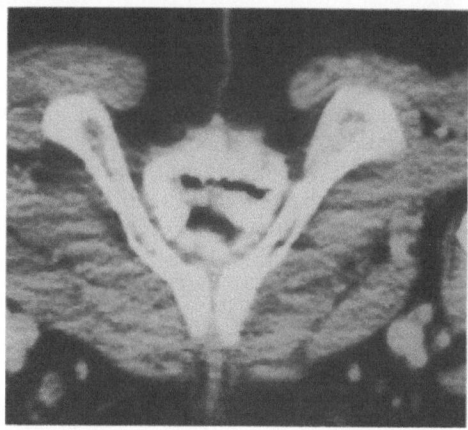

b

Abb. 2. a Einblick in das leere Becken nach einer hinteren Exenteration wegen Scheidenkarzinom. **b** 62jährige Patientin. „Leeres Becken" im Computertomogramm. Markierte Dünndarmschlingen liegen tief im kleinen Becken und füllen es aus. Zustand nach totaler Exenteration mit Bricker-Blase und Anus praeter

befallenen Organe durch die gleichzeitige Anwendung rekonstruktiver Verfahren Heilungsmöglichkeiten zu erzielen, die mit einer annehmbaren Lebensqualität verbunden sind (Abb. 3 a–b).

Abb. 3. a Zustand nach totaler Exenteration mit Rekonstruktion der Scheide mit einer Sigmascheide, Reanastomosierung des Rektums und Bildung einer Ileum-Bricker-Blase. **b** Postoperatives Urogramm. Nach einer Totalexenteration zeigen sich die schlanken Harnleiter beiderseits und die vollgefüllte Darmblase

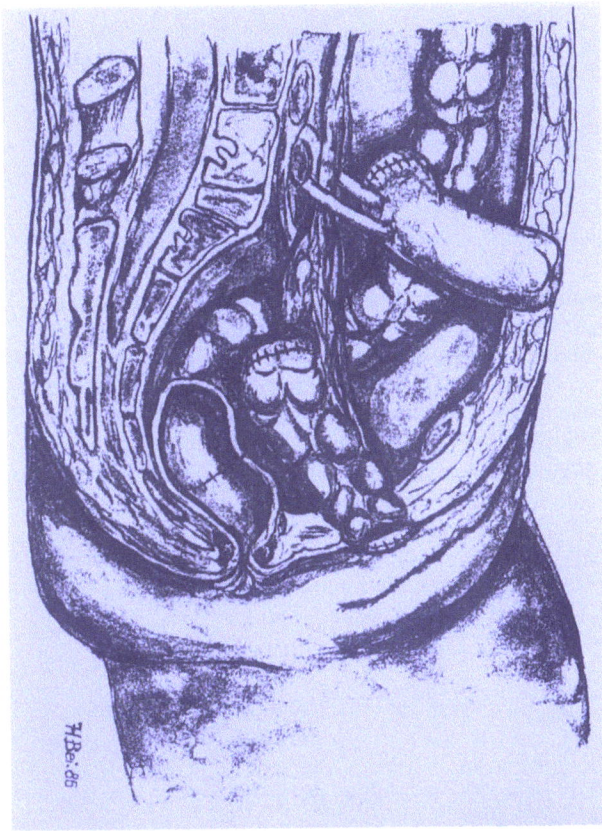

a

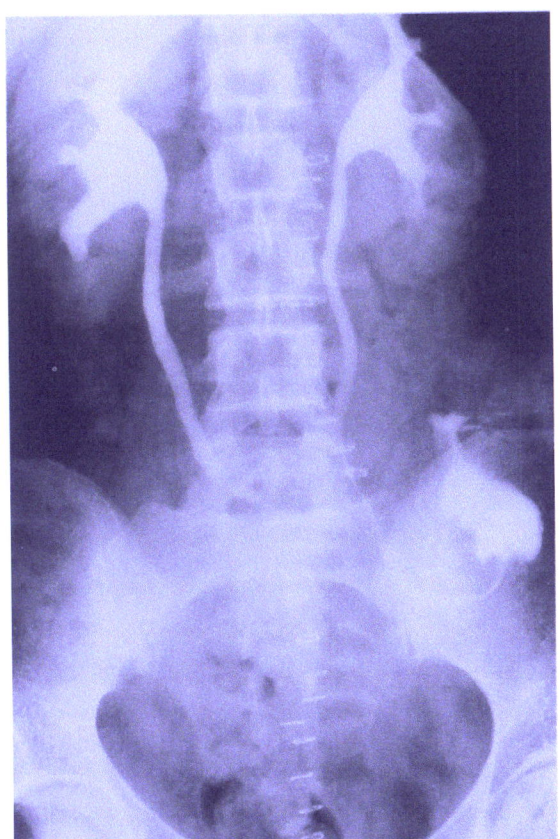

b

Literatur

1. Barber HRK (1969) Relative Prognostic significance of preoperative and operative findings in pelvic exenteration. Surg. Clin. North. Am. 49(2):431
2. Bricker EM, Morley GW (1982) Eviszeration des Beckens. In: Käser O, Iklé FA, Hirsch HA (Hrsg) Atlas der gynäkologischen Operationen. Thieme, Stuttgart
3. Brunschwig A (1948) Complete excision of pelvic viscera for advanced carcinoma. Cancer 1:177–183
4. Brunschwig A (1965) What are the indications and results of pelvic exenterations. JAMA 194:274
5. Morley GW, Lindenauer SM (1976) Pelvic exenteration therapy for gynecologic malignancy (an analyses of 70 cases). Cancer 38:581
6. Rutledge FN, Smith JP, Wharton JT (1977) Pelvic exenteration: Analyses of 296 patients. Am. J. Obstet. gynecol. 129:881
7. Shingleton MH, Orr JW (1987) Cancer of the Cervix Diagnosis and Treatment. Churchill, Livingstone, Edinburg London Melbourne New York
8. Symmonds RE, Pratt JH, Webb MJ (1975) Exenterative operations: Experience with 198 patients. Am. J. Obstet. Gynecol. 121:907
9. Tulusan AH (1987) Die Sigmascheide. In: Knapstein PG, Friedberg V (Hrsg) Plastische Chirurgie in der Gynäkologie. Thieme, Stuttgart

2.7.5 Radiologische Diagnostik zur Bestrahlungsplanung

A. ATZINGER und H. GFIRTNER

2.7.5.1 Einleitung

Aufgabe der Bestrahlungsplanung ist es, die für den jeweiligen Patienten optimale strahlentherapeutische Behandlungsmethode zu finden. Das bedeutet, daß bei einer maximalen Tumorvernichtung ein Minimum an Nebenwirkungen auftritt. Die Optimierung der Behandlungsmethode muß hinsichtlich der Dosis, der Dosisverteilung und ihrer zeitlichen Applikation (Fraktionierung bzw. Protrahierung) erfolgen. Als zu schützende Organe sind bei Kollum- und Korpuskarzinom das Rektum und die Blase und bei der Strahlenbehandlung des Ovarialkarzinoms zusätzlich noch die Nieren und das Rückenmark zu beachten.

Vor Beginn jeder Strahlenbehandlung eines gynäkologischen Karzinoms muß die Stadieneinteilung festgelegt sein (FIGO).

Diese Klassifikation blieb nicht gänzlich ohne Kritik, weil nicht alle anatomischen Situationen erfaßt werden; beispielsweise müssen nicht selten große „barrel-shaped" Tumoren trotz ihrer ungünstigen Prognose dem Stadium I b zugeordnet werden. Aus diesem Grunde wurden in Houston klinikeigene Untergruppen definiert [12].

Die UICC [35] hat die Lymphographie zusätzlich für die klinische Stadieneinteilung zugelassen, was ebenfalls Kritik einbrachte [9], da dadurch unterschiedliche Stadienzuordnungen zustande kommen können.

2.7.5.2 Radiologisch-diagnostische Routinemaßnahmen zur Bestrahlungsplanung

Wie die FIGO Klassifikation definiert, dürfen zur klinischen Stadieneinteilung neben der Inspektion, Palpation, Kolposkopie und Abrasio bzw. Probeexzision die Lungenübersichtsaufnahme, Knochenaufnahmen und ein Urogramm herangezogen werden [29].

Eine im Urogramm festgestellte Ureterobstruktion ordnet den Tumor in das Stadium IIIb ein. Da eine Kolitis und Divertikulitis das Risiko der Strahlennebenwirkungen erhöht, sollte ein Kontrasteinlauf durchgeführt werden [5].

Die Lymphographie spielt in der Beurteilung der Ausbreitung der gynäkologischen Karzinome eine bisher wichtige, aber zunehmend geringere Rolle [13, 16]. Von Nachteil ist, daß mit der Lymphographie die am häufigsten befallenen obturatorischen und die inneren iliakalen Lymphknoten nicht erfaßt werden [34].

Bei Verwendung der CT ist vorteilhaft, daß vergrößerte Lymphknoten auch dann dargestellt werden, wenn sie kein Kontrastmittel aufnehmen und somit der lymphographischen Beurteilung entgehen. Nachdem diese beiden Methoden für sich allein angewandt Unklarheiten zurücklassen können, sollen sie sich in Zweifelsfällen ergänzen [6].

Die früher häufig geübte Lymphszintigraphie [4], die Beckenangiographie [3] und die ossäre Phlebographie sind seit Nutzung der Computertomographie nur noch in Ausnahmefällen angezeigt.

2.7.5.3 Spezielle radiologisch-diagnostische Maßnahmen zur Bestrahlungsplanung

2.7.5.3.1 Intrakavitäre Bestrahlung – Lokalisationsaufnahme

Ebenso wie in den vergangenen Jahrzehnten der erfolgreichen intrakavitären Radiumanwendungen sind auch heute bei der immer häufiger zur Anwendung kommenden Afterloadingtechnik [8, 15, 17, 21, 26, 32, 33, 36]. Lokalisationsaufnahmen bei liegenden Applikatoren für eine exakte Bestrahlung sehr wichtig.

Die Lokalisationsaufnahme in zwei orthogonalen Ebenen erfüllen mehrere Funktionen:

Es ist eine graphische Ermittlung der Risikoorgandosen in Blase und Rektum möglich sowie eine Kontrolle und eventuelle Lagekorrektur von Meßsonden.

Von größter Bedeutung sind die Lokalisationsaufnahmen jedoch zur Anpassung der ergänzenden perkutanen Bestrahlung. Da häufig Lateralpositionen des Uterus vorliegen [14] ist die Lokalisationsaufnahme weiterhin für die *Blockpositionierung* sehr bedeutsam (Abb. 1). Die Anpassung der perkutanen Bestrahlung ist vor allem bei Verwendung von Beschleunigern wichtig, da am Feldrand ein steiler Dosisabfall vorhanden ist. Die perkutane Radiatio sollte nach Möglichkeit mit höherenergetischen Beschleunigerphotonen durchgeführt werden, da damit im Vergleich zur ^{60}Co Bestrahlung bessere 5-Jahresüberlebenszeiten erzielt werden [9, 30].

Wenn der Uterus lateralpositioniert ist, erreicht eine geringere Dosis der Afterloadingbestrahlung die kontralaterale Beckenwand, so daß diese unterdosierte Beckenwand *perkutan aufgesättigt* werden sollte. Nach Untersuchungen von PEREZ bestand bei 75% der parametranen Rezidive eine Lateralposition des Uterus – die Ursache für das Rezidiv lag wohl in der fehlenden perkutanen Kompensation der *unterdosierten* Beckenwandregion [30].

2.7.5.3.2 Perkutane Aufsättigung – CT-Planung

Es gibt immer wieder ausgedehnte Zervixkarzinome, bei denen der Zervikalkanal nicht gefunden werden kann, so daß eine ausreichende intrakavitäre Behandlung nicht möglich ist. Wenn nach einer perkutanen Bestrahlung mit 40 Gy Herddosis die Tumorverklei-

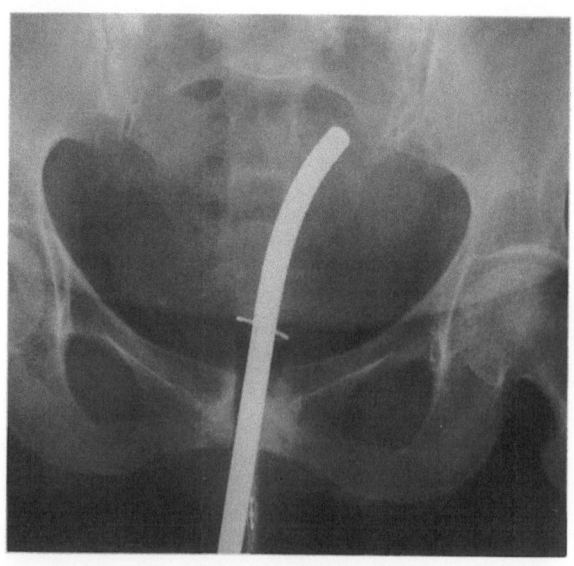

Abb. 1. Lokalisationsaufnahme des Beckens. Der Uterus ist sinistroponiert, so daß mit perkutaner Bestrahlung eine Kompensation der rechten Beckenwand erfolgen muß. Die Zervix ist markiert, um eine eventuelle Distalverlagerung des Applikators feststellen zu können. Die rektale Meßsonde ist nicht tief genug eingeführt

nerung ungenügend ist und der Zervikalkanal weiterhin nicht sondierbar ist, dann muß eine perkutane Aufsättigung erfolgen.

Abbildung 2a zeigt nach einer Herddosis von 40 Gy persistierend einen großen Zervikaltumor. Ein Stadium IIb mit parametraner Infiltration lag vor; aus allgemein medizinischen Gründen war eine extrafasziale Hysterektomie nicht möglich.

Für eine *kleinräumige Aufsättigungsbestrahlung*, die mit größtmöglicher Sicherzeit die Tumorreste erfassen, aber gesundes Nachbargewebe schonen soll, ist eine subtile Bestrahlungsplanung erforderlich.

Die Methode der Wahl für derartige *individuelle* Bestrahlungen sind Planungen auf der Basis von CT-Querschnitten [1, 7, 10, 19, 24, 25, 28]. Die Abb. 2a zeigt eine Boxtechnik mit einer 3-Felder-Keilfilter-Anordnung. Die Tumorlängsausdehnung kann sehr exakt ermittelt werden und das Bestrahlungsfeld der Körperoberfläche der Patientin zuverlässig zugeordnet werden, wenn die CT-Schnitte distal im tumorfreien Bereich begonnen und nach kranial soweit fortgesetzt werden, bis die Querschnitte wiederum außerhalb des Tumors liegen (Abb. 2b).

2.7.5.3.3 Interstitielle Bestrahlung – Ultraschallplanung

Scheidenabschlußrezidive sind oft Problemfälle sowohl für eine operative Behandlung, da der Eingriff sehr ausgedehnt sein muß, als auch für die Strahlenbehandlung, weil mit einer hohen, aber scharf lokal begrenzten Dosis behandelt werden muß, da nicht selten Strahlenbehandlungen vorausgegangen sind und somit die gesunde Umgebung besonders geschont werden muß.

Sehr hohe Dosen auf eng begrenztem Raum lassen sich in *Afterloadingtechnik* durch Spickung mit Nadelapplikatoren erreichen. Zur Planung der Spickbehandlung eignet sich ausgezeichnet die *rektale Ultraschalluntersuchung* [22]. Mit Hilfe der Ultraschalluntersuchung können die notwendige Anzahl der Nadeln, deren Abstand zueinander und die Einstichtiefen exakt ermittelt und die Dosisverteilung errechnet werden (s. Kap. 1.2).

Das Einstechen der Nadeln selbst erfolgt wiederum unter Ultraschallsicht. Abbildung 3 zeigt ein Rezidiv am Scheidenabschluß mit einer zentralen Afterloadingnadel. Das Rezidiv wurde dreimal interstitiell bestrahlt, wobei jeweils 3 oder 4 Nadeln eingestochen wurden. Der Tumor bildete sich vollständig zurück und bei Nachuntersuchungen bis 20 Monate nach der Bestrahlung war die Patientin lokal symptomfrei.

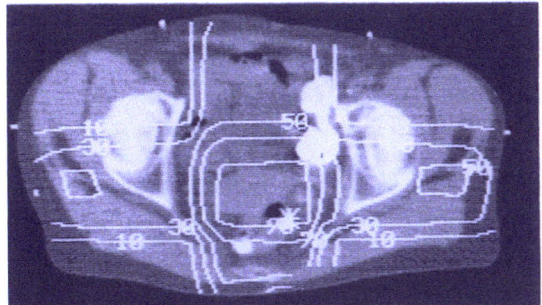

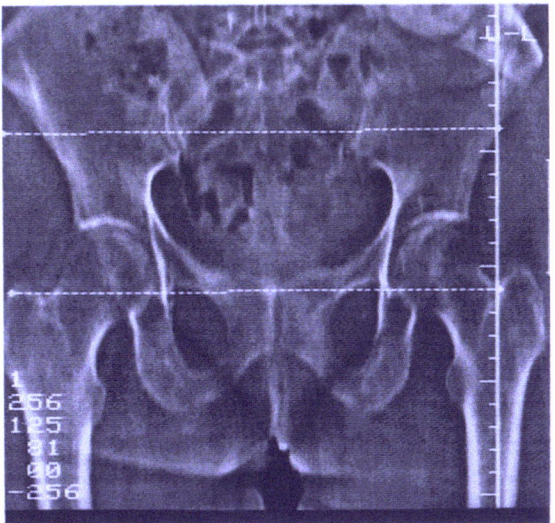

Abb. 2. a CT-Querschnitt in Höhe der Zervix. Nach 40 Gy Herddosis ist die Zervix weiterhin tumorös aufgetrieben mit parametraner Infiltration. Perkutane kleinräumige Aufsättigung, wobei die 90% Isodose die Zervix und die infiltrierten Parametriumsbereiche umfaßt. **b** A-p. Topogramm des Beckens. Die beiden horizontalen Linien geben die CT-Schnitte an, die kranial und distal bereits außerhalb des Tumors liegen. Dosisquerverteilungen werden errechnet in Feldmitte sowie jeweils 1 cm innerhalb der kranialen und distalen Feldgrenze

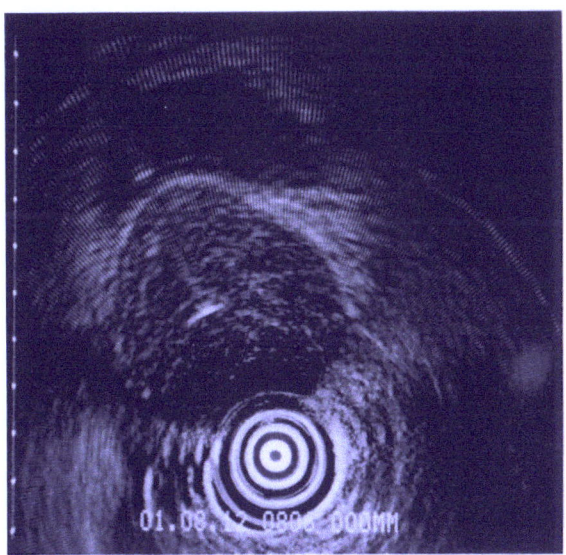

Abb. 3. Zervixkarzinom IIb mit zentral liegender Afterloadingnadel

Auch für die Planung einer *individuellen Afterloadingbehandlung* des nicht operierten Korpuskarzinoms ist die intrauterine Ultraschallschichtaufnahme ein bedeutsames Verfahren [11] (s. Kap. 1.2).

2.7.5.4 MRT in der Bestrahlungsplanung

Derzeit sind die wichtigsten Grundlagen für eine exakte Bestrahlungsplanung vor allem die Computertomographie. Über die Verwendung der MRT zur Bestrahlungsplanung liegen erst begrenzte Erfahrungen vor [18, 31]. Eine genauere Dosisverteilung als mit CT wird sich mit MR-Planung sicherlich nicht errechnen lassen. Es ist aber jetzt schon sicher, daß der sehr hohe Weichteilkontrast [2, 20, 23] und der enorm verbesserte Einblick in die Anatomie nicht nur in der transversalen Ebene, sondern multiplanar auch in frontaler und sagittaler Richtung klare Hilfestellungen für Therapieentscheidungen geben können. So ist bei gynäkologischen Karzinomen sehr genau die Position, sowie die Art und das Ausmaß von Versio und Flexio zu sehen und die Länge des Organs zu messen; dadurch ist bereits gut abzuschätzen, ob und wie sich die Applikatoren plazieren lassen.

Abbildung 4 zeigt einen gestreckten Uterus in Anteversio mit einem breit aufgetriebenem Kollum (barrel-shaped); es ist gut zu erkennen, daß die Infiltration weit in das Myometrium nach kranial hinaufreicht. Der Nachweis solcher Tumorausdehnungen ist eine wichtige Information, die das therapeutische Vorgehen beeinflußt. FLETCHER [12] gibt an, daß in seinem Untersuchungsgut von barrelshaped Tumoren in 66.8% eine Infiltration in das Myometrium vorlag.

Derzeit sprechen einige empirische Hinweise dafür, daß Tumoren mit unterschiedlichem biologischen Verhalten und Ansprechen auf die Strahlenbehandlung ein unterschiedliches Signal geben. Diese Hypothese bedarf noch der Absicherung.

Von den bildgebenden Verfahren ist die CT derzeit der wichtigste integrierte Bestandteil einer Bestrahlungsplanung. Es ist jedoch jetzt schon absehbar, daß die MRT – vor allem mit multiple slice-Technik und schnellen Sequenzen – Funktionen der CT-Scanner ersetzen und wertvolle Zusatzinformationen geben wird.

Literatur

1. Atzinger A, Breit A (1982) Vier Jahre Erfahrung in der Strahlentherapieplanung auf der Grundlage von CT-Schnitten. Strahlentherapie 158:97–102
2. Brade TJ, Rosen BR, Pykett IL, McGuire MH, Mankin HJ, Rosenthal DI (1983) NMR imaging of leg tumors. Radiology 149:181–187
3. Breit A (1967) Angiographie der Uterustumoren und ihrer Rezidive, Thieme, Stuttgart
4. Breit A (1970) Erfahrungen mit der Lymphszintigraphie bei der gynäkologischen Strahlentherapie. Geburtsh u. Frauenheilk 30:633–643
5. Breit A (1976) Vermeidbare und unvermeidbare Strahlenreaktion bei der Strahlenbehandlung des Kollumkarzinoms. In: Schmähl D (Hrsg) Prophylaxe und Therapie von Behandlungsfolgen bei Karzinomen der Frau. Thieme, Stuttgart, S 14–22
6. Breit A, Rohde U (1978) Erste Erfahrungen mit der Computertomographie in der Gynäkologie. Gynäkol Prax 2:39–50
7. Breit A, Gfirtner H, Atzinger A (1981) Radiotherapy planning using computed tomography. Cancer 48:69–73
8. Busch M, Makoski B, Schulz U, Sauerwein K (1977) Das Essener Nachlade-Verfahren für die intrakavitäre Strahlentherapie. Strahlentherapie 153:581–588
9. Bush RS (1979) Malignancies of the ovary, uterus and cervix. Edward Arnold, London
10. Chernak ES, Rodriguez-Antunez A, Jelden GL, Dhaliwal RS, Lavik PS (1975) The use of computed tomography for radiation therapy planning. Radiology 117:613–614
11. Englmeier KH, Hecker R, Hötzinger H, Thiel H (1985) Automatische Kontursuche und Segmentierung von sonographischen Transversalschnitten des Uterus hinsichtlich einer optimierten individuellen Isodosengestaltung bei Korpuskarzinomen. Strahlentherapie 161:275–280
12. Fletcher GH (1980) Textbook of radiotherapy, 3rd edn. Lea and Febiger, Philadelphia
13. Frischbier HJ (1967) Experience with lymphography in diagnosis of recurrent female genital carcinoma. In: Rüttimann A (ed) Progress in Lymphology. Thieme, Stuttgart, p 221–226

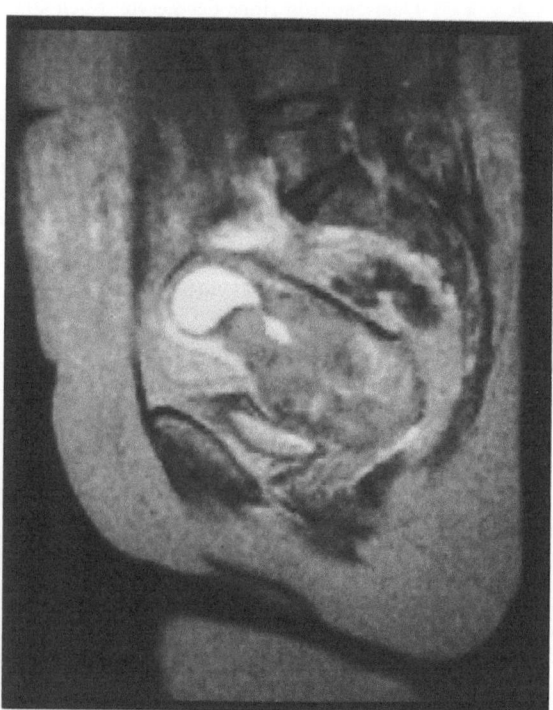

Abb. 4. T_2-betontes MR-Bild in sagittaler Richtung durch den Uterus. Gebärmutter gestreckt und antevertiert. Kollum tonnenförmig aufgetrieben. Signalverstärkung im Uterusfundus (Sero-Pyometra)

14. Gauwerky F (1976) Weibliche Genitalorgane. In: Scherer E (Hrsg) Strahlentherapie – Radiologische Onkologie. Springer, Berlin Heidelberg New York, S 534–593
15. Gauwerky F (1977) Kurzzeit-Afterloading-Curietherapie gynäkologischer Karzinome, Technik und Problematik. Strahlentherapie 153:793–801
16. Gerteis W (1964) Die Lymphographie beim Genitalkarzinom der Frau. Übersicht über ihre Möglichkeiten. Arch Gynäk 200:105–130
17. Glaser FH, Grimm D, Haensgen G, Rauh G, Schuchardt V (1985) Klinische Erfahrungen bei der Afterloading-Kurzzeittherapie im Vergleich zur konventionellen Brachytherapie bei der Behandlung gynäkologischer Tumoren. Strahlentherapie 161:459–475
18. Glatstein E, Lichter AS, Benedick AF, Kelly BA, van de Geijn J (1985) The imaging revolution and radiation oncology: use of CT, Ultrasound and NMR for localization, treatment planning and treatment delivery. Radiation Oncology Biol Phys 11:299–314
19. Grauthoff H, Barnig P, Frommhold H (1980) Rechnergestützte Bestrahlungsplanung mit Hilfe des Computertomographen. Strahlentherapie 156:345–352
20. Gremmel H (1985) NMR-Diagnostik in der Strahlentherapie. Strahlentherapie 161:506–510
21. Henschke U (1960) Afterloading applicator for radiation therapy of carcinoma of the uterus. Radiology 74:834
22. Hötzinger H, Willgeroth F, Pfändner K, Atzinger A (1982) Erste Mitteilungen über transrektale Ultraschalluntersuchungen zur Beurteilung des inneren weiblichen Genitals. Röntgenpraxis 35:403–406
23. Hricak H, Williams RD, Moon KL, Moss RA, Alpers C, Crooks LE, Kaufman L (1983) Nuclear magnetic resonance imaging of the kidney: renal masses. Radiology 147:765–772
24. Hübener KH (1981) Computertomographie des Körperstamms. Röntgen Bd 6. Thieme, Stuttgart
25. Jelden GL, Chernak ES, Rodriguez-Antunez A, Haaga JR, Lavik PS, Dhaliwal RS (1976) Further progress on CT-scanning and computerized radiation therapy treatment planning. Amer J Roentgenol 127:179–185
26. Joslin CA, O'Connell D, Howard NW (1967) The treatment of uterine carcinoma using the Cathetron III. Clinical considerations and preliminary reports on treatment results. Brit J Radiol 40:859–904
27. Koutcher JA, Goldsmith M, Damadian R (1978) NMR in cancer X. a malignancy index to discriminate normal and cancerous tissue. Cancer 41:174–182
28. Munzenrider JE, Pilepich M, Rene-Ferrero JB, Tchakarova I, Carter BL (1977) Use of body scanner in radiotherapy treatment planning. Cancer 40:170–179
29. Olsson O (1973) Pyelography and urography. In: Diethelm L, Olsson O, Strnad F, Vieten H, Zuppinger A (eds) Handbuch der medizinischen Radiologie Vol. XIII/1. Springer, Berlin Heidelberg New York, pp 24–63
30. Perez CA, Knapp RC, Young RC (1982) Gynecologic Tumors. In: DeVita V, Hellman S, Rosenberg SA (eds) Cancer – Principles and Practice of Oncology. Lippincott, Philadelphia Toronto, pp 823–883
31. Pfändner K, Hötzinger H, Atzinger A, Ries G (1983) Kernspintomographie bei gynäkologischen Tumoren. CT-Sonographie 3:119–123
32. Rotte K (1975) Technik, Strahlenbiologie und Ergebnisse der Afterloading-Behandlung gynäkologischer Karzinome. Röntgen-Berichte 4:251–266
33. Thesen N (1985) Bestrahlungstechnik, Dokumentation und individuelle Dosimetrie bei der intrakavitären Kurzzeit-Afterloadingtherapie. Strahlentherapie 161:476–486
34. Tulzer H, Kupka St (1979) Versuch einer Objektivierung des Effekts der obligatorischen Lymphonodektomie im Rahmen der abdominalen Radikaloperation des Kollumkarzinoms. Onkologie 2:8–11
35. UICC (1978) International Union Against Cancer TNM Classification of Malignant Tumours, 3rd edn. UICC, Geneva
36. Walstam R (1962) Remotely-controlled afterloading radiotherapy apparatus. Phys in Med Biol 7:225

2.7.6 Komplikationen an den ableitenden Harnwegen und des Darmes nach Operationen und Strahlentherapie

R. Thieme und H. Graeff

Durch die engen anatomischen Beziehungen zwischen den inneren weiblichen Genitalorganen und den ableitenden Harnwegen sind trotz aller Fortschritte auf den Gebieten der gynäkologischen Chirurgie und der Strahlentherapie urologische Läsionen auch heute noch, wenn auch nicht häufige, so doch typische und nicht immer vermeidbare Folgen der Behandlung. Entsprechend sollte die Patientin zumindest vor größeren gynäkologischen Operationen und vor strahlentherapeutischen Maßnahmen im Aufklärungsgespräch auf die Möglichkeit der Entstehung solcher Komplikationen hingewiesen werden.

2.7.6.1 Komplikationen an den ableitenden Harnwegen bei gynäkologischen Operationen

Während einer Operation erkannte Verletzungen der ableitenden Harnwege müssen sofort, evtl. unter Einbeziehung eines Urologen, versorgt werden und führen, so behandelt, in der Regel nicht zu weiteren Komplikationen. Nebenverletzungen, die erst im postoperativen Verlauf festgestellt werden, haben häufig eine Fistelbildung zur Folge, die für die Patientin eine neue qualvolle Erkrankung darstellt, welche im Falle einer benignen Krankheit diese im Leiden weit überwiegt. Die dann notwendig werdenden rekonstruktiven Maßnahmen sind eine weitere Belastung für die Kranke, besonders wenn es sich um größere plastische Maßnahmen handelt.

Leider werden Verletzungen von Harnleiter und Blase zu einem relativ hohen Anteil, besonders bei der einfachen Hysterektomie, übersehen und führen so unbehandelt zur Ausbildung einer Ureterstenose oder einer Fistelbildung an den ableitenden Harnwegen.

Symmonds hat aus der Mayo-Klinik über dorthin eingewiesene über 800 Patientinnen mit urogenitalen

Fisteln berichtet und dabei festgestellt, daß sich 75% nach einer Hysterektomie und davon über die Hälfte nach einer einfachen abdominalen oder vaginalen Entfernung der Gebärmutter meist wegen eines unkomplizierten Grundleidens (Myom, Prolaps, dysfunktionelle Blutung, Carcinoma in situ, gutartige Ovarialzyste) entwickelt hatten [20]. Auf der 45. Tagung der Deutschen Gesellschaft für Gynäkologie und Geburtshilfe wurden Empfehlungen zur Verhütung, Erkennung und Behandlung von urologischen Komplikationen nach gynäkologischen Operationen erarbeitet [1].

2.7.6.1.1 Verletzungen des Harnleiters

Im Verlauf einer gynäkologischen Operation kann es an drei Prädilektionsstellen zu einer Verletzung des Harnleiters, selten auch beider, kommen: bei seiner Kreuzung mit den großen Beckengefäßen, parazervikal und im juxtavesikalen Bereich. Am häufigsten ereignen sich Läsionen im parazervikalen Abschnitt. Dort verläuft der Ureter nur 2 cm von der Zervixwand entfernt und ist besonders bei Umstechungen zur Versorgung von Blutungen aus der A. uterina gefährdet. Harnleiterverletzungen im Kreuzungsbereich des Ureters mit den großen Beckengefäßen am Ansatz des Ligamentum infundibulopelvicum werden bei der Operation von Ovarialtumoren und beim „Ovarian-Residue-Syndrome" (Zustand nach bei gynäkologischer Voroperation belassenem Ovar) beobachtet. Hier mißt der Abstand der am weitesten kranial gesetzten Klemme bis zum Harnleiter etwa $1-1^1/_2$ cm. Im Vaginalfornix wird der Harnleiter am ehesten bei der Operation großer Zystozelen beschädigt.

Prädisponierende Faktoren sind intraligamentäre Myome, Endometriose und postinfektiöse Veränderungen im kleinen Becken.

Harnleiterverletzungen können in verschiedener Weise entstehen. Außer einer kompletten oder teilweisen Durchtrennung können Läsionen insbesondere bei einer Radikaloperation durch eine zu weit gehende Denudierung unter Verletzung seiner Umhüllung mit der darin längsverlaufenden Gefäßversorgung erfolgen. Als weitere Ursachen kommen Unterbindungen, Quetschungen, Koagulationen und Durchstechungen, aber auch periureteral gelegene Nähte in Betracht.

Als Folge einer Ureterläsion kommt es, begünstigt durch ein gleichzeitig bestehendes Hämatom, das sich sekundär infiziert, zur Wandnekrose mit Ausbildung eines Extravasats mit anschließender fibrotisch bedingter Narbenstriktur oder zur Entwicklung einer Fistel.

Besonders offene Verletzungen des Harnleiters führen durch eine Extravasation zur Ausbildung einer retroperitonealen Pseudozyste, dem Urinom, welches den Harnleiter von außen komprimiert.

Intraoperative Ureterläsionen ereignen sich nach Klinik- und Sammelstatistiken bei der einfachen Hysterektomie in etwa 0,1–0,3% [1, 19]. Über die Häufigkeit von Ureterstenosen liegen keine sicher verwertbaren Ergebnisse vor, da bei unkompliziertem postoperativen Verlauf nach der Gebärmutterentfernung in der Regel Untersuchungen an den ableitenden Harnwegen nicht vorgenommen werden. So ist die Frequenz von tatsächlich erfolgten Ureterverletzungen mit den Folgen einer Stenosierung weitgehend unbekannt. Ureterfisteln treten nach einer einfachen abdominalen Hysterektomie zwischen 0,1 und 0,4% und nach vaginaler Technik zwischen 0,1 und 0,5% auf. Für die erweiterte Radikaloperation werden in der neuen Literatur über Harnleiterverletzungen während des Eingriffes Zahlenangaben zwischen 0,4 und 2,9% gemacht [14]. Postoperative Stenosen treten bei 0,7–10,9% der Fälle ein. Die weit auseinanderliegenden Zahlen erklären sich dadurch, daß von einigen Autoren auch nichtbehandlungsbedürftige Strikturen, von anderen aber auch solche Stenosen miterfaßt wurden, die durch ein Karzinomrezidiv bedingt waren. Ureterfisteln treten nach der Radikaloperation in 0,3–3.7% der Fälle auf [14]. Insgesamt gesehen nehmen die Schädigungen des Harnleiters immer mehr ab [7]. Ureterläsionen bei Sectio caesarea, Tubensterilisation, Laparoskopie und Interruptio sind seltene Ereignisse.

Zur Prävention von Ureterverletzungen wird präoperativ empfohlen, „großzügig bei möglichst allen abdominalen Operationen mit Exstirpation des Uterus oder der Adnexe und bei vaginalen Operationen, vor allem mit Deszensus eine Ultraschalluntersuchung der ableitenden Harnwege durchzuführen" [1]. Dabei können der Pyelonreflux und seine Relation zum Nierenparenchym, das Kelchsystem, der Füllungszustand des proximalen Harnleiters und die Blase beurteilt werden. Dieses nichtinvasive und die Patientin nicht belastende rasch auszuführende Verfahren ist komplikationslos und kostengünstig. Allerdings können damit ein Ureter duplex oder fissus nicht diagnostiziert werden. Daher führen viele Kliniken auch heute noch routinemäßig vor jeder vaginalen oder abdominalen größeren Operation ein Urogramm durch. Es ist jedoch empfehlenswert, zumindest vor Karzinom-Operationen oder bei sonographisch pathologischem Befund ein intravenöses Urogramm anzufertigen, um pathologische Ureterverläufe präoperativ zu erkennen. Dabei sind Kontrastmittelreaktionen nicht auszuschließen.

Als weitere Maßnahme zur Verhinderung einer Harnleiterläsion wird von manchen Autoren die Einlage von Ureterenkathetern vorgeschlagen. Außer den Gefahren einer Keimaszension und Perforation wird dadurch der Harnleiter zum starren Gebilde und ist auf diese Weise erst recht einer Verletzung ausgesetzt. Deshalb sollte man ein solches Vorgehen nur für spezielle Fälle wählen.

Während der Operation ist es die Pflicht des Operateurs, sich von der Unversehrtheit der Ureteren zu überzeugen. Es wird geraten [1], „daß sich der Operateur über den Verlauf des Ureters, wenn irgend möglich, Rechenschaft geben sollte. Dies erfolgt am besten durch die intraoperative Ureterdarstellung. Empfohlen wird weiterhin die Visualisation des retroperitonealen Ureterverlaufs, was bei schlanken Frauen gelegentlich möglich ist und die Kontrolle des Ureterverlaufs durch Fühlen zwischen Daumen und Zeigefinger". Bei der Darstellung des Ureters entsteht für diesen kein Schaden, wenn man nicht die Adventitia mit den ernährenden Gefäßen verletzt und den Harnleiter nicht unnötig vom parietalen Peritoneum ablöst. Traumatisierungen des periureteralen Gewebes bedürfen stets einer retroperitoneal gelegenen Drainage.

Falls während einer Operation der Verdacht auf eine Verletzung des Ureters besteht, wird man in der Regel nach intravenöser Applikation einer Blaulösung (5–10 ml Indigokarmin oder Methylenblau) die Ausscheidung des Farbstoffes zystoskopisch aus den Ureterostien prüfen oder man injiziert kranial der vermuteten Verletzungsstelle Farblösung intraluminal und achtet auf eine blaue Extravasation.

Eine intraoperativ nicht erkannte Harnleiterverletzung führt fast stets zur Stenosierung oder Ausbildung einer Fistel. Dabei kann die meist einseitige Läsion bei ausbleibender Infektion symptomlos bleiben und erst nach bis zu drei Jahren zum Verlust der Niere führen. Bei eintretender sekundärer Infektion dagegen zeigt sich das Bild einer Pyonephrose mit krampfartigem Flankenschmerz, Schüttelfrost, hohem Fieber und möglicherweise auch paralytischem Ileus. Eine solche Symptomatik sollte, wie auch eine pathologisch zu wertende Bilanzierung oder eine Harnausscheidung über die Drainagen, stets Anlaß zur Suche nach einer postrenalen Abflußstörung geben.

Mit der Sonographie lassen sich Dilatationen der ableitenden Harnwege unabhängig von der Nierenfunktion sicher erkennen. Die Urographie dagegen erfaßt eine Stauung nur, wenn die betroffene Niere noch ausscheidet (Abb. 1 a–d).

Gestaute Nieren werden durch die Anlage einer ultraschallkontrollierten perkutanen Nephrostomie drainiert. Dabei kann zugleich die Höhe der Harnleiterverletzung mittels antegrader Kontrastmitteldarstellung lokalisiert werden. Sonographisch ist allerdings eine Aussage über die Funktion der Niere nicht ohne weiteres möglich. Unter Umständen kann aber ein Sonogramm nach Lasixapplikation über eine Planimetrie des Hohlsystems funktionellen Charakter haben, wobei ein positiver Lasixtest bedeutet, daß das Nierenbeckenkelchsystem nach Verabreichung des Diuretikums als Zeichen der erhaltenen Nierenfunktion dilatiert. Funktionelle Abflußstörungen zeigen dagegen ein negatives Lasixsonogramm. Im weiteren Verlauf der Diagnostik wird man ein Urogramm mit Spätaufnahmen anschließen und Schichtaufnahmen zur Beurteilung von Extravasaten legen. Da bei bestehendem Ileus oft Darmgasüberlagerungen vorhanden sind, die eine Interpretation des Bildes erschweren, ist es empfehlenswert, primär ein Infusionsurogramm mit 50–100 ml Kontrastmittel anzufertigen.

Die Diagnostik von Extravasaten hat in neuester Zeit wesentliche Neuerungen erfahren. Zusammen mit der Sonographie ist gerade die Darstellung solcher Flüssigkeitsansammlungen die Domäne der Computertomographie (CT) geworden [16]. Mit beiden Methoden lassen sich raumfordernde Prozesse ab einer Größe von etwa zwei Zentimeter Durchmesser ohne weiteres darstellen. Dabei ist allerdings die Sonographie des Retroperitonealraumes häufig durch Darmgasüberlagerungen erheblich erschwert, andererseits ist die Strahlenbelastung beim CT nachteilig. Für die Zukunft dürfte sich die Methode der Kernspintomographie (NMR) mit ihren Vorteilen der multiplanaren Darstellung und der fehlenden Strahlenbelastung in die Diagnostik vorteilhaft einfügen [2].

Falls sich sono- und urographisch kein Stau des oberen Harntraktes nachweisen läßt, muß bei der Klärung eines postoperativen renalen Befundes an die seltene Möglichkeit eines Urinaustritts in die freie Bauchhöhle nach kompletter Ureterdurchtrennung gedacht werden. Es kann aber auch eine stumme Niere vorliegen, die mit der nichtinvasiven Isotopenclearance, am besten mit ^{123}J-Hippuran, in ihrer Funktion abgeklärt werden sollte [9]. Auch hier kann nach Verabreichung von Lasix zwischen funktionellen und mechanischen Störungen unterschieden werden.

Bei einer Reduktion der Funktionsleistung einer gestauten Niere auf 20% empfiehlt sich die Anlage einer Nephrostomie. Eine nach 4–5 Wochen wiederholte seitengetrennte Clearance zur Beurteilung der Funktion der Niere ist der Diskussion um die Frage nach einer Nephrektomie hilfreich.

Die vor 10 Jahren häufig ausgeübte retrograde Pyelographie wird heute wegen der damit verbundenen Infektionsgefahr nur noch ausnahmsweise am ehesten unmittelbar vor rekonstruktiven Maßnahmen nach erfolgter Harnleiterverletzung zur Feststellung der Ausdehnung der Läsion nach distal eingesetzt.

Intraoperativ erkannte Ureterverletzungen sollten am besten durch End-zu-End-Anastomose bei liegenden Splint oder Doppel-J (Fäden 6 × 0) versorgt werden. Für blasennahe Läsionen ist eine Ureterzystoneostomie nach der Psoas-Hitch-Technik das Verfahren der Wahl. Bei größeren Defekten ergibt die Kombination des Psoas-Hitch-Verfahrens mit einer Boariplastik gute Resultate [9]. Bei mangelhafter Erfahrung ist es ratsam, sich mit einer kutanen Uretertomie zu begnügen und die rekonstruktive Chirurgie innerhalb von zwei Tagen durch den Urologen ausführen zu lassen. Falls dieser Zeitraum verstrichen ist, empfiehlt es sich mit dem wiederherstellenden Eingriff drei Wochen zu warten. Die Möglichkeit einer Spontanheilung liegt bei etwa 5%. Bei postoperativ erkannten Harnleiterverletzungen mit Aufstausymptomatik und Fieber muß eine ultraschallgesteuerte Nephrostomie oder eine Ureterschienung durch Ureterenkatheter oder Doppel-J bis zum Verschluß der Läsion zur Entlastung der Niere ausgeführt werden.

Bei den Fisteln unterscheidet man zwei Formen: Eine Verletzungsfistel, welche die unmittelbare Folge einer während der Operation erfolgten Traumatisierung des Ureters oder auch der Blase ist und eine Nekrosefistel als Folge tagelanger Mangeldurchblutung an Harnleiter oder Blase, besonders bei narbigem Gewebe oder/und Hämatombildung. Letztere entwickeln sich etwa ab dem 10. postoperativen Tage, manchmal auch noch viel später.

Der Harnleiter kann mit einer ganzen Reihe seiner Nachbarorgane als Fistel kommunizieren. Am häufigsten findet man Uretero-Vaginal-Fisteln, weniger oft Uretero-Vesikal-Fisteln und Kombinationen bei-

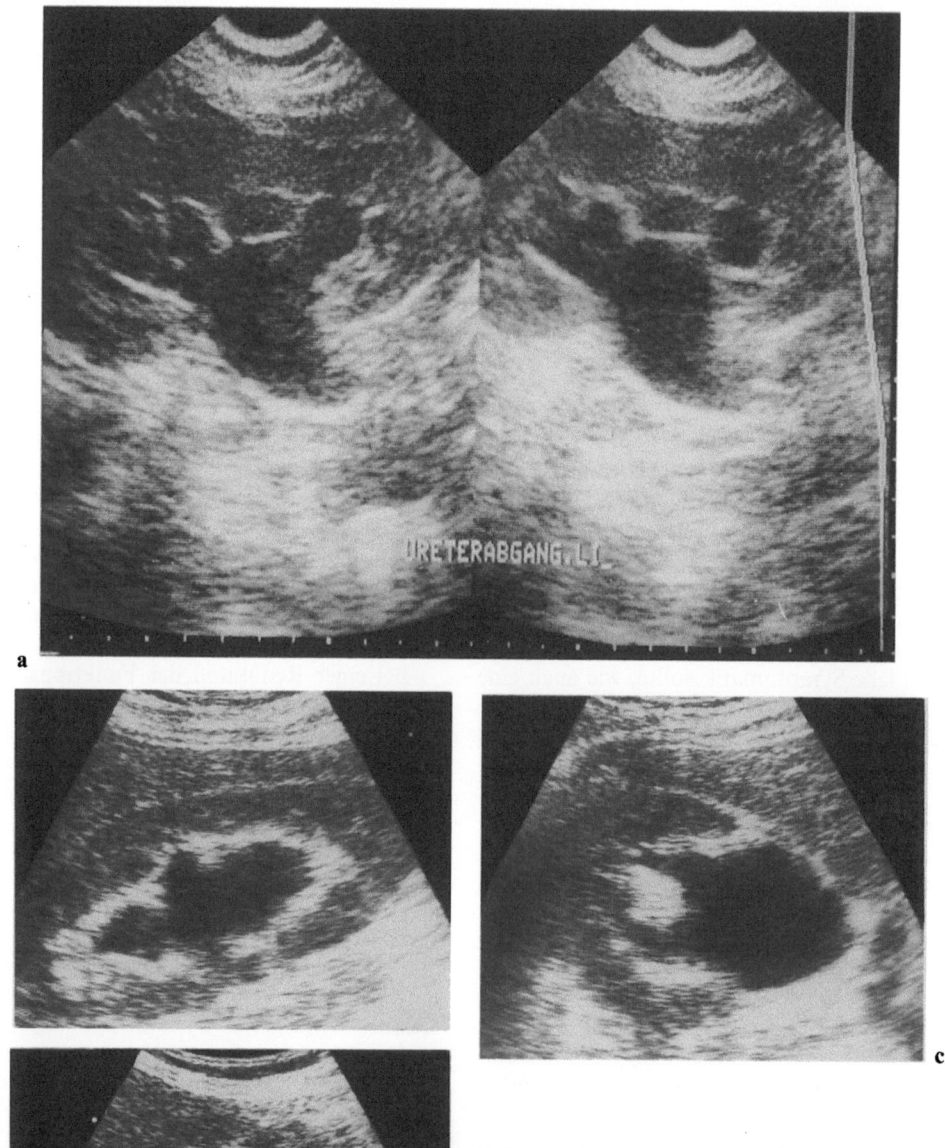

Abb. 1. a Hydronephrose und Hydroureter bei einer 51jährigen Patientin mit einem Rezidiv eines Ovarialkarzinoms. Im Urogramm stumme Niere links. (Aufnahme: OA Dr. WEISSMÜLLER, Urologische Universitäts-Klinik Erlangen). **b–d** Hydronephrose und Hydroureter bei einer 55jährigen Patientin mit klinischem Verdacht auf eine tiefsitzende Harnleiterstenose. **b** Längsschnitt des NHS, **c** Querschnitt des NHS, **d** pyelo-ureteraler Übergang. (Aufnahme: Dr. F. WEIGERT, Radiologie Passau)

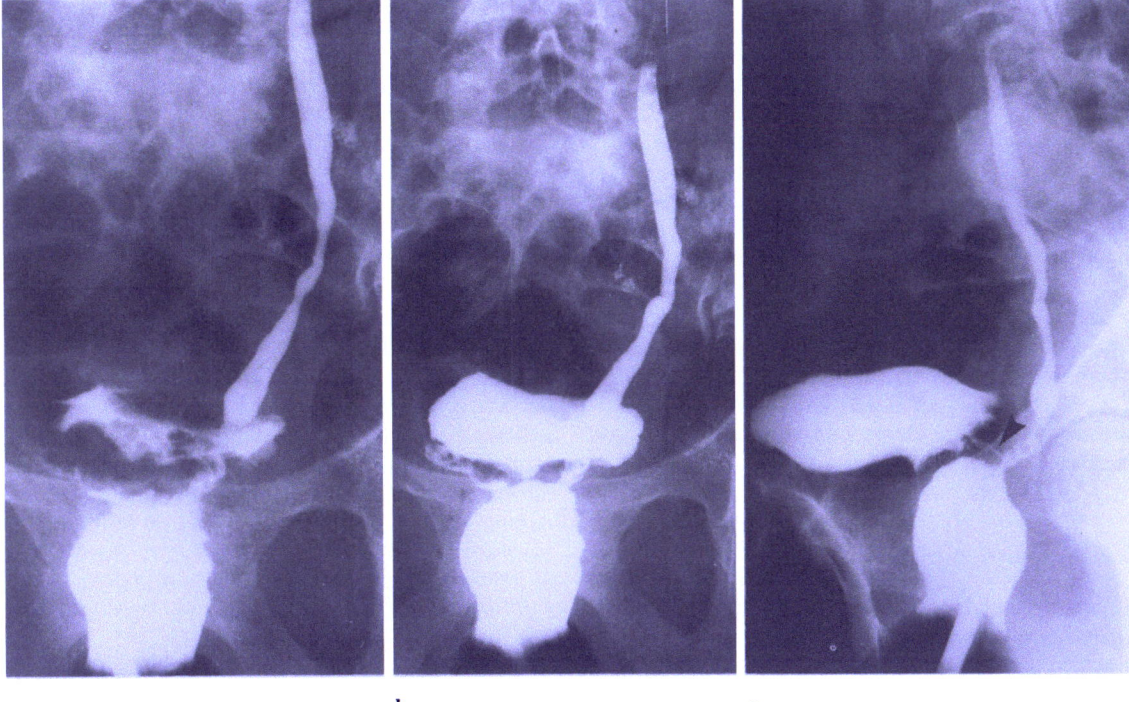

a b c

Abb. 2a–c. Hühnereigroßes Plattenepithelkarzinom der Endozervix mit Befall beider Parametrien bei 58jähriger Patientin. Nach Wertheimscher Operation unter Mitnahme beider Adnexe und Lymphonodektomie am 13. postoperativen Tage Abgang von Urin durch die Scheide. Vaginographie. Komibnierte Uretero-Vesiko-Vaginalfistel links, die bei der Füllung (a) und Spätaufnahme (b) nicht sicher zur Darstellung kommt. Erst bei schräger Projektion (c) läßt sich die kombinierte Fistel eindeutig erkennen. ▼ Fistelgang

der. Dagegen ereignen sich uretero-intestinale, -abdominale, -zervikale, -kutane und -arterielle Fistelungen nur selten.

Klinisch besteht bei der Harnleiter-Scheidenfistel bei erhaltener Miktion meist eine Inkontinenz und im Fall eines gleichzeitig vorliegenden infizierten Urinoms auch Flankenschmerz, Fieber und eventuell Subileus. Intraabdominale Fisteln führen bald zum Bild einer abakteriellen Peritonitis.

Bei Harnleiter-Scheidenfisteln quillt bei der Spiegeleinstellung Urin diskontinuierlich aus den seitlichen Partien des Scheidenstumpfes. Nach Einlegen eines Scheidentampons ist der Harn nach intravenöser Injektion von Indigokarmin an der Blaufärbung des Tupfers erkennbar. Man kann den Nachweis auch mit intravenös gegebenem Röntgenkontrastmittel führen, das sich röntgenologisch im Scheidentampon leicht erkennen läßt. Das Bestehen einer Blasen-Scheidenfistel muß dabei zystoskopisch ausgeschlossen werden. Im Regelfall wird man bei der Chromozystoskopie auf lädierten Seite keine Blauausscheidung beobachten können.

Röntgenologisch ist der Nachweis einer Ureterfistel im Ausscheidungsurogramm nicht ohne weiteres zu erbringen; meist zeigt sich lediglich eine Ektasie der ableitenden Harnwege. Die Fistel läßt sich häufig erst im Infusionsurogramm bei durch Dauerkatheter entleerter Blase darstellen, wenn man die Patientin seitlich anhebt und Schrägaufnahmen anfertigt.

Diagnostische Schwierigkeiten können Uretero-Vesiko-Vaginal-Fisteln machen. Röntgenologisch läßt sich eine solche Fistelkombination nur ausnahmeweise durch eine Vaginographie demonstrieren (Abb. 2a–c). Bei einer unmittelbar prävesikal liegenden Fistelung ohne Stauungszeichen im Urogramm läßt sich die Ureterbeteiligung leicht übersehen. Erst eine retrograde Füllung über einen den betreffenden Harnleiter blockierenden Chevassu-Katheter im schrägen Strahlengang klärt die Situation auf. Der Nachweis dieser kombinierten Fisteln kann aber auch auf eine sehr viel einfachere Weise geführt werden. Man verabreicht im kombinierten Farbtest intravenös Indigokarmin und instilliert zugleich Kongorot in die Harnblase. Im Falle einer Harnleiter-Scheidenfistel verfärben sich vorher in die Scheide eingelegte Tampons blau, während eine Rotfärbung auf eine Blasen-Scheidenfistel hinweist. Beim Nachweis beider Farben liegt eine Ureter-Blasen-Scheidenfistel vor [14]. Um eine Vermischung der Farben in der Blase zu verhindern, sollte der Test nach etwa 15 min. ausgewertet werden.

Das Vorliegen einer Uretero-Intestinal-Fistel läßt sich nach peroraler Gabe von Karminrot, das im Urin ausgeschieden wird, beweisen. Ureteroabdominale Fistelbildungen geben sich durch Aszites in der freien

Bauchhöhle zu erkennen. Zu dessen Nachweis eignen sich die Sonographie und das Urogramm, bei dem Kontrastmittel in der Bauchhöhle erscheint. Zur Diagnostik der extrem seltenen Uretero-Zervikal-Fisteln werden die Methoden der Hysterosalpingographie und Hysteroskopie angewendet. Ureter-Hautfisteln können per Fistelgangdarstellung erkannt werden. Eine kürzlich entdeckte ureteroarterielle Fistel mit der A. iliaca com. nach Exenterationsoperation wurde durch ein Okklusivureterogramm dargestellt [21].

Die operative Therapie der gewöhnlich auftretenden Fisteln des Ureters bei benignen Grundleiden besteht in rekonstruktiven Maßnahmen wie der Ureterzystoneostomie, der Boariplastik, der Transureterostomie oder im Ureterersatz durch Interposition von Darmsegmenten [9].

2.7.6.1.2 Verletzungen der Blase

Verletzungen der Blase ereignen sich bei abdominalen gynäkologischen Operationen bei der Eröffnung der Bauchhöhle am Scheitel oder anläßlich einer Hysterektomie beim Abpräparieren der Blase von der Cervix uteri an ihrer Hinterwand im Falle eines zervikal entwickelten Myoms oder bei Endometriose, aber auch bei starken Adhäsionen nach Entzündungen oder Voroperation. Beim vaginalen Vorgehen kann eine zu weit distal angelegte Umschneidungsfigur der Portio zu Schwierigkeiten bei der Eröffnung des vorderen Peritonealraumes und zu einer Blasenläsion kranial des Trigonums führen. Läsionen der Harnblase kommen aber auch gelegentlich bei der Sectio caesarea, Cerclage, Konisation, Schlingenoperation und vorderer Plastik vor.

Intraoperative Blasenverletzungen ereignen sich nach neuen Klinik- und Sammelstatistiken bei der abdominalen zwischen 0,2 und 1,6%, bei der vaginalen Hysterektomie zwischen 0,2 und 2,3% der Fälle. Blasenfisteln treten beim abdominalen Vorgehen in 0,1–0,3%, beim vaginalen in 0,1–0,4% auf. Für die erweiterte Radikaloperation liegen die Zahlenangaben für Blasenverletzungen zwischen 0,1 und 2,1%, für die Ausbildung von Blasenfisteln bei 0,3–4,3% [14].

Die Diagnose einer intraoperativen Blasenverletzung bietet kaum Schwierigkeiten. Nach Auffüllen der Blase mit Blaulösung ist der Defekt leicht zu erkennen. Endoskopisch wird man besonders bei Verletzungen im Trigonumbereich neben der Übersichtszystoskopie die Blauausscheidung durch beide Ureterostien prüfen. Die Versorgung einer Blasenverletzung in zwei Schichten bietet kaum Schwierigkeiten, die Heilung ist unter kontinuierlicher Harnableitung fast immer komplikationsfrei. Lediglich bei Läsionen im Trigonumbereich muß darauf geachtet werden, daß die Harnleiter bei der Versorgung der Blasenwunde nicht beeinträchtigt werden.

Unter den Fisteln der Blase ist die Blasen-Scheidenfistel am häufigsten anzutreffen. Sie kann, wie bereits ausgeführt, auch mit dem Harnleiter kommunizieren oder mit dem Enddarm in Verbindung stehen. Blasen-Harnleiterfisteln treten weniger häufig auf.

Bei den Fistelbildungen mit der Gebärmutter unterscheidet man zwischen vesikozervikalen und vesikokorporalen Formen. Schließlich sind Blasenfisteln mit dem Dünn- oder Dickdarm und solche mit der Haut möglich.

Bei den Vesikovaginalfisteln steht die Harninkontinenz mit Abgang von Urin aus der Scheide im Vordergrund des klinischen Bildes, wobei der Harnfluß von der Größe der Fistelöffnung abhängig ist. Bei der Spiegeleinstellung läßt sich der Urinabgang in die Scheide beobachten, zystoskopisch der Defekt i.allg. mühelos nachweisen. Es empfiehlt sich jedoch, zunächst mit all diesen Maßnahmen eher zurückhaltend zu sein, weil die Fistelwunde durch jede Manipulation in ihre Granulationstendenz gestört wird. Nach SYMMONDS führen 20% der Vesikovaginalfisteln nach Einlegen eines Dauerkatheters in die Blase innerhalb von 4–6 Wochen zur Spontanheilung [20]. Allerdings wird von anderen Autoren nur ein Prozentsatz von 1,1–5,6 dafür angegeben [14].

Zum Nachweis einer Blasen-Scheidenfistel wird man einen Tupfer in die Scheide einführen und Methylenblaulösung in die Blase instillieren. An der Verfärbung des Tupfers gibt sich die Fistel zu erkennen. Man kann dazu aber auch flüssiges Kontrastmittel verwenden und den Tupfer anschließend röntgen. Diese Tupferprobe bewährt sich insbesondere dann, wenn eine sehr kleine Fistel vorliegt, die sich selbst endoskopisch nicht einwandfrei darstellen läßt.

Röntgenologisch können eine Vaginographie (Abb. 3) oder ein Zystogramm von diagnostischem Wert sein. Bei letzterem werden die Aufnahmen in Seitenlagerung mit schrägem Strahlengang bei gefüllter und als Spätaufnahmen bei geleerter Blase mit mindestens 400 ml Kontrastmittel angefertigt. Selbst im Urogramm gibt sich gelegentlich eine Blasen-Scheidenfistel daran zu erkennen, daß die Vagina zur Darstellung kommt.

Blasen-Zervix-Fisteln nach Kaiserschnitt oder supravaginaler Uterusamputation führen ebenfalls zur Harninkontinenz, die Menstruation verläuft normal. Dagegen weisen Blasen-Korpusfisteln keine Inkontinenz, wohl aber eine zyklische Hämaturie während der Periodenblutung (Menurie) auf. Falls keine zervikale Insuffizienz besteht, wirkt der Isthmus uteri als Sphinkter, der dem Blasenfüllungsdruck widersteht. Vesikozervikale Fisteln lassen sich mit Hilfe einer Hysterosalpingographie darstellen. Endoskopisch sind beide uterine Fisteln unter Umständen mit der Hysteroskopie zu klären. Vom Zystogramm ist keine Information zu erhalten.

Vesikoenterale Fisteln sind für die Trägerin ganz besonders belastend. Sie führen zur Ausbildung von Konglomerattumoren im kleinen Becken und verur-

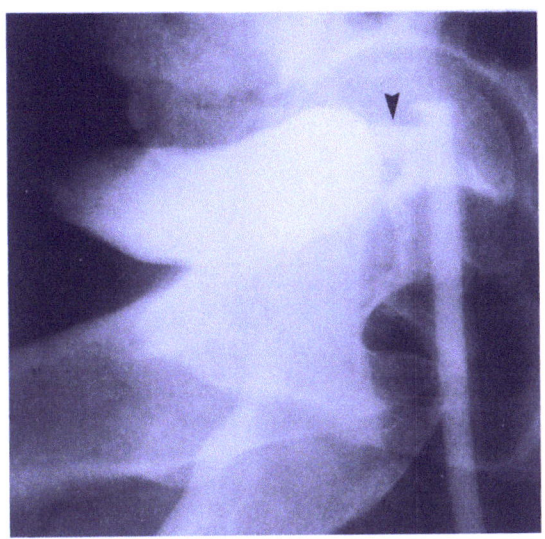

Abb. 3. Blasen-Scheidenfistel bei 58jähriger Patientin nach vaginaler Hysterektomie in auswärtiger Klinik wegen Endometriumkarzinoms. Ballonkatheter dichtet Vagina nach kaudal ab. Blasenfüllung über die Vesiko-Vaginalfistel. ▼ Fistelgang

sachen heftige Schmerzen mit Durchfällen, peritonealen Reizerscheinungen, Pyelitiden, Faekal- und Pneuurie sowie manchmal Urinabgang mit dem Stuhl. Endoskopisch fällt immer eine starke entzündliche Reaktion auf, röntgenologisch stellt sich im Urogramm manchmal eine unregelmäßig konturierte Blasenwand dar. Das Zystogramm liefert erst bei den Spätaufnahmen nach der Kontrastmittelentleerung verwertbare Befunde. Man sieht dann häufig einen Fistelgang zwischen Blase und Darm sowie den Niederschlag des Kontrastmittels an der Darmschleimhaut. Darüber hinaus kann man über eine Quantifizierung der Ein- und Ausfuhr des Kontrastmediums zusätzliche Informationen erhalten. Der Kontrastmitteleinlauf ist in der Regel weniger geeignet diagnostisch weiterzuhelfen, jedoch ist bei der Anwendung von wässerigen Kontrastmitteln bei vesikokolischen Fisteln dieses nach Zentrifugieren im Urin röntgenologisch nachweisbar. Der gynäkologische Untersuchungsbefund im Zusammenhang mit der Sonographie und dem CT des kleinen Beckens liefert wertvolle Information. Der Farbtest mit peroral verabreichtem Kongorot, das sich auch im Falle einer Blasendarmfistel im Harn wiederfindet, wurde bereits erwähnt. Zur Differenzierung zwischen Fistelbildungen in den verschiedenen Darmabschnitten empfiehlt sich der doppelte Farbtest [14] mit peroral verabreichtem Kongorot und einem Einlauf mit Blaulösung: Ist der Urin rot verfärbt, liegt eine Dünndarmfistel, ist er blau koloriert, eine kolische Fistel vor.

Die Therapie der Blasenfisteln, die größer als drei Millimeter sind, ist die Operation. Über den Zeitpunkt derselben herrscht allerdings noch immer keine Einigkeit. Während die meisten bisher sich eher abwartend verhielten und rekonstruktive Maßnahmen frühestens nach sechs Wochen, zumeist erst nach 2–4 Monaten, vornehmen, operieren andere bei unkomplizierten Fällen schon nach drei Wochen, bei komplizierten Verhältnissen (Fistel größer als 2 cm, kombinierte Fisteln, Fisteln im Bereich der Scheidenstumpfnarbe bei engen Scheidenverhältnissen, vorausgegangene erfolglose Verschlußoperation), frühestens nach 6–8 Wochen seit der Fistelentstehung [9]. Unkomplizierte Fisteln sollten vaginal nach der Methode von Füth und Latzko, komplizierte abdominal durch Interposition eines gestielten Peritoneal- oder Netzlappens versorgt werden.

2.7.6.1.3 Verletzungen der Harnröhre

Verletzungen der Harnröhre ereignen sich besonders bei Plastiken und Divertikeloperationen sowie bei vaginalen Entbindungsoperationen. Über die Frequenz liegen allerdings keine zuverlässigen Angaben vor. Auch bei Urethraverletzungen gilt der Grundsatz der sofortigen Versorgung, die fast immer leicht ausführbar ist. Die Diagnosestellung erfolgt durch Inspektion, Sondierung und eventuell Urethroskopie.

Auch über die Häufigkeit von Urethralfisteln gibt es keine zuverlässigen Statistiken. Während Fisteln zwischen der Harnröhre und der Scheide im distalen Abschnitt keine Beschwerden verursachen und solche im mittleren Bereich der Urethra lediglich zu einem postmiktionellen Urinabgang aus der Scheide führen, sind Fistelbildungen im proximalen Teil unter Einbeziehung des Blasenhalses mit Funktionsbehinderungen des urethralen Verschlußapparates verbunden. Sie sind alle gut lokalisierbar. Besonders die blasennahen Fisteln bedürfen einer operativen Rekonstruktion. Zur Deckung von Gewebsdefekten bewährt sich am besten die Bulbocavernosus-Fettlappenplastik.

2.7.6.1.4 Verletzungen des Sigma und Rektum

Läsionen des Enddarmes unter einer gynäkologischen Operation sind besonders bei Endometriose und postinflammatorischen Veränderungen möglich. Primär versorgt führen sie kaum zu weiteren Komplikationen. Fistelbildungen mit der Scheide treten heute nur noch selten nach der einfachen Hysterektomie, etwas häufiger nach radikaler Chirurgie, auf. Der Abgang von Winden und Stuhl durch die Vagina ist ein die Kranke erheblich belastendes Symptom, das jedoch bei sehr kleinen und gewunden verlaufenden Fisteln fehlen kann.

Diagnostisch wird man bei gleichzeitiger Untersuchung von Vagina und Rektum auch kleine Fisteln mit der Sonde von der Scheide her nachweisen können. Aber auch ein Einlauf mit Methylenblau ist hilf-

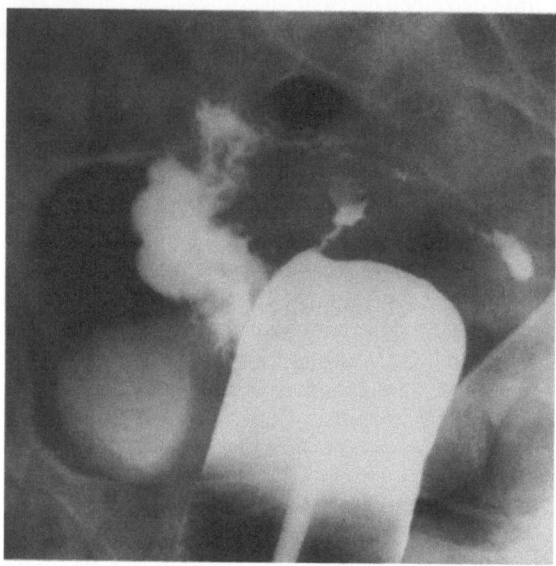

Abb. 4. Sigma-Scheidenfistel bei 43jähriger Patientin (auswärtig operiert) nach gynäkologischer Zweitlaparotomie wegen kindskopfgroßem Adnextumor links. Am 16. postoperativen Tage Abgang von Winden und Stuhl durch die Scheide. Vaginographie

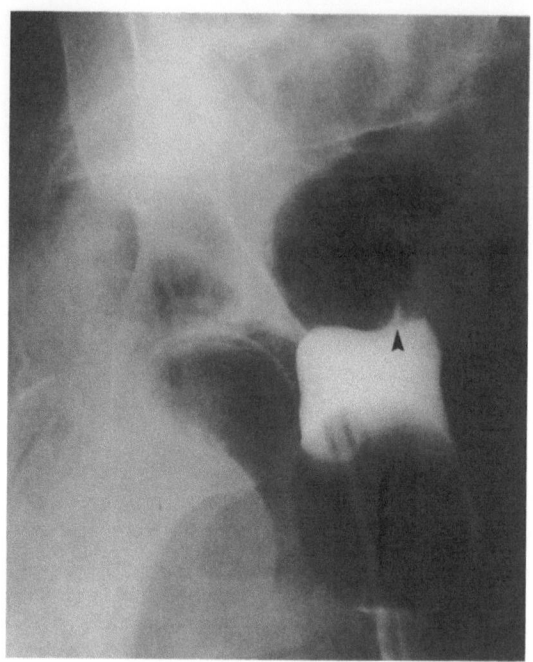

Abb. 5. Vaginographie bei einer 66jährigen Patientin mit mehrfachen gynäkologischen Laparotomien außerhalb. Die Fistel läßt sich nur angedeutet darstellen. ▲ Fistel

reich. Dabei verfärbt sich ein vorher an den Scheidenabschluß eingelegter Tupfer blau. Im Regelfall gelingt auch der Fistelnachweis endoskopisch.

Röntgenologisch sind die Methoden der Vaginographie mit abdichtendem Ballonkatheter (Abb. 4) und die direkte Fistelgangdarstellung über einen Katheter oder eine Knopfsonde (Abb. 5 und 6) am besten geeignet, die Situation abzuklären. Der Kolonkontrasteinlauf kann ebenfalls zur Diagnostik eingesetzt werden.

Zur Rekonstruktion wird man nach Abklingen der begleitenden Entzündungen das Narbengewebe exzidieren und die Wunden in Schichten verschließen.

2.7.6.2 Strahlenreaktionen an den ableitenden Harnwegen und am Darm

Atkinische und postaktinische Läsionen der harnableitenden Wege und des Darmes sind nur unter Vorbehalten vergleichbar, weil die angewendeten Therapiemethoden und Behandlungsstrategien oft recht unterschiedlich sind. In letzter Zeit haben die immer strenger werdenden Bestimmungen des Strahlenschutzes und nicht etwa der mangelnde Erfolg der bisherigen radiologischen Maßnahmen zu neuen Applikationsformen wie dem Afterloading (AL) geführt. Durch die Erarbeitung individualisierter Bestrahlungspläne dürfte der therapeutische Erfolg dem der klassischen Methoden nicht nachstehen. Nach ersten Erfahrungen seit Anfang der 60er Jahre ist die Zahl der so

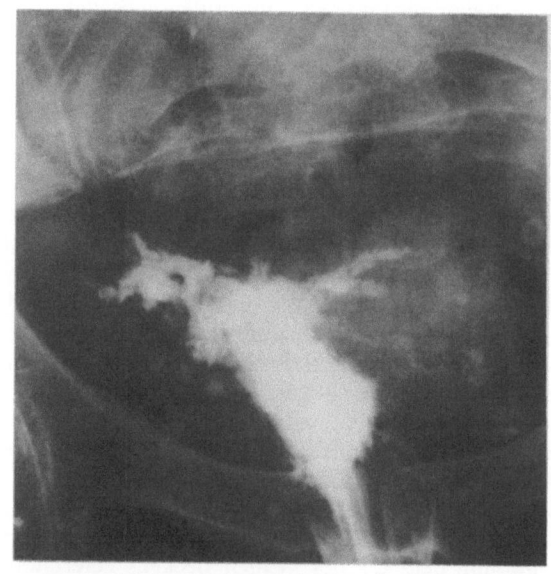

Abb. 6. Direkte Fistelgangdarstellung durch Verwendung eines kleinen Katheters, der direkt in die Fistel geschoben wurde (vgl. Abb. 5)

behandelten Patientinnen groß genug, um aktinische Schäden nach AL-Therapie beurteilen zu können.

Zur Begriffsbestimmung mag einleitend erwähnt werden, daß nach RIES [17] für aktinische Nebenwirkungen an den harnableitenden Wegen und dem Darm zunächst nur der Terminus „Strahlenfolge" verwendet werden sollte. Unter „Strahlenschaden" werden nach ihm ausschließlich irreparabel krankmachende Folgen einer Radiotherapie verstanden.

Wenn man die auftretenden Strahlenfolgen und Strahlenschäden dem Nutzen der radiologischen Behandlung gegenüberstellt, fallen die zu beobachtenden Läsionen nur wenig ins Gewicht, so bedauerlich das auch für jede einzelne davon betroffene Patientin sein mag.

Strahlenschäden lassen sich trotz aller Kenntnis über eine mögliche Prophylaxe nicht immer vermeiden, wenn man das vorliegende Karzinom heilen will.

2.7.6.2.1 Strahlenreaktionen am Harnleiter

Am Harnleiter kommt es bei etwa der Hälfte der behandelten Frauen drei Wochen nach dem Therapiebeginn zu einer verstärkten Durchblutung und Ödembildung mit Beeinträchtigung der Peristaltik vorzugsweise im kaudalen Ureterverlauf. Die Folge davon ist eine Abflußbehinderung, die besonders im Falle einer bereits vor der Therapie bestehenden Restharnbildung durch eine aufsteigende Infektion bedroht ist. Das Ödem ist reversibel, kann aber auch in ein chronisches Stadium übergehen. Dabei kommt es als Folge einer Endangitis obliterans zu einem bindegewebigen Ersatz der Strukturen des Ureters und seiner Umhüllung mit Stenose- und Fistelbildung etwa zwei Jahre, aber auch früher oder später, nach Beendigung der Strahlenbehandlung. Ein zugleich vorliegendes Beinödem mit Ischialgien weist auf ein fortbestehendes Karzinom oder Rezidiv hin.

Im Falle einer alleinigen Strahlentherapie findet man die Veränderungen in der Regel in der Blase, im Ligamentum latum und im Enddarm [5]. Prädisponierende Faktoren für einen Harnleiterstau sind Infekte mit sekundären Kapillarthrombosen und bindegewebigen Strukturveränderungen im Parametrium. Die Häufigkeit seines Auftretens wird von den meisten Klinikern zwischen 0,4 und 1,6% angegeben [14]. Bei normalen Befunden an den ableitenden Harnwegen ohne Restharnbildung und ohne nachweisbaren Infekt braucht keine Stenose befürchtet zu werden [8].

Die viel diskutierte Frage einer Abhängigkeit der Stenosebildung von der verabreichten Röntgendosis wird in der Literatur kontrovers beurteilt und dürfte in ihrer Widersprüchlichkeit auf unterschiedliche therapeutische Strategien zurückzuführen sein. BREIT gibt als Uretertoleranzdosis im Punkt A für die kombinierte Radiumröntgenbehandlung 6–7000 cGy an [4]. Zur frühzeitigen Erkennung einer Abflußbehinderung sind im Nachsorgeprogramm Urogramme oder Isotopennephrogramme nach Beendigung der Strahlentherapie, nach Ablauf eines halben Jahres und später in jährlichem Abstand angezeigt. Fast die Hälfte aller posttherapeutischen Ureterstenosen verläuft asymptomatisch.

Patientinnen mit einem Zervixkarzinom haben bereits vor Therapiebeginn zu 7–21% eine Ureterstenose. Unbehandelt würde sich bei fast allen Patientinnen eine Abflußbehinderung einstellen und die meisten würden an renalen Komplikationen sterben. Bei der Strahlenbehandlung des Zervixkarzinoms werden, wie erwähnt, um 1% stenosierende Nephropathien als Strahlenfolge bzw. Strahlenschaden beobachtet. Fisteln treten selten auf und sind fast immer einseitig lokalisiert. Zumeist sind es Ureter-Blasenfisteln, gelegentlich kommen auch ureteroabdominale und ureterokolische vor. Eine zur Radiotherapie zusätzliche Chirurgie erhöht infolge einer Devaskularisation und Denervation das Auftreten der Fisteln beträchtlich.

Für das Korpuskarzinom liegt bei der kombinierten Strahlentherapie die Frequenz von Ureterobstruktionen mit 0,2% und bei der postoperativen Strahlenbehandlung mit 0,3% niedrig [12].

2.7.6.2.2 Strahlenreaktionen an Blase und Rektumsigmoid

Die während und nach der Strahlenbehandlung an Blase und Enddarm ablaufenden Reaktionen sind von einer viel auffälligeren Symptomatik begleitet. Die Frühreaktion ist auf die Schleimhaut beschränkt. Sie ist endoskopisch an der Blase als radiogene Zystitis von einer bloßen Rötung bis zur oberflächlichen Ulzeration, am Rektum von einer leichten bis schweren Proktitis feststellbar.

Im Gegensatz dazu umfaßt die Spätreaktion nach 2–4 Monaten, meist nach 1–3 Jahren nach Abschluß der Strahlenbehandlung, sämtliche Wandschichten. Klinisch bestehen Pollakisurie, Hämaturie, Dysurie und Infektneigung, die Patientinnen können unter qualvollen Tenesmen leiden. Ein möglicher vesikoureteraler Reflux gefährdet die Niere. Veränderungen der Kontraktibilität der Blase und ihres Sphinkters bewirken die Bildung von Restharn und führen zur Entstehung von Konkrementen. Urgeinkontinenz und hämorrhagische Zystitis prägen das klinische Bild. Auf dem Boden von Ulzerationen können sich postaktinische Fisteln als Spätreaktion entwickeln. Zystoskopisch macht die Blase durch die weit fortgeschrittene Degeneration des Bindegewebes einen atrophierten und starren Eindruck. Rektoskopisch bietet sich das Bild einer teils nekrotisierenden Proktitis mit möglicher Ausbildung einer Sigma-Enddarm-Scheidenfistel, die, wenn auch nicht immer, röntgenologisch beim Kolonkontrasteinlauf (Abb. 7a und b) oder mittels Vaginographie (Abb. 8) nachweisbar ist. Das Auftreten akuter Erscheinungen während einer Bestrahlungsserie ist im wesentlichen vom Verhältnis Dosis/Zeit, die Spätfolgen und Schäden von der verabfolgten Gesamtdosis abhängig [10]. Von den meisten Autoren wird mittels Dosismessung in der Blase eine direkte Beziehung zwischen der Höhe der

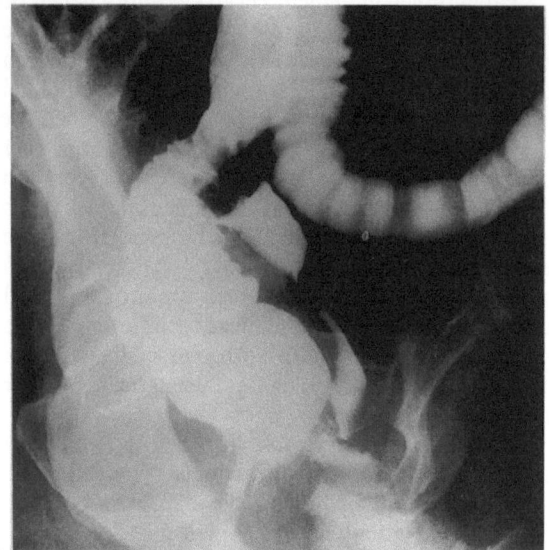

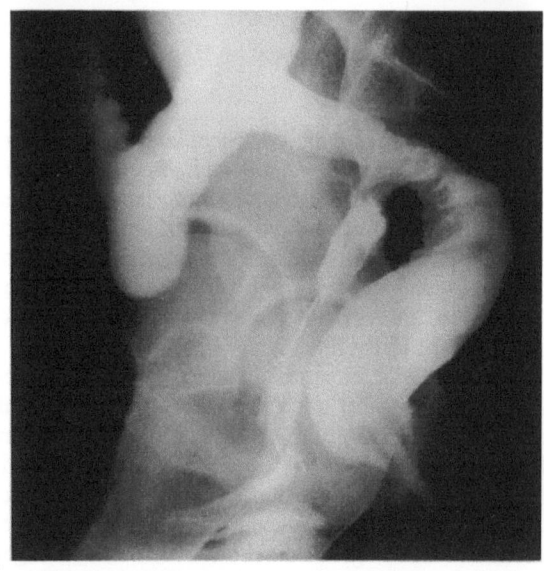

Abb. 7a, b. Sigma-Scheidenfistel bei 37jähriger Patientin nach kombinierter Strahlentherapie eines Zervixkarzinoms der Gruppe IIb. Seitliche Aufnahmen beim Kolonkontrasteinlauf

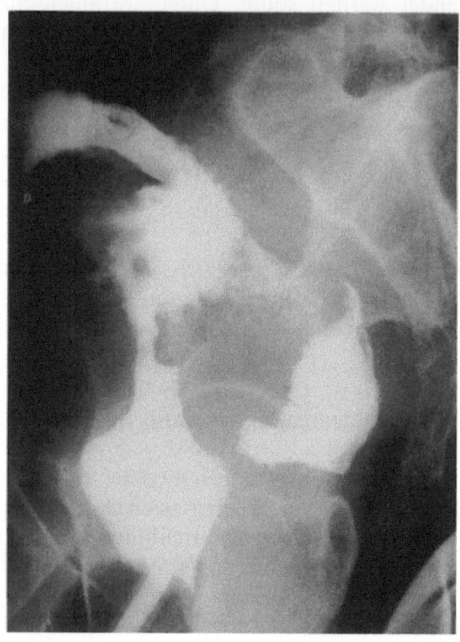

Abb. 8. Sigma-Scheidenfistel bei 50jähriger Patientin mit Korpuskarzinomrezidiv mit stummer Niere zehn Jahre nach gynäkologischer Chirurgie. Vaginographie

Blasenbelastung und der Komplikationsrate festgestellt, jedoch blieb dies nicht unwidersprochen. Offenbar hat für die Entstehung postaktinischer Schäden an Blase und Rektum im Zuge einer kombinierten Strahlenbehandlung die intrakavitäre Curietherapie gegenüber der Perkutanbestrahlung einen stärkeren Einfluß [22]. BREIT gibt als Blasentoleranzdosis 6–7000 cGy an [4]. Prädisponierend für die zweifelsfrei dosisabhängigen Fistelbindungen sind neben Diabetes und Hochdruck vor allem Stase und Infekt. Die Letzteren sind ganz besonders zu beachten, falls nach der erweiterten Hysterektomie bestrahlt werden muß. Der Eingriff setzt ohnehin an der Blase einen etwas größeren Vorschaden als am Rektumsigmoid. Nach

BORONOW steigt die Frequenz von Blasenscheidenfisteln bei der postoperativen Bestrahlung nach radikaler Chirurgie um das Vierfache an [3]. Deshalb sollte vor Beginn der Nachbestrahlung stets auf Restharnfreiheit und das Nichtbestehen eines Harnwegsinfektes geachtet werden. Dies bedeutet, daß man mit der Strahlentherapie erst 3–4 Wochen postoperativ beginnen soll.

Die Zahlenangaben über die Häufigkeit aktinischer Schäden an Blase und Rektum weisen eine große Streubreite auf, da verschiedene Methoden angewendet und unterschiedliche Dosisleistungen verabreicht wurden.

Der modernen Methode des Afterloading-Verfahrens wird nach Ausarbeitung eines sachgerechten und individuellen Bestrahlungsplans beim Vergleich mit der Hochvolttherapie bei den Uteruskarzinomen eine adäquate Leistungsfähigkeit bescheinigt, wobei auch die Läsionen an Blase und Rektum nicht häufiger oder sogar viel seltener sind [6, 18]. Dies betrifft sowohl die Früh- als auch die Spätreaktionen. Die Reaktionen von Blase und Rektum hängen von der Höhe der Einzeldosen ab. Eine Einzeldosis von mehr als 10 Gy im Punkt A sollte vermieden werden.

An aktinisch bedingten Komplikationen von Blase und Rektum werden bei der Behandlung des Zervixkarzinoms außer bis zu etwa 3% schweren Zystitiden zwischen 0,3 und 2,7% Blasen-Scheidenfisteln und um 0,4% Rektum-Scheidenfisteln angegeben. Für das inoperable Zervixkarzinom beschreibt KUCERA in 2,4% der Fälle rektovaginale Fisteln als Strahlenschaden [13].

Beim inoperablen Korpuskarzinom wurden nach intrakavitärer Strahlentherapie 0,3% schwere Zystiden, 0,5% Blasen-Scheidenfisteln und 1,2% Rektum-Scheidenfisteln beobachtet [11].

Bei der postoperativen Strahlentherapie des Korpuskarzinoms mittels Vaginalzylinder traten bei 2,5% eine Proktitis, 0,6% eine Rektumstenose, 1,3% eine Rektum-Scheidenfistel und 4,5% eine Zystitis auf [12]. Nach Bestrahlung des Scheidenstumpfes mittels AL wurde bei 1,8% eine Proktitis, 2,1% eine Darmstenose und 2,5% der Patientinnen eine schwere Zystitis gesehen [15].

Die geeignete Maßnahme zur Behandlung einer akuten Frühreaktion ist eine Dosisreduzierung der Einzelfraktionen.

Bei der Therapie postaktinischer Schäden verläßt man sich i.allg. auf konservative Maßnahmen. Lediglich bei den Fistelbildungen muß der Verschluß mit plastischen Operationen und Interpositionen erreicht oder ein Ileumkonduit vorgenommen werden. Die Erfolge sind jedoch durch die herabgesetzte Regenerationsfähigkeit des Gewebes wesentlich ungünstiger als bei rekonstruktiven Maßnahmen wegen Fistelbildung nach alleiniger operative Behandlung.

Literatur

1. Beck L (1985) Komplikationen an den harnableitenden Wegen bei gynäkologischen Operationen. Arch Gynecol 238:461–465
2. Beer M, Rath M, Staehler G, Seiderer M, Schmiedt E (1985) NMR-Tomographie in der Urologie. Urologe (A) 24:9–14
3. Boronow RC, Rutledge F (1971) Vesicovaginal fistula, radiation and gynecologic cancer. Am J Obstet Gynec 111:85–90
4. Breit A (1976) Vermeidbare und unvermeidbare Strahlenreaktion bei der Strahlenbehandlung des Kollumkarzinoms. In: Schmähl D (Hrsg) Prophylaxe und Therapie von Behandlungsfolgen bei Karzinomen der Frau. Thieme, Stuttgart, S 14–22
5. Frischbier HJ (1971) Strahlenbehandlung des Kollumkarzinoms. In: Diethlem L, Olsson O, Strnad F, Vieten H, Zuppinger A (Hrsg) Handbuch der medizinischen Radiologie, Bd. XIX/3. Springer, Berlin Heidelberg New York, S 137–138
6. Glaser FH (1985) Erfahrungen und Ergebnisse der mit high-dose-rate Afterloadingbestrahlung bei Genitalkarzinomen im Vergleich zur klassischen Radiumtherapie. AL-Symposium Gießen 22. Mai
7. Hatch KD, Groesbeck P, Shingleton HM, Orr JW, Austin JM (1984) Ureteral strictures and fistulae following radical hysterectomy. Gyn Oncology 19:17–23
8. Hohenfellner R (1965) Die urologischen Komplikationen des Collum-Carcinoms. Springer, Berlin, S 1–173
9. Hohenfellner R, Thüroff JW (1983) Fortschritte in Diagnostik und operative Therapie urologisch-gynäkologischer Komplikationen. Gynaekologe 16:222–230
10. Kottmeier HL (1964) Complications following radiation therapy in carcinoma of the cervix and their treatment. Am J. Obstet. Gynecol. 88:854–866
11. Kucera H (1980) Die Behandlung des inoperablen Korpuskarzinoms mittels intrakavitärer Radiumtherapie. Geburtsh. u. Frauenh. 40:432–436
12. Kucera H, Skodler W, Weghaupt K (1984) Komplikationen der postoperativen Strahlentherapie beim Korpuskarzinom. Geburtsh. u. Frauenheilk. 44:498–502
13. Kucera H, Weghaupt K (1985) Strahlentherapie gynäkologischer Karzinome. Gynäkol Prax 9:529–534
14. Kunz J (1984) Urological complications in gynecological surgery and radiotherapy. Karger, Basel München Paris London New York Sydney
15. Mandell L, Dattatreyudu N, Anderson L, Hilaris B (1985) Postoperative vaginal radiation in endometrial cancer using a remote afterloading technique. Int J Rad Oncol Biol Phys 11:473–778
16. Mitty HA (1980) CT for diagnosis and management of urinary extravasation. AJR 134:497–501
17. Ries J (1979) Folgen der Strahlentherapie bei der Behandlung der Genitalkarzinome der Frau. Ther Rundschau 36:554–558
18. Rotte K (1981) Ferngesteuertes AL-Verfahren. In: Wannemacher M (Hrsg) Kombinierte chirurgische und radiologische Therapie maligner Tumoren. Urban Schwarzenberg, München Wien Baltimore, S 313–319
19. Stark G (1980) Nürnberger Symposion. Problematik der Qualitätssicherung in der Gynäkologie. Demeter, Gräfelfing, S 27–40
20. Symmonds RE (1984) Incontinence: Vesical and urethral fistulas. Clin Obstet Gynecol 27(2):449–514
21. Toolin E (1984) Ureteroarterial fistula: A case report. J Urol 132(3):553–554
22. Walther E (1978) Bestrahlungsfolgen nach Behandlung gynäkologischer Tumoren. Röntgen Bericht 7:389–396

2.7.7 Komplikationen am Skelett nach Radiotherapie

A. ATZINGER und H.G. ZILCH

Grundsätzlich beruht die Wirkung ionisierender Strahlen auf Grundvorgängen, bei denen entweder durch Ionisation und Anregung von Atomen und Molekülen direkte Zellschäden oder aber über radiochemische Zwischenprodukte biologische Effekte Gewebsschädigungen hervorrufen. Neben Strahlendosis und Strahlenart werden die Wirkungen entscheidend von der unterschiedlichen Empfindlichkeit der Gewebe bestimmt. Zu den radioreaktiven Geweben, die auf eine Bestrahlung zwar reagieren, jedoch nicht hoch sensibel sind, zählt u.a. das Knochengewebe [3].

Bei der Beurteilung der Strahlenwirkung ist vor allem das Knochenalter von entscheidender Bedeutung. Der wachsende, unreife Knochen ist wesentlich strahlensensibler als der voll ausgereifte Knochen. Beim wachsenden Knochen stehen zweifellos Wachstumsstörungen der Epiphysenfuge und der Wirbelsäule im Vordergrund. Klinische Versuche [6, 9] lassen vermuten, daß Dosen der Größenordnung von 30 Gy (fraktioniert) für diesen Effekt notwendig sind.

In diesem Zusammenhang wird auf die umfangreiche Zusammenstellung von GÖSSNER [4] verwiesen.

Experimentelle Untersuchungen am ausdifferenzierten Knochen haben ergeben, daß dieser relativ strahlenresistent ist. Dosen unter 40 Gy (bei langzeitfraktionierter Technik) haben in der Regel keine Nekrose zur Folge [2].

Prinzipiell sind durch extern einwirkende Strahlen folgende Knochenveränderungen möglich [7]:

1. Knochenumbau: Osteoporose; hypertrophe Form der Atrophie; Osteosklerose; evtl. auch Sudecksche Dystrophie.
2. Periostose.
3. Dauerbrüche bzw. Looser-Zonen und Frakturen, besonders an den statisch stark belasteten Knochen, wie z.B. Schenkelhals und Rippen.
4. Knochennekrose mit Sequestration, meist durch Infektion kompliziert (Unterkieferknochen).
5. Knochenschwund ohne begleitende Infektion.
6. Destruierende Arthritis, sekundäre Arthrose und Ankylose.
7. Knochengeschwülste, gelegentlich benigner Natur (Osteochondrom), meist aber maligne (vorzugsweise Fibrosarkom und Osteosarkom).
8. Knochenwachstumsstörungen und Hypoplasie.

Als Genese der Osteoradionekrose geht man davon aus, daß sowohl eine direkte Schädigung der Osteozyten als auch eine indirekte Schädigung über die strahleninduzierte Vaskulopathie möglich ist [4].

Histologisch findet sich eine ungleiche Verteilung der einzelnen Läsionen in einem bestrahlten Knochen und die fließenden Übergänge zu vitalem Gewebe. Diese ausgesprochene herdförmige Verteilung der abgestorbenen Knochenpartien erklärt auch, daß eine Sequesterausstoßung bei Radionekrose fast nie vorkommt [14].

Radiologisch ist die Osteoradionekrose vor dem Auftreten klinischer Symptome stumm. Frühestens nach etwa 3 Wochen findet sich im Szintigramm ein gesteigerter Knochenmetabolismus, ohne entsprechendes röntgenologisches Korrelat. Das Vollbild der Radionekrose zeigt ein Nebeneinander von Osteoporose und Osteosklerose, wobei häufig sekundäre Strukturveränderungen durch Infektionen und statische Belastung hinzukommen.

Als Folge einer voll ausgebildeten Osteoradionekrose kann bei entsprechender Belastung eine Spontanfraktur resultieren. Gefährdet sind offenbar besonders das Grenzgebiet zwischen Nekrose und unbestrahltem gesunden Knochen, in dem Reparationsvorgänge stattfinden [11].

Aus klinischer Sicht ist zweifellos die Radionekrose der Mandibula bedeutsam (Abb. 1). In einer Sammelstatistik von GRIMM [5] fand sich eine relative Häufigkeit von ca. 10%, allerdings unter konventionellen Bedingungen. Sicherlich liegen die Verhältnisse unter den heutigen Megavolttherapiebedingungen weitaus günstiger [13].

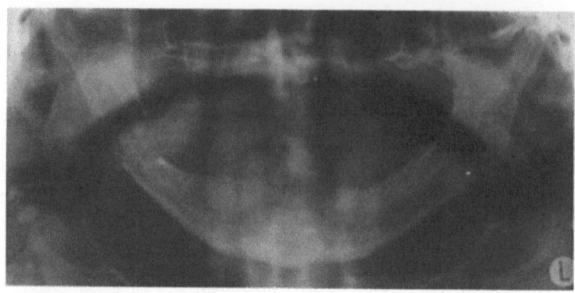

Abb. 1. Osteoradionekrose mit Spontanfraktur der Mandibula re. ^{60}Co-Bestrahlung mit einer minimalen Herddosis von 64 Gy in der 80% Isodose entsprechend 78,7 Gy im Maximum. (Wir danken P.D. Dr. Dr. FISCHER-BRANDIES, Klinik für Kieferchirurgie der Universität München, für die Überlassung der Röntgenaufnahme)

Für die Manifestation der Radionekrose spielen neben strahlenbedingten Knochenzell- und Gefäßschädigungen, vor allem infektiöse Prozesse eine Rolle. Ein Indiz dafür sind neben histologischen Befunden auch, daß Kiefernekrosen nach Radiatio u.U. durch eine Zahnextraktion ausgelöst werden können. Durch konsequente Sanierung des Zahnstatus kann die Entstehung der Osteonekrose wesentlich herabgesetzt werden.

Wie aus zahlreichen Veröffentlichungen zu entnehmen, dürfte wohl die Osteoradionekrose am Oberschenkelhals und Schambeinbereich nach Radiatio gynäkologischer Karzinome am häufigsten vorkommen. Die Angaben über die Häufigkeit schwanken zwischen 0,1 und 3,2% [12]. In diesem Zusammenhang ist natürlich auch zu diskutieren, inwieweit ein vorgeschädigter Knochen (z.B. altersbedingte Osteoporose) bereits ein erhöhtes Risiko darstellt. Durch die Kombination von perkutaner und intrakavitärer Radiatio gynäkologischer Tumoren kommt allerdings eine Radionekrose nur noch in Ausnahmefällen vor.

Zu erwähnen wäre noch die Radionekrose an Rippen und Klavikula nach Radiatio eines Mammakarzinoms (Abb. 2). Bereits 1949 beschäftigte sich SVAB [10] mit dem Problem der Lokalisation der Osteonekrose an den Rippen im Bereich der vorderen Axillarlinie. Er interpretierte diese Manifestation als Resultat einer Doppelbelastung: Eine bandförmige Zone höchster Dosiskonzentration überlagert ein Gebiet mit wahrscheinlich sehr ungünstigen Durchblutungsverhältnissen. Heutzutage treten Radionekrosen nach Mammakarzinombestrahlung kaum mehr auf, in erster Linie als Folge der Hochvolttechnik, zum anderen bedingt durch die Optimierung der Bestrahlungsplanung (Computertomographie) in Kombination mit hoher Fraktionierung.

Mit der neuen Therapieform der Bestrahlung mit schnellen Neutronen zeichnen sich unter anderem Vorteile in der Vernichtung sauerstoffarmer, relativ

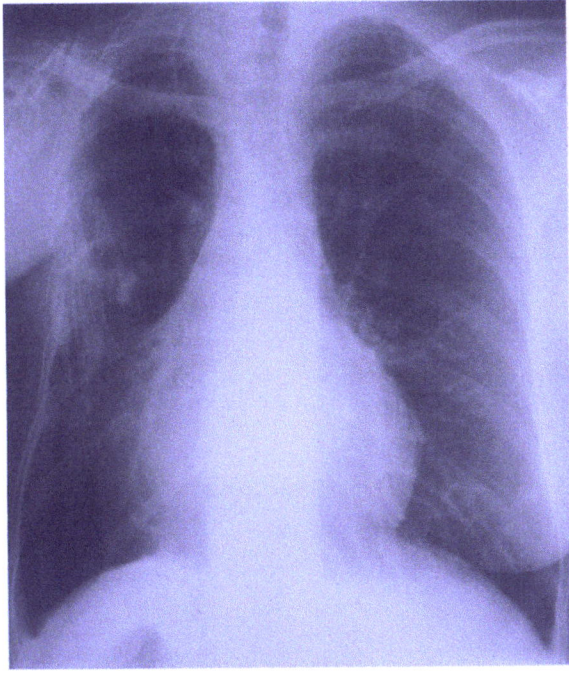

Abb. 2. Osteoradionekrose der Rippen rechts mit multiplen Frakturen im Gebiet des ehemaligen Zangenfeldes. Bestrahlung 1972 unter Kilovoltbedingungen (200 kV)

strahlenresistenter Tumorzellen ab. Obwohl insgesamt eine Reduzierung der Strahlennebenwirkungen bei der Neutronentherapie zu erwarten ist [1], haben klinische Erfahrungen ergeben, daß prinzipiell auch Osteoradionekrosen auftreten können. SCHNABEL [8] gibt an, daß bei 3 von 78 Patienten, die wegen eines Bronchialkarzinoms mit Neutronen bestrahlt wurden, innerhalb von 10 Monaten eine Osteoradionekrose auftrat. Damit ist – trotz therapeutischer Fortschritte – auch in Zukunft die volle Aufmerksamkeit des Radioonkologen gefordert, um die Komplikationen am Skelett möglichst zu minimieren.

Literatur

1. Catterall M (1987) Fast Neutron Therapy: View from London. In: Bloom HJG, Hanman IWF, Shaw HJ (eds) Head and Neck Oncology. Raven Press, New York
2. Diethelm L (1948) Ein weiterer Fall von doppelseitiger Spontanfraktur des Schenkelhalses nach Röntgenbestrahlung wegen Uteruscarcinom. Strahlentherapie 77:107
3. Eder M (1974) Allgemeine Ätiologie (6. Kapitel). In: Eder M, Gedigk P (eds) Lehrbuch der Allgemeinen Pathologie und der Pathologischen Anatomie. Springer, Berlin Heidelberg New York
4. Gössner W, Luz A, Heuck F (1985) Knochen. In: Diethelm L, Heuck F, Olsson O, Strnad F, Vieten H, Zuppinger A (eds) Handbuch der Medizinischen Radiologie, Bd XX. Springer, Berlin Heidelberg New York
5. Grimm G (1971) Klinische und experimentelle Untersuchungen über die radiogene Knochenschädigung am Kieferapparat. Nova Acta Leopoldina (Abhandlungen der Deutschen Akademie der Naturforscher Leopoldina) NF 36:196
6. Judy WS (1941) An attempt to correct asymmetry in leg length by roentgen irradiation. A preliminary report. Am J Roentgenol 46:237–240
7. Kolar J (1962) Das Knochensystem und äußere schädliche Einflüsse. Z. ärztl. Fortbild. 56:405
8. Schnabel K, Vogt-Moykopf I, Berberich W, Abel U (1983) Vergleich einer Neutronen- mit einer Photonenbestrahlung des Bronchialkarzinoms. Strahlentherapie 159:458–464
9. Spangler D (1941) The effect of X-ray therapy for closure of the epiphyses: Preliminary report. Radiology 37:310–314
10. Svab V (1949) Čas. lék. česk. 88:931
11. Ueberschär KH (1959) Tierexperimentelle Untersuchungen über Verlauf und Reparation der radiogenen Knochenschädigung. Strahlentherapie 110:529–540
12. Vaughan F (1955) Radiation effects on bone. J. Bone Jt Surg. 37(A):345
13. Wannenmacher M (1987) Mundhöhlentumoren (Mundboden, Zungenkörper und Zungengrund, Ober- und Unterkiefer, Wange). In: Scherer E (Hrsg) Strahlentherapie. Springer, Berlin Heidelberg New York
14. Zollinger HU (1960) Radio-Histologie und Radio-Histopathologie. In: Buchner F, Letterer E, Roulet E (Hrsg) Handbuch der Allgemeinen Pathologie. Springer, Berlin Göttingen Heidelberg

2.7.8 Der Informationswert bildgebender Verfahren in der Nachsorge gynäkologischer Tumoren

F. WILLGEROTH und A. BREIT

Die genaue Kenntnis der gynäkologischen Krebserkrankungen hinsichtlich ihrer Symptomatik, ihrer bevorzugten Metastasierungswege, ihrer Therapien sowie ihrer hauptsächlichen Rezidivlokalisationen ist bei der Durchführung einer sorgfältigen Nachsorge hilfreich und nötig. Eine exakte Dokumentation aller Daten und der mit der Erkrankung in Verbindung stehenden Ereignisse ist ein fester Bestandteil im Nachsorgeprogramm. Nur so können Erfolge oder Mißerfolge einer Behandlungsstrategie über einen längeren Zeitraum abgelesen und Konsequenzen daraus gezogen werden.

Neben der Führung der Patientin nach einer schweren Erkrankung ist das Ziel der Nachsorge vor allem Rezidive oder Metastasen möglichst früh zu erkennen und behandeln zu können. Sie erstreckt sich aber auch auf die Diagnostik und die Behandlung von evtl. Therapiefolgen. Das Auftreten von Rezidiven ist prognostisch ungünstig. Sie lassen sich durch Nachsorgeuntersuchungen auch nicht verhindern.

Man möchte sie aufgrund ihrer frühzeitigeren Erkennung wirkungsvoller behandeln.

Die regelmäßige klinische Untersuchung, die Berücksichtigung von Laborparametern (möglichst Verlaufskontrollen) und der Einsatz bildgebender Verfahren gewährleisten gemeinsam die sorgfältigste Überwachung. Das zeitliche Auftreten und das Vorkommen von Rezidiven weicht bei den verschiedenen gynäkologischen Krebserkrankungen voneinander ab. Diese differenten Verläufe lassen unterschiedliche Untersuchungsintervalle und den verstärkten Einsatz der einen oder anderen Untersuchungsmethode sinnvoll erscheinen.

Eine Patientin mit einem Zervixkarzinom, die nach der Behandlung 5 Jahre rezidivfrei ist, kann nahezu als geheilt gelten. Bei einem Mammakarzinom dagegen treten Metastasen auch noch 10–15 Jahre nach der Erstbehandlung auf.

Je nach der klinischen Untersuchungsmöglichkeit und der häufigsten Rezidivlokalisation einer Erkrankung stehen bei der Überwachung einmal mehr die klinische Untersuchung, im anderen Fall dagegen bildgebende Verfahren als effektivste Kontrollmaßnahme im Vordergrund. Die Methoden ergänzen sich.

Kommt eine Patientin in die Nachsorgesprechstunde muß der untersuchende Arzt einen Fragenkomplex beantworten [9, 26].

Besteht Rezidivfreiheit?
Liegt ein manifestes Rezidiv vor?
Besteht Rezidivverdacht?
Liegen Nebenwirkungen einer abgeschlossenen oder z.Zt. laufenden Behandlung vor?
Bestehen Zweiterkrankungen?
Wie kommt die Patientin mit ihrem Umfeld zurecht (psychosoziale Schwierigkeiten)?
Beim Vorliegen eines Rezidivs oder Verdachts: Welche ergänzenden diagnostischen bzw. therapeutischen Maßnahmen sind nötig?

Zur Beantwortung dieser Fragen stehen ihm sein onkologisches Wissen, seine klinischen Kenntnisse sowie bildgebende Verfahren als Hilfsuntersuchung zur Verfügung.

Die Auswahl der einzusetzenden Untersuchungsmethoden wird – wie oben bereits angedeutet – überwiegend von den gefährdeten Regionen der verschiedenen Organkarzinome bestimmt (vgl. Kap. 2.7.2). Sog. Standarduntersuchungen werden bei jeder Vorstellung durchgeführt (Zwischenanamnese, Blutbild, BKS, Gewichtsüberprüfung, klinische Untersuchung). Ergänzungsuntersuchungen, z.B. Sonographie, Szintigraphie, Urogramm, Computertomographie, Kernspintomographie, erweitertes Labor, Tumormarker komplettieren die Kontrollen in intermitierenden Abständen [27].

Beim behandelten Zervixkarzinom ist das kleine Becken (Zentral- und Spinabereich) am meisten rezidivgefährdet [2, 27]. Zeitlich treten die Rezidive überwiegend in den ersten 3 Jahren nach der Primärbehandlung auf [2, 18, 16].

Abflußbehinderungen der Harnwege können therapiebedingt sein (Narben, strahlenfibrotische Veränderungen); meist werden sie jedoch von Rezidiven verursacht, die die Ureteren ummauern [32]. Seltener wird ein paraaortaler Lymphknotenbefall oder Fernmetastasen in Lunge, Leber und Skelett beobachtet. Aus diesen Untersuchungsergebnissen sind standardisierte Krebsnachsorgeprogramme entwickelt worden [13].

Bei Zervixkarzinom-Patientinnen ist daher in der Nachsorge vor allem das kleine Becken schwerpunktsmäßig zu kontrollieren. Dabei steht von den Untersuchungsmethoden die klinische Austastung im

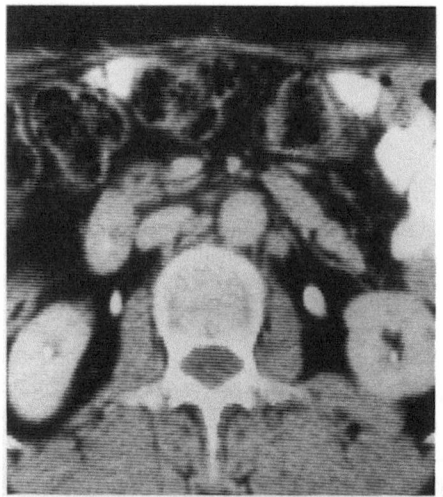

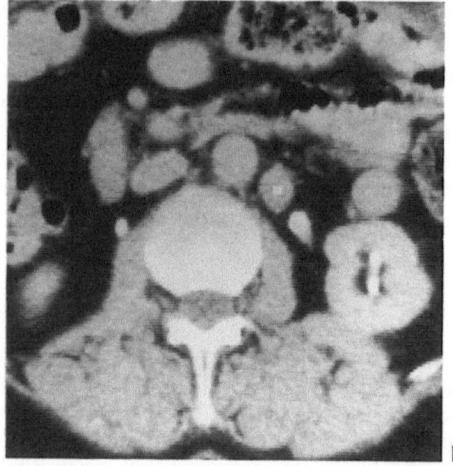

Abb. 1. a Computertomographie einer 60jährigen Patientin. Klinischer Zustand nach Operation eines Ovarialkarzinoms Stadium IV. Zustand nach 4 Zyklen Zytostase. Aufnahme vor Second-Look-Operation Jan. 86. Bei der Second-Look-Operation keine Tumorresiduen. **b** Computertomographie derselben Patientin 10 Monate später. Schnitt in etwa gleicher Höhe. Links paraaortal deutliche Größenzunahme der ovalären Verdichtung. Histologie: Lymphknotenmetastase. Wesentlich sicherere Beurteilung durch Verlaufskontrolle

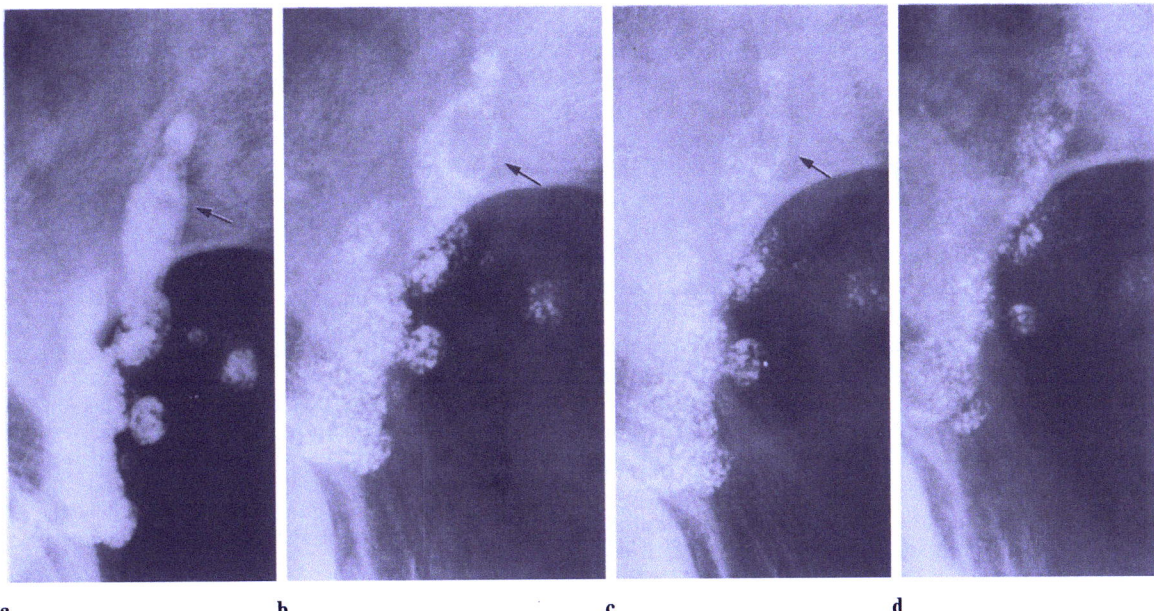

Abb. 2a–d. Lymphographie einer 45jährigen Patientin mit einem Korpuskarzinom. Primärtherapie (1971): Abdominale Hysterektomie und Adnektomie bds. Radiumtherapie der Scheide. Histologie: Ausgedehntes entdifferenziertes Adenokarzinom des Uterus. Präoperatives Lymphogramm ohne pathologischen Befund. **a** Kontrollaufnahme 7 Monate nach der Primärbehandlung. Fraglicher Speicherdefekt im Lymphknoten an der rechten Beckenwand. **b** Kontrollaufnahme 3 Monate nach **a**. Deutliche Zunahme des Speicherdefektes, Lymphknotenmetastase. Es erfolgte eine perkutane Strahlentherapie mit ^{60}Co. **c** Kontrollaufnahme 6 Monate nach **b**. Rückbildung des Speicherdefektes im Lymphknoten als Folge der Strahlentherapie. Abnahme der KM-Dichte in den übrigen Lymphknoten (Entspeicherung). **d** Kontrollaufnahme 3 Monate nach **c**. Weitere Rückbildung des Speicherdefektes

Vordergrund. Rezidive am Scheidenstumpf und lokale Rezidive an der Zervix sind durch Inspektion und Palpation sowie durch kolposkopische und zytologische Kontrollen zu erfassen. Die zytologische Beurteilung ist nach einer Strahlentherapie erschwert. Zur endgültigen Klärung sind manchmal Biopsien nötig. Rezidive im parametranen Bereich oder an den Beckenwänden können getastet werden. Die Beurteilung bedarf großer klinischer Erfahrung. Strahleninduktionen oder narbige Veränderungen müssen abgegrenzt werden. In Zweifelsfällen ist eine histologische Sicherung durch eine Gewebsstanze erforderlich [24], die mit speziellen Nadeln meist transvaginal durchgeführt wird.

Die Computertomographie (CT) und die Kernspintomographie (MR) sind in der Tumornachsorge eine wichtige Informationsquelle insbesondere, wenn man Voraufnahmen zur Verlaufskontrolle heranziehen kann. Deshalb sollte ca. 10–12 Wochen nach Beendigung der Primärtherapie, wenn die entzündlichen Reaktionen weitgehend abgeklungen sind, eine Basisuntersuchung zur Dokumentation der Ausgangssituation mit diesen bildgebenden Verfahren durchgeführt werden.

Bei späteren Auffälligkeiten lassen sie sich mit den neuen Kontrollaufnahmen vergleichen, um evtl. Größenzunahmen festzustellen. Die Interpretation eines fraglichen Befundes wird dadurch wesentlich erleichtert; denn eine Differenzierung zwischen Narbengewebe und einem Tumorrezidiv ist, wie oben schon erwähnt, mit der Computertomographie nicht und mit der Kernspintomographie derzeit nicht ausreichend sicher möglich. Das Harnwegssystem läßt sich durch die Sonographie, ein Isotopennephrogramm oder ein Infusionsurogramm überprüfen.

Wir bevorzugen das Infusionsurogramm, da neben der Darstellung des Nierenhohlsystems auch die Ureteren klar gezeichnet sind und evtl. Aufstauungen, Verlagerungen und Formen der Einengung gut erkannt werden können.

Mit dem Zysto- und Rektoskop lassen sich die Blase und der Enddarm auf evtl. Therapiefolgen hin oder auf einen Organbefall durch ein Rezidiv überprüfen.

Bei klinischem Verdacht kann durch die Röntgenuntersuchung des Enddarms ein evtl. Rezidiv, das auf den Darm übergegriffen hat, erkannt werden. Sie bringt auch therapiebedingte Veränderungen zur Darstellung.

Paraaortale Metastasen lassen sich durch die Computertomographie oder die Kernspintomographie erfassen. Ihre Beurteilung erfolgt aufgrund einer Größenzunahme, die nicht pathognomonisch ist. Auch hier sind Voraufnahmen zum Vergleich von Vorteil (Abb. 1a, b).

Wenn vor der Primärbehandlung eine Lymphographie durchgeführt wurde, können die Aufnahmen z.B. mit später angefertigten Urogrammen verglichen werden. Neu aufgetretene Kontrastmittelaussparungen im Lymphknoten und Größenzunahmen sind verdächtig (Abb. 2a–d). Fernmetastasen (vgl. Kap. 2.7.2), die vorwiegend in Organen wie Leber, Lunge und Skelett [3, 26] vorkommen, lassen sich durch die Sonographie, Computertomographie, die konventionelle Röntgenuntersuchung des Thorax in 2 Ebenen und durch ein Skelettszintigramm erfassen (Abb. 3a–e).

Die Untersuchungsintervalle richten sich nach den Erfahrungen, die man mit den Krankheitsverläufen der einzelnen gynäkologischen Krebse gemacht hat. Beim Zervixkarzinom treten die Rezidive oder Metastasen überwiegend in den ersten 3 Jahren nach der Primärbehandlung auf [15, 18]. Deshalb sollten die Untersuchungsintervalle in dieser Zeit kurzfristiger sein (3–5 Mon.); danach können sie dann auf 2 Termine pro Jahr verlängert werden. Nach 5 rezidivfreien Jahren genügt meist eine einmalige Kontrolluntersuchung pro Jahr [26, 27]. Bei jeder Kontrolluntersuchung sollte ein standardisiertes Programm ablaufen, das je nach Beschwerden und Befund erweitert werden kann.

Die Zwischenanamnese, die sorgfältige rektovaginale Untersuchung mit Spekulumeinstellung und zytologischem Abstrich, die Gewichtskontrolle und einige Laborwerte sind bei jeder Vorstellung obligat. Die erschwerte zytologische Beurteilung nach einer Strahlentherapie wurde schon mehrfach erwähnt. Es kommt auch häufiger nach der Strahlenbehandlung zu Scheidenverklebungen, die durch Östrogenapplikationen und regelmäßigen Verkehr weitgehend verhindert werden können.

Tumormarker (CEA) haben bei Plattenepithelkarzinomen nicht die Bedeutung wie bei Ovarial- und Mammakarzinomen. So haben nur etwa die Hälfte der Patientinnen mit einem Zervixkarzinom die FIGO-Klassifikation Stadium III primär erhöhte CEA-Serumkonzentrationen [26]. Ein Sinken der Werte nach der Erstbehandlung in den Normbereich ist prognostisch günstig [6]. Steigende Konzentrationen bei den Nachsorgekontrollen sind prognostisch ungünstig. Sie können ein früher Hinweis auf ein Rezidiv oder eine Metastase sein, die der klinischen Erfassung um einige Monate vorausgehen kann [26].

Die Standarduntersuchungen sollten je nach Ausgangsbefund und Abstand von der Primärbehandlung durch ergänzende Maßnahmen im Intervall vervollständigt werden. Dazu gehört die Überprüfung der Nieren und ableitenden Harnwege durch die Sonographie und ein Urogramm, die Kontrolle des Abdomens und der Retroperitonealräume, die außerhalb der klinischen Untersuchungsmöglichkeiten liegen, durch eine Computertomographie oder ein Kernspintomogramm (Abb. 4a–c).

Klagen Patientinnen in der Nachsorge über sog. „rheumatische Beschwerden" müssen immer ein Skelettszintigramm und evtl. gezielte Röntgenaufnahmen angefertigt werden! Gar nicht so selten werden Läsionen erst auf Schichtaufnahmen oder im CT sichtbar. Erst wenn Metastasen ausgeschlossen sind, sollte man bei Malignompatientinnen an andere Ursachen denken.

Patientinnen, die an einem Endometriumkarzinom behandelt wurden, sind meist älter als Frauen mit einem Zervixkrebs.

Adipositas, Hypertonie und Diabetes mellitus sind häufige Begleiterscheinungen bei diesem Kollektiv. Sie können Therapienebenwirkungen begünstigen [31]. Diese Krankheitsbilder müssen in der Nachsorge neben der eigentlichen Überwachung mitbehandelt werden. Die obligate Entfernung oder Ausschaltung der Ovarien machen bei jüngeren Patientinnen hormonelle Ausfallserscheinungen verständlich. Auf die Problematik der Substitution soll in diesem Rahmen nicht eingegangen werden. Auch die manchmal nach der Primärtherapie durchgeführte Behandlung mit Gestagenen muß überwacht werden, da Nebenwirkungen auftreten können [25, 26].

Bezüglich der Lokalisation der Rezidive oder Metastasen des Endometriumkarzinoms und ihres zeitlichen Auftretens im Abstand von der Primärtherapie sind ähnliche Verläufe wie beim Zervixkarzinom beobachtet worden [26]. Etwa 75% der Tumorrezidive treten in den ersten 3 Jahren nach der Behandlung auf [4]. In etwas über die Hälfte sind es Rezidive am Scheidenabschluß und in der Restscheide [8, 23, 26].

Bei Patientinnen mit einer alleinigen Strahlentherapie sollte 3–6 Monate nach der Behandlung eine Kontrollcurettage durchgeführt werden [31]. In etwa 6% der Patientinnen des Stadium I und 13% des Stadium II fanden sich intrakavitäre Rezidive [4]. Genau wie beim Zervixkarzinom ist auch beim Endometriumkrebs die Untersuchung der Scheide und des kleinen Beckens in der Nachsorge besonders wichtig.

Die Intervalle sowie die Routinemaßnahmen (Zwischenanamnese, Gewicht, Labor usw.) sind mit denen bei Zervixkarzinom-Patientinnen identisch.

Lunge, Knochen und Leber sind bevorzugte Organe der Fernmetastasierung (s. Kap. 2.7.2). Die röntgenologische Thoraxkontrolle, das Skelettszintigramm sowie die Sonographie der Leber müssen daher in Zeitabständen in das Nachsorgeprogramm eingebaut werden. In Frühstadien sind die ableitenden Harnwege nicht so gefährdet wie beim Cervixkarzinom. Für Regionen, die außerhalb des klinischen gynäkologischen Untersuchungsbereiches liegen (Abdomen und Retroperitonealraum) hat sich der Einsatz der Computertomographie oder der Kernspintomographie bewährt [1].

Tumormarker sind beim Korpuskarzinom unspezifisch [5, 17]. Nur etwa gut ein Drittel der Patientinnen haben präoperativ erhöhte CEA-Werte [12]. Bei diesem Kollektiv jedoch können ansteigende Konzentrationen (Verlaufsbeobachtung) erste Hinweiszeichen für ein Rezidiv oder eine Metastase sein, die einer klinischen Manifestation vorausgehen.

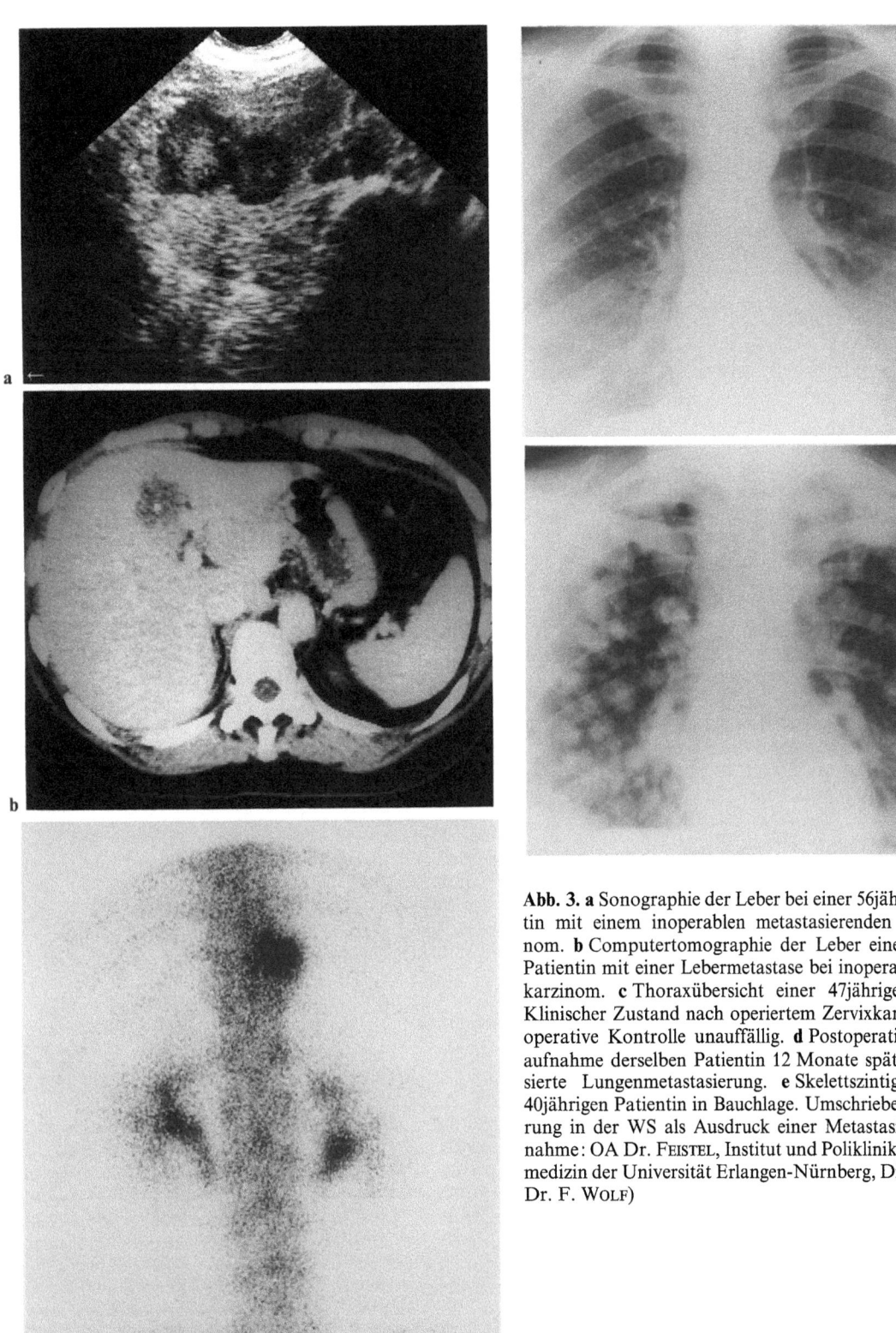

Abb. 3. a Sonographie der Leber bei einer 56jährigen Patientin mit einem inoperablen metastasierenden Zervixkarzinom. **b** Computertomographie der Leber einer 47jährigen Patientin mit einer Lebermetastase bei inoperablem Zervixkarzinom. **c** Thoraxübersicht einer 47jährigen Patientin. Klinischer Zustand nach operiertem Zervixkarzinom. Postoperative Kontrolle unauffällig. **d** Postoperative Kontrollaufnahme derselben Patientin 12 Monate später. Generalisierte Lungenmetastasierung. **e** Skelettszintigramm einer 40jährigen Patientin in Bauchlage. Umschriebene Anreicherung in der WS als Ausdruck einer Metastasierung. (Aufnahme: OA Dr. FEISTEL, Institut und Poliklinik für Nuklearmedizin der Universität Erlangen-Nürnberg, Direktor: Prof. Dr. F. WOLF)

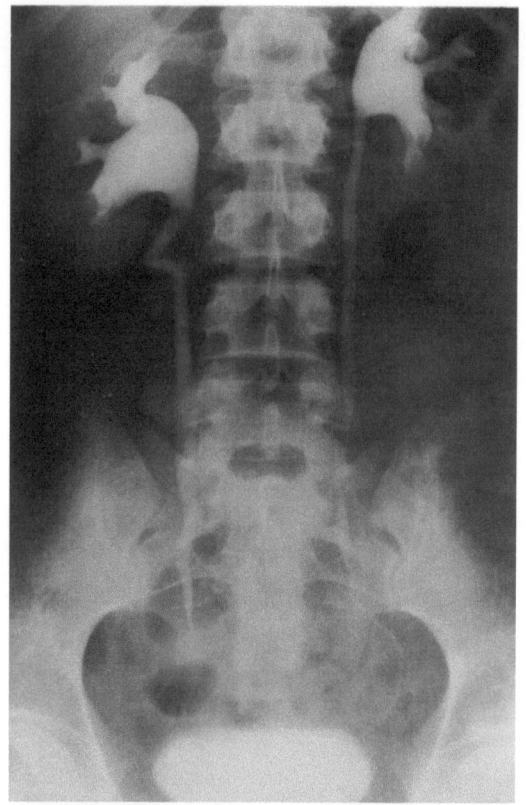
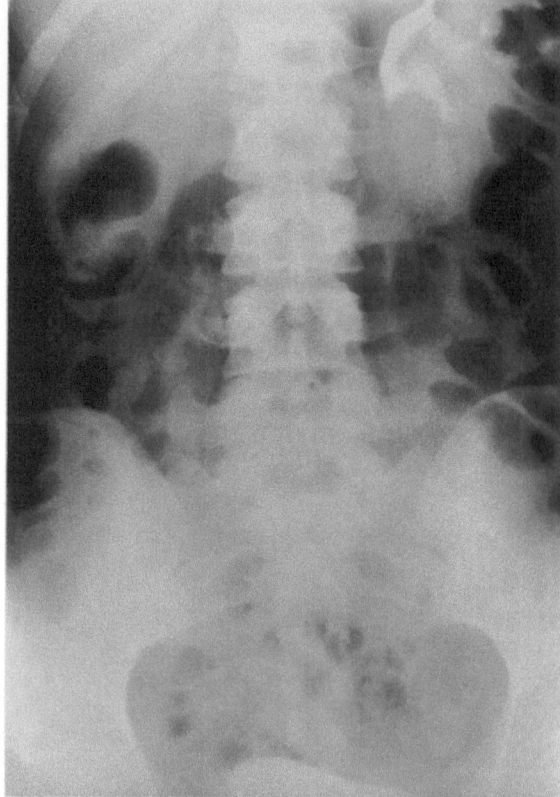
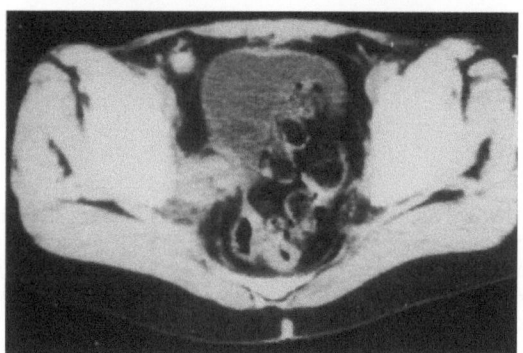

Abb. 4. a Urogramm einer 24jährigen Patientin. Zustand nach abdominaler Krebsoperation (Wertheim Meigs) vor 11 Tagen. Histologische Einstufung: p T_{2b}-N_1-M_x. Die Ausscheidung ist beidseits zeitgerecht. **b** Infusionsurogramm derselben Patientin 6 Monate später. Stumme Niere rechts. Ursache: Spinarezidiv rechts. **c** Computertomographischer Schnitt durch das kleine Becken derselben Patientin. Spinarezidiv an der rechten Beckenwand

Die Nachsorgeuntersuchungen bei Patientinnen mit einem Ovarialkarzinom sind etwas differenzierter durchzuführen, da unter diesem Oberbegriff eine Vielzahl von histologisch unterschiedlichen Tumoren zusammengefaßt sind, die sich im Krankheitsverlauf unterschiedlich verhalten [26]. Es soll hier nur auf die epithelialen Tumoren eingegangen werden, da sie zahlenmäßig bei weitem überwiegen.

Im Gegensatz zu den Patientinnen mit einem Uteruskarzinom, ist bei Frauen mit einem Krebs der Ovarien die Therapie nach der Primärbehandlung meist noch nicht abgeschlossen. Die Chemotherapie ist zu einem festen Bestandteil der Behandlungsstrategie geworden. Sie muß konsequent über viele Monate und manchmal über Jahre fortgeführt werden [19].

Aufgrund ihrer Nebenwirkungen erfordert sie eine besonders sorgfältige Überwachung der Patientinnen. Adriamycin wirkt kardiotoxisch. Vom Cisplatin, Vincristin und dem Hexamethylmelamin sind Nephro- und Neurotoxizität bekannt. Cyclophosphamid macht Zystitiden und Bleomycin kann für eine Lungenfibrose verantwortlich sein.

Allgemein führen sie mehr oder weniger stark und anhaltend zu Leuko- und Thrombopenien, Gastrointestinalbeschwerden, Haarausfall, Stoffwechselstörungen und Störungen im Wasser- und Elektrolythaushalt. Außerdem können sie Leukosen induzieren [28].

Gar nicht so selten sind metastatische Ovarialtumoren [11, 20]. Daher müssen auch andere Organe – insbesondere Mamma und Corpus uteri – im Hinblick auf einen Primärtumor überprüft werden.

Die Kontrollintervalle bei Frauen mit Ovarialkarzinomen richten sich danach, ob die Patientin einer laufenden Chemotherapie unterliegt, oder ob die Kontrollen ohne derzeitige Behandlungen erfolgen. Außerdem sollte der Malignitätsgrad des Tumors berücksichtigt werden [21].

Bei einer Chemotherapie sind engmaschige Blutbildüberprüfungen nötig, wobei die zeitliche Verzögerung der Zytostatikawirkung berücksichtigt werden muß. Je nach verwendeten Substanzen sind z.B. kardiologische oder nephrologische Kontrollen erforderlich. Bei diesem Kollektiv muß also neben der Rezidivüberwachung auch auf evtl. Nebenwirkungen der Behandlung beachtet werden [14]. Ohne Chemotherapie werden sechswöchige Untersuchungsintervalle in den ersten Monaten nach der Behandlung empfohlen und danach in 8–12wöchigen Abständen etwa 3 Jahre lang. Erst danach sollten die Untersuchungsintervalle größer werden [21].

Die Zwischenanamnese ist sehr wichtig. Bei Patientinnen mit einem Ovarialkarzinom steht die Remission oder die Progredienz in engem Zusammenhang mit dem Wohlbefinden. Fühlen sich die Patientinnen schlecht und klagen über uncharakteristische Beschwerden, die nicht therapiebedingt sind (Zytostase), deutet das häufig auf ein weiteres oder erneutes Wachstum hin [21].

Bei Ovarialkarzinomen ist das gesamte Abdomen einer Patientin für Rezidive und Metastasen besonders gefährdet (s. Kap. 2.7.2.3). Absiedlungen in die Lunge oder in das Skelettsystem kommen seltener vor. Daher steht bei der Nachsorge das Abdomen und das Becken im Vordergrund. Durch die Spekulumeinstellung und die kombinierte rektovaginale Untersuchung läßt sich das kleine Becken überprüfen. Es ist jedoch nicht einfach, zwischen evtl. narbigen Veränderungen und einem Rezidiv zu unterscheiden. Manchmal kann nur eine Gewebestanze die Klärung herbeiführen. Das Abdomen muß sorgfältig untersucht werden.

Die Palpation der Leber und des gesamten Abdomens durch die Bauchdecken, die Messung des Bauchumfanges, die Überprüfung auf Aszites, die Abtastung der Leisten und der Nabelregionen gehören dazu. Nach Stuhlgewohnheiten ist zu fragen.

Gewichtszunahmen können durch Aszites bedingt sein. Laboruntersuchungen wie Blutbild, BKS, Transaminasen, alkal. Phosphatasen, Bilirubin, Elektrolyte und harnpflichtige Substanzen gehören zum Untersuchungsstandard.

Tumormarker sollten bestimmt werden. Besonders wenn primär erhöhte Werte gefunden wurden, können Verlaufskontrollen ein empfindlicher Indikator sein. Sinkende Markenwerte nach der Operation oder einer Zytostase deuten auf ein Ansprechen der Therapie. Es besteht eine Abhängigkeit zur proliferativen Aktivität des Karzinomgewebes. Ansteigende Serumkonzentrationen des Markers sind meist ein Hinweis auf ein Rezidiv oder eine Metastase, die der klinischen Manifestation um einige Monate vorausgehen kann [26].

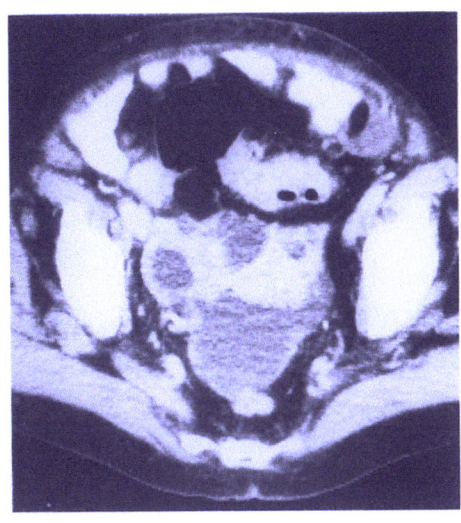

Abb. 5. Computertomographie bei einer 73jährigen Patientin. Klinischer Verdacht auf Unterbauchtumor. Nachweis von Aszites im Douglas

Die Sonographie und die Computertomographie werden von den bildgebenden Untersuchungsverfahren als ergänzende Maßnahmen bei der Nachsorge von Patientinnen mit einem Ovarialkarzinom angewandt. Intermittierend eingesetzt stellen sie eine erweiterte Fährtensuche dar. Mit diesen Verfahren lassen sich auch geringe Mengen Aszites nachweisen (Abb. 5). Besonders die Verlaufskontrollen der Computertomographie erlauben bei guter Reproduzierbarkeit einen informativen Vergleich und eine sicherere Beurteilung als durch die klinische Untersuchung allein [10] (Abb. 6 a–c, 7).

Das gilt ebenso für die Kernspintomographie, die eine multiplanare Schichtführung sowie eine überlegenere Gewebsdifferenzierung erlaubt.

Manchmal hängen klinische Entscheidungen von der Information bildgebender Verfahren ab (Abb. 8 a–c). Auch mit der Sonographie erhält man zusätzlich nützliche Informationen über das Abdomen.

Jedoch ist das von guten Untersuchungsbedingungen wie schlankem Körperbau und weitgehend entgastem Darm abhängig [7, 22, 29].

Diese Methoden haben aber auch ihre Grenzen. Eine diffuse peritoneale metastatische Aussaat und selbst Metastasen von einigen Zentimetern Durchmesser können sich dem Nachweis mit bildgebenden Verfahren entziehen.

Die zuverlässigste Aussage über den Krankheitsverlauf und über das evtl. Vorhandensein von Rezidiven oder Metastasen im Abdomen läßt sich bei Ovarialkarzinomen durch die Second-look-Operation etwa 6–12 Monate nach der Erstbehandlung machen [30]. Sie ist in den meisten Zentren ein fester Bestandteil des Nachsorgeprogramms geworden. Es wird dabei das gesamte Abdomen genauestens inspiziert, Ab-

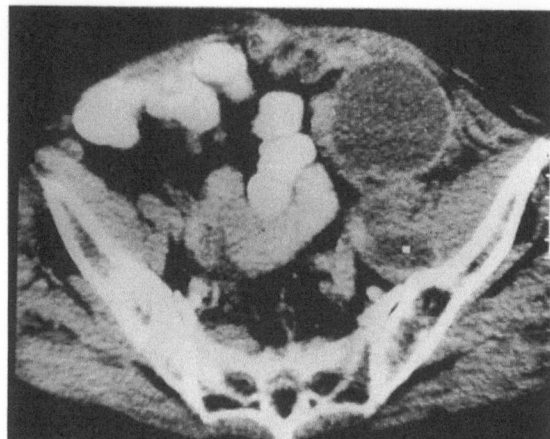

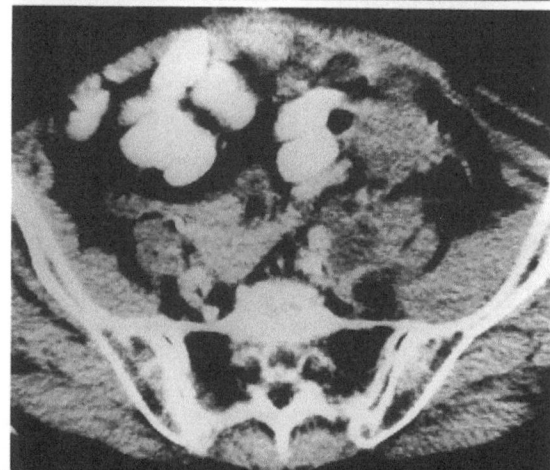

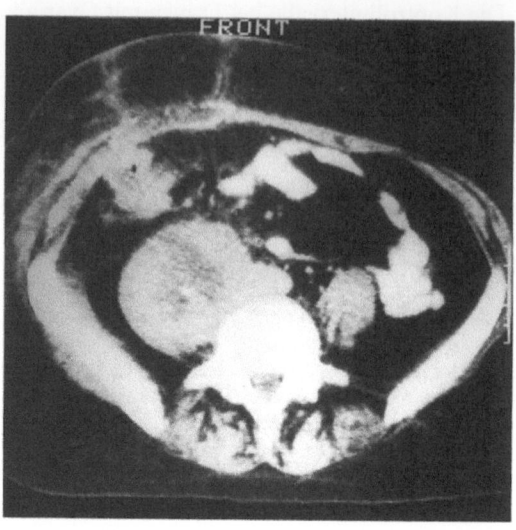

Abb. 7. Computertomographie bei einer 46jährigen Patientin. Zustand nach abdominaler Krebsoperation außerhalb wegen eines Zervixkarzinoms Figo Ib. Histologie: nicht verhornendes Plattenepithelkarzinom. Lymphknoten tumorfrei. 7 Monate später starker rechtsseitiger Flankenschmerz. Explorativlaparotomie außerhalb. Die CT-Schicht zeigt eine große histologisch gesicherte Metastase. Sie hat die Gefäße umwachsen und den M. Psoas infiltriert. Kein auffälliger Tastbefund im kleinen Becken

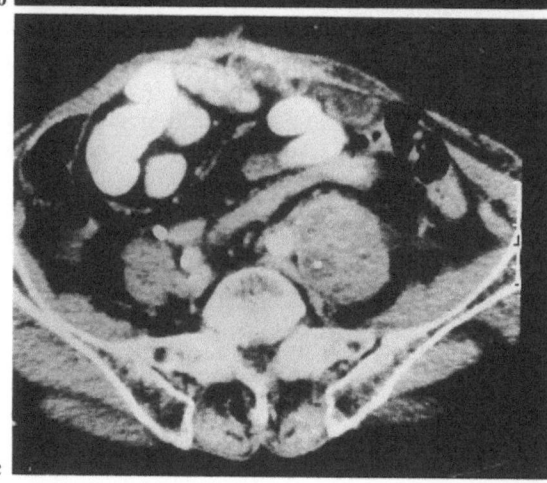

Abb. 6a–c. Computertomographie einer 80jährigen Patientin. Klinisch: Zustand nach Operation eines Granulosazelltumors. Zustand nach Operation eines Rezidivs 48 Monate später. 6 Monate nach Rezidivoperation Stauungssymptomatik im linken Bein. Gynäkologische Untersuchung: Kein auffälliger Befund, nur geringe Verdichtung. Bei starker Adipositas schlechte Untersuchungsbedingungen. Die CT-Schnitte zeigen ein nach kranial entwickeltes massives Rezidiv, das klinisch nicht zu erfassen war

dominalflüssigkeit untersucht, fragliche Befunde histologisch gesichert und Biopsien von verschiedenen Regionen des Abdomens auch subdiaphragmal gewonnen. Je nach Ergebnis kann dann das weitere Procedere festgelegt werden (s. Kap. 2.7.3).

Eventuelle zusätzliche diagnostische Maßnahmen wie ein Urogramm oder eine Röntgenkontrastuntersuchung des Darms richtet sich nach der Ausgangssituation und dem Beschwerdebild der Patientin. Hat ein Rezidiv die Blase oder den Darm befallen, kann das durch die Zysto- oder Rektosigmoidoskopie überprüft werden.

Eventuelle Metastasen in der Leber, Lunge oder im Skelett werden durch die Sonographie, Thoraxaufnahmen in 2 Ebenen und der Skelettszintigraphie erfaßt. Bei nicht eindeutigen Befunden muß versucht werden, durch Schichtungen oder gezielte Aufnahmen unter Durchleuchtungskontrolle zu einer Klärung zu kommen.

Der Einsatz bildgebender Verfahren stellt gerade in der Nachsorge eine wesentliche Verbesserung der Kontrollmöglichkeiten dar. Sie erlauben eine genauere und sichere Überwachung einer Erkrankung. Insbesondere die Verlaufskontrollen machen eine zuverlässigere Beurteilung unklarer Befunde möglich. Der Vorteil wird besonders in den Regionen deutlich, die vom tastenden Finger nicht mehr erreicht werden. Als nichtinvasive Methoden belasten sie die Patientinnen nur unwesentlich. Rezidive oder Metastasen

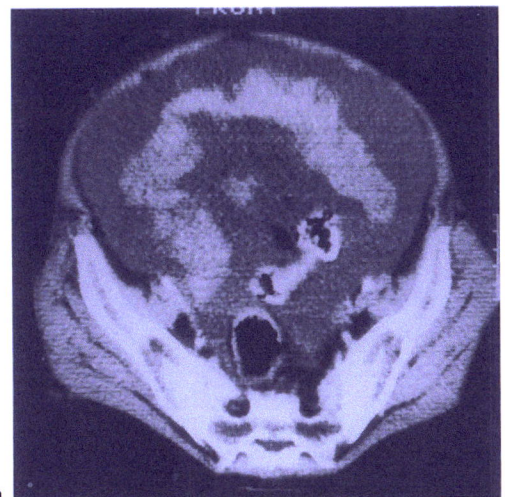

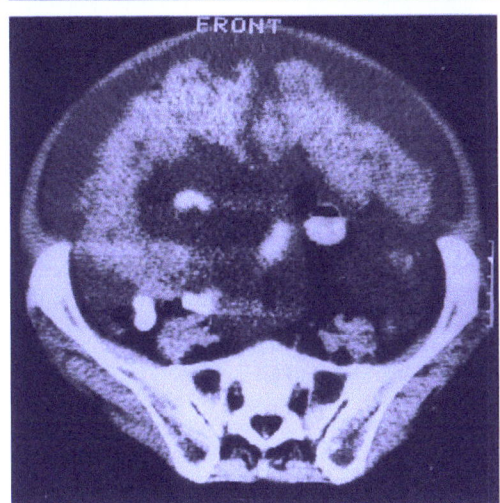

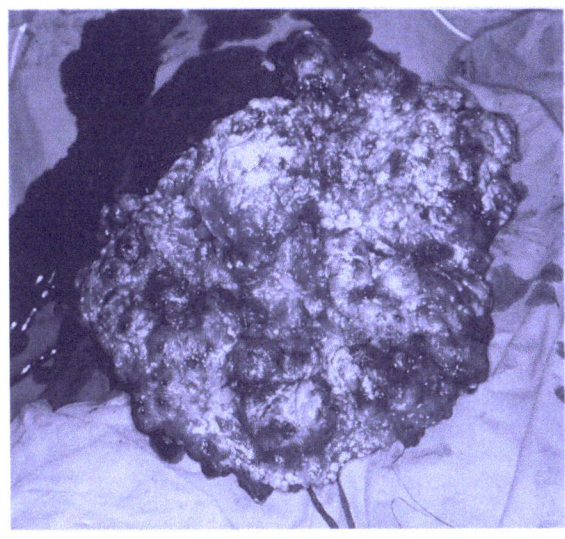

Abb. 8a, b. Computertomographie einer 60jährigen Patientin mit einem massiv ins Abdomen metastasierenden Mammakarzinom. Man sieht auf den Aufnahmen eine große metastatisch befallene „schwimmende Netzplatte". Die Aszitesproduktion betrug mehrere Liter pro Tag. Sie war für die Patientin sehr quälend. Aufgrund der Information durch die CT, daß die Netzplatte schwimmt und am Darm nicht adhaerent war, wurde in palliativer Absicht das Netz reseziert. Abb. 8c zeigt den Operationssitus. **c** Das metastatisch befallene Netz konnte nach Eröffnung des Abdomens in toto vor die Bauchdecke luxiert und abgesetzt werden. Adhäsionen mit darunterliegendem Darm bestanden nicht. Die Aszitesneubildung konnte erheblich reduziert werden

können schneller diagnostiziert und behandelt werden. Für den klinisch tätigen Arzt stellen sie eine wertvolle Ergänzung seiner Untersuchungsmethoden dar. Man muß bei allen Verfahren immer daran denken, daß sie Grenzen haben. Eine gesunde Skepsis schadet nicht, am wenigsten den Patientinnen.

Literatur

1. Balfe DM, Dyke J von, Lee KJT, Levitt RG (1985) Utility of CT in staging endometrial carcinoma. J. Comput. Assist. Tomogr. Zit. bei: Balfe DM, Heiken JP, McClennan BL (1985) Oncologic imaging for carcinoma of the Cervix, Ovary and Endometrium. In: Bragg DG, Rubin Ph, Youker JE (eds) Oncologic imaging. Pergamon Press, New Oxford Toronto Sidney Frankfurt, pp 439–475
2. Baltzer J (1978) Die operative Behandlung des Cervixcarcinoms. Klinische, histologische und tumormetrische Untersuchungsergebnisse einer cooperativen Studie an 4 Univ.-Frauenkliniken bei 1092 Patientinnen mit einem Cervixcarcinom. Habilitationsschrift, München
3. Baltzer J, Lohe KJ (1984) Malignome des Corpus uteri. In: Bender HG (Hrsg) Gynäkologische Onkologie. Thieme, Stuttgart
4. Baltzer J, Lohe KJ (1986) Präneoplasien und Karzinome des Endometriums. In: Wulf KH, Schmidt-Matthiesen H (Hrsg) Klinik der Frauenheilkunde und Geburtshilfe, 2. Aufl. Urban und Schwarzenberg, München Wien Baltimore
5. Barrelet V, Mach J (1975) Variations of the carcinoembryonic antigen levels in the plasma of patients with gynecologic cancers during therapy. Amer. J. Obstet. Gynec. 121:164–168
6. Braun P, Hildenbrand G, Izbicki J, Leyendecker G (1981) Clinical Significance of Measurement of Carcinoembryonic Antigen in Serum of Patients with Carcinoma of the uterine Cervix. Arch. Gynecol. 263–273
7. DeLand M, Fried A, van Nagell JR, Donaldson ES (1979) Ultrasonography in the diagnosis of tumors of the ovary. Surg. Gnyecol. Obstet. 148:346–348
8. DeWaal JC (1979) Analysen von Einzelfaktoren beim Endometriumkarzinom Stadium I und II. Inauguraldissertation, München
9. Fournier D von, Junkermann H (1985) Medizinische und psychologische Nachsorge. In: Wulf KH, Schmidt-

Matthiesen H (Hrsg) Klinik der Frauenheilkunde und Geburtshilfe, Bd. 10. Urban und Schwarzenberg, München Wien Baltimore

10. Johnson RJ, Blackledge G, Eddleton B, Crowther D (1983) Abdominopelvic computed tomography in the management of ovarian carcinoma. Radiology 146:447–452
11. Käser O, Almendral AC (1982) Chirurgie der malignen Ovarialtumoren. In: Zander J (Hrsg) Ovarialkarzinom. Urban und Schwarzenberg, München Wien Baltimore, S 78–86
12. Kjorstadt KE, Orjaseter H (1977) Studies on carcinoembryonic antigen levels in patients with adenocarcinoma of the uterus. Cancer 40:2935–2956
13. Leonhardt A, Schuster H (1978) Tumornachsorge. Diagnostikprogramme und Dokumentation. Kollum/Korpus-Karzinom. Beilage zum „Bayerischen Ärzteblatt", 5
14. Lochmüller H, Schneider E, Derbolowsky J (1982) Die Betreuung von Patientinnen mit Ovarialkarzinom während und nach der Behandlung. In: Zander J (Hrsg) Ovarialkarzinom. Urban und Schwarzenberg, München Wien Baltimore, S 130–135
15. Lohe KJ, Baltzer J (1984) Malignome der Cervix. In: Bender HG (Hrsg) Gynäkologische Onkologie. Thieme, Stuttgart New York, S 130–151
16. Merkl H (1980) Erfahrungen in einer gynäkologisch-onkologischen Spezialklinik mit der Nachsorge krebskranker Patientinnen. In: Grundmann E, Flaskamp W (Hrsg) Krebsbekämpfung, Bd. II: Krebsnachsorge. Fischer, Stuttgart
17. Nagell JR von, Roddick JW, Wallace JO (1982) Clinical correlates of endometrial carcinoma. Amer. J. Obstet. Gynec. 112:935–937
18. Pfleiderer A, Richter D, Thienen P, Kissel U, Tibi B, Nowara P (1979) Aktuelle Probleme bei der Nachsorge von Patientinnen mit Karzinomen der Zervix und des Corpus uteri. Onkologie 2:62–69
19. Pfleiderer A (1980) Die Klinik der gynäkologischen Krebskrankheiten, Häufigkeit, Therapie, Rezidivvorkommen und -lokalisation. In: Pfleiderer A, Eissenhauer W (Hrsg) Probleme der Krebsnachsorge, Beiträge zur Onkologie, Bd. IV. S. Karger, Basel München Paris London New York Sidney
20. Pfleiderer A (1982) Häufigkeit und Epidemiologie. In: Zander J (Hrsg) Ovarialkarzinom. Urban und Schwarzenberg, München Wien Baltimore, S 7–19
21. Pfleiderer A (1986) Tumoren des Eierstocks. In: Bender HG (Hrsg) Gynäkologische Onkologie. Thieme, Stuttgart New York, S 172–219
22. Pussell SJ, Cosgrove DO, Hinton J, Wiltshaw E, Barker GH (1980) Carcinoma of the ovary-correlation of ultrasound with second look laparotomy. Br. J. Obstet. Gynecol. 87:1140–1144
23. Reddy S, Lee MS, Hendrickson (1979) Pattern of recurrences in endometrial carcinoma and their management. Radiology 133:737–740
24. Schmidt-Matthiesen H, Bötzelen HP (1965) Ergebnisse der zytologischen Punktionsdiagnostik fraglicher karzinomatöser Resistenzen speziell im Parametrium. Arch. Gynäk. 202:308
25. Schmidt-Matthiesen H, Wellers H (1968) Zur Gestagentherapie fortgeschrittener Korpuskarzinome. Geburtsh. u. Frauenheilk. 28:417–427
26. Schmidt-Matthiesen H, Bastert G (1984) Gynäkologische Onkologie, 2. Aufl. Schattauer, Stuttgart New York
27. Schmidt-Matthiesen H, Kühnle H (1986) Präneoplasien und Karzinome der Cervix uteri. In: Wulf KH, Schmidt-Matthiesen H (Hrsg) Klinik der Frauenheilkunde und Geburtshilfe, 2. Aufl. Urban und Schwarzenberg, München Wien Baltimore, S 153–229
28. Teufel G (1980) Nebenwirkungen bei systemischer Therapie von Tumoren und Möglichkeiten der Behandlung. In: Pfleiderer A, Eissenhauer W (Hrsg) Probleme der Krebsnachsorge, Beiträge zur Onkologie, Heft 4. Karger, Basel, S 63–75
29. Walsh JW, Taylor KJW, Wasson JFM, Schwartz PE, Rosenfield AT (1979) Gray-scale ultrasound in 204 proved gynecologic masses: Accuracy and specific diagnostic criteria. Radiology 130:391–397
30. Wangensteen OH, Lewis FJ, Tougen LA (1951) The „second look" in cancer surgery. Lancet 71:303–307
31. Weghaupt K (1976) Vermeidbare und unvermeidbare Strahlenreaktionen bei der Strahlentherapie des Korpuskarzinoms. In: Schmähl D (Hrsg) Prophylaxe und Therapie von Behandlungsfolgen bei Karzinomen der Frau. Thieme, Stuttgart
32. Willgeroth F, Weishaar J, Trotnow S (1975) Ergebnisse von Röntgenuntersuchungen der ableitenden Harnwege bei abdominal radikal operierten Frauen mit Cervixcarcinom nach mehr als 5-jähriger rezidivfreier Überlebenszeit. XXVII. Kongress der Deutschen Gesellschaft für Urologie, Düsseldorf

2.8 Endometriose

P. KRIEGLSTEINER und H. GRAEFF

INHALT

2.8.1	Allgemeines	233
2.8.2	Diagnose	233
2.8.3	Stellenwert der Röntgendiagnostik	234
2.8.3.1	Hysterosalpingographie	234
2.8.3.2	Beurteilung von Fremdorganen	235
2.8.3.2.1	Ureter	235
2.8.3.2.2	Intestinum	235
2.8.3.2.3	Lunge	236
Literatur		236

2.8.1 Allgemeines

Als Endometriose wird die endometroide Heterotopie bezeichnet, also das Vorkommen von Gebärmutterschleimhaut an allen Orten des weiblichen Körpers außerhalb des Cavum uteri. Üblich ist auch die Bezeichnung Adenomyosis. Bei intrauterinem Vorkommen spricht man von der Adenomyosis interna uteri, beim Tubenbefall von der Adenomyosis tubae, die auch als Salpingitis isthmica nodosa bezeichnet wird. Üblich ist auch eine an der Ausbreitungsregion orientierte Nomenklatur. Von einer Endometriosis genitalis interna spricht man bei einer Verteilung der Herde im Bereich von Uterus und Tuben, von einer Endometriosis genitalis externa, wenn die Herde im Bereich der Uterusligamente, im Douglasschen Raum, sowie allgemein innerhalb des kleinen Beckens liegen. Kommen Herde außerhalb des kleinen Beckens vor, spricht man von einer Endometriosis extragenitalis oder extraperitonealis [9].

Bezüglich der Pathogenese existieren verschiedene Theorien. Am weitesten verbreitet ist die Vorstellung von SAMPSON [7], derzufolge es zu einem Reflux lebensfähiger Endometriumzellen durch die Tuben in die Bauchhöhle kommt, wo sie implantiert werden. Hierdurch wird jedoch nicht das Vorkommen von Endometrioseherden außerhalb des kleinen Beckens erklärt. Angesichts dieser unzureichenden Kenntnisse verwundert es nicht, daß es kein Medikament gibt, das die Endometriose verhindern oder ektopisches Endometriumgewebe selektiv zerstören und die Krankheit heilen könnte. Hierdurch und durch die große Variationsbreite klinischer Erscheinungsbilder ist die Vielzahl der mitgeteilten und durchgeführten Therapieformen bedingt.

Um die ektopen Endometrioseherde bildet sich regelhaft Bindegewebe; es kommt zu Verwachsungen im Peritonealbereich und zur Entstehung dicker Vernarbungen um die Endometrioseherde als Folge peritonealer Irritation und immer wieder auftretender Blutungen. Der Umfang dieser Veränderungen kann dazu führen, daß in extremen Fällen das kleine Becken fast ausgemauert wirkt. Je nach Umfang der abgelaufenen Prozesse kommt es zu subjektiven Mißempfindungen, teils erheblichen, meist menstruationsabhängigen Schmerzen, sowie zu Beeinträchtigungen von Organfunktionen im kleinen Becken, vorzugsweise zu Störungen der Fertilität.

Endometrioseherde findet man bei ungefähr 20% aller im gynäkologischen Bereich operierten Patientinnen, im pelviskopischen Patientinnengut liegen die Zahlen, dank der genaueren lupenoptischen Betrachtungsweise etwas höher, bei im Rahmen der Sterilitätsdiagnostik laparoskopierten Frauen findet man 51% [9]. Beschwerden und Funktionsverluste kommen manchmal auch bei relativ geringen morphologischen Befunden vor.

Möglicherweise sind hier neben Einschränkungen der Tubenmotilität und -passage auch weitere Faktoren, wie Freisetzung von Prostaglandinen, Prostazyklin und Thromboxan, sowie Autoimmunreaktionen auf die Endometriose verantwortlich, oder es kommt zum Syndrom des nicht rupturierten Follikels.

Angesichts der großen Variationsbreite der Veränderungen war es schwierig, praxisnahe Klassifikationen zu finden. Am weitesten verbreitet ist ein Schema der American Fertility Society [14], sowie die Einteilung nach ACOSTA [1].

2.8.2 Diagnose

Entsprechend der Ausbreitungsmöglichkeiten der Endometriose im Bereich von Scheide und Portio, im kleinen Becken (Genitale, Genitalbereich, Blase, Darm), im gesamten Bauchraum, an der Körperoberfläche, Nabel, Achselhöhle, sowie in weiteren Organen (Lunge) stehen folgende diagnostische Möglichkeiten zur Verfügung:

1. Anamnese (undefinierbare, häufig menstruationsabhängige Unterleibsschmerzen, primäre und sekundäre Sterilität).
2. Labor (Diskrepanz zwischen annähernd normaler Leukozytenzahl und erhöhter BSG).
3. Bimanueller Tastbefund.
4. Kolposkopie.
5. Operative Inspektion, Laparaskopie.
6. Biopsie.
7. Weitere Maßnahmen beim mutmaßlichen Befall von Nachbar- oder Fremdorganen.

Die Röntgenuntersuchung wird nur vereinzelt im Rahmen spezieller Fragestellungen als ergänzende Maßnahme in Frage kommen, z.B. bei der Sterilitätsdiagnostik und beim Befall von Nachbarorganen.

Bei der Palpation ist besonders auf im Douglas gelegene Herde zu achten. Häufig läßt sich bei rektovaginaler Untersuchung durch Streckung des Douglasperitoneums ein charakteristischer Schmerz auslösen. Die gar nicht so seltenen Endometrioseherde auf der Portio vaginalis sind bei der Spiegeleinstellung leicht zu erkennen und können mittels Thermokoagulation saniert werden.

Die zentrale Maßnahme der Endometriosediagnostik ist die Laparoskopie. Nur auf diese Weise können exakte Stadieneinteilungen im Sinne eines der akzeptierten Schemata getroffen und Therapieerfolge objektiviert werden (Re-Laparoskopie). Gleichzeitig bietet sich die Möglichkeit zur bioptischen Materialentnahme aus suspekten Herden und zur funktionellen Diagnostik des Tubenfaktors mittels Chromosalpingographie. Durch die mittlerweile standardisierte Technik des pelviskopischen Operierens läßt sich in günstig gelagerten Fällen bereits eine chirurgische Sanierung durch Adhäsiolyse und Thermokoagulation (90° C) kleinerer Endometrioseherde erreichen. Derartige Herde verfärben sich durch Hämosiderinbildung schwärzlich, wohingegen genuines Peritoneum bei Hitzeeinwirkung eine weißliche Farbe annimmt.

Die ausschließlich pelviskopische operative Sanierung ist nur in einem Teil der Fälle möglich. Bei größeren Herden und Tumoren (Schokoladezysten) ist die Laparotomie unumgänglich.

Da keine spezifische medikamentöse Therapie existiert, wurden zur Endometriosebehandlung eine Vielzahl hormoneller Behandlungsmethoden angegeben, von denen heute die Gabe hochdosierter Gestagene und die Therapie mit Danazol [4] gebräuchlich sind, in Zukunft wohl auch GnRH-Analoga und Gestrinon (in Deutschland nicht im Handel).

Es lag nahe, pelviskopisch-operative und medikamentöse Therapieformen zu kombinieren, um radikalere operative Eingriffe mit teilweisem oder gänzlichem Organverlust zu vermeiden. Dies erscheint um so sinnvoller, da bekannt ist, daß endometroide Herde in nur etwa 60% Gestagenrezeptoren beinhalten. So wird zum Beispiel eine von SEMM angegebene 3-Phasen-Therapie der Endmetriose zunehmend angewandt [10]:

1. Operative Herdsanierung (Pelviskopie: Verwachsungslösung, Koagulation der Endometrioseherde).
2. Hormonbehandlung über 3–6 Monate.
3. Operative Sterilitätsbehandlung (mikrochirurgisch) und/oder Re-Pelviskopie (Erfolgsobjektivierung, endoskopische Sterilitätsoperation).

2.8.3 Stellenwert der Röntgendiagnostik

2.8.3.1 Hysterosalpingographie

Mit fortschreitender Verbreitung der Pelviskopie ging die Bedeutung röntgenologischer Befunde im Rahmen der Endometriosediagnostik mehr und mehr zurück.

Für die uterine Endometriose (Adenomyosis uteri interna) sind ektopische uterine Schleimhautinseln im Myometrium charakteristisch, die nicht in allen Fällen dem Zyklusgeschehen unterliegen. Hierbei kommt es zur Divertikelbildung, ausgehend von der Basalschicht des Endometriums ins darunterliegende Myometrium. Denkbar ist jedoch auch eine metastatische Ausbreitung via Venen und Lymphbahnen. Hier kommt es zur Entstehung von nicht mit dem Cavum in Verbindung stehenden Endometriuminseln mit myohypertropher Umgebungsreaktion.

Diese morphologischen Veränderungen führen zu folgenden hysterographischen Befunden [15]:

1. *Direkte Zeichen:* Bei geringem Kontrastmitteldruck, also bei beginnender Injektion, stellen sich am Cavumrand in knapp ein Drittel der Fälle Summationsbilder kleiner, runder oder ovaler, erbsgroßer oder punktförmiger Divertikel dar, teilweise mit nachweisbarem Verbindungsgang zum Endometrium. Besonders charakteristisch ist der Befall der Cornua uteri, wo man wegen des verzweigten Divertikelsystems vom „Mistelstrauß" spricht.
2. *Indirekte Zeichen:* Makroskopisch-anatomisch wirkt das Cavum uteri durch multinoduläre Adenomyose oft wie durch Fibrome verändert. Bei generalisierter Endometriose ist die gesamte Uteruswand verdickt und im gesamten Bereich, manchmal auch nur segmental, starr. Bei Adhäsionen im Isthmusbereich entsteht gelegentlich das Bild eines Isthmus mit bayonettförmiger Winkelbildung. Diese Veränderungen sind jedoch wenig spezifisch und zudem röntgenologisch schwer faßbar. Die Interpretation von röntgenologischen Hinweisen sollte mit sehr großer Zurückhaltung erfolgen.

Die Tubenendometriose tritt nur in einem Teil der Fälle kombiniert mit der Adenomyosis uteri auf. Röntgenologisch findet man bei Hysterosalpingographie wiederum direkte, durch Divertikel und indirekte Umgebungsreaktionen verursachte morphologische Zeichen. Im interstitiellen Teil führen Divertikelsysteme wie beschrieben zum Bild des „Mistel-

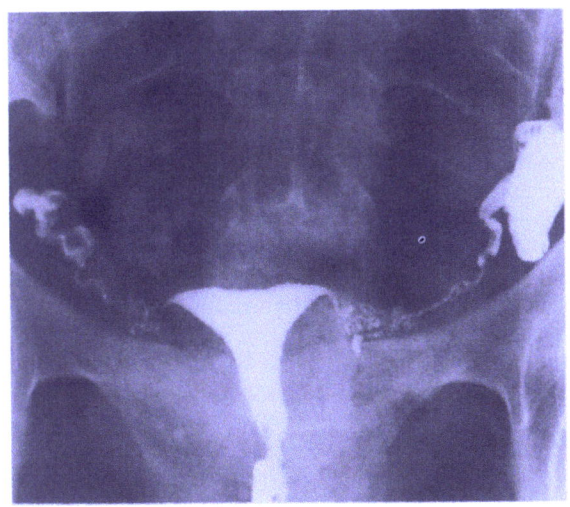

Abb. 1. Hysterosalpingographie einer 34jährigen Patientin bei primärer Sterilität. Tubenendometriose beiderseits. „Mistelstrauß" in den isthemischen Tubenabschnitten beiderseits

strauß" (Abb. 1, Abb. 17, Kap. 2.9). Im isthmischen Teil manifestiert sich die Endometriose als Salpingitis isthmica nodosa, die gelegentlich zur Obstruktion führt; charakteristische Röntgenzeichen existieren hier nicht. Im ampullären Bereich kommt es durch obstruierende Umbauprozesse zur meist bilateralen Hydrosalpingenbildung, die sich schwer von tuberkulös bedingten Formen abgrenzen läßt.

Durch Endometriose bedingte Ovarialtumoren lassen sich röntgenologisch kaum von Ovarialgeschwülsten anderer Genese unterscheiden. Bei bestehender Tubenpermeabilität kann der Kontrastmittelbeschlag des Peritoneums vage Hinweise auf durch Endometriose verursachte Änderungen wie Adhäsion und Tumoren geben.

Der Stellenwert der Hysterosalpingographie im Rahmen der Sterilitätsdiagnostik bei vermuteter Endometriose ist heute nur mehr gering: Wegen des Fehlens konstanter charakteristischer Kriterien ist eine sichere Diagnosefindung nicht möglich, aufgrund der fast völlig fehlenden Beurteilungsmöglichkeiten von Strukturen außerhalb des Lumens von Cavum und Tuben können keine weitergehenden prognostischen Aussagen getroffen und Hinweise auf objektive Konsequenzen gezogen werden. All dies ist jedoch auf laparoskopischem Wege möglich; zudem beinhaltet diese Diagnose auch die Möglichkeit zur histologischen Absicherung und in einem Teil der Fälle zur gleichzeitigen operativen Sanierung.

Es verbleiben somit nur wenige und sehr spezielle Indikationen: Bei geplanter mikrochirurgischer Behandlung der beeinträchtigten tuboovariellen Funktionseinheiten, etwa im Rahmen der dritten Stufe des angegebenen mehrstufigen Behandlungskonzepts der Endometriose, kann die präoperativ durchgeführte Hysterosalpingographie dem Operateur Hinweise bezüglich der Lumenverhältnisse der Tuben geben. Diese Informationen sind auf pelviskopischem Wege nicht zu erhalten, können aber bei einer eventuellen Tuboneostomie Hinweise zur Abschätzung der später erhaltenen Tubenlänge (minimal 4 cm) geben, oder bei der Anastomosierung von Tubenabschnitten nach Teilresektion nützlich sein (s. Kap. 2.9).

2.8.3.2 Beurteilung von Fremdorganen

2.8.3.2.1 Ureter

Im Rahmen der präoperativen Diagnostik sollte bei Verdacht auf Endometriose immer nach Kontrastmittelgabe eine Ausscheidungsurographie zur Beurteilung des beidseitigen Ureterenverlaufes gemacht werden. Endometrioseherde lagern sich nämlich nicht nur als Plaques auf pelvine Peritonealflächen auf, sondern führen vielfach durch Bindegewebsreaktion zur Veränderung der Peritonealstruktur, die bei kleinerer Ausdehnung zu sternförmigen Einziehungen führt, in extremeren Fällen aber zur Verziehung größerer Peritonealflächen (Abb. 2). Innerhalb des pelvinen Ureterverlaufes liegt die Ureterscheide dem hinteren, also dem Douglas zugewandten Blatt des Ligamentum latum eng an. Hieraus resultiert eine erhebliche Verletzungsgefahr im Zuge der Entfernung von Endometrioseherden oder Schokoladezysten, die topographisch gerade hier häufig anzutreffen sind. Auch durch das empfehlenswerte primär retroperitoneale Vorgehen sind Läsionen nicht in jedem Falle zu vermeiden, da im Gegensatz zu entzündungsbedingten Plaques Endometrioseherde das Peritoneum gelegentlich penetrieren.

Der Ureter ist in weniger als 1% selbst von Endometriose betroffen [6]. Derartige Endometrioseherde im Ureter können eine Obstruktion mit Hydronephrose verursachen, die sich von einer Hydronephrose anderer Genese nicht unterscheidet. Der Füllungsdefekt mit einer Längsausdehnung zwischen einigen Millimetern und mehreren Zentimetern tritt meist 3–7 cm oberhalb eines Ostiums auf. Bei externer Kompression durch pelvine Endometrioseherde kommt es zur Kompression, sowie zur Dilatation des proximalen Abschnitts mit stumpf endender Kontrastmittelsäule. Im retrograden Pyelogramm ist der Ureter distal des Verschlusses unauffällig [13].

2.8.3.2.2 Intestinum

Etwa 25% aller Endometriosemanifestationen liegen extragenital, die weitaus häufigsten Lokalisationen findet man im Intestinalbereich. Insgesamt sind etwa 3–4% aller Frauen betroffen.

Die intestinale Endometriose manifestiert sich am häufigsten im Rektosigmoidalbereich. Am Dünn-

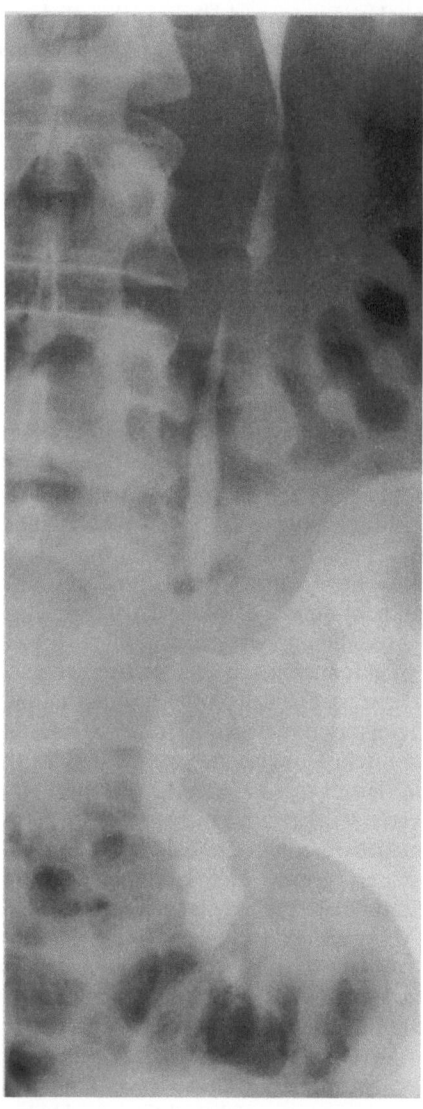

Abb. 2. Infusionsurogramm einer 45jährigen Patientin mit einem klinischen Tastbefund an der Beckenwand (beginnender Stau links). Intraoperativ fand sich ein von Endometriose ummauerter Ureter

darm ist ausschließlich das Ileum betroffen, weiterhin Zökum und Appendix. Die Endometriose tritt um so seltener auf, je weiter der Intestinalabschnitt vom kleinen Becken entfernt liegt. Meistens ist diese häufigste Form der extragenitalen Endometriose mit einer Genitalendometriose vergesellschaftet [12].

Nach CATTELL [3] wird die kolorektale Endometriose in 3 Gruppen eingeteilt:

1. Bereich des Septum rectovaginale.
2. Befall von Serosa und Muskularis des betroffenen Darmteiles
3. Befall aller Darmteile (selten).

Neben den bekannten gynäkologischen Beschwerdebildern zeigen intestinale Endometrioseformen folgende Symptome: Periodischer Defäkationsschmerz, regelabhängige kolikartige Unterbauchbeschwerden mit Erbrechen beim Dünndarmbefall, rezidivierender (Sub-)Ileus bei ausgeprägterer Dickdarmstenosierung, gelegentlich Darmblutungen, falls Endometrioseherde Anschluß ans Darmlumen haben.

Die Diagnose wird am sichersten durch Laparatomie, seltener durch Laparoskopie gestellt. Wegen der Größe mancher Befunde ist die Abgrenzung gegenüber Divertikeln oder malignen Tumoren oft erst im Schnellschnitt möglich. Endoskopische Untersuchungen führen vielfach nicht zur Abklärung, da meist nur Serosa und Muscularis betroffen sind und nur selten die Mukosa durchbrochen wird. Zur Biopsie geeignete Stellen können deshalb häufig nicht geortet werden.

Auch im Intestinalbereich existieren keine für Endometriose charakteristischen Röntgenbilder. Man findet bei Kontrastmittelapplikation Füllungsdefekte mit scharfer Wandkontur und intakter Schleimhaut, wodurch eine gewisse Abgrenzung gegenüber malignen Prozessen möglich ist [2, 11].

Manchmal wird das Darmlumen polypenartig vorgewölbt [11]. Weitere Hinweise ergeben sich, wenn man bei wiederholten Untersuchungen menstruationsabhängige Unterschiede im Stenosierungsgrad findet. Durch computertomographische Untersuchungen erhält man wohl einen Hinweis auf Ausdehnung und Lokalisation der Veränderungen. Eine pathogenetische Zuordnung ist jedoch kaum möglich.

2.8.3.2.3 Lunge

Endometrioseherde der Lunge sind eine Rarität. Bei Pleuraendometriose kommt es gelegentlich zum Spontanpneumothorax, Lungenbefall kann zur Hämoptoe führen [5]. Auch hier existieren keine charakteristischen Röntgenkriterien. Falls eine bronchoskopische bioptische Untersuchung nicht möglich ist, kann man die Diagnose ex juvantibus nach Danazoltherapie weitgehend sicher stellen und so eventuell die Thorakotomie vermeiden.

Literatur

1. Acosta AA, Butram VC, Besch BK, Malinak LR, Franklin RR, Vanderhayden JD (1973) A proposed classification of pelvic endometriosis. Obstet Gynecol 42:19–25
2. Boles RS, Hodes PJ (1958) Endometriosis of the small and large intestine. Gastroenterology 34:367–375
3. Cattell RB (1937) Endometriosis of colon and rectum with intestinal obstruction. N Engl J Med 217:9–13
4. Dunowsky WP (1981) Die derzeitigen Möglichkeiten zur Behandlung der Endometriose. In: Wynn RM (ed) Obstetrics and Gynecology Annual Vol 10. Publ Appleton Century Crofts, p 279
5. Fox LP (1975) Extragenital non-contiguous endometriosis. Obstet Gynecol 42:138–143

6. Raatzsch H, Wehnert J (1967) Zur Klinik des Urachuskarzinoms. Zur Urol 60:327–334
7. Sampson JA (1927) Peritoneal endometriosis due to menstrual dissemination of endometrial tissue into peritoneal cavity. Am J Obstet Gynecol 14:422–428
8. Semm K (1983) Die Klassifikation der Endometriosis genitalis. Endometriose 1:5–10
9. Semm K (1983) Operationslehre für endoskopische Abdominalchirurgie. Schattauer, Stuttgart New York
10. Semm K (1979) Der Wandel in der Therapie der Endometriose. In: Beller FK, Schweppe KW (Hrsg) Fortschritte in der Geburtshilfe und Gynäkologie. III. Internationales Münsteraner Gespräch 27–28.04.79. G Braun, Karlsruhe
11. Spjut HJ, Perkins DE (1959) Endometriosis of the sigmoid colon and rectum. A roentgenologic and pathologic study. Am J Roentgenol 82:1070–1075
12. Strunk E, Frese J, Warnecke K (1978) Klinik und Therapie der extragenitalen Endometriose. Leber, Magen, Darm. 8, 1:32–37
13. Teschendorf W, Wenz W (1978) Röntgenologische Differentialdiagnostik, Band II, Erkrankungen der Bauchorgane, 5. Aufl. Thieme, Stuttgart
14. The American Fertility Society (1979) Classification of Endometriosis. Fertility. Sterility 32:633
15. Tristant H, Benmussa M (1984) Atlas der Hysterographie. Enke, Stuttgart

2.9 Endokrine Störungen und Sterilität

E.M. PATEROK

INHALT

2.9.1	Klinik	238
2.9.1.1	Neuroendokrine Steuerung des weiblichen Zyklus	238
2.9.1.2	Ovarialinsuffizienz	239
2.9.1.2.1	Primäre Ovarialinsuffizienz	239
2.9.1.2.2	Hypothalamo-hypophysäre Ovarialinsuffizienz	239
2.9.1.3	Hyperprolaktinämie	239
2.9.1.4	Hyperandrogenismus	240
2.9.1.5	Lutealinsuffizienz	240
2.9.1.6	Andere endokrine Sterilitätsursachen	241
2.9.1.7	Zervikaler Faktor und tubare Sterilität	241
2.9.2	Bedeutung diagnostischer Verfahren	242
2.9.2.1	Orientierende Diagnostik	242
2.9.2.2	Endokrine Diagnostik	242
2.9.2.3	Radiologische Diagnostik	247
2.9.2.4	Diagnostik der tubaren Sterilität	247
Literatur		250

2.9.1 Klinik

2.9.1.1 Neuroendokrine Steuerung des weiblichen Zyklus

Ineinandergreifende Regelkreise innerhalb der hypothalamo-hypophysär-ovariellen Achse sind für die Steuerung des weiblichen Zyklus verantwortlich. Der Hypothalamus sezerniert pulsatorisch Gonadotropin-releasing-Hormon (Gn-RH) mit einer Frequenz von einem Sekretionsschub alle 1–2 Stunden. Das Gn-RH (LHRH, FSRH, Abb. 1) verursacht im Hypophysenvorderlappen die Produktion und Sekretion der Gonadotropine LH (luteinisierendes Hormon) und FSH (follikelstimulierendes Hormon) [1, 2, 3]. Diese stimulieren in den Eierstöcken das Follikelwachstum. Zunächst reifen mehrere, dann in der Regel nur einer, der dominante Follikel, heran. Im Serum steigen die Östradiolspiegel erst graduell, dann steil an. Das Östradiol beeinflußt die LH- und FSH-Serumwerte im Sinne eines Feedback-Mechanismus auf der Ebene der gonadotropen Zellen des Hypophysenvorderlappens. Östradiol wirkt hemmend auf die FSH-Sekretion, die von LH wird nur unwesentlich beeinflußt. Dadurch kommt es in der späten Proliferationsphase zu einer Änderung des LH/FSH-Quotienten der Serumspiegel. Unter dem Einfluß von Östradiol erfolgt eine Akkumulation von LH in den gonadotropen Zellen. In der späten Proliferationsphase besteht ein östradiolgesteuertes, dynamisches Gleichgewicht: Bei zunehmender LH-Anhäufung im Hypophysenvorderlappen wird die LH-Sekretion relativ behindert. Ausdruck dieser relativen LH-Sekretionseinschränkung ist die Dämpfung der Amplitude der pulsatilen LH-Freisetzung. Wenn das Serum-Östradiol über mehr als 24 Stunden einen Schwellenwert von 150 pg/ml überschreitet, wird das dynamische Gleichgewicht zwischen Anhäufung und Freisetzung von LH zugunsten der abrupten Sekretion verändert. Es kommt zum mittzyklischen LH-Gipfel, der die Ovulation des dominanten Follikels auslöst. Dieser ist innerhalb von 6–8 Tagen zu einer Größe von 22–24 mm herangewachsen. Mit dem Ansteigen des in den luteinisierten Granulosazellen gebildeten Progesterons kommt es zu einer von der Dauer der Progesteronerhöhung abhängigen Dämpfung der hypothalamen Gn-RH-Aktivität mit einer deutlichen Frequenzabnahme der LH-Pulse im Serum. Mit der Regression des Gelbkörpers nach rund 14 Tagen kann unter der Gonadotropinsteuerung wieder das Follikelwachstum und die Selektion eines dominanten Follikels beginnen. Für die zyklischen Veränderungen

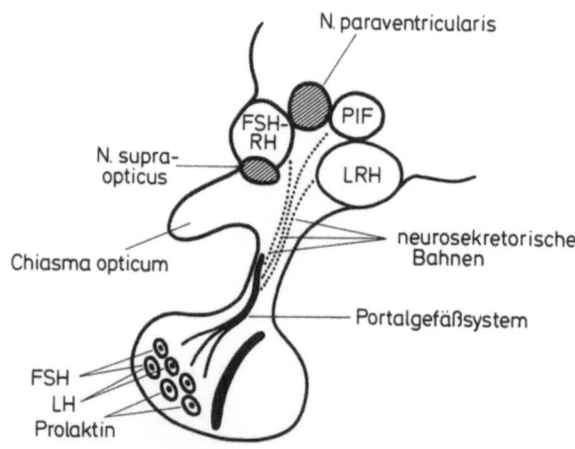

Abb. 1. Hypothalamo-hypophysäres Steuerzentrum

im Bereich der hypothalamo-hypophysär-gonadalen Achse stellen die Eierstöcke infolge des Zeitbedarfs ihrer morphologischen Veränderungen und ihre davon abhängige Steroidsekretion den Zeitgeber während des menstruellen Zyklus der Frau dar.

2.9.1.2 Ovarialinsuffizienz

Bei der Ovarialinsuffizienz handelt es sich um Follikelreifungsstörungen mit verzögertem oder ausbleibendem Eisprung sowie die Bildung funktionsuntüchtiger Gelbkörper. Follikelreifungsstörungen können Folge einer Dysfunktion verschiedener endokriner Organe sein. Die Ursachen einer ovariellen Dysfunktion liegen im Bereich des Hypothalamus und der Hypophyse oder im Ovar selbst.

Alle Formen der ovariellen Dysfunktion zeigen klinisch eine Amenorrhö oder alle Übergänge vom normalen menstruellen Zyklus bis hin zur schweren Amenorrhoe, d.h. sie können mit einer Corpus-luteum-Insuffizienz, mit einem anovulatorischen Zyklus und mit einer Oligomenorrhö einhergehen. Um rasch eine adäquate Therapie einzuleiten, sollte zunächst herausgefunden werden, welcher der vier physiologischen Kategorien der Ovarialinsuffizienz eine Patientin zuzuordnen ist. Wir unterscheiden primäre, hypothalamo-hypophysäre, hyperprolaktinämische und hyperandrogenämische Ovarialinsuffizienzen. Besteht eine nichtamenorrhoische Ovarialinsuffizienz, ist die Zuordnung erschwert, weil verschiedene endokrine Parameter u.U. nur diskret gegenüber den Normwerten verändert sind.

2.9.1.2.1 Primäre Ovarialinsuffizienz

Bei der primären Ovarialinsuffizienz liegt der Defekt auf der Ebene der Eierstöcke selbst. Da ein negativer Feedback-Mechanismus durch die Sexualsteroide fehlt, finden sich vor allem erhöhte Plasmaspiegel für FSH. Es handelt sich bei der primären Ovarialinsuffizienz somit um einen hypergonadotropen Hypogonadismus. Als Ursache spielen genetische (z.B. Swyer-Syndrom, Turner-Syndrom), immunologische (z.B. Antikörper gegen Ovarialgewebe), exogene (z.B. Zytostatika) Faktoren oder ein Klimakterium praecox eine Rolle. Bei der Symptomatik stehen primäre oder sekundäre Amenorrhö und Anovulation im Vordergrund, wobei in der Entstehungsphase auch ovulatorische und anovulatorische Oligomenorrhö nachweisbar sein können.

2.9.1.2.2 Hypothalamo-hypophysäre Ovarialinsuffizienz

Ein Mangel oder ein Fehlen der hypothalamischen Sekretion von Gn-RH hat eine ovarielle Dysfunktion zur Folge. Neben funktionellen Störungen auf diencephaler Ebene kommen als Ursache ein psychisches Trauma oder Konfliktsituationen (psychogene Amenorrhö) in Frage. Eine sekundäre Amenorrhö kann durch Streß, als anorektische Reaktion oder im Zusammenhang mit der Anorexia nervosa auftreten. Die fehlende Gonadotropin-Releasing-Hormon (Gn-RH)-Pulsatilität kann Ausdruck einer genetisch-familiären und idiopathischen Störung sein. Beim Kallmann-Syndrom handelt es sich um eine primäre idiopathische hypothalamische Amenorrhö, welche mit Hypogonadismus und Hyp- bzw. Anosmie vergesellschaftet ist. Destruktion des Hypothalamus, z.B. bei einem Kraniopharyngeom sowie Läsionen bzw. Operationen der Hypophyse und des Hypothalamus können eine sekundäre hypothalamische Amenorrhö verursachen.

Die Symptome der hypothalamo-hypophysären Ovarialinsuffizienz entsprechen mit primärer, sekundärer Amenorrhö und Anovulation der Symptomatik der primären Ovarialinsuffizienz.

2.9.1.3 Hyperprolaktinämie

Der Steuermechanismus des Hypophysenvorderlappenhormons Prolaktin ist sehr aufwendig, wobei zwei Funktionskreise in Betracht kommen: Zum einen findet über die Höhe der Östrogenkonzentration im Serum ein positiver Feed-back-Mechanismus statt, in dem im Hypothalamus ein Prolaktin-Releasing-Hormon (PRH) produziert wird. Zum anderen wird die Serumprolaktinkonzentration direkt über die Freigabe eines Prolaktin inhibiting factors (PIF) gesteuert (Abb. 1). Im Gegensatz zu allen anderen Hypophysenvorderlappenhormonen ist der überwiegende hypothalamische Einfluß auf die hypophysäre Prolaktinsekretion inhibitorischer Natur [4].

Die Serumkonzentration des humanen Prolaktins (HPRL) ist unter physiologischen Bedingungen erhöht. Sowohl zentralneuronale Vorgänge als auch sensorische Afferenzen und Stoffwechselprozesse können für einen erhöhten Prolaktinspiegel verantwortlich sein. Schlaf, Schwangerschaft und Laktation, taktile Reize der Mamille, Koitus und Streß stellen physiologische Ursachen einer Hyperprolaktinämie dar. Zahlreiche Arzneimittel, wie Antidepressiva, Antiemetika, Antihistaminika, Antihypertensiva, bestimmte Hormone, Neuroleptika und Opiate können eine Hyperprolaktinämie verursachen. Pathologische Ursachen sind prolaktin-produzierende Hypophysenadenome, wobei Makro-(Durchmesser >1 cm) und Mikroprolaktinome (<1 cm) unterschieden werden. Die Produktion oder der Transport des PIF vom Hypothalamus zur Adenohypophyse kann infolge eines Traumas, einer Entzündung oder eines Tumors, welcher nicht HPRL produzieren muß, gestört sein, wodurch der Prolaktin-Serumspiegel steigt. Eine Hyperprolaktinämie tritt bei Hypothyreose durch die hypothalamische Stimulation mit endogenem TRH auf [4].

Die wichtigsten Symptome stellen Zyklusstörungen mit Oligo-, Amenorrhö, Anovulation, polyzystischen Ovarien und Galaktorrhö dar. Die Störung der Libido findet sich bei der Frau und beim Mann, bei welchem Potenzstörungen ein Hauptsymptom sind. Hypophysentumoren können durch HVL (Hypophysenvorderlappen)-Insuffizienz und Einschränkung des Gesichtsfeldes gravierende Symptome verursachen.

Bei der Hyperprolaktinämie ist die hypothalamische Dopaminkonzentration erhöht [1], ohne daß dadurch die autonome hypophysäre HPRL-Sekretion wesentlich beeinflußt werden kann. Die endogene LRH-Freisetzung wird allerdings supprimiert, was letztlich zu einem hypogonadotropen Hypogonadismus führt (Abb. 2). Der LRH-Mangel kann zu einer sekundären Atrophie der gonadotropen HVL-Zellen führen.

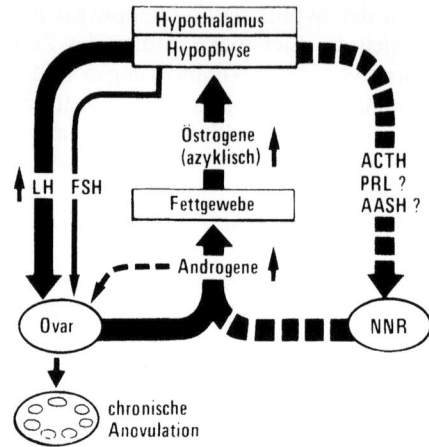

Abb. 3. Pathophysiologische Regulation bei hyperandrogenämischer Ovarialinsuffizienz

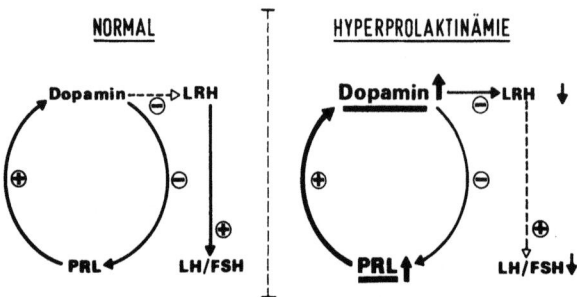

Abb. 2. Interaktion zwischen Gonadotropinsekretion und Prolaktin. Rechts hyperprolaktinämischer Hypogonadismus, links Normalfunktion

2.9.1.4 Hyperandrogenismus

Eine erhöhte Androgensekretion des Ovars, der Nebennierenrinde oder die Einnahme androgen-wirksamer Pharmaka verursacht die hyperandrogenämische Ovarialinsuffizienz. Abhängig von der Höhe der durch periphere Konversion entstehenden Östrogenspiegel im Blut kommt es zu einer mehr oder weniger ausgeprägten Hemmung der hypophysären Gonadotropinsekretion.

Das vermehrt ovariell, adrenal oder gemischt ovariell/adrenal gebildete Androgen wird extraglandulär im Fettgewebe zu einem beträchtlichen Teil zu Östron und Östradiol aromatisiert (Abb. 3). Es kommt zu statisch erhöhten Östrogenblutspiegeln, die mit den zyklischen Östrogenveränderungen interferieren und zu einer dauerhaft gesteigerten LH-Stimulierbarkeit des HVL durch Gn-RH führen. Frequenz und Amplitude der pulsatilen LH-Sekretion nehmen zu, während die FSH-Serumspiegel eher absinken und keine pulsatilen Schwankungen zeigen. Die anhaltend hohe azyklische LH-Stimulation wird wiederum die ovarielle Androgenbildung steigern.

Die Anovulation resultiert zum einen aus dieser regulativen Entgleisung, zum anderen aus der Mitosehemmung durch das in den Eierstöcken erhöhte Androgenniveau, wodurch es zur Rückbildung der Granulosa im reifenden Follikel und zur Atresie kommen kann. Der gleichzeitige FSH-Mangel begünstigt die Atresie.

Beim Syndrom der polyzystischen Ovarien (PCO) bzw. dem Stein-Leventhal-Syndrom als Prototyp einer mit Hyperandrogenämie in Verbindung stehenden anovulatorischen Zyklusstörung ist man hinsichtlich des Verständnisses der Pathogenese über Spekulationen bis in die jüngste Zeit nicht sehr weit hinaus gekommen. Als Schlüssel zum Verständnis besitzt neben der Hyperandrogenämie der erhöhte Östrogenspiegel und eine gesteigerte hypophysäre LH-Sekretion Bedeutung. Die polyzystische Umwandlung der Ovarien steht dann an letzter Stelle der Pathogenese des PCO-Syndroms.

Kennzeichnende Symptome der hyperandrogenämischen Ovarialinsuffizienzen sind Virilisierung, Hirsutismus, Akne und Seborrhö, verbunden mit Zyklusanomalien, von der Corpus luteum-Insuffizienz bis hin zur Amenorrhö. Fakultativ finden sich Zeichen einer Hyperprolaktinämie. Stimmvertiefung, Mammahypoplasie, Uterusatrophie und Klitorishypertrophie sind die Folgen anhaltender Hyperandrogenämie.

2.9.1.5 Lutealinsuffizienz

Die gestörte Corpus-luteum-Funktion ist durch eine inadäquate Progesteronproduktion charakterisiert. Die klinische Manifestation dieses Defekts schließt Infertilität und gehäufte Aborte im ersten Trimenon ein. Bei infertilen Frauen beobachtet man häufig einen verspäteten oder verzögerten Basaltemperaturkurven (BTK)-Anstieg während normal langer Zyklen, so daß sich hieraus eine verkürzte Lutealphase erkennen läßt. Die Oozyte kontrolliert die Sekretion eines luteinisierungsinhibierenden Faktors (LIF). Nach Beseitigung dieses Faktors luteinisiert die LH-stimulierte Granulosazelle spontan. Die verzögerte Luteinisierung könnte also Folge eines unrupturierten Follikels sein, dessen Oozyte noch eine bestimmte Zeit überlebt. Es bildet sich ein luteinisierter, unrupturierter Follikel (LUF-Syndrom) [2]. Das verzögerte Einsetzen der Lutealphase mit treppenförmigem BTK-Anstieg kann die Folge des LUF-Syndroms sein, wobei die verzögerte Progesteron-Sekretion durch den luteinisierungshemmenden Faktor erklärt wird. Andererseits kann die Lutealphase als Folge einer verzögert ablaufenden Follikelreifung verspätet einsetzen. Weiterhin spielt möglicherweise eine mangelhafte Ausstattung der Granulosazellen mit Gonadotropinrezeptoren eine Rolle. Die verminderte Progesteronsekretion beim insuffizienten Corpus luteum im engeren Sinn ist meist Folge eines direkten Einflusses von Prolaktin oder LH-RH auf die Granulosa Lutein-Zelle. Es wird angenommen, daß LH-RH und Prolaktin antagonistisch auf die 20 α-Hydroxysteroidhydrogenase wirken, welche für die Verstoffwechselung von Progesteron von 20 α-Hydroxyprogesteron verantwortlich ist. LH-RH beeinflußt die Progesteronsynthese auch direkt. Prolaktin wirkt sowohl über die LH-Rezeptoren als auch direkt über den Steroidmetabolismus auf die Höhe der Progesteronsekretion ein.

2.9.1.6 Andere endokrine Sterilitätsursachen

An endokrinen Störungen, welche die weibliche Sterilität verursachen können, wurden die primäre und hypothalamohypophysäre Ovarialinsuffizienz, die Hyperprolaktinaemie und der Hyperandrogenismus bereits besprochen.

Das Cushing-Syndrom [2] führt zur chronischen Anovulation mit Oligomenorrhö und sekundärer Amenorrhö, wobei sowohl das Kortisol selbst als auch die häufig mitsezernierten androgenen Nebennierenrindensteroide eine Suppression der Gonadotropine bewirken. Ursachen des Cushing-Syndroms können autonome Nebennierenrindentumoren sein, eine hypothalamisch bedingte CRF-Mehrsekretion (Corticotropin releasing factor) mit NNR (Nebennierenrinden)-Hyperplasie oder ein autonomer ACTH-produzierender Hypophysentumor mit beidseitiger Hyperplasie der NNR. Weiterhin sind ektopische ACTH-Sekretion (z.B. Bronchialkarzinom) oder CRF-Sekretion möglich. Das klassische Cushing-Syndrom geht mit den charakteristischen Stigmata wie Vollmondgesicht, Stammfettsucht und Muskelatrophie einher. Aber auch bei Frauen mit sekundärer Amenorrhö und diskreten Zeichen des Kortikoidexzesses sollte nach einem Cushing-Syndrom gefahndet werden. Neben dem Cushing-Syndrom führt die primäre Nebennierenrinden-Insuffizienz, der M. Addison, in 25% der Fälle zu einer Sterilität. Es handelt sich um ein autoimmunologisches Geschehen, bei welchem Antikörper sowohl gegen steroidproduzierende Zellen der NNR als auch des Ovars nachgewiesen werden können, was zu einer immunologisch bedingten, primären Ovarialinsuffizienz führt.

Erkrankungen der Schilddrüse sind häufig Sterilitätsursachen. Bei der Hyperthyreose ist der Spiegel des sexualhormonbindenden Globulins (SHBG) erhöht, was zu einer verringerten metabolischen Clearance von Androgenen und Östrogenen führt. Dazu wird Testosteron vermehrt in Androstendion bzw. Östradiol und Östron konvertiert, wodurch der jeweilige freie Hormonspiegel steigt. Das führt zu einer Störung der pulsatilen LH-Sekretion, welche eine essentielle Voraussetzung für eine normale Follikelreifung darstellt (s. Abschn. 2.9.1.1).

Die Hypothyreose weist einen erniedrigten SHBG-Spiegel auf. Androstendion wird vermehrt zu Testosteron, Östradiol und Östriol konvertiert, was wiederum zu einer Störung des hochempfindlichen Feedbackmechanismus zwischen Steroiden und Gonadotropinsekretion und damit zur Anovulation führt. Als Folge der vermehrten endogenen TRH-Freisetzung (s. Abschn. 2.9.1.3) finden sich bei der primären Hypothyreose gelegentlich erhöhte HPRL-Spiegel; dies ist für die Diagnostik der Hyperprolaktinämie von Bedeutung (s. Abschn. 2.9.2.2). Nach Therapie der Hyper- bzw. Hypothyreose normalisiert sich die Ovarialfunktion. Während der anschließenden Gravidität einer hypothyreoten Patientin ist darauf zu achten, daß wegen des Anstieges des thyroxinbindenden Globulins der Schilddrüsenhormonbedarf steigt.

2.9.1.7 Zervikaler Faktor und tubare Sterilität

Die Cervix uteri erfüllt im Rahmen des physiologischen Reproduktionsprozesses komplexe Funktionen. Die Samenzellen finden hier Schutz gegenüber dem ungünstigen Scheidenmilieu. In der periovulatorischen Phase des Zyklus wird der Samenzellentransport im Gebärmutterhals gefördert, außerhalb dieses Zeitraums wird er verhindert.

Bei der Abklärung des zervikalen Faktors im Rahmen der Fertilitätsuntersuchung sind drei Arten von Störungen zu unterscheiden: 1. Störung der Ablagerung der Samenzellen im Zervikalkanal, 2. Störung der Samenzellwanderung und 3. Störung des Transportes der Samenzellen [6].

Eine gestörte Ablagerung der Samenzellen kann psychologische und anatomische Ursachen haben. Bei einer Störung der Samenzellwanderung ist die Ursache im Bereich des männlichen Reproduktionssystems zu suchen. Lediglich bei Problemen im Bereich des Samenzelltransportes durch den Gebärmutterhals muß nach dem gestörten Zervixfaktor gefahndet werden. Zwei Formenkreise sind zu unterscheiden: a) Die absolute oder relative Dysmukorrhö entsprechend dem Grad der Unfähigkeit des Endozervikalepithels, Schleim zu bilden; b) Die Penetrationsdysmukorrhö. Trotz offensichtlich guter physikalischer und chemischer Eigenschaften ist in diesem Fall der Zervixschleim für die Samenzellen unverträglich. Die Spermien verlieren ihre Beweglichkeit oder sie werden abgetötet. Wahrscheinlich ist dieses Phänomen immunologischer Natur.

Funktionstüchtige Tuben haben die Aufgabe, die befruchtete Eizelle zur Nidation in das Corpus uteri zu transportieren. Unspezifische und spezifische Entzündungen können zum Verschluß der Eileiter mit Ausbildung von Saktosalpingen führen. Eine Eileiterschwangerschaft macht eine chirurgische Behandlung notwendig. Dabei wird die betroffene Tube entweder entfernt oder partiell erhalten, damit später ein mikrochirurgischer Eingriff mit Wiederherstellung eines funktionstüchtigen Eileiters erfolgen kann. Tubargraviditäten treten signifikant häufiger bei Frauen auf, welche einen IUP verwendet haben oder tragen, sowie bei Endometriose-Patientinnen. Die Blastozyste wird durch einen tubaren Endometrioseherd insofern getäuscht, als sie die ektope Gebärmutterschleimhaut mit dem Korpusendometrium verwechselt. Andererseits kann die Endometriose einen ein- oder beidseitigen kompletten Eileiterverschluß bewirken.

Postmenstruelle, in der Regel beidseitige massive Unterbauchschmerzen, verbunden mit Temperaturerhöhung oder Fieber, weisen auf eine Adnexitis hin. Dysmenorrhö und zyklische, periodenabhängige Schmerzen sind klinische Zeichen der Endometriose. Die Eileitergravidiät, welche in der Frühphase nur uncharakteristische Schwangerschaftssymptome verursachen kann, entwickelt sich mit der Tubarruptur oder dem Tubarabort zu einer eindrucksvollen Symptomatik: Akut auftretender Unterbauchschmerz, Blässe und Zeichen des Präschocks erfordern eine differentialdiagnostische Abklärung des akuten Abdomens.

2.9.2 Bedeutung diagnostischer Verfahren

2.9.2.1 Orientierende Diagnostik

Bevor Laboranalysen und apparative diagnostische Verfahren zur Anwendung kommen, ist eine eingehende Anamnese zu erheben. Es folgt eine gynäkologische Untersuchung mit Feststellung des Östrogenstatus und eine Unterweisung der Patientin im Führen von Basaltemperaturkurven (BTK). Bei der Erhebung der Anamnese wird u.a. nach möglichen früheren Schwangerschaften (Fehlgeburten, Schwangerschaftsabbrüche) und abdominal-chirurgischen Eingriffen gefragt. Im Rahmen der frauenärztlichen Untersuchung findet die Inspektion und Palpation der Mammae mit Sekretionsprüfung zum Ausschluß einer Galaktorrhö statt. Die Axilla- und Sexualhaarung wird beurteilt, und mit der Spekulumeinstellung des Muttermundes erfolgt die Erhebung des Östrogenstatus und die Abstrichentnahme für die vaginale Funktionszytologie. Die bimanuelle Tastuntersuchung des inneren Genitale vermittelt einen Eindruck von Form, Größe, Lage und Beweglichkeit des Uterus, der Tuben und Ovarien. Mit Hilfe der rektovaginalen Untersuchung lassen sich besonders gut Endometrioseherde im Douglasschen Raum oder im Bereich der Sacro-uterin-Ligamente tasten.

Die Sterilitätspatientin muß das korrekte Führen der BTK und deren Interpretation lernen, um den richtigen Kohabitationszeitpunkt festzulegen. Die BTK sollten über einen Zeitraum von 3 Monaten geführt werden. In der Zwischenzeit kann die andrologische Untersuchung des Partners erfolgen. In 40% der Fälle liegt die Ursache der Kinderlosigkeit beim Ehemann, in ca. 40% der Fälle bei der Frau und in 20% sind bei beiden Partnern gleichermaßen Störungen nachzuweisen, welche eine Sterilität zur Folge haben.

Zur endokrinen Diagnostik der Sterilität hat die WHO 1976 eine Klassifikation definiert (Abb. 4). Erste, einfache klassifizierende Tests sind dazu der Gestagen- und der Östrogentest. Bei einer Amenorrhö läßt sich durch alleinige Gestagengabe nur dann eine Transformation des Endometriums des Corpus uteri und damit eine Entzugsblutung erzielen, wenn eine ausreichend hohe östrogenbedingte Proliferation vorhanden war. Die Entzugsblutung tritt 3 Tage nach Beendigung einer 10tägigen Gestagengabe ein. Falls diese Testung negativ verläuft, kann der Östrogentest angeschlossen werden. Bei der amenorrhoischen Patientin kann durch Östrogengabe über 14 Tage eine Proliferation des Endometriums erreicht werden, die nach Absetzen des Östrogenpräparates zu einer Entzugsblutung führt. Gleichzusetzen mit dem Test ist die phasengerechte Substitution von Östrogen und Gestagen, die zum physiologischen Aufbau des Endometriums führt, welches nach Absetzen mit einer Entzugsblutung reagiert. Tritt keine Blutung auf, ist der Test negativ. Im Rahmen der Suche nach angeborenen oder erworbenen Anomalien des Genitaltraktes (Gruppe IV in Abb. 4) erfolgt eine Chromosomenanalyse zur Feststellung des Genotyps.

2.9.2.2 Endokrine Diagnostik

Einen großen Stellenwert im Rahmen der Sterilitätsdiagnostik haben die radioimmunologischen Bestimmungen bestimmter Hormone gewonnen. Die erste durchzuführende Hormonanalyse ist die des Serumprolaktinspiegels. Vor der Blutentnahme sollte keine frauenärztliche Untersuchung erfolgt sein und Streß für die Patientin vermieden werden, da psychische

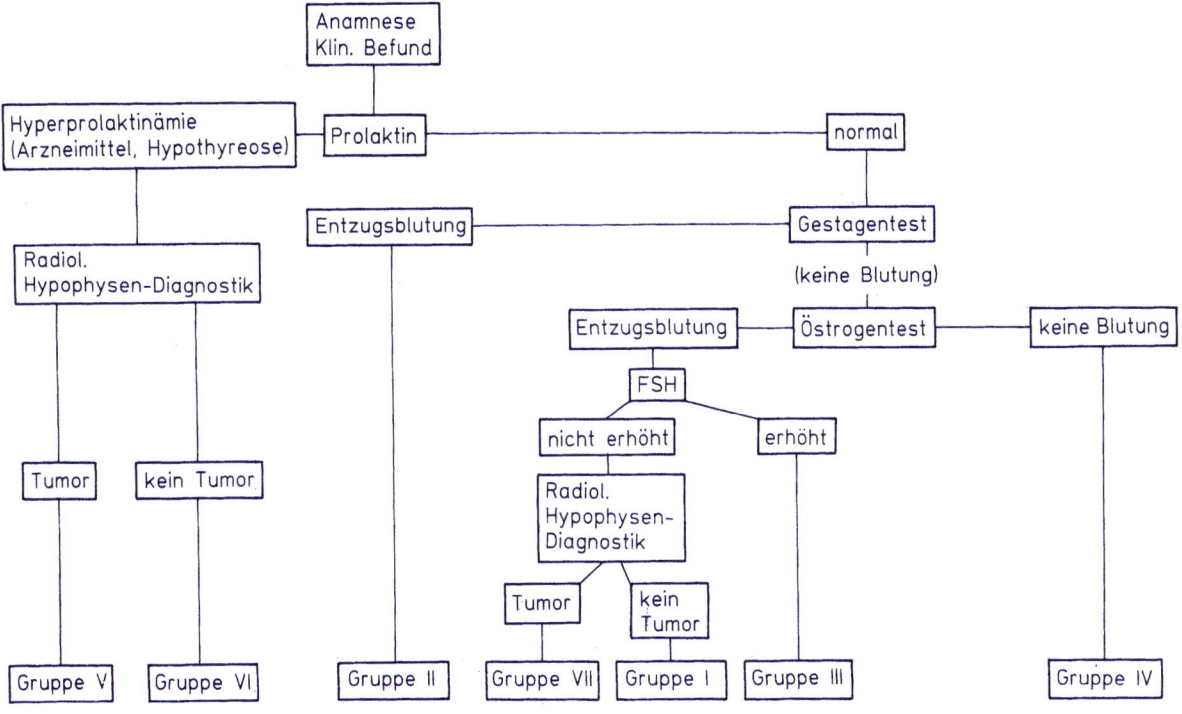

Abb. 4. WHO-Klassifikation zur Diagnostik der Sterilität. *Gruppe I:* Ausfall von Hypothalamus/Hypophyse: Hypogonadotrope, normoprolaktinämische Ovarialinsuffizienz mit primärer oder sekundärer Amenorrhoe. *Gruppe II:* Hypothalamisch-hypophysäre Dysfunktion: Normogonadotrope, normoprolaktinämische Ovarialinsuffizienz, Oligo-, Amenorrhoe oder Anovulation. *Gruppe III:* Ausfall der Ovarien = Primäre Ovarialinsuffizienz. *Gruppe IV:* Kongenitale oder erworbene Mißbildung des Genitaltraktes. *Gruppe V:* Hyperprolaktinämie mit raumforderndem Prozeß im Bereich Hypothalamus/Hypophyse. *Gruppe VI:* Hyperprolaktinämie ohne nachweisbare Raumforderung, V und VI sind hyperprolaktinämische Ovarialinsuffizienzen. *Gruppe VII:* Amenorrhoe ohne Hyperprolaktinämie bei raumfordernder Läsion im Bereich Hypothalamus/Hypophyse

Belastungen zur vermehrten HPRL (humanes Prolaktin)-Ausschüttung führen. Bei der Beurteilung des Prolaktinwertes, dessen Normalbereich jedes Labor definiert, sind Arzneimitteleinfluß auszuschließen, ebenso eine Hypothyreose (s. Abschn. 2.9.1.6). Routinemäßig nehmen wir nach der Venenpunktion für die HPRL-Analyse Blut für die Röteln-Titer-Bestimmung ab, sofern dieser Wert nicht bereits vorliegt. Bei HPRL-Werten über 100 ng/ml muß ein prolaktinproduzierendes Hypophysenadenom als Ursache in Betracht gezogen werden (Abschn. 2.9.2.3).

Mit der Analyse der gonadotropen Hormone LH (luteinisierendes Hormon) und FSH (follikelstimulierendes Hormon) läßt sich feststellen, ob die Sterilitätsursache hypothalamisch-hypophysär oder ovariell bedingt ist. Zur Differentialdiagnostik eignet sich der LHRH (LH releasing-Hormon)-Stimulationstest. Das LHRH, oder kurz LRH, bewirkt eine Ausschüttung von LH und FSH aus einer stimulierbaren Hirnanhangsdrüse. Nach einer orientierenden Blutnahme erfolgt die Injektion von 25 µg LRH langsam (30 sek.) intravenös. Eine halbe Stunde später wird Blut zur LH und FSH-Analyse aus dem liegenden Venenkatheter entnommen. Der eindeutige Anstieg von LH und FSH beweist eine funktionstüchtige Hypophyse. Das Ausmaß des Anstieges hängt ab von der Zyklusphase und bei amenorrhoischen Patientinnen vom Östrogenserumspiegel.

Um festzustellen, ob eine Hyperprolaktinämie Folge einer latenten oder manifesten Hypothyreose ist, kann zur differentialdiagnostischen Klärung der TRH-Stimulationstest durchgeführt werden. TRH (Thyreotropin releasing hormone) bewirkt die Ausschüttung von Prolaktin und TSH (thyreotropes Hormon) aus dem Hypophysenvorderlappen. 200 µg TRH werden langsam intravenös injiziert. Vor und 30 Minuten nach der Injektion bestimmt man die Serum-Prolaktin- und -TSH-Spiegel. TSH und Prolaktin steigen vom normalen Basalwert auf den 3–4fachen Pegel an. Bei Hypothyreose zeigt sich ein hoher Basalwert infolge der endogenen TRH-Sekretion und ein bis zu 4facher Anstieg des TSH. Die Hyperthyreose kennzeichnet ein sehr niedriger TSH-Basalspiegel mit nur geringem Anstieg. Bei der Hyperprolaktinämie kommt es nur zu einer geringen weiteren Steigerung des HPRL-Wertes. Mit dem TRH-Test kann eine Hyperprolaktinämie eindeutig erkannt und bei simultaner TSH-Bestimmung eine mögliche Schilddrüsenfunktionsstörung als mögliche Ursache der Hyperprolaktinämie oder Sterilität erfaßt werden.

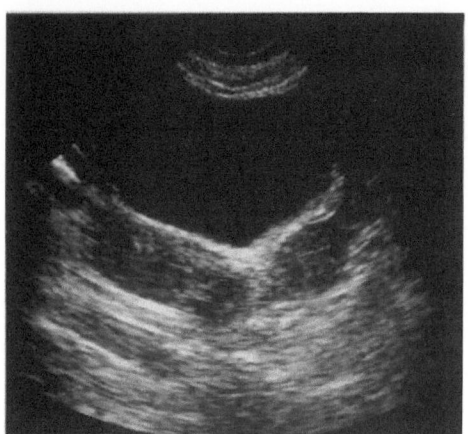

Abb. 5. Sonographischer Schnitt durch einen Uterus bicornis unicollis. Beide Uterushörner sind schräg angeschnitten

Sowohl bei der Hyper- als auch bei der Hypothyreose sind erhöhte Testosteron- und Östradiolwerte festzustellen. Das sexualhormonbindende Globulin (SHBG) ist bei der Hypothyreose erniedrigt, bei der Hyperthyreose erhöht.

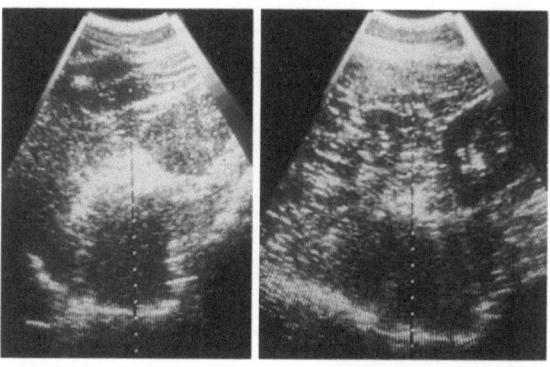

a

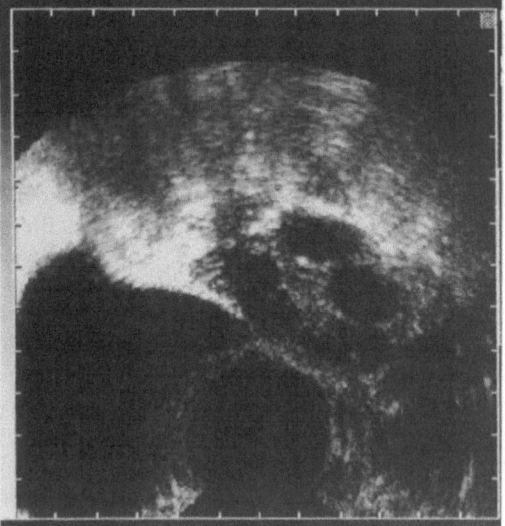

Abb. 6. Hormonell stimuliertes Ovar einer 34jährigen Patientin im Sonogramm. Mehrere reife Follikel. Transvaginale Schalltechnik

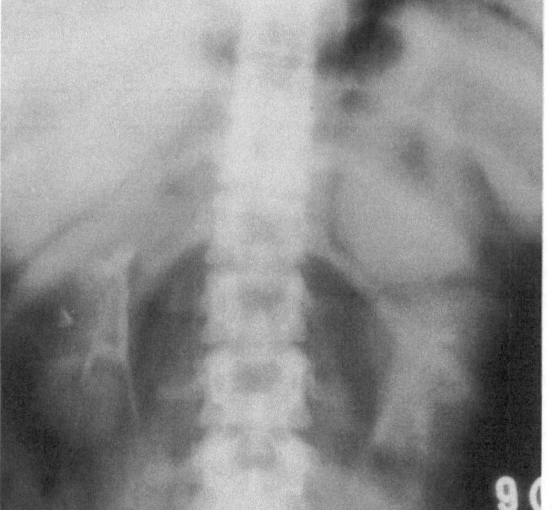

b

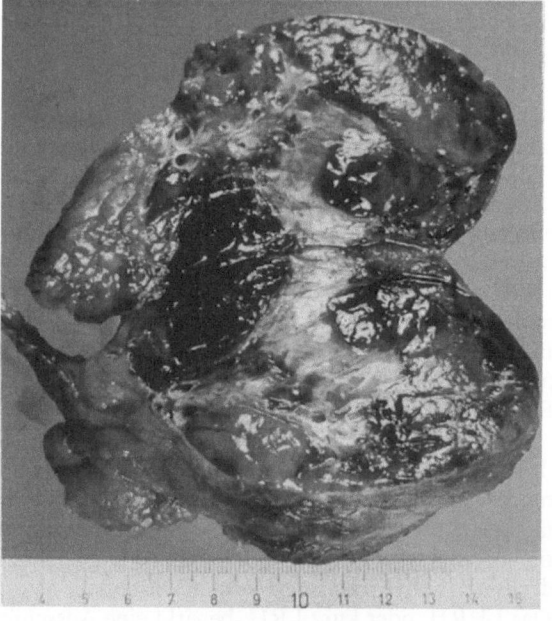

c

Abb. 7. a Sonographie eines Nebennierentumors (Androgenbildner). 35jährige Patientin mit einem Morbus Cushing und Virilisierungserscheinungen. **b** Konventionelle Röntgenaufnahme der Patientin von Abb. 7a. Größere Raumforderung kranial der rechten Niere. **c** Operationspräparat des Nebennierentumors. (Die Abb. 7a–c hat uns Herr Prof. Dr. D. KOISCHWITZ, Städt. Krankenanstalten, Krefeld, freundlicherweise zur Verfügung gestellt).

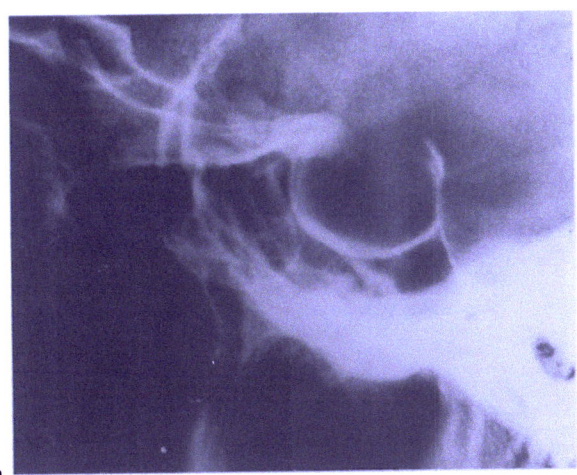

Abb. 8. a Ausschnittsvergrößerung einer seitlichen Schädelaufnahme. Makroadenom der Hypophyse bei einer 29jährigen Patientin. Vergrößerte „ballonierte" Sella. (Die Abbildungen 8a–e wurden uns freundlicherweise von Herrn Prof. Dr. HUK, Neurochirurgische Klinik mit Poliklinik Erlangen, Direktor Prof. Dr. FAHLBUSCH, zur Verfügung gestellt. Die kernspintomographischen Aufnahmen wurden in der Gemeinschaftspraxis Dr. BUCHHOLZ/Dr. HOLIK/Dr. REGLER, Erlangen, angefertigt). **b** Gleiche Patientin. Computertomographisches Schnittbild des Makroadenoms und sagittale Rekonstruktion. **c** Frontale Rekonstruktion des Hypophysenadenoms mit der Computertomographie. **d** Gleiche Patientin. Koronarer Schnitt durch die tumorös vergrößerte Hypophyse mit der Kernspintomographie. **e** Gleiche Patientin. Sagittaler kernspintomographischer Schnitt durch die tumorös vergrößerte Hypophyse

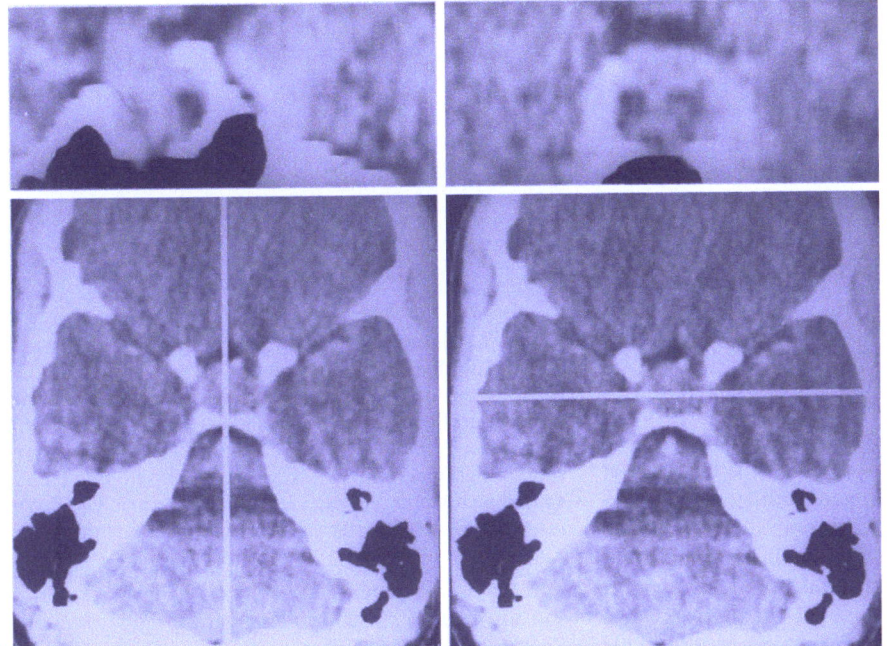

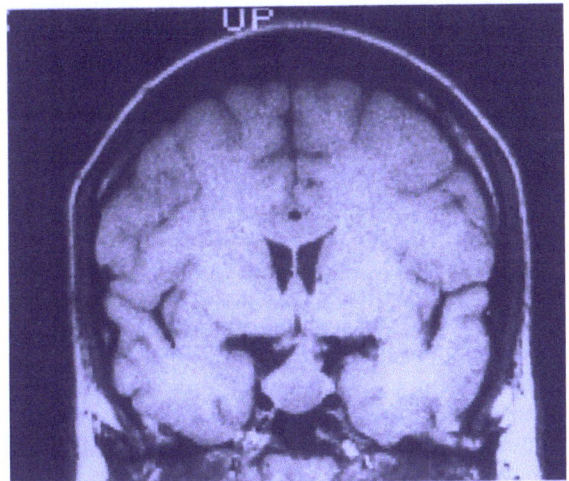

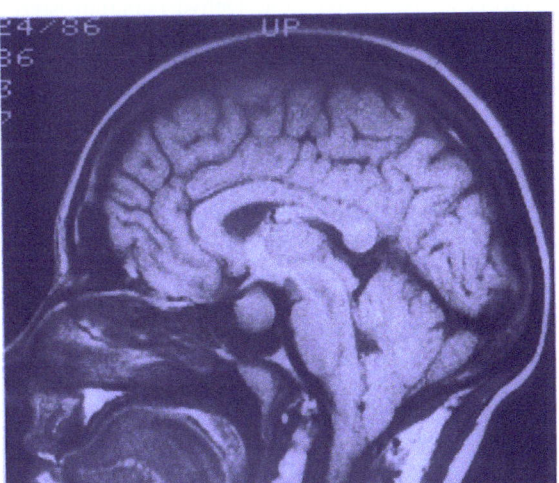

Bei Patientinnen mit Zeichen einer Hyperprolaktinämie (Galaktorrhö, Zyklusstörungen, prämenstruelles Syndrom) kann eine Stimulation mit 10 mg Metoclopramid i.v. erfolgen. Da der Ausfall dieses Metoclopramidstimulationstests zyklusabhängig ist, soll er unter standardisierten Bedingungen zwischen dem 20. mit 22. Zyklustag durchgeführt werden. Bei dem Test erfolgen Prolaktinbestimmungen vor und 25 min. nach i.v. Applikation des Metoclopramid. Übersteigt der 2. Wert mehr als das 20fache des Basalspiegels, gilt das Testresultat als pathologisch. Metoclopramid hemmt dopaminerge Rezeptoren und stimuliert so die Prolaktinsekretion.

Die Bestimmungen der ovariellen Steroide Östradiol und Progesteron mit einem RIA (Radio Immuno Assay) können zur Beurteilung der Ovarialfunktion mitherangezogen werden. Bei der primären Ovarialinsuffizienz finden sich, wie im Klimakterium, niedrige Östradiolwerte. Zur Feststellung einer Lutealinsuffizienz werden neben der Auswertung der BTK Plasma-Progesteronbestimmungen unmittelbar postovulatorisch sowie an den kritischen Tagen 8 (Blütestadium des Corpus luteum) und 12 (Regressionsphase) nach der Ovulation durchgeführt. Bei normaler Corpus luteum-Funktion muß der Progesteronspiegel 4–5 Tage nach dem Eisprung einen Wert von 5 ng/ml überschreiten.

Eine vermehrte Testosteronaktivität, welche zur hyperandrogenämischen Ovarialinsuffizienz (s. Abschn. 2.9.1.4) führt, kann ovarielle oder adrenale Ursachen haben. Wenn ein durch einen RIA nachgewiesener hoher Testosteronspiegel besteht, erlaubt die Analyse des DHEA oder DHEA-S (Dehydroepiandrosteron-Sulfat) eine Diskriminierung adrenaler und ovarieller Störungen. DHEA ist bei adrenaler Ursache erhöht, z.B. androgenproduzierenden Nebennierenrinden (NNR)-Tumoren, beidseitiger NNR-Hyperplasie, bei hypothalamo-hypophysärem Cushing-Syndrom, adrenogenitalem Syndrom mit 21-Hydroxylase-Mangel oder 11-Betahydroxylase-Mangel. Der Großteil des Testosteron resultiert bei der Frau aus der peripheren Konversion der 17-Ketoandrogene (Androstendion, Dehydroepiandrosteron und DHEA-S). Androstendion, der Hauptpräkursor des Testosterons, wird etwa zu gleichen Teilen aus Eierstöcken und Nebennierenrinden sezerniert. DHEA und DHEA-S stammen dagegen ausschließlich aus der NNR.

Der weiteren Differenzierung zwischen ovarieller und adrenaler Hyperandrogenämie dient der Dexamethason-Hemmtest. Dexamethason hemmt die ACTH-Sekretion des Hypophysenvorderlappens und damit die davon abhängige Produktion von NNR-Steroiden. Die Sekretionsleistung eines autonomen NNR-Tumors wird nicht blockiert. An 6 Tagen wird die 24-Stunden Urinportion gesammelt und die 17-Ketosteroid-Menge bestimmt. Am 3. und 4. Tag muß die Patientin jeweils 4×0,5 mg, am 5. und 6. Tag 4×2 mg Dexamethason einnehmen. Normalerweise

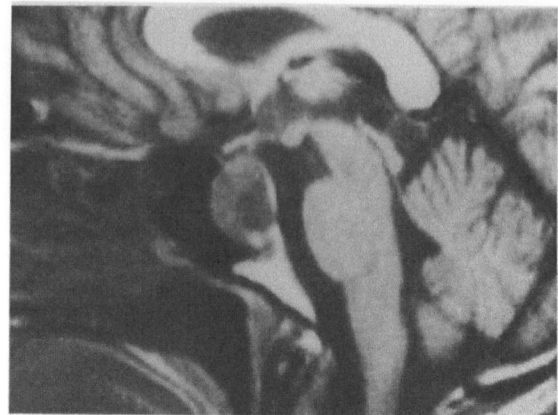

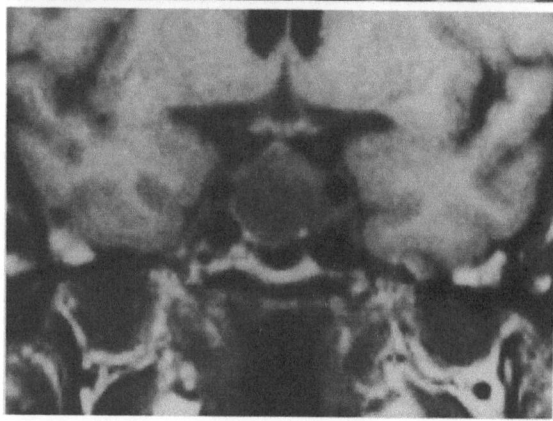

Abb. 9. a 42jährige Patientin mit großem Hypophysenadenom. Ausschnitt einer sagittalen Schichtaufnahme des Schädels mit der Kernspintomographie. Deutliche Markierung des großen Hypophysenadenoms. **b** Die gleiche Patientin wie auf Abb. 9a. Koronare Schnittebene mit der Kernspintomographie (MR). (Die kernspintomographischen Aufnahmen wurden in der Gemeinschaftspraxis Dr. Buchholz/Dr. Holik/Dr. Regler, Erlangen, angefertigt)

fällt der 17-Ketosteroid-Wert nach 2 mg Dexamethason um rund 50% ab mit nur geringfügiger weiterer Senkung nach 8 mg Dexamethason pro Tag. Bei einem NNR-Tumor sinken die stark erhöhten 17-Ketosteroide nicht ab. Für ein kongenitales adrenogenitales Syndrom (AGS) spricht ein stufenweiser Abfall der 17-Ketosteroide nach 2 und 8 mg Dexamethason von mäßig erhöhten Ausgangswerten. Den Morbus Cushing kennzeichnet ein deutlicher Abfall der 17-Ketosteroide und 17-OH-Steroide erst nach 8 mg Dexamethason.

Bei Verdacht auf Cushing-Syndrom (s. Abschn. 2.9.1.6) ist erst der Kortisolexzeß zu sichern. Die Messung des adrenokortikotropen Hormons (ACTH) erlaubt die Differentialdiagnose zwischen Nebennierenrindenadenom und hypothalamo-hypophysärem M. Cushing. Im ersten Fall sind die ACTH-Spiegel supprimiert, beim hypothalamo-hypophysären Cushing-Syndrom hoch, bei Patienten mit ektopischer ACTH-Bildung durch einen meist malignen Tumor teilweise extrem erhöht.

2.9.2.3 Radiologische Diagnostik

Für die weiterführende Diagnostik bei Patientinnen mit endokrinen Störungen und Sterilitätsproblemen stehen folgende bildgebende Untersuchungsverfahren zur Verfügung:

Sonographie: Inneres Genitale, Nebennierenrinde
Röntgen: Sella-Aufnahmen
CT (u. MR): Hypophyse, Nebennierenrinde
Angiographie mit fraktionierter Blutabnahme

Die Sonographie (s. Kap. 2.3) des inneren Genitale kann zunächst Fehlformen der Gebärmutter darstellen (Abb. 5). Die Ovarien werden zum Nachweis zystischer oder solider Tumoren untersucht (s. Kap. 2.7.3). Polyzystische Ovarien lassen sich ebenso diagnostizieren wie ein oder – im Rahmen eines in vitro-Fertilisationsprogrammes stimulierte – mehrere sprungreife Follikel (Abb. 6). Die als Folge chronischer Entzündungen verschlossenen und aufgetriebenen Eileiter imponieren als Saktosalpingen (s. Kap. 2.5.4). Die Ultraschalldiagnostik der Nebennierenrinde vermag Tumoren dieser Region nachzuweisen (Abb. 7a–c).

Die radiologische Untersuchung der Sella turcica ist wesentlich für die Diagnostik von Hypophysentumoren. In etwa 30% der Fälle von diagnostizierter Hyperprolaktinämie lassen sich Veränderungen der Sella turcica nachweisen. Große Adenome können ein Chiasma-Syndrom hervorrufen und haben eine Vergrößerung der Sella turcica mit erweitertem Sellaeingang zur Folge, was bereits auf Schädelübersichtsaufnahmen erkennbar ist. Bis zu 5 mm große Adenome führen nicht zu einer Sellavergrößerung, auch nicht immer zu einer pathologischen Ausbuchtung („Bulging") des anterioren, medialen oder dorsalen Sellabodens, was mit einem assymetrischen lokalen Tumorwachstum erklärt werden kann. Diese pathologische Sellakonfiguration läßt sich in der Regel erst auf 2–3 mm Schichtaufnahmen identifizieren. Adenome, die einen Durchmesser von 5–7 mm haben, führen bereits zu einer leichten Sellavergrößerung. Ab 10 mm Durchmesser ist die Sella dann in typischer Weise „balloniert" (Abb. 8a–e; 9a u. b). Mikroadenome können im Computertomogramm mit horizontalen und koronaren Schichten nur erkannt werden, wenn sie den Sellaeingang erreichen. Mit den Geräten der 3. Generation werden auch kleinere Adenome als hypodense Zone erfaßt (Abb. 10). Bei parasellärer Tumorausdehnung ist eine Karotisangiographie indiziert, um die Gefäßbeziehung darzustellen. Charakteristisch ist die Spreizung und Verlagerung des Karotissyphons. Die suprasellläre Tumorausdehnung wird durch Anhebung des horizontalen Verlaufs der Arteria cerebri anterior angezeigt. Liegt im Nativ-CT eine hypodense Zone im Sellaeingang vor und besteht somit der Verdacht auf ein sog. „empty sella syndrome", kann die Zisternenherniation mit Hilfe von z.B. Metrizamid (Amipaque)

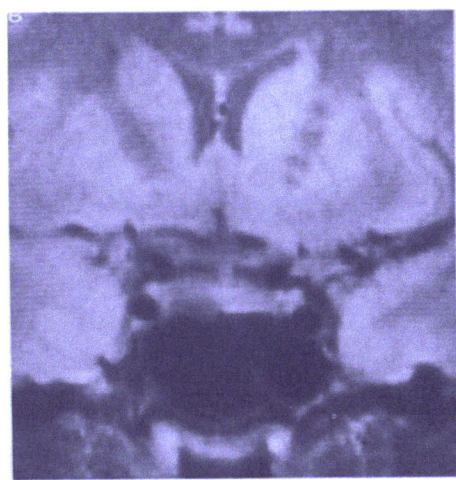

Abb. 10. Kernspintomographie (MR) (Koronarschnitt) der Hypophyse einer 33jährigen Patientin mit einem Mikroadenom. Deutliche Markierung des Adenoms (hypodenses Areal). (Die Aufnahme wurde in der Gemeinschaftspraxis Dr. BUCHHOLZ/Dr. HOLIK/Dr. REGLER, Erlangen, angefertigt)

in horizontaler und koronarer Schichtung belegt werden.

Mit Hilfe der Kernspintomographie (MR) konnte erstmals in vivo der Riechhirndefekt bei einem Kallmann-Syndrom nachgewiesen werden. Bei Patienten mit einem hypogonadotropen Hypogonadismus und Hypo- oder Anosmie aufgrund eines Anlagedefektes des Riechhirns läßt sich der Sulcus olfactorius in der Kernspintomographie gar nicht oder nur als ein sehr schmales Band von weniger als 1 mm Durchmesser darstellen.

Die Computer- und Kernspintomographie (MR) sind in der Lage, NNR-Adenome nachzuweisen (Abb. 11 a–c). Um festzustellen, aus welchem Organ ein im peripheren Blut erhöhter Hormonwert stammt, kann das untere *Hohlvenensystem* von der Vena femoralis aus angiographisch dargestellt werden und eine sog. Etagenblutentnahme erfolgen. Im fraktioniert aus den V. ovaricae, der V. suprarenalis dextra und der V. renalis sinistra, welche die linke Suprarenalvene aufnimmt, gewonnenen Blut werden die Androgene analysiert. Auf diese Weise ist eine exakte Lokalisierung einer Hormonproduktionsstätte möglich.

2.9.2.4 Diagnostik der tubaren Sterilität

Die Eileiterfunktion kann durch interne oder externe Untersuchungen beurteilt werden. Die Hysterosalpingographie (HSG) hat insbesondere ihren Stellenwert bei der Abklärung uteriner Sterilitätsfaktoren. Als Alternativmethode kommt heute die Hysteroskopie in Frage. Uterusmißbildungen und -Fehlformen, sub-

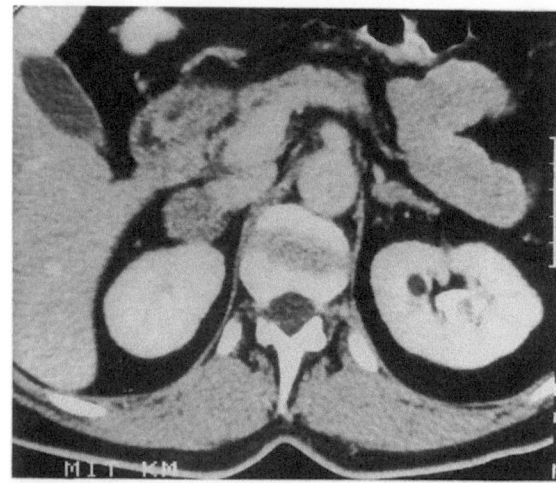
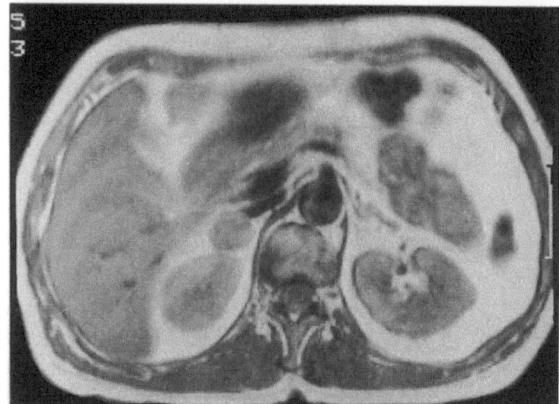
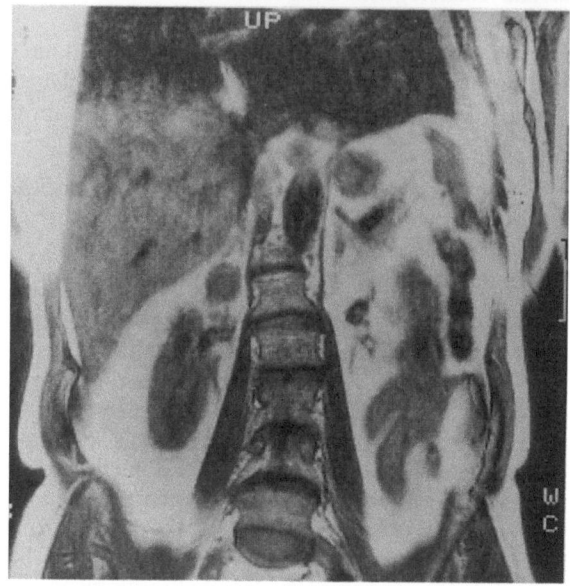

Abb. 11. a Computertomographie einer 53jährigen Patientin mit einem Tumor der Nebenniere rechts. Histologie: Nebennierenrindenadenom. **b** Gleiche Patientin wie in Abb. 11a. Kernspintomographie des NNR-Adenoms rechts. Magnetom 1,5 Tesla, T_1 betont (TR 80 msec/TE 30 msec). **c** Nebennierenrindentumor rechts. Gleiche Patientin wie in Abb. 11a und b. Koronarschnitt eines Kernspintomogramms (MR). Magneton 1,5 Tesla, T_1 betont (TR 80 msec/ TE 30 msec). (Abb. 11a–c: Prof. W. RÖDL, Röntgendiagnostik der Med. Klinik der Univ. Erlangen-Nürnberg)

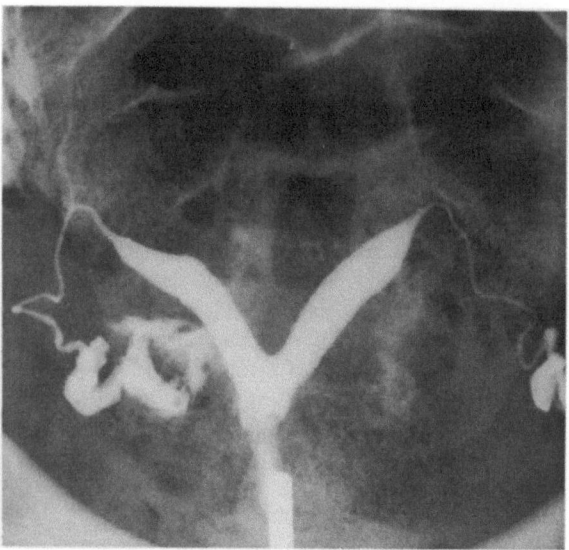

Abb. 12. Hysterosalpingographie einer 27jährigen Patientin mit einem Uterus bicornis unicollis

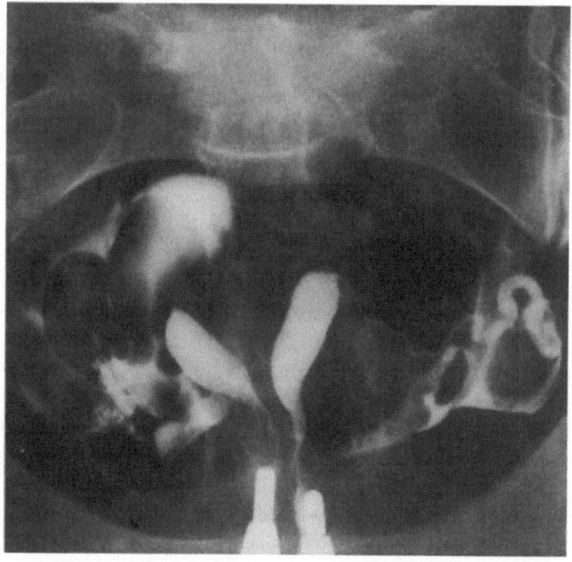

Abb. 13. Hysterosalpingographie einer 32jährigen Patientin mit einem Uterus didelphys

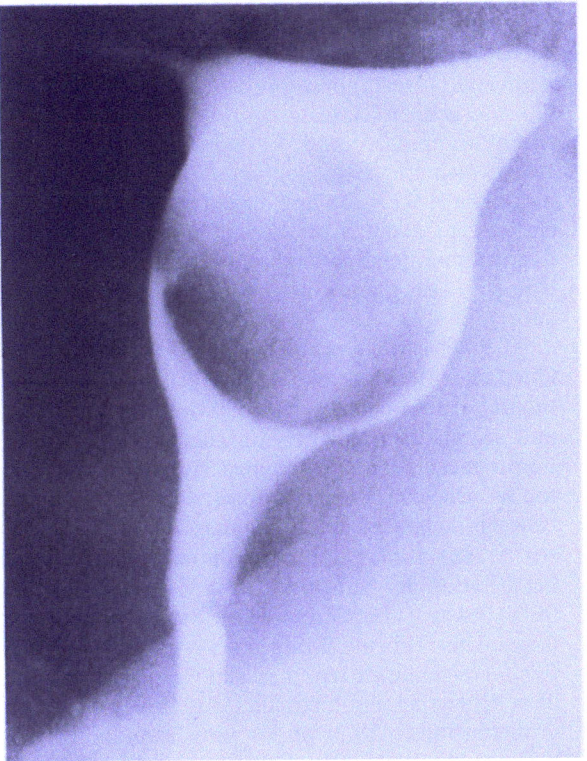

Abb. 14. Hysterographie einer 32jährigen Patientin mit einem submukösen Myom

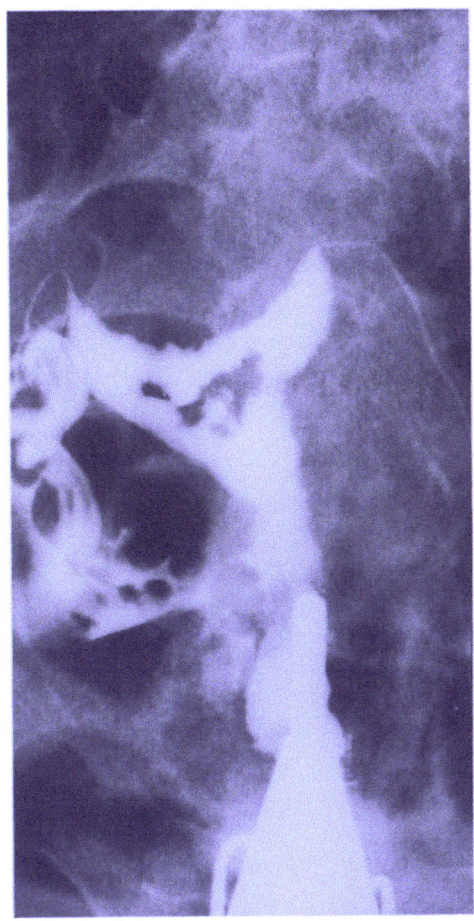

Abb. 16. Hysterosalpingographie einer Patientin mit einer Synechie im Cavum uteri

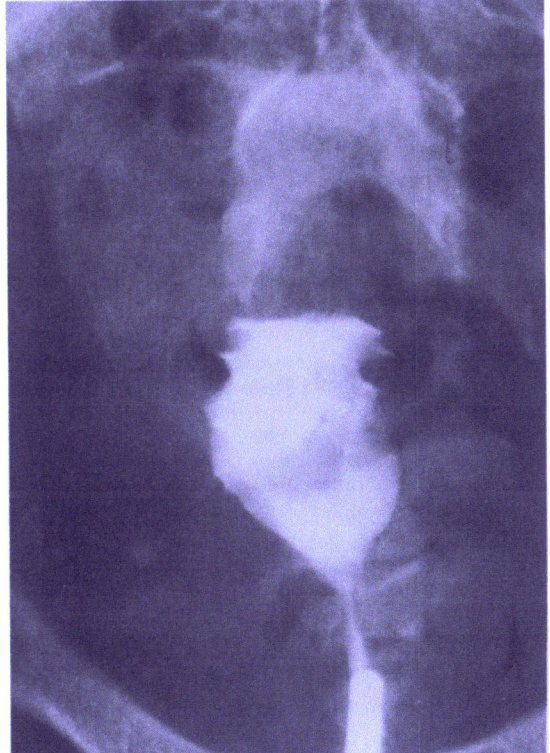

Abb. 15. Hysterogramm einer 33jährigen Patientin mit einer Polyposis uteri

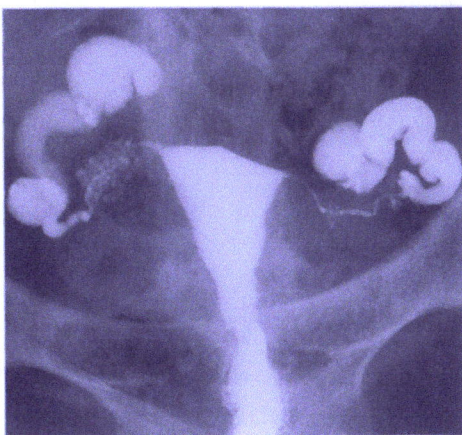

Abb. 17. HSG. Nach Kontrastmittelinjektion in die Gebärmutter stellen sich beiderseits Saktosalpingen als Folge von Endometriose dar. Der rechte Eileiter weist in seinem gebärmutternahen Abschnitt ein feinverzweigtes, mit Kontrastmittel dargestelltes Gangsystem auf, welches typisch für die Tubenendometriose ist. Infolge des beidseitigen Tubenverschlusses kein Austritt des Röntgenmittels in die freie Bauchhöhle

muköse Myome, adenomatöse Polyposis des Korpusendometrium und intrakavitäre Adhäsionen nach wiederholten Curettagen sind nach Instillation eines Röntgenkontrastmittels mit dem Schultzschen Gerät gut zu erkennen (Abb. 12, 13, 14, 15, 16).

Saktosalpingen und Endometriose der Eileiter stellen sich im Salpingogramm dar (Abb. 17, 18a u. b). Die HSG ist bislang die einzige Methodik, welche es ermöglicht, über Verlauf und Beschaffenheit des intramuralen Eileiterabschnittes Aufschluß zu gewinnen, was therapeutische Konsequenzen haben kann [5].

Die Pelviskopie ermöglicht eine Beurteilung der Oberfläche der Ovarien und den Nachweis von peritubaren Adhäsionen, welche die Motilität der Eileiter und damit den Eileiter-Auffangmechanismus der Fimbrientrichter als Folge einer Adnexitis oder Peritonitis erheblich beeinträchtigen können. Endometrioseherde lassen sich sicher abgrenzen. Die *diagnostische Laparoskopie* mit simultaner aszendierender Persifflation der Tuben mit Methylenblau weist den freien Austritt des Farbstoffs in die Bauchhöhle bei ungestörter Tubenfunktion nach. Art und Sitz eines Eileiterverschlusses lassen sich in vielen Fällen durch diese Untersuchungsmethode feststellen. Wegen ihres größeren Informationswertes wird heute die in Vollnarkose durchgeführte Bauchspiegelung der HSG vorangestellt. Ist eine radiologische Diagnostik erforderlich, sollte nach dieser Untersuchung mit einer operativen Maßnahme, z.B. Laparotomie mit mikrochirurgischer Tubenrekonstruktion, 14 Tage gewartet werden.

Literatur

1. Calne DB, McDonald RJ, Horowski R, Wuttke W (1983) Lisuride and Other Dopamine Agonists, Basis Mechanisms and Endocrine and Neurological Effects. Raven Press, New York
2. Labhart A (1986) Clinical Endocrinology. Springer, Berlin Heidelberg New York London Paris Tokyo
3. Leyendecker G, Stock H, Wildt L (1983) Brain and Pituitary Peptides II Pulsatile Administration of Gn-RH in Hypothalamic Failure: Basic and Clinical Aspects. S. Karger, Basel München Paris London New York Tokyo Sydney
4. Paterok EM, Steib L (1985) Diagnostik und Therapie der Hyperprolaktinämie. Nervenheilkunde 4:24–32
5. Willich E, Benz-Bohm G (1980) Die gynäkologische Röntgendiagnostik in der Pädiatrie. In: Diethelm L, Heuck F, Olson O, Strnad F, Vieten H, Zuppinger A (Hrsg) Handbuch der Medizinischen Radiologie, Band XIII, Teil 2. Springer, Berlin Heidelberg New York
6. Zander J (1983) Die Sterilität. Fortschritte für das diagnostische und therapeutische Handeln. Urban u. Schwarzenberg, München Wien Baltimore

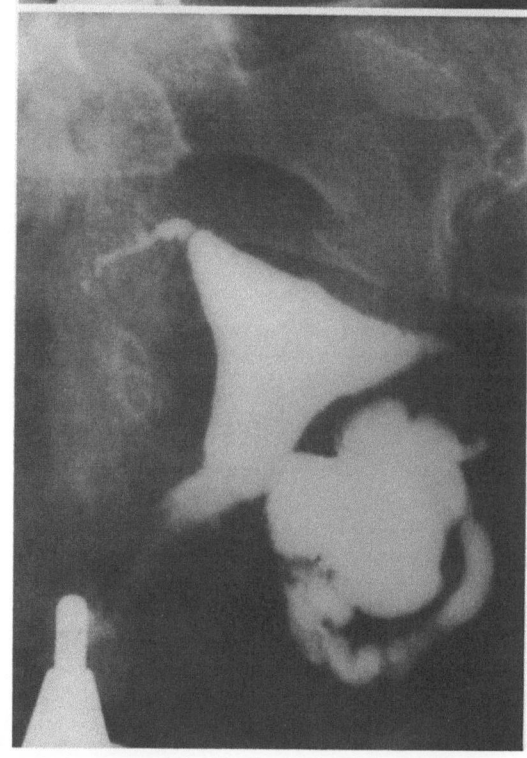

Abb. 18. a Hysterosalpingographie einer 31jährigen Patientin. Klinischer Zustand nach rezidivierenden Adnexitiden. Sterilität. Röntgenbefund: Cavum normal geformt, rechte Tube im proximalen Abschnitt verschlossen. Links aufgetriebene Salpinx, noch nicht prallgefüllt. Kein Kontrastmittelaustritt in die freie Bauchhöhle. **b** Die gleiche Patientin wie auf Abb. 18a. Hier hat sich die linke Tube noch weiter mit Kontrastmittel gefüllt (Saktosalpinx). Kein Austritt des Kontrastmittels in die freie Bauchhöhle

2.10 Peri- und Postmenopause

E.M. PATEROK und F. HEUCK

INHALT

2.10.1	Klinik und Pathogenese klimakterischer Beschwerden. (E.M. PATEROK)	251
2.10.1.1	Klinische Symptomatik und Stoffwechsel	251
2.10.1.2	Neuroendokrine Veränderungen	252
2.10.1.3	Pathoätiologie der Osteoporose	253
2.10.2	Bedeutung diagnostischer Verfahren. (E.M. PATEROK)	254
2.10.2.1	Endokrinologie	255
2.10.2.2	Zytologie	255
Literatur		257
2.10.3	Radiologische Diagnostik der Osteoporose. (F. HEUCK)	257
2.10.3.1	Röntgenbefunde der Knochen	258
2.10.3.2	Die quantitative Radiologie der Knochen	261
2.10.3.2.1	Die Röntgenmorphometrie	262
2.10.3.2.2	Die Densitometrie	264
2.10.3.2.2.1	Röntgen-Photo-Densitometrie	266
2.10.3.2.2.2	Ein- und Zwei-Energie-Photonen-Absorptionsmessung	267
2.10.3.2.2.3	Quantitative-Computertomographie (QCT)	268
2.10.3.3	Schlußbemerkung	274
Literatur		274

2.10.1 Klinik und Pathogenese klimakterischer Beschwerden

E.M. PATEROK

Entsprechend der Terminologie der FIGO (Fédération Internationale de Gynécologie et d'Obstétrique) versteht man unter Menopause die terminale Regelblutung. Retrospektiv wird dieser Zeitpunkt nach einer Amenorrhödauer von 1 Jahr festgelegt. Der Lebensabschnitt nach der Menopause heißt Postmenopause. Diese endet, wenn die Östrogenwerte die des Seniums erreicht haben, womit man 6–8 Jahre nach der Menopause rechnen muß. Der Begriff „Perimenopause" erfaßt einen Zeitraum vor und nach der Menopause von mindestens 1 Jahr. Die durch zunehmende hormonelle Veränderungen, wie Östrogenabfall und Gonadotropinanstieg gekennzeichnete prämenopausale Phase dauert etwa 2–5 Jahre.

In unserem Land sind knapp 8 Millionen Frauen zwischen 45 und 60 Jahre alt. Das entspricht knapp einem Viertel der gesamten weiblichen Bevölkerung. Definitionsgemäß befinden sich diese Frauen im Klimakterium; das bedeutet, daß sie die Übergangsphase von der Geschlechtsreife zum Senium durchmachen. Besondere Bedeutung hat die postmenopausale Osteoporose, welche zu einem Anstieg der Frakturhäufigkeit führt: In der Bundesrepublik Deutschland ziehen sich etwa 30 000 Frauen jährlich einen Schenkelhalsbruch zu. Die Mortalitätsrate beträgt dabei ca. 15%. Die Osteoporose in der Postmenopause bedeutet unter Umständen für die betroffene Patientin ein schweres Schicksal. Ein weiterer wesentlicher Gesichtspunkt sind die zunehmenden Ausgaben unserer Krankenversicherungsträger für die Folgen dieser Erkrankung. Es ist davon auszugehen, daß volkswirtschaftlich betrachtet für diese Patientinnen 2–3 Milliarden DM pro Jahr aufgewendet werden müssen.

2.10.1.1 Klinische Symptomatik und Stoffwechsel

Die klimakterischen Beschwerden einer Patientin sind durch die Umstellung des Stoffwechselgeschehens zu erklären. Darüber hinaus ist zu berücksichtigen, daß in der Perimenopause eine komplexe Interaktion psychologischer und physischer sowie sozialer Faktoren eine Rolle spielt. In der Peri- und Postmenopause muß sich die Frau mit dem Altern und den damit verbundenen seelischen Problemen auseinandersetzen. Verschiedenste soziale Faktoren können Häufigkeit und Intensität klimakterischer Beschwerden beeinflussen. Berücksichtigt man die heutige Lebenserwartung der Frau, kann man davon ausgehen, daß sie nahezu ein Drittel ihres Lebens ohne Eierstockfunktion erlebt.

Mit dem Eintritt der Wechseljahre werden zahlreiche Beschwerden in Zusammenhang gebracht. Symptome wie Nervosität, Reizbarkeit, Antriebsschwäche, Müdigkeit, Depressionen und Kopfschmerzen sind nicht spezifisch für diese Lebensphase, stehen jedoch im Vordergrund. Kausale Beziehung zu den Wechseljahren haben als Primärsymptom Hitzewallungen. Diese treten bei 85% aller Frauen im Klimakterium auf. Häufig sind diese mit Schweißausbrüchen vergesellschaftet. Hitzewallungen sind ein Symptom des Entzugs von Sexualsteroiden. Provoziert werden sie in der Peri- und Postmenopause durch das Erlöschen der zyklischen Ovarialfunktion. Bei der geschlechtsreifen Frau treten sie in Folge einer beidseitigen Ovarektomie auf. Maßgeblich ist der akute Hormonentzug als auslösender Faktor für dieses Symptom und weniger der absolute Hormonmangel. Die Hitzewallung erzeugt bei der betroffenen Patientin häufig ein ausgesprochenes Mißempfinden, begleitet von Benommenheit, Schwindelgefühl, Kopfschmerzen oder Herzklopfen. Die „fliegende Hitze" und quälende Schlafstörungen sind im wesentlichen die Symptome, welche die Patientinnen zu einem Arztbesuch veranlassen. Depressive Verstimmungen und Weinkrämpfe, Völlegefühl, Dysurie und Libidoverminderung sind weitere Beschwerden, welche das Wohlbefinden der Frauen in der postmenopausalen Phase beeinträchtigen.

Von großer Präventiv- und sozialmedizinischer Bedeutung ist die Beeinträchtigung des Lipidstoffwechsels durch die Ovarialfunktion. Nach der Menopause kommt es zu einem Anstieg der Fraktion der Lipoproteine niedriger Dichte (LDL = Low Density Lipoproteins) bei Abnahme der Lipoproteine hoher Dichte (HDL = High Density Liporoteins). Mit der Zunahme der LDL-Fraktion ist eine Akzeleration der Atherogenese verbunden, da zusammen mit der HDL-Verminderung eine reduzierte Eliminierung des Cholesterins aus dem Gewebe angenommen werden muß [7]. Bei Frauen in der Geschlechtsreife wird seltener eine Koronar- bzw. Atherosklerose als bei gleichaltrigen Männern nachgewiesen. Postmenopausal kommt es jedoch zur Angleichung der weiblichen und männlichen Koronarsklerose-Mortalitätsraten. Diese Beobachtung ist nicht eindeutig durch den Ausfall der atheroprotektiven Wirkung der Östrogene erklärbar. Östradiol oder konjugierte Östrogene bewirken in Tierversuchen bei Menschen aber einen Anstieg der Triglyzeride sowie die HDL-Cholesterins und einen Abfall des LDL-Cholesterins, welches eher zu einer Verhinderung der Atherosklerose beiträgt. Degenerative Veränderungen des Herz-Kreislauf-Systems sind bei Frauen in unserem Land die häufigste Todesursache, wobei etwa ein Drittel davon auf die Koronarsklerose entfällt. Während vor Jahren nur wenig Zusammenhänge zwischen Ovarialfunktion, Serumlipidspiegeln und Atherosklerose gesehen wurden, vertritt man jetzt die Ansicht, daß eine Östrogensubstitution nach der Menopause zu einer Reduktion der koronaren Herzkrankheit führt.

Die Klinik der Osteoporose weist keine charakteristischen Merkmale auf, da die Reduktion an Knochenmasse zunächst keine Schmerzen bereitet. Es gibt aber Befunde, welche auf eine Osteoporose hinweisen und den behandelnden Arzt veranlassen, weiterführende diagnostische Maßnahmen durchzuführen.

Die Osteoporose ist die häufigste generalisierte Knochenerkrankung. Bei der Osteoporose in der Postmenopause handelt es sich im Gegensatz zur Osteomalazie oder Ostitis fibrosa generalisata um ein quantitatives Problem. Solange es nicht zu Frakturen kommt, ist lediglich das Verhältnis der Knochensubstanz zum Volumen des Gesamtknochengewebes vermindert. Entsprechend dieser Definition ist die Osteoporose von der physiologischen Atrophie des Knochens im Alter abzugrenzen.

Ein chronisches Schmerzsyndrom wird vielfach als rheumatische Rückenschmerzen fehlgedeutet. Im Initialstadium treten derartige Beschwerden besonders beim Wechsel aus der Ruhelage zur Bewegung flüchtig auf. Später halten die Schmerzen an und sind auch bei längerem Sitzen und Stehen und auch in Ruhelage vorhanden. Der Schmerz kann nicht genau lokalisiert werden. Die Symptomatik ist in erster Linie Folge der zunehmenden Wirbelsäulenverformung und der daraus resultierenden veränderten Statik.

Zeichen einer Spontanfraktur, vor allem des LWK 1, BWK 12 und LWK 4 sind akute Schmerzen, welche die Patientin zum Arzt führen. Ursache des Bruches ist häufig eine nicht ungewöhnlich starke Belastung wie z.B. das Verfehlen einer Treppenstufe, Auf- oder Abspringen von einem Fahrzeug oder einfaches Stolpern. Nach Wirbelkörperfrakturen werden Schenkelhalsbrüche und Rippenfrakturen am häufigsten beobachtet. Von den Schenkelhalsbrüchen treten 97% nach dem 65. Lebensjahr auf. Die Frakturhäufigkeit des distalen Radius nimmt bei Frauen nach dem 50. Lebensjahr um das zehnfache zu. Die Primärschmerzen nach einer Fraktur sind oft außerordentlich heftig. Selbst geringste Bewegungen können die Schmerzintensität bis zur Unerträglichkeit steigern. Die Schmerzsymptomatik entsteht durch subperiostale Blutungen, periostale und ligamentäre Läsionen und, bei Wirbelfrakturen, durch Luxationen bzw. Subluxationen der kleinen Wirbelgelenke.

Es gibt keine klinische Methode, die Osteoporose in der Postmenopause zu diagnostizieren. Die klinischen Symptome wie Abnahme der Körperlänge im Vergleich zur Spannweite, der Rundrücken, die Prominenz des Abdomens sowie die Abnahme der Oberlänge im Vergleich zur Unterlänge sind nicht spezifisch für eine Osteoporose. Die Feststellung einer Verminderung der Knochenmasse entsprechend der Definition einer Osteoporose muß daher durch diagnostische Verfahren der Radiologie erfolgen (s. Abschn. 2.10.2.3).

2.10.1.2 Neuroendokrine Veränderungen

In der Geschlechtsreife wird die zyklische Ovarialfunktion durch die Gonadotropine FSH (follikelstimulierendes Hormon) und LH (luteinisierendes Hormon) gesteuert. Die Ausschüttung von LH aus dem Hypophysenvorderlappen erfolgt nicht gleichmäßig sondern pulsatil. Diese Pulse treten in der frühen Follikel- und Luteinphase sowie mittzyklisch in 1–2stündigen Abständen auf, in der mittleren und späten Lutealphase mit einer 4stündigen Periodizität. Synthese und Freisetzung der hypophysären Gonadotropine werden durch das Gonadotropinreleasinghormon (GnRH) stimuliert. Die Releasing-Faktor-produzierenden Zentren sind im Bereich des Nucleus arcuatus des mediobasalen Hypothalamus lokalisiert. GnRH wird in der Adenohypophyse an spezifische membranständige Rezeptoren gebunden, wodurch die Freigabe von FSH und LH erfolgt.

FSH stimuliert das ovarielle Follikelwachstum, meßbar am steigenden Serum-Östradiolspiegel. Bei niedrigen Östrogenwerten, wie sie in der frühen Follikelphase nachzuweisen sind, werden die an der Hypophyse eintreffenden GnRH-

Pulse mit einer gleichbleibend verhältnismäßig niedrigen LH- und FSH-Sekretion beantwortet. Es besteht ein negativer Östrogen-Feedbackmechanismus. Periovulatorisch entwickelt sich eine zunehmende Sensibilisierung der LH- und FSH-produzierenden Zellen des Hypophysenvorderlappens für das GnRH. Ab einem bestimmten Östradiolschwellenwert kommt es deshalb zu einer plötzlichen LH-Freisetzung mit Ausbildung des LH-Peaks im Serum. Dieses Phänomen entspricht einem positiven Östrogenfeedback. 24–36 h nach dem Östradiolmaximum und 10–12 h nach dem LH-Gipfel tritt die Ovulation ein. Nach der zyklischen Ovarialfunktion während der Geschlechtsreife lassen sich Zyklusstörungen bereits einige Jahre vor dem Beginn des Klimakteriums beobachten. Es treten dysfunktionelle Blutungen und Polymenorrhöen auf, welche auf einer irregulären Follikelreifung bzw. einer Verkürzung der follikulären Phase beruhen. Die Länge der Lutealphase bleibt meist konstant. Die Progesteronwerte im Serum liegen überwiegend im Normbereich. Es finden sich jedoch in zunehmendem Maße erniedrigte Östradiol- und erhöhte FSH-Werte in der Zyklusmitte, später auch in der Follikel- und Lutealphase. Das FSH nimmt durch die ständige Verminderung der Gonadotropin-stimulierbaren Primordialfollikel zu. Die LH-Werte liegen bei perimenopausalen Frauen häufig im Bereich der Norm. Somit besteht eine Diskordanz zwischen der FSH- und LH-Regulation. Mit der Abnahme der Follikelzahl kommt es zur Verlängerung der Follikelphase und zunehmender Corpus luteum-Insuffizienz. Im Serum sind erhöhte LH-Werte nachzuweisen. Die Gonadotropinerhöhung läßt sich auf eine gesteigerte hypophysäre Produktion zurückführen, da die metabolischen Clearanceraten für FSH und LH identisch sind. In der Postmenopause treten im Abstand von 1–2 h regelmäßige FSH und LH-Pulse mit größeren Amplituden auf, als in der Geschlechtsreife meßbar sind. Dieses Phänomen kann auf eine größere hypophysäre Sensibilität gegenüber GnRh bei verminderten Östrogenspiegeln zurückgeführt werden. Zahlreiche Untersuchungsergebnisse belegen, daß in der Postmenopause die Rückkopplungsmechanismen über Hypothalamus und Hypophyse weiterhin bestehen. Indirekt ist damit bewiesen, daß die endokrinen Veränderungen in der Peri- und Postmenopause ihren Ursprung im Eierstock haben. Erhöhte Gonadotropinspiegel finden sich etwa bis zum 65. Lebensjahr, später wird eine Verminderung der Gonadotropine gemessen.

Die Ovarien der geschlechtsreifen Frau produzieren Östron, Östriol, Östradiol, Progesteron, 17-Hydroxyprogesteron, Dehydroepiandrosteron, Androstendion und Testosteron.

In der Postmenopause produzieren die Eierstöcke fast keine Östrogene, sondern im wesentlichen Androgene. Es ist ein eindeutiger Abfall der Serumöstradiols von durchschnittlich 120 pg/ml prämenopausal auf unter 20 pg/ml postmenopausal festzustellen. Trotz der Einstellung der Östrogensekretion durch die Eierstöcke lassen sich Östradiol- und Östronserumspiegel nachweisen, so daß es auch nach der Menopause nur selten zu einem völligen Östrogenmangel kommt. Zu erklären ist dies mit dem Konzept der extraglandulären Östrogensynthese. Quantitativ ist dabei die Umwandlung des adrenalen und ovariellen Androstendions im peripheren sowie im Unterhautfettgewebe, Leber und Niere von Bedeutung, während die Aromatisierung von Testosteron zu Östradiol eine untergeordnete Rolle spielt [2]. Die Konversion von Androstendion zu Östron ist abhängig vom Körpergewicht und Alter des postmenopausalen Frau. Das im Plasma zirkulierende Androstendion stammt zu 70–80% aus der Nebennierenrinde, während in der Postmenopause das Ovar nur mit etwa 20–30% an der Androstendionproduktion beteiligt ist. Während vor der Menopause das von den Ovarien sezernierte Östradiol im Vordergrund steht, überwiegen in der Postmenopause die durch extraglanduläre Aromatisierung entstandenen Östrogene. Diese Östrogenentstehung im Alter ist entsprechend der adrenalen und ovariellen Androstendion-Sekretion azyklisch.

Im Bereich der Area suprachiasmatica des Hypothalamus sind Zeitgeberneurone lokalisiert, welche z.B. den Tag-Nacht-Rhythmus oder die Zyklusphasen bei der Frau bestimmen. Vor der Menopause kommt es vermutlich zu einer neuroregulatorischen Veränderung, so daß die hypothalamischen Neurotransmitter von der pulsatilen in eine azyklische Sekretion übergehen [5]. Die Funktion der ineinandergreifenden Regelkreise im Bereich der hypothalamo-hypophysär-ovariellen Achse ist dann für eine azyklische Ovarialfunktion verantwortlich.

Ein Großteil der klimakterischen Symptomatik läßt sich mit verminderten Östrogenspiegeln erklären. Emotionelle Auffälligkeiten und psychologische Symptome in der Peri- und Postmenopause sind möglicherweise auf die Interaktion des β-Endorphins, einem endogenen Opiat, mit verschiedenen Neurotransmittern, wie Katecholaminen, Serotonin, Azetylcholin und Histamin zurückzuführen. In Zusammenhang mit klimakterischen Symptomen konnten Veränderungen der β-Endorphinwerte im Plasma nachgewiesen werden [1].

Die biogenen Amine gehören zu den am besten untersuchten Neurotransmittern. Dazu gehören u.a. Serotonin, Dopamin, die Katecholamine und Noradrenalin. Verschiedene Studien haben gezeigt, daß Östrogene die Synthese und den „turn over" der Katecholamine im Gehirn beeinflussen. Es ist anzunehmen, daß die Östrogene die Monoaminooxydase (MAO) inhibieren. Dieses Enzym reguliert die Konzentration der Monoamine im zentralen Nervensystem. Postmenopausal wird eine Anreicherung der MAO im Gehirn nachgewiesen. Die Katecholamine werden durch die Katechol-O-Methyltransferase (COMT) inaktiviert. Die Katecholöstrogene reagieren mit der COMT intensiver als die Katecholamine, so daß die Katecholöstrogene den Abbau der Katecholamine reduzieren können. Die Katecholöstrogene hemmen auch die Tyrosin-Hydroxylase, ein Enzym der Katecholaminsynthese.

Nach der Menopause kommt es zur Verminderung der Tyrosin-Hydroxylase und der Dopa-Decarboxylase.

Die Katecholamine und Endorphine dienen den Östrogenen als Mediatoren. Zusammenfassend ist festzustellen, daß enge Beziehungen zwischen dem Neuroendokrinium und vasomotorischen sowie psychogenen Problemen einerseits und den Östrogenspiegeln andererseits nachgewiesen werden können.

2.10.1.3 Pathoätiologie der Osteoporose

Die Osteoporosen kann man in generalisierte und lokalisierte Formen und in diesen Gruppen jeweils in primäre und sekundäre Osteoporosen einteilen. Die Ätiologie der Osteoporose in der Postmenopause ist noch nicht eindeutig geklärt. Wir kennen jedoch eine Reihe von Risikofaktoren, welche die Entstehung einer Osteoporose begünstigen. Die Abnahme des Körpergewichts spielt wegen der Verringerung der Konversion von Androgenen in Östrogene, welche sich u.a. in den Adipozyten abspielt, ebenso eine Rolle wie das Zigarettenrauchen. Es besteht nämlich eine negative Korrelation zwischen Zigarettenkonsum und Kalziumabsorption. Kalziumarme und Vitamin-B-arme Diäten sind ungünstig hinsichtlich des Osteoporoserisikos [4].

Eine charakteristische Veränderung bei der Osteoporose in der Postmenopause ist die erhöhte Knochenresorption im Bereich der endostalen Oberflächen des Knochens ohne hinreichende kompensatorische Neubildung. Ob der Knochenverlust aus einer Veränderung der Knochenzellen mit zunehmendem Alter resultiert, oder ob die Knochenzellen aber normal auf ein ungünstiges Milieu reagieren, ist nicht geklärt. Da nur bei einem knappen Drittel der Frauen in der Menopause eine Osteoporose diagnostiziert werden kann, wird der Eintritt der Postmenopause nicht als alleinige Ursache der Erkrankung angesehen. Die Menopause ist jedoch ein wichtiges Ereignis, dessen Folgen auf den Kalziumstoffwechsel bekannt sind. Mit der Verminderung des Östrogenspiegels kommt es zu einem relativen Überwiegen der Parathormonwirkung am Knochen, denn die Östrogene können den Knochen vor einer Parathormon-vermittelten Kalzium- und Magnesiumfreisetzung aus dem Knochen schützen.

Die erhöhte Kalziumfreisetzung aus dem Knochen (Abb. 1) führt zu einem Anstieg des freien Kalziums im Serum, was zur Hemmung der Parathormonsynthese und Sekretion aus den Zellen der Nebenschilddrüsen führt. Da das Parathormon die Synthese des Hormon D (1,25) (OH$_2$ D) aus dem 25 OH D in der Niere stimuliert, kommt es bei Abfall des Parathormons zu einer verminderten Hormon D-Produktion. Östrogene stellen einen Stimulus für die Hormon D-Synthese in der Niere dar. Mit dem Abfall der Östrogenwerte sinken auch die Hormon D-Spiegel mit der Folge einer verminderten Kalziumabsorption aus dem Dünndarm. Niedrige Hormon D-Spiegel sind für eine reduzierte Syntheseleistung des kalziumbindenden Proteins in den Mukosazellen des Dünndarms verantwortlich, welches die aktive Kalziumabsorption aus dem Dünndarm regelt. Verminderte Kalziumaufnahme führt zur negativen Kaliumbilanz für den Gesamtorganismus mit einer Gegenregulation durch weitere Kalziumfreisetzung aus dem Knochen.

Östrogene stimulieren die endogene Kalzitoninfreisetzung [3]. Die in der Menopause erniedrigten Kalzitoninspiegel sind für eine erhöhte Osteoklastenaktivität verantwortlich, da Kalzitonin die osteoklastären Aktivitäten vermindert. Die aufgezeigten endokrinen Veränderungen sind vermutlich nicht die alleinige Ursache der Osteoporose, da nicht alle Frauen in der Postmenopause an dieser Erkrankung leiden. Die Osteoporose in der Postmenopause stellt das Ergebnis eines multifaktoriellen Geschehens dar, bei welchem der Abfall der Östrogene nur ein, wenn auch sehr wichtiges, pathogenetisches Prinzip unter

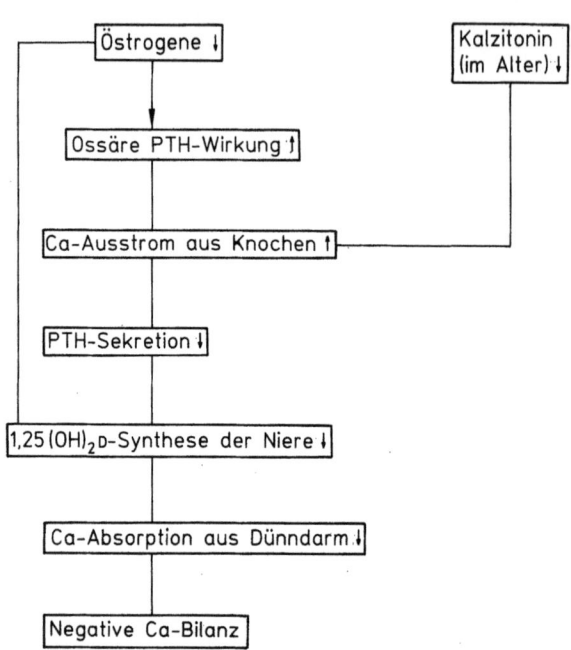

Abb. 1. Endokrine Dysfunktion in der Postmenopause und Beeinträchtigung des Kalziumstoffwechsels (PTH = Parathormon)

mehreren anderen ist [2]. Die Osteoporose ist das Endergebnis einer Wirkungskette, welche ihren Ausgang von einer Verminderung des arteriovenösen Druckgradienten der intraossären Gefäße nimmt. Die Störung der Mikrozirkulation kann dabei durch unterschiedliche Faktoren erfolgen. Verschiedene Studien wiesen einen Zusammenhang zwischen Volumendichte der Beckenkammspongiosa mit der Atrophie der intramedullären Strombahn nach. Die wissenschaftliche Erforschung der pathoätiologisch bedeutsamen Faktoren führt zu pathogenetisch orientierten Therapiemöglichkeiten bei der postmenopausalen Osteoporose.

2.10.2 Bedeutung diagnostischer Verfahren

E.M. PATEROK

Das klinische Beschwerdebild der Wechseljahre kann so ausgeprägt sein, daß es bei vielen Frauen zu einer Lebenskrise führt. Eine primäre Behandlung mit östradiolhaltigen Präparaten bietet sich an. Endokrinologische Untersuchungsmethoden stehen zur Verfügung, wenn es darum geht, den Beginn der Prämenopause nachzuweisen oder das Ausbleiben der Ovulation zu bestätigen. Der evolutionäre Vorgang der Postmenopause erkauft, bezogen auf das Alter der

Frau, die genetische Protektion des Menschen durch suboptimale Anpassung mit erheblichen Organschäden. Die Ausbreitung der im Vordergrund stehenden Osteoporose kann dank moderner radiologischer Untersuchungsverfahren frühzeitig erkannt werden. Weiterhin stehen nichtinvasive sensitive und präzise Untersuchungsmethoden für die Messung des Mineralgehalts von spongiösen und kompakten Knochen zur Verfügung. Die Strahlenexposition der Patientinnen ist dabei gering, was insbesondere für die Überwachung einer Therapie von Bedeutung ist.

2.10.2.1 Endokrinologie

Das von den Betazellen der Adenohypophyse, dem Hypophysenvorderlappen, sezernierte follikelstimulierende Hormon (FSH) kann mit Hilfe eines RIA-Kit im Humanserum, Plasma oder auch Urin nachgewiesen werden. Die Analyse des FSH-Spiegels stellt einen wichtigen Teil der Funktionsprüfung der hypothalamo-hypophysär ovariellen Achse dar. Erhöhte FSH-Spiegel deuten auf das Fehlen eines negativen Feedbackmechanismus hin. In der Peri- und Postmenopause nimmt die Tätigkeit des Ovars ab und damit schwankt die Östradiolsekretion, welche schließlich ganz aufhört. Da der negative Rückkoppelungseffekt auf den Hypothalamus ausbleibt, steigt das zirkulierende FSH stark an. Zwischen dem 45.–50. Lebensjahr nehmen die FSH-Spiegel deutlich zu und sind dann in der Regel viel höher als die höchsten Werte während des Menstruationszyklus der geschlechtsreifen Frau. Die FSH-Konzentrationen können zwischen 30 und 100 mIE/ml liegen.

Die basophilen Zellen des Hypophysenvorderlappens produzieren und sezernieren unter Einwirkung des hypothalamischen Gonadotropin-Releasing-Faktors das luteinisierende Hormon (LH). Wie die Analyse des FSH bedeutet die Messung des LH-Spiegels eine Funktionsprüfung des hypothalamo-hypophysären Systems sowie des ovariellen Rückkoppelungsmechanismus. Die Analyse erfolgt mit einem LH-RIA-Ket im Serum, Plasma oder Urin. Die Steigerung von LH in der Postmenopause ist weniger ausgeprägt als die von FSH und kann geringer sein als der LH-Peak in der Zyklusmitte. Erhöhte LH-Werte im Serum sind im Klimakterium nachzuweisen, wenn mit fortschreitender Abnahme der Follikelzahl es zu einer Verlängerung der Follikelphase bzw. einer zunehmenden Corpus luteum-Insuffizienz kommt. Die Bereiche der LH-Serumwerte liegen zwischen 20 und 70 mIE/ml. Da die LH-Spiegel im Gegensatz zu den FSH-Werten nicht höher als die Extremwerte bei geschlechtsreifen Frauen sind, hat die LH-Analyse für den Nachweis einer klimakterischen Zyklusstörung keine große Bedeutung. Dagegen zeigt sich ein eindeutiger Abfall des Serum-Östradiols auf unter 20 pg/ml in der Postmenopause [6]. Dabei können spontane Serum-Östradiolspitzen von 100–250 pg/ml in der Peri- und Postmenopause nachzuweisen sein. Diese Östradiolpeaks sind auf eine vorübergehende Stimulation der Follikel durch hohe FSH-Werte zurückzuführen. Trotz der ausbleibenden Östrogenproduktion und Sekretion durch die Eierstöcke lassen sich auch in der Postmenopause Serumspiegel von Östradiol und Östron nachweisen, so daß es nur selten zu einem völligen Östrogenmangel kommt. Das ist auf die extraglanduläre Östrogensynthese zurückzuführen: Im peripheren Gewebe und in verschiedenen Organen erfolgt eine Konversion von ovariellen und adrenalen Androgenen in Östrogene [2]. Quantitativ ist die Umwandlung des adrenalen und ovariellen Androstendions in Östron von Bedeutung, wohingegen die Aromatisierung des Testosterons zu Östradiol vernachlässigt werden kann.

2.10.2.2 Zytologie

Die zytologischen Abstrichbilder des Vaginalepithels in der Prämenopause sind ähnlich wie in der Postmenarche vorwiegend durch das Fehlen oder die Insuffizienz der Corpus luteum-Phase und durch einen unterschiedlich hohen Östrogeneinfluß gekennzeichnet. Dadurch können normo-, hypo- oder hyperöstrogene Bilder nachzuweisen sein (Abb. 2a–c).

Nach der Menopause geht der Rückgang der Hormonproduktion von Seiten der Ovarien unterschiedlich schnell vonstatten. In Einzelfällen wird bereits nach sechs Monaten ein atrophisches Zellbild nachgewiesen, während bei anderen Frauen bis ins hohe Alter eine leicht- bis mittelgradige Proliferation erhalten bleibt. Im allgemeinen ist die maximale Regression 10–15 Jahre nach der Menopause erreicht. Die zytologischen Abstrichbilder lassen sich in dieser Lebensphase in 3 Hauptgruppen einteilen: Hoch-, mittel-, und niedrig-proliferierte Abstrichtypen.

Zellbilder bei hoher Proliferation, die meist zu Beginn der Postmenopause auftreten, ähneln denen, die man auch während der Prämenopause findet. Es herrschen die großen Intermediärzellen vor. Sie weisen eine leichte Faltung der Zellränder auf und liegen überwiegend einzeln oder in kleinen Gruppen zusammen. Eine ausgeprägtere Faltung und Haufenbildung läßt an einen Gestageneinfluß denken. Papanicolaou spricht von einem „prämenstruellen Abstrichtyp".

Mit weiterer Verminderung der Östrogenproduktion verschwinden die Superfizialzellen schließlich fast ganz und es treten Zellbilder mittlerer Proliferation auf. Neben großen und kleinen Intermediärzellen finden sich schon Parabasalzellen. Ein Zellbild, bei dem fast ausschließlich große und kleine Intermediärzellen vorhanden sind, bezeichnete Papanicolaou als „crowded menopausal type". Superfizialzellen kommen dabei ganz vereinzelt vor. Bei anhaltendem Östrogenmangel treten die großen Intermediärzellen zugunsten der kleineren Intermediärzellen in den Hintergrund. Es bestehen Ähnlichkeiten mit androgen beeinflußten Zellbildern, weshalb man geradezu vom „androgenen Proliferationstyp" spricht. Gelegentlich finden sich Abstrichbilder, welche Zellen aller Schichten von den Parabasalzellen bis hin zu den Superfizialzellen nebeneinander beinhalten, wobei die tieferen Schichten überwiegen. Derartige zytologische Abstrichbilder nennt man „Mischtyp" der Postmenopause.

Ist die Produktion von Östrogenen und Androgenen bis auf eine minimale Basisfunktion reduziert, lassen sich Zellbilder niedriger oder fehlender Proliferation nachweisen. Der vorherrschende Zelltyp sind neben den kleinen Intermediärzellen die Parabasalzellen.

Der Hormongrad des zytologischen Abstrichbildes des Vaginalepithels gibt dem fachkundigen Arzt einen eindeutigen Hinweis auf die mehr oder weniger reduzierte Ovarialfunktion in der Peri- und Postmenopause. Die Hormonzytologie ist im Vergleich zur

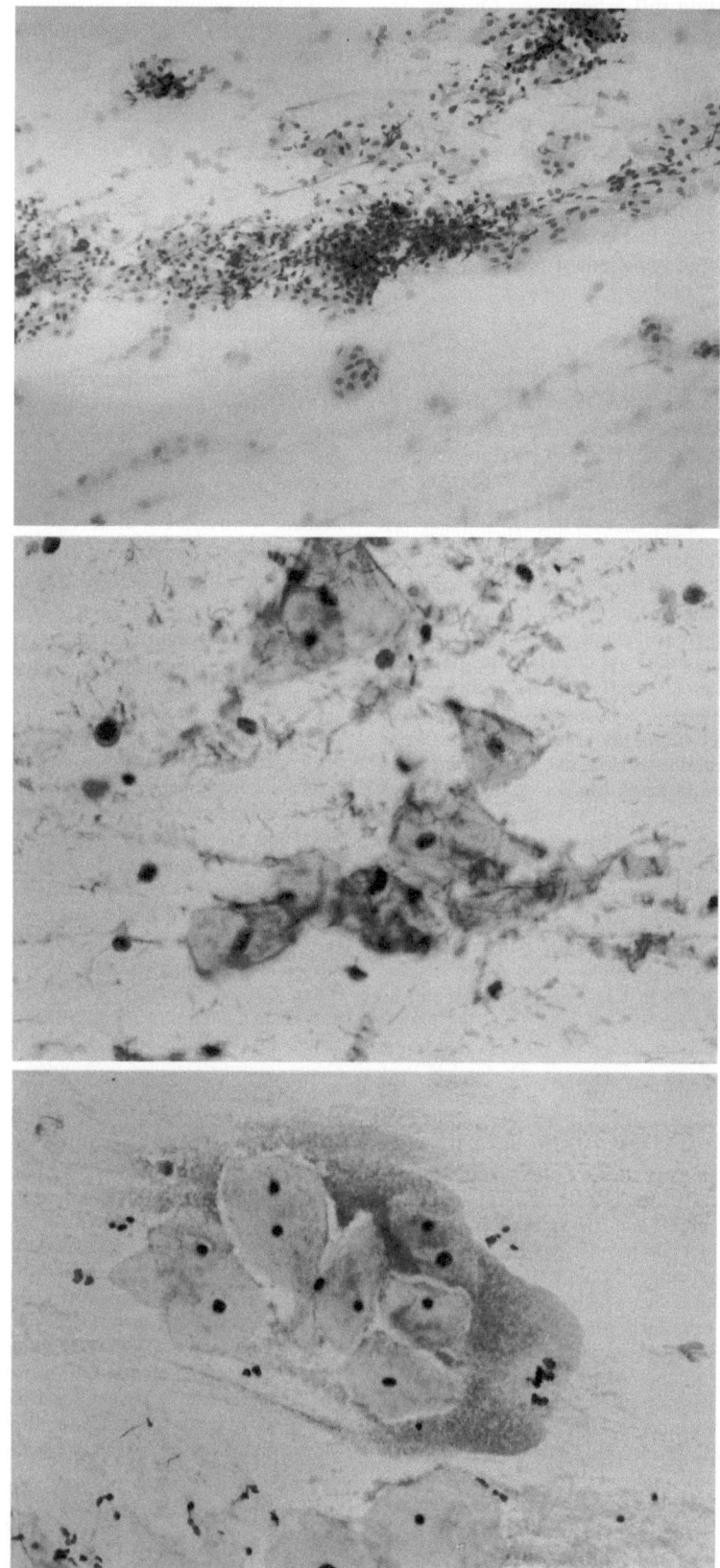

Abb. 2a–c. Zellmorphologien, die eine unterschiedliche hormonelle Stimulation aufweisen. **a** Atrophie; **b** Döderleinflora, Zytolyse; **c** Kokkenflora, hohe Population

radioimmunologischen Analytik kostengünstig, von einem Hormonlabor unabhängig und im Rahmen der Krebsvorsorgeuntersuchung ohnedies unerläßlich.

Literatur

1. Aleem FA, McIntosh TK (1985) Menopausal syndrome: plasma levels of β-endophin in post-menopausal women measured by a specific radioimmunoassay. Maturitas 7:329
2. Edman CD (1983) The climacteric. In: Buchsbaum HJ (ed) The menopause. Springer, New York Berlin Heidelberg Tokyo
3. Gosden RG (1985) Biology of menopause. Academic Press, London Orlando San Diego New York Toronto Montreal Sydney Tokyo
4. Krüskemper HL (1970) Osteoporose in der Postmenopause. Gynäkologe 2:145
5. Moore RY (1986) Neuroendocrine mechanisms: Cells and Systems. In: Yen SSC, Jaffe RB (ed) Reproductive Endocrinology. Saunders, Philadelphia London Toronto Mexiko City Rio de Janeiro Sydney Tokyo Hong Kong
6. Schindler AE (1986) The Ovary. In: Labhart A: Clinical Endocrinology. Springer, Berlin Heidelberg New York London Paris Tokyo
7. Tikannen MJ, Nikkilä EA, Kuusi T (1986) In: Greenblatt RB, Heithecker R (ed) A modern approach to the Perimenopausal years. de Gruyter, Berlin New York

2.10.3 Radiologische Diagnostik der Osteoporose

F. HEUCK

Die Osteoporose ist die häufigste und damit wichtigste Skeletterkrankung, von der in der Bundesrepublik etwa 12% aller Menschen betroffen sind. Jenseits des 40. Lebensjahres weisen etwa 18% aller Frauen und 8% aller Männer die Zeichen einer Osteoporose auf und bei Frauen jenseits des 60. Lebensjahres müssen 25–30% mit einer Osteoporose rechnen.

Unter den Folgeerscheinungen des Klimakteriums verdient die *„Postmenopausen-Osteoporose"* besondere Beachtung, da ihre Komplikationen wie Wirbelzusammensinterungen, Schenkelhals- und Radiusfrakturen durch die heute wesentlich längere Lebenserwartung spezielle, bisher unbekannte sozialmedizinische Probleme aufwerfen [48]. Soweit es sich sichern läßt, ist in 45% aller Wirbelfrakturen eine Osteoporose nachweisbar, die bei Frauen als häufigste Ursache der Frühinvalidität bekannt ist. Die Zunahme der Zahl alter Frauen, die durch *Folgen der Osteoporose pflegebedürftig geworden sind*, stellt zwingend die *Forderungen nach Früherkennung* und prophylaktischer Behandlung an alle Fachgebiete der Medizin, die mit der Aufklärung von Zusammenhängen des Alterungsprozesses befaßt sind. Die Nützlichkeit einer prophylaktischen Osteoporosetherapie mit Hormonpräparaten (Östrogen-Gestagene, Androgene) in und nach der Menopause ist nicht mehr umstritten [14, 30, 29, 41, 49, 79, 84, 96].

Im gesunden Organismus werden der Stoffaustausch und der physiologische Umbau der Tela ossea in einem Knochen aufgrund der bekannten hormonalen Steuerungsmechanismen unter normaler statischer Belastung im Gleichgewicht gehalten. Dies gilt auch für den *ungestörten biologischen Alterungsprozeß* des Stützgerüstes, der zwar zu Veränderungen in der *Zusammensetzung* der Gewebselemente des „Organs Knochen" führt, jedoch die äußere Form und die statische Funktion der Bausteine des Skelettes wenig beeinträchtigt. Ebenso wie die Altersinvolution anderer Gewebe und Organe zu bekannten charakteristischen Veränderungen Anlaß gibt, entwickelt sich etwa vom 4.–5. Lebensjahrzehnt an langsam fortschreitend die „Alterosteopenie" aller Knochen des Skelettes, der kein Krankheitswert zukommt. Die Spongiosa der Knochen (Epi- und Metaphysen, rein spongiöse Knochen wie z.B. Wirbelkörper, Calcaneus) erfährt einen stärkeren Substanzverlust an Tela ossea, in dem nur die statisch stärker beanspruchten, also die tragenden Bälkchen erhalten bleiben, während die Diaphysenkompakta durch endostalen Knochenabbau einen geringeren Gewebsverlust im Sinne einer Verschmälerung der Schichtdicke aufweist. Erst dann, wenn ein besonders ausgeprägter Schwund an Tela ossea oder ein Mineralverlust des Knochengewebes infolge von krankhaften Störungen der Lebensvorgänge im „Organ Knochen" auftreten, kann es durch statische Insuffizienz zu *sekundären* Veränderungen im Stützgerüst wie *Zusammensinterungen* in spongiösen Anteilen der Knochen oder *Frakturen* kommen, die auch durch ein Bagatelltrauma hervorgerufen werden. Im Alter werden bevorzugt die Wirbelsäule, die Schenkelhalsregion und der gelenknahe Radiusabschnitt frakturieren, so daß die Klärung der Frage nach dem „Frakturrisiko" mit verschiedenen radiologischen Methoden angestrebt worden ist. Das Ziel war dabei eine *Früherkennung* der „Frakturgefährdung", um rechtzeitig mit einer Therapie beginnen und dadurch Spätschäden vorbeugen zu können.

Das *weibliche Geschlecht* steht im Vordergrund des Interesses, da nach der Menopause ein stärkerer Knochengewebsabbau und/oder Mineralverlust in der noch verbliebenen Tela ossea gefunden werden konnte. Als Ursache für diese stärkere „Entknochung" des Knochens [93] nach der Menopause werden komplexe hormonelle Störungen, insbesondere das Absinken des Östrogenspiegels im Serum angeschuldigt. Es ist bekannt, daß nur etwa 25–30% der Frauen im Zusammenhang mit der Menopause eine Osteoporose entwickeln, so daß der Eintritt in die Menopause nicht *alleinige Ursache* dieser Systemerkrankung des Skelettes sein kann [40]. Die Folgen der Menopause für den Kalziumstoffwechsel sind nicht mehr unbekannt (Abb. 1). Durch den *Abfall des Östrogenspiegels* kommt es zu einem relativen Überwiegen der Parathormonwirkung auf den Knochen, denn die Östrogene schützen die Tela ossea davor, daß eine durch Parathormon vermittelte Freisetzung

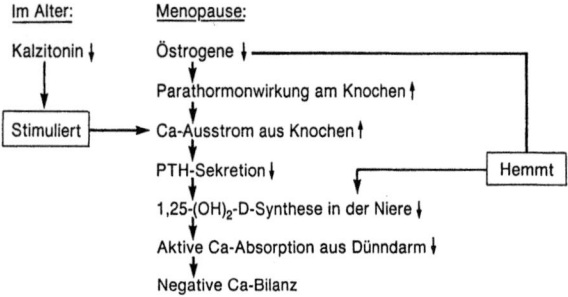

Abb. 1. Schema der hormonell bedingten Änderungen des Kalziumstoffwechsels im Verlaufe der Menopause. (Nach E. Keck [40])

von Kalzium und Magnesium erfolgt [41, 42]. Wenn Kalzium nun vermehrt aus dem Knochen freigesetzt wird, so *hemmt* der erhöhte Serum-Kalziumspiegel die Sekretion von Parathormon durch die Nebenschilddrüsen. Dieser Abfall des Parathormons im Blut führt zu einer verminderten Produktion der wirksamen Komponente des Vitamin D-Hormons (1.25-$(OH)_2$-D) in der Niere, die unter normalen Bedingungen nicht nur vom Östrogen, sondern auch durch Parathormon stimuliert wird. Eine weitere Folge des erniedrigten Hormon-D-Spiegels ist ein Ab-

sinken der aktiven Kalziumabsorption im Dünndarm, da die Produktion des kalziumbindenden Proteins in den Zellen der Dünndarmmukosa vermindert ist. Die daraus resultierende negative Kalziumbilanz wird sich auf den Mineralstoffwechsel der Tela ossea auswirken. Daneben werden *niedrige Kalzitoninspiegel* in der Menopause, *Störungen der Mikrozirkulation* und eine Verminderung des *arteriovenösen Druckgradienten in den intraossären Gefäßen* als weitere Faktoren bei dem Zustandekommen einer Osteoporose gewertet [7, 45, 80].

2.10.3.1 Röntgenbefunde der Knochen

Der *morphologische Befund* des Skelettes kann *nichtinvasiv* nur mit radiologischen Untersuchungsverfahren *festgestellt* und *kontrolliert* werden. Deformierungen der Wirbelkörper oder anderer Knochen nach

Abb. 2. Ausgeprägte Rarefizierung der Spongiosa aller Wirbelkörper, die eine Betonung der verbliebenen, tragenden Bälkchen im Sinne der „hypertrophen Atrophie" (Uehlinger [81]) zur Folge hat. In diesem Stadium der Osteoporose sind noch keine Frakturen, Deckplatteneinbrüche oder Zerrüttungen nachweisbar

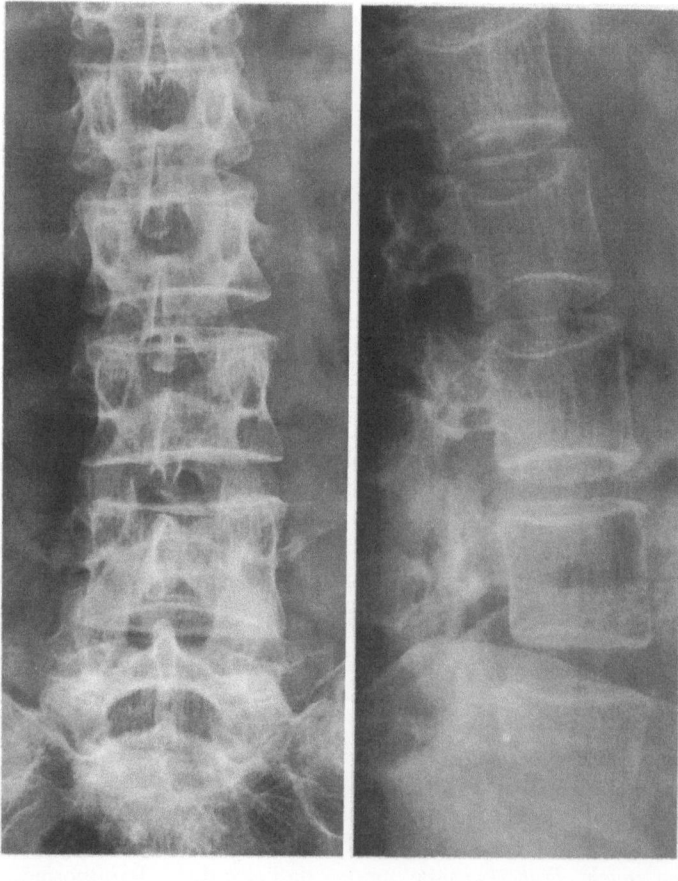

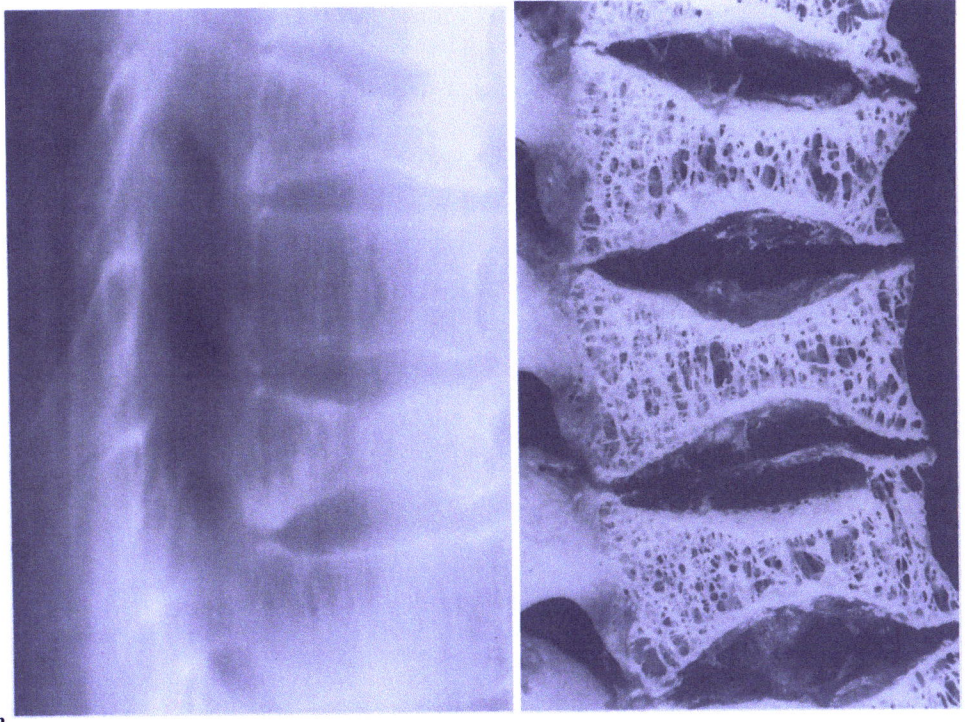

Abb. 3a, b. Zusammensinterung der Wirbelspongiosa bei schwerer Osteoporose und Entwicklung von Keilwirbeln. Einige Wirbel lassen Einbrüche der Deck- oder Grundplatten erkennen, so daß sich durch den Turgor des Nucleus pulposus der Bandscheiben die bekannte „Fischwirbelform" ausbilden kann. **a** Tomogramm der BWS, **b** anatomisches Präparat

Zerrüttung und Zusammensinterung der Spongiosa infolge von Mikrofrakturen statisch insuffizienter Bälkchen oder Lamellen, sowie durch Bagatelltraumen verursachte Frakturen mit Kontinuitätstrennung oder Dislokationen der Fragmente, *werden im Röntgenbild sichtbar*. So sollte am *Anfang der Diagnostik* bei dem ersten klinischen Verdacht auf eine postmenopausale oder präsenile Osteoporose, der sich meist auf diffuse Rückenschmerzen gründet, die bei Bewegung noch verschlimmert auftreten können, immer das *qualitativ gute Röntgenbild in mindestens 2 Ebenen* stehen. Bei noch unklaren Befunden können spezialdiagnostische Verfahren wie *Feinfokus-Vergrößerungsaufnahmen*, die *Schichtaufnahme* und – wenn sinnvoll – auch die *Röntgen-Computertomographie zur weiterführenden Analyse* der Knochenveränderungen eingesetzt werden. Erst dann wäre die wenig spezifische *Skelettszintigraphie* oder die *Kernspintographie* zum Nachweis früher Knochenmarksveränderungen nach Mikrofrakturen angezeigt.

Die bekannten röntgenmorphologischen Befunde bei der Osteoporose sind:

a) *Stammskelett* (Wirbelsäule und Becken)

Als Folge des Substanzverlustes an Tela ossea durch *Rarefizierung* der Spongiosa ist eine erhöhte Strahlendurchlässigkeit bei gleichzeitiger Betonung der noch verbliebenen und stärker belasteten Bälkchen („hypertrophe Atrophie", [82]) festzustellen (Abb. 2). Das Kreuzbein und das Beckenskelett weisen meist auch eine erhöhte Strahlendurchlässigkeit und eine etwas grobe Knochenstruktur auf. Es folgt dann *die Keilform* eines oder mehrerer Wirbelkörper durch Zusammensinterung der Bälkchen nach Mikrofrakturen und Zerrüttungen der Spongiosa, die auch zu *echten Einbrüchen* der Deck- und/oder Grundplatten der Wirbel führen können (Abb. 3). Bei entsprechender Deformierung der Wirbel infolge Eindellung an den Grund- und Deckplatten wird auch von „Fischwirbeln" gesprochen.

Als *weitere Folge* entwickelt sich eine verstärkte *Kyphose*, insbesondere im Bereich der Brustwirbelsäule mit reaktiven spondylotischen Randappositionen, die Ausdruck einer metaplastischen Ossifikation des Bandapparates sind (Abb. 4). Auf die Verschmälerung der Bandscheiben durch Turgorverlust oder Zerrüttung sollte geachtet werden, da nicht selten ein Nukleusprolaps mit entsprechenden klinischen Symptomen vorliegt.

b) *Peripheres Skelett*

Strukturauflockerungen der Spongiosa durch den Schwund an Tela ossea, also die generalisierte Rarefizierung bedingt, finden sich in *unterschiedlicher Aus-*

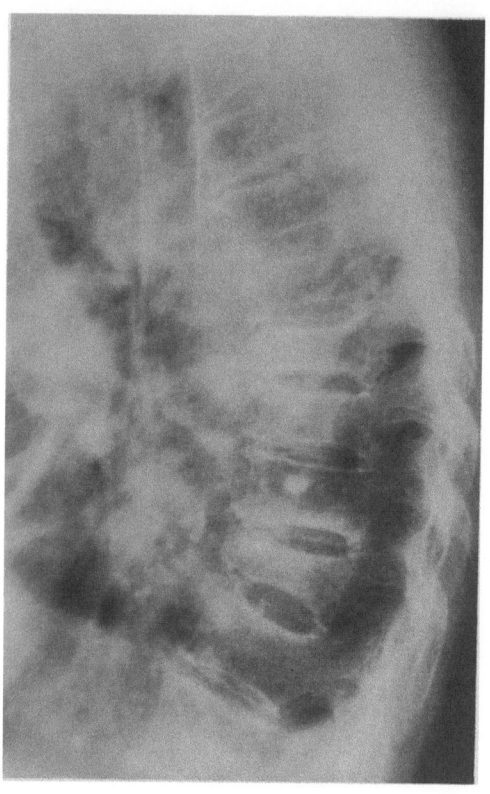

Abb. 4. Deutliche Kyphose der Brustwirbelsäule infolge Zusammensinterung, Kompression und Keilform mehrerer Wirbelkörper bei lange bestehender, schwerer Osteoporose. Es konnten sich bereits reaktive Randappositionen oder Spondylophyten an den Wirbelkörperkanten als Ausdruck metaplastischer Ossifikationen im Bandapparat entwickeln

prägung *an allen Knochen der Extremitäten* und können dort röntgenmorphologisch nachgewiesen werden. Verschmälerungen der Diaphysenkompakta, die manchmal aufgeblättert oder spongiosiert sein kann, folgen mit einer zeitlichen Verzögerung und können morphometrisch objektiviert werden. Der Nachweis gelingt gut durch Röntgenaufnahmen der Hand in Spezialtechnik mit Feinfokus (Mammographieapparatur mit Molybdänröhre) oder mit der Weichstrahl-Immersions-Radiographie (WIR) des Handskelettes.

Diskrete *Umbauzonen* durch Zerrüttungen des statisch insuffizienten Knochens können an den bekannten peripheren Skelettregionen gefunden werden (Abb. 5). Sie entwickeln sich auch *ohne* histologisch nachweisbare *osteomalazische Komponente*, doch ist diese bei alten Menschen infolge von Fehlernährung oder Resorptionsstörungen des Darmes nicht selten vorhanden. Die Kombination von Osteoporose und Osteomalazie ist sicher häufiger als bisher vermutet worden ist. Wichtig ist der Ausschluß oder Nachweis von diskreten oder maskierten Frakturen nach Bagatelltrauma, vor allem im Bereich der besonders gefährdeten Skelettabschnitte, wie im proximalen Femur oder im distalen Radius. Es kommen *spontane* *Rippenfrakturen* bei der Osteoporose nach einem minimalen Trauma oder bei lange andauerndem, starkem Husten vor, die als „Hustenfrakturen" bekannt geworden sind (Abb. 6).

Nach dem 50. Lebensjahr steigt beim weiblichen Geschlecht, im Gegensatz zum männlichen Geschlecht, die Häufigkeit der Radiusfrakturen um das 10fache an. Bei Frauen treten auch Wirbelbrüche wesentlich häufiger auf und sind bei 26% der 60jährigen und bei 50% der 75jährigen zu finden. Die Schenkelhalsfrakturen treten zu 97% nach dem 65. Lebensjahr auf und sind bei Frauen wesentlich häufiger. Nach Statistiken aus Finnland und England verdoppelt sich die Inzidenz nach dem 50. Lebensjahr alle 5 Jahre, so daß Frauen nach dem 80. Lebensjahr zu 40% die Gewißheit haben, entweder einen oder beide Oberschenkel zu brechen [43, 1]. Auch bei Männern verdoppelt sich die Zahl der Oberschenkelhalsbrüche im Alter von 60 Jahren und dann wieder im Alter von 70 Jahren, doch ist darunter eine größere Zahl der Patienten, die an Alkoholismus oder einer Paralyse leiden. Beides sind Erkrankungen, die zur Osteoporose führen. Ferner ist ein *ethnischer Polymorphismus* bei der Osteoporose und der Frakturhäufigkeit erkennbar, da z.B. die *schwarze Bevölkerung* nicht nur in Afrika, sondern auch in den USA, verschont bleibt [78].

Da der Knochenschwund und die Frakturhäufigkeit bei Frauen größer sind als bei Männern, wurde nach *spezifischen Risikofaktoren* für die Frau gesucht. Heute steht fest, daß sich der Knochenschwund *nach der Menopause* beschleunigt [24, 57]. Vor der Menopause tritt kein deutlicher Knochenschwund auf, doch fanden wiederum MEEMA und MEEMA [57], daß unmittelbar nach der Menopause eine stete Verminderung der Knochenmasse um etwa 1–2% im Jahr erfolgt. Untersuchungen von CHRISTIANSEN et al. [12] haben gezeigt, daß ein *biphasischer Verlauf* mit einer zu Beginn raschen Phase und einer später langsamen Phase des Knochenverlustes vorliegt. LINDSAY et al. [53] sind der Ansicht, daß sich das Ausmaß des Knochenschwundes nach Ovarektomie umgekehrt proportional zum Östrogenserumspiegel verhält. Da dieser Serumspiegel die *Konversion des Nebennierenandrogens „Androstendion"* zu Östron durch Aromatisierung im Körperfett wiederspiegelt, erklärt sich, warum die typische Frau mit Osteoporose *mager* ist, eine *zierliche Gestalt* und *zarte Knochen* hat. Sie verliert an Knochensubstanz rascher und über längere Zeit als die adipöse Frau, zumal sie eine höhere Lebenserwartung hat. Zusätzlich spielt das *Rauchen* eine Rolle, da es zu einer vorzeitigen Menopause führt und das Körperfett vermindert. Als Risikofaktor wäre auch das Versäumnis zu werten, die fehlenden Östrogene zu ersetzen oder Substanzen wie Kalzium, Kalzitonin, Gestagene oder anabole Steroide zu verordnen.

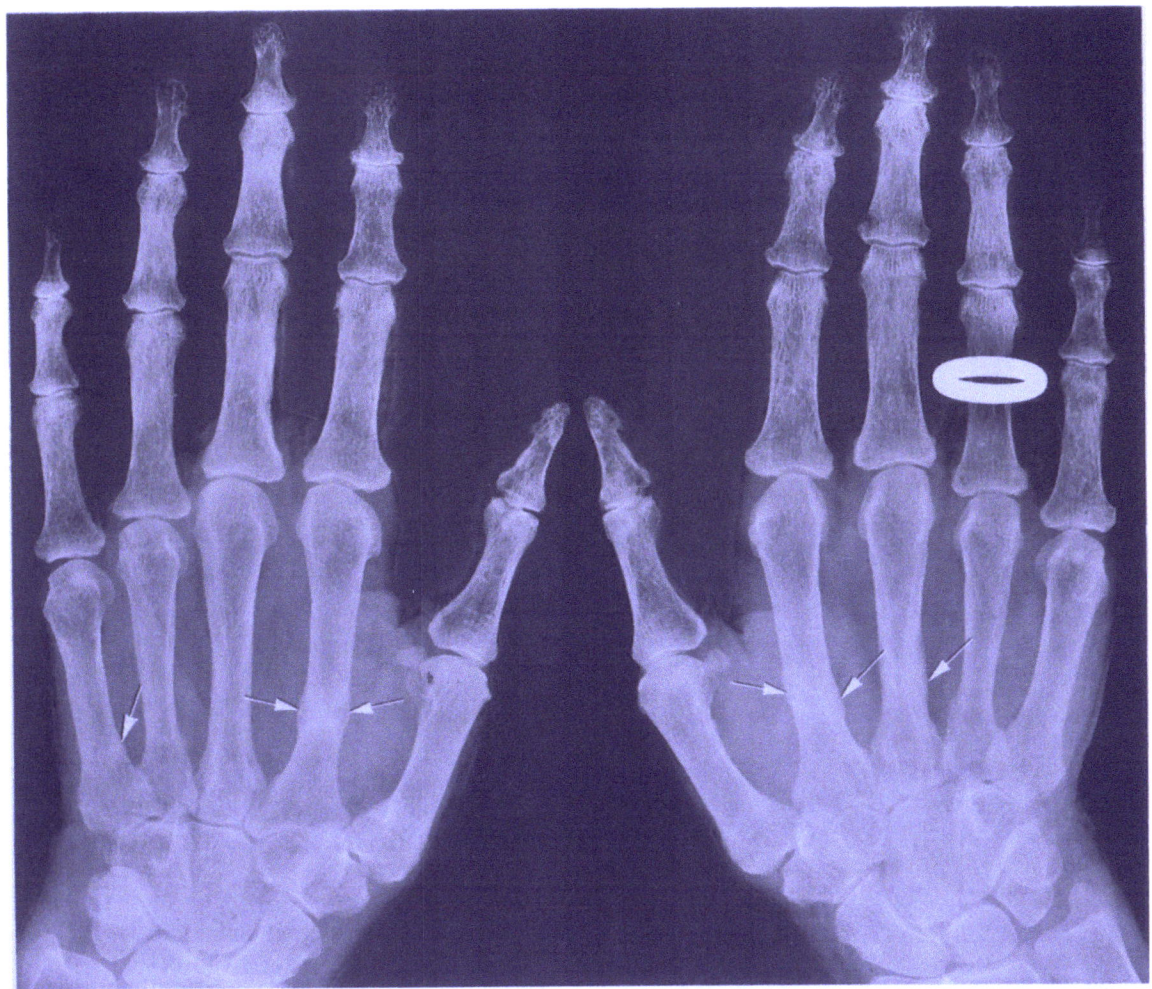

Abb. 5. Schwere Osteoporose des Handskelettes. Umbauzonen infolge Materialzerrüttung der rarefizierten Spongiosa im Bereich der Metacarpalia. Es ist zwar eine Mikrokallusbildung im Frakturbereich deutlich erkennbar, doch fehlt eine „hypertrophe Kallusformation", wie sie für die Osteomalazie und deren Umbauzonen charakteristisch ist

2.10.3.2 Die quantitative Radiologie der Knochen

Die beschriebenen röntgenmorphologischen Befunde der Osteoporose stellen *Spätstadien* des Krankheitsgeschehens dar. Es ist bekannt, daß die *Früherkennung* generalisierter Osteopathien, zu denen die Osteoporose gehört, durch alleinige subjektive Auswertung des Röntgenbildes erst dann gelingt, wenn *regional gröbere Defekte* oder Zusammensinterungen und *pathologische Frakturen* aufgetreten sind. Der frühe Nachweis sehr diskreter Veränderungen von Mineralkonzentration und Makrostruktur der Knochen kann heute mit Methoden der quantitativen Radiologie geführt werden, die jedoch nur zum Teil Eingang in die klinische Routine gefunden haben.

Die zum Nachweis einer generalisierten Osteopathie, insbesondere der häufig auftretenden *postmenopausale Osteoporose*, bekannten radiologischen Methoden sind in Tabelle 1 zusammengestellt. Davon haben nur wenige klinische Bedeutung erlangt. Es wurden meist sehr hohe Forderungen an die Genauigkeit und an eine ausreichende Reproduzierbarkeit der Meßverfahren gestellt. Immer neue radiologische oder nuklearmedizinische Meßtechniken sind erdacht und erprobt worden, doch liegen bisher nur wenige, klar definierte Meßresultate vor, die als „Normwerte" für den Vergleich mit krankhaften Abweichungen dienen können, wie sie bei generalisierten Osteopathien zu erwarten sind. Die bisher durchgeführten quantitativen Bestimmungen von Knochenmasse oder globaler Mineralkonzentration haben übereinstimmend ergeben, daß

a) *beide Geschlechter* mit zunehmendem Alter Knochensubstanz verlieren;
b) bei *allen* ethnischen Gruppen haben Männer eine größere Knochenmasse als Frauen;

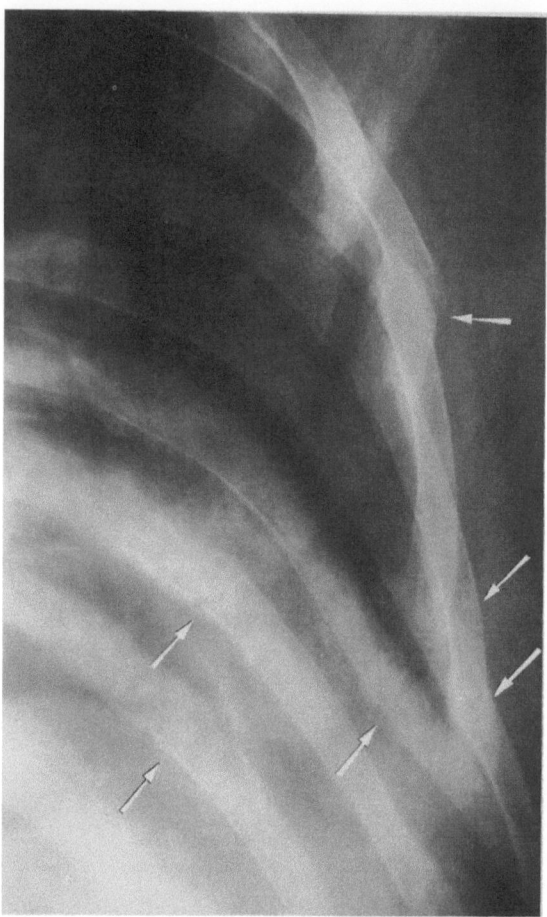

Abb. 6. Pathologische Frakturen der Rippen bei schwerer Osteoporose einer 52 Jahre alten Patientin, die sich im Verlaufe eines grippalen Infektes mit Lungen- und Pleurabefunden infolge starken, länger anhaltenden Hustens entwickelt haben (auch als „Hustenfrakturen" bekannt). Die Ausheilung erfolgt meist durch eine normale Kallusbildung bei oft in Fehlstellung stehenden Fragmenten

c) *Frauen* verlieren *früher* und *rascher* Knochensubstanz als Männer und haben in späterem Alter wesentlich weniger Knochenmasse.

Die *Frakturgefährdung* spielt bei der Forderung nach Früherfassung der Osteoporose eine herausragende Rolle. Frauen mit Wirbelkörperkompressionsbrüchen lassen eine signifikante Abnahme der Knochenmasse auch im Radius erkennen, so daß von einer *generalisierten Osteoporose* nach der Menopause ausgegangen werden kann [56]. Vom 50. Lebensjahr an nehmen die Wirbelbrüche bei Frauen deutlich zu. Die Oberschenkelbrüche nehmen erst nach dem 70. Lebensjahr zu und diese Patientinnen lassen zugleich einen ausgeprägten Schwund an Knochengewebssubstanz in der Skelettperipherie erkennen (Abb. 10). Die Versuche, *Risikogruppen* unter den Frauen frühzeitig zu erkennen, haben ergeben, daß dieses mit dem

Tabelle 1. Methoden der quantitativen Radiologie des Skelettes

Röntgen-Morphometrie
Messungen an der Diaphysen-Kompakta
Messungen an der Kortikalis

Strukturanalyse aus dem Röntgenbild
Zeilenscan
Grauwerthistogramm
Fourier-Transformation

Densitometrie
Röntgen-Photo-Densitometrie
Transmissionsmessungen
  mit Röntgenstrahlen
  mit Isotopen
Computer-Tomometrie (Q.C.T.)
  mit Röntgenstrahlen
  mit Isotopen
Messung der Compton-Streuung
Ultraschall-Densitometrie

Kompaktaindex oder der *kombinierten Kompaktadicke* gelingt. Nach wie vor ist eine sichere Vorausbestimmung des Risikos für das Einzelindividuum problematisch. Bei der Frakturentstehung sind zahlreiche Faktoren, nicht zuletzt auch die Art und der Schweregrad der Gewalteinwirkung zu berücksichtigen. Die zur Früherkennung einer Osteoporose geeigneten Verfahren der Morphometrie und der Densitometrie sind nachfolgend zusammengestellt.

2.10.3.2.1 Die Röntgenmorphometrie

Die größte praktische Bedeutung haben Methoden der Morphometrie zur Beurteilung der Knochenmasse in der Diaphysenkompakta erlangt. An zahlreichen Diaphysenabschnitten von Knochen aus verschiedenen Skelettregionen (Abb. 7) sind *Normalwerte* der einzelnen Altersgruppen erarbeitet worden.

Die Messungen der Schichtdicke der Diaphysenkompakta können mit einem einfachen Stechzirkel oder einer Lupe, die mit einem Maßstab ausgerüstet ist, vorgenommen werden, da das Auflösungsvermögen des menschlichen Auges für Konturen besser ist als die Genauigkeit photometrischer oder elektronischer Verfahren [6]. In Abbildung 8 sind die Meßstrecken am Metacarpale schematisch dargestellt. Eine Definition der Meßwerte für die Röntgenmorphometrie findet sich in Tabelle 2, von denen nur wenige häufiger Anwendung gefunden haben. Als Meßgrößen wurden vornehmlich die „kombinierte Kompaktadicke" und der „Kompaktaindex" gewählt.

Die Feinstrukturaufnahme des Handskelettes mit der Mammographietechnik und/oder die Weichstrahlimmersionsaufnahme sind für die Morphometrie des Metacarpale II oder III gut geeignet und mit einer einfachen Lupe können diskrete Struk-

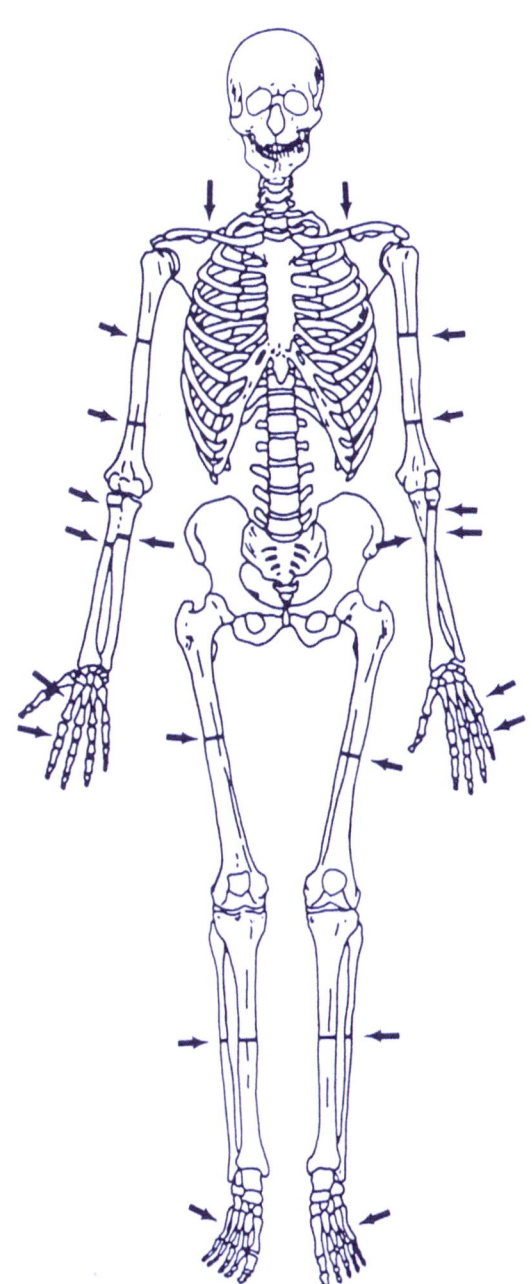

Abb. 7. Meßzonen an den Diaphysen verschiedener Knochen des Skelettes (nach Virtama u. Helelä [83]). Es sind für alle der markierten Bereiche Meßresultate erarbeitet worden

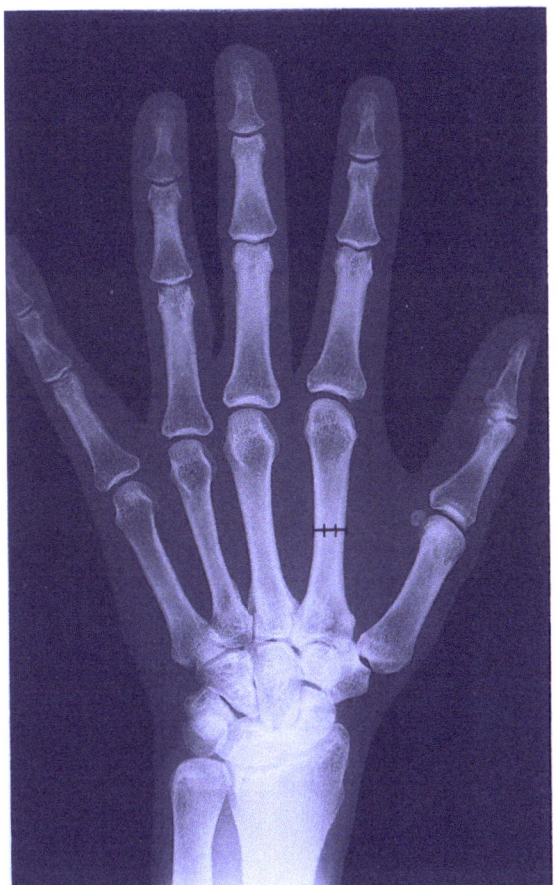

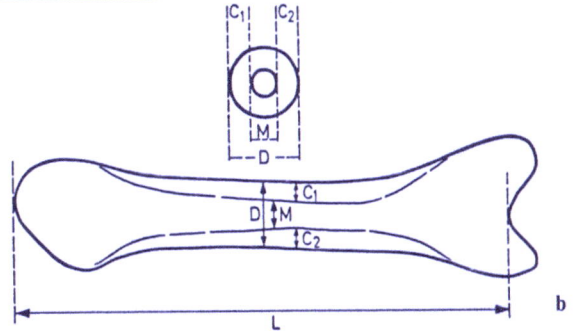

Abb. 8a, b. Das Meßareal am Metacarpale II (**a**) zusammen mit der schematischen Darstellung der Meßgrößen, die an diesem Knochen ermittelt worden sind (**b**). D äußerer Durchmesser der Diaphyse, M Durchmesser des Markraumes, C Schicht-Dicke der Kompakta, L Länge des Knochens

turauflockerungen der verschmälerten Diaphysenkompakta oder der Spongiosa – auch im Bereich der Proc. unguicularis – besser erkannt werden („Mikroradioskopie" nach Meema u. Schatz [59]). Eine in die Lupe eingebrachte Meßskala erlaubt *gleichzeitig* die Schichtdicke der Diaphysenkompakta zu messen. Die am häufigsten aufgesuchte Meßzone, von der bereits sehr umfangreiche Messungen bei gesunden Menschen aller Altersstufen und verschiedener Rassen vorliegen, ist die *Mitte des Metacarpale II* des Handskelettes. Es liegen ferner Meßresultate von Frauen nach Ovarektomie und bei klinischem Verdacht auf eine postmenopausale Osteoporose vor, die mehr oder minder deutliche Abweichungen von der Norm erkennen lassen (Abb. 9, 10b).

Tabelle 2. Definition der Meßwerte zur Röntgenmorphometrie

1. Einfache Kompakta- oder Kortikalisdicke
   C1 oder C2

2. Kombinierte Kompaktadicke
   C1 + C2 (oder D–M)
   Minimale Kompaktadicke (s. Abb. 30: MEEMA u. MEEMA 1973)

3. Kompaktaindex
   $\dfrac{C1+C2}{D}$

4. Barnett-Nordin-Index
   $\dfrac{C1+C2}{D} \times 100$

5. Exton-Smith-Index
   $\dfrac{D^2 - M^2}{D \times L}$

6. Fläche des Kompaktaquerschnitts (nach GARN 1970)
   $D^2 - M^2 \times 0{,}785$

7. Prozentuale Kompaktafläche (nach GARN 1970)
   $\dfrac{D^2 - M^2}{D^2} \times 100$

Weitere umfangreiche Meßresultate über Normalkollektive sind von GARN [22] aus den USA, von VIRTAMA u. HELELÄ [83] aus Finnland, von DEQUEKER [15] aus Belgien und von MEEMA et al. [55, 58] aus Kanada erarbeitet worden (Tabelle 3). Die Alterskurven der Knochenmasse verschiedener Knochen zeigen alle die Form einer Parabel mit stärkerer Neigung vom 40.–50. Lebensjahr, die sich besonders deutlich beim weiblichen Geschlecht abzeichnet (Abb. 10a). Eine einfache Messung der Schichtdicke der dorsal-kranialen Rippenkortikalis der 4. und 5. Rippe haben FISCHER u. HAUSSER [20] empfohlen, da hierzu nur die normale Thoraxübersichtsaufnahme erforderlich ist. Durch Vergleich der „Normalwerte" mit den Meßergebnissen bei Knochenerkrankungen lassen sich Veränderungen erfassen (Abb. 11).

Betont sei, daß alle genannten morphometrischen Methoden das ohnehin erforderliche Röntgenbild lediglich einer zusätzlichen Analyse unterziehen und damit aussagekräftig und sehr preiswert sind.

2.10.3.2.2 Die Densitometrie

Die Zielsetzung von densitometrischen Methoden ist der frühzeitige und möglichst objektive Nachweis von Veränderungen des *„globalen Mineralgehaltes"* in einem umschriebenen spongiösen oder kompakten Knochenabschnitt. Es sei daran erinnert, daß eine zugrunde liegende Systemerkrankung des Skelettes entweder zu einer Verminderung – seltener Vermehrung – der Knochenmasse im Gesamtvolumen des Knochens geführt hat, oder daß eine *Störung der Transformation* und *Mineralisation* der vorhandenen Tela ossea aufgetreten ist. Aussagen über die *Qualität des Knochens* als Baustein des Stützgerüstes, also seine Festigkeit und statische Belastbarkeit sind daher mit diesen Verfahren nur sehr begrenzt möglich.

Seit etwa 3 Jahrzehnten werden Methoden der Röntgen- oder Isotopendensitometrie in der Diagnostik von Knochenerkrankungen eingesetzt, die alle *auf dem Prinzip der Schwächung* von Röntgen- oder Gammastrahlen in dem interessierenden Meßareal beruhen (Übersicht bei HEUCK u. VANSELOW [38]). Die Schwächung der Strahlung kann entweder *direkt gemessen* oder über die *Schwärzung der photographischen Schicht* eines Röntgenbildes ermittelt werden. Zur weitgehenden Ausschaltung *systematischer Meßfehler* sollte bei allen Methoden der Densitometrie ein *Vergleichskörper als Eichstandard* herangezogen werden. Bisher wurden Aluminium, Elfenbein und Tierknochen oder in Kunststoff einpolymerisierter Hydroxylapatit als Referenzsystem verwendet [37, 38, 18]. Die von uns gewählte Treppenform des Vergleichskörpers repräsentiert verschiedene Schichtdicken und enthält in drei zusammengefügten Abschnitten verschiedene Konzentrationen des Hydroxylapatit, der in den wasseräquivalenten Kunststoff eingebettet ist. Als *Fehlerquellen für alle densitometrischen Meßverfahren* sind bisher erkannt worden:

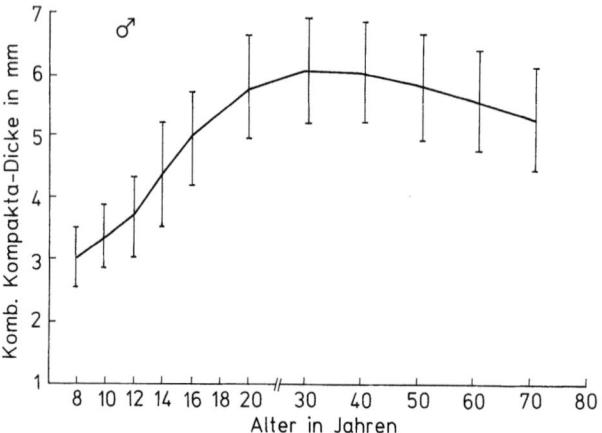

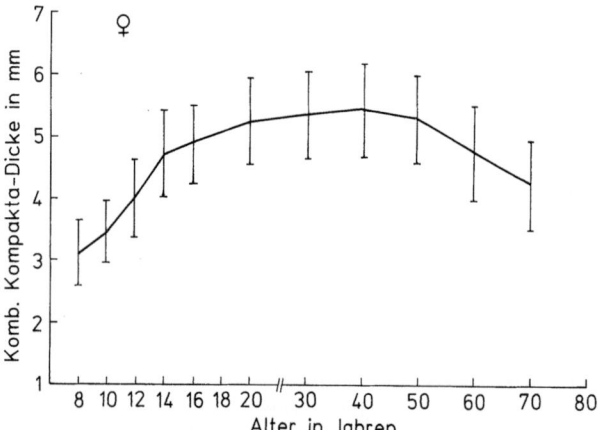

Abb. 9. Die Alterskurven der kombinierten Kompaktadicke vom Metacarpale II weisen bei beiden Geschlechtern einen Abfall der Meßwerte auf, der mit dem 40. Lebensjahr beginnt. (Nach GARN [22])

Tabelle 3. Morphometrische Meßergebnisse von Gesunden im 4. Dezennium

Meßort	Meßwerte (mm)		Autoren
	Männer	Frauen	
Kombinierte Kompaktadicke der oberen Extremität			
Metakarpale II	5,90	5,30	Garn et al. (1964)
	6,20	5,50	Bugyi (1965)
	5,70	5,30	Virtama u. Helelä (1969)
	6,00	5,50	Garn (1970)
	5,16	5,11	Dequeker (1972)
	5,80	5,30	Meema u. Meema (1972)
Metakarpale III	5,70	5,10	Virtama u. Helelä (1969)
Metakarpale IV	4,60	4,10	Virtama u. Helelä (1969)
2. Phalanx	4,70	4,20	Virtama u. Helelä (1969)
3. Phalanx	4,90	4,40	Virtama u. Helelä (1969)
4. Phalanx	4,75	4,20	Virtama u. Helelä (1969)
Radius proximal	6,80	5,90	Meema et al. (1964)
	6,25	5,90	Saville (1965)
	7,80	6,60	Virtama u. Helelä (1969)
Humerus-proximal	10,10	8,20	Virtama u. Helelä (1969)
Humerus distal	13,40	9,50	Virtama u. Helelä (1969)
Klavikula	6,40	6,20	Virtama u. Helelä (1969)
Kombinierte Kompaktadicke der unteren Extremität			
Femur	20,70	19,10	Virtama u. Helelä (1969)
Tibia	13,60	11,60	Virtama u. Helelä (1969)
Fibula	7,50	6,40	Virtama u. Helelä (1969)
Metatarsale II	5,50	5,30	Virtama u. Helelä (1969)
Metatarsale III	4,50	4,10	Virtama u. Helelä (1969)
Einfache Kompaktadicke			
Klavikula	2,78	2,64	Anton (1969)
	2,78	2,87	Doyle (1969)
	2,75	2,85	Fischer u. Hausser (1970)
Rippen: 4. u. 5. dorsal	1,40	1,40	Fischer u. Hausser (1970)

1. Unregelmäßige Begrenzungen der Knochenkortikalis oder Kompakta in den Meßzonen.
2. Unterschiede in der Struktur und Architektur von Spongiosa und Kompakta, insbesondere an Grenzarealen.
3. Wechselnde Mischungen von blutbildendem Knochenmark, Fettmark und Bindegewebe im „Organ Knochen".
4. Überlagernde metaplastische Verknöcherungen im Bandapparat, vor allem der Wirbelsäule (Spondylophyten) und Weichteilverkalkungen, die im Meßareal liegen.

Die genannten Fehlerquellen können nur durch sorgfältige Auswahl geeigneter Meßareale in den interessierenden Knochen beseitigt oder umgangen werden. Da die Spongiosa einen wesentlich dynamischeren Stoffaustausch und Umbau der Tela ossea bei Erkrankungen aufweist als die Kompakta der Diaphysen, wurden die Meßzonen in spongiösen Knochen, wie Calcaneus oder Wirbelkörper, sowie in den spongiösen Anteilen der Röhrenknochen, wie Epimetaphysen des Radius oder Mitte des Femurhalses, bevorzugt. Hier ist eine frühzeitige Erkennung von Veränderungen möglich. Diese Beobachtungen schließen jedoch nicht aus, daß *zwar etwas verspätet*, jedoch regelmäßig auch die Kompakta der Diaphysen bei den verschiedenartigen Osteopathien und sicher bei den primären und sekundären Osteoporosen mitbeteiligt ist. Aus diesem Grunde sei nochmals auf die morphometrischen Verfahren hingewiesen.

Eine wichtige Voraussetzung zur *Verständigung über Meßwerte des globalen Mineralgehaltes* in einem definierten Knochenareal ist es, daß eindeutig deklariert und unterschieden wird zwischen

Längenwert oder Streckenwert (g/cm)
Flächenwert (g/cm^2) und
Volumenwert (g/cm^3).

Die *Aussagekraft des Volumenwertes* ist für den Vergleich von Meßresultaten aus verschiedenen Arbeitsgruppen, also *unabhängig* von der Meßmethode, am *größten* [66]. Bei Messungen der Mineralkonzentration in spongiösen Knochenabschnitten hat sich der Hydroxylapatitäquivalentwert oder „Apatitwert" – angegeben als Volumenwert in g/cm^3 oder mg/ml – nach Heuck u. Schmidt [37] auch durchsetzen können. Bekanntlich liegt der größte Teil des Knochenminerales als basischer Hydroxylapatit $\langle Ca\,10\,(PO\,4)_6\text{-}(OH)_2 \rangle$ vor. Auf die eingehende Erörterung theoretischer Grundlagen kann an dieser Stelle verzichtet werden, da sie sich in den Übersichten der Handbücher findet [31, 32, 33].

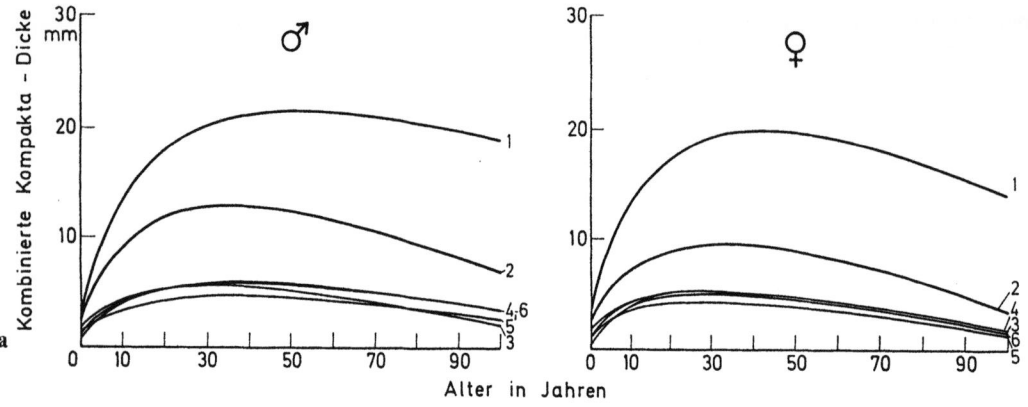

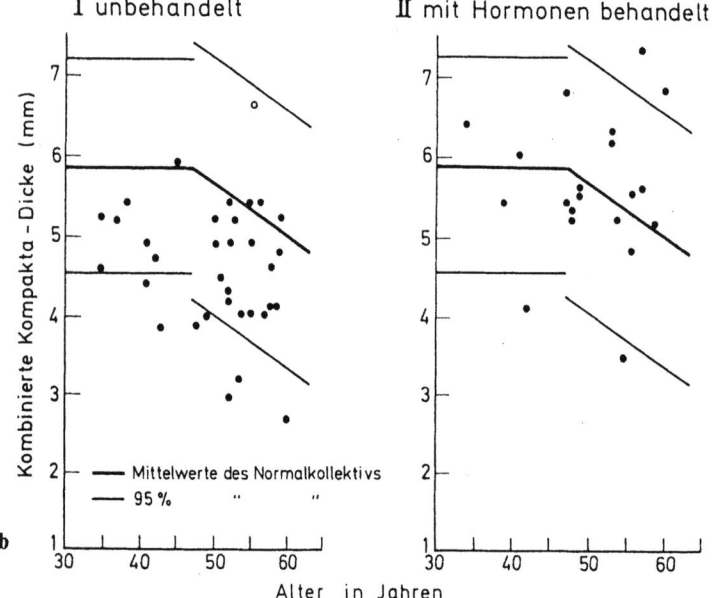

Abb. 10. a Verlauf einiger Alterskurven der kombinierten Kompaktadicke, die von verschiedenen Knochen des Skelettes gewonnen worden sind. Beim weiblichen Geschlecht findet sich ein stärkerer Abfall vom 4. Dezennium an im Bereich der Diaphysen der meisten aller untersuchter Knochen (nach VIRTAMA u. HELELÄ [83]). *1* Femur, *2* Humerus, *3* Radius, *4* Metatarsale II, *5* Grundglied des 2. Fingers, *6* Metacarpale II. **b** Ergebnisse vergleichender Messungen der kombinierten Kompaktadicke im proximalen rechten Radius bei unbehandelten und mit Hormonen behandelten Frauen nach Ovarialexstirpation. Die Normalwerte und das 95% Vertrauensintervall sind mit aufgetragen. (Nach MEEMA u. MEEMA [55])

Die für den Einsatz in Praxis und Klinik *brauchbaren und erprobten Verfahren* sollen zusammen mit einigen im Schrifttum vorgelegten Meßergebnissen kurz dargelegt werden. Wichtig sind Screeningmethoden, die *Frauen mit Osteoporoserisiko nach der Menopause* sowie eine drohende Frakturgefahr erfassen können. Ferner ist es erforderlich, den *Effekt therapeutischer Maßnahmen* am „Organ Knochen" objektivieren zu können.

2.10.3.2.2.1 Röntgen-Photo-Densitometrie

Die Röntgen-Photo-Densitometrie erfordert als vergleichende Schwärzungsmessung *immer* den Einsatz eines möglichst *knochenähnlichen Referenzsystems*, um Meßgenauigkeiten von etwa 5–10% Fehlerbreite erreichen zu können. Die Filmauswertung mit Hilfe eines Rechnerprogrammes konnte das Meßresultat weiter deutlich verbessern [62]. Als *geeigneter Meßort* hat sich der aus reiner Spongiosa konstruierte und gleichmäßig belastete *Calcaneus* bewährt (Abb. 12).

Die Ortsreproduzierbarkeit des Meßareals ist auf einem Röntgenfilm besonders gut und die planparallelen Flächen des Calcaneus im Meßgebiet erleichtern die Bestimmung des durchstrahlten Spongiosavolumens, so daß der *Meßwert als Volumenwert* (mg/ml

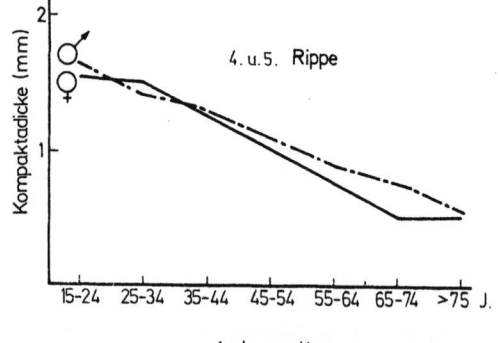

Abb. 11. Verlauf der Meßwerte der *einfachen* Kortikalisschichtdicke der 4. und 5. Rippe mit dem Alterungsprozeß bei *beiden* Geschlechtern. (Nach FISCHER u. HAUSSER [20])

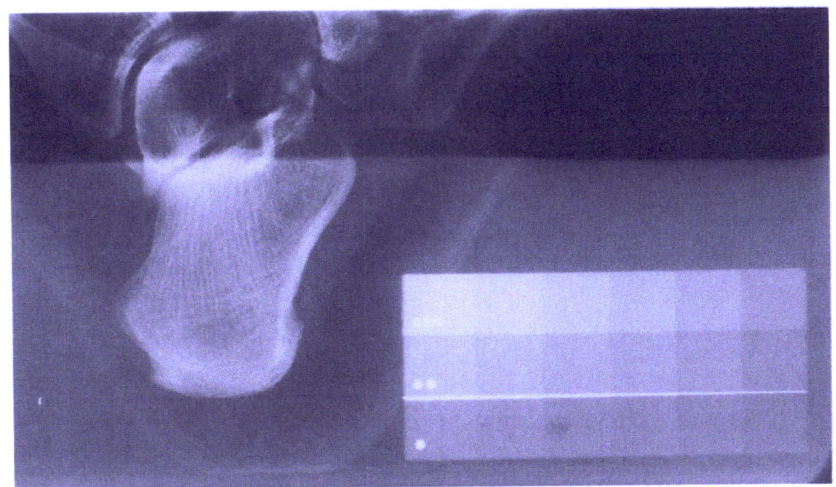

Abb. 12. Aufnahmeanordnung einer interessierenden Skelettregion (Calcaneus) zusammen mit dem Referenzsystem (Apatittreppe nach HEUCK u. SCHMIDT [37]) in einem 70%igen Alkoholbad, mit dessen Hilfe die Weichteilüberlagerung ausgeglichen werden kann

oder g/cm³) angegeben werden kann. Es sind Meßresultate bei Gesunden und Ergebnisse von Messungen bei generalisierten Osteopathien, insbesondere der postmenopausischen Osteoporose vorgelegt worden (Abb. 13).

2.10.3.2.2.2 Ein- und Zwei-Energie-Photonen-Absorptionsmessung

Die Isotopendensitometrie unter Verwendung von Gammastrahlen eines oder mehrerer Isotope (^{125}J, ^{241}AM, ^{153}Gd – 44 und 100 KeV) hat sich in der klinischen Praxis durchsetzen können (Abb. 14).

Eine direkte *Transmissionsmessung* der Strahlenschwächung vermeidet zwar die Fehlermöglichkeiten der Filmtechnik, wie sie bei der Röntgen-Photo-Densitometrie eliminiert werden müssen, doch bereitet die *Auffindung des Meßortes* und die Reproduzierbarkeit der Messung andersartige Probleme (Übersicht bei BÖRNER [5], REINERS [69]). Die *exakte Positionierung* des Scanners ist eine unumgängliche Voraussetzung für die Vergleichbarkeit von Meßergebnissen am gleichen Meßort, wie sie insbesondere bei *Verlaufsstudien* zu fordern ist. Aus diesem Grunde verwenden kommerzielle Meßgeräte heute bereits zur Positionierung computergesteuerte *Konturfindungsprogramme*, die den Meßort automatisch aufsuchen.

Die zuerst am Radius gemessene Schwächung der Gammastrahlung einer ^{125}J-Quelle mit einer Photonenenergie von 28,5 KeV geht auf CAMERON u. SÖRENSEN [9] zurück. Die Messungen wurden an zwei Meßorten vorgenommen, von denen der eine vorwiegend die Spongiosa der distalen

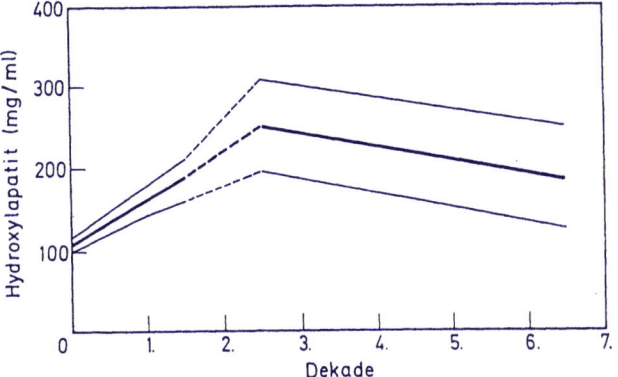

Abb. 13. Meßresultate des Hydroxylapatit-Volumen-Wertes in der Calcaneusspongiosa bei gesunden Probanden in den einzelnen Dezennien. Ein geringer Verlust an Tela ossea (oder globaler Mineralkonzentration) im Calcaneus ist vom 30. Lebensjahr an zu objektivieren. (Aus HEUCK u. VANSELOW [38])

Radiusepimetaphyse und der andere vorwiegend die Diaphysenkompakta des Radiusschaftes erfaßt haben. Eine kritische Auseinandersetzung mit der Zuverlässigkeit und den Fehlern der Kalibrierung von Norland-Cameron-Meßeinheiten haben RUSTGI et al. [75] vorgenommen. Dabei konnte eine Fehlerbreite von 4–6% nachgewiesen werden, so daß ein Vergleich der Resultate aus verschiedenen Arbeitsgruppen schwierig ist und besonders kritisch erfolgen sollte. Zahlreiche Modifikationen der Cameronmethode sind mit dem Ziel entwickelt worden, zunehmend auch aus den o.g. Gründen Spongiosaanteile messen zu können [63, 86]. Neben dem distalen Ende des Radius wurde der Calcaneus von einigen Arbeitsgruppen bevorzugt [2, 85, 89, 90, 91]. Als Eichstandard hat sich – auch für die Isotopendensitometrie – die Verwendung eines Referenzsystems bewährt, das den basischen Hydroxylapatit in verschiedenen Konzentrationen in Kunststoff eingebettet enthält und durch seine Treppenform unterschiedliche Schichtdicken aufweist [88, 85].

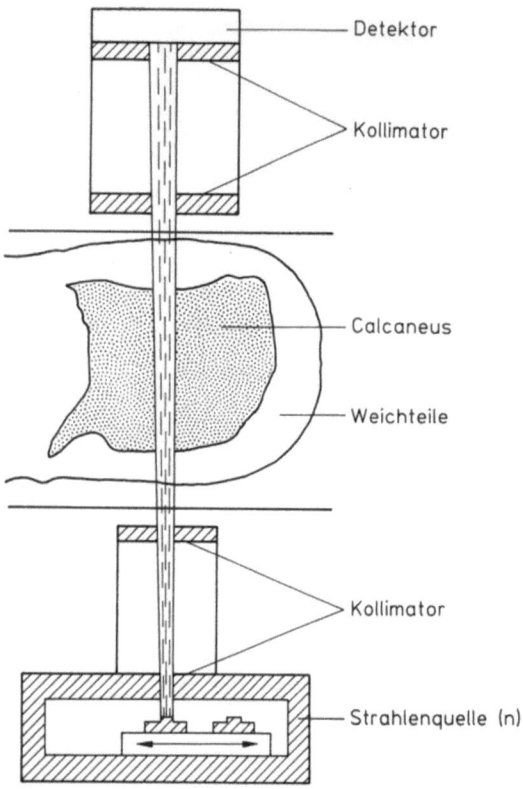

Abb. 14. Schema der Meßanordnung zur Ein-Isotopendensitometrie (Single-Photon-Absorptiometry oder SPA mit ^{125}J). Es können auch *nacheinander* Messungen mit 2 Strahlenquellen unterschiedlicher Energie vorgenommen werden (z.B. mit ^{125}J und ^{241}Am, Dual-Photon-Absorptiometry oder DPA)

Neben der Ein-Isotopendensitometrie (SPA = Single-Photon-Absorptiometry), mit der Messungen an peripheren Knochen wie Radius und Ulna, Fingerknochen, Tibia oder Calcaneus vorgenommen werden können, ist die *Zwei-Isotopendensitometrie* (DPA = Dual-Photon-Absorptiometry) entwickelt worden, um Untersuchungen am Stammskelett, also der Wirbelsäule, und der Schenkelhalsregion durchführen zu können [86, 52, 77]. Der klinische Einsatz beider Verfahren hat brauchbare Resultate gebracht [63, 77]. Es konnten eine ausreichende Präzision und eine gute Reproduzierbarkeit der Meßergebnisse erreicht werden. Die Ein-Energie-Photonen-Absorptiometrie soll eine Reproduzierbarkeit von 1–5%, die Zwei-Energie-Photonen-Absorptiometrie eine solche von 1–4% haben, es sind also keine großen Unterschiede vorhanden. Vorrangig sind Patienten mit schwerer Osteoporose, sowie Frauen nach der Menopause untersucht worden (Abb. 15).

Die dargelegten Schwierigkeiten bei der exakten Lokalisation des Meßortes sowie Versuche, die Dichte von Kompakta und Spongiosa im Knochen getrennt zu ermitteln, führten zur Entwicklung von Verfahren, die das Prinzip der Computertomographie benutzten [73, 74, 17]. Als Strahlenquelle diente ^{125}J in einem Translationsrotationsscanner, mit dem kleine Knochen analysiert werden können. Die Genauigkeit und Reproduzierbarkeit der Methode wird mit unter 5% angegeben, wobei Volumenwerte ermittelt werden können. Mit einem Fingerprofilscanner konnten bereits BÖRNER et al. [4, 5] Meßresultate gewinnen, doch handelte es sich immer um kleine Knochen.

Mit Hilfe der Doppel-Photonen-Absorptiometrie (DPA) sind Messungen des Mineralgehaltes im Bereich der *Wirbelsäule* und im *proximalen Femurabschnitt* möglich. Durch Verwendung einer Photonenquelle mit Zwei-Energie-Peaks (^{153}Gd mit Peaks bei 44 KeV und 100 KeV) kann außerdem der störende Effekt von Weichteilen und Fett auf die Absorptionsmessung am Körperstamm eliminiert werden. Bei unterschiedlichem Fettgehalt im Knochenmark sind Variationen des Meßergebnisses von $\mp 10\%$ möglich. Darüberhinaus beeinflussen *Unregelmäßigkeiten* der Knochenbegrenzung, Inhomogenitäten des spongiösen Knochens, sowie überlagernde spondylotische Randappositionen an der Wirbelsäule und Weichteilverkalkungen (z.B. Aortenkalk) das Meßergebnis mehr oder weniger störend. Die DPA kann daher bei älteren Patienten fragwürdige Ergebnisse liefern. So wird gefordert, daß *vor dem Einsatz* der Doppel-Photonen-Absorptiometrie eine *Röntgenuntersuchung* erfolgen muß, um die Unregelmäßigkeiten der Konturen und Strukturen im Bereich der Wirbelsäule erkennen zu können. Unter Berücksichtigung dieser Schwierigkeiten ist die Reproduzierbarkeit und die Präzision der DPA bei Messungen im Bereich des 2.–4. Lendenwirbels gut und wird von verschiedenen Autoren mit 1,4–7,9% angegeben [76].

Es sind über die Abnahme des Knochenmineralgehaltes in der Wirbelsäule, aber auch in anderen Skelettregionen, die durch den Alterungsprozeß bedingt sind, eine größere Zahl von Untersuchungsergebnissen vorgelegt worden. Bis etwa zum 35. Lebensjahr steigen die Meßgrößen leicht an, um dann beim *weiblichen Geschlecht* mit Eintritt der Menopause, also um das 45. Lebensjahr, deutlich abzunehmen (Abb. 15a). Vom 50. Lebensjahr an bis in das hohe Alter nimmt die Knochendichte des Radius in Diaphysenmitte um ca. 30%, im Bereich der distal gelegenen spongiosareichen Meßzone um etwa 39% ab. Es wird übereinstimmend festgestellt, daß beim *männlichen Geschlecht* eine *lineare Abnahme* der Knochendichte im Vergleich zu den Frauen festgestellt worden ist, bei denen eine stärkere Verminderung nach der Menopause eintritt. So kann das Osteoporoserisiko bei Frauen nach dem Klimakterium erkannt werden.

Es ist über den *Vorhersagewert der Messungen* bezüglich des Auftretens von *Wirbelkörperfrakturen* diskutiert worden. In einer umfangreichen Studie haben WASNICH et al. [90, 92] interessante Ergebnisse zu dieser Frage mitgeteilt. Bei einem Kollektiv von 1098 Frauen in der Menopause wurden am peripheren Skelett Messungen des Calcaneus

Abb. 15. a Die Meßresultate der Doppel-Photonen-Absorptiometrie im Bereich der Lendenwirbelsäule (L 2–L 4) lassen in den verschiedenen Dezennien beim weiblichen Geschlecht einen deutlichen Abfall erkennen. Es wird der *globale Mineralgehalt* (Längen- oder Streckenwert) im gesamten, durchstrahlten Körperabschnitt bestimmt. Die Werte bei Osteoporose (●) liegen niedriger. (Nach SEMLER [77]) **b** Verlaufsmessung der Knochendichte mittels DPA an 18 Frauen mit histologisch gesicherter Osteoporose unter einer Behandlung mit Na-Monofluorphosphat (Tridin) für 2 Jahre

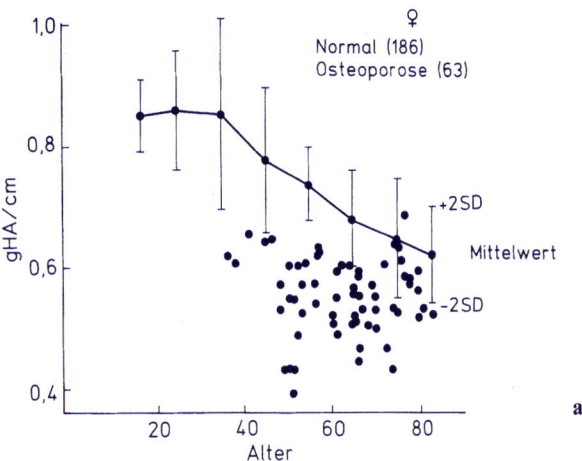

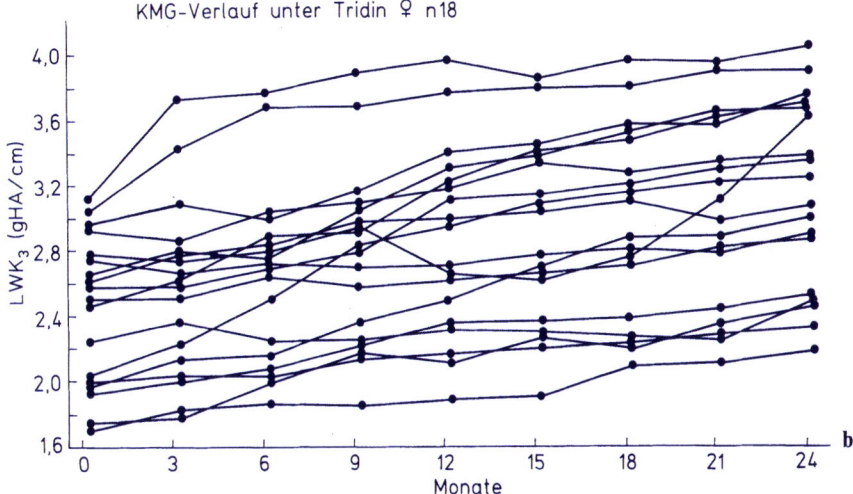

und des proximalen sowie distalen Radiusabschnitts mit einer Ein-Isotopenmethode vorgenommen, die auch für die Raumfahrtexpeditionen eingesetzt worden ist. Zum Vergleich wurde bei einem Teil der Patienten die DPA der Wirbelsäule herangezogen, doch konnten die Messungen am Calcaneus und am Radius Frakturen im *peripheren Skelettbereich* (Schenkelhals) besser vorhersagen als Messungen im Bereich der Wirbelsäule. So sind *Messungen am peripheren spongiösen Knochen* sehr wohl geeignet, um den Effekt von therapeutischen oder prophylaktischen Maßnahmen abzuschätzen (Abb. 15b).

Die *Strahlenexposition* ist sowohl bei der SPA als auch bei der DPA vernachlässigbar gering und für Untersuchungen am Radius mit 2–10 mrad (0,02–0,1 mGy), bei Untersuchungen an der Wirbelsäule mit 5–20 mrad (0,05–0,2 mGy) angegeben worden. Der apparative Aufwand, die Untersuchungsdauer und die für die Auswertung erforderliche Zeit liegen in erträglichen Grenzen.

2.10.3.2.2.3 Quantitative-Computertomographie (QCT)

Die Quantitative-Computertomographie (QCT) oder Computertomometrie stellt eine neuartige Methode zur Bestimmung von Mineralkonzentrationen in umschriebenen spongiösen Knochenabschnitten dar. Als willkürliche Maßeinheit in einem Knochenquerschnitt von 8 mm Schichtdicke und 28 mm Durchmesser in *Wirbelmitte* wurde zunächst die „Hounsfield-Einheit" verwendet [70, 71]. Die Einführung eines elektronischen Übersichtsbildes der Lendenwirbelsäule – z.B. Topogramm – war Voraussetzung zur *genauen Bestimmung der Schichtebene* im Wirbelkörper mit der axialen Röntgen-Computertomographie, so daß eine gute Reproduzierbarkeit von Meßebenen für die Mineralgehaltsbestimmung, insbesondere bei Kontrollen, erreicht werden konnte (Abb. 16). Arbeiten über die theoretischen und praktischen Grundlagen dieser Methode sind vor allem durch CANN et al. [11, 10], später GENANT et al. [24] durchgeführt worden. Weitere wichtige Untersuchungen über die quantitative Computertomographie sowie vergleichende Studien der gewonnenen Meßwerte mit den Aschewerten in dem Meßareal der Wirbelspongiosa wurden von BANZER et al. [37], ROHLOFF [72] sowie GENANT et al. [24, 27] vorgelegt. Meßprobleme ergaben sich durch den unterschiedlichen Fettgehalt des

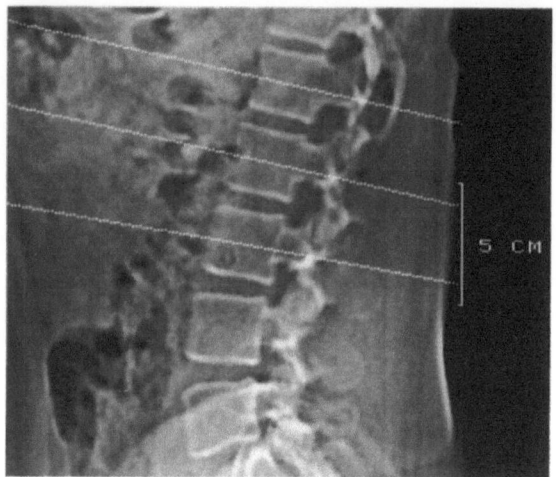

Abb. 16. Die interessierende Schicht im Bereich der Wirbelkörperspongiosa wird mit Hilfe der automatischen Auffindung („Topogramm" bei dem „Somatom", Fa. Siemens) festgelegt. Eine elektronische Steuerung zur Wiederauffindung der Schichtebene ist in den modernen Geräten vorhanden. Auch das Meßareal (Region of Interest = RoI) kann durch ein Programm gesteuert ermittelt werden (KALENDER 1988)

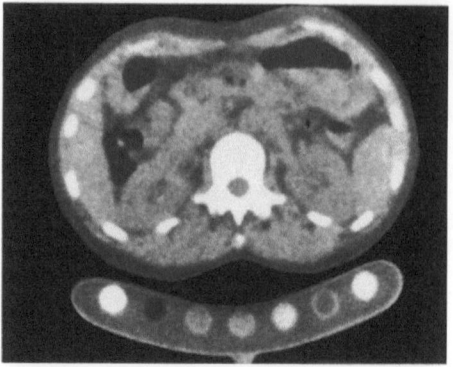

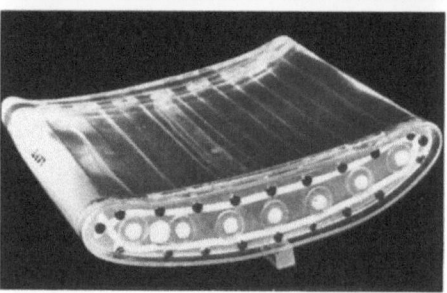

Abb. 17. Beispiel für die Meßanordnung zur Bestimmung der globalen Mineralkonzentration der Wirbelspongiosa nach der Methode von CANN, GENANT et al. [11, 27] mit Hilfe eines Referenzsystems, in dem unterschiedliche Konzentrationen einer Lösung von K_2HPO_4 enthalten sind

Knochenmarkes in der Wirbelspongiosa, der insbesondere mit dem Alterungsprozeß Veränderungen erfährt [21].

Es kam zu einer *systematischen Unterschätzung* des Mineralgehaltes durch das Fett im Knochenmark bei Einsatz der Ein-Energiemethode, wie dies zuerst ROHLOFF et al. [72] durch vergleichende Modelluntersuchungen an Wirbelpräparaten feststellen konnten. Mit der Zwei-Energiemethode (Dual-Energy-QCT) konnte eine bessere Reproduzierbarkeit der Meßwerte erreicht werden. Zur Ermittlung einer hypothetischen Hydroxylapatitkonzentration aus den quantitativen Messungen waren Korrekturfaktoren und Umrechnungen erforderlich, mit deren Hilfe auch die Kalziumkonzentration im interessierenden Knochenareal bestimmt werden kann.

Das gleichzeitige Abtasten der interessierenden Wirbelregion einerseits sowie eines *Vergleichskörpers* bekannter Zusammensetzung andererseits erlaubt die Gewinnung von Meßresultaten, die *unabhängig vom verwendeten Gerätetyp* und dessen technischen Daten sowie anderen Störeinflüssen sind und zueinander in Beziehung gesetzt werden können. In der Arbeitsgruppe von CANN et al. [11] wurde zur Kalibrierung eine wäßrige Lösung von Kaliumhydrogenphosphat (K_2HPO_4) in verschiedenen Konzentrationen verwendet. Die CT-Dichte in Hounsfield-Einheiten nimmt bis zur Konzentration von 300 mg/ml der K_2HPO_4-Lösung fast linear mit der Konzentration zu. Die Meßwerte werden, bezogen auf die wäßrige K_2HPO_4-Lösung, in Mineraläquivalenten angegeben (Abb. 17).

Ein K_2HPO_4-Phantom mit verschiedenen Konzentrationen der Lösung erwies sich über längere Zeit als inkonstant. Aus diesem Grunde entwickelten wir auf dem bekannten Prinzip der „Apatit-Treppe" (Methylmetacrylat, in das Hydroxylapatit einpolymerisiert worden ist) einen Kunststoff aus Polyethylen, der bezüglich der Strahlenschwächung *wasseräquivalente Eigenschaften* besitzt. Für den Bereich zwischen 40 und 100 KeV, dem Spektralbereich der verwendeten Röntgenstrahlung, wurde eine maximale Abweichung der Schwächungseigenschaften von denen des Wassers von 0,2% gefunden. In dieses Material kann Hydroxylapatit in verschiedenen Konzentrationen eingearbeitet werden. Daraus resultiert eine *mechanisch feste Substanz*, die zu beliebigen Formen (Zylinder oder Treppen) bearbeitet werden kann.

Ein solches Referenzsystem wurde zur QCT der Spongiosa des 2. Lendenwirbelkörpers im eigenen Arbeitskreis eingesetzt (Abb. 18). Das *gleichzeitige Abtasten* der Wirbelspongiosa zusammen mit dem Referenzsystem erlaubt eine von technischen Daten unabhängige *Normierung* der gemessenen Schwächungswerte. Hierdurch gelingt eine weitgehende Eliminierung von Störeinflüssen. In dem gewünschten Meßareal eines Lendenwirbelkörpers (L 2–L 4 sind geeignet) läßt sich nach Anfertigung der Schicht mit einer Strahlenenergie von 125 kv bei einer Schichtdicke von 8 mm entweder ein elliptischer oder ein runder Bildausschnitt der Wirbelschicht von 3–5 cm² in dem rein spongiösen Knochenvolumen quantifizieren. Die Reproduzierbarkeit und Genauigkeit der Meßresultate konnte durch eine programmierte Auswahl der Meßregion (Region-of-interest = ROI) weiter verbessert werden. Die Anfertigung mehrerer

Schichten – in der Mitte des Wirbelkörpers sowie überlappend zur Deckplatte einerseits und zur Grundplatte andererseits verschoben – ergibt die Möglichkeit, einen Mittelwert zu bestimmen, so daß der globale Mineralwert („Apatitwert") innerhalb eines unversehrten Wirbelkörpers auch *unabhängig von strukturellen Eigenschaften* der Wirbelspongiosa als brauchbare Information gewertet werden kann.

Bei dem Vergleich von *Meßresultaten,* die mit der *QCT* gewonnen worden sind, mit den Ergebnissen der Bestimmung des *Aschegewichtes* fanden GENANT et al. [23, 27], ferner REISER et al. [71] eine Standardabweichung von 15 mg/ml bei einem mittleren Mineralgehalt von 112 mg/ml, wenn die *Ein-Energiemethode* (Single-Energy-QCT) eingesetzt wurde und von 0,8 mg/ml, wenn die Bestimmung mit der *Zwei-Energiemethode* erfolgte. Von einigen Arbeitsgruppen sind ausgedehnte Studien zur Genauigkeit und Reproduzierbarkeit der Meßmethoden durchgeführt worden [47, 13, 65, 44]. Ergebnisse vergleichender Messungen sind von verschiedenen Arbeitskreisen vorgelegt worden [67, 26, 60, 19] und lassen erkennen, daß auch die *Ein-Energie-QCT* eine brauchbare und gut reproduzierbare Methode ist, um den globalen Mineralgehalt in dem rein spongiösen Wirbelkörper bestimmen und nach der Menopause kontrollieren zu können (Abb. 20b, c). Der Zeitbedarf für die Analyse und

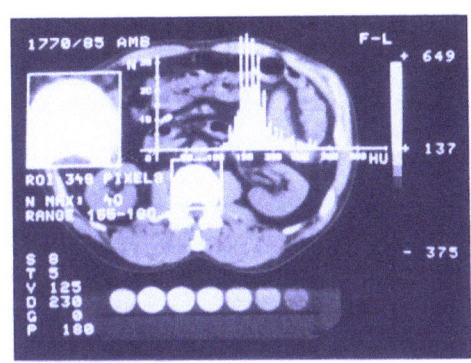

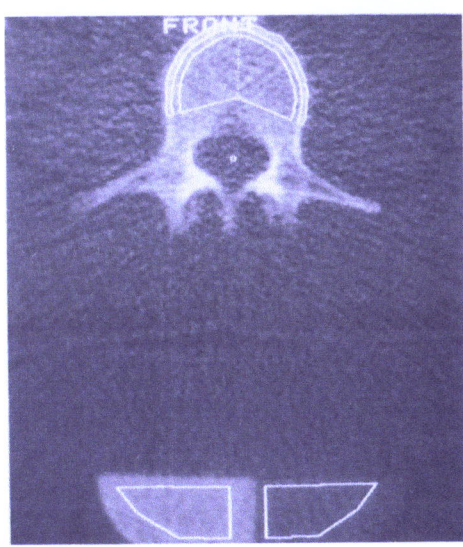

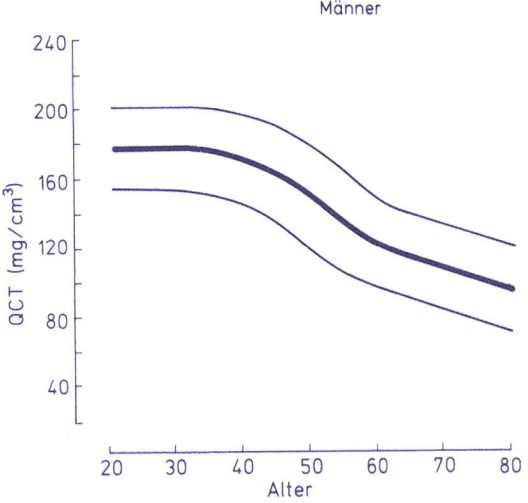

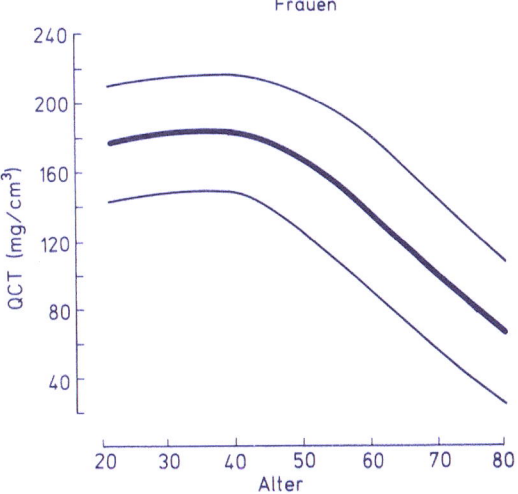

Abb. 18. a Beispiel der Meßanordnung zur Bestimmung des globalen Knochenmineralgehaltes in der Wirbelspongiosa mit einem Festkörperreferenzsystem aus unterschiedlichen Konzentrationen von Hydroxylapatit, der in Kunststoff (festes Wasser) einpolymerisiert worden ist. Der Vergleichskörper wird in Höhe der interessierenden Knochenregion angebracht. (Nach HEUCK et al. [39]) **b** Die Weiterentwicklung dieses Meßprinzips führte zu einem Referenzsystem, das aus nur zwei Teilen besteht, nämlich dem „festen Wasser" und *einer* Konzentration von einpolymerisiertem Hydroxylapatit (200 mg/ml). (Nach FAUST et al. [18])

Abb. 19. Die Meßresultate zur Bestimmung der globalen Mineralkonzentration in der Lendenwirbelspongiosa nach der Methode von CANN u. GENANT bei insgesamt 320 Probanden im Alter von 20–80 Jahren zeigen beim männlichen Geschlecht einen gleichmäßigen geringen Abfall der Werte, während beim weiblichen Geschlecht vom 5. Dezennium an eine deutliche Verminderung des globalen Mineralwertes auffällt. (Nach GENANT [25, 26, 27].

die Bestimmung des globalen Mineralwertes in der Spongiosa liegt bei etwa 15 bis max. 30 min pro Patient, er ist also im Hinblick auf die Zielsetzung vertretbar. Die *gesamte Strahlenexposition* für eine Untersuchung des globalen Mineralgehaltes mit der QCT wird von GENANT et al. [25, 26] mit etwa 200 mrem angegeben. Die Weiterentwicklung ist noch nicht abgeschlossen.

An größeren Kollektiven sind in der Zwischenzeit „Normalwerte" der Mineralkonzentration im Bereich der Lendenwirbel gewonnen worden (Abb. 19, 20a). Die biologische Streuung der globalen Mineralkonzentration bei gesunden Männern zwischen dem 30. und 40. Lebensjahr wurde von verschiedenen Arbeitsgruppen zwischen 130–230 mg/ml, im Durchschnitt bei etwa 175 mg/ml gefunden. Bei den Frauen gleichen Alters fanden sich Werte von etwa 120–230 mg/ml, die nach der Menopause und im Laufe des Alterungsprozesses stärker abfallen, als dies beim männlichen Geschlecht beobachtet werden konnte (Abb. 19). Unter Zugrundelegung dieser Normalwerte konnten einige Arbeitskreise Ergebnisse bei Messungen von Patienten mit Systemerkrankungen des Skelettes vorlegen [24, 28, 39, 19]. Vor allem Frauen in der Peri- und Postmenopause wurden untersucht, die ja als Risikopatientinnen erkannt werden konnten und nun frühzeitig einer Östrogen-Pro-

Abb. 20a–c. Resultate der Messung des globalen Mineralgehaltes oder der Verminderung des Knochengewebsvolumens in der Wirbelkörperspongiosa bei gesunden Frauen mit Hilfe der quantitativen Computertomographie (QCT). **a** Meßresultate von MONTAG et al. [61], die mit Hilfe des Cann-Genant-Phantoms gewonnen worden sind und zusammen mit den Ergebnissen von GENANT et al. [26, 27] zur Darstellung kommen. Die Mittelwerte des Arbeitskreises von GENANT liegen um etwa 25 mg/ml K_2HPO_4 höher als die Resultate der Arbeitsgruppe von MONTAG. **b** Ergebnisse von Messungen der Mineraldichte der Wirbelspongiosa in mg/ml Hydroxylapatitäquivalent mit der Single-Energy-Computertomography gewonnen und **c** mit der Dual-Energy-Computertomography bei insgesamt 53 gesunden Männern und 60 gesunden Frauen ermittelt. (Nach FELSENBERG et al. [19]

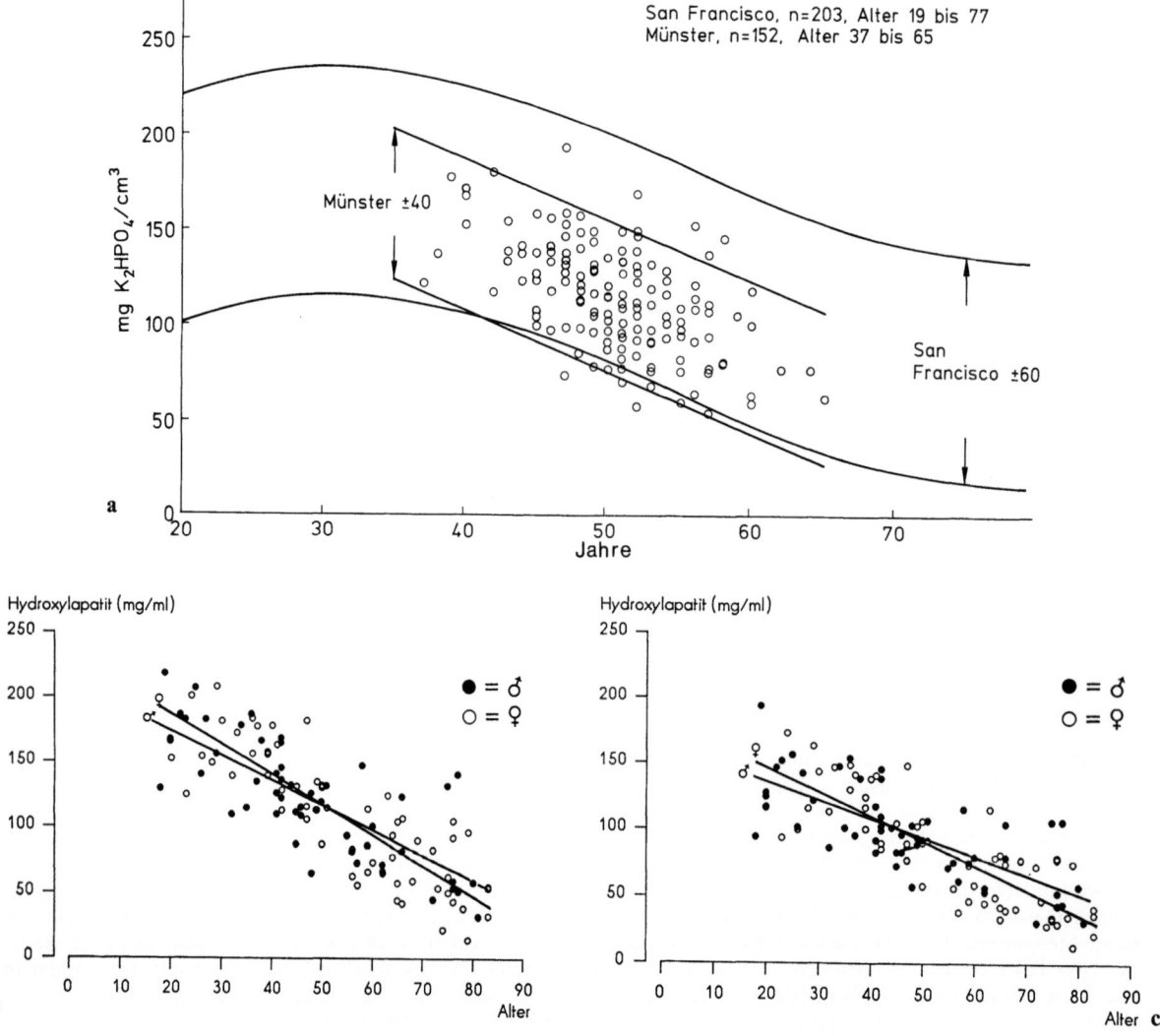

Peri- und Postmenopause

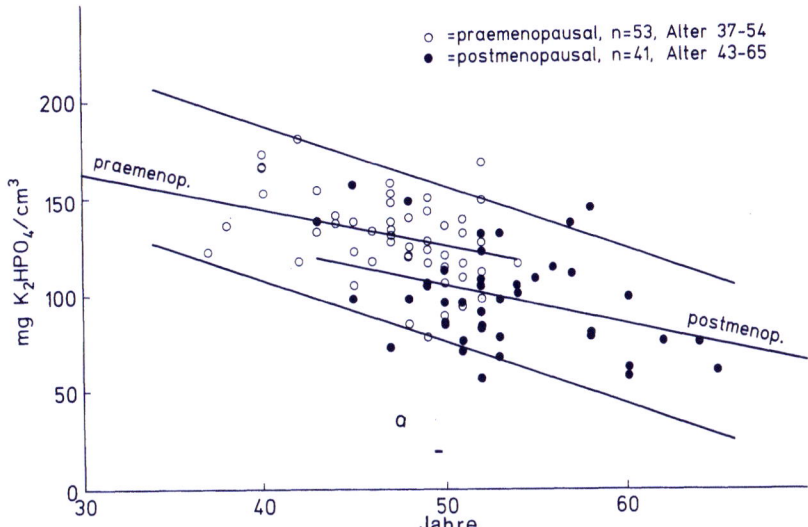

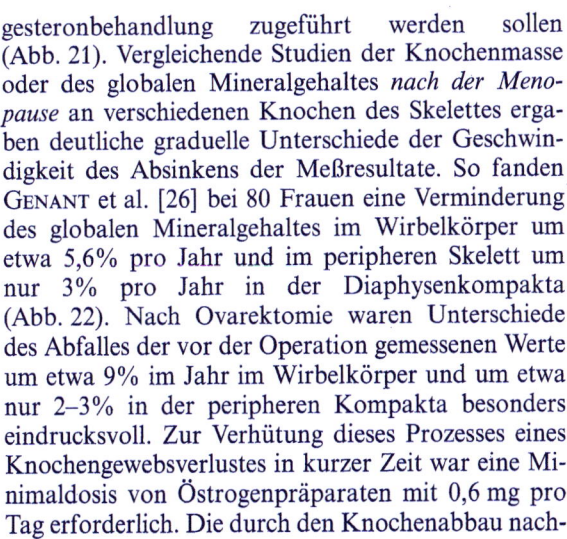

Abb. 21. Vergleich von Normalwerten des Knochengewebs- oder globalen Mineralgehaltes in der Wirbelkörperspongiosa des 2. bis 4. Lendenwirbels bei prä- und postmenopausalen Frauen, ermittelt mit der QCT (Cann-Genant-Methode) als K_2HPO_4-Äquivalentwerte. Die Mittelwertgerade von Meßwerten der Frauen *nach* der Menopause liegt um etwa 20 mg K_2HPO_4-Äquivalentwert niedriger (MONTAG et al. [61]

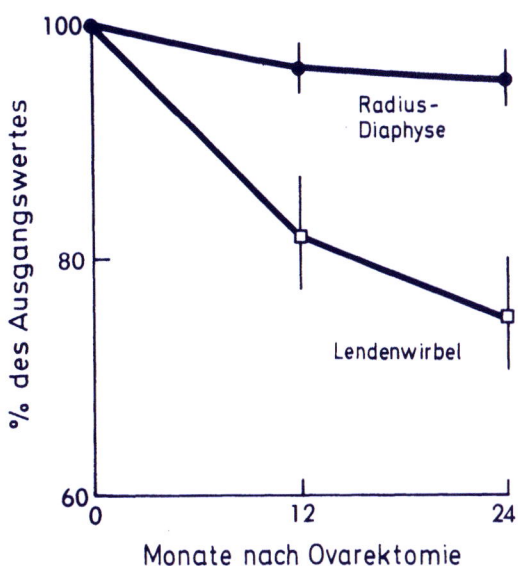

Abb. 22. Ergebnisse von Kontrolluntersuchungen des Knochengewebsvolumens oder globalen Mineralgehaltes nach Ovarektomie in der Wirbelspongiosa und in der Radiusdiaphyse über einen Zeitraum von 2 Jahren bestimmt. Der Verlust ist im spongiösen Knochen der Wirbelsäule wesentlich größer, bezogen auf den Ausgangswert, als im kompakten Knochen der Radiusdiaphyse, so daß auch dieses Ergebnis für eine höhere Sensitivität der Spongiosa spricht. (Nach GENANT et al. [25, 26]

gesteronbehandlung zugeführt werden sollen (Abb. 21). Vergleichende Studien der Knochenmasse oder des globalen Mineralgehaltes *nach der Menopause* an verschiedenen Knochen des Skelettes ergaben deutliche graduelle Unterschiede der Geschwindigkeit des Absinkens der Meßresultate. So fanden GENANT et al. [26] bei 80 Frauen eine Verminderung des globalen Mineralgehaltes im Wirbelkörper um etwa 5,6% pro Jahr und im peripheren Skelett um nur 3% pro Jahr in der Diaphysenkompakta (Abb. 22). Nach Ovarektomie waren Unterschiede des Abfalles der vor der Operation gemessenen Werte um etwa 9% im Jahr im Wirbelkörper und um etwa nur 2–3% in der peripheren Kompakta besonders eindrucksvoll. Zur Verhütung dieses Prozesses eines Knochengewebsverlustes in kurzer Zeit war eine Minimaldosis von Östrogenpräparaten mit 0,6 mg pro Tag erforderlich. Die durch den Knochenabbau nach-

gewiesene „Frakturgrenze" der Wirbelkörper ist sowohl beim männlichen als auch beim weiblichen Geschlecht bei *etwa 110 mg/ml gefunden worden* [26].

Bemerkenswerte Verlaufsbeobachtungen mit der QCT haben in letzter Zeit MONTAG u. PETERS [60] vorgelegt. Im Zusammenhang mit einer hohen Prednisolondosierung von etwa 100 mg pro Tag (Kortikoidtherapie mit Decortin H) wegen eines Pemphigus vulgaris konnte durch *gleichzeitige* Natriumfluoridtherapie (Ossin mit 40 mg pro Tag) eine Tendenz zur Remineralisierung der Wirbelspongiosa nachgewiesen werden.

Von einigen Arbeitskreisen wurde die Frage kritisch erörtert, ob eine *Vorsorgediagnostik* bei Frauen nach der Menopause sinnvoll sei [48, 27, 87, 29, 95]. Da etwa 30% aller Frauen jenseits des 50. Lebensjahres ein zunehmendes Frakturrisiko aufweisen, ist es notwendig, den rasch fortschreitenden Substanzverlust an Tela ossea im frakturgefährdeten Knochen frühzeitig zu erfassen. Bei diesen besonders gefährdeten Patientinnen sollten *rechtzeitig* therapeutische Maßnahmen eingeleitet werden, um den bestmöglichen Erfolg erzielen zu können.

2.10.3.3 Schlußbemerkung

Wenn der röntgenmorphologische Befund einer *generalisierten Osteoporose* festgestellt und durch Methoden der *quantitativen Radiologie* gesichert worden ist, dann können Fragen der Ätiologie, der Pathogenese und der Differentialdiagnostik mit Hilfe klinischer, laborchemischer und histologischer Untersuchungen beantwortet werden. Differentialdiagnostisch ist es für die Wahl des richtigen therapeutischen Weges unerläßlich, das Plasmozytom oder eine Knochenkarzinose gegenüber einer Osteoporose abzugrenzen. Bei diesen Fragestellungen können die Röntgen-Computertomographie und die Kernspintomographie wertvolle Ergänzungen geben. Verlaufskontrollen des röntgenmorphologischen Befundes der erkrankten Knochen werden über die Krankheitsdynamik Aufschluß geben können.

Da unsere Kenntnisse über die Vorgänge bei der Transformation der Tela ossea und über die Steuerungsprozesse des Stoffaustausches noch lückenhaft sind, können wir heute nur mit Hilfe von Hypothesen eine Grundlage zu sinnvollem therapeutischem Handeln finden. Der Erfolg oder das Versagen einer Therapie bei der „Osteoporose" verschiedenartigster Genese kann durch radiologische Verlaufskontrollen sowohl des morphologischen Befundes wie auch der Meßwerte quantitativer Verfahren nicht-invasiv objektiviert werden. So können nicht nur die präsenile und senile Involutionsosteoporose, sondern auch eine Inaktivitätsosteoporose, die Osteoporose infolge einer Thyreotoxikose, einer Resorptionsstörung im Darm oder einer Störung des Vitamin-D-Stoffwechsels bei chronischen Lebererkrankungen unter Kontrolle gehalten werden. Die Folgekrankheiten der Osteoporose, wie Zusammensinterungen der Wirbelspongiosa und Deckplatteneinbrüche mit Bandscheibendegeneration oder pathologische Frakturen im Sinne von Umbauzonen durch Zerrüttungsprozesse lassen sich vielleicht in Zukunft durch *rechtzeitige Therapie* verhüten.

Literatur

1. Alhava EM, Puittinen J (1973) Fractures of the upper end of the femur as an index of senile osteoporosis in Finland. Ann Clin Res 5:398–403
2. Banzer D, Schneider U, Hauser KP, Knoop H (1974) Radiologischer Nachweis der renalen Osteopathie unter Dauerdialyse. Dtsch med Wschr 99:48–51
3. Banzer D, Schneider U, Wegener OH, Oeser H, Pleul O (1979) Quantitative Mineralsalzbestimmung im Wirbelkörper mittels Computertomographie. Fortschr Röntgenstr 130:77–80
4. Börner W, Grehn S, Moll E, Rauh E (1969) Messung der Absorption des Fingerknochens mit einem 125-J-Profilscanner. Quantitative Methode zur Erkennung der Osteoporose. Fortschr Röntgenstr 110:378–387
5. Börner W, Grehn S, Moll E, Rauh E, Seybold K (1972) Altersphysiologie und pathologische Veränderungen der Dichte und Dicke des Fingerknochens. Radiologische Messung mit einem 125-J-Profil-Scanner an 233 Frauen. Fortschr Röntgenstr 116:552–558
6. Breitling G, Hiness R (1973) Probleme der Dickenmessung. In: Heuck FHW (Hrsg) Densitometrie in der Radiologie. Thieme, Stuttgart
7. Burkhardt R (1980) Myelogene Osteopathien. In: Kuhlencordt F, Bartelheimer H (Hrsg) Klinische Osteologie. Springer, Berlin Heidelberg New York (Handbuch der Inneren Medizin, Bd VI/1 B, S 1057–1188)
8. Burkhardt R, Kettner G, Mallmann B, Böhm W, Schmidmeier M (1986) Mikrozirkulation und Hämatopoese bei primärer Osteoporose und seniler Osteopenie. In: Osteologia I – Aktuelle Ergebnisse der Osteologie. De Gruyter, Berlin New York, S 57
9. Cameron JR, Sørenson JA (1963) Measurement of bone mineral in vivo: an improved method. Science 142:230–232
10. Cann CE (1987) Quantitative computed tomography for bone mineral analysis: Technical considerations. In: Genant HK (ed) Osteoporosis Update 1987. Universities of California Printing Services, San Francisco, Ca.
11. Cann CE, Genant HK (1980) Precise measurement of vertebral mineral content using computed tomography. J Comp Ass Tomogr 4:493–500
12. Christiansen C, Christiansen MS, McNair P et al. (1980) Prevention of early postmenopausal bone loss: controlled 2-year study in 315 normal females. Eur J Clin Invest 10:273
13. Cummings SR, Black D (1986) Should perimenopausal women be screened for osteoporosis? Ann Intern Med 104:817
14. Dambacher MA, Ittner J, Rüegsegger P (1986) Osteoporose – Pathogenese, Prophylaxe, Therapie. Internist 27:206
15. Dequeker J (1972) Bone loss in normal and pathological conditions. Leuven University Press, Leuven
16. Dören M, Montag M, Schneider HG (1988) Die postmenopausale Osteoporose. Mögliche Früherkennung als Indikation einer präventiven Hormontherapie. Radiologe 28:149–152
17. Exner U, Prader A, Elsasser U, Rüegsegger P, Anliker M (1979) Bone densitometry using computed tomography. Brit J Radiol 52:14
18. Faust U, Heuck FHW, Kalender WA (1987) Progress in quantitative radiology of the skeleton. In: Heuck FHW, Donner MW (eds) Radiology Today 4. Springer, Berlin Heidelberg New York London Paris Tokyo, pp 125–129
19. Felsenberg D, Kalender WA, Banzer D, Schmilinsky G, Heyse M, Fischer E, Schneider U (1988) Quantitative computertomographische Knochenmineralgehaltsbestimmung. Fortschr Röntgenstr 148:431–436
20. Fischer E, Hausser D (1970) Kompaktadicke von Rippen und Schlüsselbein. Einfluß demineralisierender Erkrankungen. Med Klin 65:1212

21. Frercks J (1968) Vergleichende chemisch-analytische Untersuchungen des spongiösen und kompakten Knochens aus fünf verschiedenen Skelettbezirken. Diss Universität Kiel
22. Garn StM (1970) The earlier gain and the later loss of cortical bone in nutritional perspective. Thomas Publ., Springfield/Ill.
23. Genant HK, Boyd DP (1977) Quantitative bone mineral analysis using dual-energy computed tomography. Invest Radiol 12:545
24. Genant HK, Cann CE, Ettinger B, Gordan GS (1982) Quantitative computed tomography of vertebral spongiosa. Ann intern Med 97:699
25. Genant HK, Cann CE, Boyd DP, Kolb FO, Ettinger B, Gordan GS (1983) Quantitative computed tomography for vertebral mineral determination. In: Proceedings of Henry-Ford-Hospital, Symposium on Clinical Disorders of Bone and Mineral Metabolism. Excerpta Medica, Amsterdam
26. Genant HK, Cann CE, Pozzi-Mucelli RS, Kanter AS (1983) Vertebral mineral determination by quantitative CT – Clinical feasibility and normative data. J Comp Ass Tomogr 7:554
27. Genant HK, Block JE, Steiger P, Glüer C (1987) Quantitative computed tomography in the assessment of osteoporosis. In: Genant HK (ed) Osteoporosis Update 1987. University of California Printing Services, San Francisco, Ca.
28. Gilsanz V (1987) Quantitative computed tomography in children. In: Genant HK (ed) Osteoporosis Update 1987. University of California Printing Services, San Francisco, Ca.
29. Hesch R-D (1987) Prävention der Osteoporose durch eine Substitutionsbehandlung der menopausalen Frau. In: Lauritzen C (Hrsg) Menopause – Hormonsubstitution heute. Perimed-Fachbuch-Verlags-GmbH, Erlangen
30. Hesch R-D, Völker W, Schneider HPG (1985) Plädoyer für eine allgemeine Östrogen-Progesteron-Substitution der Frau in der Menopause. Dtsch Ärztebl 8:485
31. Heuck F (1970) Die radiologische Erfassung des Mineralgehaltes des Knochens. In: Diethelm L (Red) Skeletanatomie (Röntgendiagnostik I). Springer, Berlin Heidelberg New York (Handbuch der medizinischen Radiologie, Bd IV/1, S 106–295)
32. Heuck F (1976) Allgemeine Radiologie und Morphologie der Knochenkrankheiten. In: Diethelm L (Red) Röntgendiagnostik der Skeletterkrankungen. Springer, Berlin Heidelberg New York (Handbuch der medizinischen Radiologie, Bd V/1, S 3–303)
33. Heuck F (1986) Die Meßverfahren zur weiterführenden radiologischen Analyse des Knochens – Eine Übersicht der quantitativen Radiologie des Skelettes. Radiologe 26:280
34. Heuck F (1986) Allgemeine Röntgenmorphologie der generalisierten Osteopathien. Radiologe 26:563–572
35. Heuck F (1988) Radiologische Diagnostik generalisierter Osteopathien (Morphologische und quantitative Radiologie). Internistische Welt 5:138–153
36. Heuck F, Schmidt E (1960) Die quantitative Bestimmung des Mineralgehaltes der Knochen aus dem Röntgenbild. Fortschr Röntgenstr 93:523–554
37. Heuck F, Schmidt E (1960) Die praktische Anwendung einer Methode zur quantitativen Bestimmung des Kalksalzgehaltes gesunder und kranker Knochen. Fortschr Röntgenstr 93:761–783
38. Heuck F, Vanselow K (1980) Röntgenologie, Densitometrie, Neutronen- und Protonenaktivierungsanalyse und Ultraschalluntersuchungen. In: Kuhlencordt F, Bartelheimer H (Hrsg) Klinische Osteologie. Springer, Berlin Heidelberg New York (Handbuch der inneren Medizin, Bd VI/1 A, S 221–397)
39. Heuck F, Faust U, Genant HK, Reiser U (1986) Die Röntgen-Computer-Tomometrie der Wirbelspongiosa. In: Dietsch P, Keck E, Kruse HP, Kuhlencordt F (Hrsg) Osteologia 1 – Aktuelle Ergebnisse der Osteologie. De Gruyter, Berlin New York
40. Keck E (1987) Änderungen der Knochendichte während Langzeittherapie bei Postmenopauseosteoporose. In: Lauritzen C (Hrsg) Menopause – Hormonsubstitution heute. Perimed Fachbuch-Verlags-GmbH, Erlangen
41. Keck E, Krüskremper HL (1986) Pathogenese und Therapie der Osteoporose in der Menopause. Gynäkologe 19:220
42. Keck E, Stappen F, West TB, Delling G, Krüskremper HL (1984) Influence of sexual hormones on in vitro electrolyte metabolism of trabecular bone from males and females. In: Cohn DV, Fujiter T, Potts JT jr, Talmage RV (eds) Endocrine Control of Bone and Calcium Metabolism. Excerpta Medica, Amsterdam New York Oxford
43. Knowlden J, Buhr AJ, Dunbar O (1964) Incidence of fractures in persons over 35 years of age. A report to the M.R.C. Working Party on fractures in the elderly. Brit J Prev Soc Med 18:130–141
44. Krokowski E (1984) Kombinierte Fluor-Kalzium-Therapie der Osteoporose. Fortschr Med 102:1067–1070
45. Krokowski E (1985) Die Entstehung der Osteoporose. Fortschr Med 103:493
46. Krokowski E (1985) Osteoporose: Oestrogene bringen nichts. Ärztl Praxis 37:1977–1979
47. Lampmann LEH, Duursma SA, Ruys JHJ (1984) CT densitometry in osteoporosis. Martinus Nijhoff Publ., Boston
48. Lauritzen C (1987) Menopause – Hormonsubstitution heute. Perimed Fachbuch-Verlags-GmbH, Erlangen
49. Lauritzen C (1987) Compliance bei einer langzeitigen Östrogen-Gestagen-Therapie von Frauen im Klimakterium. In: Lauritzen C (Hrsg) Menopause – Hormonsubstitution heute. Perimed Fachbuch-Verlags-GmbH, Erlangen
50. Lauritzen C (1987) Die Bedeutung des Zusatzes von Gestagenen bei der Langzeitöstrogentherapie im Klimakterium. In: Lauritzen C (Hrsg) Menopause – Hormonsubstitution heute. Perimed Fachbuch-Verlags-GmbH, Erlangen
51. Lauritzen C (1987) Morbidität und Mortalität unter einer langzeitigen Östrogensubstitution im Klimakterium. In: Lauritzen C (Hrsg) Menopause – Hormonsubstitution heute. Perimed Fachbuch-Verlags-GmbH, Erlangen
52. Le Blanc A, Evans H, Schneider V, Ihingrau S (1986) Precision of dual-photon-absorptiometry measurements. J Nucl Med 27:314
53. Lindsay R, Aitken JM, Anderson JB, Hart DM, MacDonald EB, Clarke AC (1976) Long-term prevention of postmenopausal osteoporosis by estrogen. Evidence for an increased bone mass after delayed onset of estrogen treatment. Lancet I:1038–1041
54. Meema HE (1973) The combined use of morphometric and microradioscopic methods in the diagnosis of metabolic bone diseases. Radiologe 13:111–116

55. Meema HE, Meema S (1969) Cortical bone mineral density versus cortical thickness in the diagnosis of osteoporosis: A roentgenologic-densitometric study. J Amer Geriatr Soc 17:120–141
56. Meema HE, Meema S (1974) Involutional (physiologic) bone loss in women and the feasibility of preventing structural failure. J Amer Geriatr Soc 22:443–452
57. Meema HE, Meema S (1976) Intracortical porosity in osteomalacia. A radiologic study including microradioscopy, morphometry, and densitometry. In: Proceedings 1st Workshop on Bone morphometry in Ottawa 1974. University of Ottawa Press, Ottawa/Canada
58. Meema HE, Meema S (1978) Compact bone mineral density of the normal human radius. Acta Radiol Oncol Radiat Phys Biol 17:342–352
59. Meema HE, Schatz DL (1970) Simple radiologic demonstration of cortical bone loss in thyrotoxicosis. Radiology 97:9–15
60. Montag M, Peters PE (1987) Quantitative computertomographische Dichtebestimmung in der LWS-Spongiosa. Röntgen-Strahlen 58:14–17
61. Montag M, Dören M, Meyer-Galander HM, Montag Th, Peters PE (1988) Computertomographisch bestimmter Mineral-Gehalt in der LWS-Spongiosa. Normwerte für gesunde perimenopausale Frauen und Vergleich dieser Werte mit der mechanischen Wirbelsäulenbelastung. Radiologe 28:161–165
62. Nagel M, Heuck F, Epple E, Decker D (1974) Bestimmung des Knochenmineralgehaltes aus dem Röntgenbild mit Hilfe der digitalen Datenverarbeitung. Fortschr Röntgenstr 121:604–612
63. Nilas L, Borg J, Gotfredsen A, Christiansen C (1985) Comparison of single- and dual-photon absorptiometry in postmenopausal bone mineral loss. J Nucl Med 26:1257
64. Nordin BEC (1968/70) Bone patterns in aging and osteoporosis. In: Whedon, Cameron (eds) Progress in Methods of Bone Measurement. USA Dept. of Health, Education & Welfare, Washington D.C.
65. Powell MR, Bringedahl D, Bringedahl C, Dowd R (1987) Quality control of dual-photon absorptiometry. In: Genant HK (ed) Osteoporosis Update 1987. University of California Printing Services, San Francisco, Ca.
66. Rassow J, Börner W, Eipper HH, Gebhardt M, Heuck F, Hüdepohl G, Moll E, Zwicker H (1974) Radiologische Mineralgehaltsbestimmung im Knochen in vivo. Bericht über eine Arbeitstagung der DRG am 24.11.1972 in Erlangen. Fortschr Röntgenstr 121:90
67. Reinbold WD, Genant HK, Reiser UJ, Harris StJ, Ettinger B (1986) Bone mineral content in early postmenopausal osteoporotic women – Comparison of measurement methods. Radiology 160:469
68. Reinbold WD, Genant HK, Dinkel E (1988) Vergleichende Knochendichtemessungen bei gesunden Frauen und Frauen mit Osteoporose. Radiologe 28:153–160
69. Reiners Chr (1987) Quantitative Knochendichte-Bestimmung: Einzel- und Doppel-Photonen-Absorptiometrie sowie quantitative Computertomographie mit hochauflösenden Spezialscannern. Der Nuklearmediziner 10:165–178
70. Reiser U, Heuck F, Lichtenau L (1980) Untersuchungen der Mineraltopographie am menschlichen Wirbelkörper mit der Röntgencomputer-Tomographie. Radiologe 20:554
71. Reiser U, Heuck F, Faust U, Genant HK (1985) Quantitative Computertomographie zur Bestimmung des Mineralgehaltes in Lendenwirbeln mit Hilfe eines Festkörper-Referenz-Systems. Biomed Technik 30:187 (Ergebn. Bd.)
72. Rohloff R, Hitzler H, Arndt W, Frey KW (1985) Experimentelle Untersuchungen zur Genauigkeit der Mineralsalzgehaltsbestimmung spongiöser Knochen mit Hilfe der quantitativen CT (Einenergiemessung). Fortschr Röntgenstr 143:692–697
73. Rüegsegger P, Elsasser U, Anliker M, Gnehm H, Kind H, Prader A (1976) Quantification of bone mineralization using computed tomography. Radiology 121:93–97
74. Rüegsegger P, Anliker M, Dambacher M (1981) Quantification of trabecular bone with low dose computed tomography. J Comp Ass Tomogr 5:384–390
75. Rustgi SN, Siegel IA, Braunstein M, Craven ID, Greenfield MA (1980) Accuracy of bone mineral data. Amer J Roentgenol 135:275–277
76. Schaadt O, Bohr H (1982) Bone mineral by dual-photon absorptiometry. Accuracy – precision – Sites of measurement. In: Dequeker, Johnston (eds) Non-invasive Bone Measurements: Methodological Problems. IRL Press, Oxford
77. Semler J (1987) Clinical aspects of dual photon absorptiometry in normality and in bone loss. In: Kuhlencordt F, Dietsch P, Keck E, Kruse HP (eds) Generalized Bone Diseases. Springer, Berlin Heidelberg New York Tokyo
78. Solomon L (1979) Bone density in aging Caucasian and African populations. Lancet III:1326
79. Teichmann AT (1987) Gestagene und Lipoproteinstoffwechsel in der postmenopausalen Substitutionstherapie. In: Lauritzen C (Hrsg) Menopause – Hormonsubstitution heute. Perimed Fachbuch-Verlags-GmbH, Erlangen
80. Tiegs RD, Body JJ, Wahner HW, Barta J, Riggs BL, Heath H (1985) Calcitonin secretion in postmenopausal osteoporosis. New Engl J Med 312:1097
81. Uehlinger E (1958) Zur Diagnose und Differentialdiagnose der Osteoporose. Schweiz med Jahrbuch 39:39–48
82. Uehlinger E (1973) Pathogenese und Struktur der Systemerkrankungen des Skelettes. Radiologe 13:88–93
83. Virtama P, Helelä T (1969) Radiographic measurements of cortical bone. Acta Radiol (Stockh) (Suppl) 293:1–268
84. Völker W (1987) Substitutionstherapie mit Östrogenen und Antiöstrogenen. In: Lauritzen C (Hrsg) Menopause – Hormonsubstitution heute. Perimed Fachbuch-Verlags-GmbH, Erlangen
85. Vogel JM (1987) Application principles and technical considerations in SPA. In: Genant HK (ed) Osteoporosis Update 1987. University of California Printing Services, San Francisco, Ca.
86. Wahner HW, Dunn WL, Riggs P (1984) Assessment of bone mineral, Part 2. J Nucl Med 25:1241
87. Wasnich RD (1987) Fracture prediction with bone mass measurements. In: Genant HK (ed) Osteoporosis Update 1987. University of California Printing Services, San Francisco, Ca.
88. Wasnich RD (1987) Screening for osteoporosis. In: Genant HK (ed) Osteoporosis Update 1987. University of California Printing Services, San Francisco, Ca.
89. Wasnich RD, Ross PD, Heilbrun LK, Vogel JM (1985) Prediction of postmenopausal fracture risk with use of bone mineral measurements. Amer J Obstetr Gynecol 153:745–751

90. Wasnich RD, Vogel JM, Ross P, Heilbrun LK (1986) Age specific, longitudinal bone loss rates at multiple cortical and trabecular skeletal sites. J Nucl Med 27:885
91. Wasnich RD, Vogel JM, Ross PD (1987) Evaluating a new approach to the "osteoporosis-prone" woman. Geriatrics 42:86–92
92. Wasnich RD, Ross PD, Heilbrun LK, Vogel JM (1987) Selection of the optimal skeletal site for fracture risk prediction. Clin Orthop rel Res 216:262–269
93. Weiss K (1962) Grundlagenforschung für die Knochenradiologie. Radiol Austriaca 13:125–137
94. Zamenhof RGA (1987) Optimization of spinal bone density measurement using computerized tomography. In: Genant HK (ed) Osteoporosis Update 1987. University of California Printing Services, San Francisco, Ca., pp 145–169
95. Ziegler R (1982) Behandlung der Osteoporose. In: Nieschlag E (Hrsg) Endokrinologische Therapie in der Reproduktionsmedizin. Deutscher Ärzteverlag
96. Ziegler R (1986) Medikamentöse Therapie der Osteoporose. Therapiewoche 4:329

3 Radiologische Diagnostik der Mamma

Bei der Mammadiagnostik mit bildgebenden Verfahren nimmt die Mammographie, d.h. die Untersuchung der Brust mit weicher Röntgenstrahlung, eine deutlich hervorragende Stellung ein. Aus diesem Grunde wird die röntgenologische Diagnostik gut- und bösartiger Prozesse in der Brust ausführlich dargestellt. Dabei wird auch gezeigt, daß durch die gezielte Anwendung der Ultrasonographie (und – bei einigen Fragestellungen – der Thermographie) die Differentialdiagnostik – insbesondere auch bei der Früherkennung des Mammakarzinoms – verbessert werden kann. Da sich die Kernspintomographie gegenwärtig noch in stürmischer Entwicklung befindet, ist der klinische Stellenwert dieses bildgebenden Verfahrens für die Mammadiagnostik noch nicht abzusehen; soweit er bisher erkennbar wird, ist in Kapitel 3.2 darauf Bezug genommen. Der Röntgen-Computertomographie kommt in diesem Rahmen eher marginale Bedeutung zu.

Für den radiologisch tätigen Arzt in der Praxis ist ganz eindeutig die Mammographie das wichtigste bildgebende Verfahren in der Mammadiagnostik. Um Leistungsfähigkeit und Grenzen dieser Methode zuverlässig beurteilen zu können, sind Kenntnisse der aufnahmetechnischen Grundlagen unentbehrlich. Aus diesem Grunde wird in Kapitel 3.1 ein kurzer Überblick über den gegenwärtigen Stand der mammographischen Aufnahmetechnik gegeben. Zur Bildgebung bei der Ultrasonographie, Thermographie und Kernspintomographie werden einige grundlegende bzw. ergänzende Bemerkungen gemacht.

Ergänzt wird dieses Kapitel durch den Einsatz bildgebender Verfahren bei der Bestrahlungsplanung für die Strahlentherapie der Mamma sowie bei der Nachsorge.

3.1 Bildgebende Verfahren in der Mammadiagnostik

M. SÄBEL

INHALT

3.1.1 Mammographie 279
3.1.1.1 Röntgenstrahler und -generator 280
3.1.1.2 Aufnahmevorrichtung 283
3.1.1.2.1 Anordnungsgeometrie 283
3.1.1.2.2 Kompressionsvorrichtung 284
3.1.1.2.3 Streustrahlenraster 284
3.1.1.2.4 Belichtungsautomatik 285
3.1.1.3 Bildempfänger 286
3.1.1.4 Strahlenexposition 288
3.1.1.5 Qualitätssicherung 289
3.1.2 Sonographie 289
3.1.3 Thermographie 290
3.1.4 Kernspintomographie 291
Literatur 291

Neben der klinischen Untersuchung durch Inspektion und Palpation gehört heute der Einsatz bildgebender Verfahren zum unverzichtbaren Bestandteil jeder Mammadiagnostik. Dabei kommt der Röntgenuntersuchung der Brust besondere Bedeutung zu. Mit ihrer Hilfe können krankhafte Veränderungen zuverlässig lokalisiert und auch klinisch okkulte Karzinome entdeckt werden. Die klinische Erfahrung hat gezeigt (s. auch Kap. 3.2 und 3.3), daß durch die gezielte Anwendung der Sonographie und der Thermographie die Differentialdiagnostik verbessert werden kann. Die Diaphanoskopie oder Transillumination, bei der die Brust mit sichtbarem Licht durchleuchtet wird, wird bei uns – im Gegensatz zu anderen Ländern (z.B. Frankreich [1]) – praktisch nicht angewandt.

Aufgrund der hervorragenden Stellung der Mammographie als bildgebendes Verfahren für die Mammadiagnostik und in Anbetracht der großen Fortschritte, die in den vergangenen Jahren auf dem Gebiet der mammographischen Aufnahmetechnik erzielt worden sind, wird der gegenwärtige Stand der Entwicklung im folgenden kurz dargestellt. Zu Sonographie, Thermographie und Kernspintomographie werden nur einige Bemerkungen gemacht; eine ausführlichere Darstellung der physikalisch-technischen Grundlagen dieser bildgebenden Systeme findet man z.B. in [1, 2, 8, 11, 12]. Der klinische Stellenwert der einzelnen Verfahren wird in den Kapiteln 3.2 und 3.3 behandelt.

3.1.1 Mammographie

Die mammographische Aufnahmetechnik [9] hatte etwa um 1970 einen Stand erreicht, der den Radiologen in die Lage versetzte, „Frühfälle" des Mammakarzinoms aufzuspüren, die klinisch durch Inspektion und Palpation noch nicht erfaßt werden können: Als Röntgenstrahler diente in der Regel eine Molybdänanodenröhre mit einem Kantenfilter aus Molybdän. Die Röhrenspannung lag zwischen 25 und 40 kV. Eine Kompressionsvorrichtung ermöglichte die Ruhigstellung der Brust und die Umwandlung ihrer konischen Form in eine weitgehend planparallele Schicht. Als Bildträger wurde ein silberreicher hochauflösender Materialprüffilm verwendet, wobei die Belichtung durch eine automatische Regelvorrichtung (Belichtungsautomatik) gesteuert wurde.

Die Möglichkeiten, mit Hilfe dieses bildgebenden Verfahrens klinisch okkulte Mammakarzinome bei nicht zu dichten Brüsten mit großer Zuverlässigkeit zu entdecken, führten dann auch bald zu Vorschlägen, die Mammographie im Rahmen der Krebsvorsorge auch bei symptomlosen Frauen einzusetzen. Die gegen dieses Vorhaben unter Hinweis auf die hohe Strahlenexposition (s. Kap. 3.1.1.4) und das damit

Tabelle 1. Anforderungen an die Bildqualität bei Aufnahmen der Brustdrüse (Aus [18])

Qualitätskriterien:

Effiziente Mammakompression
Vollständige Erfassung des Drüsenparenchyms
Richtiger Bildkontrast
Scharfe Darstellung feiner linearer Strukturen
Abgrenzungsmöglichkeit rundlicher Details
Erkennbarkeit von Mikroverkalkungen
Erkennbarkeit der Kutis und Subkutis

Wichtige Bilddetails: 0,2 mm

Kritische Strukturen:

Mikroverkalkungen in Form und Anordnung, rundliche Details und Art ihrer Begrenzung, Schärfe und Gestalt linearer Strukturen

verbundene Risiko eines strahleninduzierten Brustkrebses (s. Kap. 6) erhobenen Bedenken verursachten schließlich – besonders in der zweiten Hälfte der siebziger Jahre – eine (nicht immer sachlich geführte) Diskussion um Risiko und Nutzen der Mammographie im Rahmen der Krebsvorsorge [13]. Diese Diskussion hatte aber auch zur Folge, daß eine intensive Suche nach „dosissparenden" Aufnahmeverfahren einsetzte [15]; außerdem wurden Versuche unternommen, durch weitere Verbesserungen der Bildqualität die diagnostische Aussagekraft der Mammographie noch zu steigern.

Umfangreiche vergleichende Untersuchungen haben inzwischen auch zur Klärung der Frage beigetragen, welche Anforderungen an ein Mammogramm gestellt werden müssen [18]. Die wichtigsten Qualitätsparameter sind in Tabelle 1 zusammengestellt. Dabei beschreiben die Qualitätskriterien charakteristische Merkmale, die im Röntgenbild in typischer Projektion erkennbar dargestellt sein sollen. Die wichtigen Bilddetails geben die mittlere Größe von feinen Einzelstrukturen im Mammogramm an, die eine wesentliche diagnostische Bedeutung haben. Die kritischen Strukturen schließlich heben Merkmale hervor, die für die diagnostische Beurteilung wichtig und für die Bildqualität repräsentativ sind.

Die aufnahmetechnischen Grundlagen der Mammographie sind bereits von GAJEWSKI [9] und – in allgemeinerem Zusammenhang – von GAJEWSKI u. REISS [10] dargestellt worden. Darauf aufbauend, wird in diesem Abschnitt ein kurzer Überblick über den gegenwärtigen Stand der mammographischen Aufnahmetechnik gegeben; dabei wird zugleich versucht, den Einfluß der Aufnahmebedingungen und der einzelnen Komponenten des Bilderzeugungssystems auf Bildqualität und Strahlenexposition deutlich zu machen (Abb. 1). Bei der Beschreibung der Qualität des Röntgenbildes werden Begriffe wie Kontrast, Zeichenschärfe, Rauschen, optische Dichte (Filmschwärzung) usw. benutzt. Die Vertrautheit mit diesen Bildgüteparametern wird im folgenden vorausgesetzt: hinsichtlich ihrer genauen Definition und meßtechnischen Erfassung muß auf die weiterführende Literatur verwiesen werden [2, 5, 6, 11, 12].

3.1.1.1 Röntgenstrahler und -generator

Röhrenspannung, Anodenmaterial und Gesamtfilterung bestimmen im wesentlichen die Energieverteilung (Spektrum) der erzeugten Röntgenstrahlung; das Spektrum der zur Bilderzeugung verwendeten Strahlung beeinflußt wiederum die Strahlenexposition des untersuchten Organs und die Güte – insbesondere den Kontrast des Röntgenbildes.

Zunächst benutzte man für die Mammographie Wolframanodenröhren mit geringer Eigenfilterung (entsprechend ei-

Abb. 1. Komponenten des mammographischen Bilderzeugungssystems, die Einfluß auf Bildgüte und Strahlenexposition haben (Aus [16])

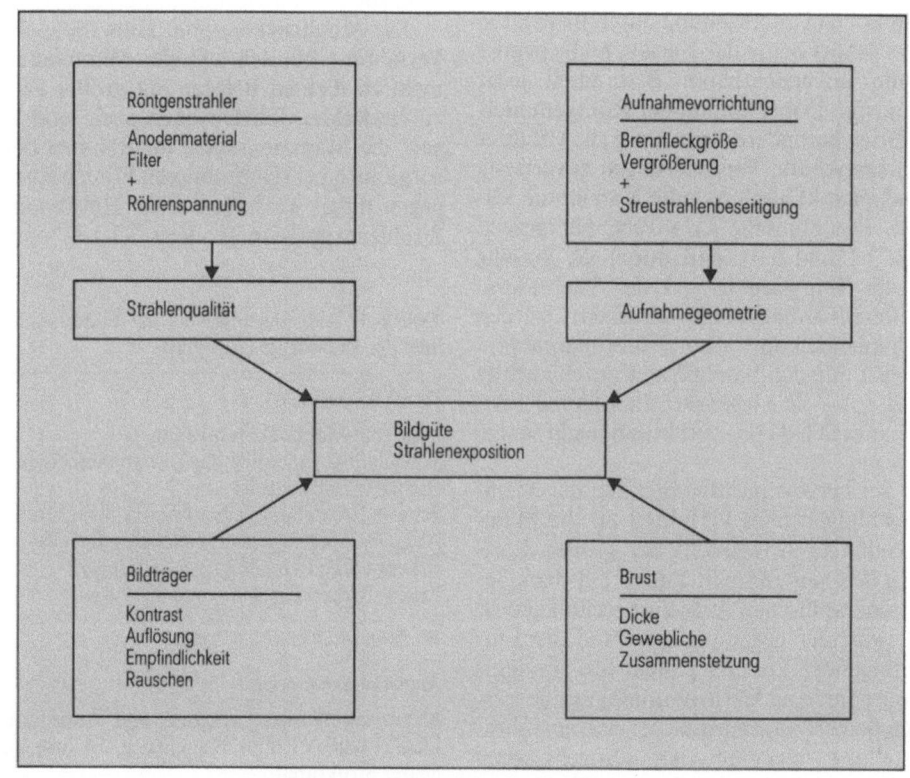

Abb. 2. Röntgenspektrum einer Molybdänanodenröhre (Aus [16]). Röhrenspannung: 30 kV; Zusatzfilterung: 30 µm Molybdän. Außerdem ist der Massenschwächungskoeffizient von Molybdän eingezeichnet.

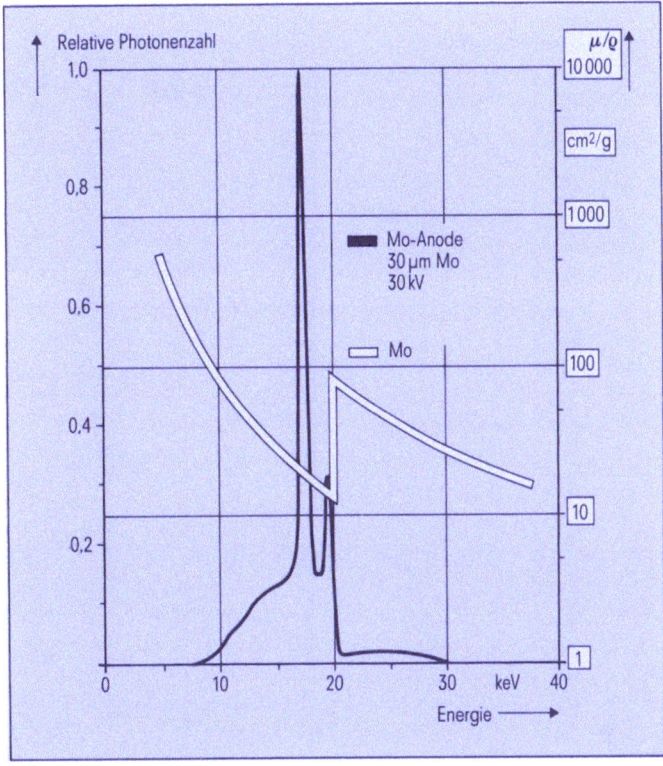

nem Härtungsgleichwert von etwa 0,5 mm Aluminium). Zurückgehend auf einen Vorschlag von GROS wurden dann ungefähr ab 1970 in zunehmendem Maße Molybdänanodenröhren (mit einem Röhrenfenster aus Beryllium) in Verbindung mit einem etwa 0,03 mm dicken Molybdänzusatzfilter bei der Filmmammographie eingesetzt. Durch die selektive Wirkung dieses Kantenfilters (Abb. 2) werden sowohl die niederenergetischen Röntgenquanten (mit Energien <15 keV), die überwiegend im untersuchten Organ absorbiert werden, als auch das höherenergetische Bremskontinuum, das den Kontrast vermindert, stärker geschwächt als die Molybdän-K-Strahlung.

In den letzten 15 Jahren sind eine ganze Reihe von vergleichenden Untersuchungen zur Strahlenexposition und Bildgüte bei der Mammographie durchgeführt worden, wobei insbesondere auch die Frage untersucht wurde, ob zur Anfertigung optimaler Mammogramme eine Wolframanodenröhre oder eine Molybdänanodenröhre verwendet werden sollte. Aus heutiger Sicht ergibt sich im wesentlichen folgendes:

1. Entscheidend für den Kontrast ist nicht das Anodenmaterial sondern die Energieverteilung der bildgebenden Strahlung.
2. Die im Hinblick auf Strahlenexposition und Bildgüte optimierte Strahlenqualität hängt von der Schichtdicke und geweblichen Zusammensetzung der Brust ab.
3. Die optimale effektive Quantenenergie nimmt mit der Schichtdicke zu; der Energiebereich liegt etwa zwischen 20 und 30 keV.

Die Molybdän-K-Strahlung mit ihren Quantenenergien von 17,4 und 19,6 keV liegt also an der unteren Grenze dieses Energiebereichs. Damit wird deutlich, daß diese Strahlenqualität nur für kleine Schichtdicken (<4 cm) und für Brüste, die einen hohen Anteil an Fettgewebe enthalten, als optimal angepaßt anzusehen ist. Ausgehend von dieser Überlegung hat SIEDBAND bereits 1977 vorgeschlagen, aus dem kontinuierlichen Spektrum einer Wolframanodenröhre mit Hilfe eines geeigneten Kantenfilters ein der Schichtdicke angepaßtes Energieband „herauszuschneiden" (Abb. 3). In Frage kommen dafür vor allem Filtermaterialien mit K-Kanten von etwa 20–25 keV. Auf diesen Vorschlag zurückgehende vergleichende klinische Erprobungen sind erst in jüngster Zeit erfolgt: Die Abbildungen 4 und 5 zeigen zwei Beispiele aus eigenen Untersuchungen. Als wichtigstes Ergebnis dieses Vergleichs kann festgehalten werden, daß man mit der Röntgenstrahlung einer Wolframanode in Verbindung mit Kantenfiltern Bilder mit etwa gleicher Qualität wie mit der Strahlung einer Molybdänanode erzeugen kann, und daß bei größeren Schichtdicken eine Reduktion der mittleren Parenchymdosis (s. Kap. 3.1.1.4) etwa um den Faktor 2 möglich ist.

Für die Xeromammographie (s. Kap. 3.1.1.3) sind auch nach Einführung der Molybdänanodenröhre weiterhin Wolframanodenröhren mit einer Gesamtfilterung bis zu 3 mm Aluminium und bei Röhrenspannungen bis zu 50 kV mit gutem Erfolg eingesetzt worden [15]. Bedingt durch die „härtere" Röntgenstrahlung ist eine Herabsetzung der mittleren Parenchymdosis (gegenüber der Mammographie mit Materialprüffilmen) bis auf etwa 25% möglich. Die damit verbundene Verringerung des Strahlenkontrastes kann in Kauf genommen werden, da der sog. Kantenverstärkungseffekt zu einer betonten Darstellung kleiner Absorptionssprünge führt.

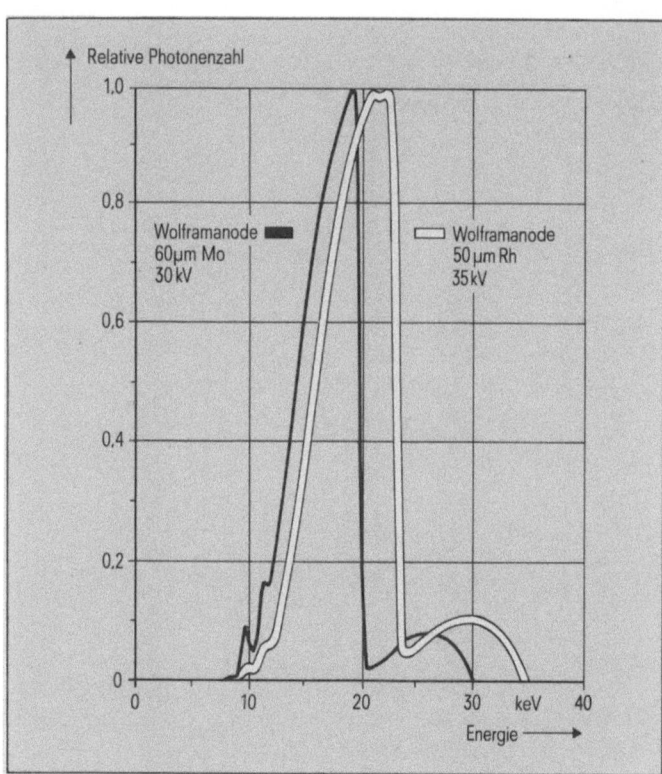

Abb. 3. Röntgenspektrum einer Wolframanodenröhre (Aus [16]). Röhrenspannung: 30 kV bzw. 35 kV; Zusatzfilterung: 60 μm Molybdän bzw. 50 μm Rhodium

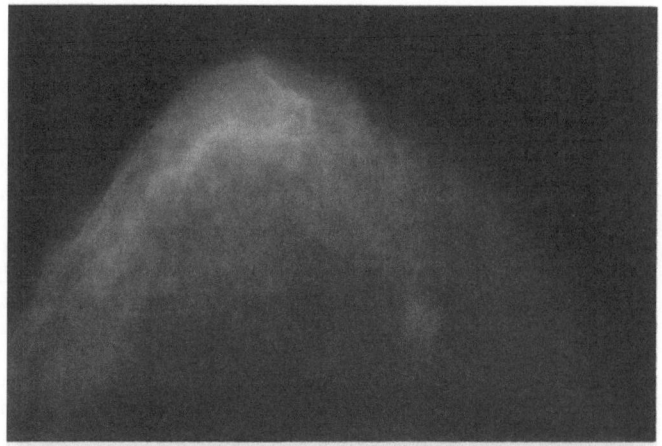

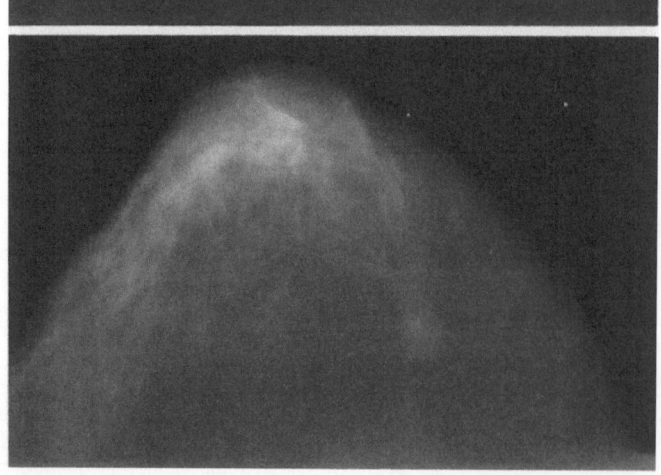

Abb. 4a, b. Mammogramm der linken Brust (Aus [16]). Kraniokaudaler Strahlengang; medial und kaudal umschriebene Verdichtung mit radiären Ausläufern. Histologisch handelte es sich um ein solides szirrhöses Milchgangskarzinom. **a** Mo-Anode/30 μm Mo-Filter; Röhrenspannung: 30 kV; Mammadicke: 4,0 cm; mittlere Parenchymdosis: 5,7 mGy.
b W-Anode/60 μm Mo-Filter; Röhrenspannung: 30 kV; Mammadicke: 4,0 cm; mittlere Parenchymdosis: 4,6 mGy

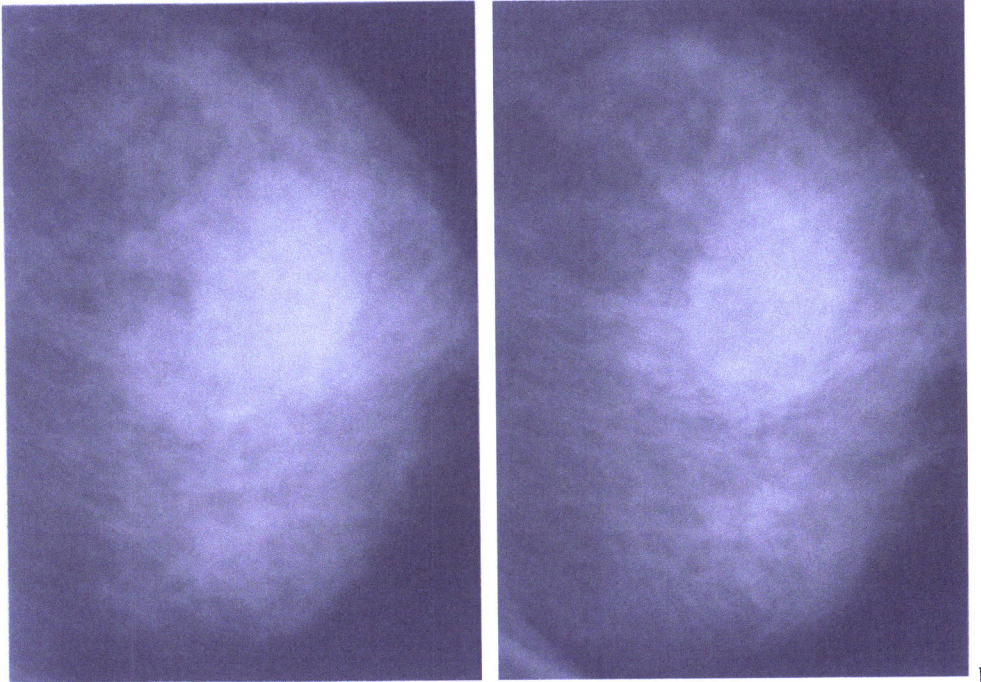

Abb. 5a, b. Mammogramm der linken Brust (Aus [16]). Medio-lateraler Strahlengang; große, nicht scharf begrenzte Verdichtung mit Parenchymüberlagerungen. Histologisch handelte es sich um ein metastasierendes solides Mammakarzinom. **a** Mo-Anode/30 μm Mo-Filter; Röhrenspannung: 34 kV; Mammadicke: 8,0 cm; mittlere Parenchymdosis: 18,8 mGy. **b** W-Anode/50 μm Rh-Filter; Röhrenspannung: 34 kV; Mammadicke: 8,0 cm; mittlere Parenchymdosis: 8,3 mGy

3.1.1.2 Aufnahmevorrichtung

Bei modernen Mammographieeinrichtungen ist die Aufnahmevorrichtung in der Regel fest mit dem Röntgenstrahler verbunden. Sie besteht aus einer Kompressionsmöglichkeit (Tubus oder Kunststoffplatte) und einem Halter für den Bildempfänger (Film, Film-Folien-System oder Xeroxkassette). Abgesehen von der Vergrößerungstechnik (s. Kap. 3.1.1.2.1) dient dieser Halter gleichzeitig als Auflagefläche für die Brust und enthält außerdem die Belichtungsautomatik und gegebenenfalls ein Streustrahlenraster.

3.1.1.2.1 Anordnungsgeometrie

Die wichtigsten Anordnungen zur Anfertigung von Mammogrammen sind in Abb. 6 schematisch dargestellt. Da der Dosisbedarf eines bestimmten Bildempfängers vorgegeben ist (s. Kap. 3.1.1.3) hat die Vergrößerung des Abstandes Objekt – Bildempfänger stets eine Erhöhung der Strahlenexposition der Brust zur Folge. Durch die Zwischenschaltung von Auflageplatte und Streustrahlenraster ändert sich die Aufnahmegeometrie nur wenig, so daß die Einflüsse auf Strahlenexposition und Bildqualität vernachlässigbar sind. Dagegen wird bei der Vergrößerungstechnik, die vor allem eine Verbesserung der Erkennbarkeit kleiner, nicht zu kontrastarmer Details (Mikrokalk!) mit sich bringt, z.B. für einen Vergrößerungsfaktor von 2 (bei gleichem Bildempfänger) etwa die 4fache Dosis – verglichen mit der konventionellen Technik – benötigt. Da außerdem die geometrische Unschärfe mit dem Abstand Objekt – Bildempfänger zunimmt, ist für eine ausreichend *scharfe Darstellung der Mikrokalzifikationen* eine Röhre mit möglichst kleinem Brennfleck notwendig (Brennfleckgröße nach IEC <0,2 mm). Da die Strahlungsleistung derartiger Röhren klein ist, sollte die Vergrößerungstechnik zur Vermeidung langer Belichtungszeiten (Bewegungsschärfe!) – und entsprechend hoher Strahlenexposition – nur in Verbindung mit einem empfindlichen Film-Folien-System (ohne Streustrahlenraster) angewandt werden.

Bedingt vor allem durch die unterschiedliche – und insgesamt in diesem Energiebereich nicht allzu große – Strahlungsleistung der benutzten Röntgenröhren liegen die Fokus-Film-Abstände bei der konventionellen Technik zwischen 30 und 70 cm. Für diese beiden Extremfälle beträgt dann der Dosisunterschied (bezogen auf die Oberfläche einer 5 cm dikken Brust) aufgrund des Abstandsquadrat-Gesetzes etwa 25%; dies ist dann zugleich die obere Grenze der Dosiseinsparung, die durch Vergrößerung des Fokus-Film-Abstandes erreicht werden kann. Diese Ver-

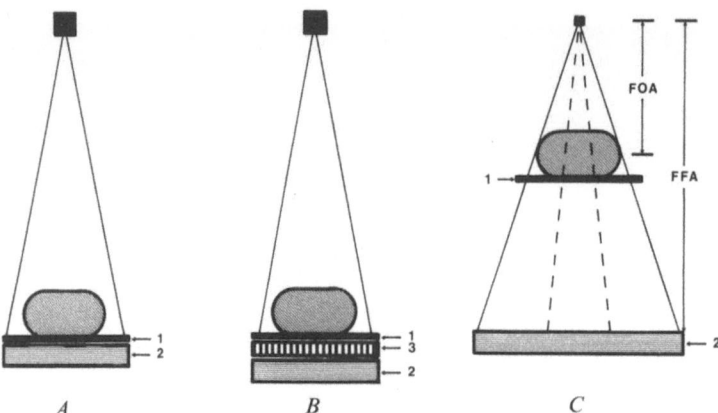

Abb. 6. Zur Anordnungsgeometrie bei der Mammographie. *1* = Auflageplatte; *2* = Bildempfänger; *3* = Streustrahlenraster. *A*: konventionelle Technik: Bei der Filmmammographie liegt die Brust direkt auf dem Film bzw. auf dem Film-Folien-System auf; bei der Xeromammographie wird eine etwa 1 mm dicke, nicht verformbare Auflageplatte benötigt, da hier die Belichtungsmessung in der Regel vor dem Bildempfänger erfolgt (Dicke der Meßkammer ca. 5 mm). *B*: Rastertechnik: Bei der Rastertechnik muß außerdem noch das Streustrahlenraster zwischen Objekt und Bildempfänger angeordnet werden. Dadurch erhöht sich der Objekt-Film-Abstand gegenüber der Filmmammographie mit konventioneller Technik insgesamt um 5–10 mm. *C*: Vergrößerungstechnik: Die Vergrößerungstechnik arbeitet mit Vergrößerungsfaktoren M bis zu 3. M = Fokus-Film-Abstand / Fokus-Objekt-Abstand = FFA/FOA

größerung wirkt sich aber vor allem auch günstig auf die Bildqualität aus: Bei kleinen Fokus-Film-Abständen kann die Schärfe der Abbildung wichtiger, filmfern liegender Strukturen durchaus durch die geometrische Unschärfe – und nicht durch den Bildempfänger – bestimmt sein. Durch Vergrößerung des Fokus-Film-Abstandes („long cone"-Technik) können also Aufnahmegeometrie und Bildempfänger im Sinne einer Optimierung des gesamten bildgebenden Systems aufeinander abgestimmt werden.

3.1.1.2.2 Kompressionsvorrichtung

Die Kompressionsvorrichtung ermöglicht die Ruhigstellung der Mamma und damit eine Verringerung der Bewegungsschärfe; sie wandelt außerdem die konische Form der Brust in eine weitgehend planparallele Schicht um. Entgegen einer manchmal vertretenen Ansicht trägt die Kompression jedoch nicht wesentlich zur Verringerung des Streustrahlenanteils bei, da das durchstrahlte Volumen annähernd konstant bleibt. Die Planparallelität der komprimierten Mamma sorgt jedoch für eine gleichbleibende Bildqualität bei der Darstellung des Organs von den Hautpartien bis zur Thoraxwand und liefert außerdem einen wesentlichen Beitrag zur Verringerung der Strahlenexposition: Zum Beispiel würde eine unter Kompression etwa 5 cm dicke Brust in „naturbelassenem" Zustand in den thoraxwandnahen Bereichen (d.h. im Bereich der Lage des Meßfeldes der Belichtungsautomatik) eine Schichtdicke von 7–8 cm aufweisen, das bedeutet bei einer Röhrenspannung von 30 kV eine um den Faktor 2–3 höhere Eintrittsdosis.

3.1.1.2.3 Streustrahlenraster

Bestandteile der Aufnahmevorrichtung, die zwischen Objekt und Bildempfänger liegen, schwächen die bildgebende Strahlung und erhöhen dadurch – bei vorgegebenem Dosisbedarf des Bildempfängers – die Strahlenexposition des untersuchten Organs. Die Schwächung der Strahlung durch die Auflageplatte (aus Plexiglas oder Kohlefiber) beträgt in der Regel nur 10–20%; für typische Weichstrahlraster (27 Linienpaare/cm, Schachtverhältnis 5:1), wie sie heute für die Mammographie zur Verfügung stehen, muß dagegen für die strahlenexponierte Brust mit einer Dosiserhöhung um den Faktor 2–3 gerechnet werden.

Daraus folgt zunächst, daß ein Streustrahlenraster nur in Verbindung mit „dosissparenden" Film-Folien-Systemen eingesetzt werden wird. Auch dann sollten aber noch gewichtige Gründe für die Verwendung eines Rasters vorliegen, die die höhere Strahlenexposition rechtfertigen: Ein Teil der bildgebenden Strahlung besteht aus kontrastmindernder Streustrahlung, die im untersuchten Objekt erzeugt wird. Dieser Streustrahlenanteil nimmt mit der Schichtdicke der Brust zu. Durch ein Raster wird eine deutliche Verminderung des Streustrahlenanteils bei größeren Schichtdicken erzielt (z.B. von 45% auf 15% bei 5 cm Schichtdicke) und damit eine merkliche Anhebung des Kontrastes. Vor allem bei großen und parenchymreichen Brüsten wird auf diese Weise die Erkennbarkeit insbesondere von kontrastarmen Details deutlich verbessert (Abb. 7). Weniger deutlich ist die Kontrastverstärkung bei kleinen Schichtdicken (<4 cm), so daß hier durchaus ein Verzicht auf die Anwendung eines Rasters möglich ist.

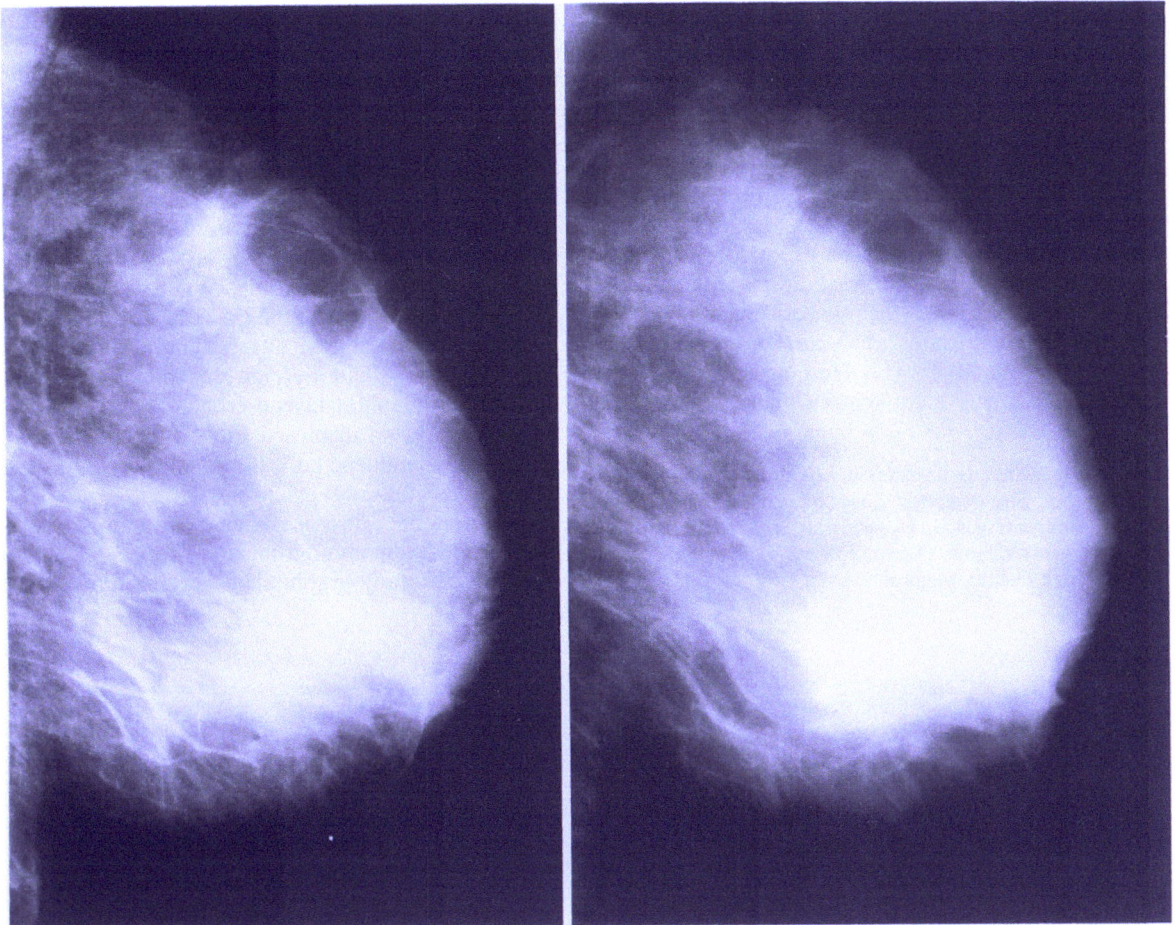

Abb. 7a, b. Mammogramm der rechten Brust (Aus [15]). Klinisch: retromamilläre Verdickung; röntgenologisch: unscharf begrenzte Tumorverschattung mit Mikrokalk (die Kalzifikationen waren nur auf der Rasteraufnahme zu erkennen); histologisch: solides Milchgangskarzinom. **a** Film-Folien-System 3M Trimax M / Alpha 2M und Raster. **b** Folienloser Film Kodak Definix Medical

3.1.1.2.4 Belichtungsautomatik

Die Notwendigkeit einer Belichtungsautomatik für die Mammographie ist seit langem unbestritten. Diese Vorrichtung hat den Zweck, unter allen in der Praxis vorkommenden Aufnahmebedingungen für eine optimale und konstante Exposition des Bildempfängers zu sorgen. Das Problem der optimalen Belichtung wird in Kap. 3.1.1.3 besprochen. Hier soll am Beispiel des Bildempfängers „Film-Folien-System" eine Einflußgröße diskutiert werden, die es erschwert, bei automatischer Belichtung eine konstante mittlere optische Dichte (Filmschwärzung) zu erzielen:

Die Belichtungsmessung erfolgt bei Film-Folien-Systemen meistens hinter dem Bildträger. Dabei muß bedacht werden, daß die bildgebende Strahlung durch den Bildempfänger beträchtlich geschwächt wird (etwa um 50–75%); hinzu kommt, daß diese Schwächung auch noch von der Energieverteilung der bildgebenden Strahlung – und damit von Schichtdicke und Röhrenspannung – abhängt [15]. Bei der Anfertigung eines Mammogramms mit einem bestimmten Film-Folien-System muß dementsprechend die Belichtung mit dem Schwärzungsausgleich am Belichtungsautomaten korrigiert werden. Falls ein Röntgengenerator zur Verfügung steht, der es gestattet, für jeden benutzten Röhrenspannungswert die Empfindlichkeit der Belichtungsautomatik getrennt zu programmieren, kann man die Abweichungen von der gewünschten mittleren optischen Dichte in annehmbaren Grenzen ($\pm 0{,}3$) halten, indem man jedem Spannungswert nur einen sehr begrenzten Objektdickenbereich zuordnet. Diese Bereiche müssen dann bei einem Wechsel des Film-Folien-Systems nachgeprüft u.U. neu bestimmt werden.

3.1.1.3 Bildempfänger

Die in Tabelle 1 aufgeführten Qualitätskriterien stellen hinsichtlich Bildkontrast und Auflösungsvermögen hohe Anforderungen an den Bildempfänger. Zunächst konnte diese aufnahmetechnische Aufgabe nur mit Hilfe eines doppelseitig beschichteten, silberreichen und feinkörnigen Materialprüffilms gelöst werden. Da dieser Film nur etwa 10% der bildgebenden Strahlung absorbierte, war sein Dosisbedarf – und damit auch die Strahlenexposition des untersuchten Organs – entsprechend hoch (s. Kap. 3.1.1.4).

1972 kam das erste *„dosissparende" Film-Folien-System* auf den Markt (Lo Dose-System der Firma DuPont), das aus einer feinzeichnenden Rückfolie und einem einseitig beschichteten feinkörnigen Film bestand. Systeme anderer Hersteller folgten; außerdem wurden in der Literatur verschiedene Kombinationen von Filmen und Folien unterschiedlichen Fabrikats empfohlen. Gegenwärtig gibt es eine ganze Reihe von Film-Folien-Kombinationen unterschiedlicher Empfindlichkeit: Der Dosisbedarf beträgt – bezogen auf den folienlosen Film – etwa 1–20%. In der Regel zeigen die empfindlicheren Systeme schlechteres Auflösungsvermögen und höheres Rauschen; ihre weite Verbreitung deutet jedoch darauf hin, daß die erzielte Bildqualität offensichtlich für die Stellung einer Diagnose ausreichend ist. Auf jeden Fall kann festgestellt werden, daß die Film-Folien-Systeme ein Qualitätsniveau erreicht haben, das die Verwendung des folienlosen Films (im Hinblick auf die damit verbundene hohe Strahlenexposition) nicht mehr als gerechtfertigt erscheinen läßt.

Ein weiteres „dosissparendes" Aufnahmeverfahren ist die Xeromammographie (s. Kap. 3.1.1.1). Bei diesem elektroradiographischen Verfahren dient eine

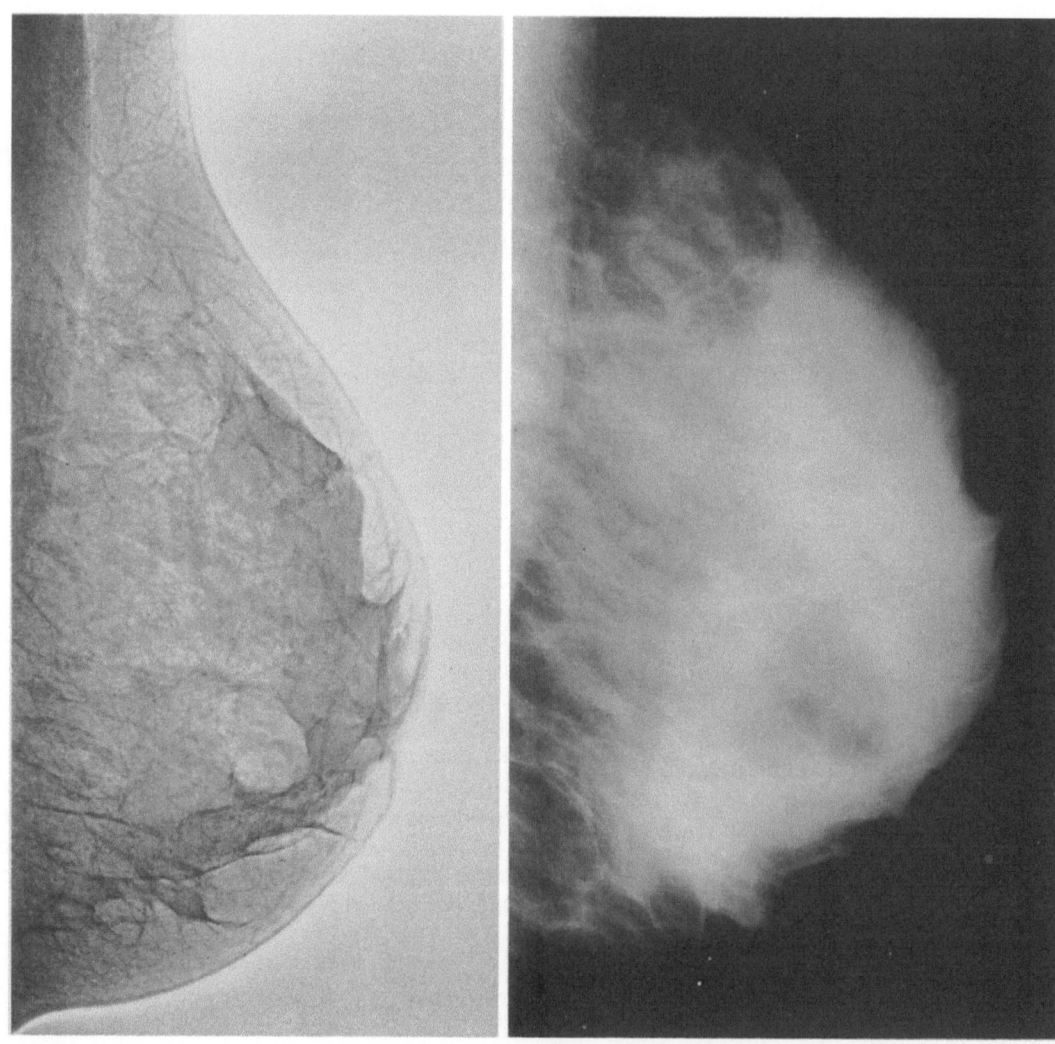

Abb. 8a, b. Mammogramm der linken Brust (Aus [15]). Medio-lateraler Strahlengang; klinisch: grobkörniges Parenchym; röntgenologisch: Mastopathie. **a** Xeroradiographie in Positiventwicklung (Xerox System 125). **b** Folienloser Film Kodak Definix Medical

mit amorphem Selen beschichtete Aluminiumplatte, die sich in einer lichtdichten Kassette befindet, als Bildempfänger. Selen ist ein Photohalbleiter, der im Dunkeln einen hohen spezifischen elektrischen Widerstand besitzt. Wird also eine Selenplatte mit einer Oberflächenladung versehen und anschließend Licht oder Röntgenstrahlen ausgesetzt, so findet – entsprechend der auffallenden Strahlung – eine teilweise Entladung der Plattenoberfläche statt. Bei einer Röntgenaufnahme entsteht auf diese Weise ein Ladungsbild, das die unterschiedliche Absorption der Röntgenstrahlung im durchstrahlten Objekt widergibt. Das Ladungsbild wird durch Aufstäuben eines eingefärbten Kunststoffpulvers („Toner") sichtbar gemacht. Dieses Pulverbild wird dann elektrostatisch auf ein mit einer Kunststoffschicht versehenes Spezialpapier übertragen und durch Einschmelzen in die Schicht fixiert. Das fertige Xeroradiogramm kann dann bei normalem Tageslicht betrachtet werden. Bedingt durch den Einfluß des elektrischen Feldes der auf der Selenschicht befindlichen (örtlich verschiedenen) Oberflächenladung kommt es zu einer betonten Darstellung kleiner Absorptionssprünge („Kantenverstärkungseffekt"); gleichzeitig werden großflächige Strahlenkontraste weitgehend unterdrückt (Abb. 8).

Eine halbautomatische Aufladungs- und Entwicklungseinheit kam 1971 unter der Bezeichnung „Rank Xerox System 125" (Hersteller: Xerox Corporation, Pasadena, Californien) auf den Markt. Das Verfahren setzte sich in den USA rasch durch; über die Hälfte aller Röntgenuntersuchungen der Brust werden dort mit Hilfe der Xeromammographie durchgeführt. In der Bundesrepublik wurde 1972 das erste Gerät installiert; gegenwärtig sind etwa 50 Einheiten des Systems 125 in Betrieb.

Vergleichende klinische Studien haben gezeigt, daß die Xeromammographie hinsichtlich ihrer diagnostischen Aussagefähigkeit ein der Filmmammographie durchaus gleichwertiges Verfahren ist und daß sie insbesondere bei der Abbildung von großen und dichten Brüsten Vorteile bietet. Daß in der Bundesrepublik Deutschland die Anwendung dieses Verfahrens bisher so beschränkt geblieben ist, hängt – abgesehen von der technischen Störanfälligkeit des Auflandungs- und Entwicklungsprozesses – vor allem mit der raschen Entwicklung der Film-Folien-Systeme und ihren größeren Möglichkeiten der Dosiseinsparung zusammen.

Im Jahre 1985 hat die Xerox Corporation in den USA das verbesserte „Xerox 175 System" auf den Markt gebracht. Bedingt durch empfindlichere Selen-Platten, kleinere Toner-Partikel und Flüssigentwicklung sollen Verbesserungen des Auflösungsvermögens und des Flächenkontrastes bei (gegenüber dem System 125) geringerer Strahlenexposition erzielt werden.

Abschließend soll das praktisch wichtige Problem der optimalen Belichtung eines Film-Folien-Systems kurz diskutiert werden: Um die Strahlenexposition des untersuchten Organs so klein wie möglich zu halten, gilt zunächst die grundsätzliche Forderung, daß die mittlere optische Dichte (Filmschwärzung) eines Mammogramms nur so groß sein sollte, wie es zur Erzielung einer ausreichenden Bildqualität notwendig ist. Vermieden werden muß, daß bei der Abbildung stärker absorbierender Strukturen (z.B. dichtes Drüsenparenchym) der Bildkontrast zu klein wird (entsprechend dem unteren flachen Teil der Gradationskurve in Abb. 9). Daraus ergibt sich, daß für die meisten Film-Folien-Systeme eine mittlere optische Dichte von etwa 1,5 (einschließlich Schleier) als optimal anzusehen ist; in der Regel sind dann auch noch

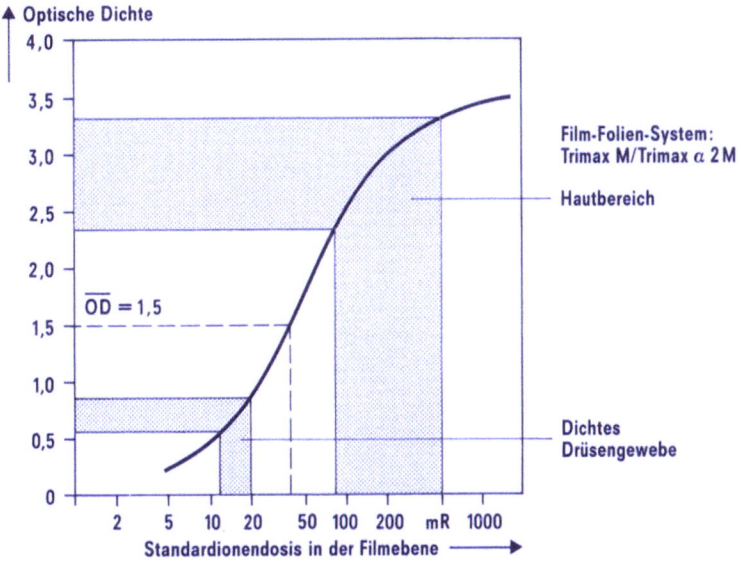

Abb. 9. Gradationskurve des Film-Folien-Systems Trimax der Firma 3M. Film: Typ M; Folie: Alpha 2M. Eine Standardionendosis von 100 mR entspricht einer Luftkerma von 0,87 mGy

die peripheren Bereiche der Mamma (Subkutangebiet, Hautkontur, Mamille) ausreichend gut beurteilbar. Wird dagegen die optische Dichte zu hoch gewählt, so können – abgesehen von der unnötig hohen Strahlenexposition – für die Diagnose wichtige Strukturen mit stark reduziertem Bildkontrast (entsprechend dem oberen flachen Teil der Gradationskurve) abgebildet werden.

3.1.1.4 Strahlenexposition

In den vorhergehenden Abschnitten wurde gezeigt, daß die Strahlenexposition von den verschiedenen Komponenten des Bilderzeugungssystems abhängt; sie hängt aber natürlich auch wesentlich von der Schichtdicke und der geweblichen Zusammensetzung der Brust ab (s. Abb. 1). Wenn man die Strahlenexposition genauer beschreiben will, muß man die benutzten Dosisgrößen angeben (vgl. auch Kap. 6). Dazu sollen zunächst einige Bemerkungen gemacht werden:

Die Energiedosis ist auf der Eintrittsseite des einfallenden Strahlenbündels am größten und auf der Strahlenaustrittsseite am kleinsten. Der Dosisabfall in der komprimierten Brust ist annähernd exponentiell (Abb. 10). Eintrittsdosis und Austrittsdosis können direkt an der Patientin gemessen werden (z.B. mit kleinen Thermolumineszenzdosimetern). Die mittlere Parenchymdosis, die gegenwärtig als die für das Strahlenrisiko relevante Dosisgröße angesehen wird, kann hingegen *nur rechnerisch abgeschätzt werden* [14]. Dabei müssen in der Regel *Annahmen* gemacht werden über:

1. Die Dosisverteilung in der strahlenexponierten Brust,
2. die Lage und Größe des Drüsenparenchyms,
3. den Dosisumrechnungsfaktor zur Berechnung der Energiedosis.

In Abbildung 10 ist die Methode der Abschätzung der mittleren Parenchymdosis angedeutet (Integralmittelwert über das Drüsenparenchym).

Die Austrittsdosis hängt vor allem vom Dosisbedarf des Bildempfängers ab, die Eintrittsdosis dagegen außerdem noch von den verschiedenen Parametern der Röntgeneinrichtung (s. Abb. 1) und vor allem von der Schichtdicke und geweblichen Zusammensetzung der untersuchten Brust. Abbildung 11 zeigt gemessene Eintrittsdosen von 1593 Patientinnen. Man erkennt einen annähernd exponentiellen Anstieg mit der Schichtdicke. Bei konstanter Schichtdicke (z.B. 5 cm) ist je nach der geweblichen Zusammensetzung der Brust die Eintrittsdosis um den Faktor 4 und mehr verschieden: Brüste mit hohem Anteil an Drüsenparenchym zeigen hohe Werte, Brüste mit hohem Fettgewebeanteil niedrige Werte der Eintrittsdosis. Diese großen Unterschiede bei konstanter Schichtdicke zeigen auch noch einmal die Notwendigkeit einer Belichtungsautomatik für die Mammographie.

Entsprechend den verschiedenen Einflußgrößen (s. Abb. 1) ergeben sich für die Strahlenexposition beträchtliche Streubreiten:

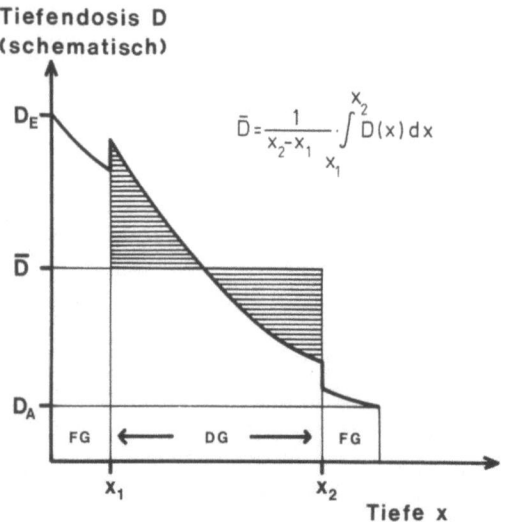

Abb. 10. Bestimmung der mittleren Parenchymdosis (schematisch). Der Verlauf der Tiefendosis im Drüsengewebe *DG* wird durch die als Integralmittelwert definierte mittlere Parenchymdosis $\bar{D}$ ersetzt. D_E = Eintrittsdosis; D_A = Austrittsdosis; *FG* = Fettgewebe

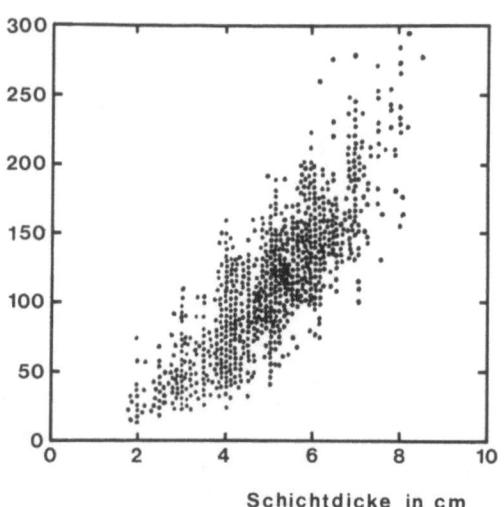

Abb. 11. Eintrittsdosen bei der Filmmammographie. Molybdänanodenröhre mit 30 µm Molybdänfilter. Röhrenspannung: 28–35 kV. Bildempfänger: Kodak Definix Medical (folienloser Film). Austrittsdosis: 3 mGy. Patientinnenzahl: 1593. *Mittelwerte*: Eintrittsdosis: 105 mGy, mittlere Parenchymdosis: 20 mGy, Schichtdicke der komprimierten Brust: 4,8 cm, Alter der Patientinnen: 49 Jahre

Eintrittsdosis: 0,15 mGy–270 mGy
Austrittsdosis: 0,05 mGy– 3 mGy
Mittlere Parenchymdosis: 0,10 mGy– 40 mGy

Diese großen Streubreiten machen die Schwierigkeit deutlich, einer Patientin genaue Angaben über die Höhe der Strahlenexposition bei einer durchgeführten Mammographie zu machen (vgl. dazu auch Kap. 6). Ohne zusätzliche Messungen, z.B. der Eintrittsdosis oder der Elektrizitätsmenge (mAs), bei der Anfertigung der Aufnahmen ist dies in der Regel nicht möglich.

Für die verschiedenen Aufnahmetechniken können jedoch Richtwerte der Strahlenexposition angegeben werden, die zumindest eine Vorstellung von der Größenordnung der mittleren Parenchymdosis vermitteln. Zur Bestimmung dieser Richtwerte kann man folgendermaßen verfahren: Aus den in Abbildung 11 dargestellten Daten ergibt sich ein Mittelwert der Eintrittsdosis von 105 mGy und der mittleren Parenchymdosis von 20 mGy. Diesen Wert kann man nun als Richtwert für Aufnahmen mit dem folienlosen Film ansehen. Etwa dieselben Dosiswerte erhält man bei Messungen an einem 5 cm dicken Phantom, das aus einem Material besteht, welches der mittleren Zusammensetzung von Brustgewebe entspricht; Plexiglas erfüllt diese Forderungen annähernd [14]. Da man aufgrund des damit verbundenen Aufwandes nicht für jede Aufnahmetechnik Dosismessungen an einem großen Patientenkollektiv durchführen kann, wird man ein solches Phantom für die Durchführung entsprechender Messungen der Eintritts- und Austrittsdosis benutzen und daraus Richtwerte für die mittlere Parenchymdosis ableiten. In Tabelle 2 sind einige Werte für verschiedene Aufnahmetechniken zusammengestellt, die auf diese Weise ermittelt wurden. Die Streubreiten sind dabei vor allem durch den unterschiedlichen Dosisbedarf der auf dem Markt befindlichen Film-Folien-Systeme bzw. bei der Xeromammographie durch die unterschiedliche Strahlenqualität (Röhrenspannung und Filterung) bedingt.

3.1.1.5 Qualitätssicherung

Die Erstellung eines korrekten radiologischen Befundes setzt ein leistungs- und funktionsfähiges Bilderzeugungssystem, dessen fehlerfreie Bedienung und eine ausreichende Erfahrung des befundenden Arztes voraus. Zur Sicherung der Qualität dieses mehrstufigen Prozesses ist bei der Mammographie sowohl die Beurteilung von Stichprobenmammogrammen und -befunden durch ein Expertengremium als auch die Messung wichtiger bildgüte- und dosisbestimmender Parameter des Bilderzeugungssystems notwendig [7].

Bemühungen, die gerätetechnisch bedingte Bildqualität zu sichern, haben auf nationaler und internationaler Ebene eingesetzt [17, 19]. In Anlehnung an die Richtlinien der WHO [19] werden in der Bundesrepublik Deutschland drei Prüfarten mit steigendem Prüfaufwand (und abnehmender Häufigkeit der Durchführung) unterschieden [3]: Konstanzprüfung, Zustandsprüfung und Abnahmeprüfung. In Tabelle 3 sind für den Bereich der Mammographie einige Prüfgrößen aufgeführt. Aufgrund der vorliegenden ersten Erfahrungen scheint der Überwachung von Strahlenqualität, Brennfleckgröße, Belichtungsautomatik und Filmverarbeitung besondere Bedeutung zuzukommen. Für die Konstanzprüfung der Filmverarbeitung liegt bereits eine DIN-Norm vor [4]; darüber hinaus müssen hinsichtlich der physikalisch-technischen Qualitätssicherung bei der Mammographie weitere Erfahrungen und das Fortschreiten der Normung abgewartet werden.

Tabelle 2. Mittlere Parenchymdosis pro Aufnahme für verschiedene mammographische Verfahren

Mittlere Brust mit 5 cm Schichtdicke
Molybdänanodenröhre

	$\bar{D}$ in mGy
Materialprüffilm	20
Film-Folien-System	0,2– 4
Rastertechnik	0,4–10
Xeromammographie	5 –20

Tabelle 3. Prüfgrößen der technischen Qualitätssicherung bei der Mammographie (Nach [19])

	Prüfung		
	Abnahme	Zustand	Konstanz
Röhrenspannung	x	x	
Strahlenqualität	x	x	x
Filterung	x		
Dosis	x	x	x
Strahlungsausbeute	x	x	
Brennfleckgröße	x	x	
Strahlungsfeldbegrenzung	x		
Streustrahlenraster	x	x	
mAs-Produkt	x	x	
Belichtungsautomatik	x	x	x
Bildträger	x	x	x
Filmverarbeitung	x	x	x

3.1.2 Sonographie

Bei der Sonographie werden Bilder mit Hilfe von Ultraschallwellen erzeugt. Ultraschallwellen pflanzen sich durch mechanische Schwingungen mit Frequenzen oberhalb der Hörbarkeitsgrenze von 20 kHz im Gewebe fort. Ultraschall kann also als eine nicht ionisierende Strahlung bezeichnet werden. Biologische Risiken sind für die bei der Ultraschalldiagnostik üblichen Intensitäten nicht bekannt.

Die bisher in der Praxis angewandten bildgebenden Verfahren bedienen sich der sog. Echoimpulstechnik: Ein elektrischer Sender erregt den im Schallkopf befindlichen piezoelektrischen Wandler zu einer gedämpften Schwingung („Ultraschallimpuls") mit einer Dauer von etwa 1 µs. Wird der Schallkopf auf den zu untersuchenden Körperteil aufgesetzt, so pflanzt sich diese Schwingung als Longitudinalwelle mit der Schallgeschwindigkeit v im Gewebe fort. Grenzflächen und Strukturen im Gewebe sind gekennzeichnet durch Änderungen des Wellenwiderstandes (akustische Impedanz) $Z = \rho * v$, wobei ρ die Dichte des Gewebes ist. Jede Änderung von Z längs der Schallstrahlachse bewirkt die Reflexion eines Teils der Energie des Ultraschallimpulses, die als Echoimpuls zum Schallkopf zurückkehrt und von diesem registriert wird. Der Schallkopf wirkt also zwischen der Aussendung von zwei Ultraschallimpulsen als Empfänger; die Impulsfolgefrequenz, d.h. die Anzahl der in der Zeiteinheit erzeugten Ultraschallimpulse, beträgt etwa 1000/s.

Für die verschiedenen Arten weichen Gewebes sind die Unterschiede im Wellenwiderstand so gering, daß man längs der Schallstrahlachse eine Vielzahl von kleinen Echos erhält, die mit unterschiedlicher Laufzeit den Schallkopf erreichen. Aus der mittleren Schallgeschwindigkeit $v = 1540$ m/s in weichem Gewebe und der Laufzeit kann dann die Tiefenlage der Struktur ermittelt und mit den üblichen Mitteln der Fernsehelektronik auf einem Bildschirm (Oszilloskop) als Bildpunkt dargestellt werden. Nutzt man die Amplitude des reflektierten Signals außerdem noch zur Helligkeitssteuerung des Bildpunktes, so erhält man ein sog. B-Bild (*brightness modulation*).

Zur Erzeugung von Schnittbildern des untersuchten Körperteils muß die Lage der Schallstrahlachse verändert werden. Beim statischen B-Verfahren (Compound-Scan) ist der Schallkopf in der Regel an einem Gestänge befestigt, das eine freie Bewegung in der Schnittebene erlaubt. Die vom Untersucher manuell ausgeführten Bewegungen werden über elektrische Positionsgeber auf das Auswertegerät übertragen, so daß die reflektierten Signale ihrem Entstehungsort entsprechend in einen Bildspeicher (Scan-Converter) eingelesen werden können. Da die manuelle Abtastung des Schnittbereiches üblicherweise einige Sekunden dauert, liefert der Compound-Scan nur statische Bilder; Patientenbewegungen während des Abtastvorganges erzeugen Bildartefakte.

Auch in der Mammadiagnostik werden deshalb zunehmend Real-Time-Scanner eingesetzt, die heute meistens eine Bildfolgefrequenz von 25 Bildern pro sek. haben und damit auch eine verwischungsfreie Darstellung von Bewegungsvorgängen erlauben. Der Schallstrahl wird dabei automatisch (mechanisch oder elektronisch) über den Schnittbereich geführt.

Die mit einem Ultraschallscanner erreichbare Ortsauflösung, d.h. die Fähigkeit, eng benachbarte Details noch getrennt abzubilden, hängt von den Eigenschaften des Schallkopfes (Apertur, Fokussierung) und von der Frequenz der Ultraschallwelle ab. Das Auflösungsvermögen wird mit zunehmender Frequenz besser. Mit der Frequenz nimmt aber auch die Dämpfung der Schallwelle zu, so daß einer Frequenzerhöhung von der diagnostisch notwendigen Eindringtiefe her Grenzen gesetzt sind. Die benutzten Ultraschallfrequenzen liegen in der Regel zwischen 2 und 10 MHz und betragen in der Mammadiagnostik meistens 5 MHz. Damit ist eine Ortsauflösung in Schallausbreitungsrichtung (axial) von etwa 0,5 mm und quer dazu (lateral) von etwa 1 mm möglich. Streuung, Brechung und Mehrfachreflexionen erschweren oft das Erkennen von Details und tragen auch zur Entstehung von Bildartefakten bei. Untersuchungen, in denen z.B. über die gelungene bildliche Darstellung von Mikrokalzifikationen berichtet wird, sollten deshalb sorgfältig geprüft werden.

3.1.3 Thermographie

Die Thermographie nutzt die von der Körperoberfläche (und den oberflächennahen Gewebeschichten) ausgesandte Wärmestrahlung (Infrarot- oder Telethermographie) oder direkt die Temperaturverteilung in der Haut (Platten- oder Kontaktthermographie) zur Bildgebung. Die Untersuchung ist aufgrund ihres passiven Charakters mit keinerlei Risiken für die Patientin verbunden.

Jeder materielle Körper, dessen Temperatur T (in Kelvin; Kurzzeichen: K) oberhalb des absoluten Nullpunktes von 0 K ($-273,16$ °C) liegt, emittiert elektromagnetische Strahlung, die sog. Wärmestrahlung. Ihre spektrale Zusammensetzung hängt von der Temperatur T und den Emissionseigenschaften des Materials ab. Das Intensitätsmaximum der Strahlung liegt – entsprechend dem Wienschen Verschiebungsgesetz – bei einer Wellenlänge $\lambda = 2880/T$ (in µm). Für eine Temperatur der Hautoberfläche von etwa 30 °C (303 K) ergibt sich $\lambda = 9,5$ µm; das Intensitätsmaximum liegt also im Infraroten.

Zur Messung der Infrarotstrahlung werden Detektoren mit möglichst gut angepaßter spektraler Empfindlichkeit benötigt. Das die Bildqualität verschlechternde thermische Rauschen des Detektors muß durch Kühlung (in der Regel mit flüssigem Stickstoff) unterdrückt werden. Mit Hilfe einer speziellen Optik aus Germanium-Linsen oder Hohlspiegeln wird dann ein Infrarot-Bild in der Ebene des nahezu punktförmigen Detektors (Abmessungen ca. 0,5 mm*0,5 mm) erzeugt und mit Hilfe eines Scansystems zeilenförmig über den Detektor geführt. Die registrierten Signale werden dann mit den Mitteln der üblichen Fernsehelektronik zu einem Bild verarbeitet; auch eine Farbdarstellung der Bereiche gleicher Temperatur (Isothermen) ist möglich.

Im Gegensatz zur Infrarot-Thermographie zeichnet sich die Plattenthermographie durch einen geringen apparativen Aufwand aus. Der Bildträger („Platte") besteht aus einer dünnen schwarzen Kunststoff-Folie, die mit mikroverkapselten Cholesterinflüssigkristallen beschichtet ist. Diese Kristalle zeigen, bedingt durch ihre molekulare Struktur, u.a. die Eigenschaft einer selektiven Reflexion: Fällt weißes Licht auf eine solche Kristallschicht, so tritt für eine bestimmte Wellenlänge (oder Farbe), die von der Temperatur abhängt, eine starke Reflexion auf. Durch geeignete Herstellungsprozesse kann man erreichen, daß der Farbwechsel der Cholesterinkristalle in einem relativ engen und der Temperatur der Brustoberfläche angepaßten Bereich erfolgt; so verschiebt sich z.B. die Reflexionsfarbe von rot bei etwa 30 °C über das gesamte Spektrum des sichtbaren Lichtes nach blau bei etwa 37 °C [1]. Wird eine solche Platte mit der zu untersuchenden Brust in Kontakt gebracht, so erhält man innerhalb von Sekunden ein der Temperaturverteilung der Hautoberfläche entsprechendes Farbbild.

Die Temperaturauflösung liegt für beide Verfahren im Bereich 0,1–0,5 K, die Ortsauflösung für oberflächennahe linienförmige Wärmequellen bei einigen Millimetern. Mit abnehmender Leistung und zunehmender Tiefenlage der Wärmequelle wird die Detailerkennbarkeit schlechter, da die zu einer registrierbaren Temperaturänderung führende Wärmemenge durch Wärmeleitung und Konvektion in die oberflächennahen Gewebeschichten transportiert werden muß.

3.1.4 Kernspintomographie

Die Grundlagen der Bildgebung duch magnetische Kernresonanz sind in Kapitel 1.7 und in [11, 12] dargestellt. Bei der kernspintomographischen Untersuchung der Brust erfolgt die Anregung der selektierten Schicht ebenfalls mit der Standard-Körperspule. Zum Empfang des Hochfrequenzsignals, das die eigentliche Meßgröße für die Bilderzeugung darstellt, wird eine an das Organ angepaßte Sonderspule als Antenne benutzt. Die Verkleinerung des Spulenvolumens bewirkt eine deutliche Verbesserung des Signal-Rausch-Verhältnisses und ermöglicht dadurch eine Verkürzung der Meßzeit oder eine Erhöhung der räumlichen Auflösung. In der Regel wird bei der Bilderzeugung einer Steigerung des Auflösungsvermögens der Vorzug gegeben. Bei einer als Zylinder- bzw. Ringspule (von etwa 15 cm Durchmesser) ausgebildeten Brustspule ist bei einer Meßfrequenz von 64 MHz ($B = 1,5$ Tesla) und einer Schichtdicke von 5 mm eine Auflösung (Kantenlänge eines Bildelements) von etwa 0,5 mm möglich.

Literatur

1. Annonier C (1986) Female breast examination. Springer, Berlin Heidelberg New York Tokyo
2. Christensen EE, Curry III TS, Dowdey JE (1978) An introduction to the physics of diagnostic radiology, 2nd edn. Lea & Febiger, Philadelphia
3. DIN 6868, Teil 1 (Februar 1985) Sicherung der Bildqualität in röntgendiagnostischen Betrieben; Allgemeines
4. DIN 6868, Teil 2 (Februar 1985) Sicherung der Bildqualität in röntgendiagnostischen Betrieben; Filmverarbeitung, Konstanzprüfung der visuellen optischen Dichte
5. Friedrich M, Weskamp P (1976) Bildgütefaktoren bei der Filmmammographie. I. Mitteilung: Die physikalischen Kenngrößen des Bildaufzeichnungssystems (Gradation, Empfindlichkeit, Zeichenschärfe, Körnigkeit) und der Einfluß der Abbildungsgeometrie. Fortschr Röntgenstr 125:269–279
6. Friedrich M, Weskamp P (1976) Bildgütefaktoren bei der Filmmammographie. II. Mitteilung: Signal/Rausch-Verhältnis des Bildaufzeichnungssystems als quantitatives Bildgütemaß. Abschließende Beurteilung der verglichenen Abbildungssysteme. Fortschr Röntgenstr 125:461–471
7. Friedrich M (1985) Qualitätskriterien und Qualitätskontrolle der Mammographie. In: [17], S 63–75
8. Frischbier H-J, Lohbeck HU (1977) Frühdiagnostik des Mammakarzinoms. Thieme, Stuttgart
9. Gajewski H (1973) Aufnahmetechnische Grundlagen der Mammographie. In: Hoeffken W, Lanyi M (Hrsg) Röntgenuntersuchung der Brust, Thieme, Stuttgart, S 5–25
10. Gajewski H, Reiß KH (1974) Physik und Technik der Weichteildiagnostik. Radiologe 14:438–446
11. Krestel E (Hrsg) (1988) Bildgebende Systeme für die medizinische Diagnostik. 2. überarb. u. erweiterte Auflage. Siemens AG, Berlin München
12. Maurer H-J, Zieler E (Hrsg) (1984) Physik der bildgebenden Verfahren in der Medizin. Springer, Berlin Heidelberg New York Tokyo
13. Rausch L (1982) Mensch und Strahlenwirkung. Piper, München Zürich
14. Säbel M (1981) Vorschläge zur Standardisierung von Dosismessung und Dosisangabe in der Mammographie. Fortschr Röntgenstr 134:250–254
15. Säbel M, Paterok EM, Weishaar J, Willgeroth F (1981) Dosissparende Aufnahmeverfahren bei der Mammographie. In: Sauer R (Hrsg) Neue Aspekte der Diagnostik und Therapie des Mammakarzinoms. Zuckschwerdt, München, S 22–49
16. Säbel M, Willgeroth F, Aichinger H, Dierker J (1986) Röntgenspektren und Bildqualität in der Mammographie. Electromedica 54:158–165
17. Stender H-S, Stieve F-E (Hrsg) (1985) Qualitätssicherung in der Röntgendiagnostik. Thieme, Stuttgart New York
18. Stender H-S (1985) Bildqualität in physiologischer und diagnostischer Sicht. In: [17], S 76–84
19. World Health Organisation (1982) Quality assurance in diagnostic radiology. Genf

3.2 Radiologische Diagnostik gut- und bösartiger Prozesse in der Brust

V. Barth

INHALT

3.2.1	Vorbemerkung	293
3.2.2	Morphologie	294
3.2.2.1	Entwicklung	294
3.2.2.2	Anatomie des Drüsenkörpers	296
3.2.2.3	Jugend	300
3.2.2.4	Geschlechtsreife	301
3.2.2.5	Gravidität und Laktation	305
3.2.2.6	Involution	307
3.2.3	Brustdrüsenschmerz (Mastodynie)	309
3.2.4	Gutartige Erkrankungen	310
3.2.4.1	Traumatische und posttraumatische Veränderungen	310
3.2.4.1.1	Hämatom	310
3.2.4.1.2	Fettgewebsnekrose	310
3.2.4.1.3	Operationsfolgen	312
3.2.4.2	Entzündungen	316
3.2.4.2.1	Mastitis bei Neugeborenen und Säuglingen	316
3.2.4.2.2	Mastitis im Wochenbett (Mastitis puerperalis)	316
3.2.4.2.3	Mastitis außerhalb des Wochenbettes (non puerperale Mastitis)	316
3.2.4.2.4	Spezifische Mastitis	318
3.2.4.2.4.1	Tuberkulose	318
3.2.4.2.4.2	Seltenere, gutartige und zum Teil von Mikroorganismen verursachte Erkrankungen	318
3.2.4.3	Einfache gutartige, nichtentzündliche Erkrankungen (Dysplasien)	319
3.2.4.3.1	Definition und Ursachen	319
3.2.4.3.2	Juvenile Hypertrophie	320
3.2.4.3.3	Hypertrophie	320
3.2.4.3.4	Hypoplasie	322
3.2.4.3.5	Gynäkomastie	322
3.2.4.3.6	Zysten	323
3.2.4.3.7	Fibroadenom	327
3.2.4.3.8	Cystosarcoma phylloides, zellreiches Fibroadenom, Riesenfibroadenom	328
3.2.4.3.9	Hyperplasie, Adenose, sklerosierende Adenose	329
3.2.4.3.10	Fibrose, Fibrom, Granularzelltumor, Myotheliom	330
3.2.4.3.11	Lipom, Fibrolipom, Fibroadenolipom	333
3.2.4.3.12	Krankhaft weite Milchgänge (Secretory disease) und Plasmazellmastitis	334
3.2.4.3.13	Papillom – Papillomatose	338
3.2.4.3.14	Gutartiger Tumor der Mamille (Adenom)	340
3.2.4.3.15	Wegenersche Granulomatose	341
3.2.4.3.16	Mondor-Syndrom	341
3.2.4.3.17	Hämangiom, Lymphangiom, Hämangiokavernom, Hamartom	341
3.2.4.4	Komplizierte gutartige Erkrankungen (Mastopathie)	343
3.2.4.4.1	Definition und Ursachen	343
3.2.4.4.2	Histologie	344
3.2.4.4.2.1	Progressive Veränderungen	344
3.2.4.4.2.2	Regressive Veränderungen	345
3.2.4.4.3	Mammographie und additive Methoden	347
3.2.5	Präkanzerosen und Frühkarzinome	351
3.2.5.1	Histologische Klassifizierung	351
3.2.5.1.1	Präkanzerose	351
3.2.5.1.2	Carcinoma in situ	353
3.2.5.1.3	Nicht-invasives Karzinom	353
3.2.5.1.4	In situ wachsendes Karzinom	357
3.2.5.1.5	"Minimal cancer"	357
3.2.5.2	Langzeitverlauf der unbehandelten Präkanzerose	357
3.2.5.3	Röntgenmorphologie	358
3.2.5.3.1	Vorbemerkung	358
3.2.5.3.2	Mikroverkalkungen	358
3.2.5.3.3	Tumorschatten und uncharakteristische Parenchymverdichtungen	360
3.2.5.3.4	Veränderungen des Milchgangssystems	363
3.2.6	Bösartige Epitheliale Erkrankungen (Karzinome)	365
3.2.6.1	Vorbemerkung	365
3.2.6.2	Histologie und Röntgenmorphologie	365
3.2.6.2.1	Zell-Stroma-Relation	366
3.2.6.2.2	Sternförmige, zellarme Tumoren (szirrhöses – solides – tubuläres – lobuläres Karzinom, Adenokarzinom)	367
3.2.6.2.3	Knollige, zell- und schleimreiche Tumoren (medulläres und gallertiges Karzinom, Tumormetastasen)	367
3.2.6.2.4	Intraduktales Tumorwachstum mit und ohne Verkalkungen	372
3.2.6.2.5	Diffus wachsender Tumortyp	373
3.2.6.2.6	Besondere Wachstumsformen	374
3.2.6.2.7	Brust nach Strahlenbehandlung bei brusterhaltender Operation	375
3.2.7	Bösartige, nicht epitheliale Geschwülste (Sarkome und Systemerkrankungen)	379
3.2.7.1	Vorbemerkung	379
3.2.7.2	Röntgenmorphologie	379
Literatur		379

3.2.1 Vorbemerkung

Bevor neoplastische Prozesse des Brustparenchyms besprochen werden, ist es notwendig, auf die normale Anatomie der Mamma einzugehen. Die Kenntnis der normalen Anatomie und Physiologie und die daraus resultierende Röntgenmorphologie sind eine conditio sine qua non zur Erkennung benigner und maligner Neubildungen.

Unheil, ja sogar Schaden, können für die untersuchten Frauen entstehen, wenn der Arzt die Röntgenmorphologie nicht kennt und in jeder von der Norm abweichenden physiologischen Struktur des Brustparenchyms einen malignen Prozeß vermutet und ihn „sicherheitshalber" entfernen läßt. Die Brust ist nach derartigen „Sicherheitsattacken" nicht mehr ganz so deformiert wie in früheren Zeiten, da die Operationstechnik wesentlich besser ist und kosmetisch schöner operiert wird, sie sieht aber nicht schöner aus als vorher. Häufige Probebiopsien führen dann schließlich zu einer subkutanen Mastektomie (SM), die zur Deformierung, zu rezidivierenden Schmerzen und zum Verlust der Empfindsamkeit dieses Organs führen kann.

In einem bemerkenswerten Vortrag der 1. wissenschaftlichen Tagung der Deutschen Gesellschaft für Senologie stellt OLBRISCH [125] treffend fest:

„Mit der steigenden Zahl nach Art der „Austausch-Mastektomie" (Brustdrüse raus, Prothese rein) operierter Patientinnen erwachsen jedoch ernsthafte Probleme, die uns zwingen, über die Behandlungsmethode nachzudenken: Durch das Angebot einer SM (subkutanen Mastektomie) mit Wiederaufbau des Brusthügels konnten sich alle Gynäkologen, Röntgenologen, Chirurgen, Pathologen von ihrem Verantwortungsdruck befreit fühlen. Inzwischen sind tausende von Frauen nach der Methode der Austauschmastektomie behandelt worden, wodurch Probleme evident wurden, denen wir nachgehen müssen, weil wir als betreuende Ärzte und Operateure in Gefahr geraten, unglaubwürdig zu werden... Durch die SM wird nicht nur das Verhältnis zum Partner stark belastet, es leidet auch das Selbstwertgefühl: Die Patientin sieht sich als „SM-Krüppel"".

Der zu häufig durchgeführten Biopsie steht als anderes Extrem das mangels röntgenmorphologischer Kenntnisse oder wegen schlechter Bildqualität übersehene Malignom gegenüber.

Die Vielzahl von Untersuchungsmethoden, die man heute an der Brust einsetzen kann, führen nicht nur zum Nachweis von Karzinomen und deren Vorstufen, sondern bergen in gewissem Maße auch die Gefahr falscher Diagnosen in sich, die einerseits zu unnötigen Probeexzisionen, andererseits zu übersehenen Karzinomen führen können. Denn nicht selten wird zum Beispiel ein in der Dignität unklarer Knoten sonographisch oder thermographisch überwacht, anstatt operiert oder zumindest punktiert zu werden. Die Tumordiagnose wird so nicht selten vom Arzt verschleppt. Betont sei, daß zur *reinen Vorsorge* die Mammographie notwendig ist, zur Klärung der Dignität *tastbarer Veränderungen* in der Brust die Palpation mit Feinnadelbiopsie und gegebenenfalls Operation ausreichen. Der additive Einsatz von Ultraschall, Thermographie, Diaphanoskopie u.ä. sind in vielen Fällen unsinnig und bedeuten einen teueren diagnostischen Umweg. Sie sind nur in wenigen Fällen indiziert, worauf noch eingegangen werden soll.

Das *okkulte* Karzinom ist ausreichend sicher nur *mammographisch* nachzuweisen. Rasch und aggressiv sich ausbreitenden Karzinomen ist keines der diagnostischen Verfahren gewachsen. Dieser Tumortyp entgeht seiner Früherkennung durch die Mammographie und fällt erst in fortgeschrittenem Stadium durch die Palpation auf. Hier kann es dem Radiologen nicht gelingen, das Schicksal der Patientin durch ein Vorsorgemammogramm zu beeinflussen. Seine Domäne sind die normal bis langsam wachsenden Malignome, insbesondere die verkalkenden Milchgangskarzinome und er muß die Röntgenmorphologie der normalen Brustdrüse beherrschen, um maligne Veränderungen frühzeitig zu erkennen und von harmlosen Strukturunregelmäßigkeiten abgrenzen zu können.

Ein Radiologe, der neben der Röntgenmorphologie der Brustdrüse auch die Zytologie beherrscht, hat besondere Vorteile. Denn die diagnostische Treffsicherheit aller Verfahren ist am größten, wenn der Arzt, der die Brust abtastet und das Röntgenbild sieht auch selbst punktieren und die Zellen analysieren kann. Die zytologische Aussage liegt unter herkömmlichen Bedingungen heute bei nur 70% mit bis zu 10% falschnegativer und 1% falschpositiver Diagnosen [11, 12, 130], die Treffsicherheit von Palpation, Mammographie, Sonographie und Zytologie beträgt etwa 97% [12, 20].

Wenn der Röntgendiagnostiker selbst die Zytologie nicht auswertet, dann sollte der Zytologe – wie z.B. in Schweden – selber punktieren um eine Vorstellung vom klinischen Korrelat zu haben.

Die Punktionszytologie ist aus der radiologischen Mammadiagnostik nicht mehr wegzudenken und erspart zahlreichen Frauen unnötige Operationen, andererseits gelingt es nicht selten, eine Präkanzerose oder ein invasives Karzinom zu entdecken. Dabei ist natürlich zu berücksichtigen, daß ein unauffälliger zytologischer Befund per se ein Mammakarzinom nicht ausschließt (vgl. Kap. 3.4).

Bei bester Bildqualität und einer großen Palette von Additivmethoden darf weder unter- noch überdiagnostiziert werden, was am ehesten gelingt, wenn die Diagnostik in engem Kontakt zum Pathologen erfolgt und möglichst oft das Mammogramm mit dem feingeweblichen Untersuchungsergebnis verglichen wird.

3.2.2 Morphologie

3.2.2.1 Entwicklung

Aus dem Milchstreifen bildet sich im zweiten bis fünften Embryonal- bzw. Fötalmonat vorwiegend kranial die Milchleiste, ein überhöhtes Epithel an der Vorderseite des Rumpfes zwischen oberer und unterer Extremität. Daraus entwickelt sich in Pektoralishöhe der Milchhügel mit Abgrenzung durch eine Mesodermverdichtung. *Akzessorisches Mammaparenchym* ohne oder mit überzähliger Brustwarze findet sich gelegentlich noch im späteren Leben entlang dieser Milchleiste, am häufigsten achselnahe. Überzählige Mamillen werden dann leicht mit Fibromen verwechselt, bis sich während einer Schwangerschaft bzw. Laktation aus ihnen Milch entleert.

Die *Mamma aberrata (Polymastie)* wird untergliedert in eine Polymastia (P) completa (Mamma-Accessoria), P. mamillaris, P. areolaris und P. glandularis (Mamma aberrata).

Die *Mamma accessoria* ist als dystope Mikromastie im Sinne einer überzähligen, verkleinerten, normal geformten Brust aufzufassen, die sich hormonell stimulieren läßt und alle physiologischen Schwankungen einer normalen Brust mitmacht. Während der Laktation kann sie Milch absondern. Auch die dysplastischen, mastopathischen und neoplastischen Veränderungen des Mammaparenchyms können sich hierin entwickeln. Das Karzinom ist mit 0,5% aller malignen Brusttumoren in der *Achselhöhle* selten anzutreffen [74], weshalb besondere Eile mit der Entfernung einer dystopen Anlage nicht geboten ist.

Die *Polymastia mamillaris* mit dystoper Drüse und Warze, aber ohne Warzenhof und die *Polymastia areolaris* mit Drüsenkörper und Warzenhof aber ohne Brustwarze, sind Raritäten [41].

Die *Mamma aberrata* mit dystopem Drüsenkörper aber ohne Warze und Warzenhof kommt bevorzugt in der Axilla vor. Sie hängt mit dem Drüsenparenchym der eigentlichen Brustdrüse nicht zusammen und ist als Verdickung unter der Haut hinter der vorderen Achselfalte zu tasten und bei vielen Frauen besonders bei angehobenem Arm auch zu sehen (Abb. 1).

Mit Einsetzen der Menstruation kann bei dystopem Brustgewebe die Axilla spannen und brennen, was manche Frauen beunruhigt. Sofern das akzessorische Parenchym in der seitlichen Aufnahme einer Mammographie nicht abzubilden und somit schlecht zu überwachen ist, empfiehlt sich die operative Entfernung, besonders dann, wenn stärkere Beschwerden bestehen.

Ab dem *fünften bis achten Fetalmonat* dringen etwa 20 zapfenartige Epithelfortsätze von Epithelkolben in die Cutis, verzweigen sich und bilden allmählich Lichtungen. Der Warzenhof pigmentiert sich. Später folgen periphere Schweißdrüsen und zentrale akzessorische Milchdrüsen, die nicht mit Talgdrüsen identisch sind. Zwischen den an der Hautoberfläche mündenden Kanälen bildet sich vermehrt Bindegewebe. Dadurch entsteht die Mamille, die sich aber erst später voll entwickelt.

In den *ersten drei Lebenswochen* schwillt der Drüsenkörper in der Regel bis zu 2 cm Durchmesser an. Der mikroskopische Aufbau erinnert in diesem Stadium an eine reife Drüse. Diese vorübergehende Entwicklung der Drüsenanlage in den ersten Lebenswochen ist normal und Folge einer Stimulierung des Drüsengewebes über die Plazenta durch die Hormone der Mutter. In den Gängen liegt ein kolostrumähnliches Sekret, welches Fett, Leukozyten, Abbauprodukte von Epithelien und abgeschilferte Zellen enthält und nach wenigen Tagen abgegeben wird. Zwischen den epithelialen Anteilen ist ein gefäßarmes, dichtes *Stützbindegewebe* und um die Gangsprossen ein lockeres, kapillarreiches Stroma, das *Mantelbindegewebe* ausgebildet (Abb. 6b).

Im Mantelbindegewebe können in den ersten Lebensmonaten Zellansammlungen wie bei einer extramedullären Blutbildung nachgewiesen werden. Die allmähliche Vergrößerung der Brustdrüse in der letzten Schwangerschaftswoche und in der Neugeborenenphase wird *Generationsperiode* genannt, an die sich die *Sekretionsperiode* anschließt, welche histologisch im Zystenstadium zwischen der zweiten und dritten Woche ihren Höhepunkt erreicht. Danach gehen diese regressiven Veränderungen fließend in die *Involutionsperiode* über, die im achten Monat nach der Geburt abgeschlossen ist.

Während der Kindheit bleibt der Drüsenkörper vom letzten Drittel des Säuglingsalters bis zur Pubertät ohne wesentliche Änderung im Ruhezustand. Manchmal verdichtet er sich knotenförmig um das zehnte Lebensjahr herum, was aber reversibel ist und keiner Therapie bedarf.

Das enge Milchgangssystem entwickelt im geringen Maße Seitenäste, das Epithel proliferiert nicht. Äußerlich hebt sich das Drüsenfeld allmählich über das Hautniveau.

Mit dem *Einsetzen der Pubertät* vergrößert sich die Milchdrüse bis zum Zwanzigfachen. Das Milchgangssystem verzweigt sich seitlich und in Längsrichtung. Mit der *Menarche* bilden sich allmählich tubuläre Endstücke mit Läppchenformationen aus. Die Entwicklung reifer Lobuli kann sich viele Jahre hinziehen.

Am Ende der Reifezeit münden fünf bis 15 Trichtersporen in die Mamille, die die großen Milchgänge aufnehmen. *Tubulo-alveoläre Endbläschen* bilden sich erst während einer *Schwangerschaft* vollständig aus. Sie verschwinden nach der Laktation wieder, können aber noch längere Zeit persistieren. Die Proliferation der Drüsenläppchen zu Beginn der Schwangerschaft kann im Mammogramm sichtbar werden (Abb. 12).

Die ab dem 40. Lebensjahr einsetzende *Rückbildung* des Drüsenparenchyms und -Bindegewebes äußert sich in einer zunehmenden Strahlentransparenz der Brustdrüse und läßt sich in Verlaufsserien gut dokumentieren. Fettgewebe ersetzt einen Großteil des Drüsenkörpers. Zysten, Fibroadenome und Fibroadenomatosen nehmen an dem Rückbildungsprozeß nicht teil, was bei fortschreitender Involution zu „neu auftretenden" Fleckschatten führt, die oftmals unnötigerweise entfernt werden. Eine Probeexzision läßt sich vermeiden, wenn durch *Kontrollmammographien* zu belegen ist, daß ein Herd nur deshalb auffälliger zutage tritt, weil sich das umgebende Drüsengewebe zurückgebildet hat (Abb. 2).

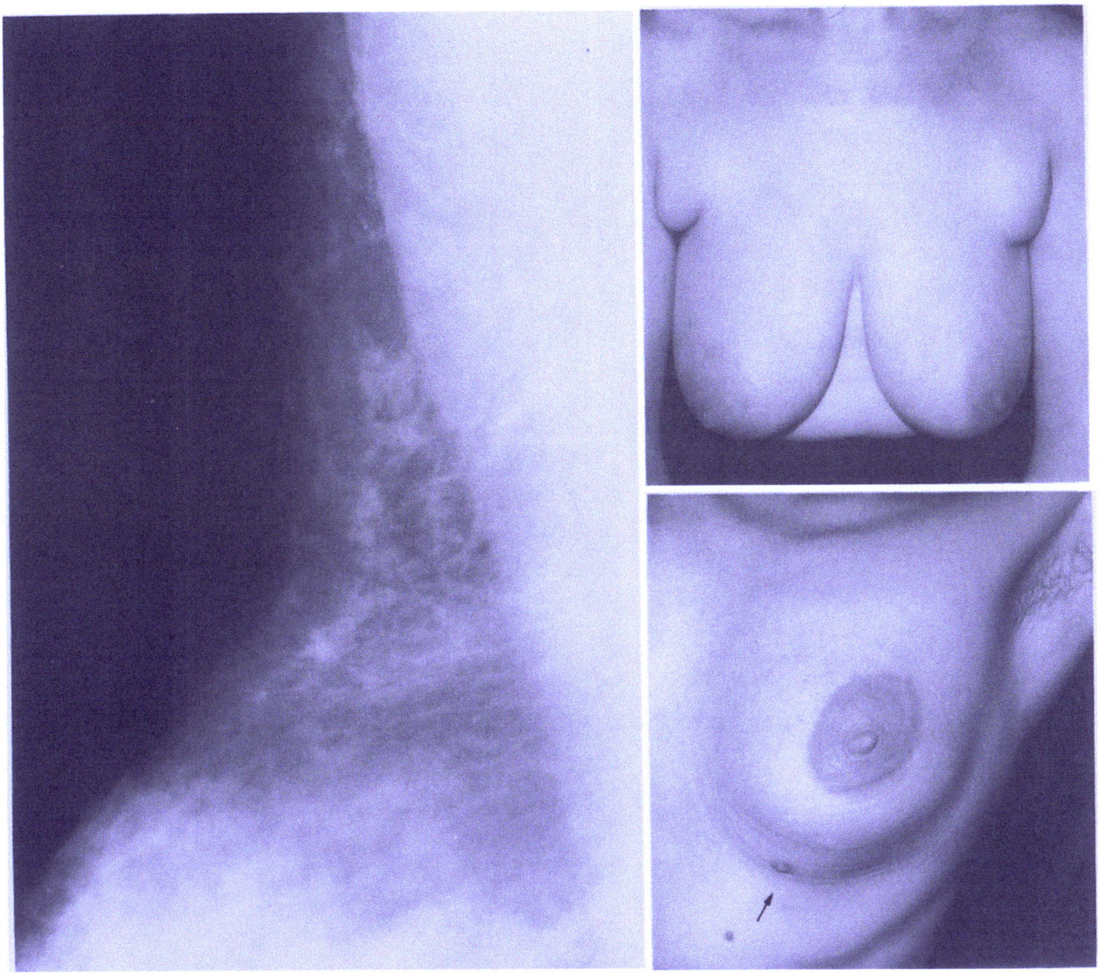

Abb. 1a–c. Dystopes Mammagewebe. **a** Mammogramm linke Axilla: Mamma aberrata mit dystopem Drüsenkörper ohne Warze und Warzenhof. Keine suspekten Veränderungen. **b** Patientin mit beidseitiger Mamma aberrata, die klinisch sichtbar ist. Die Gewebspolster zwischen Mamma und Axilla schwellen prämenstruell an und schmerzen. **c** Polymastia mamillaris mit überzähliger Brustwarze links inframamillär bei einer 40jährigen Frau

Abb. 2a, b. Involution mit veränderter Drüsenarchitektur. **a** Retromamillär angeordneter Drüsenkörper ohne Auffälligkeiten. **b** Nach 10 Jahren deutliche Rückbildung der Drüsenstruktur mit herdförmiger Parenchyminsel (*Pfeil*), die wie ein Tumor wirkt

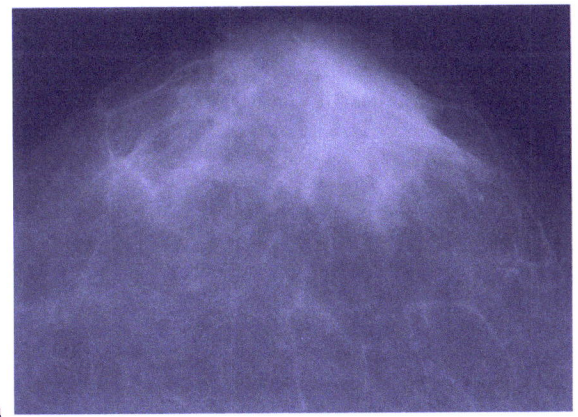

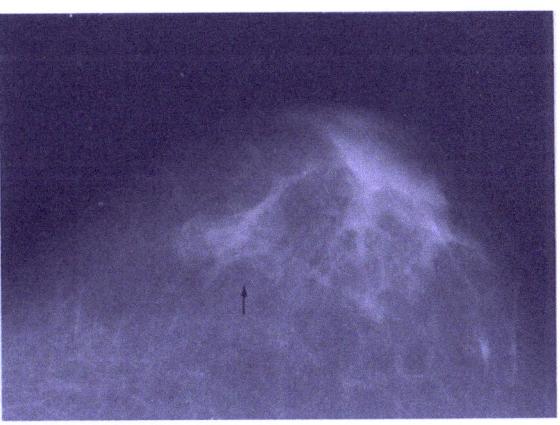

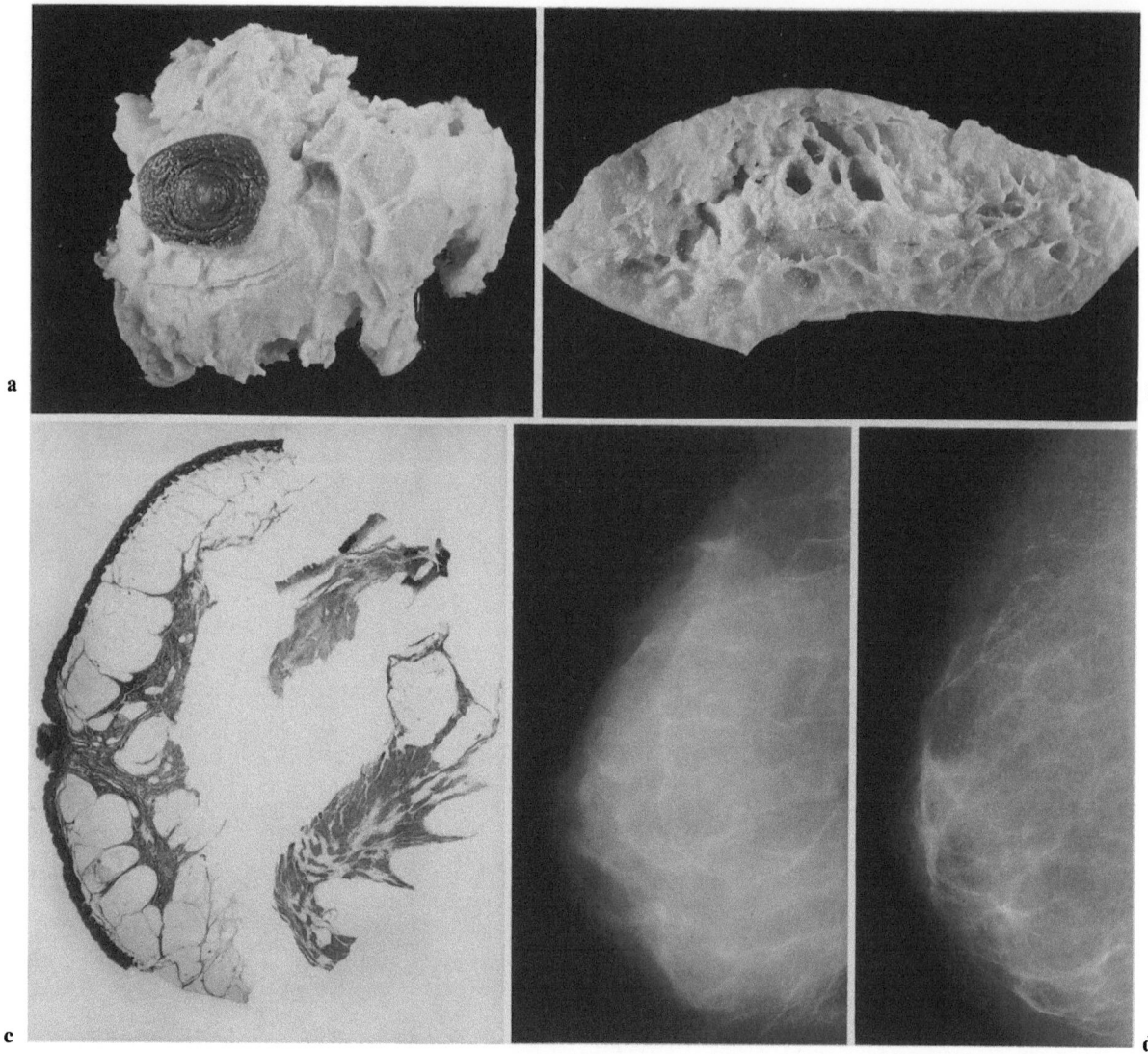

Abb. 3a–e. Drüsenanatomie. **a** Linker Drüsenkörper einer 40jährigen Patientin. Haut, subkutanes Fettgewebe und Coopersche Ligamente (außer der Mamille) abpräpariert. Die Kuppen der Drüsenläppchen sichtbar. **b** Ansicht der abpräparierten Haut mit dem Wabenwerk der Cooperschen Ligamente. **c** Histologischer Großflächenschnitt mit Haut, subkutanem Fettgewebe, Cooperschen Ligamenten und Drüsengewebe. Coopersche Ligamente verbinden Haut und Drüsenkörper. Bei einem schrumpfenden Prozeß überträgt sich der Zug großflächig auf die Haut. **d** Stromareicher, normal strukturierter Drüsenkörper einer 36jährigen Frau mit gut sichtbaren Cooperschen Ligamenten in Form eines Wabenmusters. **e** Stromaarmer Drüsenkörper einer 44jährigen Frau mit sehr festen Brüsten. Neben den Cooperschen Ligamenten zeichnen sich auch die läppchentragenden Septen im Grundgerüst ab. Keine Involution! Der Drüsenkörper enthält außer Drüsenparenchym und Fettgewebe nur sehr spärlich Bindegewebe

3.2.2.2 Anatomie des Drüsenkörpers

Der normale *Drüsenkörper* besteht aus einer exzentrisch in der Brust gelegenen Parenchymscheibe mit einer durchschnittlichen Länge von 8 cm, einer Breite von 6 cm und einer Dicke von 3,5 cm (Abb. 3). Durch die exzentrische Lage des Drüsenkörpers in der Mamma besitzen zwei Drittel aller Frauen im äußeren oberen Quadranten das meiste Drüsenparenchym. Bei den übrigen verteilt sich das Drüsengewebe gleichmäßig über die ganze Brust und ist von unterschiedlich viel Fettgewebe durchsetzt und umgeben. Das Drüsengewebe läßt sich unter diesen Bedingungen mammographisch sehr gut beurteilen, besonders, wenn wenig Bindegewebe vorhanden ist (Abb. 3).

Das *Drüsenparenchym* besteht aus nebeneinanderliegenden Drüsenlappen und nach eigenen Erfahrungen an Milchgangsfüllungen sind dies etwa 5–8 [19].

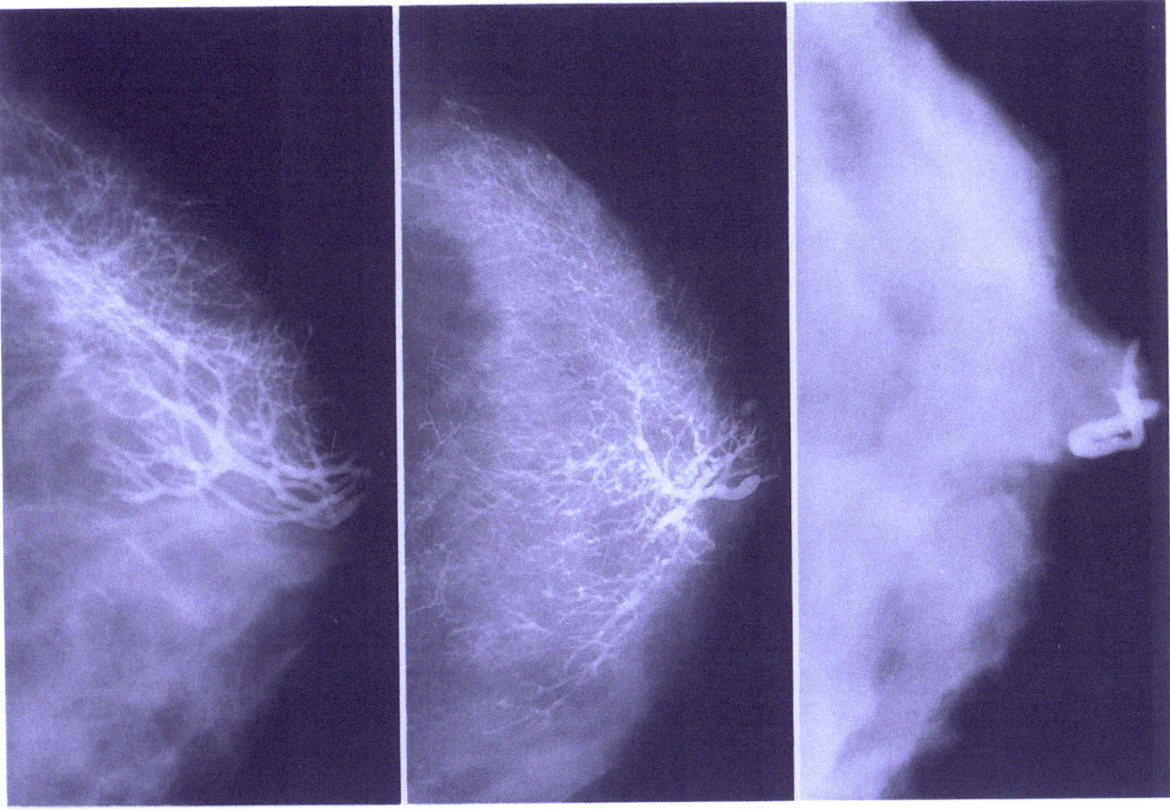

Abb. 4a–c. Milchgangsvariationen. **a** 35jährige Patientin, Galaktographie rechte Brust. Das Gang-System des äußeren oberen Quadranten kontrastiert sich. Es ist unauffällig. **b** 43jährige Patientin, Galaktographie links. Über einen Milchgang kontrastiert sich das Gangsystem der gesamten Brustdrüse. Dies kommt häufig bei der Mastopathie vor. Kein krankhafter Befund. **c** 35jährige Patientin, Galaktographie rechts. Ein kleiner Gangabschnitt innerhalb des Warzenhofes kontrastiert sich. Verdacht auf Schweiß- oder Talgdrüsengang. Differentialdiagnose: akzessorisches Drüsenläppchen. Kein pathologischer Befund

Die Kuppen der Drüsenlappen sind durch breite, wabenförmig angeordnete Bänder mit der Haut und der Pektoralisfaszie verbunden. Im Mammogramm stellen sich nur die tangential getroffenen Abschnitte dieser bindegewebigen Waben als zarte Bänder zwischen Drüsenkörper und Haut dar (Coopersche Ligamente) (Abb. 3). Der Drüsenkörper ist von Fettgewebe umgeben und durchsetzt. Er hat bei allen Frauen das gleiche Volumen, welches sich zu dem des Fettgewebes etwa wie 1:1 verhält. Kleine Brüste enthalten verhältnismäßig viel Drüsengewebe und wenig Fett, bei großen Brüsten ist es umgekehrt [148]. Die Röntgendiagnostik kleiner Brüste ist wegen des hohen Parenchymanteiles oftmals unbefriedigend während sie bei großen fettreichen Brüsten optimal ist.

Das Volumen des Drüsenkörpers schwankt nur geringgradig und steht in direkter Beziehung zur Funktion der Keimdrüsen. Die Rückbildung setzt mit Beginn des *anovulatorischen Zyklus* im frühen Klimakterium ein [131], sie ist nach etwa zehn Jahren abgeschlossen, es sei denn, der *Östradiolspiegel* bleibt im Plasma erhöht [29].

Jeder *Drüsenlappen* besitzt einen Hauptmilchgang mit mehreren Nebengängen. Der *Hauptgang* mündet in der Mamille zusammen mit Gängen von Talg- und Schweißdrüsen. Schweißdrüsengänge sind im Gegensatz zum Milchgang maximal 1–4 mm lang und verlaufen in der Haut bzw. im Subkutangewebe des Warzenhofes, also nicht in Richtung Drüsenkörper. Sie werden bei einer Galaktographie gelegentlich einmal versehentlich gefüllt, wobei es schwierig ist, sie von akzessorischen Milchgängen zu differenzieren (Abb. 4c).

Normale *Milchgänge* besitzen Längsfalten mit einem pflastersteinähnlichen zweireihigen Epithel, welches lumenwärts von zahlreichen Mikrozotten überzogen ist [107]. Diese Zotten spielen möglicherweise eine Rolle bei der Rückresorption von Sekreten, die in den Drüsenläppchen produziert werden (vgl. Abschn. 3.2.4.3.6).

Abgeschilferte Epithelien sind gelegentlich im Sekret bei sezernierender Mamma zu erkennen.

Retromamillär erweitern sich die Hauptmilchgänge zu den *Milchsäckchen* (Sinus lactiferi) (Abb. 4a). Diese Milchsäckchen können miteinander verbunden sein, so daß dann in die Mamille nur ein großer Gang mündet (Abb. 4b).

Bei *Druck auf die Milchsäckchen* kommt es während Schwangerschaft und Stillzeit zum Milchaustritt, sonst nur bei *atypischer Sekretion*. Die Flüssig-

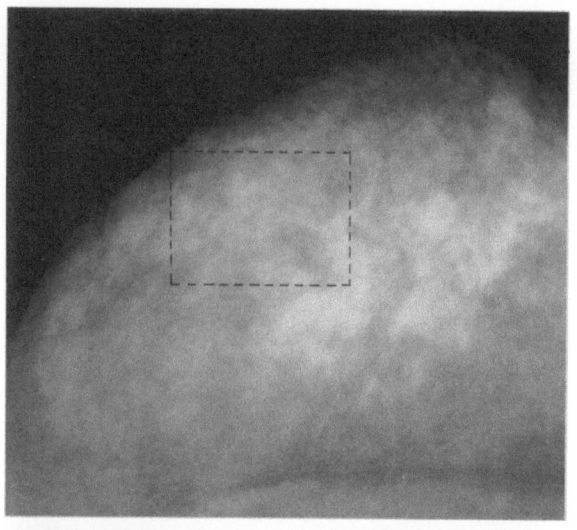

a1

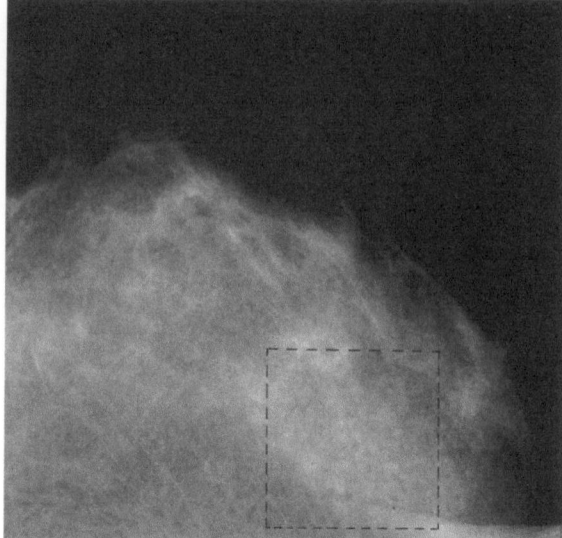

b1

a2

b2

Abb. 5a, b. Drüsenläppchen und Mastione. **a₁** 50jährige Patientin. Mammographie links. Stromaarme Brust mit zahlreichen, unterschiedlich großen Fleckschatten, bei denen es sich um Mastione handelt (Drüsenläppchen mit intralobulärem Mantel- und wenig perilobulärem Stütz-Bindegewebe. Die unterschiedliche Größe der einzelnen Mastione spricht für eine kleinzystische Umwandlung der Drüsenläppchen in der Menopause. **a₂** Ausschnittvergrößerung (6-fach): Drüsenläppchen bzw. Mastione als feinstfleckige Verdichtungen sichtbar. **b₁** 40jährige Frau. Mammographie rechts. Stromaarmer Drüsenkörper, in dem die Mastione gleichförmig und gleich groß angeordnet sind. **b₁** Ausschnittvergrößerung (6-fach): Mastione als feinste Strukturverdichtung sichtbar.

keit kann wäßrig, milchig, grün oder blutig sein. Diagnostisch spielt dies keine Rolle.

Bei der *klinischen Untersuchung* ist es nicht notwendig, die Brust extrem zu drücken oder gar zu „melken", um eine Sekretion zu provozieren. Es genügt eine vorsichtige, *schmerzlose* Kompression des Retromamillärraumes, um eine atypische Sekretion nachzuweisen. Denn unter massivem Druck läßt sich normalerweise aus jeder Brust Sekret abpressen (vgl. Abschn. 3.2.4.3 [11]).

Die *Brustwarze* ist von einem verhornenden Plattenepithel überzogen. Die dünne Epidermis zeichnet sich ebenso wie die des Warzenhofes durch eine starke Pigmentierung in der Basalschicht aus. In der Brustwarze liegen zwischen den Milchgängen zahlreiche Blut- und Lymphgefäße, ferner glatte Muskulatur, elastische Fasern und zahlreiche *sensible Nerven*.

Die Kompression und Punktion von Mamille und Warzenhof sind wesentlich schmerzhafter als die der übrigen Mamma. Eine retromamilläre *Feinnadelbiopsie* durch den Warzenhof ist möglichst zu vermeiden. Sie sollte – falls notwendig – von einem Einstich außerhalb des Warzenhofes erfolgen, was retromamillär immer noch relativ schmerzhaft sein kann.

Die *Drüsenlappen* sind unterschiedlich groß und enthalten je nach Alter der Frau und Zahl der durchgemachten Schwangerschaften mehr oder weniger *Drüsenläppchen*, ferner Milchgänge, Binde- sowie Fettgewebe [19]. Wenn wenig Stroma vorhanden ist, können die Drüsenläppchen im Mammogramm als punktförmige Verdichtungen zu erkennen sein (Abb. 5). Sie sind in den mittleren und brustwandnahen Abschnitten des Brustdrüsenkörpers am reichlichsten entwickelt. Bei der *Galaktographie* kontrastieren sie sich nur, wenn sie hormonell stimuliert sind [5].

In den Drüsenläppchen finden sich *terminale Milchgänge* und *Drüsenendstücke* (Acini), in denen während der Stillzeit Milch produziert wird.

Unmittelbar um die Drüsenläppchen und innerhalb derselben zwischen den Drüsenendstücken liegt das lockere *Mantelbindegewebe*, das sich unter hormonellem Einfluß vermehren kann und im Alter zurückbildet (Abb. 6b). Während das Mantelbindegewebe *innerhalb* der Drüsenläppchen liegt, findet sich das *Stützbindegewebe* zwischen den Drüsenläppchen und ist derbfaserig und unabhängig vom hormonellen Einfluß des Menstruationszyklus. Drüsenläppchen, intralobuläres Mantel- und perilobuläres Stützbindegewebe bilden eine funktionelle Einheit, die man *Mastion* nennt (Rahn). Ihm kommt eine Bedeutung beim aktiven Stoffaustausch zwischen Blutgefäßen und Epithel bzw. umgekehrt zu. Eine Störung dieser Transportfunktion kann zu Fibrose und Verkalkung des Brustparenchyms durch einen veränderten Gehalt an Mukopolysacchariden führen.

Im Röntgenbild sind nur selten die Drüsenläppchen, sondern meist die kompletten Mastione abgebildet und ergeben unterschiedlich große Fleckschatten. Das einzelne Mastion läßt sich um so besser erkennen, je weniger Stützgewebe es enthält. Es fällt dagegen als Herdschatten überhaupt nicht auf, wenn das Stützbindegewebe benachbarter Mastione zu größeren Arealen zusammenfließt. Da sich bei der Galaktographie das Drüsenläppchen offenbar nur kontrastiert, wenn es hormonell aktiviert ist, kann dies auf eine übergeordnete hormonelle Ursache einer Galaktorrhö hinweisen (Abb. 6a).

Die *Blutversorgung* der Brustdrüse erfolgt über Äste der A. *thoracica interna* und über die *Interkostalarterien 3 bis 7*. Die äußeren Brustabschnitte bekommen ihr Blut von der A. *thoracica lateralis*. Die großen Gefäße sind durch zahlreiche Anastomosen miteinander verbunden. In den oberen äußeren Quadranten verlaufen normalerweise die meisten Arterien.

Ein subkutan gelegenes *Venennetz* führt das Blut zur V. axillaris, V. jugularis und zu den Interkostalvenen.

Die Venen sind verstärkt sichtbar während der Schwangerschaft. Einseitige Venektasien kommen bei *Thrombosen* der V. subclavia vor. Die früher geäußerte Vermutung, eine verstärkte Venenzeichnung weise auf einen malignen Prozeß hin, ist korrigiert worden. Die Angiographie spielt bei der Diagnostik des Mammakarzinoms keine Rolle.

Die *Lymphgefäße* bilden ein weit verzweigtes System, das vor allem im Mantelbindegewebe liegt und die Drüsenendstücke umgibt. Die abführenden Lymphbahnen bilden retromamillär ein dichtes Netz. Dieses nimmt Fremdstoffe, z.B. interstitiell injiziertes Kontrastmittel auf, wenn bei einer Galaktographie ein Paravasat entsteht (Abb. 7). Daraus resultieren Versuche, Lymphbahnen indirekt durch sub- und intrakutan injizierte Kontrastmittel darzustellen, was zwar gelingt, sich aber diagnostisch zur Beurteilung regionaler Lymphknoten nicht bewährt hat.

Der Hauptlymphstrom zieht zur Axilla. Bei Brustkrebs sind zuerst die am Unterrand des Musculus pectoralis major gelegenen Lymphknoten befallen (Sorgiuscher Lymphknoten). Von den *pektoralen Knoten* fließt die Lymphe zur zweiten axillären Lymphknotenstation (Noduli axillae centrales) und schließlich zur dritten Station, den infraklavikulären oder apikalen Lymphknoten. Darüber hinaus ziehen tiefe Lymphbahnen durch den M. pectoralis major über die subpektoralen Knoten oder direkt zu den Noduli infra- und supraclaviculares. Nach medial fließt die Lymphe parasternal durch die Brustwand zu den Noduli parasternales und mediastinales anteriores, was bei medialem Tumorsitz eine Rolle in der Nachbehandlung spielt (Bestrahlung der retrosternalen Lymphknoten). Darüber hinaus bestehen lymphatische Verbindungen zur Brustdrüse der Gegenseite (Cross-Mammary-Pathway).

Individuelle *Größenschwankungen* der weiblichen Brust sind im wesentlichen Folge des unterschiedlichen Fettgewebes, denn das Volumen des Drüsen-

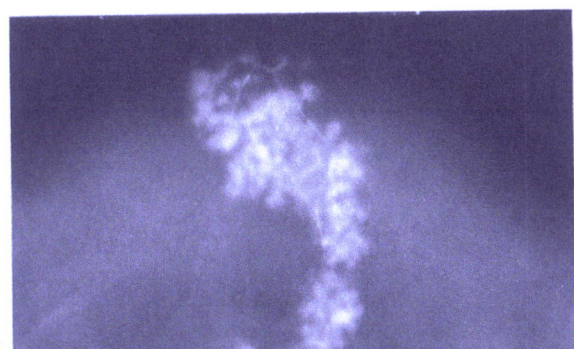

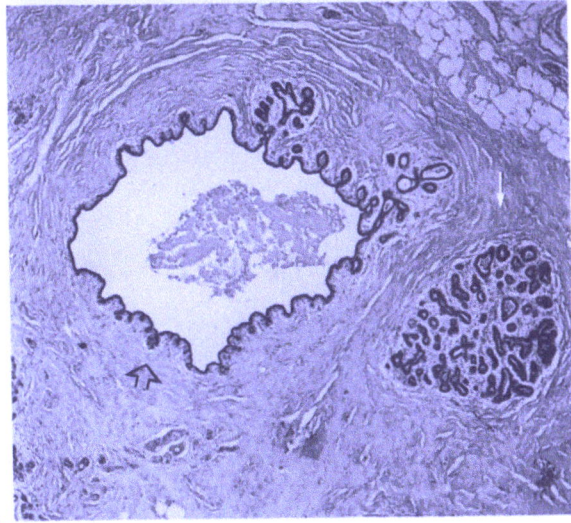

Abb. 6a, b. Drüsenläppchen im Galaktogramm und Histogramm. **a** 26jährige Patientin mit rechtsseitiger Galaktorrhoe. Im Galaktogramm zarter Milchgang mit stark kontrastierten Drüsenläppchen, was auf eine hormonelle Ursache der Galaktorrhoe hinweist. **b** Histologisches Bild eines Drüsenläppchens (*Pfeil*) und eines erweiterten Milchganges (*Doppelpfeil*). Innerhalb des Drüsenläppchens heller gefärbt. Lockeres Mantel-Bindegewebe mit zahlreichen Korbzellen. Um das Drüsenläppchen derbfaseriges, etwas dunkler gefärbtes Stütz-Bindegewebe

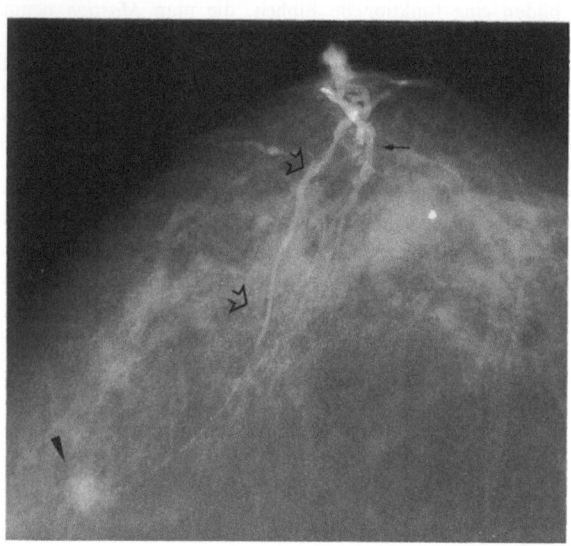

Abb. 7. Lymphogramm durch Paravasat. 72jährige Patientin mit linksseitiger Galaktorrhoe. Im Galaktogramm Paravasat in der Mamille. Kontrastierung eines weitgehend unauffälligen Milchganges (*Pfeil*). Außerdem Kontrastierung einer Lymphbahn (*Doppelpfeil*), die zu einem kleinen subpektoralen Lymphknötchen führt und dieses kontrastiert (*Dreieckspfeil*)

körpers schwankt nur geringgradig und nimmt während der generativen Ovartätigkeit besonders unter Einfluß des Gelbkörperhormons (Progesteron) zu. Auch das *Östrogen* beeinflußt das Volumen. Das endokrin ansprechbare Parenchym des Drüsenkörpers ist in der vollen Geschlechtsreife am besten entwickelt. Es nimmt mit unregelmäßig werdendem Ovarialzyklus rasch ab [11]. Im *Senium* (7. Dekade) finden sich bei drei von vier Frauen atrophische fettreiche Mammae, bei den übrigen Frauen ist das Brustdrüsengewebe unterschiedlich strahlendicht. Etwa 3,6% aller Frauen haben sehr strahlendichte, röntgenologisch schlecht beurteilbare Drüsenkörper [126].

Normal ist eine auch mammographisch nachweisbare Dichtezunahme des Drüsenkörpers während der zweiten Zyklushälfte (Abb. 8) und im Verlauf einer Schwangerschaft (Abb. 12). Differentialdiagnostische Schwierigkeiten sind durch diese prämenstruellen Veränderungen nur bedingt zu erwarten und individuell unterschiedlich, je nach hormoneller Ansprechbarkeit des Parenchyms.

Der Pathologe stellt in seinem Untersuchungsgut spezifische, altersabhängige, für jede Dekade eigentümliche Aspekte am Drüsenparenchym fest [131]. Zwischen dem 30. und 50. Lebensjahr zeigt allenfalls die Hälfte aller Frauen einen ungestörten, harmonischen, altersentsprechenden Befund, während zwischen dem 20. und 30. sowie zwischen dem 60. und 80. Lebensjahr drei von vier Frauen altersbezogen, der Rest Veränderungen wie bei einer Mastopathie aufweisen.

Im *Untersuchungsgut des Pathologen* werden überwiegend Mastopathien diagnostiziert [22], woraus nicht der Schluß zu ziehen ist, daß der überwiegende Teil der Frauen an einer Mastopathie leidet; „Häufiges ist häufig und Seltenes ist selten". Der Radiologe kann davon ausgehen, daß im unselektierten Untersuchungsgut 80% aller Mammogramme einen Normalbefund aufweisen. Das Vorkommen von Zysten etwa ab dem 35. Lebensjahr ist physiologisch, diskrete Epithelproliferationen sind ebenfalls normal und nicht Krebs begünstigend, wenn keine Atypien vorliegen (vgl. Abschn. 3.2.4.4.2.1).

Die dichte *jugendliche Brust* ist also genau so normal wie kleine Zysten und zystisch veränderte Drüsenläppchen bei Frauen ab dem 35. Lebensjahr, sowie die Involution im Senium. Es ist nicht sinnvoll, Frauen auf physiologische Befunde und harmlose Veränderungen ihrer Brust besonders aufmerksam zu machen mit dem Ratschlag, „diese im Auge zu behalten". Hierdurch sind viele Frauen eher irritiert.

Zyklusabhängige Dichteschwankungen des Drüsenkörpers sind klinisch meist stärker ausgeprägt als röntgenologisch und werden hinsichtlich des günstigsten Termins für die Mammographie i. allg. überschätzt. Allerdings bestätigen Ausnahmen die Regel (Abb. 8). Die Röntgendiagnostik der Mamma ist meist prämenstruell genauso gut möglich wie postmenstruell, auch hinsichtlich der Detailerkennbarkeit von Mikrokalk.

3.2.2.3 Jugend

Bis zum 18. Lebensjahr besteht der Drüsenkörper zu 90% aus Bindegewebe. Fettgewebe findet sich nur als schmaler Saum zwischen Drüsenkörper und Haut und in geringem Maße auch zwischen den Drüsenlappen. Ausnahmen hiervon sind allerdings möglich. Selbst gut tastbare Knoten fallen als umschriebene Schatten gegenüber dem stromareichen Drüsengewebe der jugendlichen Brust nicht auf. Allenfalls Mikrokalk läßt sich mammographisch nachweisen. Nachdem bekannt ist, daß bei unter 18jährigen Frauen Brustkrebs sehr selten vorkommt, das Mammogramm infolge des Stromareichtums schlecht beurteilbar ist und man zur Exposition eine hohe Strahlendosis benötigt, sollte auf die Mammographie in diesem Alter ganz verzichtet werden.

Die *Feinnadelbiopsie* tastbarer Knoten ist zur Differenzierung ausreichend. Da sich viele Knoten und Verhärtungen des Brustgewebes bei veränderter hormoneller Situation spontan zurückbilden, sollten Operationen sehr streng indiziert sein.

Die *Thermographie* bringt keine diagnostischen Informationen. Mit Hilfe des *Ultraschalles* kann man klinisch okkulte Zysten und juvenile Papillomatosen erforschen, was in diesem Alter aber keine therapeutischen Konsequenzen hat. Unter Umständen spielt die Kernspintomographie bei der Entdeckung juveniler Papillomatosen und anderer zur Mastopathie führenden Veränderungen zukünftig eine Rolle.

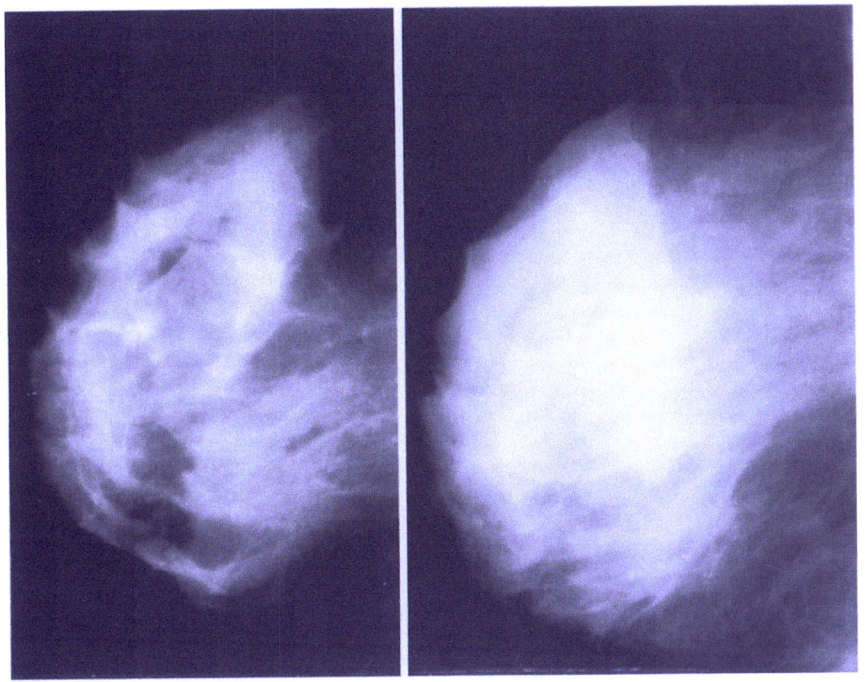

Abb. 8a, b. Zyklische Drüsenschwankungen, sehr ausgeprägt bei einer 40jährigen Frau. **a** 8. Zyklustag. Brust klinisch weich und unauffällig. Röntgenologisch normale Strahlentransparenz und unauffällige Strukturen. **b** 27. Zyklustag (prämenstruell). Brust geschwollen, fest und schmerzempfindlich. Röntgenologisch deutliche Zunahme der Strahlendichte mit verwaschenen Strukturen und gegenüber **a** eingeschränkter Beurteilbarkeit

Da Kinder und sehr junge Patientinnen nie aus Vorsorgegründen zur Mammauntersuchung kommen, sondern fast ausschließlich wegen eines tastbaren Knotens und einer umschriebenen Verhärtung des Brustgewebes, genügt meist ausschließlich eine *Feinnadelbiopsie*, wobei zu berücksichtigen ist, daß die gewonnenen Zellen bei Jugendlichen häufig proliferiert sind und vom Aspekt her eher unruhig wirken. Dies sollte bei der diagnostischen Gesamtschau berücksichtigt werden. Die „Zellunruhe" kann sich unter einer veränderten hormonellen Situation spontan normalisieren.

In diesem Zusammenhang sei auf eine Brustveränderung bei 15–17jährigen hingewiesen. Offenbar als Folge einer hormonellen Imbalance verhärtet sich diffus ein ganzer Brustquadrant oder eine umschriebene Stelle des Drüsenkörpers. Ein Knoten läßt sich nicht abgrenzen. *Histologisch* findet sich das Bild einer *Fibroadenomatose*. Diese Veränderung läßt sich zytologisch von einem in diesem Alter ohnehin extrem seltenen Malignom differenzieren und sollte klinisch ohne Therapie überwacht werden.

Zellreiche benigne Veränderungen (meist handelt es sich um Adenosen oder Fibroadenomatosen) und uncharakteristische Verhärtungen bilden sich häufig nach 3–6 Monaten zurück. Die Rückbildung kann durch progesteronhaltige Salben (z.B. Progestogel) unterstützt werden. Eine Operation sollte nur erfolgen, wenn keine spontane Rückbildung erfolgt bzw. die Läsion größer wird. Dabei ist jedoch keine besondere Eile geboten, um nicht die Brust durch frühzeitige operative Eingriffe kosmetisch zu beeinträchtigen. Allerdings sollten Knoten über 1 cm Durchmesser, die sich unter der genannten Behandlung nicht zurückbilden, schon deshalb entfernt werden, weil sie während einer Schwangerschaft hormonell stimuliert werden können, dann wachsen und unter ungünstigen Verhältnissen operiert werden müssen. Ferner kann in seltenen Fällen auch einmal ein Fibroadenom maligne entarten. Die in der Literatur diesbezüglich gemachten Angaben von 0,5% erscheinen relativ hoch [144] (Abb. 9). Jeder persistierende Knoten stellt eine psychische Belastung dar und sollte schon deshalb beseitigt werden.

3.2.2.4 Geschlechtsreife

Etwa ab dem 20. Lebensjahr proliferiert das Drüsenparenchym und verdrängt das Bindegewebe, welches zudem von peripher mehr und mehr durch Fettgewebe ersetzt wird. Die Brust wächst, die Zahl der Drüsenläppchen und Mastione steigt an, in stromaarmen Brüsten sind sie röntgenologisch an mehr oder minder grauweißen Fleckschatten zu erkennen (Abb. 5).

Bei der *klinischen Untersuchung* fühlen sich die Brüste weich an und lassen sich gut durchtasten. Prämenstruell auftretende Verhärtungen sind spiegelbild-

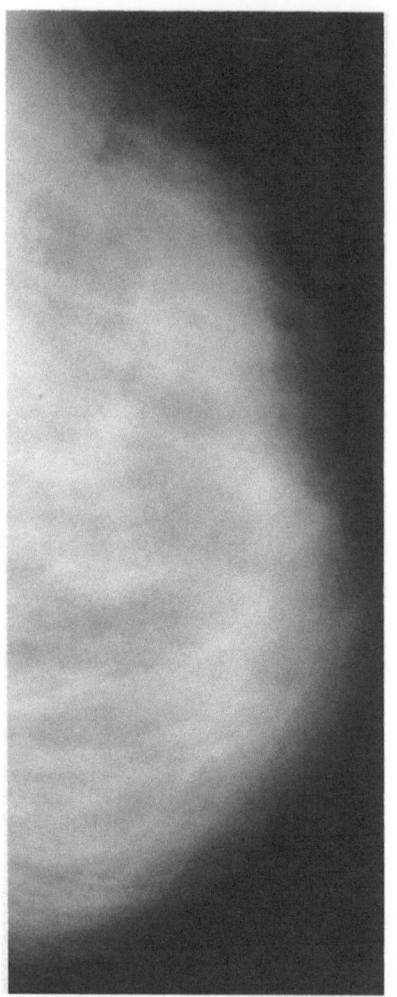

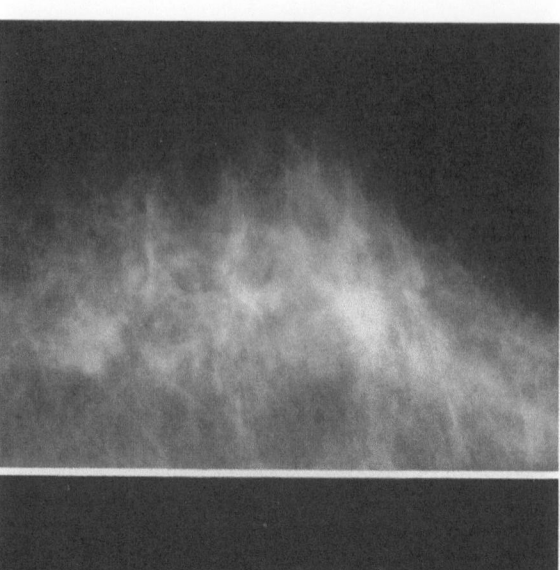

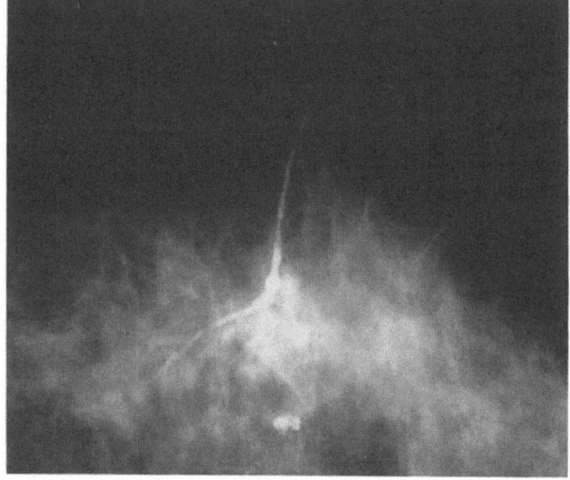

Abb. 10 a, b. Traumatische Galaktorrhoe. 42jährige Patientin rechte Brust. Seit einer umschriebenen Gewalteinwirkung geringgradig wässerige Sekretion aus einem Milchgang. Keine Knoten tastbar. **a** Mammogramm mit kleinfleckigen Verdichtungen ohne Hinweise auf einen Tumor. **b** Galaktogramm mit einem zentral verlaufenden zarten und unverdächtigen Milchgang, der sich im Bereich des Drüsenlappens in mehrere Segmente aufteilt. Ein winziges Zystchen ist kontrastmittelgefüllt. Keine Anfärbung von Drüsenläppchen. Keine Hinweise auf einen proliferierenden Prozeß

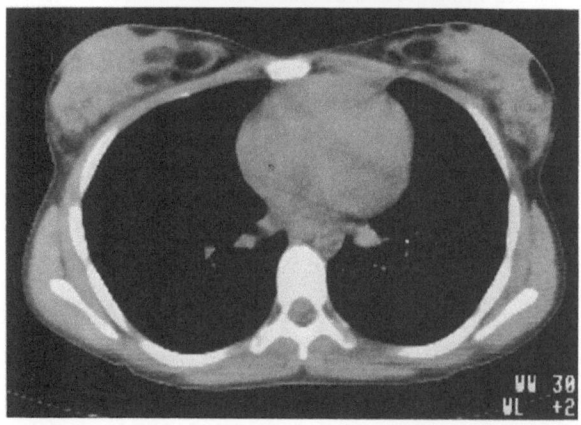

Abb. 9 a, b. Jugendliche Brust im Mammogramm und Computertomogramm. **a** 20jährige Patientin rechte Brust. Linsengroßer Knoten im äußeren oberen Quadranten tastbar, mammographisch nicht sichtbar. Zytologisch Fibroadenom. Nach 6 Monaten Spontanremission. **b** 13jährige Patientin im Computertomogramm. Suche nach mediastinalen Lymphomen. Als „Nebenprodukt" Schnitte durch die Mamma. Stromareiches, nur an den Randpartien fettdurchwachsenes Drüsenparenchym. Innerhalb des Drüsenkörpers kaum Fettgewebe

lich, manchmal läßt sich der Drüsenkörper – besonders wenn viel Bindegewebe vorhanden ist – im äußeren oberen Quadrantenbereich als feste Platte tasten und umgreifen. Am Übergang des Drüsenkörpers zur Brustwand – besonders in fortgeschrittenem generationsfähigen Alter – sind oft walzenförmige Resistenzen zu fühlen, bei denen es sich um induriertes Fettgewebe handelt. Klinisch erhält man meist einen besseren Tasteindruck mit einem Gleitmittel an den Fingern (Seife, Gel).

Nach mehreren Schwangerschaften kann auf Druck etwas Sekret abgesondert werden, meist auf beiden Seiten und aus mehreren Gängen. Postpartal kann die Sekretion in geringem Maße bis zu fünf Jahre anhalten.

Auch nach lokaler Traumatisierung tritt gelegentlich eine passagere Sekretion auf (Abb. 10).

In den Axillen sind oft bis zu bohnengroße Knoten zu tasten. Meist haben diese nichts mit der Brust zu tun; es handelt sich um vergrößerte Lymphknoten bei einem Infekt, nach einer Verletzung an der Hand oder auch um Lipome. Verdächtig auf maligne Brustaffektion sind Lymphknoten, die sich unterhalb der vorderen Achselfalte im Bereich der Sorgiusschen Lymphknotenstationen finden.

Im *Mammogramm* zeigen sich strahlendichte, stromareiche Bezirke, die das Läppchenparenchym enthalten. Daneben kommen strahlentransparente, fettreichere Areale vor. Die Mastione zeigen sich als 2–5 mm große Fleckschatten in der Peripherie des Drüsenkörpers, wenn sie von Fettgewebe umgeben sind (Abb. 5).

Enthält die Mamma wenig Bindegewebe, so sind die Drüsenläppchen in schmalen, bandförmigen Stromaseptent untergebracht. Dieses Bild darf nicht einer Involution gleichgesetzt werden. Die läppchentragenden Septen sind nicht identisch mit Cooperschen Ligamenten, obwohl sie diesen sehr ähnlich sehen (Abb. 3c).

Bei manchen Frauen, bei denen relativ wenig Bindegewebe vorliegt, wirkt der Drüsenkörper fleckförmig strukturiert und etwas unruhig (Abb. 5a, b), was nicht zur Diagnose einer fibrozystischen Mastopathie verführen sollte. Dieser Fehler wird manchmal aus Unkenntnis des morphologischen Substrates begangen. Im Zweifelsfall sollte der Tastbefund zur Sicherung der Diagnose mit herangezogen werden. Ein etwas „unruhiges" Mammogramm mit fleckigen Drüsenstrukturen ohne Verkalkungen und sonstige Zeichen einer Mastopathie (Zysten, Fibroadenoma usw). sollte bei weicher, schmerzloser und klinisch unauffälliger Brust eher als „normal" denn als „mastopathisch" eingestuft werden.

Etwa 25% aller Frauen im geschlechtsreifen Alter haben eine sehr bindegewebsreiche, strahlendichte Brust, ohne daß eine Mastopathie vorliegt. In derarti-

Abb. 11a, b. Stroma und Informationsgehalt des Röntgenbildes. Je stromareicher das Brustparenchym, desto geringer der Informationswert, desto höher die erforderliche Strahlendosis. **a** 25jährige Patientin mit stromareichem Drüsenkörper und geringem Informationswert. Mikroverkalkungen können gut, umschriebene Knoten schlecht differenziert werden. **b** Zum Vergleich dazu die „normale" Brust einer 42jährigen Patientin. Der Drüsenkörper ist ebenfalls relativ stromareich, läßt sich aber durch Fettinterponate gut beurteilen. Mikroverkalkungen und tastbare Veränderungen lassen sich – besonders im Vergleich zur Gegenseite – meist gut nachweisen

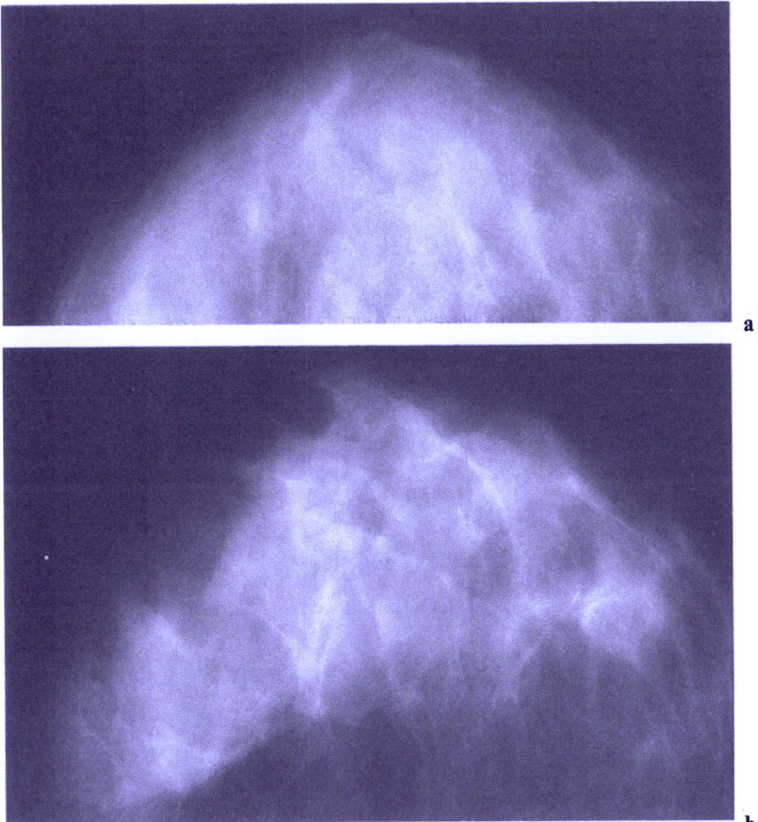

gen Mammogrammen sind in der Regel keine Knoten zu differenzieren (es sei denn bei subkutaner Lage) allenfalls Mikroverkalkungen, weshalb diese Brüste nur in großen zeitlichen Abständen (2–3 Jahre) röntgenologisch überwacht werden sollten (Abb. 11).

Es besteht kein Zusammenhang zwischen dem endogenen Hormonhaushalt und der Makroanatomie des Brustparenchyms. Ein besonders hoher *Kortisol- oder Östradiolspiegel* führt nicht zu einer Verdichtung des Brustparenchyms, eher umgekehrt [126].

Eine Erklärung hierfür gibt es nicht. Auf alle Fälle findet sich keine Gesetzmäßigkeit zwischen endogenem Hormonhaushalt und der Struktur des Drüsenkörpers.

Thermographisch zeigt sich je nach Zyklusphase eine unterschiedlich starke Gefäßzeichnung, vorwiegend in den äußeren oberen Quadranten. 20% aller brustgesunden

Abb. 12a, b. Frühschwangerschaft und Drüsenparenchym. 35jährige Patientin rechte Brust. Die Aufnahme wird anläßlich einer Vorsorgemammographie exponiert und zeigt ein Konglomerat von Mastionen im oberen Quadrantenbereich. Im Zentrum der Mamma fällt ein linsengroßer, etwas strahlig begrenzter Herd auf, der 3 Monate später trotz zwischenzeitlich eingetretener Schwangerschaft zum Ausschluß eines Neoplasmas kontrolliert wird. **a** Mammogramm der rechten Brust vor der Schwangerschaft. Massiertes Drüsenparenchym im oberen Quadrantenbereich. Linsengroßer Herd im Zentrum retromamillär. **b** Zweiter Schwangerschaftsmonat. Die Drüsenstrukturen sind proliferiert, das Läppchenareal im oberen Quadrantenbereich hat an Ausdehnung und Dichte zugenommen, auch die übrigen Strukturen innerhalb der Brust sind breiter und dichter geworden. Das Knötchen ist nicht mehr zu identifizieren. Malignomverdacht besteht nicht

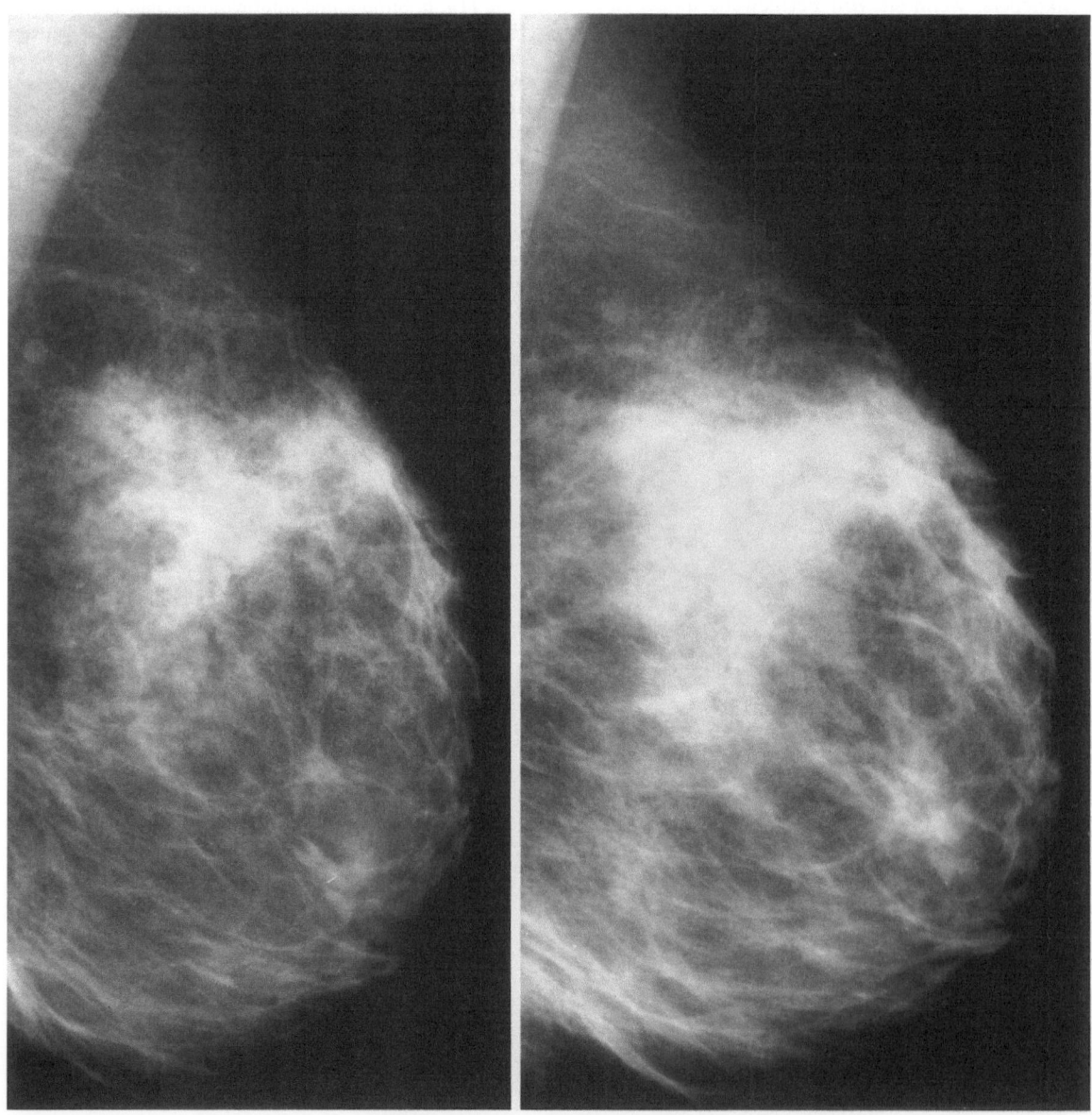

Frauen weisen atypische Thermogramme auf, weshalb diese Methode bei symptomlosen Frauen nicht überbewertet werden sollte. Allenfalls Verlaufsuntersuchungen mit regelmäßiger Dokumentation und exaktem Vergleich der so angefertigten Bilder können zum Nachweis einer Neoplasie führen.

Bei unauffälligem Mammogramm kann bei symptomlosen Frauen auf weitere diagnostische Untersuchungen wie Thermographie, Sonographie, Feinnadelbiopsie verzichtet werden. Sie bringen keine weiteren Informationen, allenfalls fraglich pathologische Befunde, die Arzt und Patient verunsichern und die Diagnostik verteuern. Auch die Kernspintomographie dürfte sich hier nicht bewähren. Sie wird differentialdiagnostisch schwierigen Brüsten vorbehalten bleiben (s. Kap. 3.3).

3.2.2.5 Gravidität und Laktation

Bereits in den ersten Monaten der Schwangerschaft beginnen sich die Drüsenläppchen zu vermehren und zu vergrößern. Sie verdrängen Fett- und Bindegewebe und treten im Mammogramm in Form kleingetüpfelter Verdichtungen verstärkt hervor (Abb. 12).

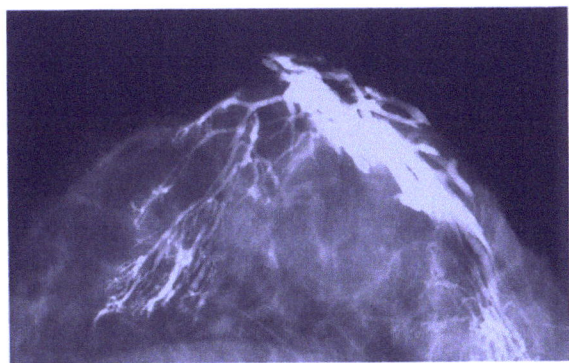

Abb. 13. Milchgangssystem nach dem Abstillen. 23jährige Patientin. Zweitpara. 8 Monate nach dem Abstillen. Sekretion beiderseits. Rechts blutig tingiert. Im Galaktogramm retromamillär noch stark erweiterte zentrale Milchgänge, die peripher zart und unauffällig sind. Keine Anfärbung von Drüsenläppchen. Im gesamten Milchgangssystem kein Anhalt für einen proliferierenden Prozeß. Inwieweit die retromamilläre Gangektasie bereits vor den Schwangerschaften bestand oder erst hierdurch verursacht wurde, läßt sich nicht klären

Gegen Ende einer Schwangerschaft und besonders während der Stillzeit entwickeln sich die *tubuloalveolären Drüsenschläuche* der Drüsenlappen vollständig. Sie machen dann den überwiegenden Teil des Drüsenparenchyms aus. In ihnen wird die Milch erzeugt, indem Milchkügelchen über eine Zellmembran in die Lichtung der Drüsenschläuche und Milchgänge abgestoßen werden. Die Drüsenzellen und ihr Kern bleiben dabei erhalten und funktionstüchtig. Die erweiterten Drüsenschläuche, Milchgänge und Milchsäckchen sind mit Milch gefüllt, die sich durch den Saugakt des Kindes entleert. Durch diesen kommt es zu einer Stimulation nicht nur der glatten Muskelfasern im Mamillenbereich, sondern auch im Uterus, was dort zu Kontraktionen führt [31, 75, 80, 112, 132, 170].

Nach dem *Abstillen* bilden sich zuerst die Drüsenschläuche zurück, während die Milchgänge längere Zeit erweitert bleiben und gewunden verlaufen. Sie werden erst nach Monaten wieder englumig. Öfters bleibt eine streckenweise Weitstellung mit wechselnder Lichtung zurück (Abb. 13).

Das vor der Schwangerschaft zarte, harmonisch sich verästelnde Milchgangssystem ist nach der Stillperiode häufig unregelmäßig weit und plump.

Unterschiedlich stark bildet sich das Drüsenparenchym zurück. Es wirkt unruhig wie bei einer Mastopathie, z.T. bildet es sich so stark zurück, daß die Röntgenmorphologie der Brust an das Senium erinnert. Nicht nur der Drüsenlappen, die ganze Brust kann sich zurückbilden.

Bei einer unserer Patientinnen bildete sich die vormals wohlgeformte Brust nach zwei Schwangerschaften auf hypoplastische Formen zurück, worunter die Patientin sehr litt und an sich eine Aufbauplastik vornehmen lassen wollte.

Zur Differenzierung zwischen normalem Drüsengewebe und Veränderungen bei einer Mastopathie können Angaben über die Stilltätigkeiten nicht nur in dieser Phase, sondern auch später herangezogen werden: Frauen mit einer Mastopathie und mit Makromastie berichten oft, daß sie entweder nur sehr spärlich oder überhaupt keine Milch produzieren konnten.

Extrem langes Stillen begünstigt das Auftreten dysplastischer Veränderungen (Gangektasien, Zysten, Fibroadenome u.ä.) (Abb. 16).

Die *klinische Untersuchung* der Brust besonders ab Schwangerschaftsmitte und während der Laktation ist außerordentlich schwierig. Das Volumen hat sich häufig verdoppelt. Es besteht eine verstärkte oberflächliche Venenbezeichnung und Pigmentierung von Warzenhof und Brustwarze. Die Drüsenlappen sind prominent und von fester, ja fast derber Konsistenz, eine Ursache dafür, daß Karzinome meist zu spät oder erst nach dem Abstillen entdeckt werden. Die Zeitspanne zwischen Diagnostik und Therapie von Malignomen beträgt bei Schwangeren bis zu elf Monaten, gegenüber vier Monaten bei nichtschwangeren Frauen. Dabei werden Knoten seltener vom Arzt als vielmehr von der Patientin selbst entdeckt (Abb. 14).

Bei der *Feinnadelbiopsie* tastbarer Knoten können differentialdiagnostische Schwierigkeiten auftreten, da auch das normale Epithel während der Schwangerschaft kräftig proliferiert ist und sich zahlreiche Epithelverbände mit Größenschwankungen und überlappten Kernen finden. Es entsteht dadurch eine deutliche „Kernunruhe" und auch bei normalem Parenchym zeigen sich vergrößerte Kernkörperchen. Das Bild ähnelt dem einer proliferierenden Mastopathie, wobei das Zellplasma auffallend hell ist. Wenige Schaumzellen, Histiozyten und Granulozyten finden sich, desgleichen einige bipolare nacktkernige Zellen. Schleim- und Sekretbei-

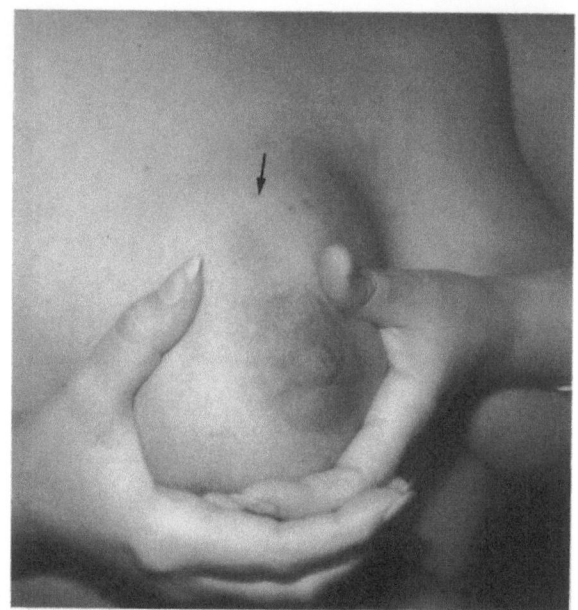

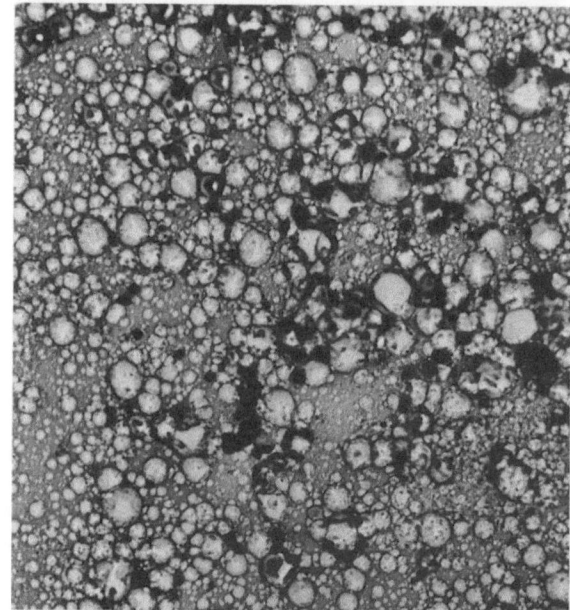

Abb. 14a–c. Schwangerschaft, Mammographie und Karzinom. Die 29jährige Patientin merkt im 6. Schwangerschaftsmonat eine diskrete Einziehung der Haut über dem Warzenhof. Im Sekret Fettzellen und atypische Zellen. Die Diagnose wird histologisch bestätigt. **a** Rechte Brust mit umschriebener Retraktion der Haut bei 12 Uhr. **b** Sekretzytologie mit zahlreichen Fetttropfen und unterschiedlich großen nacktkernigen polymorphen Zellen. **c** Mammographie: Inhomogener, grobfleckig strukturierter Drüsenkörper ohne Mikroverkalkungen. Tumorverdächtige Veränderungen sind nicht zu erkennen. Die Aussagekraft der Mammographie ist besonders in der zweiten Schwangerschaftshälfte sehr eingeschränkt

mengungen kommen vor. Entsprechend unruhig können benigne Knoten (z.B. Fibroadenome) sein, was bei der Feinnadelbiopsie während Gravidität und Laktation zu berücksichtigen ist. Im übrigen ist die *Feinnadelbiopsie* das Verfahren der Wahl, während der Schwangerschaft die Dignität unklarer Verhärtungen oder Knoten zu prüfen. Die Sonographie ist hierbei eine sinnvolle Ergänzung (Abb. 15).

Dagegen tritt die *Mammographie* als diagnostische Methode in den Hintergrund, denn hierbei zeigt sich meist – nicht immer – ein inhomogener, grobfleckiger und verhältnismäßig dichter Drüsenkörper mit konfluierendem Fleckschatten, der nur wenig Fettgewebe enthält (Abb. 14). Die Strahlendichte rührt von den proliferierten Drüsenläppchen her. Die Venen sind erweitert. Der Retromamillärraum läßt sich nicht beurteilen. Selbst *tastbare* krankhafte Veränderungen sind mammographisch oft nicht zu erkennen, weshalb die Mammographie während der Schwangerschaft und unmittelbar postpartal möglichst unterbleiben oder nur in 1 Ebene erfolgen sollte um Kalk auszuschließen oder nachzuweisen. Dabei ist zu berücksichtigen, daß das proliferierende Epithel in dieser Phase sehr strahlensensibel, die erforderliche

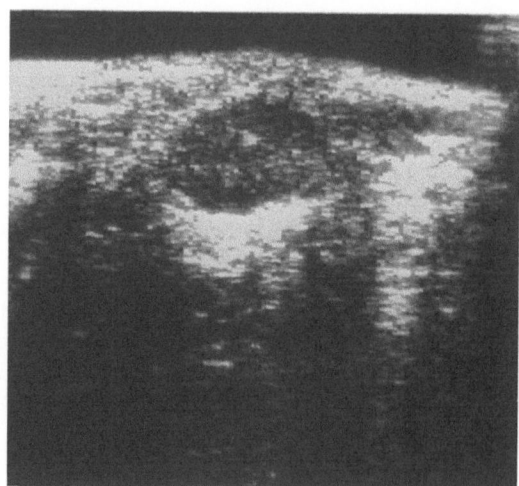

Abb. 15. Sonogramm einer 29jährigen Patientin, die im 5. Schwangerschaftsmonat einen Knoten spürt. Sonographisch glatt konturierter Herd mit Binnenechos und mäßiger dorsaler Schallverstärkung. Zytologisch zellreiches, unverdächtiges Fibroadenom

Strahlendosis für ein gutes Mammogramm aber gleichzeitig sehr hoch ist.

Eine Mammographie läßt sich in der Frühschwangerschaft dann nicht vermeiden, wenn vor der Schwangerschaft ein kontrollbedürftiger Herd im Mammogramm festgestellt wurde. Bei diesen Frauen ist die Mammographie auch während der Schwangerschaft erforderlich, um einen malignen Prozeß auszuschließen (Abb. 12).

Radiologisch besser zu differenzieren ist das Drüsenparenchym der *laktierenden* Brust mit Hilfe der *Xeroradiographie*. Allerdings ersetzt diese Methode die morphologische Sicherung durch die Feinnadelbiopsie bzw. Operation nicht, weshalb sie ebenfalls oft einen diagnostischen Umweg bedeutet.

Die *Ultraschalluntersuchung* ermöglicht die Unterscheidung zwischen Milchgangszysten und soliden Tumoren, so daß Feinnadelbiopsie und Sonographie während der Schwangerschaft gegenüber anderen technischen Verfahren der Vorzug zu geben ist.

Die *Thermographie* dokumentiert lediglich die verstärkte Vaskularisation des Gewebes. Auf atypische Gefäßveränderungen zum Ausschluß oder Nachweis eines Malignoms kann man sich nicht verlassen. Erst 3–6 Monate nach dem Abstillen normalisiert sich das Gefäßbild vom Warzenhof aus brustwandwärts, wobei oberflächlich weite Venen zurückbleiben können (je mehr Schwangerschaften, desto stärker die Venenzeichnung!).

Bis fünf Jahre nach der Entbindung läßt sich besonders bei *Multiparen* Sekret aus beiden Brüsten und mehreren Milchgängen abdrücken, was nicht pathologisch ist. Eine *Galaktographie* ist nur dann indiziert, wenn sich bei der zytologischen Untersuchung im Sekret atypische Zellen finden (Abb. 13) oder ein umschriebener Milchgang blutet.

Benigne Veränderungen, die während der Schwangerschaft auffallen, sind Fibroadenome, Zysten und Adenome. Sie bestanden häufig schon vor der Schwangerschaft unerkannt und wurden durch die Gravidität bzw. den damit verbundenen hormonellen Stimulus im Wachstum provoziert. Sie müssen durch die obengenannten Methoden vom Karzinom differenziert werden. Knoten, die nach der Entbindung entstehen, sind am häufigsten *Milchzysten*, die punktiert werden sollten. Postpartal kommen Mastitiden vor (vgl. Abschn. 3.2.4.2.2).

3.2.2.6 Involution

Ab dem 35.–40. Lebensjahr beginnen sich die Drüsenläppchen zurückzubilden und z.T. zystisch umzuwandeln; die Milchgänge ektasieren und können Detritus einlagern. Das Parenchym wird durch Fett- und Bindegewebe ersetzt. Auf der Schnittfläche der Brustdrüse sind im reichlich entwickelten Fett- und Bindegewebe bandförmige und unterschiedlich große, teils flächenhafte Parenchymbezirke zu erkennen. Die großen Milchgänge sind erweitert und unterschiedlich stark fibrosiert, die Drüsenläppchen sind traubenförmig erweitert. Diese Veränderungen zeigen sich besonders eindrucksvoll im Galaktogramm und natürlich makroanatomisch (Abb. 17).

Bei der *klinischen* Untersuchung finden sich je nach Stromagehalt mehr oder weniger weiche, im Se-

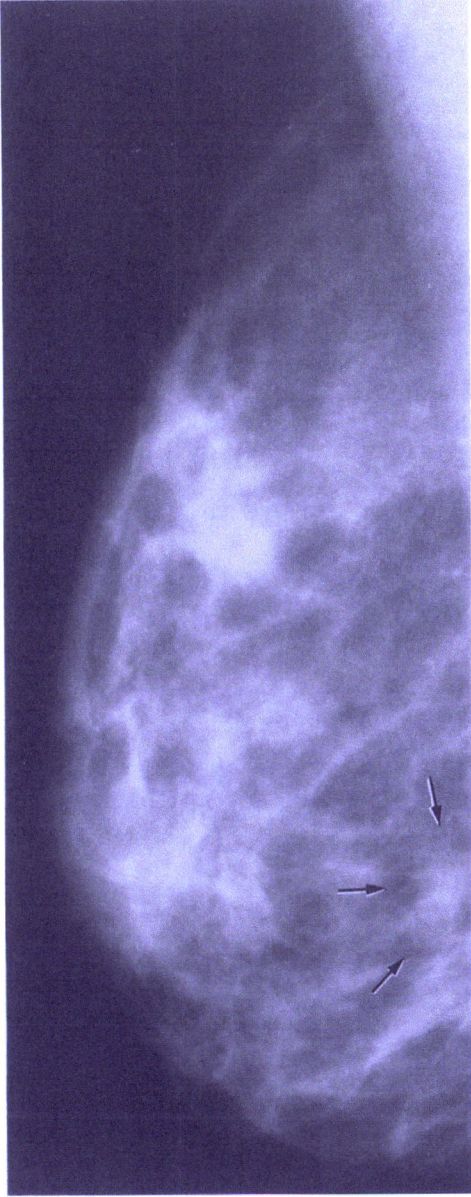

Abb. 16. Stillen und Dysplasien. Die 36jährige Patientin bemerkt nach 9-monatiger(!) Stilltätigkeit einen linsengroßen Knoten im linken äußeren unteren Quadranten, brustwandnahe. Er sei innerhalb der letzten 2 Monate aufgetreten. 6 Monate nach dem Abstillen hat sich der Knoten – es handelt sich zytologisch um ein Fibroadenom – auf etwa die Hälfte wieder zurückgebildet. Offenbar begünstigt extrem langes Stillen das Auftreten dysplastischer Veränderungen. 2 Jahre später vollständige Rückbildung!

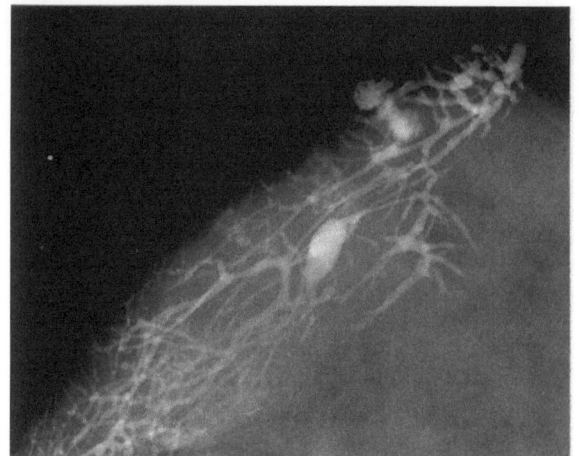

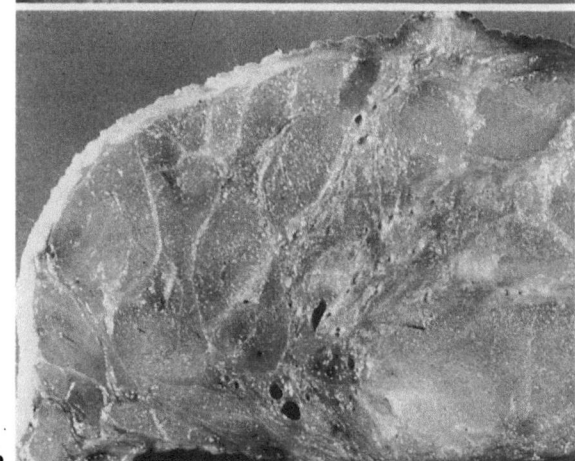

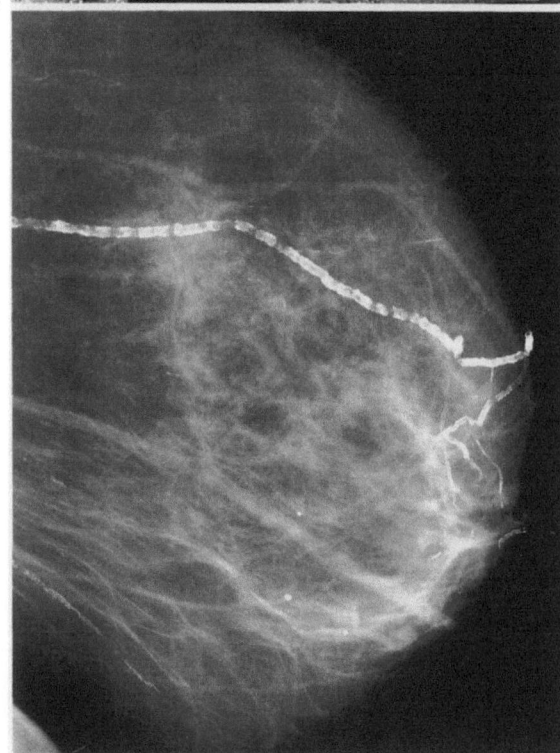

Abb. 17a–c. Involution. **a** 45jährige Patientin. Galaktogramm: Zystisch-degenerierte Drüsenläppchen und umschrieben zystische Erweiterungen im Milchgangssystem. Keine Proliferationen. Relativ stromareicher Drüsenkörper. Ab dem 35. Lebensjahr und besonders nach Schwangerschaft sind derartige Zysten physiologisch. **b** Makroanatomischer Querschnitt durch die Brust einer 68jährigen Patientin. Involviertes Drüsengewebe in sehr fettreicher Umgebung. (z.T. mit Detritus gefüllt) und zystisch erweiterten Drüsenläppchen peripher (PRECHTEL, Starnberg). **c** Mammogramm einer 66jährigen Patientin mit Hochdruck. Mäßige Involution des Drüsengewebes mit verkalkten Zysten. Ausgeprägte Gefäßverkalkungen. In höherem Alter sind derartige Gefäßverkalkungen nichts Ungewöhnliches. Gefäßkalk bei unter 50jährigen sollte stets an eine Stoffwechselerkrankung denken lassen (Diabetes, Hyperparathyreoidismus, Niereninsuffizienz, Hypercholesterinämie o.ä.)

nium auch schlaffe Brüste, die kleine, schrotkornähnliche subkutane Knoten aufweisen. Hierbei handelt es sich um gekammertes und sklerosiertes Fettgewebe, das mit einem Tumor wegen seiner unmittelbaren subkutanen Lage nicht zu verwechseln ist. Im Zweifelsfalle hilft die Punktion zu differenzieren. Die bedeckende Haut der unteren Quadranten ist infolge des indurierten Fettgewebes oftmals gewellt und etwas runzelig. Bei großen, hängenden Brüsten besteht im Alter die Gefahr von *Ekzemen* und *Mykosen* in der Umschlagsfalte.

Bei der *Feinnadelbiopsie* findet sich Fettgewebe und spärlich Drüsenepithel. In fettreichen, involvierten Brüsten sind Karzinome und andere atypische Resistenzen mit der Nadel gut zu fühlen (besonders wenn unter stereotaktischen Bedingungen punktiert wird), da sie sich gegenüber dem weichen, fettreichen Brustgewebe deutlich abheben. So kann manchmal schon aufgrund der Konsistenz des punktierten Areales auf einen malignen Prozeß geschlossen werden. Lipome und Fibrolipome sind demgegenüber weich, die Nadel fällt praktisch in die Läsion hinein. Schaumzellen sind typisch für zystisch veränderte Drüsenläppchen und ektasierte Milchgänge.

Bei der *Mammographie* findet sich in etwa 80% ein gut strahlendurchlässiger Drüsenkörper mit zarten, bandförmigen Verschattungen und kleinen Parenchyminseln. Besonders betont sind zystisch umgewandelte Drüsenläppchen, die gelegentlich schalenförmig verkalken. Derartige Veränderungen sind normal bzw. physiologisch. Mit der Diagnose Mastopathie sollte man zurückhaltend sein. Die Mammogramme sind meist gut zu beurteilen, Karzinome fallen – je nach Stromagehalt der Brust und des Tumors – oft schon ab wenigen Millimetern Durchmesser auf. Die Mammographie ist bei involviertem Brustgewebe die Methode der Wahl, Frühkarzinome nachzuweisen. Als Vorsorgemethode sollte sie regelmäßig in zweijährigen Abständen eingesetzt werden. Die notwendige Strahlenexposition ist außerordentlich niedrig (hat außerdem in höherem Alter überhaupt keine Konsequenz!) der diagnostische Wert ist umgekehrt proportional sehr hoch. Andere Verfahren sind unnötig, wenn nicht dichte Drüsenabschnitte vorliegen, die z.B. sonographisch oder zytologisch weiter eingegrenzt werden müssen. Auch die Kernspintomographie dürfte nur in seltenen Fällen bei besonderen differentialdiagnostischen Problemen indiziert sein.

Bei der *Galaktographie*, die notwendig wird, wenn aus *einem* Gang Flüssigkeit oder Blut austritt, oder atypisches Epithel im Ausstrich auffällt, finden sich – ab dem 35. Lebensjahr beginnend und im Senium besonders ausgeprägt – Zystenkonglomerate im Bereich degenerierter Drüsenläppchen (Abb. 17a). Papillome fallen dann durch typische Kontrastaussparungen auf. Finden sich bei einer Blutabsonderung galaktographisch keine Proliferationen, so liegt die Ursache oftmals in pathologisch weiten Milchgängen mit Epitheldefekten (vgl. Abschn. 3.2.4.3 [10] – krankhaft weite Milchgänge und Plasmazellmastitis).

Thermographisch sind 80% der involvierten Brüste „kalt", also schlecht durchblutet. Eine verstärkte Venenzeichnung oder eine warme Mamille im Senium weisen nach TRICOIRE [167] auf eine atypische, hormonelle Stimulation oder auf Proliferationen in den großen Milchgängen hin. In diesen Fällen ist eine retromamilläre Feinnadelbiopsie zum Ausschluß atypischer Zellen sinnvoll.

3.2.3 Brustdrüsenschmerz (Mastodynie)

Der Radiologe hat mit der Mastodynie relativ viel zu tun, da etwa jede zweite Patientin die Sprechstunde wegen unklarer Schmerzen aufsucht. Deshalb sei das Syndrom an dieser Stelle etwas ausführlicher besprochen.

Zwischen Uterus und Mamma besteht offenbar eine Wechselwirkung, was sich darin äußert, daß 4–6 Monate nach *Hysterektomie* nicht selten Brustbeschwerden auftreten. Auch zwischen Mamma und Neurovegetativum, Neuroendokrinium und den Drüsen des Körpers (Schilddrüse, Hirnanhangsdrüse, Ovarien, Nebennieren) bestehen Wechselbeziehungen. Störungen in einem dieser Organe können zu Schmerzen und Veränderungen in der Mamma führen; gleiches gilt auch umgekehrt. Bei auffallend vielen Frauen, die wegen Brustbeschwerden die Sprechstunde aufsuchen, fällt z.B. eine Strumektomienarbe auf. In diesen Regelkreislauf der Drüsen fällt möglicherweise auch die Zunahme von Mastodynien und Mikrozysten durch starken Kaffee-, schwarzen Tee- und Schokoladekonsum.

Durch *Reizung der Mamille* läßt sich eine Prolaktinausschüttung im Serum provozieren (neuroendokriner Reflex). Umgekehrt können physische und psychische Streßsituationen das Prolaktin im Blut ansteigen lassen und zu Brustbeschwerden führen. Das erklärt auch die Erfahrung, daß Mastodynien nachlassen, sobald die betroffenen Frauen erfahren, daß in der Brust kein Tumor nachzuweisen ist.

Ein erhöhter Prolaktinspiegel im Blut alleine ruft aber nicht immer Schmerzen und eine Galaktorrhö hervor, zumal dann nicht, wenn im Parenchym zu wenig laktogene Rezeptoren vorhanden sind. Bei anderen Frauen kommt es bei erhöhtem Rezeptorbesatz zu einer gesteigerten Prolaktinwirkung selbst bei normalen Prolaktinwerten im Blut [177]. Die Prolaktinwirkung ist also offenbar sehr vielfältig und bei weitem nicht in allen Einzelheiten geklärt. Mastodynien, Mastalgien mit und ohne prämenstruelles Syndrom, Mastopathien, Mastitiden und benigne Tumoren können aus Störungen im Prolaktinhaushalt resultieren, was dann oft zu mammographischen Untersuchungen führt.

Auch die anderen Keimdrüsenhormone, besonders das Östrogen und das Progesteron spielen an der Funktion der Mamma eine Rolle. Bei Frauen mit Mastodynien fand SITRUK-WARE (1982) verglichen mit beschwerdefreien Frauen erniedrigte Progesteronspiegel im Blut. Dies erklärt das gute Ansprechen vielen Mastodynien auf progesteronhaltige Medikamente und Salben (z.B. Progestogel).

Schmerzen können von anderen Organen in die Brust ausstrahlen, und zwar meist einseitig (Angina pectoris, Erkrankung von Lunge und Brustfell, neurogene bzw. vertebragene Schmerzen, Titze-Syndrom mit Degeneration des Rippenknorpels).

Störungen in der Corpus-luteum-Phase des Zyklus beeinflussen das zentrale Nervensystem. Anovulatorische oder „dysovulatorische" Zyklen (Basaltemperatur!) können bei Frauen während ihres reproduktiben Lebensabschnittes jederzeit auftreten und Brustbeschwerden auslösen, am häufigsten nach der Menarche und wenige Jahre vor der Menopause.

Ab dem 40. Lebensjahr treten gehäuft periodenunabhängige Mastodynien auf, die oft der einzige und erste Hinweis auf die beginnende Prämenopause sind (sog. kleines Klimakterium). Emotionen, Aggressionen und Ereignisse im Gefühls-, Familien- oder Berufsleben sind in dieser Lebensphase besonders häufig Ursachen für Brustbeschwerden [108].

Die Reaktion des Brustgewebes auf das Prolaktin äußerst sich vielfach in einer Galaktorrhö [136]. Das Bild kann sich bis zur sog. „Secretory disease" mit pathologisch weiten Milchgängen, Sekretstau und rezidivierenden Mastitiden steigern (vgl. Abschn. 3.2.4.3 [10]).

Die hormonelle Mastodynie wirkt sich in der überwiegenden Mehrzahl an beiden Brüsten aus, kommt aber auch einseitig vor. Hierdurch verursacht oder sui generis kann es zu Zysten, akuten und chronischen Mastitiden, Adenosen und anderem kommen, was die Mastodynie durch Angstreaktionen verstärkt. Dieser circulus vitiosus (Schmerzen – Knoten – Angst – Schmerzen –) läßt sich durch eine Mammographie und additive Methoden beseitigen, wenn hierdurch eine Neoplasie ausgeschlossen wird.

Für *Adenosen* und *Fibroadenomatosen* typisch sind übrigens schmerzhafte Schwellungen besonders prämenstruell oder ab dem Eisprung, die mit bzw. unmittelbar nach der Menstruation wieder verschwinden.

Eine *Zellulitis* bzw. *Panikulitis* des Fettkörpers kann erhebliche vom Zyklus unabhängige Schmerzen verursachen.

Die ab dem 40. Lebensjahr gehäuften und für die Frauen in der Art und Heftigkeit bisher unbekannten Brustschmerzen führen in vielen Fällen zur ersten Mammographie. Es gilt, die betroffenen Frauen zu beruhigen. Es ist nicht sinnvoll, Patientinnen in dieser Phase auf diskrete, nicht pathologische Veränderungen in ihrer Brust hinzuweisen mit dem Vermerk, die Brust müsse unbedingt regelmäßig kontrolliert werden, um einen bösartigen Prozeß nicht zu übersehen. Gerade Frauen in der Prämenopause oder mit streßbedingten Mastodynien sind zusätzlich durch andere, dem Arzt meist unbekannte psychische Probleme belastet und müssen durch das Ergebnis der Mammographie beruhigt werden.

Es empfiehlt sich – bei allem Bemühen, die Patientin zu beruhigen – nicht zu sagen, daß „alles in Ordnung und ein Karzinom *sicher* nicht vorhanden sei" sondern vielmehr, daß mit den eingesetzten Methoden „nichts Verdächtiges nachgewiesen werden könne und ein bösartiger Prozeß damit sehr unwahrscheinlich sei". Eine hundertprozentige Sicherheit gibt es in der Medizin nicht, das akzeptiert auch der Patient, der sich durch eine derartige Aussage einerseits beruhigt fühlt, andererseits die Selbstüberwachung nicht vernachlässigt.

3.2.4 Gutartige Erkrankungen

Das Spektrum krankhafter Veränderungen des Brustdrüsenkörpers ist außerordentlich groß. Stets gilt es, einen malignen Prozeß auszuschließen und die diagnostischen Voraussetzungen für die optimale Therapie zu schaffen.

3.2.4.1 Traumatische und posttraumatische Veränderungen

3.2.4.1.1 Das Hämatom

Das *frische* Hämatom, sei es operativ oder durch Einwirkung von Gewalt verursacht, ist gegenüber dem Fettgewebe dichter, gegenüber dem Drüsenparenchym weniger strahlendicht. Akute Blutergüsse (z.B. postoperative Nachblutungen) sind homogen strahlendicht und meist glatt konturiert; Hämatome nach Gewalteinwirkungen oder Punktionen dagegen sind eher unscharf und inhomogen dicht.

Im Verlauf von Wochen bildet sich das Hämatom langsam zurück, wobei das Zentrum gleichmäßig dicht bleibt, die Konturen aber unscharf werden, so daß das Bild einem neoplastischen Prozeß ähnlich wird und mit einem solchen leicht zu verwechseln ist, besonders wenn die Brust durch Operationsdefekte und Narben zusätzlich verformt ist (Abb. 18).

Differentialdiagnostisch hilfreich ist die Diskrepanz zwischen dem röntgenmorphologischen Bild eines sternförmigen Tumors und dem Tasteindruck, der im Gegensatz zum Karzinom meist unauffällig ist. Der normale Tastbefund bei atypischem Röntgenbild läßt, in Verbindung mit der Anamnese, einer Feinnadelpunktion sowie der Sonographie und even-

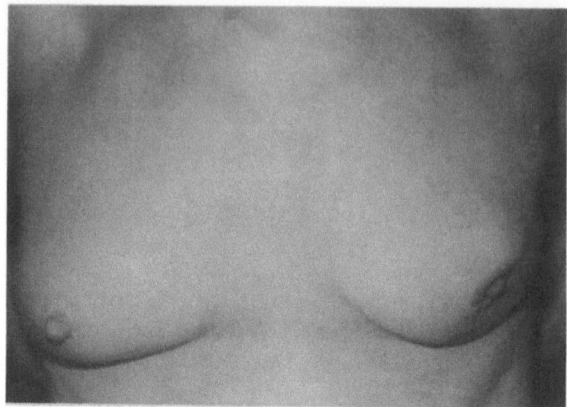

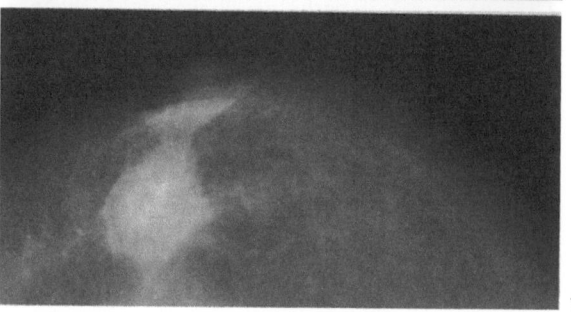

Abb. 18a, b. Organisiertes Hämatom. 69jährige Patientin, linke Brust. Zustand nach Probeexzision vor 3 Wochen mit postoperativem Hämatom. Seit der Operation zunehmend Deformierung der linken Mamma. Kein auffälliger Tastbefund. **a** Deformierung mit geringgradiger Retraktion von Mamille und Warzenhof im Operationsgebiet der linken Brust. **b** Mammogramm mit strahlig begrenztem, homogen dichtem, 2 cm großem Herd mit Ausläufern zum Parenchym und zur retrahierten Mamille. Bei der Feinnadelbiopsie Aspiration von älterem Blut. Kein Tumor-Epithel. In Organisation begriffenes Hämatom

tuell Thermographie sowie ggf. Kernspintomographie die Diagnose eines vernarbenden bzw. in Organisation begriffenen Hämatoms wahrscheinlich werden. Eine Operation ist nicht indiziert, mammographische Kontrollen sind ausreichend [172].

3.2.4.1.2 Die Fettgewebsnekrose

Die *akute* Fettgewebsnekrose führt zu inhomogenen, unscharf begrenzten Parenchymverdichtungen im Mammogramm, die im Frühstadium einem malignen Prozeß ähneln, jedoch keine Verkalkungen enthalten. Nach Wochen und Monaten organisiert sich die Fettgewebsnekrose und kann schollig verkalken (vgl. Abschn. 3.2.4.1.3).

Klinisch sind Schmerzen und knotige Resistenzen nachzuweisen, die oft im Rahmen von Abmagerungskuren bei besonders adipösen Patientinnen auftreten können. So wurde im eigenen Arbeitskreis eine Patientin beobachtet, die bewußt 20 kg an Gewicht abgenommen hatte. In der Brust entwickelte sich ein

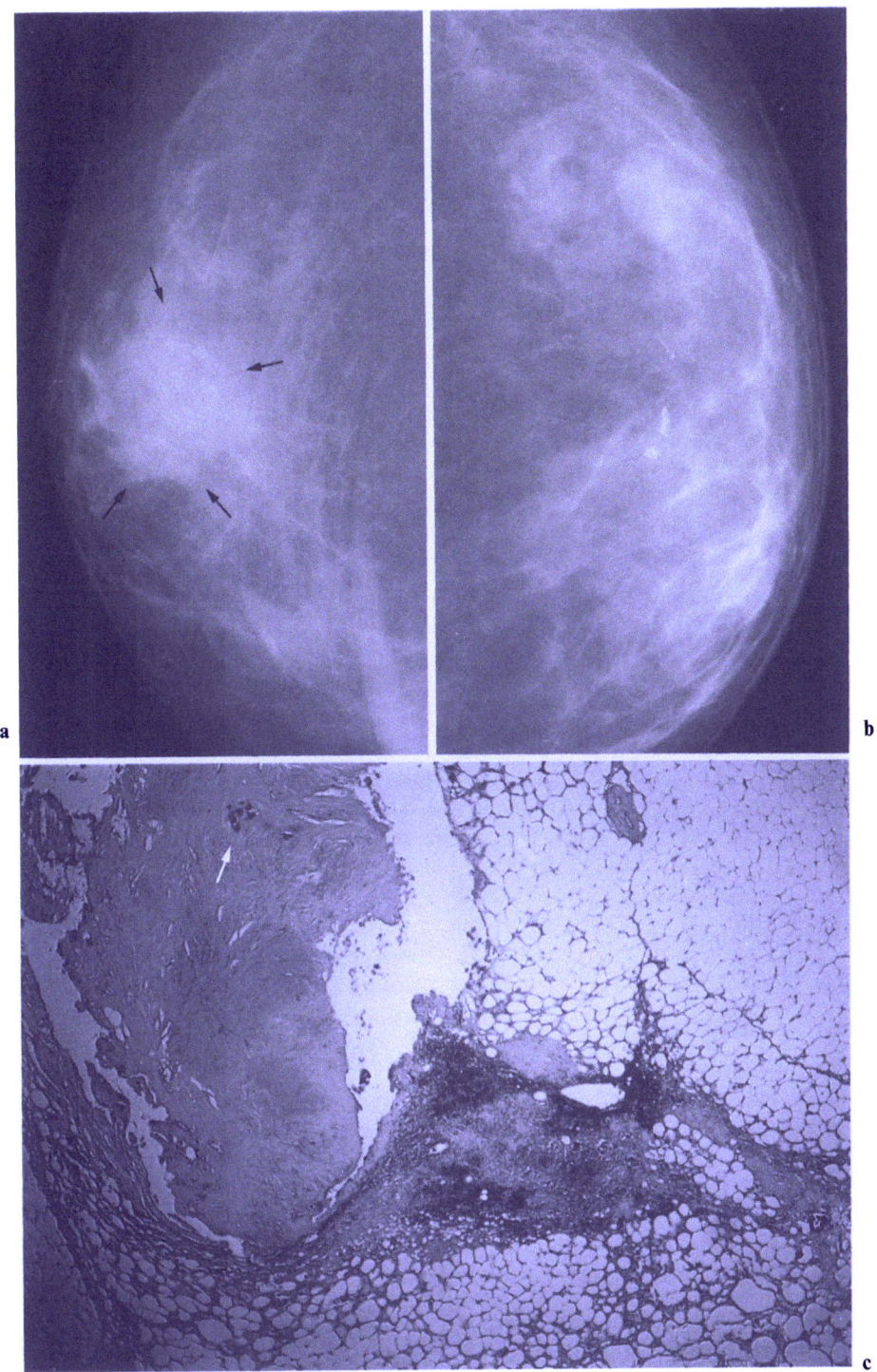

Abb. 19a–c. Fettgewebsnekrose (subakut/subchronisch). 26jährige, stark übergewichtige Patientin. Zustand nach Fastendiät mit erheblichem Gewichtsverlust. Auftreten eines schmerzhaften Knotens in der linken Brust, der entfernt wird. Histologisch Histiozytose X oder Fettgewebsnekrose (HAFERKAMP, Ulm). **a** Mammogramm der erkrankten linken Brust mit unscharf begrenzten inhomogenen und milchglasartig verdichtetem Herd retromamillär. **b** Mammogramm der Gegenseite. Verdacht auf kleine Zyste. Sonst kein auffälliger Befund. **c** Histologie (Präparat stammt von einer anderen Patientin): In Organisation begriffene Fettgewebsnekrose (rechter Bildausschnitt) und bereits fibrosierte Fettgewebsnekrosen mit Einlagerung grobscholliger Verkalkungen (*Pfeil*) im linken Bildausschnitt. Die og. Patientin ist seit der Operation beschwerdefrei

schmerzhafter Knoten, der histologisch wie eine Histiozytose X imponierte. Im gesamten Körper konnten aber keine weiteren Herde dieser Erkrankung nachgewiesen werden. Die Patientin war im übrigen gesund, so daß es sich doch wohl eher um eine Fettgewebsnekrose handelte, was vom Pathologen auch nachträglich eingeräumt wurde.

3.2.4.1.3 Operationsfolgen

Ölzysten treten oft nach Probebiopsien und rekonstruktiven Eingriffen auf und sind als solche meist gut zu erkennen, auch wenn sie nicht verkalkt sind (Abb. 20). Sie entstehen auf dem Boden von Fettgewebsnekrosen und organisierten Hämatomen. Treten *Verkalkungen* auf, so sind sie scholig, rund und die einzelnen Kalkpartikel unterschiedlich groß (Liponecrosis macrocystica oder microcystica) (Abb. 21). Sofern Verkalkungen postoperativ in der Nachbarschaft von Narben auftreten (vorausgesetzt das entnommene Gewebe war benigne!), sollte zunächst von einer neuerlichen Biopsie Abstand genommen werden. Bei unklaren Befunden helfen Röntgenkontrollen in sechsmonatigen Abständen, wobei eine Diskrepanz zwischen dem röntgenologischen und klinischen Bild besteht. Selten sind posttraumatische Fettgewebsnekrosen palpabel, auch dann nicht, wenn sie subkutan liegen.

Als Folge von Operationen kommt es manchmal zur *Deformierung der Brust*, was sich verhindern läßt, wenn Haut- und Parenchym intraoperativ ausreichend mobilisiert werden. Die Haut kann sich dennoch nicht nur im Bereich der Narben, sondern auch an den *gegenüberliegenden Brustquadranten* einziehen (Abb. 22).

Ähnliches kann mit der Mamille geschehen, besonders, wenn größere Gewebsbezirke entfernt wurden (Abb. 18a). Manchmal verwundert es, wie großzügig mit dem Drüsengewebe umgegangen wird und welche „Parenchymbrocken" entfernt werden, um die Diginität eines linsengroßen Areals oder einer kleinen Gruppe Mikrokalk abzuklären, selbst dann, wenn präoperativ markiert wurde. Natürlich ist einzuräumen, daß der Pathologe häufig den neoplastischen Prozeß nicht in, sondern neben den Mikroverkalkungen entdeckt. Dennoch sollte immer in Relation zur Brustgröße operiert werden, denn auslösender Grund für die Operation ist schließlich der Kalk.

Postoperative Kontrollmammogramme sind nützlich, um einen Ausgangsbefund für weitere Beobachtungen zu haben. Narben täuschen dabei gelegentlich einen sternförmig wachsenden Tumor vor, der durch Anamnese und Palpation aber meist auszuschließen ist (Abb. 22).

Manche Frauen neigen zu *Keloiden*. Diese lassen sich – bei bekannter Neigung mancher Frauen zur Keloidbildung – durch eine unmittelbar postoperativ eingeleitete Bestrahlung der frischen Narbe mit einer Dosis von 20 Gy weitgehend – wenn auch nicht immer und vollständig – vermeiden. Dabei ist zu berücksichtigen, daß die volle Dosis möglichst nur intrakutan appliziert wird um eine Strahlenbelastung des darunterliegenden Drüsenparenchyms zu vermeiden.

Kosmetisch störende Keloide sollten reseziert, die frische Narbe anschließend bestrahlt werden. Eine intrakutane Naht empfiehlt sich.

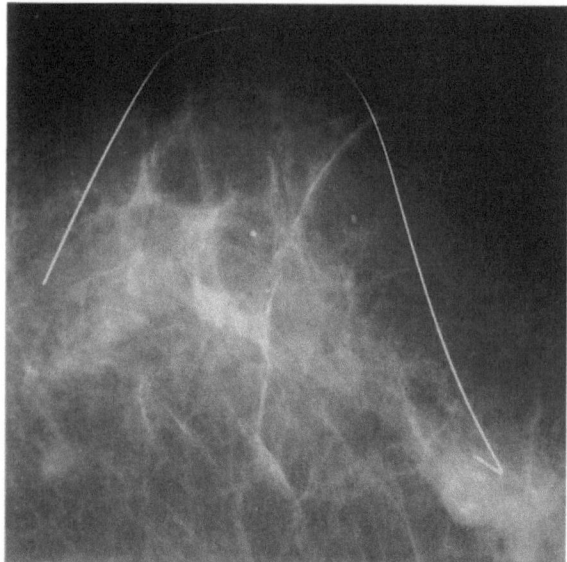
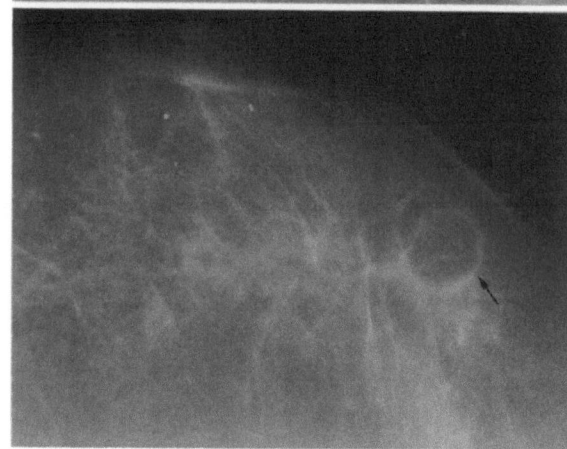

Abb. 20a, b. Ölzyste. 60jährige Patientin rechte Brust. Zustand nach Entfernung eines klinisch okkulten benignen Knotens aus der rechten Brust nach präoperativer Markierung. 1 Jahr später im äußeren oberen Quadranten tastbarer, gut verschieblicher Knoten. Keine Hautretraktion. Operationsbedingte, geringgradige Mamillenretraktion. **a** Mammogramm präoperativ. Teils glatt, teils unscharf begrenzter Herd mit einem Metallfaden markiert. Einzelne verkalkte Mikrozysten retromamillär. **b** Mammogramm 1 Jahr postoperativ. Narbige Veränderungen mit geringer Mamillenretraktion. Im Operationsfeld entsprechend dem Tastbefund 1 cm großer Ringschatten, bei dem es sich um eine Ölzyste handelt (durch Punktion mit Absaugen des Inhaltes gesichert). Schmale, unregelmäßig dicke Kapsel. Keine Verkalkung. Geringe Hautretraktion mit scheinbarer Verbreiterung der Cutis über der Ölzyste

Abb. 21 a, b. Cholesteringranulom. Bei der 46jährigen Patientin war vor 3 Jahren eine Probeexzision vorgenommen worden. Jetzt normaler Tastbefund. Im Mammogramm Rundherd mit diskreten, grobscholligen Verkalkungen. Operative Entfernung. Histologischer Befund: Cholesteringranulom mit kleinscholligen Verkalkungen. **a** Mammogramm (*Ausschnitt*) mit linsengroßem, in den ventralen Abschnitten homogen strahlendichtem Knoten. In den dorsalen Konturen unregelmäßig begrenzt mit zarten gruppierten Mikroverkalkungen. Übriges Drüsengewebe stromareich. **b** Histologisches Bild der Wand des Cholesteringranuloms. Zahlreiche, längliche Cholesterinkristalle mit beginnenden Verkalkungen (*dunkle Stellen im Bild*) in der Wand der organisierten Fettgewebsnekrose

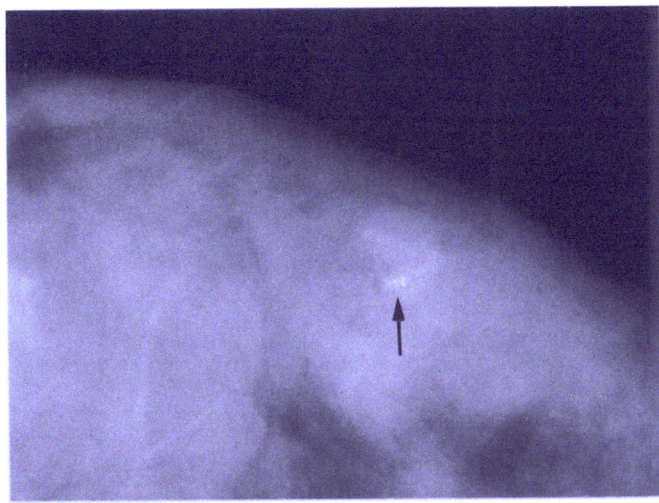

a

Abb. 22. Narbe nach diagnostischer Operation mit Rest des Markierungsfadens. 54jährige Frau. Zustand nach diagnostischer Exstirpation vor 6 Monaten. Bei der Kontrollmammographie auffällige, sternförmige Verdichtung im Operationsgebiet sowie Spitze des Markierungsfadens, der reaktionslos eingeheilt ist. Normalerweise „wandern" die Markierungsfäden in die Axilla und können von dort u.U. auf nicht bekanntem Wege in die gegenseitige Axilla kommen. Derartiges wurde im eigenen Arbeitskreis bereits beobachtet. Bei der Verschattung im Mammogramm handelt es sich um das klassische Bild einer Narbe. Weitere Kontrollen zeigten, daß kein maligner Prozeß vorliegt. (Mammogramm: METZ/PLISCHKE, Esslingen)

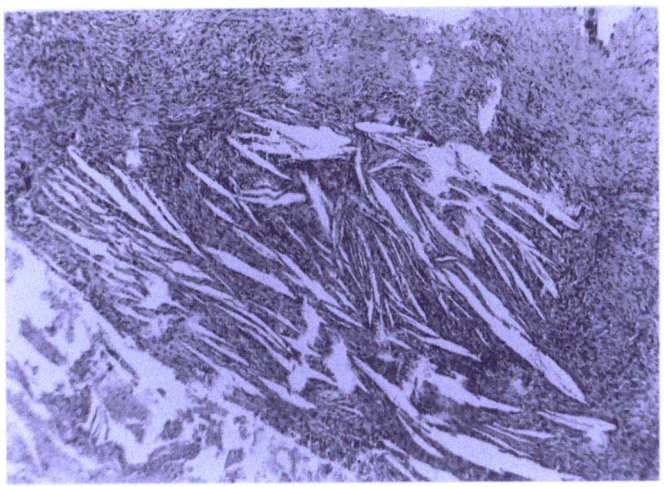

b

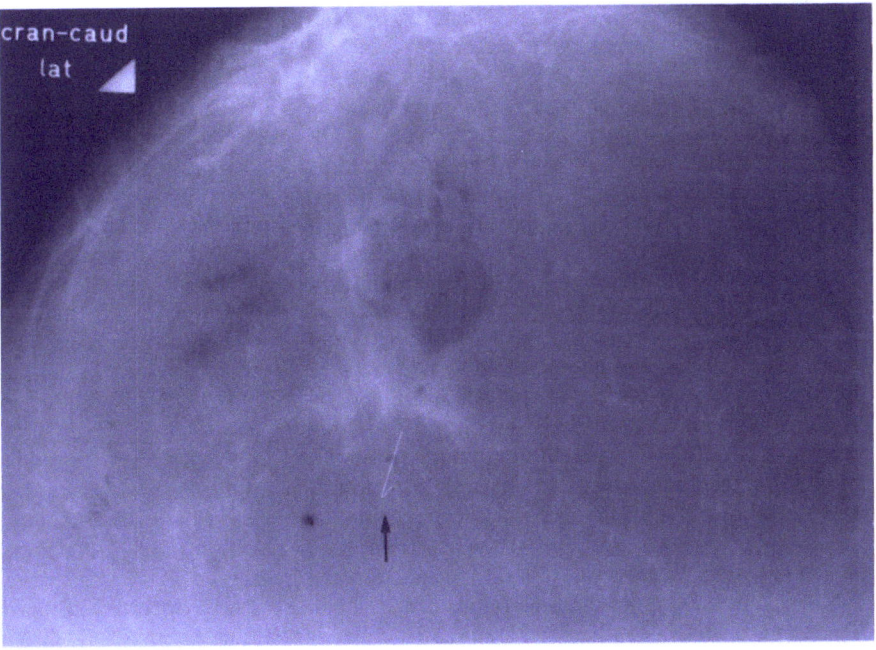

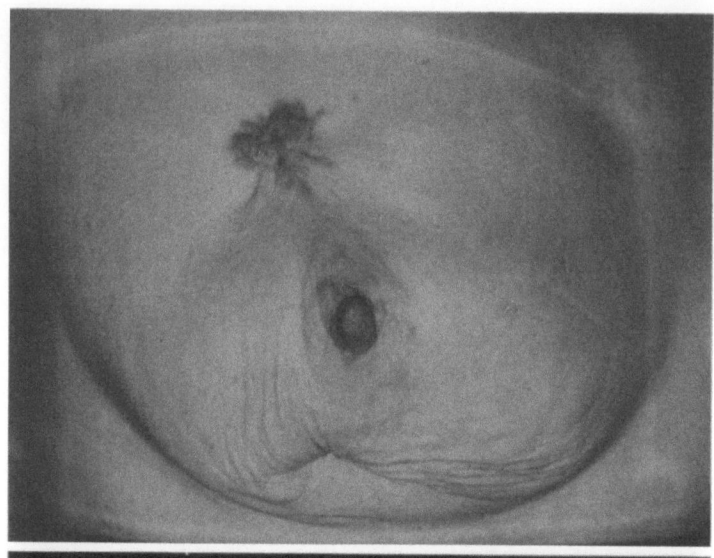
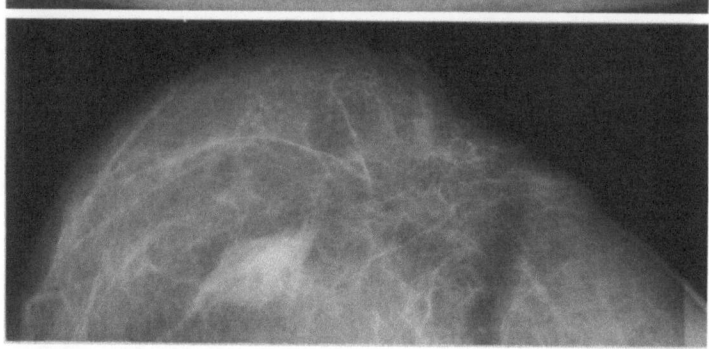

Abb. 23a, b. Keloid im Mammogramm. 53jährige Patientin. Zustand nach operativer Entfernung von Zysten. Narbenbedingte Retraktion der Cutis im unteren Brustbereich. Kräftiges Keloid, welches im Mammogramm einen Tumorschatten vortäuscht. **a** Ansicht der Brust mit tiefer Hauteinziehung in den basalen Mammaabschnitten und herdförmigem Keloid (Operation von Zysten!). **b** Mammogramm (kraniokaudal) mit teils glatt, teils unscharf begrenztem Fleckschatten, entsprechend dem Keloid. Im seitlichen Strahlengang (nicht abgebildet) inhomogene narbenbedingte Verschattungen

Keloide können im Mammogramm Schatten verursachen, die einem Malignom ähneln (Inspektion!) (Abb. 23).

Nach *Silastikprothesen* kann es zu *Kapselfibrosen* mit Schrumpfung der Brust kommen, was unterschiedliche Beschwerden verursacht. Im Restparenchym (etwa 20%, je nach Indikation) kommen neben gutartigen Veränderungen (Zysten, Fibroadenome, Fibrosen, Adenosen) auch Karzinome vor. Die Röntgendiagnostik ist durch das Prothesenmaterial eingeschränkt, weshalb man sich auf die Palpation und eine Feinnadelbiopsie mehr verlassen sollte als auf das Mammogramm (dieses ist nicht mit einer Belichtungsautomatik sondern „frei" zu belichten!). Die Prothese darf jedoch auf keinen Fall mit der Nadel verletzt werden.

Hilfreich ist bei unklaren Situationen die Kernspintomographie, mit der man sehr gut zwischen Prothese, Silikongranulomen und Tumoren differenzieren kann. Für die Prothesenträgerinnen dürfte die *Kernspintomographie* zusätzliche Informationen bringen und noch mehr diagnostische Sicherheit.

Partial- und Totalnekrosen der Mamma und die Nekrosen der Mamille kommen nach plastischen Operationen vor, besonders in Kombination mit einer Chemotherapie [137, 162].

Cumarin-Nekrosen (partiell und total) werden extrem selten um den 8. Tag einer Markumarbehandlung beobachtet, sie haben nur indirekt mit operativen Eingriffen zu tun.

Weitere traumatische und posttraumatische Veränderungen der Brustdrüse sollten hier nicht erwähnt werden, da sie sehr selten sind. Anamnestisch, palpatorisch, inspektorisch, mammographisch und zytologisch lassen sie sich von malignen Erkrankungen in der Regel abgrenzen, so daß den Frauen eine diagnostische Exstirpation erspart bleibt. Häufig führen posttraumatische, insbesondere postoperative Veränderungen, zu weiteren Operationen, da die Brust äußerlich deformiert und das Mammogramm durch Narben unübersichtlich geworden ist. Manche Brust ist nach zahlreichen diagnostischen Eingriffen derart deformiert, daß eine Aufbauplastik unvermeidbar wird. Diese ist dann oft der Grund neuerlicher Beschwerden und Komplikationen.

Vor- und Nachteile der modernen diagnostischen Methoden dokumentieren sich besonders eindringlich am Organ Mamma. Gäbe es die Mammographie und additiven Diagnoseverfahren nicht, würden sicher viele Präkanzerosen und Frühkarzinome unerkannt bleiben (24,6% Frühkarzinome durch die Mammographie!) [17]. Andererseits blieben nicht wenige unnötige operative Eingriffe mit ihren Folgen den Frauen erspart. Deshalb ist eine strenge Indikation zur Operation unbedingte Voraussetzung, das Vertrauen der Patientin zu ihrem behandelnden Arzt und zur Mammographie zu gewinnen bzw. zu erhalten.

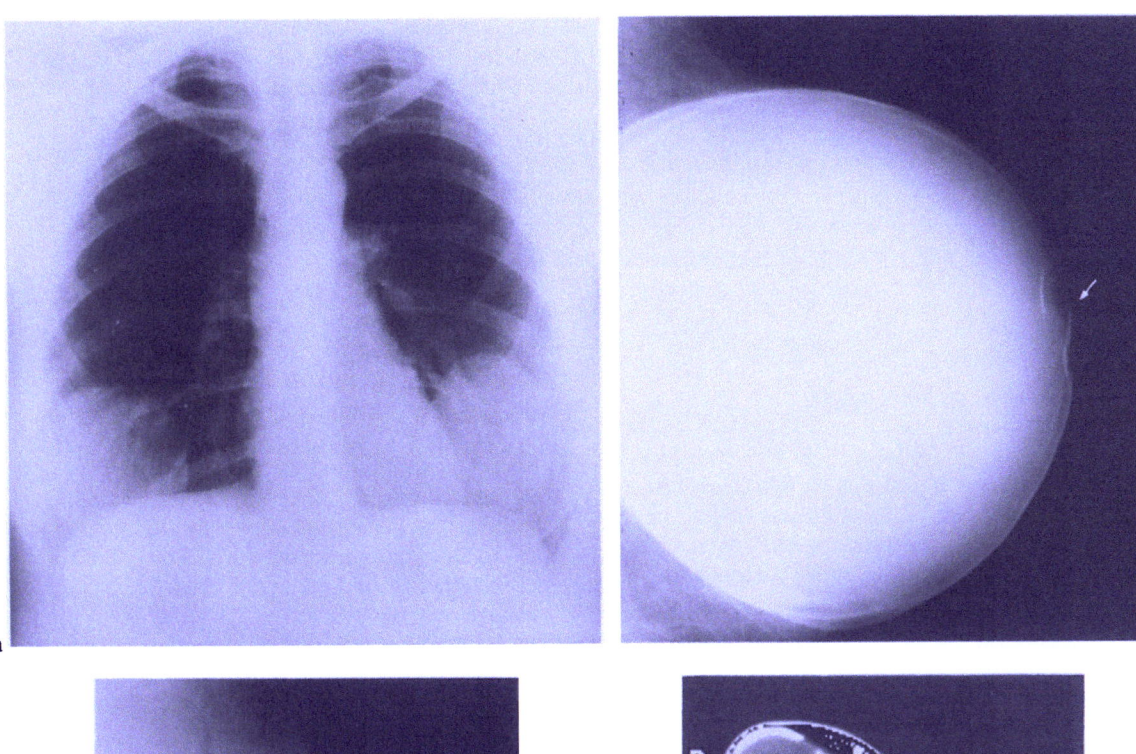
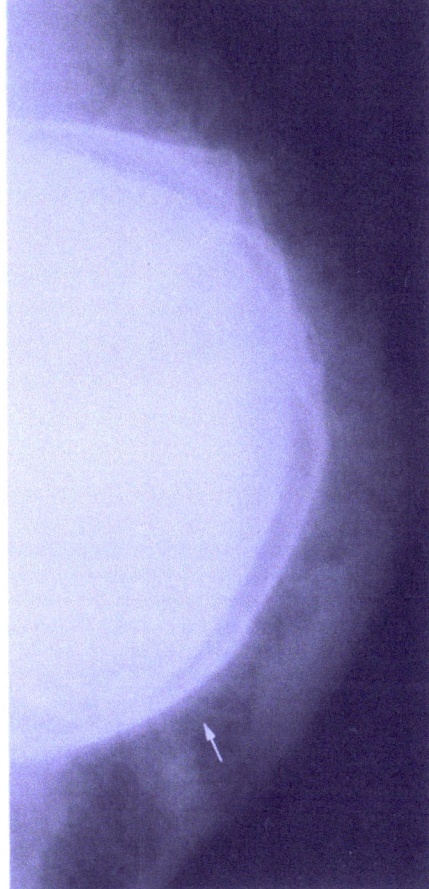
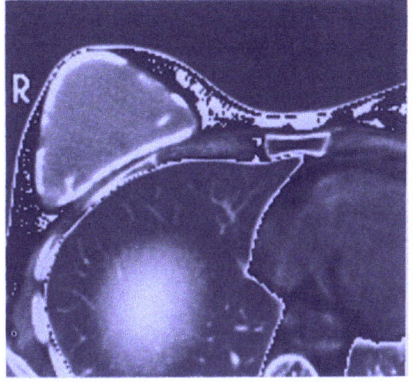

Abb. 24a–d. Silastikprothese. Silastikprothesen können im Thoraxbild atypische Verschattungen hervorrufen. Durch Kapselfibrosen kann es zur Deformierung von Prothese und Brust kommen. Im Computertomogramm ist die Prothese gut zu erkennen und auch der Bereich zwischen Prothese und Brustwand läßt sich – wenn auch nicht ganz so gut wie mit der Kernspintomographie – beurteilen. **a** Auf der Thoraxaufnahme zeigen sich kreisrunde, homogen dichte Verschattungen über beiden Unterfeldern. Sie haben mit dem Lungenparenchym nichts zu tun, können aber dort einen pathologischen Befund überdecken (seitliche Thoraxaufnahme!). **b** Mammographie: Silastikprothese mit nur diskreter Kapselfibrose in den mamillen nahen Abschnitten (*Pfeil*). **c** Silastikprothese mit stärkerer Kapselfibrose, Konturverwerfungen, besonders im oberen Brustabschnitt und unscharfer Kapselverdickung in den basalen Abschnitten (*Pfeil*). **d** Computertomographischer Querschnitt durch eine Silastikprothese. Dichtewerte um 50 Hounsfieldeinheiten. Prothesenumgebung, besonders Prothesenhinterwand, gut beurteilbar. („Zufallsprodukt" bei einer Thorax-CT)

3.2.4.2 Entzündungen

3.2.4.2.1 Mastitis bei Neugeborenen und Säuglingen

Bei einer ein- oder beidseitigen Schwellung der Drüsenanlage im Neugeborenen- und Säuglingsalter handelt es sich fast ausschließlich um einen entzündlichen Prozeß [143]. Die Diagnose ist klinisch/zytologisch zu stellen, eine Mammographie ist kontraindiziert.

3.2.4.2.2 Mastitis im Wochenbett (Mastitis puerperalis)

Häufigste Form der Mastitis ist die Wochenbettmastitis, an der fast ausschließlich Stillende (1–3%) in der 3.–4. Woche nach der Entbindung erkranken. Erstgebärende sind häufiger betroffen als Mehrgebärende.

Erreger sind Staphylokokken, Proteus, Coli, Streptokokken, Klepsiellen, Pseudomonas oder Candida. Meistens gehen die Keime vom Nasenrachenraum des Kindes auf die Brustwarze der Mutter über. Rhagaden begünstigen die Infektion, ebenso unsachgemäßes Abdrücken oder Abpumpen der Milch. Ein Milchstau allein führt fast nie zur Infektion. Am häufigsten sind die seitlichen Abschnitte der Brustdrüse befallen.

Erste Zeichen der Entzündung sind schmerzhafte Verhärtungen und Knoten sowie Fieber. Bei zu spät begonnener oder nicht ausreichender Therapie ist in zwei Dritteln der Mastitiden mit einer Abszedierung zu rechnen. Die frühe Diagnose ist nötig, da mit Prolaktinhemmern (z.B. Pravidel®) eine wirkungsvolle Behandlung möglich ist [128]. Hierunter kommt es zur Rückbildung des Ödems und der entzündlichen Reaktionen. Die Wirkung der Prolaktinhemmer ist frappierend und eine Domäne in der Behandlung dieser Komplikationen.

Die Diagnose wird klinisch gestellt. Eine *Mammographie* ist selten, eine *Thermographie* nie erforderlich. Bei therapieresistenten Fällen empfiehlt sich eine Sonographie, um den Prozeß zu lokalisieren und in seiner ganzen Ausdehnung zu erfassen. In besonders hartnäckigen Fällen ist bei über 30jährigen eine Entzündungsbestrahlung indiziert (2–4mal 0,5 Gy in 2–3tägigen Abständen). Retentionszysten ohne und mit entzündlicher Begleitreaktion sind besonders nach dem Abstillen möglich und durch Punktion zu diagnostizieren und zu therapieren (Abb. 25).

3.2.4.2.3 Mastitis außerhalb des Wochenbettes (non puerperale Mastitis)

Akute und chronische Mastitiden treten häufig bei pathologisch weiten Milchgängen (Secretory disease) auf (vgl. Abschn. 3.2.4.3 [10]). Aber auch außerhalb

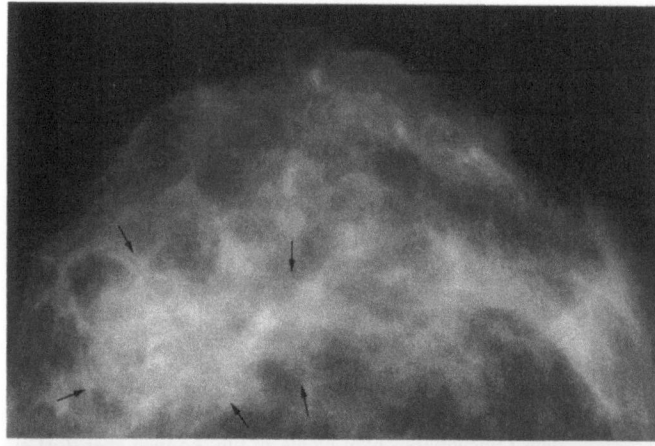
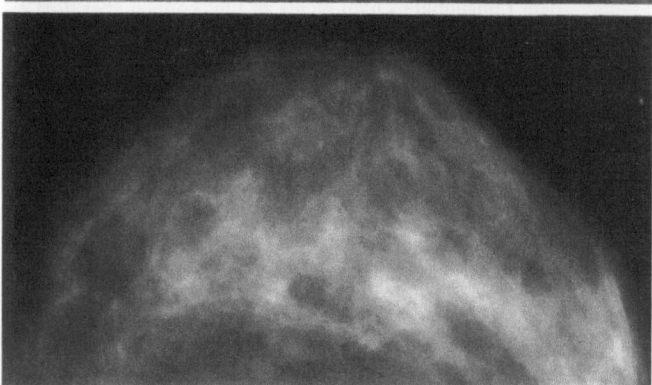

Abb. 25a, b. Milchzyste mit Begleitentzündung. 29jährige Patientin, 4 Monate postpartal und 3 Wochen nach dem Abstillen. Schmerzhafter, derber Knoten im inneren oberen Quadranten der rechten Brust. Schlechte Verschieblichkeit. Bei der Feinnadelbiopsie Entleerung von 5 ml Milch; danach Rückgang der Beschwerden. 2 Jahre später vollständige Rückbildung der entzündlichen und schwangerschaftsbedingten Veränderungen. **a** Mammogramm postpartal mit knolliger, inhomogen dichter und unscharf begrenzter Verschattung, entsprechend dem Tastbefund sowie prominenten Drüsenstrukturen durch schwangerschaftsbedingte Veränderungen. **b** Mammogramm der gleichen Brust 2 Jahre später. Vollständige Rückbildung der entzündlichen und schwangerschaftsbedingten Reaktionen mit harmonischer Drüsenarchitektur. Keine Hinweise auf ein malignes Geschehen

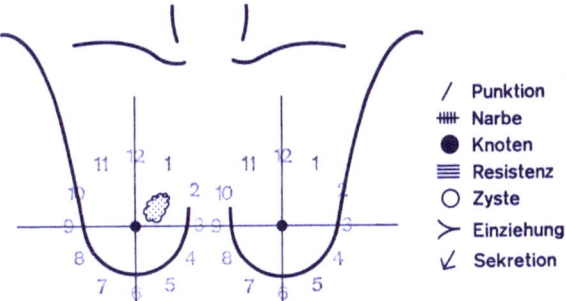

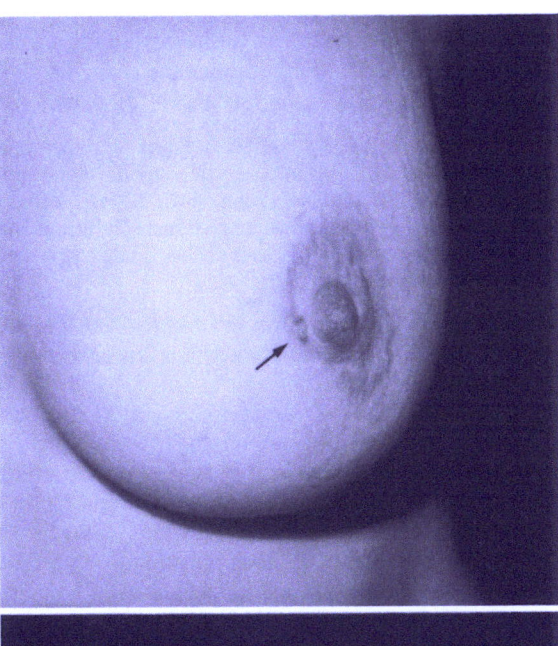

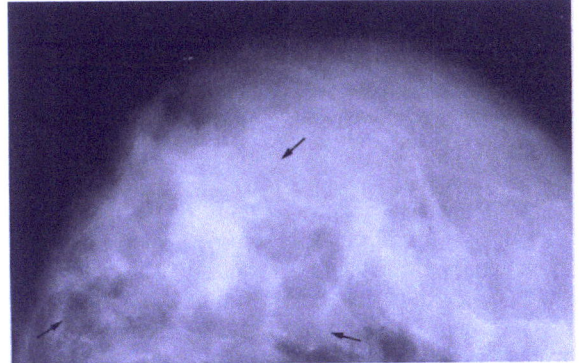

Abb. 26. Chronische Mastitis. 34jährige Patientin, rechte Brust. Seit 4 Monaten rezidivierende therapieresistente Schmerzen. Entzündungen und Verhärtungen des inneren oberen Quadranten. Durch Feinnadelbiopsie entzündlicher Prozeß nachgewiesen. Therapieresistenz. Deshalb operative Entfernung mit Bestätigung der Diagnose einer granulierenden unspezifischen Mastitis. Im Mammogramm inhomogene, grobfleckig streifige, z.T. retikuläre Zeichnung, entsprechend dem Tastbefund. Das übrige Brustparenchym homogen und unauffällig

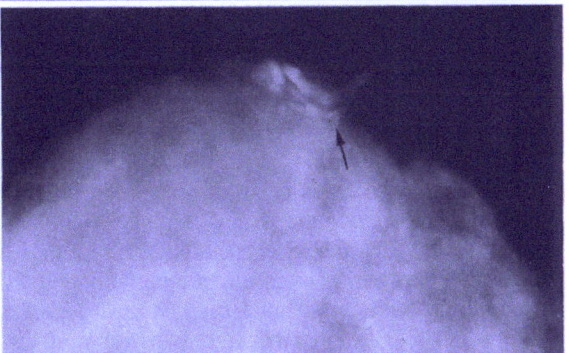

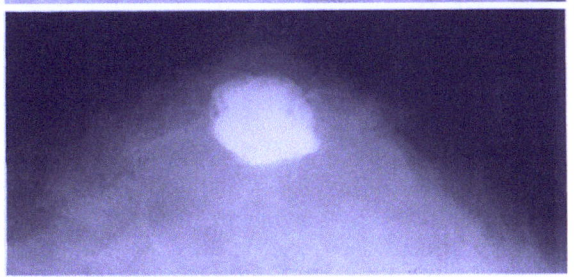

Abb. 27a–c. Chronische Fistel zwischen Haut und Milchgangssystem nach Stichinzision eines retromamillären Abszesses. 32jährige Patientin linke Brust. Vor 5 Jahren Stichinzision eines Abszesses links. Seither mehrfache Operationen. Immer wieder aufbrechende Fistel: **a** Ansicht der Brust mit gereiztem Fistelgang (*Pfeil*) und operationsbedingter Verschmälerung des Warzenhofes. **b** Kontrastmittelfüllung. Fistelgang zwischen Haut- und retromamillärem Milchgang sichtbar. **c** Im weiteren Verlauf Auffüllung einer Abszeßhöhle mit Kontrastmittel

dieser Erkrankung kann es in seltenen Fällen bei unauffälligen Milchgängen zur Mastitis mit Abszessen kommen.

Anamnese und *Klinik* sind oft typisch. Eine manchmal seit Jahren bestehende Sekretion versiegt. 8–14 Tage später schwillt die Brust schmerzhaft an, die Haut ist gerötet. Allgemeinsymptome (Fieber u.ä.) können auftreten. Die Mamille zieht sich geringgradig ein, innerhalb weniger Tage ist eine spontane Rückbildung möglich. Eine Sekretion muß jedoch nicht unbedingt vor dem Auftreten einer Mastitis bestanden haben.

Die akute Mastitis ist klinisch meist problemlos zu diagnostizieren. Eine Mammographie ist nicht immer sinnvoll. Sie sollte vier Wochen nach Abklingen der akuten Symptome zum Ausschluß eines Malignoms erfolgen.

Eine *Feinnadelbiopsie* (nicht auf direktem Wege wegen der Gefahr einer Fistel!) hilft die Diagnose sichern, die *Thermographie* kann – über längere Zeit eingesetzt – den Rückgang der Mastitis und das Wiederaufflackern neuer Herde anzeigen.

Abszesse können einschmelzen und sich spontan über die Haut entleeren, was unter Umständen zu Fisteln zwischen Milchgangssystem und Cutis führt (Abb. 27). Dies kommt auch nach Stichinzisionen bei

Abszedierungen im Rahmen dieser Erkrankung und der „Secretory disease" vor, weshalb man mit direkten Stichinzisionen und Punktionen mit dicken Kanülen so zurückhaltend wie möglich sein sollte.

Histologisch finden sich bei der Mastitis – je nach Stadium – eine breitflächige Leukozyten/Lymphozyteninfiltration mit oder ohne Einschmelzung, sowie diffuse, vorwiegend entlang der Milchgänge angeordnete Infiltrate aus Leukozyten, Lymphozyten, Plasmazellen, Histiozyten und Fremdkörperriesenzellen.

Mammographisch fällt bei der akuten und bei der chronischen Mastitis die Diskrepanz zwischen dem Tastbefund und dem Röntgenbild auf. Selbst bei derbem, schmerzhaftem Drüsenparenchym ist das entzündete Gewebe röntgenologisch oft nur diskret milchglasartig verdichtet und hebt sich unwesentlich vom gesunden Parenchym ab (Abb. 26). Die Konturen der Inflammation sind unscharf, das Zentrum ist unterschiedlich dicht, je nach Granulationsgewebe oder Einschmelzung. Bei hautnahem Sitz der Entzündung ist die Haut verdickt (Abb. 26).

Verkalkungen sind im akuten und subchronischen Stadium selten. Grob- und feinscholliger Kalk in den Milchgängen und zystisch-degenerierte Drüsenläppchen im Galaktogramm weisen auf einen *chronischen* Entzündungsprozeß hin (vgl. Abschn. 3.2.4.3 [10]).

Therapeutisch werden bei der puerperalen Mastitis Prolaktinhemmer erfolgreich eingesetzt [177].

Rezidivierende, therapieresistente Entzündungen bei über 40jährigen Frauen sollten eine Röntgenreizbestrahlung erhalten (4–6mal 0,5 Gy in 2–3tägigen Abständen). Bei sehr hartnäckiger Mastitis muß das entzündete Gewebe operativ entfernt werden.

Spätestens vier Wochen und sechs Monate nach einem akut entzündlichen Ereignis sollte unbedingt mammographiert werden, um ein Karzinom auszuschließen (Abb. 28).

Differentialdiagnostische Schwierigkeiten können bei akuter und chronischer Mastitis gegenüber dem inflammatorischen Karzinom (Abb. 28), einer Thrombose der Vena subclavia, einer oberen Einflußstauung durch ein zentral sitzendes Bronchialkarzinom sowie einem Herzversagen auftreten [118].

3.2.4.2.4 Spezifische Mastitis

3.2.4.2.4.1 Tuberkulose

Die Tuberkulose kommt im Brustdrüsenparenchym nur selten, meist einseitig vor. Tuberkulose und Karzinom sind nebeneinander beobachtet worden [163]. Nach IKARD und PERKINS (1972) [83] sind 0,025% aller chirurgisch behandelten Brusterkrankungen Tuberkulosen. Im eigenen Untersuchungsgut wurde allerdings bei etwa 30000 mammographierten Frauen kein einziges Mal eine Tuberkulose identifiziert. Grobschollige Kalkablagerungen können gelegentlich verdächtig auf eine abgelaufene Tuberkulose sein. Das Verkalkungsmuster ist jedoch nicht typisch.

Ein Großteil tuberkulöser Mastitiden wird bei schwarzhäutigen Frauen diagnostiziert.

Klinisch imponiert die spezifische Manifestation als Knotenbildung mit und ohne Hautretraktion.

Mammographisch ist es nicht möglich, die Tuberkulose aufgrund irgendwelcher typischer Kennzeichen von anderen Erkrankungen der Brustdrüse, insbesondere vom Karzinom, zu unterscheiden, da die Konturen unscharf sind und Verkalkungen vorkommen. Die Diagnose wird fast ausschließlich durch *diagnostische Probeexzisionen* gestellt. In seltenen Fällen gelingt es, mit Hilfe der *Feinnadelbiopsie* eine Tuberkulose zu diagnostizieren. Dabei finden sich keine Tumorzellen, aber die typischen Bilder einer spezifischen Entzündung (Lymphozyten, Plasmazellen, Langhanssche Riesenzellen).

Extrem selten finden sich säurefeste Stäbchen und dies nur, wenn an die Tuberkulose gedacht und entsprechendes Untersuchungsmaterial konserviert wird [120]. Sollte die Tuberkulose auf diese Weise identifiziert werden, empfiehlt sich der Einsatz von Tuberkulostatika und die klinisch/mammographisch/sonographische Überwachung [8].

3.2.4.2.4.2 Seltenere, gutartige und zum Teil von Mikroorganismen verursachte Erkrankungen

Sie sollen hier der Vollständigkeit halber erwähnt werden. Weder klinisch noch mammographisch sind sie von einem Karzinom zu differenzieren und auch additive Verfahren lassen meist im Stich, so daß die Diagnose fast immer operativ gestellt wird.

Die *Hämangiomatose und Amyloidose* kommt multizentrisch und diffus in beiden Drüsenkörpern vor. Verkalkungen fehlen, manchmal wird die Erkrankung von einem malignen Myeloom begleitet. Der Nachweis erfolgt histologisch durch Kongorotfärbung [122]. Selten sind lokalisierte Amyloidtumoren anzutreffen [111].

Die *Sarkoidose* ist extrem selten. Die Herde ähneln einem Karzinom. Meist handelt es sich um einen oder mehrere derbe Knoten, die nicht verkäsende Granulome enthalten. Auch wurden nicht verkäsende Granulome neben einem medullären Karzinom beschrieben, was die Problematik der Überwachung kennzeichnet. Die Vermutungsdiagnose kann klinisch und mammographisch nur gestellt werden, wenn eine Generalisation mit Herden in anderen Organen (Lunge, Leber, Haut) vorliegt und bekannt ist [55, 63, 134].

Die *Dirofilariosis* ist eine Zoonose, die von Moskitos übertragen wird und zu *subkutanen* Knoten in der Brust führt [38].

Die *Myospherulosis* ist offenbar eine Immunerkrankung, die durch körpereigenes Fett ausgelöst wird und ebenfalls zu Knoten führt [48].

Abb. 28a, b. Mastitis und Karzinom. 52jährige Patientin linke Brust. Akut aufgetretene Schwellung und Hitzegefühl sowie starke Schmerzhaftigkeit. Die Feinnadelbiopsie zeigt Entzündungszellen. Nach antiphlogistischer Behandlung Rückbildung der mastitischen Veränderungen und zunächst unauffälliger Tastbefund. Bei der Kontrollmammographie 1 Jahr später Peau d'Orange, derber tastbarer Tumor und vergrößerter Achsellymphknoten. Klinisch, mammographisch und zytologisch Malignom. Zu einer empfohlenen kurzfristigen Kontrolle nach Abklingen der Mastitis war die Patientin 1983 nicht mehr erschienen. **a** Mammogramm bei der Mastitis: Diffus, milchglasartig verdichtetes Drüsenparenchym ohne Verkalkungen. Retrospektiv ist eine sternförmige Verdichtung retromamillär angedeutet zu erkennen (*Pfeil*). **b** Mammogramm 1 Jahr später: Verstärkte, retikuläre Zeichnung im Sinne einer Lymphangiosis carcinomatosa. Sternförmig, retromamillärer Tumor mit Einziehung der Mamille. (*Pfeil*). Im Parenchym noch mehrere, kleinfleckige Verdichtungen als Hinweis auf ein multifokales Tumorwachstum erkennbar (*Doppelpfeile*)

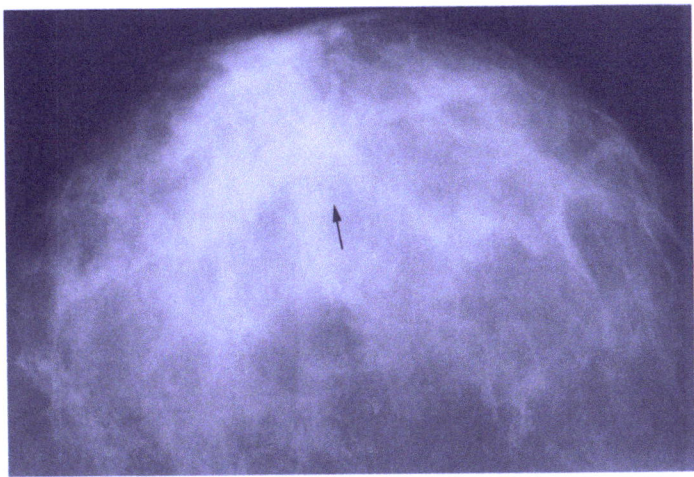

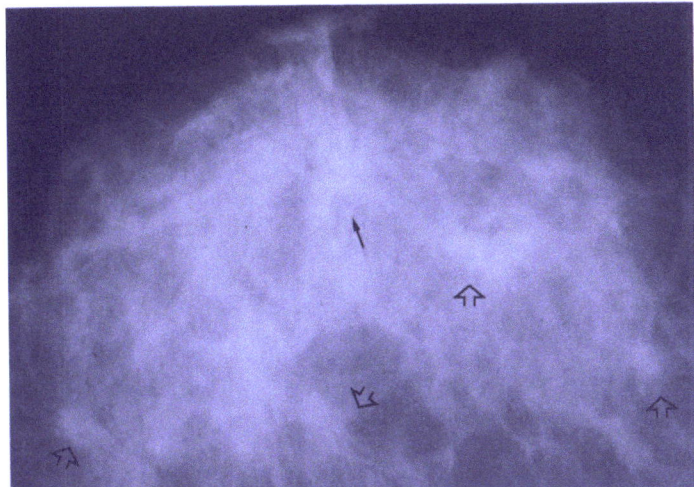

3.2.4.3 Einfache, gutartige, nichtentzündliche Erkrankungen (Dysplasien)

3.2.4.3.1 Definition und Ursachen

Der Ausdruck *Dysplasie* stammt aus dem angloamerikanischen Schrifttum und bezeichnet eine einfache, gutartige Veränderung des Drüsengewebes im Gegensatz zur *Mastopathie*, wo mehrere dysplastische Veränderungen nebeneinander vorliegen (vgl. Abschn. 3.2.4.4).

Dysplastische Veränderungen sind – abgesehen vom Cystosarcoma phylloides – nicht mit einem erhöhten Krebsrisiko belastet, wenn histologisch keine Epithelatypien nachzuweisen sind. Die für die radiologische Mammadiagnostik wichtigsten Dysplasien und nicht dysplastischen Veränderungen werden im abweichend vom Schema der WHO (aufgeführt bei [17]) wie folgt besprochen:

Juvenile Hypertrophie (S. 320)
Hypertrophie der Erwachsenenbrust (S. 320)
Hypoplasie (S. 322)
Gynäkomastie (S. 322)
Zyste (S. 323)
Zellarmes Fibroadenom (S. 327)
Zellreiches Fibroadenom oder Cystosarcoma phylloides (S. 328)
Hyperplasie, Adenose und sklerosierende Adenose (S. 329)
Fibrose, Fibrom, Granularzelltumor, Myoepitheliom (S. 330)
Lipom, Fibrolipom, Fibroadenolipom (S. 333)
Krankhaft weite Milchgänge mit Plasmazellmastitis (Secretory disease) (S. 334)
Milchgangspapillom (S. 338)
Gutartiger Tumor der Brustwarze (Adenom) (S. 340)
Wegenersche Granulomatose (S. 341)
Mondor-Syndrom (S. 341)
Hämangiom, Hämangiokavernom, Hamartom (S. 341)

Die *Ursachen* der Dysplasien sind im einzelnen nicht geklärt. Genauso wie die Mastopathie sind die Dysplasien offenbar hormoninduziert und Folge eines gestörten Östrogen/Progesteronhaushaltes sowie eines erhöhten Prolaktinspiegels (und damit verbunden erhöhtem TRH-Wert). Hierdurch wird die

Brustdrüse stimuliert. Möglich ist auch, daß das Brustparenchym insgesamt oder an umschriebener Stelle vermehrt Hormonrezeptoren besitzt und diese Areale auf die körpereigenen Hormone empfindlicher reagieren [131].

Manche dysplastische Veränderung wird nach eigenen Beobachtungen durch Antikonzeptiva vermieden. Andere dagegen, besonders Fibroadenome, scheinen sich unter ihnen erst zu entwickeln oder entstehen 5–6 Monate nach Absetzen derselben. Eine Gesetzmäßigkeit ist dabei nicht zu erkennen.

Bei rezidivierenden dysplastischen Veränderungen, besonders wenn diese zur Mastodynie führen, empfiehlt es sich, die Basaltemperatur zu messen und im Falle eines atypischen Verlaufes Östrogen und Progesteron im Blut zu bestimmen. Hieraus ergeben sich objektive Informationen über die luteale Funktion der Eierstöcke [108].

3.2.4.3.2 Juvenile Hypertrophie

Pathologisch vergrößerte Drüsenanlagen bei *4–7jährigen* Mädchen werden in überwiegendem Maße durch eine Hyperplasie der Brustdrüse hervorgerufen. Der Drüsenkörper ist etwa bohnengroß und verhärtet, gelegentlich tritt eine Entzündung auf. Umschriebene Verhärtungen des Drüsengewebes können auch bei 15–18jährigen auftreten. Sie betreffen meistens die äußeren Quadranten einer Seite und können „wandern". Es handelt sich um Proliferationen von Bindegewebe und Milchgängen. Die Milchgänge sind erweitert und enden blind, ohne daß Drüsenläppchen entwickelt sind.

Ausführlich beschreiben INGLEBY und GERSHON-COHEN [84] das Bild der juvenilen Hypertrophie. Es ist bei Kindern gar nicht so selten und bildet sich nach Wochen und Monaten ohne Behandlung zurück.

Diagnostische Maßnahmen sind nicht notwendig. Auf eine *Mammographie*, *Thermographie* und *Sonographie* ist zu verzichten. Allenfalls kann eine *Feinnadelbiopsie* durchgeführt werden, wenn man sich davon therapeutische Konsequenzen erwartet. Eine Operation ist auf alle Fälle nicht indiziert, da hierdurch die Drüsenanlage entfernt würde und im Erwachsenenalter eine Deformierung oder Hypoplasie der Brust resultiert.

Vergrößerte Drüsenanlagen, meist beidseitig, können bei 4–10jährigen Kindern auftreten, wenn *Luteinzysten* oder *Geschwülste des Eierstockes* sowie *Tumoren der Nebennieren* oder *der Zirbeldrüse* vorhanden sind [57].

3.2.4.3.3 Hypertrophie

Nur selten sind bei der geschlechtsreifen Frau beide Brüste gleich groß, meist ist die linke größer als die rechte.

Mammographisch läßt sich nachweisen, daß es sich weniger um eine Hypertrophie der vergrößerten Seite, als vielmehr um eine Hypoplasie der weniger stark entwickelten Mamma handelt.

Für die idiopathische ein- oder beidseitige starke *Vergrößerung* der Brust im geschlechtsreifen Alter weit über das normale Maß hinaus, sind genetische und hormonelle Einflüsse die Ursache. Meist wuchern im wesentlichen Fettund Bindegewebe. Daneben finden sich histologisch zahlreiche Milchgangssprossen. Häufig ist die Läppchenentwicklung zurückgeblieben und fehlt ganz. Diese Frauen können oder konnten nicht stillen.

Eine beidseitige Hypertrophie wird gelegentlich nach Entfernung des Uterus beobachtet und kommt bei Granulosazelltumoren, Ovarialkarzinomen, Digitalisbehandlung, Morbus Cushing und metastasierendem Dysgerminom vor [14].

Eine *gestagenbedingte Makromastie* gibt es während der Schwangerschaft. Sie tritt allerdings sehr selten auf und wird durch eine exzessive Hormonproduktion sowie ein hormonelles Ungleichgewicht bei reduziertem Hormonkatabolismus verursacht. Die Untersuchung des Prolaktinstoffwechsels und die Bestimmung von Hormonrezeptoren im Brustgewebe könnten neue Gesichtspunkte dieses seltenen pathologischen Geschehens vermitteln. Eine medikamentöse Behandlung der gestagenbedingten Makromastie ist nicht möglich. Die Therapie erfolgt symptomatisch. Nur selten ist die totale Mastektomie oder eine Interruptio notwendig [95].

Klinisch führen schwere Brüste, die sogar bis an die Oberschenkel reichen können, zu statischen Beschwerden von seiten der Wirbelsäule und des Aufhängeapparates. Verdichtungen und Verhärtungen treten dementsprechend besonders am Übergang zur Brustwand und Achselhöhle auf. Sie entsprechen gekammertem und verhärtetem Fettgewebe. Psychisch leiden die Patienten meist unter ihren großen Brüsten, weshalb sich *therapeutisch* eine Reduktionsplastik durch einen erfahrenen Plastikchirurgen empfiehlt.

Die Diagnostik großer Brüste ist generell eine Domäne der *Mammographie* denn der Parenchymanteil ist trotz Hypertrophie im Vergleich zum vorhandenen gewucherten Fettgewebe gering, der Informationsgehalt – verglichen zur Palpation – sehr groß. Größere Filmformate oder mehrere normalformatige Aufnahmen sind notwendig, um alle Quadranten zu erfassen. Entlang der Milchgänge und Drüsenläppchen sind kleinknotige Verschattungen nachzuweisen. Selten konfluieren diese zu größeren Arealen. Im Zentrum der Brust gelegene, runde, homogen dichte Verschattungen werden oft durch Zysten verursacht und lassen sich *sonographisch* von soliden Tumoren unterscheiden. Eine blind durchgeführte *Feinnadelbiopsie* ist zu unterlassen. Der Versuch einer ultraschallgesteuerten Feinnadelpunktion dagegen lohnt sich, eventuell auch eine Biopsie unter stereotaktischen Bedingungen. Gerade bei hypertrophierten Brüsten sollte der Ultraschall als ergänzende Methode eingesetzt werden, wenn umschriebene Dichteareale vorliegen und hier ein Neoplasma nicht auszuschließen ist; denn der Tastbefund versagt völlig. Eine gezielte Gewebsentnahme im Rahmen einer Reduktionsplastik ist immer sinnvoll.

Differentialdiagnostische Probleme können sich nach Reduktionsplastiken durch Narben ergeben, die im Mammogramm Tumorschatten vortäuschen. Diese Probleme sind durch eine „Basismammographie" 6 Monate nach der Operation zu minimieren. Gefährlich ist es, sich nach Reduktionsplastiken bei einem atypischen Schatten auf eine Narbe zu verlassen und hierdurch ein Karzinom zu übersehen. Im Zweifelsfall muß kurzfristig (nach 6 Monaten) nochmals mammographiert werden, wobei sich derartige Kontrollen nur auf die fragliche Brust und nicht auf beide Seiten bezieht. Hilfreich könnte hier auch die Kernspintomographie sein.

Die *Thermographie* ist keine additive Methode, welche zusätzliche diagnostische und therapierelevante Informatio-

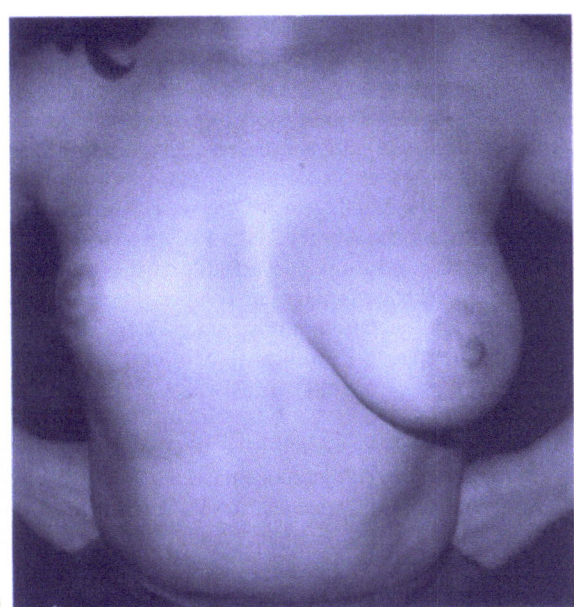

Abb. 29 a–c. Hypoplasie. **a** 28jährige Patientin. Zunächst in der Adoleszenz gleichmäßiges Wachstum beider Brüste. Dann Wachstumsstillstand rechts, etwa mit 16 Jahren. **b** Mammogramm der rechten Seite: Normal angeordneter kompakter Drüsenkörper mit relativ geringer Fettdurchwachsung. **c** Mammogramm links: Diffus verteilter Drüsenkörper mit kräftiger Fettdurchwachsung. Das Volumen des Drüsenparenchyms dürfte nur unwesentlich über dem der hypoplastischen Seite liegen. Die unterschiedlichen Größen resultieren im wesentlichen durch einen verstärkten Fettgehalt links

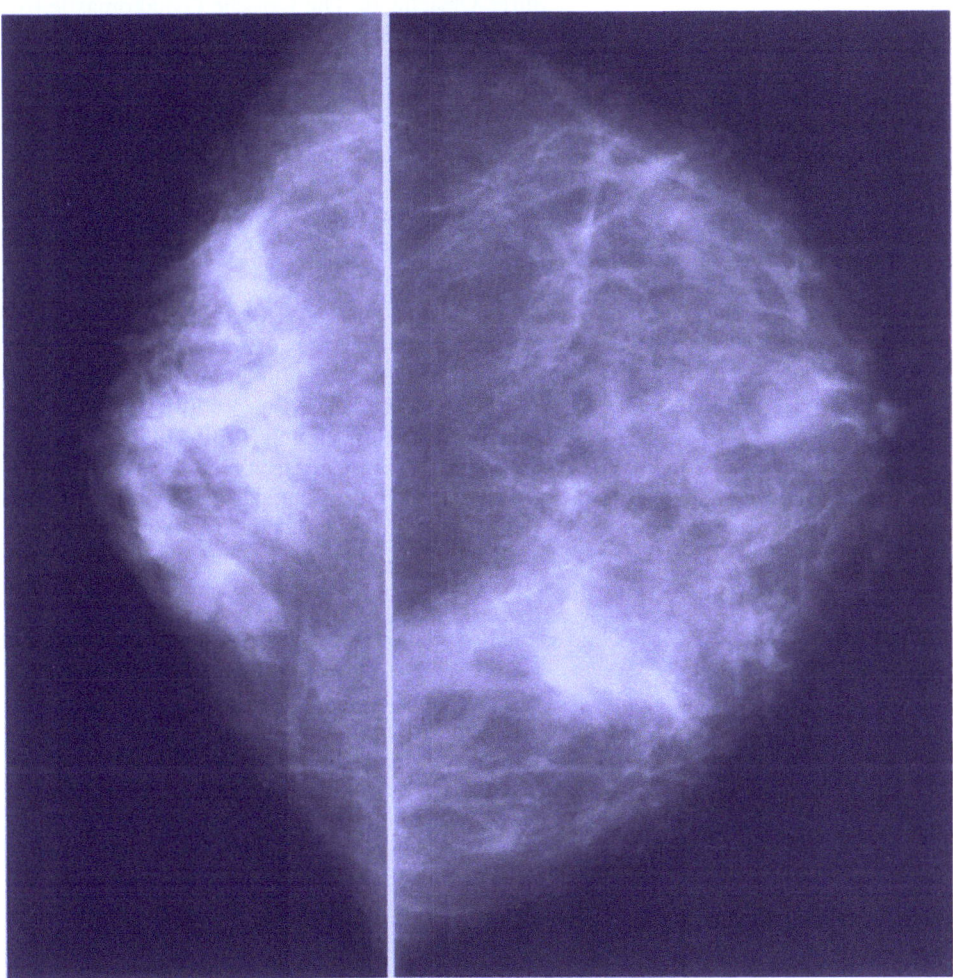

nen liefert. Das Anlegen der Platte bereitet manchmal Schwierigkeiten auch hinsichtlich des Vergleiches mit Voruntersuchungen.

Differentialdiagnostische Schwierigkeiten können sich durch operativ bedingte Fettgewebsnekrosen ergeben, wenn sie nicht zu den typischen grobscholligen, schalenförmigen, sondern mehr zu staubförmigen und gruppierten Verkalkungen führen (vgl. Abschn. 3.2.4.1.3).

3.2.4.3.4 Hypoplasie

Die Kleinheit beider Brüste oder nur einer Seite kommt ohne nachweisbaren Grund vor (Abb. 29). Sie ist aber auch manchmal die Folge einer Operation oder Bestrahlung der Drüsenanlage im Kindesalter.

Hypoplasien (meist beidseitig) bzw. Verkleinerungen der Brüste entstehen nicht selten auch nach durchgemachten Schwangerschaften.

Mammographisch ergeben sich Probleme, wenn die Brust bei der Aufnahme die Belichtungskammer nicht bedeckt. Darüber hinaus auch, wenn eine Aufbauplastik erfolgte. Dann ist das Brustdrüsengewebe durch die Silastikprothese komprimiert und vom Prothesenmaterial in manchen Arealen überlagert.

Allerdings läßt sich das Drüsengewebe gut palpieren, da die Prothese hinter dem Drüsenkörper liegt. Knotige Veränderungen sind *zytologisch* meist von malignen Neubildungen abzugrenzen. Die Prothese darf bei der Punktion nicht verletzt werden (Silikongranulome!).

Bei der *Mammographie* ist ferner zu berücksichtigen, daß nicht das gesamte Brustparenchym abgebildet wird, sondern daß das Streustrahlenraster brustwandnahe bis 1 cm des Brustparenchyms „abschneidet". Die ergänzende Palpation sowohl durch den Arzt als auch durch die Patientin im Rahmen der Selbstüberwachung ist außerordentlich wichtig. Da das Drüsengewebe bei kleinen Brüsten fast immer sehr strahlendicht und röntgenologisch kaum differenzierbar ist (vgl. Abschn. 3.2.2.3) sollte hier der Palpation der Vorzug vor der Röntgenuntersuchung gegeben werden. Nützlich ist besonders bei sehr dichtem Gewebe die *Sonographie*, während die *Thermographie* weniger bedeutend ist.

3.2.4.3.5 Gynäkomastie

Bei der Abhandlung von Brustdrüsenerkrankungen darf das Syndrom der Gynäkomastie nicht fehlen. Wie bei der juvenilen Hypertrophie des Mädchens, ist die Drüsenanlage bei der Gynäkomastie des Mannes vergrößert, offenbar deshalb, weil das weibliche Keimdrüsenhormon Östrogen (welches auch beim Manne vorkommt) gegenüber dem männlichen Keimdrüsenhormon in unterschiedlichem Maße überwiegt. Auch bei der Gynäkomastie spielt offenbar das Prolaktin eine Rolle [1].

Morphologisch wuchern das Binde- und Fettgewebe sowie die Milchgänge ein- oder doppelseitig, wobei das Drüsenwachstum von Bohnengröße bis zur voll entwickelten Mamma reichen kann (Abb. 30). Zwei Stadien werden morphologisch unterschieden:

1. Das *floride Stadium* (Wachstum der Drüse bis 4 Monate). Dabei findet sich ein lockeres, zellreiches Bindegewebe mit zahlreichen Milchgängen und Milchgangssprossen ohne Drüsenläppchen. Es kann zu Epithelproliferationen in den Milchgängen mit zytologisch nachweisbaren Zellveränderungen sowie zur Sekretion kommen; dann empfiehlt es sich die Drüsenanlage *operativ* zu entfernen, was kosmetisch beim Manne keine Rolle spielt.

Das floride Stadium der Gynäkomastie schmerzt meist, die Drüsenanlage ist *röntgenologisch* inhomogen und gegen das umgebende Fettgewebe unscharf begrenzt. Zuweilen finden sich strangförmige, von der Mamille brustwärts ziehende Verdichtungen.

2. Das *Spätstadium* (Wachstum über 1 Jahr). Die Gynäkomastie zeigt jetzt derbfaseriges, stellenweise hyalinisiertes Bindegewebe mit Milchgängen. Drüsenläppchen fehlen. Schmerzen sind selten.

Das histologische Bild hängt also im wesentlichen von der Dauer der Gynäkomastie und nicht von ihrer Ursache ab. Die typische Gynäkomastie tritt auch in hohem Alter – das belegen Röntgenuntersuchungen – stets beidseitig auf. Selbst bei normalem Tastbefund der klinisch gesunden Brust zeigt sich mammographisch meist eine etwas vergrößerte Drüsenanlage auch auf der Gegenseite. Eine einseitig vergrößerte Drüsenanlage ist eher auf eine maligne Neubildung verdächtig als eine beidseitige. Nur äußerst selten entartet eine Gynäkomastie maligne.

Klinisch werden 3 Grade der Gynäkomastie unterschieden:

Grad I: Derber, schmerzloser, gut gegen den Brustmuskel verschieblicher Tumor mit Diskrepanz zwischen Brustvolumen und Röntgenbild. *Mammographisch* finden sich retromamillär in die Peripherie ausstrahlende baumartige Verschattungen (Abb. 30a). *Makrokalk* kann vorkommen, Mikrokalk ist selten. Die Brust ist mammographisch gut zu beurteilen.

Grad II: Derber, gut beweglicher Knoten retromamillär. Tastbefund und Mammogramm zeigen identische Größenverhältnisse. *Mammographisch* ist retromamillär eine unscharfe, inhomogene Verschattung zu erkennen, die keinen Mikro- aber gelegentlich Makrokalk enthält (verkalkte Zysten). Meist handelt es sich um das spätere Stadium. Mischformen zwischen Grad I und Grad II sind möglich (Abb. 30b).

Grad III: Die Brust ist gleichmäßig vergrößert wie bei einem 17–18jährigen Mädchen. *Röntgenologisch* findet sich ein dichter, wenig strahlentransparenter Brustdrüsenkörper, der kaum zu beurteilen ist (Abb. 30c).

Eine *einmalige Mammographie* ist bei der Gynäkomastie des Jünglings und des Mannes sinnvoll, da sich hierdurch nachweisen läßt, ob sie ein- oder doppelsei-

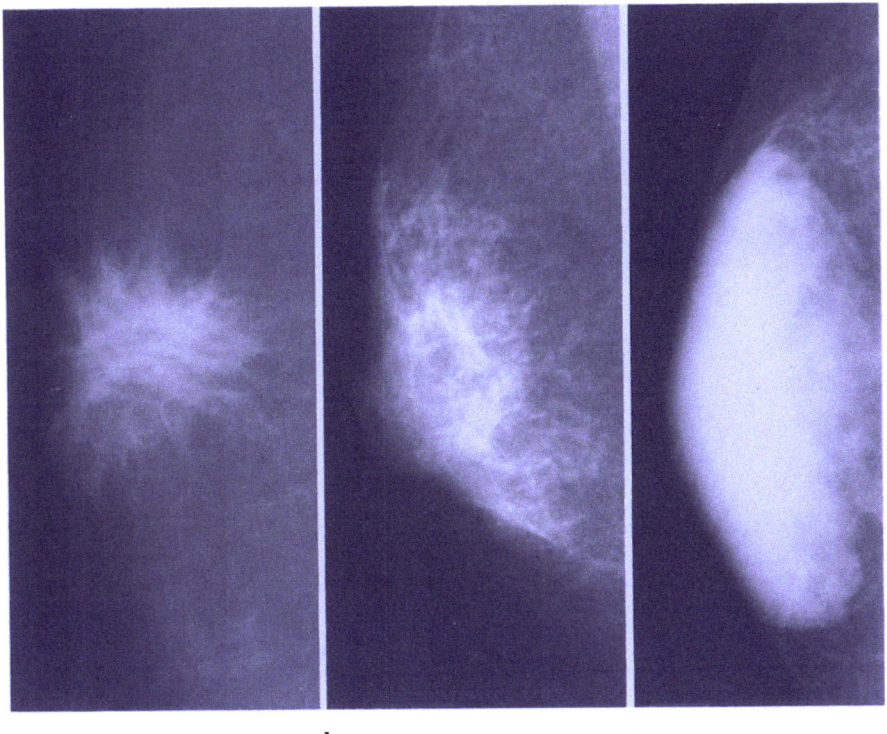

a　　　　　　　　　　b　　　　　　　　　　c

Abb. 30 a–c. Gynäkomastie. Verschiedene Gynäkomastietypen (Grad I bis Grad III) im Mammogramm. **a** Retromamilläre, strahlenförmig begrenzte Verschattung (Grad I). **b** Mehr dreiecksförmige, retromamilläre Verschattung ohne Verkalkungen (Grad II). **c** Diffuse Verschattung der Mamma ohne Mikroverkalkungen. Drüsenstruktur röntgenologisch nicht identifizierbar (Grad III)

tig vorliegt und ob Mikrokalk oder sonstige tumorverdächtige Strukturen vorhanden sind. Regelmäßige Mammographien sind bei *Jugendlichen* unsinnig, beim *Manne* können sie in 2–3jährigen Abständen in einer Ebene durchgeführt werden, wenn die Ursache der Gynäkomastie unklar ist und eine eingeschränkte Operabilität vorliegt.

Die *medikamentös bedingte Gynäkomastie* bedarf an sich keiner diagnostischen Abklärung, da ihre Ursache weitgehend bekannt ist (Glykoside, bei Leberinsuffizienz, Tranquilizer usw.). Eine maligne Entartung ist weitgehend unbekannt. Generell sollte bei unklarem Befund eine vergrößerte Brustdrüse beim Manne eher zu früh als zu spät entfernt und histologisch aufgearbeitet werden, denn Brustkrebs beim Mann wird meist zu spät erkannt und behandelt, was die Prognose verschlechtert (Abb. 31).

In jedem Falle sollte die Gynäkomastie punktiert werden wenn sie nicht operiert wird, um Zellatypien auszuschließen. Die zytologischen Kriterien sind identisch mit Tumoren bei der Frau. Besonders im floriden Stadium sind die Zellen des Parenchyms jedoch unruhig und z.T. polymorph und täuschen gerne einen atypisch proliferierenden Prozeß vor.

Differentialdiagnostisch kommen in Frage: Karzinom, Papillom, Fibroadenom, Cystosarcoma phylloides, Fibrom, Hämangiom, Lymphangiom, Myoblastom, Myxom, Myom. Bekannt sind Metastasen maligner Tumoren (z.B. malignes Melanom). Abszesse oder entzündete Zysten sowie chronische und akute Mastitiden kommen bei Männern besonders nach körperlicher Anstrengung vor, offenbar auf dem Boden entzündeter Talg- und Schweißdrüsen.

Weitere Differentialdiagnosen sind Lipom, Atherom, lipophages Granulom (z.B. nach Schutzimpfung gegen Typhus!). Selten sind Sarkome [14].

3.2.4.3.6 Zysten

Zysten sind die häufigsten Dysplasien des Drüsenkörpers ab dem 35. Lebensjahr. Sie kommen so häufig vor, daß ihr Auftreten in diesem Alter physiologisch ist. Sie finden sich bei zystischer Mammafibrose oder fibrozystischer Mastopathie einzeln oder in Konglomeraten, besonders, wenn viele Drüsenläppchen zystisch degeneriert sind. Viele Frauen haben selbst größere Zysten in der Brust ohne es zu bemerken, da diese in nicht prall gefülltem Zustand beim Abtasten wie ein halb gefüllter „Wassersack" dem palpierenden Finger nachgeben.

Innerhalb der zystisch degenerierten Drüsenläppchen findet sich sekretorisches Epithel (apokrine Epithelmetaplasien). Dieses sondert Flüssigkeit ab, die im Milchgangssystem offenbar wieder resorbiert wird (vgl. Abschn. 3.2.2.2).

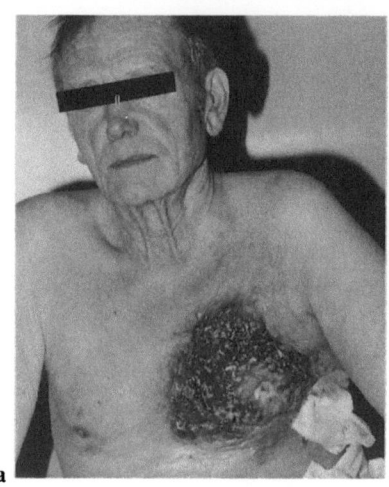
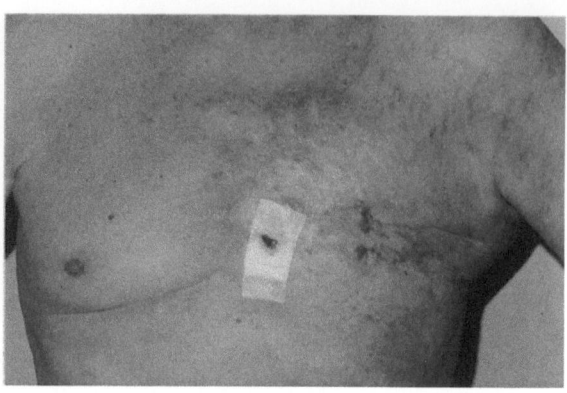

Abb. 31a, b. Exulzeriertes Mammakarzinom beim Mann. **a** 62jähriger Patient mit einem ausgedehnten exulzerierten Mammakarzinom an der linken Thoraxwand nach 1½jähriger Beobachtungszeit. **b** Unter Chemotherapie nahezu vollständige Remission über 1 Jahr

Wird der Milchgang durch Detritus oder proliferiertes Epithel verlegt, so können die bis dahin klinisch okkulten, nicht vollständig gefüllten Zysten „über Nacht" tastbar werden. Diese Tatsache, nämlich daß der Knoten sehr plötzlich entstanden ist, läßt schon eine Zyste vermuten. Je schneller ein Knoten wächst, desto wahrscheinlicher ist sein zystischer Charakter.

Wirkt der intrazystische Druck bei prall gefüllter Zyste lange genug auf das sezernierende Epithel, so geht dieses zugrunde und die Zyste wird nicht größer. Sie kann sich zurückbilden, wenn sie restlos entleert worden ist. Geschieht dies nur teilweise, so verkleinert sie sich auf den verbleibenden Flüssigkeitsrest. Bei der Zystenpunktion ist es deshalb wichtig, mit den Fingern die Zyste von der Seite her während der Punktion auszudrücken.

Zysten sind harmlose Erscheinungen und entstehen allenfalls indirekt aus einem Malignom, wenn dieses das ableitende Milchgangssystem blockiert und zum Sekretstau führt. Deshalb ist die Umgebung der Zyste wichtiger als die Zyste selber, in der nur selten ein Zystenkarzinom anzutreffen ist (1:1500).

Gruppierter, in Richtung eines Milchganges angeordneter Kalk neben einer Zyste ist stets tumorverdächtig. Damit die Verkalkungen durch den Zysteninhalt nicht überlagert und nicht übersehen werden, empfiehlt es sich, eine vermutete Zyste vor der Mammographie zu entleeren und mit Luft zu füllen (Abb. 32b). Ein primäres Mammogramm kann dann entfallen. Wird die Zyste erst durch die Mammographie entdeckt und läßt sich ihre Umgebung gut analysieren, so verzichten wir im eigenen Arbeitskreis seit Jahren auf ein *Pneumozystogramm*, wenn nicht der Zysteninhalt blutig oder sonst atypisch gefärbt ist. In jedem Fall wird aber Luft in die Zyste gegeben, denn das Pneumozystogramm kann noch Wochen nach der Punktion angefertigt werden, falls sich im Punktat tumorverdächtige Zellen finden, da sich die Luft nur langsam resorbiert. Nach einer Zystenpunktion darf kein Knoten mehr im Parenchym tastbar sein, allenfalls noch der Rand des Zystenlagers.

1 Prozent aller Brustkarzinome sind zystischer Natur und fallen durch die Punktion und das Nachlaufen der Zyste auf, wenn sie Verbindung zu ihr haben [44]. Es besteht keine Veranlassung, eine Zyste zu operieren (Abb. 23), wie es gelegentlich noch geschieht. Es muß aber zum Ausschluß eines Malignoms punktiert oder bei zentraler Lage mindestens sonographiert werden (Abb. 34). Besonders bei einer fibrozystischen Mastopathie oder einer zystischen Mammafibrose bilden sich immer wieder Zysten und die Kosmetik leidet, wenn selbst bei optimaler Operationstechnik immer erneut operiert wird. Dazu kommen dann narbenbedingte Beschwerden. Durch Narben wird das Mammogramm unübersichtlich und weitere Operationen sind vorprogrammiert.

Klinisch imponiert die Zyste als knolliger, derber, gut verschieblicher Knoten. Die darüberliegende Haut ist nicht eingezogen oder adhärent. Ist die Zyste nicht prall gefüllt, so läßt sie sich durch Druck und Kippbewegungen mit dem gestreckten Finger auf dem Pektoralmuskel hin- und herschieben.

Thermographisch findet sich – besonders wenn die Zyste subkutan liegt – vielfach ein sog. „kaltes Loch", da die Zyste gegenüber normalem Parenchym nicht vaskularisiert ist.

Im *Mammogramm* zeigt sich die Zyste als homogen dichter, glatt konturierter kreisrunder oder ovaler Schatten mit glatten Konturen und umgebendem zarten, sichelförmigem Aufhellungssaum (Abb. 32). Dieser muß nicht vorhanden sein, besonders wenn sich die Zyste in stromareichem, strahlendichten Drüsen-

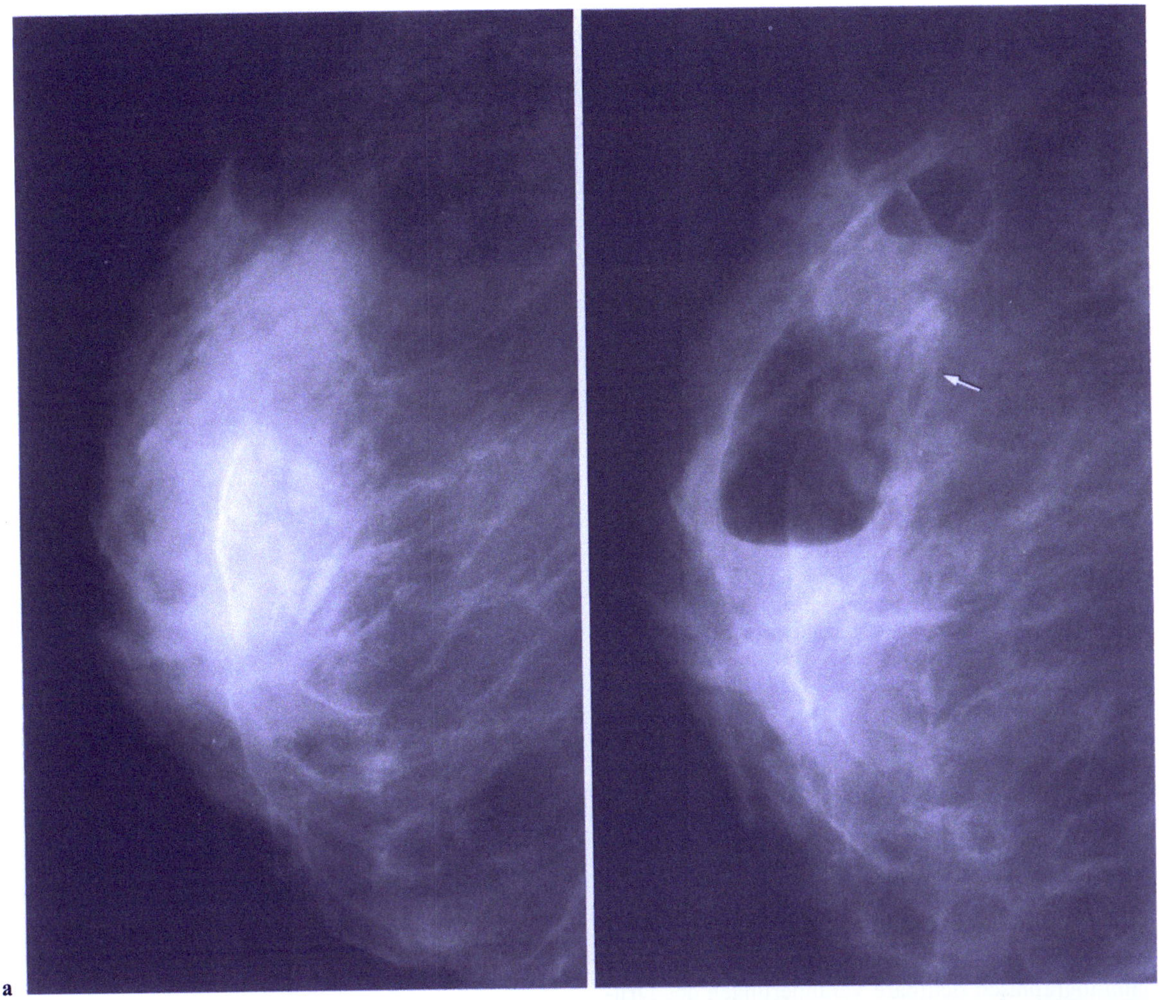

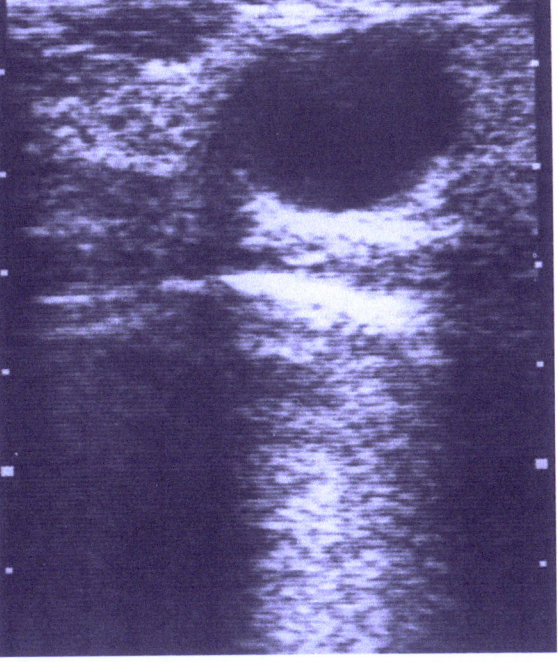

Abb. 32a–c. Zysten. Zystische Dysplasie bei fibrozystischer Mastopathie. **a** Mammogramm mit zwei Zysten und nach ventral angedeutetem Aufhellungssaum. Nach dorsal keine Abgrenzung zum Mammaparenchym. **b** Pneumozystogramm der gleichen Brust mit zwei Zysten, wobei beide Zysten nicht vollständig entleert wurden (Spiegelbildung). Zwischen beiden Zysten kontrollbedürftige, sternförmige Verschattung (*Pfeil*). **c** Sonogramm. Zyste nahezu echofrei mit kräftiger dorsaler Schallverstärkung

gewebe verschanzt. Dann ist das Drüsengewebe gegenüber der korrespondierenden Stelle der Gegenseite mehr diffus verdichtet, Karzinome können sich neben der Zyste verstecken (Abb. 33).

Suspekte Verkalkungen in der Nachbarschaft der Zyste (dreiecksförmig, linien- und bandförmig) sind nach präoperativer Markierung gezielt zu entfernen und histologisch aufzuarbeiten [100, 101, 102].

Nicht jede Zyste, die von der Frau oder ihrem Arzt neu entdeckt wird, muß mammographiert werden, wenn dies innerhalb der letzten sechs Monate bereits erfolgt ist. Die Zyste ist dann nur zu punktie-

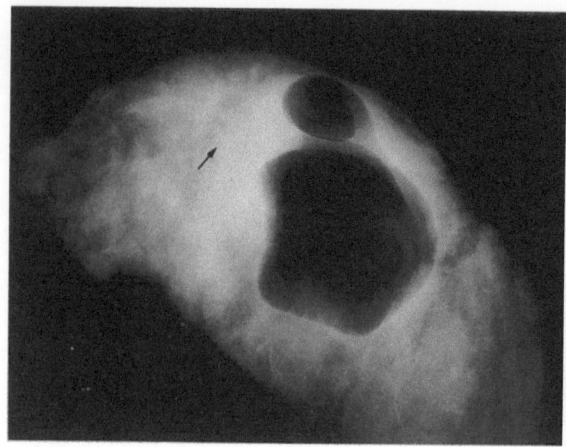 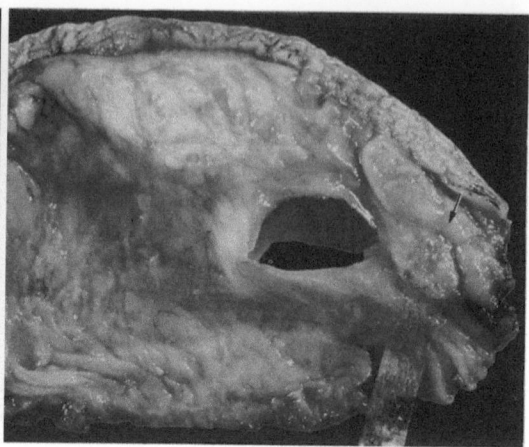

Abb. 33a, b. Zyste und Karzinom. Karzinome in der Zyste sind extrem selten. Häufiger sind zystisch zerfallende Karzinome. Neben Zysten kommen immer wieder Tumoren vor, die in stromareicher Brust dem Nachweis auch bei optimaler Mammographietechnik entgehen können. **a** Mammogramm einer 50jährigen Patientin. Retromamillär neben der Zyste sternförmige Strukturveränderungen. Histologisch atypisch proliferierende Mastopathie. Kein Malignom. **b** Anatomisches Präparat einer anderen Patientin (PRECHTL, Starnberg). Lateral der Zyste zeigt sich ein glatt konturierter Tumor mit zystischen Veränderungen. Es handelt sich um ein zellreiches, cribriform wachsendes Milchgangskarzinom. Die retromamillären Drüsenabschnitte sind unauffällig, die Zystenwand ist durch den Tumor nicht infiltriert

Abb. 34. Zystenähnliches Karzinom. Ausschnitt aus dem Mammogramm einer 71jährigen Patientin. Axillanahe findet sich dieser glatt konturierte, homogendichte Tumor, der gut palpabel ist und klinisch wie eine Zyste imponiert. Zytologisch handelt es sich um ein zellreiches, meduläres Karzinom mit kräftiger lymphozytärer Reaktion

ren und der Inhalt zytologisch zu untersuchen, denn mammographisch sichtbare Veränderungen des Drüsenkörpers sind innerhalb kurzer Zeiträume nicht zu erwarten. Kontrollmammographien und additive Methoden sind nach Zystenpunktion nicht häufiger als üblicherweise notwendig, sie sollten in $1^{1}/_{2}$–2jährigen Abständen erfolgen. Läuft eine Zyste nach, so kann sie nochmals punktiert und bei weiterem Nachlaufen exstirpiert werden. Dies kommt aber allenfalls bei 50 Zysten einmal vor.

Die *Pneumozystographie* wurde jahrelang überbewertet. Sie ist eine gute additive Methode, wenn das umgebende Drüsengewebe im Nativmammogramm durch die Zyste verdeckt ist, oder wenn sich aufgrund der Zytologie oder gegebenenfalls Sonographie ein auffälliger Befund zeigt. In allen übrigen Fällen kann man auf sie verzichten, was Kosten spart.

Sonographisch sind Zysten ab einem Durchmesser von 1 cm an echofreien Arealen mit typischer dorsaler Schallverstärkung gut zu erkennen (Abb. 31c). Sie fallen im Drüsengewebe auf, selbst dann, wenn sie klinisch und mammographisch okkult sind.

Da zellreiche Malignome sich röntgenmorphologisch genauso darstellen wie Zysten, sollte jede zystentypische Veränderung punktiert werden, wenn nicht der sonographische Befund zweifelsfrei ist. Zell- und schleimreiche Tumoren können sonographisch wie Zysten aussehen.

Die Sonographie ist allerdings nur sinnvoll, wenn entsprechend hochfrequente Schallköpfe (5 bzw. 7,5 MHz) verwendet werden. Schallköpfe um 3 MHz sind selbst mit einer Wasservorlaufstrecke ungeeignet, da eine Differenzierung zwischen „zystisch" und „solide" wegen der vorhandenen Binnenechos nur unsicher möglich ist.

Die Ultraschalluntersuchung ist generell die Methode der Wahl, wenn zystentypische Schatten klinisch okkult, also nicht tastbar sind. Auch die tastbare Läsion sollte in der Praxis sonographiert und nur dann punktiert werden, wenn es sich um eine Zyste handelt. Solide Prozesse sollten erst präoperativ in der Klinik punktiert werden, wenn sich daraus therapeutische bzw. operationstechnische Konsequenzen ergeben.

3.2.4.3.7 Fibroadenom

Neben der Zyste ist das Fibroadenom die häufigste Veränderung des Brustgewebes. Es besteht aus epithelialen und bindegewebigen Elementen, ist benigne und erreicht zuweilen erhebliche Größen (bis über 10 cm Durchmesser). Gewöhnlich ist das Fibroadenom aber nur 2–5 cm groß und kommt in der bioptischen Diagnostik des Pathologen in 13% aller untersuchten Fälle vor [22]. Es ist bis zum 25. Lebensjahr die häufigste umschriebene Veränderung der Brustdrüse, die zu einem operativen Eingriff führt.

In der Sprechstunde ist es besonders die Altersgruppe der 16–20jährigen Frauen, die sich wegen eines Fibroadenoms vorstellt. Bevorzugter Sitz sind die lateralen Quadranten.

Das Fibroadenom entsteht vermutlich infolge einer lokalen Überempfindlichkeit des auf Östrogene ansprechenden Gangsystems wobei es sowohl zu einer Ductusproliferation als auch zu einer Reaktion des Mantelbindegewebes mit Proliferation von Korbzellen kommt. Hieraus ergibt sich ein *typisches zytologisches Bild* mit unterschiedlich großen, uniformen Zellkomplexen und zahlreichen sogenannten bipolaren nacktkernigen Zellen, bei denen es sich um Myoepithelien bzw. Korbzellen handelt [17, 92, 121, 123, 176]. Manchmal kommen – besonders bei zellreichen Formen – vielkernige Riesenzellen sowie Schaumzellen vor. Bei älteren Fibroadenomen sind Schleimbeimengungen zu beobachten, wobei sich differentialdiagnostische Probleme gegenüber Gallertkarzinomen ergeben könne. Fibroadenome kommen plurifokal vor.

Morphologisch ist der Tumor braungrau gefärbt und z.T. bindegewebig abgekapselt. Die Konsistenz ist unterschiedlich und hängt vom Alter der Gewebszusammensetzung ab. Noch nicht zum Stillstand gekommene junge Formen sind weich, ältere Tumoren dagegen sind reich an Bindegewebe (Adenofibrom) und alte ruhende Formen können hyalinisieren, sklerosieren, grobschollig verkalken, verknorpeln und gelegentlich auch einmal verknöchern. Dies ist unabhängig vom Lebensalter der betroffenen Frau. Mikroverkalkungen in Form von Einzelzellverkalkungen kommen vor, auch sind Infarkte bekannt [62].

Nach eigenen Erfahrungen bilden sich Fibroadenome umso eher zurück, je jünger die Patientin und je zellreicher und weicher der Knoten ist. Der *Feinnadelbiopsie* kommt hier eine Bedeutung zu. Ist der Knoten bei der Punktion sehr weich und enthält massenhaft Epithel, so kann mit der operativen Entfernung gewartet werden, zumal derartige Knoten gut auf progesteronhaltige Salben (z.B. Progestogel®) ansprechen und sich dann spontan zurückbilden können. Derbere, stromareiche und zellarme Typen dagegen sprechen auf Progesteron nicht gut an und sollten eher primär entfernt werden.

Fibroadenome *entarten* außerordentlich selten. Die Dignität richtet sich nach der intrakanalikulären Epithelproliferation. Nur in 0,5% aller Fibroadenome werden gesteigerte atypische Zellwucherungen beobachtet, die durchaus einmal in ein In-situ-Karzinom oder in ein invasives Karzinom übergehen können [14, 33]. Folglich besteht nicht bei jedem Fibroadenom die Indikation zu einer Operation, wenn Klinik, Mammographie und Zytologie unverdächtig sind und eine Rückbildung noch möglich scheint.

Mammographisch sind Fibroadenome meist glatt konturiert. Es bestehen nur dort Unschärfen wo der Knoten über Versorgungsgefäße mit dem übrigen Drüsenparenchym in Verbindung steht [18] (Abb. 35c). Wachsen die Knoten in dichtem Drüsenparenchym, so fallen sie röntgenologisch nur durch ihre Verkalkungen auf. Denn alte Fibroadenome zeigen typische, grobschollige, zum Teil bizarre Verkal-

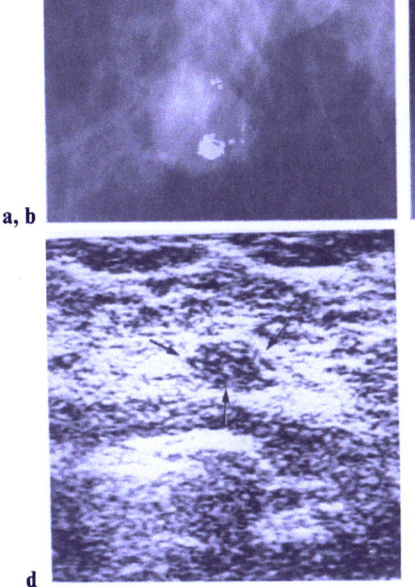
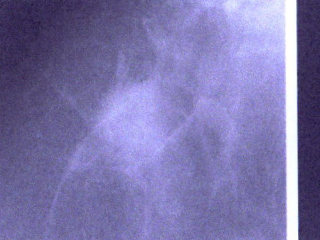
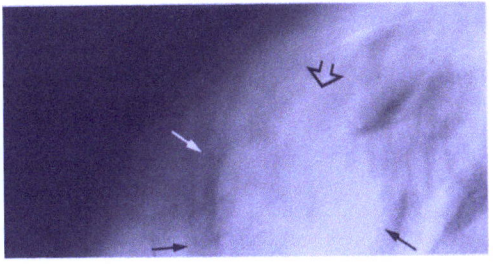

Abb. 35a–d. Fibroadenom. Typische Fibroadenome im Mammogramm. **a** Glatt konturierter, homogendichter Schatten mit grobschollingen, vorwiegend peripher angeordneten Verkalkungen (37jährige Patientin). **b** Homogen dichter Schatten mit strahligen Konturen. Kein Mikrokalk. Histologisch: Traumatisiertes Fibroadenom mit Blutung in der Umgebung nach Trauma durch Sicherheitsgurt (72jährige Patientin). **c** Homogen dichter, in den lateralen Abschnitten glatt konturierter Schatten mit unscharfer Begrenzung nach ventral zum Drüsenparenchym (Versorgungsbrücken) (33jährige Patientin). **d** Sonogramm: Glatt konturierter Tumor mit zahlreichen Binnenechos ohne dorsale Schallverstärkung. Diese kommen allerdings bei zellreichen Fibroadenomtypen ebenfalls vor

kungen. Fehlt der Kalk, so ist der Knoten gegenüber dem Drüsenparenchym isodens (Abb. 35c). Manchmal sind derartige Knoten bei einer Galaktographie durch das verdrängte Milchgangssystem zu erkennen.

Eine *maligne Entartung* ist dann anzunehmen, wenn suspekte, bandförmige oder dreieckige Mikroverkalkungen innerhalb oder am Rande des Tumors auftreten.

Liegen *multiple* Fibroadenome vor, so sind diese röntgenologisch zunächst kurzfristig zu kontrollieren (in 6-monatigen Abständen) um einen zellreichen malignen Tumor nicht zu übersehen. Die Differenzierung gegenüber der Zyste ist sonographisch möglich. Es ist in diesen Fällen nicht nötig und auch nicht möglich, alle Fibroadenome zu punktieren oder zu operieren. Die Wahrscheinlichkeit ist groß, daß – wenn mehrere Knoten vorliegen – es sich morphologisch um gleichartige Veränderungen handelt (Abb. 36).

Sonographisch lassen sich besonders zellreiche Fibroadenome in dichtem Drüsenparenchym gut erkennen. Die Differenzierung zum zellreichen Karzinom ist jedoch nicht möglich.

Bei der *Feinnadelbiopsie* ist zu beachten, daß das Zellbild bei jungen Frauen und während der Schwangerschaft sehr unruhig sein kann. Dies sollte bei der Bewertung zytologischer Befunde berücksichtigt werden. Sollten sich allerdings atypische *Zellproliferationen* finden, ist eine Operation unumgänglich und in jedem Lebensalter notwendig. Generell sollte jedes Fibroadenom ab dem 23. Lebensjahr entfernt werden, wenn es sich spontan oder unter Progestogel nach 3 Monaten nicht zurückgebildet hat.

Differentialdiagnostisch kommen neben dem zellreichen Karzinom, Zyste, Tuberkulom, Hämatom, Granulosazelltumor Aprikosoff, Fibroepitheliom, Lipochondrom (Binde- und Fettgewebe, Milchgänge und inselförmige Knorpeleinlagerungen), reines Adenom, Chondrom und epidermale Zyste in Frage.

3.2.4.3.8 Cystosarcoma phylloides, zellreiches Fibroadenom, Riesenfibroadenom

Der Begriff Cystosarcoma phylloides (Cph) geht auf J. MÜLLER [117] zurück und zwischenzeitlich sind in der Literatur mindestens 40 Synonyme für diese Veränderungen bekannt. Über 800 Tumoren wurden bisher in der Weltliteratur beschrieben.

Das Cph tritt mit 0,3% aller Brusttumoren sehr selten auf [22]. Es handelt sich um einen Tumor, in dem Bindegewebe und Epithel proliferiert sind.

Makroanatomisch findet sich ein blattartiger, knolliger oder zystischer Aufbau mit finger- und fächerförmigen Ausläufern in das gesunde Gewebe, wobei die Rezidive bei der semimalignen und malignen Form des Cph von den Ausläufern ausgehen. Große Tumoren sind oft regressiv verändert und enthalten Zysten, Einblutungen, Nekrosen und Verkalkungen, besonders, wenn das Stroma myxomatös umgewandelt ist. Vereinzelt sind szirrhöse Karzinome innerhalb des Tumors beobachtet worden [109].

Ob sich das Cph aus einem Fibroadenom entwickelt oder ob beide einen gemeinsamen histologischen Ursprung haben, ist nicht bekannt.

Etwa 42% der Cph sind gutartig, 27% grenzwertig maligne, und 31% maligne. Fragliche Dignität sollte eher als maligne eingestuft und entsprechend behandelt werden. Histologisch bestehen Schwierigkeiten in der Klassifizierung, so daß eine einfache Probeexzision eine endgültige Einteilung auf keinen Fall erlaubt.

Die Häufigkeit der Lokalrezidive wird mit ca. 6–8,7% angegeben [66, 73]. Bis zu 70% der *malignen Formen* metastasieren hämatogen. Ein lymphogener Metastasierungstyp ist extrem selten. Ebenso selten werden schon bei der Erstdiagnose Metastasen nachgewiesen, mit der Rezidivquote (etwa 20%) steigt der Anteil der Zystosarkomfälle mit Metastasen jedoch an [2, 129].

Abb. 36. Multiple Fibroadenome. 66jährige Patientin, rechte Brust. Im Bereich der Drüsenläppchen multiple, zumeist glattrandig konturierte Herdschatten mit grobschollingen Verkalkungen. Dazwischen ringförmige Verkalkung durch Mikrozysten. Durch den Verlauf ist der benigne Charakter der Veränderungen gesichert worden. Differentialdiagnostisch käme bei einer Tumorpatientin eine intramammäre Metastasierung in Frage. Diese führt aber nicht zu grobschollingen Verkalkungen

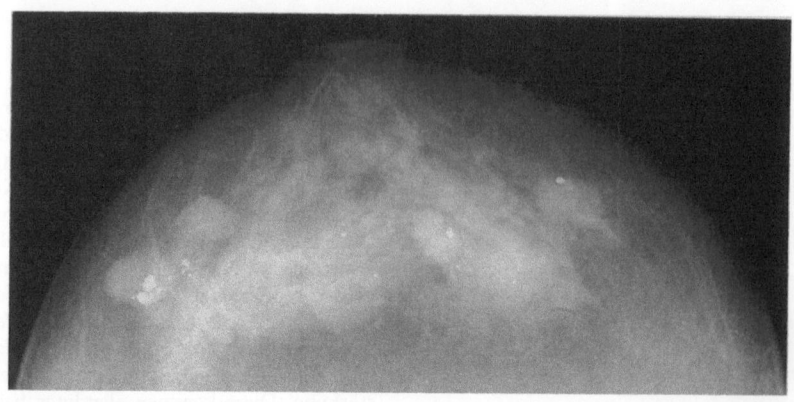

Die *Therapie* hängt vom histologischen Befund ab. Bei semimalignen und malignen Formen muß oft nachreseziert werden, wobei hier die Methode der Wahl die Mastektomie, bei jüngeren Patienten die subkutane Mastektomie ist, um die Gefahr weiterer Rezidive zu bannen und evtl. vorhandene klinisch okkulte Karzinome zu entfernen. Zu berücksichtigen ist allerdings, daß die Dignitätsbestimmungen dem Pathologen oft große Probleme bereiten, was besonders bei einer geplanten Mastektomie bedacht werden sollte. Die Histologie versagt in Hinblick auf die Prognose in vielen Fällen. So können bei histologisch benignen Formen Lokalrezidive und Fernmetastasen auftreten, wo hingegen die histologisch malignen Formen durchaus über Jahre hinweg stumm bleiben können. Bei der subkutanen Mastektomie sind jedoch Lokalrezidive möglich, da hier 5–20% des Brustparenchyms erhalten bleiben. Die Tumoren sind strahlenresistent und sprechen weder auf eine Hormon- noch auf eine Chemotherapie an. Die Strahlentherapie ist auch nicht sinnvoll, da der Tumor hämatogen metastasiert.

Das Cph neigt – auch in seiner benignen Form – typischerweise zum Lokalrezidiv. In etwa 1% tritt neben einem Cph ein Mammakarzinom in der gleichen oder kontralateralen Brust auf [59, 82].

STONE-TOLINE et al. (1982) [160] berichten über eine 59jährige Frau, bei der ein Cystosarcoma phylloides 36 Jahre lang rezidivierte und immer wieder operiert werden mußte, wobei sich nach 36 Jahren in der Brust neben dem Cph ein Adenokarzinom entwickelte. Typisch für das maligne Cph ist nicht nur die hämatogene Metastasierung, sondern auch die lokale Destruktion des Pektoralmuskels, der Brustwand und der Pleura. In diesem Zusammenhang beobachteten wir eine 25jährige Patientin, bei der Jahre zuvor ein Cph durch subkutane Mastektomie entfernt worden war und die Brust durch eine Silastikprothese rekonstruiert wurde. Sie entwickelte einen riesigen Pleuratumor, bei dem es sich histologisch um ein Fibromyxosarkom mit erheblichen regressiven Veränderungen handelte. Dieses wurde operativ entfernt und rezidivierte zweimal ohne Fernmetastasen zu setzen.

Klinisch fällt das Cph durch einen schmerzhaften Knoten auf, der sich meist innerhalb kürzester Zeit erheblich vergrößert (bis zu 12 cm Durchmesser), manchmal aber auch langsam über Jahre weg. Die Haut über dem Knoten wird dünn und pergamentfarben. Die Venenzeichnung ist verstärkt. Bei raschem Wachstum kann das Cph in Verbindung mit einer klinisch und thermographisch nachgewiesenen Hyperthermie mit einer Mastitis verwechselt werden.

Die *Mammographie* bringt meist keine Informationen, besonders wenn der Tumor in stromareichen Brüsten wuchert und sich vom gesunden Parenchym nicht abhebt (Abb. 37).

Die *Xeroradiographie* oder auch die *Kernpintomographie* sind in diesen Fällen ergiebiger als die Mammographie, zumal der überschaubare Bereich der Mamma und der Brustwand größer ist.

Zytologisch fällt ein erheblicher Zellreichtum mit mäßiger Kernpolymorphie auf, wobei verschiedenartige Formen bis hin zum Bild eines Spindelzellsarkoms vorkommen. Besonders bei malignen Formen zeigen sich viele Mitosen, dabei fällt auch die variierende Größe und der wechselnde Umfang der Kerne mit deutlicher Hyperchromasie auf. Vielkernige Riesenzellen sind auch bei benignen Formen möglich; bei Malignität sind bizarre, nacktkernige Zellen anzutreffen. Eine endgültige Differenzierung in „benigne" und „maligne" ist allerdings nur histologisch möglich [176].

Sonographisch sind die Ausmaße des Tumors gut zu erkennen. Gelegentlich kann man auch Hinweise auf die Form der pseudopodienartigen Ausläufer gewinnen.

Die thermographischen, sonographischen und xeroradiographischen Charakteristika des Cph beschreiben JELLINS et al. (1977) [86] ausführlich. Über das Gefäßmuster des Tumors im Angiogramm, welches diagnostisch aber keine praktische Bedeutung hat, geben JONSON und LIBSHITZ (1977) [87] Auskunft.

Thermographisch findet sich eine kräftige Hyperthermie in der befallenen Brust, die auf den Zellreichtum des Tumors hinweist. Das Bild unterstreicht den klinisch, mammographisch und sonographisch gestellten Verdacht eines Cystosarcoma phylloides.

3.2.4.3.9 Hyperplasie, Adenose, sklerosierende Adenose

Zu den progressiven Veränderungen der Mastopathie, die auch isoliert als Dysplasie vorkommen können, zählt eine numerische Läppchenzunahme (lobuläre Hyperplasie), eine Läppchenvergrößerung (lobuläre Hypertrophie) oder eine verstärkte Proliferation der Gänge (Adenose) und des Bindegewebes (sklerosierende Adenose) [18].

Etwa in jedem zweiten Fall einer länger bestehenden Adenose verkalken einzelne Epithelien oder Epithelgruppen. Sowohl das röntgenologische, als auch das histologische Bild ähneln dann zuweilen einem Karzinom (Abb. 38).

Die beschriebenen Veränderungen gehen *klinisch* mit einer umschriebenen knotigen Resistenz des Drüsenkörpers einher, der meist prämenstruell anschwillt und sich nach der Monatsblutung spontan zurückbildet, vor allem wenn es sich um weniger sklerosierte Areale handelt. Die Verhärtungen können schmerzen – bei der sklerosierenden Adenose kommen aber auch schmerzlose Knoten vor – und müssen sich nach der Menstruation nicht nennenswert verkleinern. Sie wachsen bevorzugt in der Nachbarschaft von Fibroadenomen, möglicherweise entwickeln sich diese aus einer lobulären Hyperplasie [94]. Die oberen äußeren Quadranten sind bevorzugter Sitz. *Adenoseherde* bestehen oft über Jahre und verschwinden gelegentlich während und nach einer Schwangerschaft. Mamillen- und Hauteinziehungen und auch eine Sekretion kommen nicht vor.

Mammographisch sind die Adenoseherde oft nicht von normalem Parenchym zu differenzieren. Sie sind gegenüber dem Drüsengewebe isodens und fallen al-

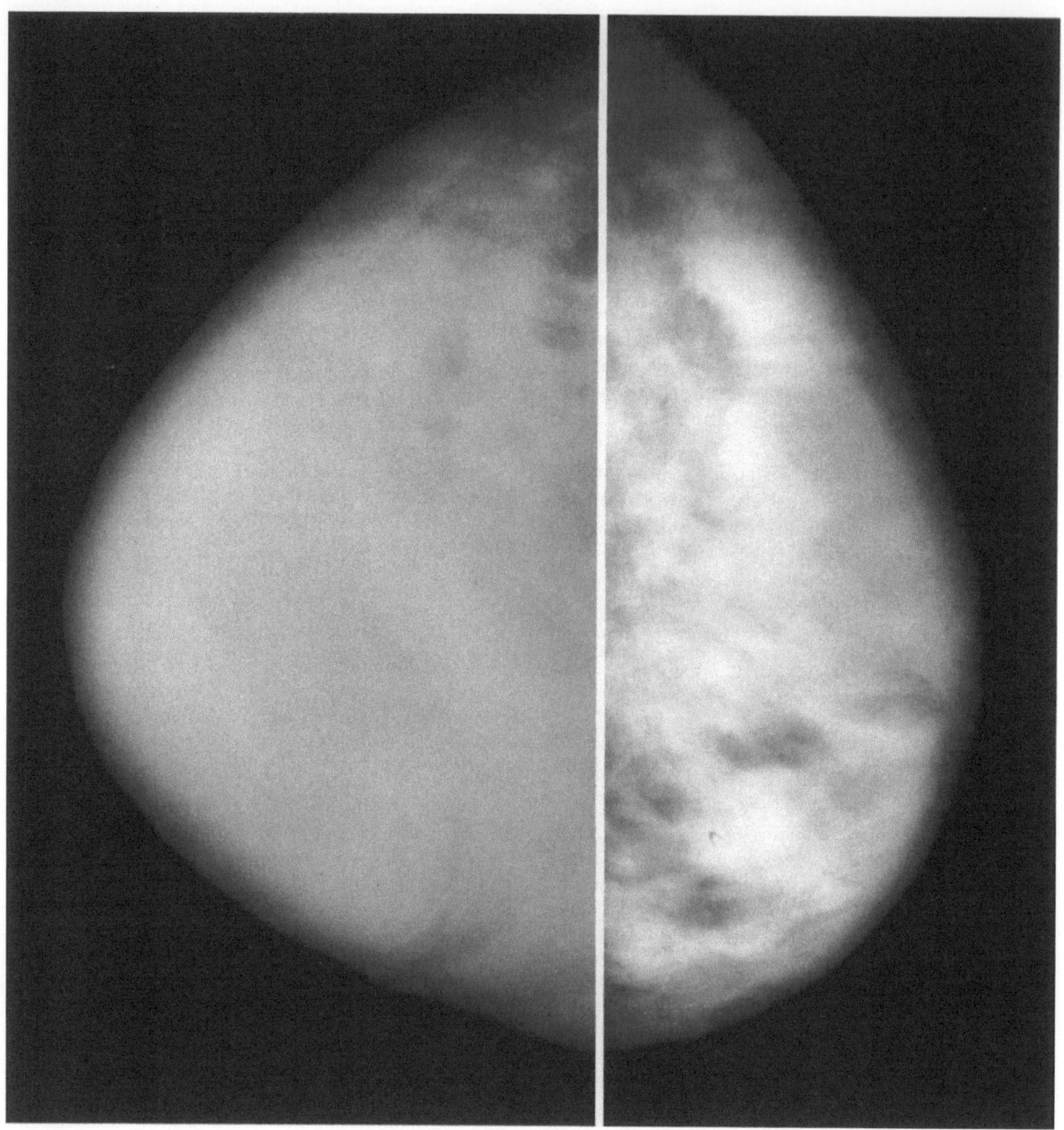

Abb. 37 a, b

lenfalls durch staubförmige, manchmal auch relativ grobschollige Mikroverkalkungen auf, die radiologisch meist suspekt sind und entfernt werden müssen. 9 von 18 Beobachtungen von HOFMANN und BOSCHBACH (1970) [77] waren röntgenologisch verdächtig auf ein Karzinom.

In fettgewebsreicher Umgebung verursacht die Adenose – und besonders die sklerosierten Adenoseherde – unscharf begrenzte, inhomogene Verdichtung und ähnelt einem Karzinom. Im Gegensatz zum malignen Prozeß besteht jedoch keine nennenswerte Diskrepanz zwischen dem Tastbefund und dem Röntgenbild. Hierauf kann man sich aber nicht verlassen.

Differentialdiagnostisch kommen das lobuläre Carcinoma in situ (CLIS), das infiltrierend wachsende stromareiche Karzinom (Szirrhus), ein Fibrom, eine Fibroadenomatose oder eine spezifische oder unspezifische Entzündung in Frage, sowie – bei Verkalkungen – die „blunt duct"-Adenose.

3.2.4.3.10 Fibrose, Fibrom, Granularzelltumor, Myotheliom

Die diffuse *Fibrose* kommt in beiden Brüsten symmetrisch vor. Juvenile Drüsenkörper bestehen zu 90%

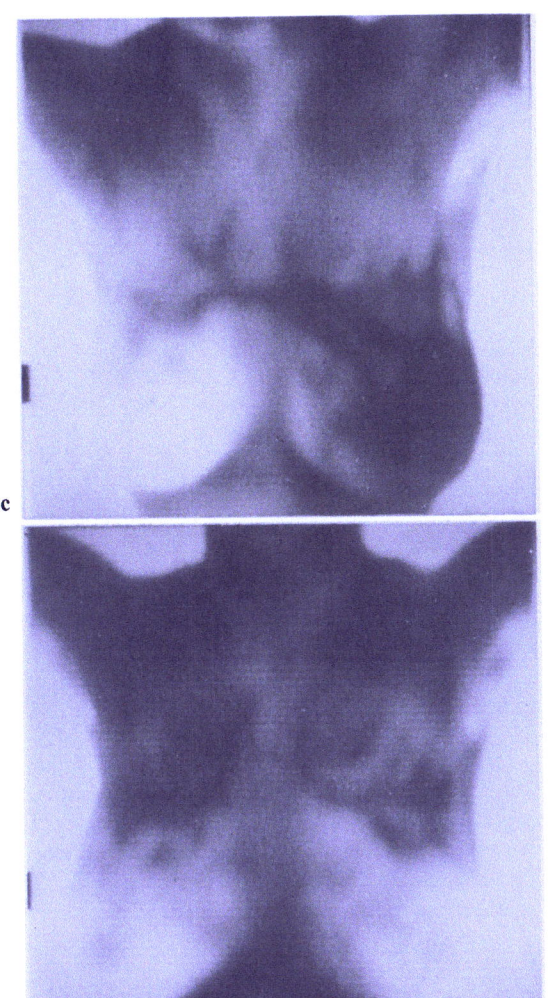

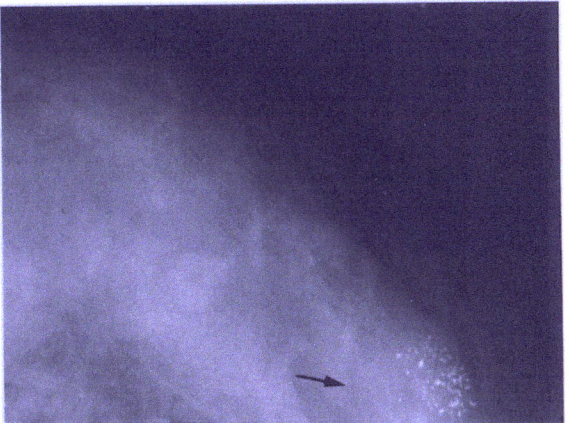

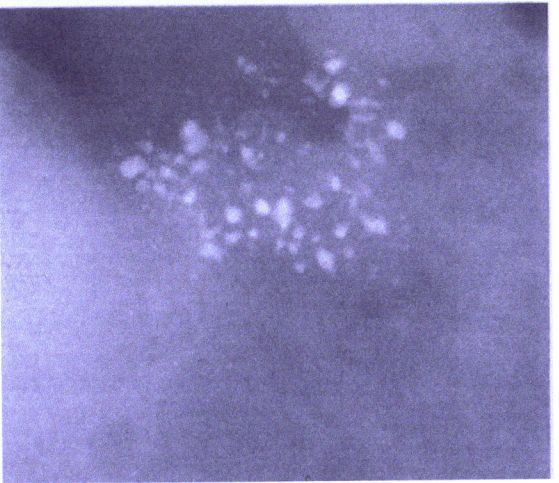

Abb. 37a–d. Cystosarcoma phylloides. 23jährige Patientin. Innerhalb 3 Monaten stark vergrößerte linke Brust. Drüsenkörper auf Unterlage gut verschieblich. **a** Erkrankte linke Brust mit homogen dichter Verschattung durch den Tumor. Eine differentialdiagnostische Aussage über die Tumorkonturen ist nicht möglich. **b** Gesunde Seite stromareicher, jugendlicher Brustdrüsenkörper ohne Hinweise auf ein malignes Geschehen. **c** Thermogramm (elektronische Thermovision) mit starker Hyperthermie der linken Brust und unauffälliger Vaskularisation rechts. **d** Thermogramm nach Tumorexstirpation wieder normal

Abb. 38. a Sklerosierende Adenose. 39jährige Frau rechte Brust. In den axillanahen Abschnitten gruppierte, polymorphe Mikroverkalkungen, die suspekt auf eine maligne Neubildung sind. Histologisch handelt es sich um eine sklerosierende Adenose. (Beachte die dreieckigförmige Anordnung der Mikroverkalkungen im Präparatradiogramm.) **b** Vergrößerung des mit *Pfeil* markierten Bereichs in **a**

aus Bindegewebe, hier ist die Fibrose physiologisch; aber auch bei manchen 30–40jährigen Frauen ist das Drüsengewebe verstärkt fibrosiert. Die Verhärtung des Drüsenkörpers bei der diffusen Fibrose oder Fibromatose ist durch eine Proliferation fibroblastenartiger Zellen mit Synthetisierung von Kollagenfasern verursacht [49, 142].

Der Drüsenkörper wirkt dann auf beiden Seiten bei der *Palpation* derb, bei der *Feinnadelbiopsie* hat man den Eindruck, in Preßpappe zu bohren. Es gibt aber auch weichere Formen, besonders wenn eine *Fibrolipomatose* besteht. Die Zellausbeute ist außerordentlich gering. Eine einseitige Fibrose ist selten.

Bei einem einseitig harten Drüsenkörper muß bei der geschlechtsreifen und älteren Frau immer an ein diffus wachsendes, szirrhöses Karzinom gedacht werden. Mit einer Probebiopsie sollte man sich – auch bei unverdächtiger Zytologie nicht sehr zurückhalten.

Mammographie und sämtliche additiven Methoden geben keine verwertbaren Ergebnisse (Abb. 40). Allenfalls findet sich sonographisch eine Schallauslöschung hinter den verhärteten Arealen. Im Vordergrund steht die *Palpation*. Der Malignomverdacht läßt sich bei einem diffus verhärteten Drüsenkörper, besonders wenn die Verhärtung zunimmt, nur histologisch ausschließen (vgl. Abschn. 3.2.6.2.5).

Das *umschriebene Fibrom* ist selten und nur in 0,5–1% aller Biopsien zu beobachten. Im Gegensatz zum

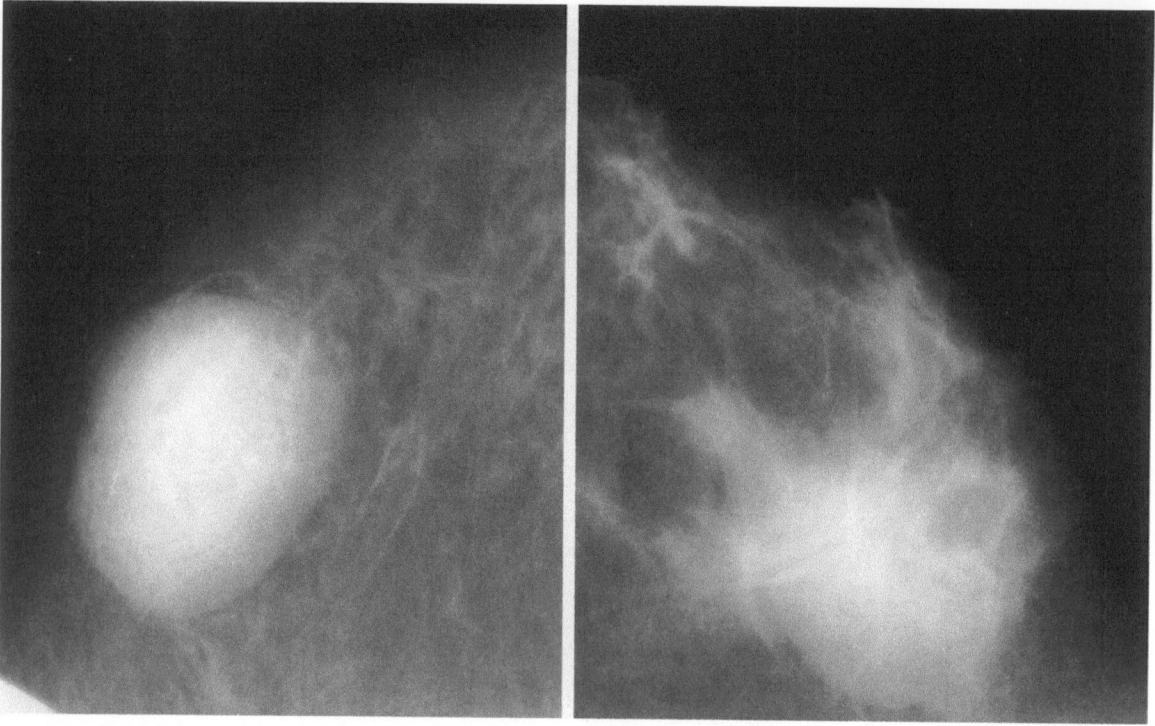

Abb. 39a, b. Fibrome. **a** 65jährige Patientin. Als Zufallsbefund im Mammogramm großer, glatt konturierter, homogen dichter Knoten. Uncharakteristischer Tastbefund. Zytologisch keinerlei Zellmaterial. Histologisch Fibrom. (METZ/PLISCHKE, Esslingen) **b** 39jährige Patientin. Vorsorgemammographie. Unauffälliger Tastbefund. Großer, sternförmig konturierter Schatten ohne Verkalkungen. Diagnose aufgrund des unauffälligen Tastbefundes und durch die Feinnadelbiopsie: hierbei kein Epithel. Keine Operation (SPANG, Fellbach)

Lipom (vergl. S. 333) ist es von fester Beschaffenheit und auf der Schnittfläche weiß-grau. Grobschollige Verkalkungen kommen vor. Nach der Menopause treten reine Fibrome selten auf.

Das Durchschnittsalter liegt bei 23–25 Jahren, auch Männer können betroffen sein. Fibrome rezidivieren nicht [133]. Die oberen äußeren Quadranten sind bevorzugt befallen.

Klinisch fällt eine uncharakteristische Resistenz des Drüsengewebes auf, wobei Haut- und Mamillenretraktionen fehlen. Fibrome sind oft jahrelang bekannt und wachsen meist in großen Brüsten. Gegenüber dem Drüsenparenchym lassen sie sich bei der Palpation schlecht verschieben.

Mammographisch zeigt sich ein dichter, verwaschener, teils unscharf, teils glatt begrenzter Schatten, der Ähnlichkeit mit einem sternförmig wachsenden Karzinom hat (Abb. 39). Verkalkungen sind selten.

Gegenüber dem malignen Prozeß kann, besonders bei subkutaner Lage, hilfreich sein, daß röntgenologische und klinische Tumorgröße identisch sind. Sollte bei der Feinnadelbiopsie, trotz exakter Nadellage und ausreichender Exkursionen, kein Zellmaterial gefunden werden, so unterstreicht dies die Diagnose (Trias: uncharakteristischer Tastbefund, tumorähnliche Verschattungen und fehlendes Zellmaterial). Eine Operation ist aber nicht immer zu umgehen.

Letztendlich hängt es von der Erfahrung des Untersuchers ab, ob er eine Kontrolle verantworten kann oder ob ihm eine Operation sicherer ist, was besonders dann der Fall sein wird, wenn der Herd im Zentrum der Brust liegt.

Kontrollmammographien in zunächst dreimonatigen Abständen empfehlen sich, sofern keine Operation erfolgte. Sollte sich nach einem Jahr keine Änderung ergeben, sind weitere Kontrollen in den üblichen ein- bis zweieinhalbjährigen Abständen ausreichend. Eine maligne Entartung des Fibroms ist nicht bekannt.

Schwieriger ist es, wenn sich der Tumor im Zentrum der Mamma befindet. Er muß dann nach entsprechender Markierung operiert werden, um ein Malignom auszuschließen.

Differentialdiagnostisch kommen in Frage: Malignom, sternförmige Narbe, Fibrolipom, Myoblastom und Granularzelltumor APRIKOSOFF [110, 179] (Ursprung in der Haut, maligne Form möglich [24, 88], Myothelioma (extreme Rarität vom Bau eines Leiomyoms, Zellen eng verwandt mit Myoepithelien, nicht abgekapselt, Grenzen verwaschen, maligne Form nach Art eines Leiomyosarkoms möglich). Ferner: Systemerkrankungen (Hodgkin- und non-Hodgkin-Lymphom, chronische unspezifische oder spezifische Mastitiden (Aktinomykose oder Tuberkulose)).

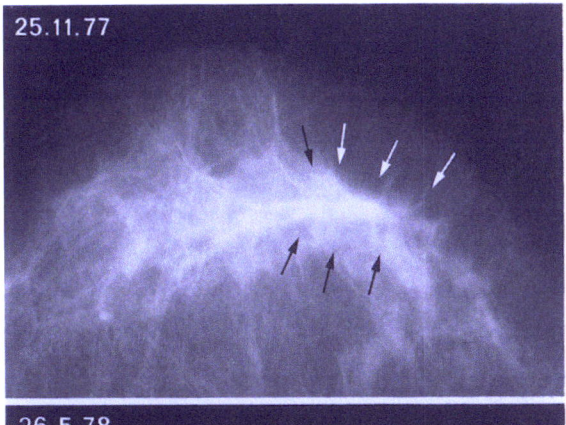

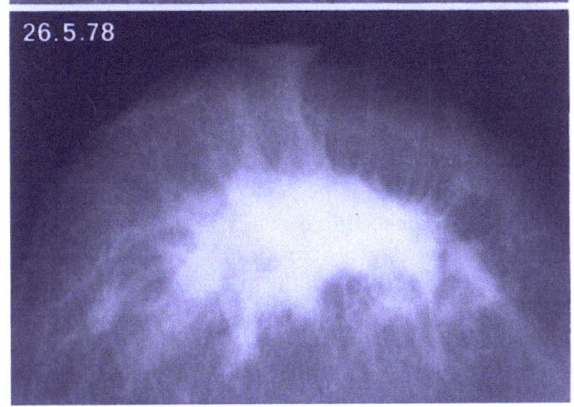

Abb. 40a, b. „Fibrose und Karzinome". **a** 36jährige Patientin, rechte Brust. Vorsorgemammographie. Kein verdächtiger Tastbefund. Keine Beschwerden. Mammographisch auf beiden Seiten normal angeordneter, unauffälliger Brustdrüsenkörper. Retrograd fällt eine sternförmige Verdichtung in den lateralen Abschnitten des Drüsenkörpers auf (*Pfeile*), die sich in der Dichte vom übrigen Drüsenkörper abhebt. Es handelt sich – wie der Verlauf zeigt – nicht um eine „Fibroseinsel", sondern um ein Karzinom. **b** Mammogramm nach 6 Monaten. Ausgedehnter, sternförmig wachsender, und den ganzen Drüsenkörper einnehmender Tumor mit Mamillenretraktion und langen Ausläufern in das Parenchym

Abb. 41. Lipom. 39jährige Patientin rechte Brust. Weicher, gut verschieblicher Knoten, brustwandnahe. Keine Haut- oder Mamillenretraktion. Mammographisch reines Lipom mit glatter Kapsel und Ventralverlagerung des Drüsenparenchyms. Keine Operation

3.2.4.3.11 Lipom, Fibrolipom, Fibroadenolipom

Die Tumoren machen bis 3% aller Mammabiopsien aus und haben eine Größe von 1–3 cm [22]. Tumoren von 10 cm Durchmesser sind jedoch nicht selten. Sie wachsen vorwiegend brustwandnahe. Eine sarkomatöse Entartung ist extrem selten [121].

Das *Lipom* ist eine weiche, bindegewebig abgekapselte, kugelig gelbe Geschwulst, die zu regressiven Veränderungen mit Verkalkungen neigt. Die bindegewebsreichere Form heißt *Fibrolipom*. Das *Fibroadenolipom* zeigt neben der Wucherung von Fett- und Bindegewebe adenomähnliche Proliferationen der Drüsenläppchen. Auch sie sind gegen die Umgebung durch eine bindegewebige Kapsel scharf begrenzt.

Klinisch verursachen die lipomatösen Tumoren allenfalls uncharakteristische Resistenzen. Sie sind mehr ein Zufallsbefund bei der *Mammographie*. Hier zeigen sie sich als bis hühnereigroße, unterschiedlich strahlendurchlässige Knoten mit zarter Kapsel, die das Drüsenparenchym verdrängen. Nur selten verkalken sie (Abb. 41). Erwähnt sei das *Pseudolipom*, welches gelegentlich neben stromareichen Karzinomen, besonders dem szirrhösen Karzinom aber auch in der Umgebung von Narben entsteht [178] (Abb. 42). Tritt also ein Lipom in normalem Brustdrüsengewebe auf, muß an einen malignen Nachbarschaftsprozeß gedacht werden.

Das *Fibrolipom* weist röntgenologisch inhomogene Fleckschatten auf, kann aber auch diffus ver-

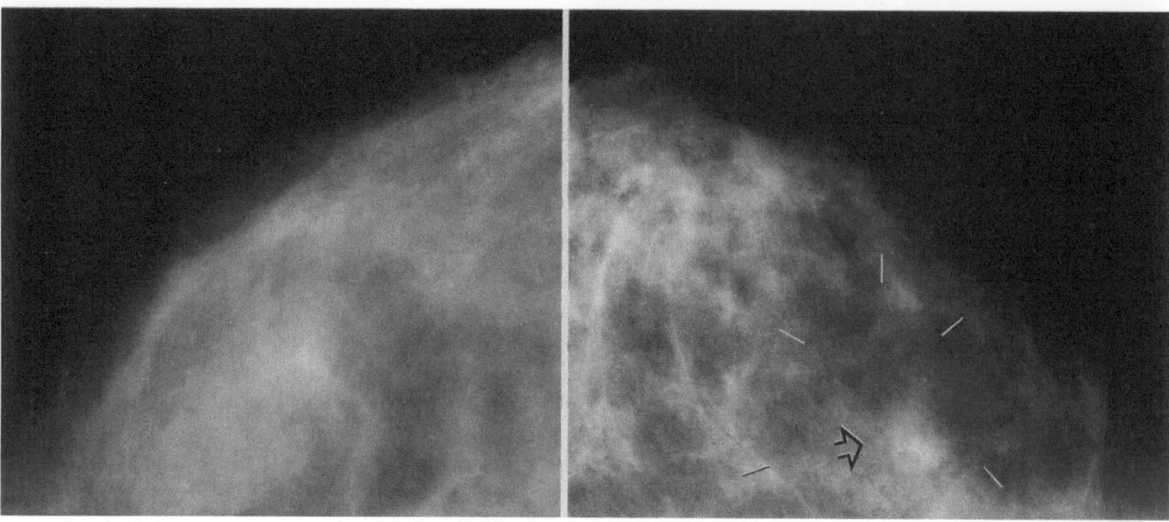

Abb. 42a, b. Pseudolipome. **a** 44jährige Patientin linke Brust. Zustand nach Probeexzision im äußeren oberen Quadranten vor Jahren. Normaler Tastbefund. Mammographisch uncharakteristischer Verdichtungsherd (Narbe) mit umgebendem Pseudolipom. Keine Befundänderung gegenüber Voruntersuchungen. **b** 45jährige Patientin rechte Brust. Keine vorangegangene Operation. Mammographisch Pseudolipom mit glatten Konturen. Im Zentrum des Lipoms sternförmige, linsengroße Verdichtung, die suspekt ist. Jedoch zeigten in diesem Fall Vergleichsaufnahmen, die 5 Jahre zuvor angefertigt worden sind, daß keine Befundänderung eingetreten ist

dichtet sein, so daß in fettgewebsreicher Umgebung ein Knoten imponiert, der wie ein Fibroadenom oder eine Zyste aussieht.

Das *Fibroadenolipom* ist polyzyklisch begrenzt, inhomogen verschattet und von einer mehrere Millimeter dicken Kapsel umgeben. Plattenförmige Verkalkungen kommen vor [103].

Differentialdiagnostische Probleme treten meist – abgesehen vom Fibrolipom – nicht auf, besonders wenn die additiven Untersuchungsverfahren beim Fibrolipom und beim Adenofibrolipom eingesetzt werden.

3.2.4.3.12 Krankhaft weite Milchgänge (Secretory disease) und Plasmazellmastitis

Milchgangsektasie und Plasmazellmastitis sind eine nosologische Einheit. Die seit 60 Jahren als besondere Erkrankung des Gangsystems der weiblichen Brustdrüse bekannte *chronische Mastitis* ist durch eine Erweiterung der retromamillären Segmente der Milchgänge, durch Sekretstau und durch eine abakterielle, chronisch granulierende und sklerosierende Milchgangsentzündung gekennzeichnet, die zu Gangobliterationen führen kann.

Die Weite der Milchgänge und ihr eingedickter gelblichbräunlicher Inhalt, der sich manchmal wurmartig als Paste auf der Schnittfläche des anatomischen Präparates auspressen läßt, hat zu der Bezeichnung *Varikozelentumor* geführt und auch der Begriff *Comedonenmastitis* wird oft verwendet [14].

Von GERSHON-COHEN (1970) [57] stammt aufgrund galaktographischer Untersuchungen der Begriff *secretory disease*, da er die Gangektasie als Folge einer Sekretretention angesehen hat. Die secretory disease kommt aber auch bei Prolaktinomen der Hypophyse vor.

Die entzündliche Komponente in der Umgebung der Milchgänge mit einer besonderen Anhäufung von Plasmazellen hat zu der Bezeichnung *Plasmazellmastitis* geführt. Allerdings sind bei der Feinnadelbiopsie nur selten Plasmazellen zu finden.

Die chronische Milchgangsentzündung führt zu einer periduktulären Fibrose und diese wiederum zu einer ein- oder beidseitigen Mamillenretraktion, besonders wenn der Prozeß länger besteht (Abb. 44). Oft fällt an beiden Mamillen nur eine Schorfbildung durch eingetrockneten Detritus auf. Therapieresistente *Ekzeme der Mamille* sind keine Seltenheit, häufig kommt es durch Rhagaden und Epitheldefekte innerhalb der erweiterten Milchgänge zu einer ein- oder beidseitigen *Blutung aus dem Milchgang*. In Verbindung mit der durch die periduktuläre Fibrose verursachten Mamillenretraktion liegt dann der Verdacht auf eine maligne Neubildung nahe. Meist sind beide Brüste befallen, wenngleich die rezidivierenden Entzündungen vorübergehen und nur in einer Brust ablaufen können.

Die *secretory disease* kommt besonders zwischen dem 25. und 40. Lebensjahr vor und tritt gehäuft oder unmittelbar nach der Menopause auf. Sie kann Ursache rezidivierender Brustdrüsenschmerzen sein und wird häufig begleitet von Rötungen der Haut und Schwellungen des Brustgewebes im Bereich von Entzündungen und Abszessen. Nur in 40% besteht

Abb. 43a–b. Pathologisch weite Milchgänge mit Sekretstau (Secretory disease). 59jährige Patientin rechte Brust. Seit Jahren Galaktorrhoe beidseits. Rezidivierende Mastitiden und Mastodynien. **a** Galaktogramm mit besonders retromamillär, aber auch peripher ektasierten Milchgängen mit geringem Detritus. Kein Tumorverdacht. **b** Mammogramm 7 Jahre später. Die erweiterten detritusgefüllten Milchgänge fallen als dunkle, bandförmige Aufhellungen auf. Die Sekretion besteht immer noch. Auf eine Galaktographie wird diesesmal verzichtet. Kein Tumorverdacht. Keine Mastitis

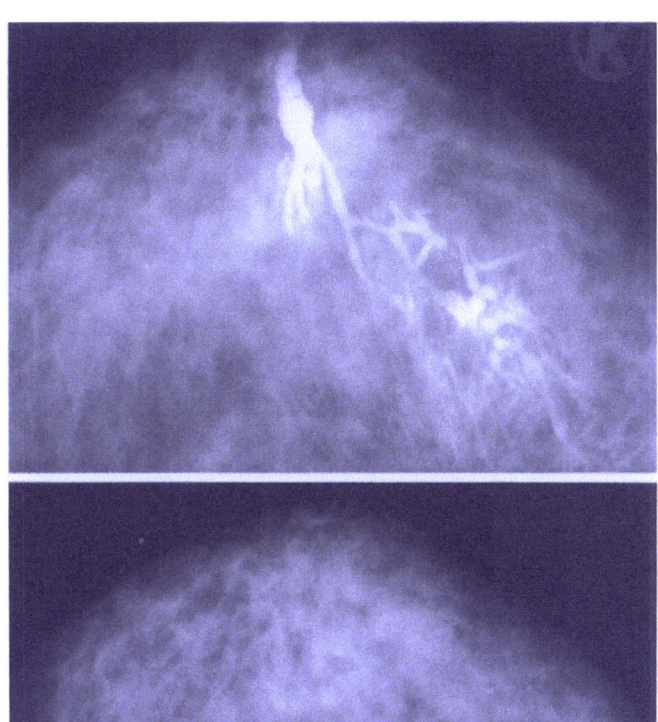

eine mehr oder minder starke intermittierende Sekretion, die selten blutig ist. Die blutige Sekretion sistiert oft nach einer Galaktographie oder spontan. Der in den Milchgängen liegende Detritus kann bei der *Galaktographie* zu Kontrastaussparungen führen (Abb. 44). Diese sollte nur bei bestehender Sekretion ausgeführt werden. Dabei finden sich geringgradig oder stark erweiterte und zum Teil stärker geschlängelte Milchgänge mit Kontrastaussparungen durch Detritus. Diese müssen (u. U. durch eine Zweitgalaktographie nach Entfernung des Kontrastmittels der Erstgalaktogaphie) von einer Papillomatose differenziert werden.

Die *Mammographie* ist in vielen Fällen typisch, gelegentlich zeigen sich aber auch keine Besonderheiten. Zu den typischen Veränderungen zählen retromamillär verdichtete und verbreiterte Milchgänge, die zum Teil doppelt konturiert sind, da der intraduktal liegende fettige Detritus weniger Strahlung absorbiert als die fibrosierte Wand des Milchganges [19]. Dieses Bild ist in manchen Fällen so typisch, daß die Diagnose bereits in Verbindung mit dem klinischen Bild und der Anamnese zu stellen ist (Abb. 43).

In 30% finden sich besonders in fortgeschrittenen Stadien nadelförmige Verkalkungen, die in Längsrichtung der Milchgänge angeordnet sind. Bei involvierten Brüsten im Senium können diese Verkalkungen ausgedehnt und zum Teil hirschgeweihähnlich aussehen (Abb. 44). Schalenförmig verkalkte Milchgänge und Zysten kommen daneben vor. Unscharf begrenzte Milchgangskonturen sprechen für eine stärkere Plasmazellmastitis (Abb. 45).

Durch *Sekretabstriche* läßt sich die secretory disease meist gut von anderen proliferierenden Milchgangsprozessen differenzieren. Dabei finden sich neben fettreichem Detritus *Schaumzellen* und degenerierte Epithelverbände. Bei papillomatösen Proliferationen zeigt der Abstrich dagegen kompakte Epithelverbände mit oder ohne Atypien.

Gleichartige Veränderungen zeigen sich auch bei der *Feinnadelbiopsie*, wo häufig neben dem Detritus Entzündungszellen, Läppchen- und Milchgangsepithelien in unterschiedlichen Proliferationen anzutreffen sind.

Thermographisch sind beide Brüste stark hypervaskularisiert. Die Gefäßenden verlaufen spitz. Es kommen heiße Flecken (hot spots) im Bereich von Abszessen vor. Die Mamillen sind stets kalt. Durch thermographische *Verlaufskontrollen* kann die Besserung der morphologischen und klinischen Symptomatik belegt und es können neu aufgetretene Entzündungsherde nachgewiesen werden [22].

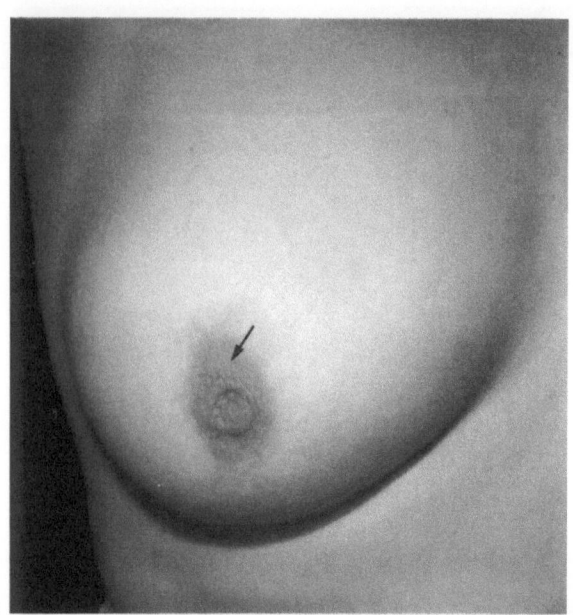

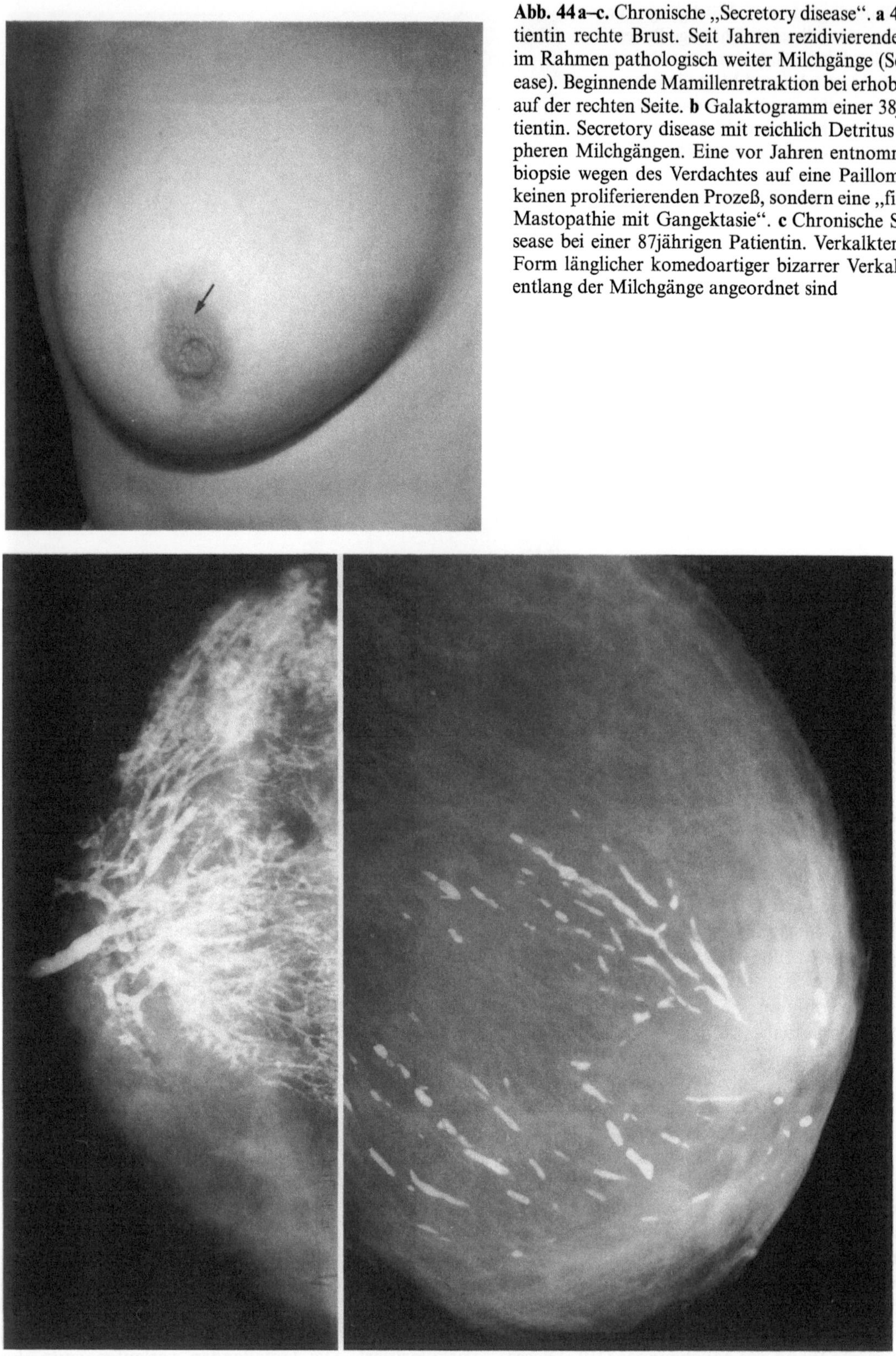

Abb. 44a–c. Chronische „Secretory disease". **a** 43jährige Patientin rechte Brust. Seit Jahren rezidivierende Mastitiden im Rahmen pathologisch weiter Milchgänge (Secretory disease). Beginnende Mamillenretraktion bei erhobenen Armen auf der rechten Seite. **b** Galaktogramm einer 38jährigen Patientin. Secretory disease mit reichlich Detritus in den peripheren Milchgängen. Eine vor Jahren entnommene Probebiopsie wegen des Verdachtes auf eine Paillomatose ergab keinen proliferierenden Prozeß, sondern eine „fibrozystische Mastopathie mit Gangektasie". **c** Chronische Secretory disease bei einer 87jährigen Patientin. Verkalkter Detritus in Form länglicher komedoartiger bizarrer Verkalkungen, die entlang der Milchgänge angeordnet sind

Abb. 45 a–c. „Secretory disease" mit akuter Entzündung. **a** 50jährige Patientin linke Brust. Rezidivierende Schmerzen. Sekretion und geringgradige Mamillenretraktion. Auf Druck geringgradige Eiterentleerung. **b** Mammogramm rechte Brust. Zeichen der Secretory disease mit retikulärer Zeichnungsvermehrung und angedeutet Doppelkonturen im Bereich der Milchgänge. **c** Mammogramm der entzündeten linken Brust. Diffuse Verdichtung des gesamten Mammaparenchyms mit umschriebener verwaschener Verdichtung im oberen Quadrantenbereich (beginnender Abszeß). Diagnose: akute Plasmazellmastitis bei Secretory disease

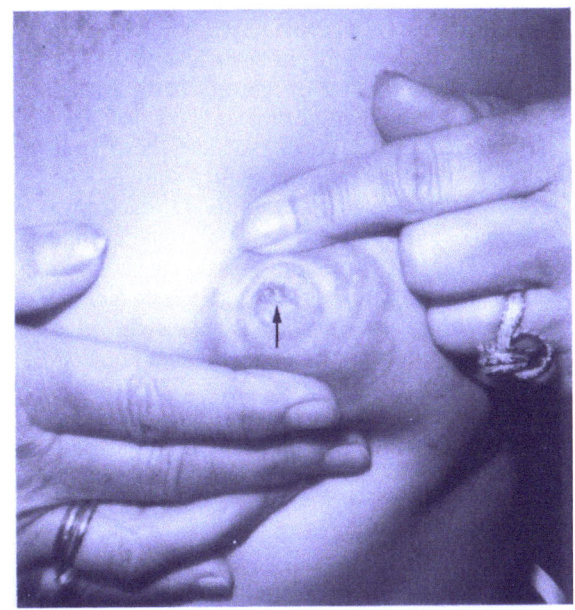

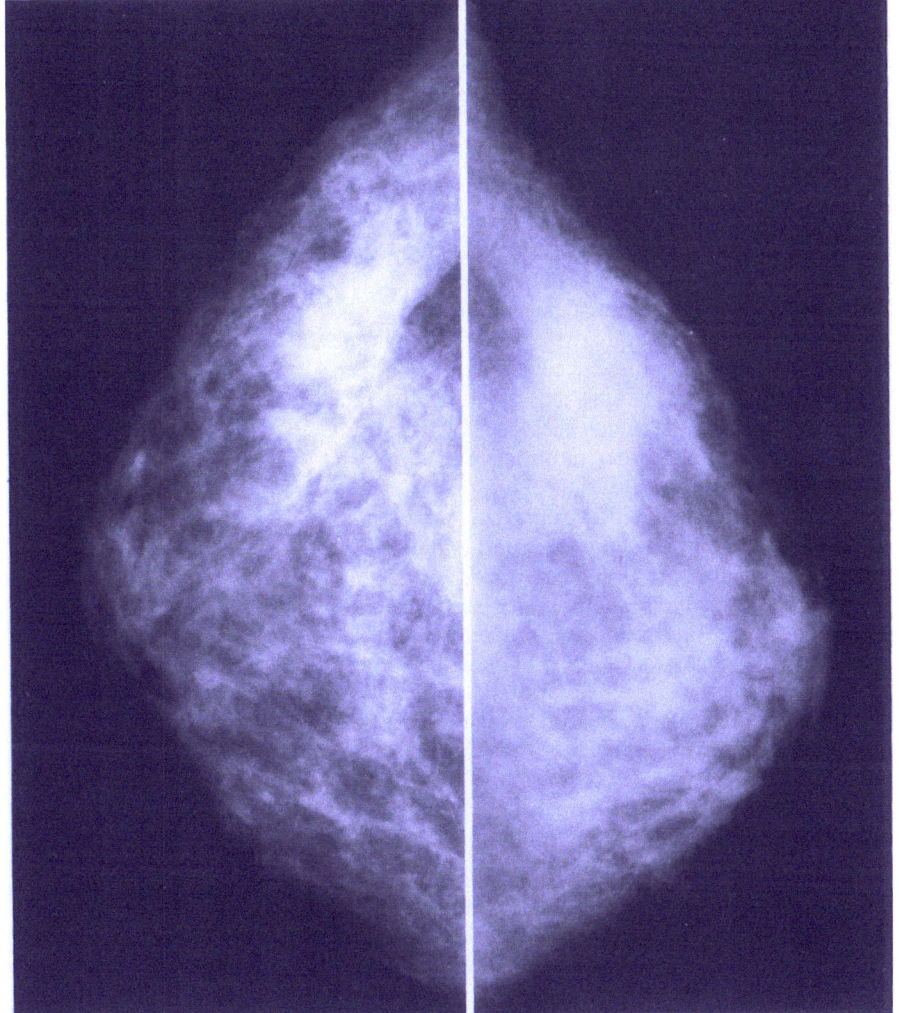

Therapeutisch empfiehlt sich der Einsatz von Prolaktinhemmern (z.B. Pravidel), auch bei normalen Prolektinwerten im Blut. In hartnäckigen Fällen wirken auch Röntgenstrahlen günstig (4–6 Sitzungen à 0,5 Gy in 2–3tägigen Abständen), die jedoch nicht bei jüngeren Patientinnen, sondern bevorzugt bei über 40jährigen angewendet werden sollten.

Kontrollmammographien in 1–2jährigen Abständen sind – je nach Schwere des Krankheitsbildes – ratsam. Probeexzisionen und Inzisionen sollten so zurückhaltend wie möglich erfolgen, da es nicht selten zu außerordentlich hartnäckigen Fisteln zwischen Haut- und Milchgangssystem als Folge dieser Maßnahmen kommt (Abb. 27).

Differentialdiagnostisch ist die Plasmazellmastitis gegenüber dem duktalen und dem inflammatorischen Karzinom (Abb. 28 u. 71), der Milchgangspapillomatose (Abb. 60), der uncharakteristischen periduktulären Fibrose, (Abb. 69 u. 70), der Fettgewebsnekrose (Abb. 19) und der unspezifischen Mastitis (Abb. 25 u. 26) abzugrenzen, was oftmals den Einsatz sämtlicher additiver Methoden erfordert und nicht immer eindeutig möglich ist.

3.2.4.3.13 Papillom – Papillomatose

Etwa 54% der vom Epithel der großen Milchgänge ausgehenden Papillome liegen retromamillär (also peripher) am Zusammenfluß mehrerer Milchgänge. Sie machen 1,5% aller Mammatumoren aus [14]. Ca. 44% liegen in einer anschließenden mittleren Zone des Drüsenparenchyms [58, 158]. Multiple Papillome finden sich nur in unmittelbar benachbarten Gängen oder Gangsegmenten, woraus sich ableiten läßt, daß der proliferierende Stimulus sich nicht im ganzen Drüsengewebe, sondern nur in umschriebenen Arealen als Papillomatose manifestiert [40].

Peripher gelegene Papillome entarten nicht. Dagegen sind zentral gelegene Papillome und Papillomatosen klinisch gefährlicher, da sie entweder selbst maligne entarten können oder in ihrer Umgebung gehäuft Karzinome anzutreffen sind. Entspringen sie den terminalen Milchgängen, so sind 37,5% maligne entartet [124].

Diffuse Formen der Papillomatose stellen die seltene Ausnahme dar. Sie gelten als *Krebsvorstufen* (vgl. Abschn. 3.2.5.1.1).

Nur selten werden Papillome beim Mann oder in aberrierendem Brustgewebe beobachtet.

Mikroskopisch sind Papillome durch ein feingliedriges Astwerk fibroepithelialer Proliferationen gekennzeichnet, die der Milchgangswand entstammen und zweireihiges Epithel besitzen. Dabei finden sich auch apokrine Epithelmetaplasien, die für die Sekretion verantwortlich sind. Hyalinisierte Papillome können grobschollig verkalken, was röntgenmorphologisch einen malignen Prozeß vortäuschen kann, zumal die Verkalkungen linien- und schalenförmig entlang eines Milchganges anzutreffen sind. Infarzierungen und squamöse Epithelmetaplasien können die Differenzierung für den Pathologen manchmal schwierig gestalten [50]. Intraduktale Papillome kommen auch im Rahmen eines *Peutz Jäger-Syndroms* in der Brust vor [171].

Eine Sonderform nimmt die *juvenile Papillomatose* ein. Dabei bilden sich schon in jungen Jahren multiple Zysten und Papillome im ganzen Brustparenchym, so daß das Brustgewebe auf der makroskopisch-anatomischen Schnittfläche wie ein Schweizer Käse aussieht (*swiss cheese disease*) [141]. Das zystisch umgewandelte Parenchym läßt sich *galaktographisch* darstellen (Abb. 48).

Neben zystisch degenerierten Drüsenläppchen und erweiterten Milchgängen finden sich intraduktale Epithelproliferationen im Sinne einer Papillomatose, zum Teil kombiniert mit apokrinen Epithelmetaplasien und sklerosierenden Adenosen.

Endokrinologisch besteht bei den Mädchen und jungen Frauen keine besondere Konstellation.

Therapeutisch ergeben sich keine Konsequenzen, abgesehen von einer intensiveren Überwachung wegen des erhöhten Karzinomrisikos. Infolge der Strahlendichte des zumeist jugendlichen stromareichen Drüsenkörpers ist die mammographische Beurteilbarkeit und Überwachung äußerst problematisch. Es bestehen von der juvenilen Papillomatose fließende Übergänge zur atypisch proliferierenden Mastopathie, zum Carcinoma insitu und zum infiltrierenden Karzinom. Eine subkutane Mastektomie wird nicht immer zu umgehen sein.

Da Milchgangspapillome nicht schrumpfen und weich sind und nur wenige Millimeter bis Zentimeter groß werden, fehlen *klinisch* sowohl Haut- und Mamillenretraktionen, als auch tastbare Tumoren. Im Vordergrund steht die Sekretion, die in 80% blutig

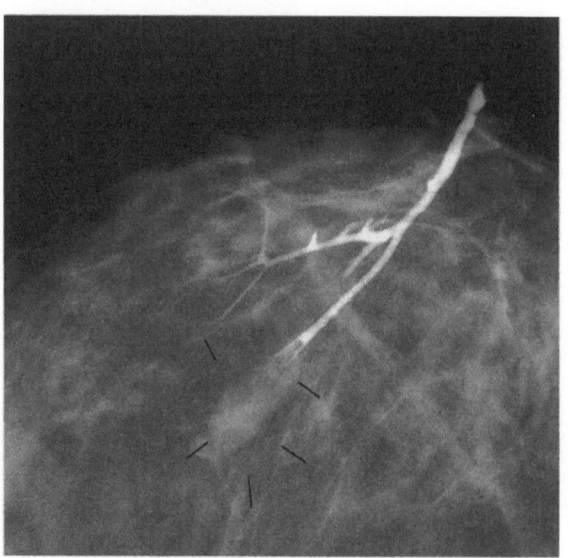

Abb. 46. Milchgangspapillom. Galaktogramm einer 47jährigen Patientin mit neu aufgetretener linksseitiger Galaktorrhoe. Im Sekret Papillomteile. Galaktographisch nasenförmige Kontrastmittelaussparung am Ende eines zentralen Milchganges. Die Kontrastmittelaussparung setzt sich in einen 0,5 × 1,0 cm großen, ovalen Tumor fort. Histologisch Milchgangspapillom

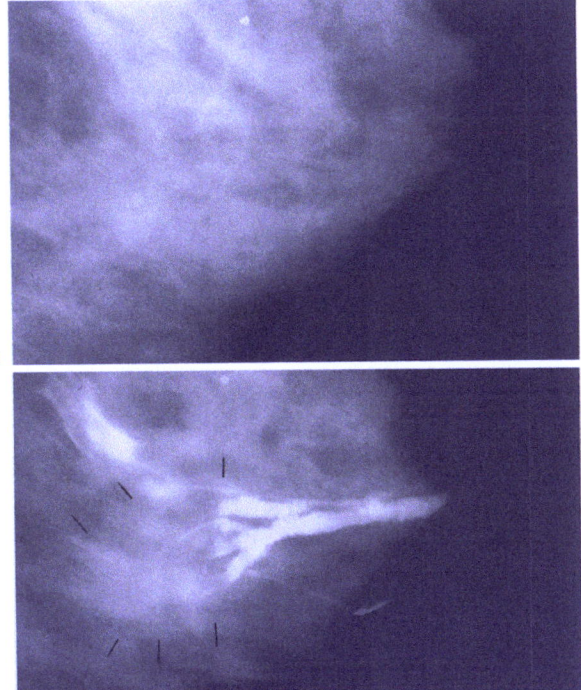

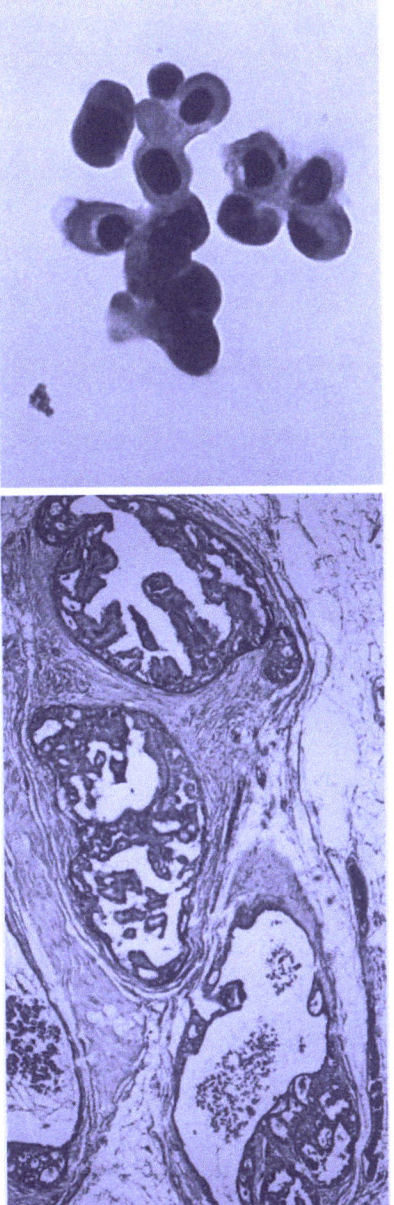

Abb. 47a–d. Milchgangspapillomatose. **a** und **b** Mammogramm und Galaktogramm (*Ausschnitt*) einer 46jährigen Patientin mit blutiger Galaktorrhoe. Im Mammogramm keine Auffälligkeiten. Im Galaktogramm periphere Milchgangsabbrüche, relativ glatt, verursacht durch infiltriertes Gewebe (Papillomatose). **c** Multiple Papillome und papillomartige Wucherung in mehreren Milchgängen, vom Pathologen als potentielle Präkanzerose eingestuft. Bemerkenswert ist, daß die Papillomatose sich in den peripheren Gangabschnitten abspielt. **d** Papillomteile im Sekret mit plumpen Kernen und nicht verschobener Kernplasmarelation. Keine Atypien

ist und meist aus einem Milchgang erfolgt. Die Diagnose wird durch die Galaktographie gestellt (Abb. 46 u. 47). Hierbei finden sich peripher (mamillennahe) und/oder zentral gelegene, runde, ovale oder polyzyklisch begrenzte Kontrastmittelaussparungen in den großen Milchgängen. Sie ragen nasenförmig in das Milchgangslumen und werden oft vom Kontrastmittel umspült. Ihre Größe schwankt zwischen wenigen Millimetern und einigen Zentimetern [14]. Die Ausdehnung dieser Tumoren, die verursachte Sekretion und Flüssigkeitsretention können den Milchgang verlegen und sekundär zu einer wurmförmigen, bis zu fingerdicken Erweiterung, später zu einer papillären Milchgangszyste führen [18].

Mammographisch sind Milchgangspapillome nicht zu erkennen, es sei denn, sie sind verkalkt oder von Fettgewebe umgeben (Abb. 46). Oftmals ist der befallene Milchgang verdichtet, was nur selten vorkommt und kein verläßliches Zeichen darstellt.

Die *Zytologie* ist eine große Hilfe bei der Differenzierung Papillom/papilläres Karzinom. Es finden sich im Falle eines Papilloms unterschiedlich große Epithelverbände, z.T. zottenartig. Diese sind teilweise degeneriert und weisen u.U. eine mäßige Polymorphie auf (Abb. 47). Im Gegensatz zum Milchgangskarzinom fehlt die Zelldissoziation und die Epithelatypie. Finden sich im Sekret keine Papillomteile, sondern nur Schaumzellen, so weist dies auf eine zystische Mammafibrose bzw. auf eine sog. „secretory disease" als Ursache der Sekretion hin.

Thermographisch fällt gelegentlich eine warme Mamille bei zentral sitzender intraduktalen Proliferation auf.

Sonographisch sind zusätzliche Informationen bei dichtem Drüsengewebe zu erwarten wo eine umschriebene Schallauslöschung oder ein echoarmer Knoten auf eine maligne Neubildung hinweisen können.

Differentialdiagnostisch ist das Milchgangspapillom gegenüber dem Milchgangskarzinom und der Plasmazellmastitis abzugrenzen, was gelegentlich Schwierigkeiten bereitet.

3.2.4.3.14 Gutartiger Tumor der Mamille (Adenom)

Das Adenom der Mamille wird selten beobachtet. Es spielt bei der Differentialdiagnose der blutenden Mamille und des Morbus Paget, sowie bei andersartigen Veränderungen, bei Anomalien der Cutis, der Mamillen und des Warzenhofes eine Rolle [22, 145]. Der nicht häufig vorkommende, abgerundete Tumor hat eine rötlich-braune Farbe, ist von mäßig weicher Konsistenz und wird gewöhnlich wenige Millimeter bis Zentimeter groß.

Mikroskopisch findet man erweiterte Ausführungsgänge mit papillär und adenoider Zellproliferation und z.T. hyalinisiertem und partiell verkalktem Faserstroma. In einzelnen Fällen sind maligne Entartungen beschrieben worden [26]. Die Beurteilung der Dignität anhand des histologischen Bildes ist wegen der meist floriden Zellproliferationen manchmal schwierig [13, 130]. Das Adenom der Mamille ist keine Präkanzerose. Adenomatosen der Mamille kommen vor [36].

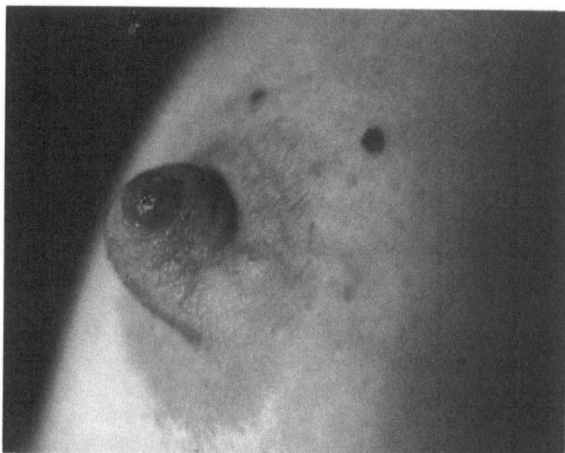

Abb. 49. Adenom der Mamille. 48jährige Patientin linke Brust. Gelegentlich habe sie am Büstenhalter Blutflecken bemerkt. Aus der linken Mamille ragt ein dunkelroter, glatt konturierter Knoten. Histologisch handelt es sich um ein Mamillenadenom. Kein Malignomverdacht

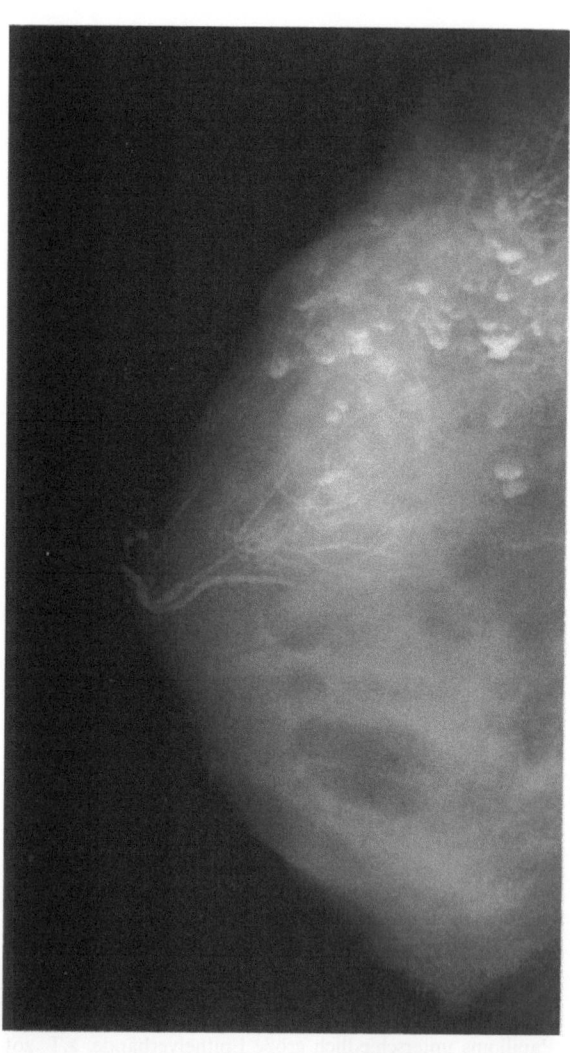

Abb. 48. Juvenile Papillomatose. 19jährige Patientin mit kräftiger Galaktorrhoe links aus einem Gang. Zytologisch keine atypischen Zellen. Im Galaktogramm zartes Milchgangssystem und Kontrastierung multipler, peripher gelegener Zysten. Ein Bild, das an die Swiss cheese disease bei der juvenilen Papillomatose erinnert. Keine therapeutische Konsequenz. Galaktographisch keine erkennbaren Papillome, jedoch auch nicht vollständige Füllung der Zysten

Das Adenom schiebt sich anfänglich als kleiner, halbkugeliger braun-rötlicher Tumor aus einem der zentralen Milchgänge gegen die Oberfläche vor. Es ist meist glatt konturiert. In fortgeschrittenen Stadien ist die Brustwarze vergrößert, verformt und verplumpt. Die Brustwarze kann Epitheleffekte mit Sekretion und Krusten aufweisen, die bei Berührung bluten. Die Veränderungen können auf den Warzenhof übergreifen und das Bild eines Morbus Paget vortäuschen. Im Endstadium besteht die Brustwarze aus weichem, granulomartigem Gewebe.

Der Tumor ist auf der Schnittfläche des anatomischen Präparates gegenüber dem gesunden Gewebe meist unscharf, manchmal auch glatt abgegrenzt. Eine Erkrankung der gegenseitigen Brustwarze gleichzeitig oder Jahre später, kann vorkommen.

Die Diagnose ist klinisch/zytologisch zu vermuten, sie wird histologisch gesichert [161].

Mammographisch läßt sich ein retromamillär wucherndes Milchgangskarzinom nicht ausschließen, zumal wenn sich gruppierte Mikroverkalkungen zeigen. Die Mamillenveränderung selbst ist im Mammogramm nicht differenzierbar.

Sonographie und *Thermographie* bringen keine zusätzlichen Informationen. Eine operative Klärung ist in jedem Falle erforderlich.

Differentialdiagnostisch muß beim Adenom der Mamille auch an den Morbus Paget, das Milchgangskarzinom, des Hydradenoma papilliferum, das Fibroepitheliom und die Lymphadenosis benigna cutis BÄFVERSTEDT gedacht werden [17].

3.2.4.3.15 Wegenersche Granulomatose

Die Wegenersche Granulomatose gehört nicht zu den Dysplasien, sondern ist eine Systemerkrankung, die sich gelegentlich auch im Brustdrüsenparenchym manifestiert. WEGENER konnte 1936 das nach ihm benannte Syndrom von der Periarteriitis nodosa abgrenzen, welches durch granulomatöse Entzündungen gekennzeichnet ist. Dadurch kommt es zu Nekrosen im Respirationstrakt, zu einer generalisierten nekrotisierenden Vaskulitis mit einer Glomerulonephritis.

Erstmals wurde 1969 von ELSNER und HARPER [47] über eine Wegenersche Granulomatose in der Brust berichtet. Zwei weitere Beobachtungen, die klinisch zunächst für ein Karzinom gehalten wurden, teilten PAMBAKEIAN und THIGHE (1971) [127] mit.

Über Organmanifestationen des Morbus Wegener außerhalb des Respirationstraktes hat unlängst auch DEININGER [42] ausführlich berichtet. Bei seinen Kranken erfolgte eine spontane Rückbildung mit nachfolgendem Rezidiv im Rahmen der systemischen Behandlung. Eine operative Beseitigung ist also nicht in jedem Falle notwendig, wenn die Verdachtsdiagnose aufgrund einer bekannten Wegenerschen Granulomatose gestellt wird [42, 43].

Mammographisch fallen zentrale, homogen dichte, unscharf begrenzte Verschattungen auf, die wie ein maligner Prozeß aussehen. Die Mamille kann beteiligt sein.

Zytologisch zeigt sich entzündlich verändertes Gewebe mit massenhaft eosinophilen Leukozyten, Lymphozyten, Plasmazellen, Fibroblasten, mehrkernigen Riesenzellen und zahlreichen Histiozyten, die z.T. epitheloidzellig angeordnet sind. Dabei zeigt sich nekrotisches Gewebe. Maligne oder atypische Zellen fehlen, so daß der Zellbefund bei der Wegenerschen Granulomatose offenbar charakteristisch und typisch ist.

3.2.4.3.16 Mondor-Syndrom

Bei dieser nicht seltenen und häufig verkannten Veränderung handelt es sich nicht um eine Dysplasie im eigentlichen Sinne, sie wird dennoch hier abgehandelt. MONDOR [115] beschrieb als erster eine Erkrankung, die sich in der Brust durch eine strangförmige Einziehung der Haut, besonders in den unteren Quadranten äußert. Es liegt eine abschnittsweise Thrombose hautnaher Venen (besonders der V. thoracalis lateralis und der V.v. thoraco-epigastricae) vor, über denen die Haut fixiert ist. Die Veränderung kann sich auf die Venen der Bauchhaut erstrecken bzw. von dort aus auf die Mamma übergreifen. Die Veränderungen sind anfänglich schmerzhaft, bilden sich dann aber meist spontan zurück. Die Hauteinziehung fällt erst bei erhobenen Armen deutlich auf. Das Bild ist an sich so charakteristisch, daß es mit einem malignen Prozeß nicht zu verwechseln ist. Ein operatives Vorgehen ist nicht erforderlich. Außer einer Mammographie zur Beurteilung des subkutan gelegenen Drüsenparenchyms und zum Ausschluß eines malignen Prozesses, sind keine zusätzlichen Untersuchungen erforderlich. Eine Feinnadelbiopsie erübrigt sich. *Therapeutisch* empfehlen sich Alkoholumschläge im akuten Stadium und Hirudoidsalbe.

3.2.4.3.17 Hämangiom, Lymphangiom, Hämangiokavernom, Hamartom

Zu den gutartigen mesenchymalen Geschwülsten zählt das Hämangiom und das Lymphangiom. Sie sind nur sehr selten in der Mamma anzutreffen (0,2% aller Biopsien). Die vom periduktalen Mantelbindegewebe ausgehenden Angiome vom gemischt-kapillär/kavernösen Typ werden bei der histologischen Untersuchung meist zufällig innerhalb eines Mastopathiefeldes entdeckt. Sie ahmen einen lobulären Aufbau nach (lobuläres Angiom) und sind vom Bindewebe abgesetzt [110]. Äußerst selten tritt die Veränderung multizentrisch im Sinne einer Hämangiomatose auf, wobei maligne Entartungen vorkommen [30, 68, 69, 90]. Die klinisch in Erscheinung tretenden Angiome entspringen oft von der Brusthaut aus, manchmal kommen sie auch in der Mamille vor, gelegentlich retromamillär. Manchmal treten sie mit körperlichen Mißbildungen und Intelligenzdefekten zusammen auf.

Abgesehen vom diffusen Hämangiom oder Lymphangiom, die zu einer mehr uncharakteristischen Schwellung der gesamten Brust ohne typische Veränderungen im Mammogramm führen, sind umschriebene Knoten bei der *Palpation* und *Punktion* weich, *röntgenologisch* manchmal polyzyklisch begrenzt und finden sich gelappt in Hautnähe [72]. Über *Hamartome* berichten ausführlich GOUSSOT et al. (1984) [60]. Sie zeigen *röntgenologisch* inhomogene Verdichtungen neben transparenteren Arealen innerhalb eines umschriebenen Brustareales (histologisch handelt es sich hier um eine Mischung aus Binde- und Fettgewebe, Milchgängen und Läppchen). Das Hamartom ist glatt begrenzt und läßt sich bei der Operation meist problemlos aus dem Drüsenkörper herausschälen. Hamartome können auch in der Mamma-Umschlagfalte vorkommen [60, 156].

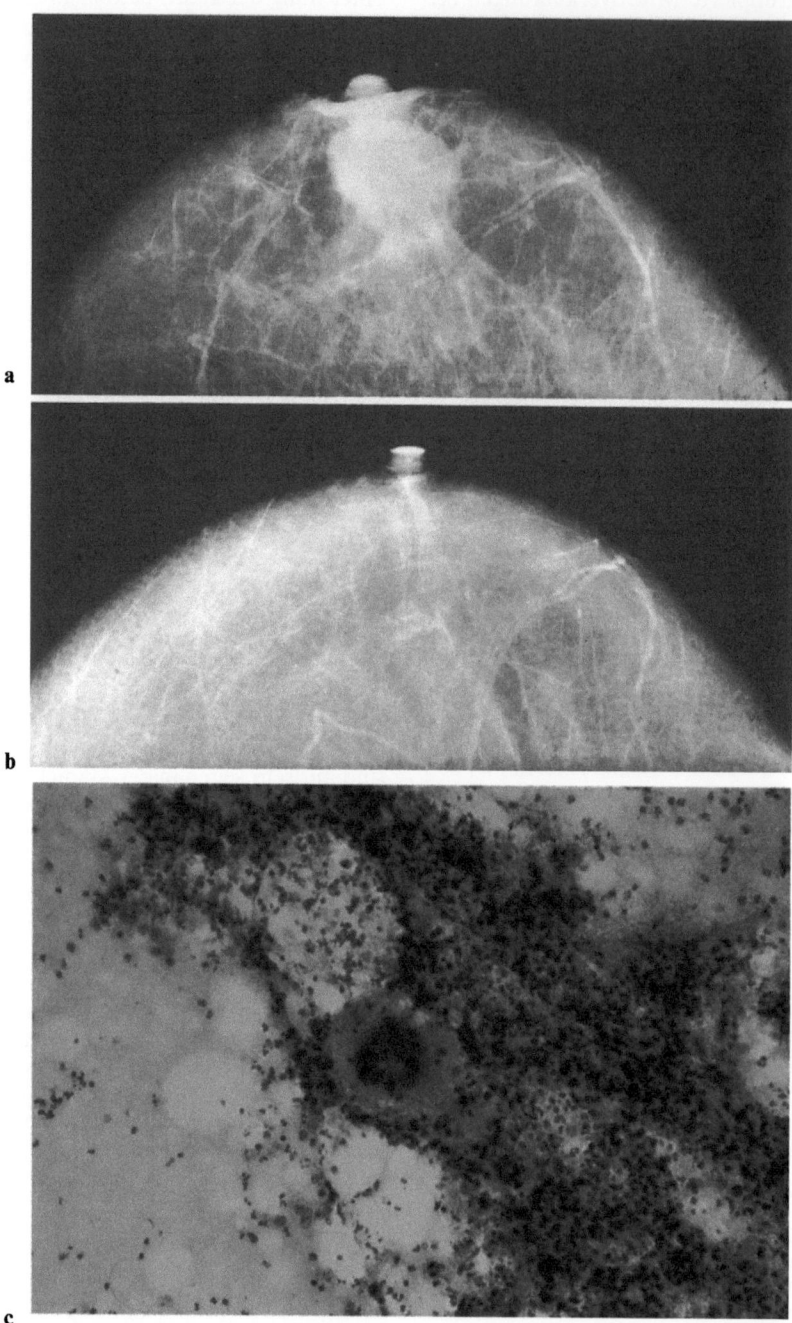

Abb. 50a–c. Wegenersche Granulomatose. Seit 3 Monaten leidet die 48jährige Frau an Erschöpfung, Kraftlosigkeit und einem trockenen Reizhusten mit wenig Sputum. Sie bemerkt eine Retraktion der Mamille und eine perimamilläre Hautverdickung. Aufgrund der Feinnadelbiopsie wird die Diagnose einer Wegenerschen Granulomatose gestellt und durch eine Biopsie bestätigt. Nach Steroid und immunsupressiver Behandlung ist sie 3 Jahre lang beschwerdefrei. **a** Seitliche Ansicht der rechten Brust mit Wegenerscher Granulomatose. Knolliger, nach dorsal unscharf begrenzter Tumor mit Mamillenretraktion. **b** Die selbe Brust 3 Jahre nach der Therapie: Vollständige Rückbildung der Granulome. **c** Der zytologische Ausstrich zeigt eine schwere entzündliche Veränderung mit zahlreichen Eosinophilen, Lymphozyten, Plasmazellen und Fibroblasten sowie mehrkernigen Riesenzellen und zahlreichen Histiozyten. Dazwischen Nekrosen. Diagnose: Verdacht auf Wegenersche Granulomatose (DEININGER, Darmstadt)

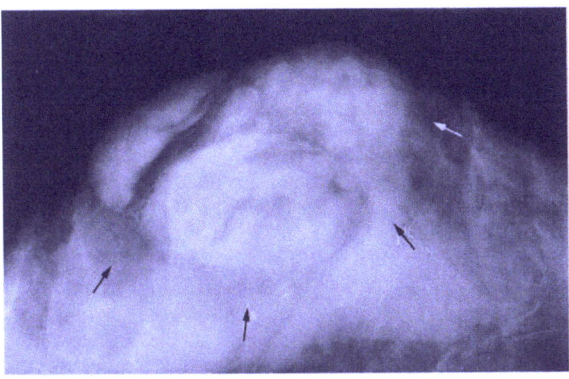

Abb. 51. Hamartom. 29jährige Patientin linke Brust. Unauffälliger Tastbefund. Im Mammogramm glatt konturierter, knolliger Tumor mit zahlreichen Einzelknoten und Säumen von Fettgewebe (*Pfeile*). Verdachtsdiagnose: Hamartom. Differentialdiagnose: Adenofibrolipom (keine histologische Klärung) (STECHER, Schwäbisch Hall)

Hämangiome, Hamartome und Lymphangiome sind meist Zufallsbefunde bei der Biopsie fraglich maligner Brustveränderungen. Das mammographische Bild ist aber völlig uncharakteristisch und durchaus mit einem malignen Prozeß zu verwechseln. Die *Zytologie* versagt oft, da kaum Zellmaterial zu gewinnen ist und beim Hämangiom reichlich Blut aspiriert wird.

Sonographisch sind Hamartome und Hämangiome des Leberparenchyms charakterisiert durch echoreiche Bezirke. Über sonographische Befunde in der Mamma liegen noch keine Berichte oder eigene Erfahrungen vor.

3.2.4.4 Komplizierte gutartige Erkrankungen (Mastopathie)

3.2.4.4.1 Definition und Ursachen

Abgesehen vom Mondor-Syndrom und der Wegenerschen Granulomatose können die Dysplasien (vgl. Abschn. 3.2.4.3) bei der Mastopathie multipel und miteinander kombiniert, vorkommen. Die Mastopathie ist also ein Sammelbecken heterogener proliferierender, atrophierender und fibrosierender Prozesse und kann schon in der Pubertät erstmals auftreten. Ihren Gipfel erreicht sie um das fünfte Lebensjahrzehnt.

Unter der *Mastopathie* werden folglich alle abnormen Gewebsveränderungen des Drüsenkörpers zusammengefaßt, die primär weder entzündlicher noch neoplastischer Natur sind [149]. Anfänglich wurde die Mastopathie den Entzündungen zugeordnet, da häufig lymphozytäre Infiltrate in der Nachbarschaft großer Milchgänge und im intralobulären Mantelbindegewebe zu beobachten sind. Wenngleich entzündliche Infiltrate besonders als Begleiterscheinung der *secretory disease* (vgl. Abschn. 3.2.4.3) vorkommen können, handelt es sich doch im wesentlichen um eine endokrine Regulationsstörung am Erfolgsorgan Mamma. Sie ist vermutlich ausgelöst durch eine lokale Überempfindlichkeit des Brustdrüsenparenchyms auf die körpereigenen Östrogene [22]. Dabei ist nicht geklärt, ob ursächlich die Keimdrüsenhormone im Blut verschoben sind (Disbalance), der Drüsenkörper ungleich durchblutet ist, oder seine Hormonrezeptoren auf die körpereigenen Hormone unterschiedlich anprechen.

Mit zunehmendem Lebensalter nehmen während der generativen Phase der Frau auch die fibrozystischen Veränderungen des Brustparenchyms zu und damit auch die korrespondierenden Beschwerden (Schmerzen, Sekretion, Verhärtungen usw.).

RASMUSSEN und TOBIASEN [135] unterteilen die Mastopathie aufgrund mammographischer Kriterien in 3 Gruppen:

Gruppe 1: Herdförmig verdichtete Drüsenstrukturen ohne Zysten.
Gruppe 2: Verdichtetes Drüsengewebe mit Zysten unter 1 cm Durchmesser.
Gruppe 3: Verdichtetes Drüsengewebe mit kleinen und über 1 cm großen Zysten.

Das Alter der Frauen aus diesen Gruppen differiert signifikant: Die Frauen der *Gruppe 1* sind durchschnittlich 33 Jahre alt, die der *Gruppe 2* etwa 39 Jahre und die der *Gruppe 3* etwa 43 Jahre.

Von Gruppe 1 bis Gruppe 3 nehmen Verhärtungen, Zystenbildungen, Sekretion und Schmerzen konstant zu, was darauf hindeutet, daß die Brustdrüse chronisch gereizt wird und daß neben schon bestehenden Veränderungen ständig neue dazu kommen, sofern der ursächliche Reiz anhält.

Das Bild der fibrozystischen Mastopathie ist *klinisch* und *mammographisch* vielfältig, unruhig und manchmal für den Diagnostiker verwirrend. Er muß deshalb auf verschiedene Untersuchungsverfahren zurückgreifen, wobei neben der Mammographie die *Feinnadelbiopsie* und *Sonographie* das diagnostische Spektrum wesentlich bereichert haben.

Die *Thermographie* kann durch die Verlaufsbeobachtungen evtl. Hinweise auf zusätzliche entzündliche Prozesse und Proliferationen in großen Milchgängen geben und zwar durch ein neu auftretendes atypisches Gefäßmuster oder eine warme Mamille. Auch kann in sehr dichtem Brustgewebe das Thermogramm einmal auf einen malignen Prozeß hinweisen.

Für den Diagnostiker ist in erster Linie wichtig zu wissen, ob überhaupt eine Mastopathie vorliegt oder ob auffällige Veränderungen physiologisch oder Zeichen einer einfachen Dysplasie sind. Zu diesem Zweck muß ein klares Bild darüber bestehen, was bei der feingeweblichen Untersuchung z.B. einem Großflächenschnitt, bei der Mastopathie angetroffen wird, was hiervon Beschwerden verursachen kann und ob Übergänge zu einer Präkanzerose oder einem Frühkarzinom möglich sind. Denn viele in die Brust projizierte Beschwerden haben zum Beispiel ihren Ursprung nicht in der Mamma, sondern außerhalb derselben (z.B. Wirbelsäule) (vgl. Abschn. 3.2.3). Bei der proliferierenden Mastopathie könnte die Kernspintomographie einen diagnostischen Fortschritt bedeuten.

3.2.4.4.2 Histologie

Der endokrin ansprechbare Drüsenkörper setzt sich aus epithelialen (Gänge und Läppchen) und mesenchymalen Bausteinen (periduktales und intralobuläres Stütz- sowie intralobuläres Mantelbindegewebe) zusammen (vgl. Abschn. 3.2.2.2). Das Stützbindegewebe, welches unterschiedlich viel Fettgewebe enthält, nimmt kaum am hormonellen Zyklusgeschehen teil, seine Dichte ändert sich also prämenstruell nicht.

Ausgehend von einem normalen Gangläppchensystem zur Zeit der vollen Geschlechtsreife kann sich das Bild einer Mastopathie entwickeln, wenn Parenchym neu gebildet oder vorhandenes zurückgebildet wird. Man spricht von *progressiven* und *regressiven* Veränderungen der Mastopathie und findet beide Varianten nebeneinander.

3.2.4.4.2.1 Progressive Veränderungen

Zu den progressiven Veränderungen zählt die Vermehrung des Drüsengewebes, was durch eine numerische Läppchenzunahme (lobuläre Hyperplasie) eine Läppchenvergrößerung (lobuläre Hypertrophie) oder eine verstärkte Proliferation der Gänge (Adenose) erfolgen kann (vgl. Abschn. 3.2.4.3.9). Des weiteren kann eine vermehrte Binde- und Fettgewebsbildung im Sinne einer Fibrose bzw. Fibrolipomatose und ein Ödem des Stützkörpers eine Massenzunahme bewirken.

Während die Läppchenvermehrung in der Schwangerschaft physiologisch ist, ist sie bei der Mastopathie atypisch und verursacht Schmerzen von dem Zeitpunkt des Eisprunges ab und vor allem prämenstruell. Häufig werden bei der fibrozystischen Mastopathie *strahlige Narben* entdeckt, auf die HAMPERL (1975) [70] ausführlich hingewiesen hat. Es handelt sich um sternförmig proliferiertes Bindegewebe mit gewucherten Milchgängen und Drüsenläppchen, das histologisch einem Malignom ähnlich ist. Strahlige Narben finden sich in 44% aller Mastopathien multizentrisch und werden oftmals von einer Duktektasie begleitet. Eine gewisse Beziehung zum tubulären Karzinom scheint zu bestehen. Auch werden Narben in ca. 26% in der Nachbarschaft von Karzinomen beobachtet [6, 175] (vgl. Abschn. 3.2.5.1.1).

Strahlige Narben machen das Mammogramm inhomogen und verwirren, besonders wenn sie nur in *einer* Abbildungsebene stärker hervortreten (Abb. 52).

Epithelveränderungen spielen sich an der Zellauskleidung der Milchgänge und Drüsenendstücke ab, die normalerweise von einem zweischichtigen Zylinderepithel ausgekleidet sind. Bei der Mastopathie kommen Zellatrophie, Zellmetaplasie (insbesondere apokrine Metaplasie mit Sekretion) vor. Zellmetaplasien und Atrophien findet man besonders im Bereich von Zysten und ektasierten Milchgängen.

Es scheint, daß innerhalb der Brust besonders bei der Mastopathie durch proliferiertes apokrines Epithel Sekretionsvorgänge ablaufen, die äußerlich nicht sichtbar sind. Nur wenige Frauen mit Zysten bei fibrozystischer Mastopathie sezernieren, weshalb ein Teil des Sekretes entweder im Läppchen, oder – was wahrscheinlicher ist – im Bereich der Milchgänge rückresorbiert wird. Hierüber gibt es bisher keine Mitteilungen.

Die intramammäre Sekretion spielt sicher eine große Rolle bei der fibrozystischen Mastopathie, besonders, wenn sie gestört ist. Die Milchgänge, durch Detritus und Epithelproliferate verlegt, verschmelzen zusammen mit den zystisch degenerierten Drüsenläppchen in kurzer Zeit zu größeren Zysten. Die gestörte Rückresorption führt oft zu dem Bild der „Secretory disease" mit erweiterten Milchgängen und eingedicktem Sekret (Abb. 45). Warum die einen Frauen bei normel weiten Milchgängen sezernieren, die anderen aber nicht und warum sich bei der einen eine „Secretory disease" und bei der anderen nur Zysten entwickeln, ist nicht bekannt. Auf alle Fälle unterhalten proliferierte apokrine Epi-

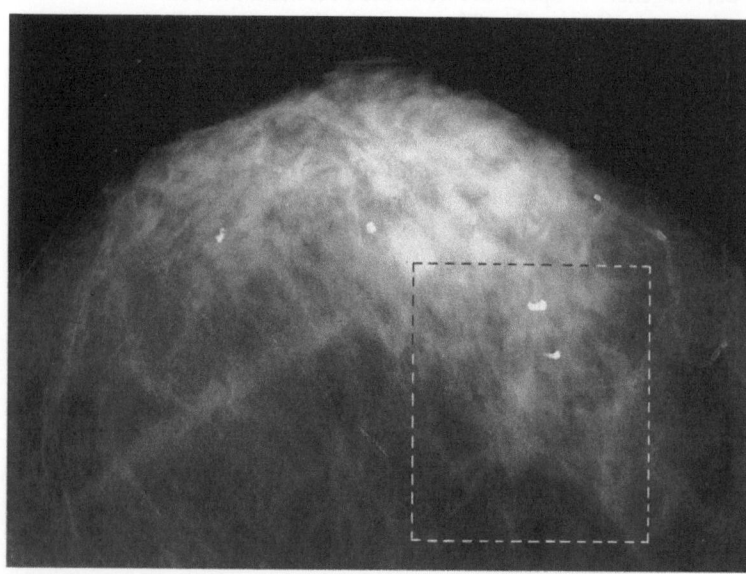

Abb. 52. Strahlige Narbe bei Mastopathie. 60jährige Patientin, rechte Brust. Normaler Tastbefund. Mammographisch sternförmiger Schatten an der axillären Grenze des Drüsenkörpers mit zentralen Verkalkungen und langen Spiculae. Im übrigen Drüsenkörper grobschollige Verkalkungen wie bei Papillomatose. Daneben Gefäßkalk. Verdacht auf Mammakarzinom. Bioptische Klärung. Histologisch strahlige Narbe. Bis 3 Jahre nach der Operation kein Tumorwachstum (LENDVAI, Porz)

thelien einen Sekretstrom von den Läppchen zu den Milchgängen, und durch bisher unbekannte Faktoren ist die Rückresorption manchmal offenbar gestört.

In der Nähe metaplastischer Epithelien, welche besonders in Zysten häufig durch den intrazystischen Druck atrophiert sind, findet man einreihiges, prismatisches Epithel mit reichlichem, intensiv azidophilem, feingranulärem Zytoplasma und basalständigem, rundem Kern. Dies Zellbild trifft man auch bei der Feinnadelbiopsie von Mastopathieknoten und Zysten an. Ausgangspunkt für diese Zellen ist die innere Zellschicht, wobei die Myothelien atrophieren. Diese metaplastischen Epithelien, die z.T. als wesensgleiche Bildungen apokriner Schweißdrüsen, z.T. als Onkozyten aufgefaßt werden, neigen zu harmlosen, sprossenartigen Proliferationen, die man abgeschilfert auch im Sekret bei sezernierender Brust entdecken kann. Sie können verkalken, genauso wie sich Kalk in der Wand der Acini und im Interstitium ablagern kann. Daneben findet man in ektatischen Gangabschnitten degenerative Epithelveränderungen in Form großer, schaumiger Kolostrumzellen mit pyknotischen Kernen und granulärem schwärzlich pigmentiertem Zytoplasma [130].

Die degenerativen Zellformen bleiben bisweilen noch längere Zeit im Verband erhalten, ehe sie sich einzeln oder in Gruppen zur Lichtung hin ablösen.

Ihr Auftauchen im Sekret oder im Zystenpunktat spricht für das Vorliegen zystisch degenerierten Drüsenparenchyms. Solange keine zusätzlichen Epithelproliferationen im Drüsenkörper nachzuweisen sind, spricht der Pathologe von einer einfachen Mastopathie, die pro- oder regressiv sein kann (Mastopathie Typ I nach PRECHTEL).

Eine *proliferierende Mastopathie* liegt vor, wenn sich intraduktal entweder solide, tubuläre oder sproßartige pseudopapilläre Epithelproliferationen finden. Bei einem Drittel der zur histologischen Untersuchung kommenden Gewebe ist eine derartige zentrale Epithelproliferation nachzuweisen. Die Zellen sind jedoch regulär. Eine maligne Entartung ist absolut selten. Sie wurde früher von PRECHTEL selbst überbewertet (proliferierende Mastopathie Typ II nach PRECHTEL).

Etwa 5–10% der durch Biopsie gesicherten Mastopathien weisen Epithelproliferationen mit mäßiger *Atypie* im Zellverband und an den Zellen auf. Störungen in der Zellpolarität, in der Zellhaftung untereinander und zur Basalmembran sowie wechselnde Zellkerngrößen und Mitosen führen zur Diagnose der *atypisch proliferierenden Mastopathie* (Mastopathie Typ III nach PRECHTEL).

Die Meinungen, ob und in welchem Umfang die atypisch proliferierende Mastopathie als Risikokrankheit anzusehen ist, sind sehr unterschiedlich. Es gibt Autoren, die von einem ein- bis zu zehnmal höheren Karzinomrisiko bei Frauen mit Mastopathie generell ausgehen. Andere dagegen lehnen dies ab [16, 119]. In einem großen Biopsiegut von Frauen im Alter bis zu 55 Jahren sind die obengenannten Mastopathietypen mit einer Häufigkeit von 10:3:1 vertreten. Dabei ist laut PRECHTEL und FINSTERER (1982) [130] die mittlere Entartungshäufigkeit proliferierender Mastopathien generell dreimal so hoch wie bei der einfachen Mastopathie. Dem Mastopathietyp I folgt bei 0,75% der biopsierten Frauen ein Karzinom innerhalb von fünf Jahren, dem Mastopathietyp II bei 1% und dem Mastopathietyp III bei 1,2%.

Für den Röntgendiagnostiker sind diese Zahlen zwar interessant, die Routinediagnostik und den Zeitpunkt röntgenologischer Kontrollen beeinflussen sie jedoch nicht. Denn werden in einem mammographisch oder klinisch auffälligen Bezirk bei der Operation atypische Zellen gefunden, so ist der Herd ja zunächst einmal entfernt und das aktuelle Problem gelöst. Kontrollmammographien erfolgen zwar in 1–2jährigen Abständen – je nach Ausmaß der Atypien – kürzere Abstände kommen allenfalls in Frage, wenn ein In-situ-Karzinom oder bereits ein infiltrierendes Karzinom entdeckt und auf eine subkutane Mastektomie oder eine Ablatio mammae verzichtet wurde.

Der Begriff *proliferierende Mastopathie* sollte also nicht überstrapaziert werden, denn die Frauen werden mit dem Begriff der Mastopathie derart verwirrt und unnötig beunruhigt, müssen wiederholt den Arzt aufsuchen und sich immer wieder Mammographiekontrollen in kurzzeitigen Abständen unterziehen, wobei sich aber kaum kurzfristig auftretende Karzinome finden. Wenn man aber bei der *atypisch proliferierenden Mastopathie* von einer gegenüber der „Normalbevölkerung" gesteigerten Karzinomhäufigkeit von 1,2% ausgeht, so ist dies verglichen zum Gesamtkollektiv, eine so minimale Zahl, daß sich die Dramatik nicht rechtfertigt, mit der manche Frauen „überwacht" werden, mit allen psychischen und psychosomatischen Folgen.

3.2.4.4.2.2 Regressive Veränderungen

Regressive Veränderungen des Parenchyms sind gekennzeichnet durch eine Rückbildung der Läppchen und der Milchgänge mit Fibrose und Hyalinose des Mantelbindegewebes sowie lipomatöser Umwandlung des Stützbindegewebes. Ferner durch erweiterte Milchgänge und Zysten. Die Gangektasie wird manchmal von einer Plasmazellmastitis begleitet, die ihrerseits eine periduktuläre Fibrose mit oder ohne Mamillenretraktion und gelegentlich eine blutige Sekretion verursacht. Eine Volumenzunahme der Brust tritt trotz der regressiven Veränderungen nicht auf, da die Parenchymrückbildung durch Zysten, Fettgewebe und Adenosen ausgeglichen wird. Die Mastopathie ist im allgemeinen durch die Kombination pro- und regressiver Veränderungen charakterisiert. Dabei können Zysten aller Größenordnungen (*zystische Mastopathie*) oder aber Fibroseherde (*fibröse Mastopathie*) das Bild beherrschen, was für den Radiologen jedoch von untergeordneter Bedeutung ist.

Proliferierendes Milchgangsepithel und regressiv verändertes Parenchym können *verkalken*. Die Kalkpartikel sind z.T. zu klein (unter 150–200 µm) und so diffus verstreut, daß sie mammographisch nicht auffallen. In einem Vergrößerungsbild oder Mikroradiogramm sind sie jedoch zu erkennen, aber stets in dysplastischem oder mastopathisch verändertem Gewebe. So finden sich Mikroverkalkungen in etwa 19% aller Fibroadenome, 26% aller Fibrosen und generell bei 57% aller fibrozystischen Mastopathien [5, 19]. Dabei unterscheiden sich zwei Kalktypen:

Eine *granuläre* Form, vorwiegend intrazellulär und eine *homogene* (mit oder ohne konzentrische Ringe), die meist mit einer Sekretion bzw. mit Schaumzellen, apokrinen Zellen und gebundenen Lipiden in Verbindung steht. Besonders eingehend hat sich mit dem Mikrokalk LANYI (1976, 1986) [98, 99, 100, 101, 102] auseinandergesetzt. Das Studium seiner Arbeiten sei jedem radiologischen Mammadiagnostiker eindringlich empfohlen.

Mit Hilfe der Rastermammographie ist Kalk wegen des reduzierten Streustrahlenanteiles im filmschwärzenden Röntgenspektrum besser zu erkennen als mit der herkömmlichen Technik.

Vielleicht erleichtert bei dichten Brüsten in Zukunft die von FRIEDRICH (1982) [52] empfohlene, selektive Filtertechnik, zum Teil mit einem rhodium- oder palladiumgefilterten Wolframspektrum den Nachweis von Verkalkungen noch besser als bisher.

Diese neue Technik ermöglicht eine differenziertere Anpassung von Kontrast und Dosis der Strahlung an dicke und dichte Aufnahmeobjekte. Als Filmmaterial könnte statt silberarmer Filmfoliensysteme auf geschlossene Tageslichtsysteme mit panchromatischen doppeltbeschichteten feinkörnigen Materialprüffilmen und feinzeichnenden Folien zurückgegriffen werden, was zusätzliche Informationen bringen dürfte.

Mikrokalk ist offenbar der einzige Hinweis auf eine Präkanzerose und ein bereits infiltrierendes Malignom. Er ist nur mammographisch zu erkennen, da alle anderen additiven Verfahren nicht in der Lage sind, ihn nachzuweisen. Der Pathologe findet häufiger Mikrokalk in seinen Schnitten als der Radiologe im Röntgenbild. Die Verkalkungen liegen entweder intraduktal im Bereich abgestoßener Epithelien oder interstitiell im Stroma oder zwischen Acinus, Epithel und Basalmembran.

Die intraduktal im Milchgangsystem und im Läppchenbereich abgelagerten Kalkpartikel führen röntgenologisch häufig zu der *typischen Dreiecksform maligner Verkalkungen* auf die LANYI [101] aufmerksam gemacht hat und kommen sowohl bei der proliferierenden Mastopathie, wie auch bei Präkanzerosen und beim Malignom vor und müssen deshalb entfernt werden. Eine Differenzierung in benigne und maligne Prozesse ist zwar in manchen Fällen möglich, eine Entfernung läßt sich dennoch häufig nicht vermeiden, besonders bei der sklerosierenden Adenose.

Verfettete Zysten lagern ebenfalls Kalk ein, was mammographisch zu runden sphärischen Kalkringen mit oder ohne sogenanntem „Teetassenphänomen" (Spiegelbildung von „Kalkmilch" in den Zysten dargestellt im seitlichen Strahlengang) führt [100]. Im Bereich blind endender Milchgänge können relativ grobschollige Kalkablagerungen durch eine typische Rosettenform auffallen und sich deshalb mammographisch von einer dreiecks- oder bandförmig verkalkenden malignen Form differenzieren (sog. blunt duct-Adenose) [98].

Bei der *sklerosierenden Adenose* kommen auch Mikroverkalkungen vor, die sich röntgenologisch nicht von denen eines Malignoms unterscheiden.

Auf sonstige benigne Verkalkungen wurde bei den einzelnen Dysplasien hingewiesen, ferner bei den traumatischen und posttraumatischen Veränderungen (S. 310).

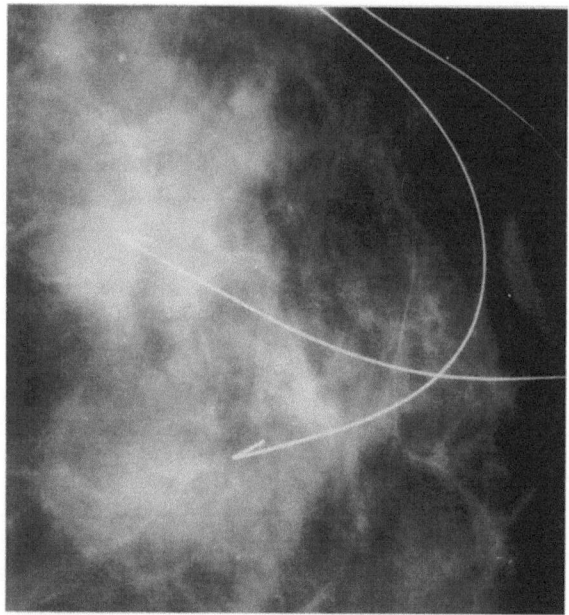

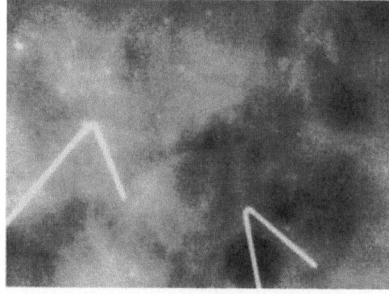

Abb. 53a–c. Mikrokalk bei der Mastopathie. **a** Teils disseminierte, teils herdförmig massierte, ringförmige Verkalkungen bei der Mastopathie. Histologisch Verkalkungen in der Wand von Acini und im Drüsenlumen. Keine Atypien. **a₁** Ausschnittvergrößerung (6fach) aus dem Präparatradiogramm. **b** Gruppierter Mikrokalk bei fibrozystischer Mastopathie. Kalk in der Wand der Acini (im oberen Bildausschnitt die dunklen Stellen im Bereich der Drüsenschläuche (*Pfeil*). **c** Ausgedehnte Verkalkungen bei proliferierender Mastopathie, Typ II–III mit Epithelatypien (in der gegenseitigen Brust trotz diskreterer Verkalkung infiltrierendes Karzinom). Kalktyp im Gegensatz zu **a** und **b** polymorph, unregelmäßig und unterschiedlich massiert. **c₁** Ausschnittvergrößerung vom Präparatradiogramm (6fach)

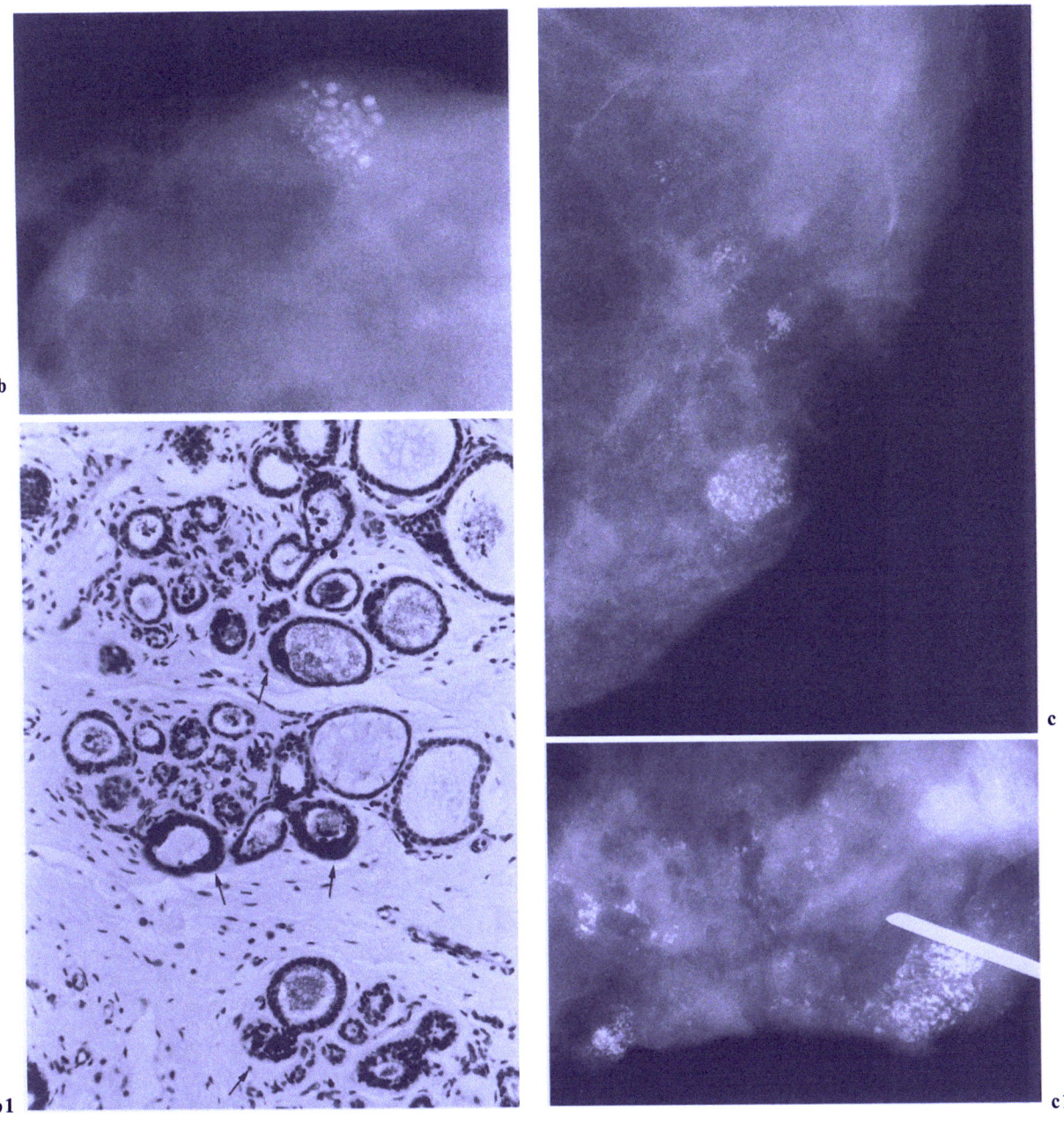

Abb. 53 b, c

3.2.4.4.3 Mammographie und additive Methoden

Die *progressiven* und *regressiven* Veränderungen am Drüsenparenchym führen zusammen mit Verkalkungen zu dem sehr bunten mammographischen Bild der Mastopathie. Die zarten, glatt konturierten und übersichtlichen Strukturen des normalen Drüsenkörpers gehen bei der Mastopathie über in ein grobfleckiges Aussehen mit herdförmigen, zum Teil konfluierenden Verschattungen, die das Röntgenbild inhomogen erscheinen lassen. Inmitten dieser Verdichtungen können Präkanzerosen bzw. Mikrokarzinome relativ lange wuchern, bevor sie erkannt werden. Hier liegt der Grenzbereich der radiologischen Mammadiagnostik. Zu diesen kleinfleckigen Verdichtungen kommen unscharfe Fleckschatten durch Fibroseherde (Abb. 55), glatt konturierte und homogene durch Zysten und nicht verkalkende Fibroadenome sowie grob- und feinschollige Kalkablagerungen durch Fibroadenome, Plasmazellmastitis und verkalkte Zysten sowie sklerosierende Adenosen. Abgesehen von den Verkalkungen schwanken Größe und Form

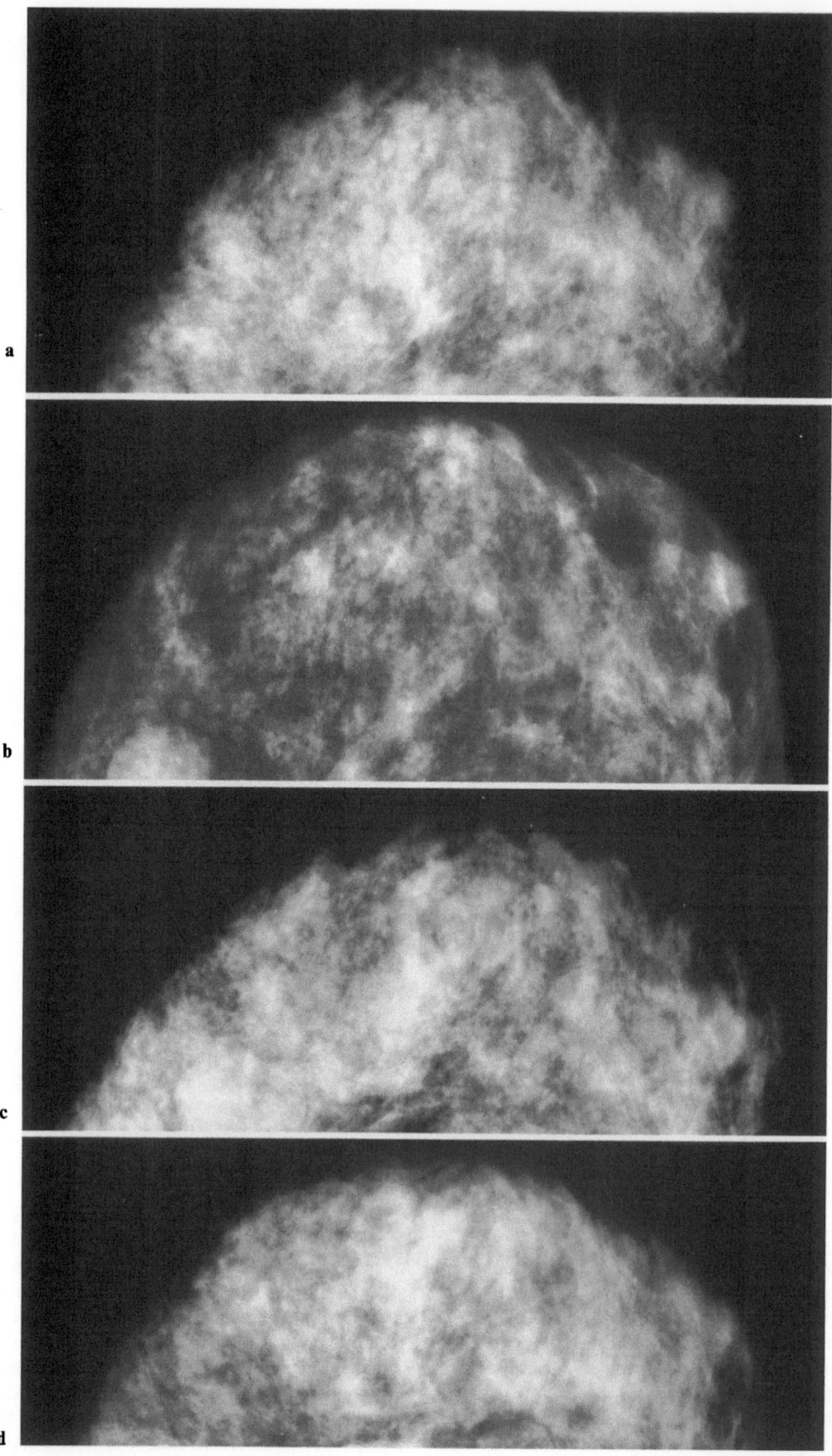

◀ **Abb. 54a–d.** Dynamik der Mastopathie. 41jährige Patientin, linke Brust. Ausgeprägte fibrozystische Mastopathie mit rezidivierenden Zysten und Resistenzen. **a** Mammogramm 1979: Zahlreiche, kleinfleckige, zum Teil konfluierende Verschattungen. Kein Tumorverdacht. **b** Mammogramm 1984: Neu aufgetretene Zysten im lateralen und medialen Quadrantenbereich. Feinnadelbiopsie mit Entleerung der Zysten. **c** Mammogramm 1985: Zahlreiche kleine Zysten, zum Teil konfluierend. Die Zysten im inneren Quadranten haben sich nicht wieder gefüllt. Im lateralen Quadranten stellt sich der Zystenschatten noch dar. **d** Mammogramm 1986: Die Zyste lateral ist verschwunden. Die Brust wirkt wieder relativ gleichförmig. Brustwandnahe deutet sich jedoch wieder eine etwas größere Zyste an

der Verdichtungen innerhalb des Mammaparenchyms von Zyklus zu Zyklus und abhängig vom Lebensalter, ohne jedoch das Grundmuster zu verlieren (Abb. 54).

Die periduktuläre Fibrose verursacht eine verstärkte, z.T. bandförmige retromamilläre Verdichtung, die manchmal zu einem größeren Areal konfluiert.

Bei der *Galaktographie* sind erweiterte Milchgänge und zystisch degenerierte Drüsenläppchen nachzuweisen (Abb. 56). Dabei können auch Papillome und Papillomatosen beobachtet werden (Abb. 47).

Die proliferierenden und regressiven Veränderungen sollten aber im Röntgenbild zu erkennen sein, bevor der Begriff „Mastopathie" verwendet wird. Ein stromareicher, strahlendichter Drüsenkörper ist per se noch kein Hinweis auf eine Mastopathie, wenngleich sich dahinter morphologisch eine verbergen kann.

Die *Zytologie* ist einmal durch Feinnadelbiopsie, zum anderen durch Sekrete aus dem Milchgangssystem und Punktate von Zysten zu gewinnen. Bei zystisch degenerierten Drüsenläppchen, ektasierten Milchgängen mit und ohne Plasmazellmastitis, finden sich gehäuft Schaumzellen, Onkozyten sowie apokrin metaplastisches Epithel. Fibroadenome führen zu einem typischen zytologischen Bild (vgl. Abschn. 3.2.4.3.7) und alle sonstigen proliferativen Prozesse lassen Läppchen- und Ductusepithel mit mäßiger Kernunruhe aber ohne Atypien erkennen. Das Vorhandensein von Mythelien (Korbzellen) in Form sogenannter bipolarer nacktkerniger Zellen [176] zwischen dem Ductusepithel sind ein günstiges Zeichen. Sie kommen nur selten beim Karzinom vor.

Sind *atypische Epithelien* vorhanden, so muß an eine *Krebsvorstufe* oder an ein *Karzinom* gedacht werden (beides läßt sich zytologisch nicht voneinander unterscheiden) und eine *Operation* ist der nächste Schritt.

Die *Sonographie* ist eine wertvolle Hilfe bei der Analyse der Drüsenstrukturen, beim Nachweis von Zysten und insbesondere zum Ausschluß eines okkulten stromareichen Karzinoms, welches durch einen typischen dorsalen Schallschatten auffallen kann (Sog. Schornsteinphänomen).

Mikrosonographische Untersuchungen am Brustdrüsengewebe haben ergeben, daß die sonographische Diagnostik bzw. die akustische Reaktion auch im Mikrobereich Drüsenstrukturen analysieren kann. Sicher sind noch weitere erhebliche Fortschritte der Sonographie von normalem und pathologisch verändertem Drüsengewebe bei der Mastopathie und beim Karzinom zu erwarten [97]. Die Treffsicher-

Abb. 55a, b. Mastopathie und Karzinom. 53jährige Patientin. Derber Knoten in der linken Brust. **a** Mammogramm rechts: Ausgeprägte fibrozystische Mastopathie mit zahlreichen kleinfleckigen Verschattungen, einzelnen verkalkten Zystchen und betonten Milchgängen. Kein Tumorverdacht. **b** Mammogramm links: Lateral oben knollige Verdichtung mit langen, strahligen Ausläufern, die das umgebende Parenchym retrahieren und in der Architektur verändern. Diagnose: Fortgeschrittenes Mammakarzinom bei ausgeprägter fibrozystischer Mastopathie

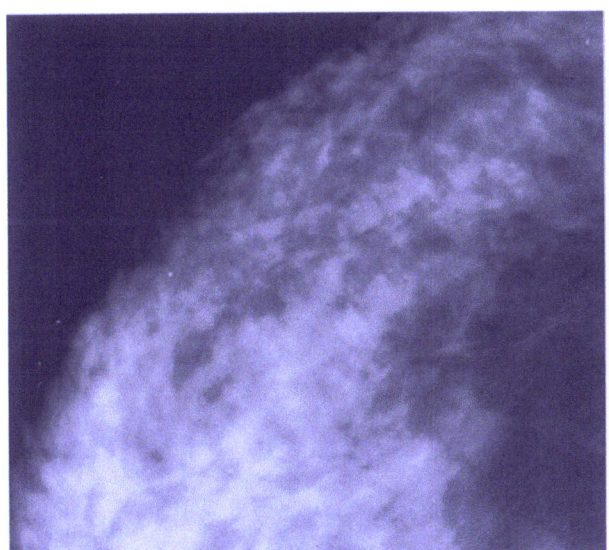
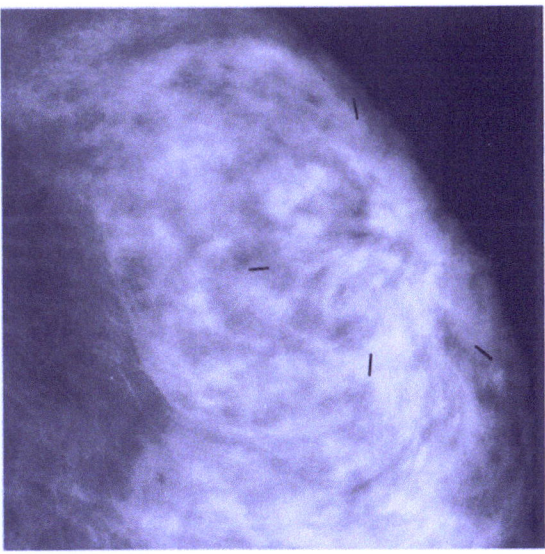

heit der Sonographie beträgt bei gutartigen Veränderungen etwa 70%, bei bösartigen Prozessen etwa 89%, wobei bei T_1-Stadien (Präkanzerose, minimal cancer) etwa 75% angegeben werden [93, 150].

Da sich in uncharakteristischen Verdichtungsherden des Drüsenparenchyms – wenn überhaupt – eher die stromareichen und weniger die zellreichen Neoplasien verbergen, wäre gerade die Sonographie eine Indikation bei unklaren Verdichtungen im Mammogramm. Denn die stromareichen Neoplasien (z.B. das szirrhöse Karzinom) fallen in etwa 60% durch den obengenannten dorsalen Schallschatten auf. Auch Zystenkonglomerate, die ebenfalls zu unregelmäßigen Fleckschatten im Mammogramm führen können, lassen sich sonographisch nachweisen und von soliden Prozessen (Fibroadenom) differenzieren.

Die *Spezifität* der Mammographie ist demgegenüber bei umschriebenen uncharakteristischen Verdichtungen des Parenchyms mit 20–30% relativ niedrig, sie läßt sich steigern, wenn die Feinnadelbiopsie zusätzlich erfolgt, vorausgesetzt, die Läsion wird von der Nadel getroffen. Dies ist bei klinisch okkulten Veränderungen nur durch eine stereotaktische Punktion oder mit Hilfe von Rastertuben möglich, was aber nicht überall zur Verfügung steht.

Bei sonographisch zu ortenden Läsionen dürfte ab einer bestimmten Größenordnung der ultraschallgesteuerten Biopsie in Zukunft große Bedeutung zukommen [78].

Die *Thermographie* kann eine erwärmte Mamille zeigen, was auf intraduktale Proliferationen hinweist. Auch können sog. hot spots, unvollständig geschlossene Schleifen und/oder die diffuse Überwärmung eines Quadranten auf einen proliferierenden oder entzündlichen Prozeß hinweisen, was die mammographische, zytologische und sonographische Diagnostik unterstützt. Selten leiten sich aus der Thermographie allein allerdings therapeutische Konsequenzen ab.

Die Indikationen zu einer *Operation* sind bei der Mastopathie besonders streng zu stellen, da Patienten mit Mastopathie ohnehin gehäuft operiert werden und die Brust durch Narben unübersichtlich und schlechter überwachbar wird. Nach zahlreichen Biopsien wird dann später eine subkutane Mastektomie mit Implantation einer Silastik-Prothese erforderlich, mit allen damit verbundenen Konsequenzen und Problemen für die Patientin (vgl. Abschn. 3.2.4.1.3).

Verglichen mit den diagnostischen Möglichkeiten, die uns heute gerade bei Problempatienten zur Verfügung stehen, werden noch zu viele Patienten operiert, nur weil sie unklare und schwierig beurteilbare Mammogramme aufweisen. Bei zwei Drittel aller Brüste eines großen Untersuchungsgutes wurde röntgenolo-

Abb. 56a, b. Fibrozystische Mastopathie im Galaktogramm. 47jährige Patientin, linke Brust. Seit Jahren Galaktorrhoe. Grobknotiger Drüsenkörper. **a** Galaktogramm 1974: Zahlreiche Mikrozysten im Bereich der Drüsenläppchen. Keine Milchgangsproliferationen. Stromareicher Drüsenkörper. **b** Mammogramm 1985: Fibrozystische Mastopathie mit zahlreichen kleinfleckigen, konfluierenden Verdichtungen und betonten Milchgängen. Homogene Verdichtung des Drüsenparenchyms

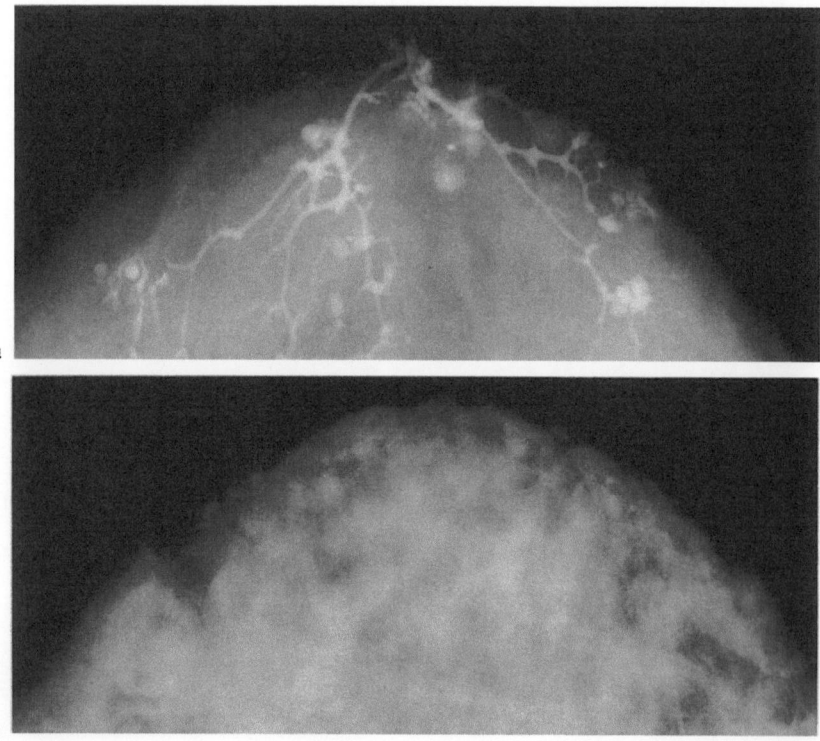

gisch die Diagnose „fibrozystische Mastopathie" gestellt, nur 16% der Mammogramme wurden als „normal" eingestuft. Bei 17% aller Patienten fanden sich unklare oder suspekte Veränderungen. Nur bei zwei von 19 Patienten, die sich einer Nadelbiopsie unterzogen, fand sich ein invasives Karzinom und bei einem weiteren ein Carcinoma lobulare insitu (Clis) [32]. Dies gibt zu denken. Gerade bei der Mastopathie kann das gesamte Spektrum diagnostischer Möglichkeiten eingesetzt werden mit dem Ziel, eine *Operation* zu *verhindern*. Besonders wichtig scheint zu sein, daß die diagnostischen Methoden (einschließlich Zytologie von Punktaten) in *einer Hand* liegen, denn dann ergibt sich ein Optimum an Sicherheit für den Patienten. So ist zum Beispiel mancher Radiologe gegen seine Überzeugung gezwungen, eine Probeexzision zu veranlassen, weil der Zytologe ihm dies empfiehlt. Aus forensischen Gründen wird kaum jemand das Risiko auf sich nehmen, einen derartigen Zellbefund ohne Konsequenzen zu den Akten zu legen.

Nur etwa 5% aller Frauen bedürfen einer gründlichen Untersuchung mit *allen* zur Verfügung stehenden Diagnostikverfahren. Bei dem Rest kommt man mit Palpation, Mammographie und gegebenenfalls Feinnadelbiopsie aus.

Es ist nicht notwendig, Frauen mit dem Röntgenbild einer fibrozystischen Mastopathie öfters zu mammographieren als Frauen mit unauffälligen Drüsenkörpern. Kontrollen in $1^1/_2$–2jährigen Abständen sind ratsam. Denn was bei einer Erstmammographie nicht zu sehen ist (z.B. weil das Drüsengewebe zu strahlendicht ist) stellt sich auch auf kurzfristig exponierten Kontrollmammogrammen nicht dar. Die klinische Überwachung, insbesondere aber die Selbstuntersuchung durch die Frau ist in diesen Fällen zu intensivieren. Es gibt Mastopathieformen, die röntgenologisch wegen der Strahlendichte des Drüsenparenchyms überhaupt nicht zu beurteilen sind, was man den Patienten auch sagen sollte, um sie nicht in einer falschen Sicherheit zu wiegen. Allenfalls langfristige Kontrollen in zwei- bis dreijährigen Abständen sind dann zum Nachweis oder Ausschluß neu entstandener Mikroverkalkungen angebracht. Im übrigen sollte die Palpation intensiviert werden.

Patienten, die durch Fehlinformationen ein falsches Bild vom Risiko der Mastopathie haben, sind zu beruhigen. Sie erkranken nicht häufiger an einem Karzinom als ihre brustgesunden Altersgenossinnen.

In diesem Zusammenhang sei kurz auf die von WOLFE [173, 174, 175] immer wieder diskutierte Frage des Zusammenhanges zwischen Parenchymmuster der Brust und Entstehung von Brustkrebs eingegangen. WOLFE differenziert zwischen involvierten Brüsten (N1) mit einer Inzidenz von 0,14% Mammakarzinom und – über P 1 und P 2 (unter oder über ein Viertel betroffenes Drüsenkörpervolumen) – Brüsten mit flächenhaft ausgedehnten dysplastischen Veränderungen (Dy). Bei diesen findet er eine Inzidenzrate von 5,2% Karzinomen. Diese Ergebnisse werden in der Literatur sehr kontrovers beurteilt und sind nach eigenen Erfahrungen nicht stichhaltig [28, 46, 79, 169, 172]. Diese Frage spielt aber allenfalls für Screening-Programme eine Rolle, um Frauen mit einem erhöhten Risiko zu selektieren.

Für die Routinediagnostik ist die Frage nach dem Parenchymmuster unerheblich, da jede Brust individuell in Verbindung mit Inspektion und Palpation zu beurteilen ist und man von einem bestimmten Parenchymmuster auch keine gehäuften Kontrollen ableiten darf. Es wird keine Patientin öfters einbestellt oder operiert, nur weil sie eine verstärkte Milchgangszeichnung oder mastopathische Fleckschatten im Mammogramm erkennen läßt. Die Mastopathie beunruhigt in vielen Fällen den Arzt mehr als die Patientin, obwohl es doch umgekehrt sein sollte. Mit den uns zur Verfügung stehenden diagnostischen Möglichkeiten sollten wir Brustkrebs *ausschließen* und die Patienten beruhigen. Wir sollten sie nicht verunsichern, wenn wir uns selber nicht sicher sind. Aus dieser *persönlichen Unsicherheit* Konsequenzen im Sinne einer Ablatio oder einer subkutanen Mastektomie zu ziehen ist für den Patienten außerordentlich schlecht. Die Aussage – ja jedes einzelne Wort – des Arztes wird von vielen Frauen häufig auf die Waagschale gelegt und beeinflußt deren Seelenleben und das ihrer Familien in erheblichem Maße negativ. Wenn man sich sicher ist, daß – abgesehen von der seltenen atypisch proliferierenden Form – die Mastopathie nur mit einem geringen Krebsrisiko verbunden ist, daß allenfalls die Überwachung und Vorsorge sich schwieriger gestaltet, so fällt die Beruhigung der Frauen vielleicht etwas leichter.

Die *Therapie* mastopathischer Veränderungen entspricht im wesentlichen der der Dysplasien.

3.2.5 Präkanzerosen und Frühkarzinome

Weder mammographisch noch zytologisch noch durch eine sonstige nicht operative Maßnahme ist eine Präkanzerose von einem infiltrierenden Frühkarzinom zu unterscheiden. Die Präkanzerosen weisen die gleichen Röntgenmerkmale wie das infiltrierende Mini-oder Frühkarzinom auf, dem durch Operation nachgegangen werden muß. Deshalb erübrigt sich eine gesonderte Besprechung der histologischen Subspezialitäten im Hinblick auf die Röntgenmorphologie. Präkanzerosen und Frühkarzinome werden deshalb gemeinsam besprochen; dennoch sei die histologische Klassifikation der unterschiedlichen Invasionsstufen neoplastischer Prozesse der Röntgenmorphologie vorangestellt.

3.2.5.1 Histologische Klassifizierung

3.2.5.1.1 Die Präkanzerose

Es handelt sich um feingewebliche Organveränderungen, die empirisch der nicht invasiven und invasiven Phase eines Karzinoms vorausgehen. Dazu zählen

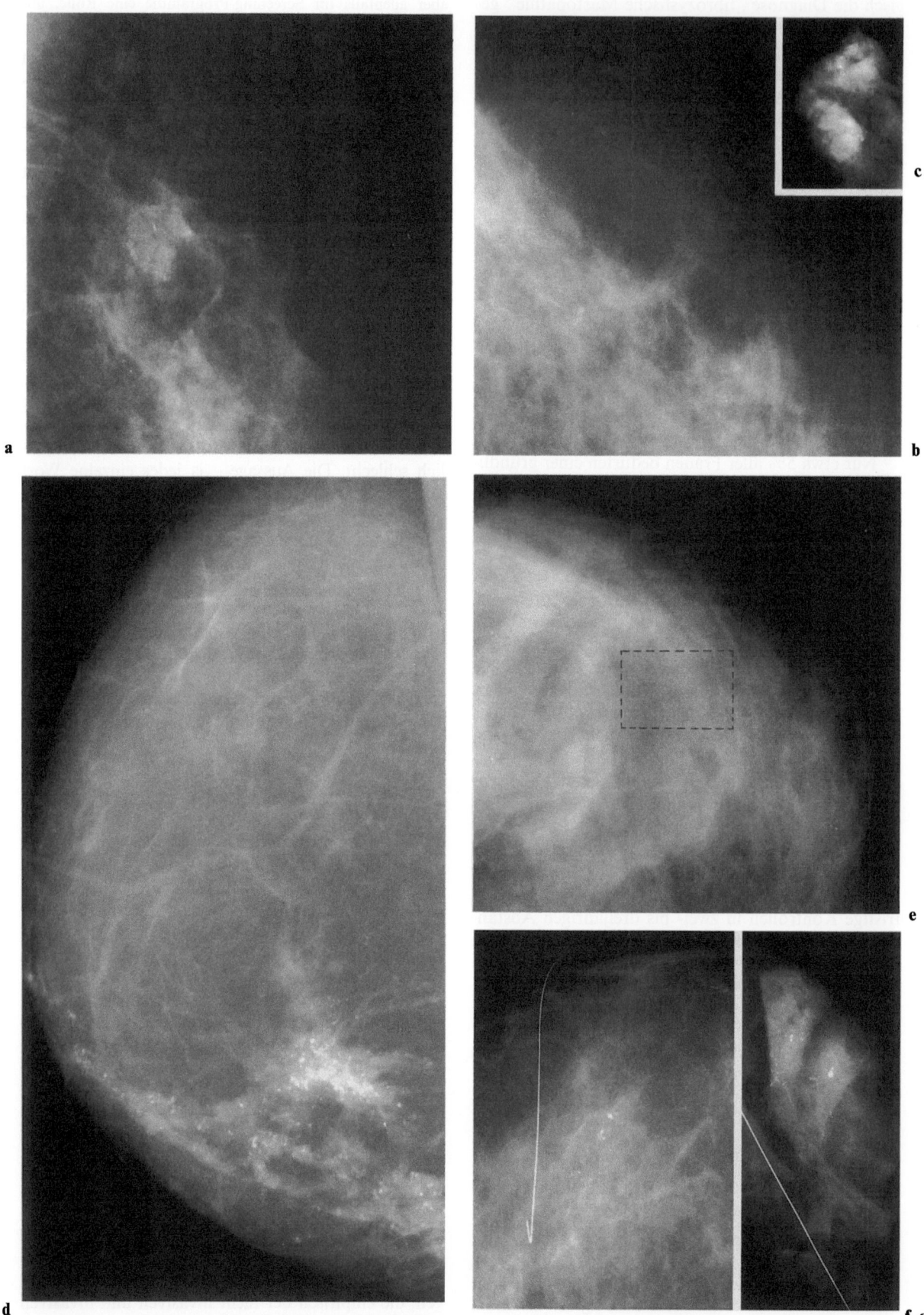

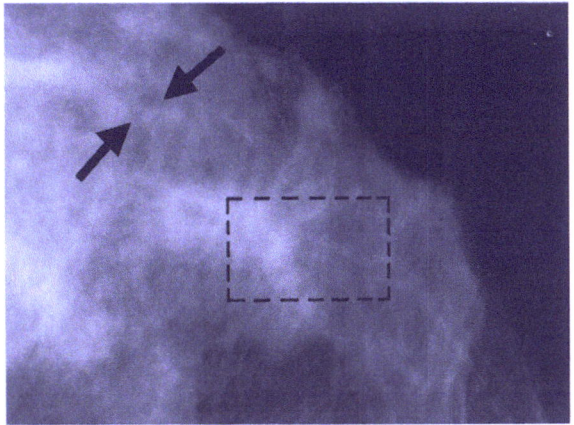

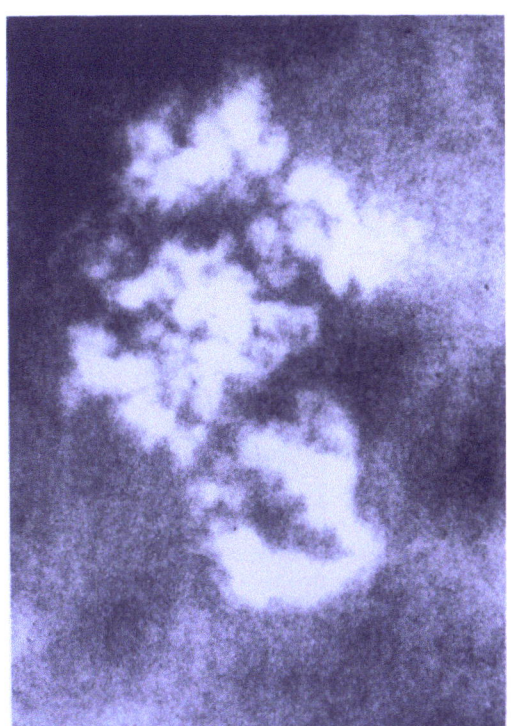

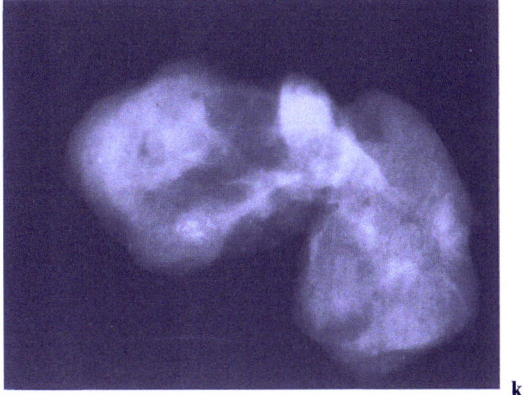

Abb. 57 a–m. Verdächtige Mikroverkalkungen. **a–c** Kleinherdige Mikroverkalkungen bei Carcinoma lobulare in situ. **d** Großflächige Mikroverkalkungen bei intraduktalem Karzinom. **e** Intraduktales, nicht infiltrierendes Karzinom. **f, g** Fibrozystische Mastopathie mit atypischer, teils kryptöser, teils solider Epitheliose. Kein invasives Karzinom. **h–m** Intralobuläre Epitheliose mit kleinherdigem, intraduktalem und z.T. intralobulärem Karzinom mit Verkalkungen (*Pfeil*) (bei **i** Vergrößerung des Kalkes von **h** 20fach) (**l**) sowie kleinzystischer Fibrose mit Korbzellwucherung und intraluminären unverdächtigen Kalkpartikeln (**m**)

alle durch atypische Epithelproliferationen gekennzeichneten Formen der Mastopathie, die diffuse Papillomatose sowie das Carcinoma lobulare in situ (CLIS). Hier liegt ein eindeutig *erhöhtes* Karzinomrisiko vor.

Zu den Präkanzerosen zählen ferner die strahligen Narben bei der Mastopathie und die juvenile Papillomatose (vgl. Abschn. 3.2.4.3 [12]).

Auf die radiären oder *strahligen Narben* bei der Mastopathie hat HAMPERL [70] erstmals 1975 ausführlich hingewiesen. Es handelt sich um eine herdförmige tubuläre Wucherung, die mit einer Fibrose und Elastose des Stromas verbunden ist und mit Verkalkungen einhergeht. Makroskopisch imponiert sie auf dem anatomischen Schnitt wie ein infiltrierend wachsender Tumor. Die Narben sind wenige Millimeter bis ein Zentimeter groß und heben sich mammographisch durch ihre Dichte vom übrigen Drüsenparenchym ab (Abb. 52). Im Gegensatz zum Karzinom sind sie aber als umschriebener Tumor nicht tastbar und es besteht keine Diskrepanz zwischen dem röntgenologischen und dem klinischen Aspekt, wohingegen das sternförmige Karzinom durch Infiltration des Fettgewebes klinisch größer imponiert als mammographisch und vielfach zu Hauteinziehungen führt. Histologisch können sich *differentialdiagnostische Probleme* zum invasiven Karzinom ergeben. Eine pathogenetische Beziehung zwischen Narben und tubulär differenzierten Karzinomen wird vermutet [37, 175].

Die *juvenile Papillomatose* wurde bereits besprochen. Das erhöhte Karzinomrisiko liegt bei dieser Veränderung zwar vor, ist bis jetzt aber nicht sicher abzuschätzen [15, 141].

3.2.5.1.2 Das Carcinoma in situ

Der Begriff wird seit FOOTE und STEWART [51] für die Läppchenproliferation gebraucht, die z.T. mit isomorphen (Typ A) z.T. mit polymorphen Zellen (Typ B) einhergeht. Das Entartungsrisiko beim Typ A liegt bei etwa 6,8%, das des Typs B bei 25%. Zwischen beiden bestehen fließende Übergänge [51, 177].

3.2.5.1.3 Das nicht-invasive Karzinom

Es handelt sich um eine intraduktal oder vom Läppchengewebe ausgehende Neoplasie mit den zytologischen Kriterien der Malignität, die aber die Grenzen der Gänge und Läppchen noch nicht durchbrochen hat. Diese Feststellung ist lichtmikroskopisch allerdings nicht immer möglich, zumal nicht das gesamte Material in Stufenschnitten aufgearbeitet

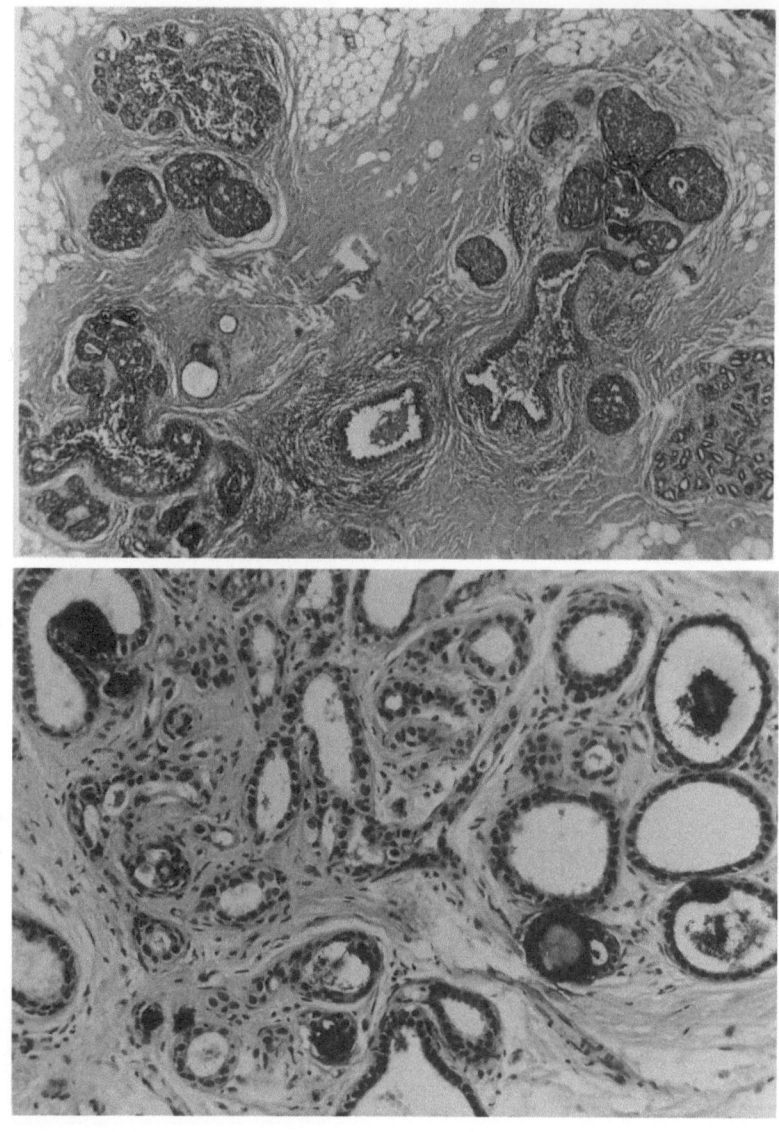

Abb. 57 l, m

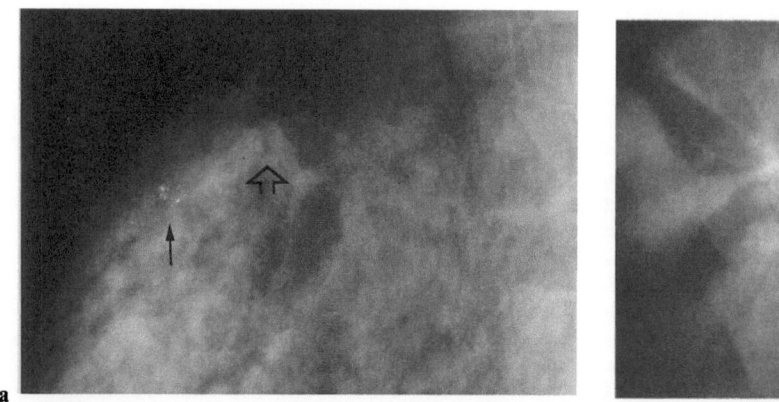

Abb. 58a, b1, b2   b1   b2

Abb. 58 a–e. „Suchen und Finden" von Mikrokalk. **a** 51jährige Patientin, rechte Brust. Bei der Vorsorgemammographie war sowohl gruppierter Mikrokalk (*Pfeil*) als auch eine angedeutet sternförmige Verschattung in unmittelbarer Nachbarschaft (*Doppelpfeil*) des äußeren oberen Quadranten axillanahe aufgefallen. **b** Im Präparatradiogramm läßt sich sowohl die sternförmige Verschattung (**b1**) als auch der gruppierte Mikrokalk (**b2**) nachweisen. Beides wird, mit einer Nadel markiert, an das Pathologische Institut weitergegeben. Histologische Diagnose: Fibrozystische Mastopathie. Kontrollen wegen einzelner Atypien ratsam. Kein Nachweis von Mikrokalk. **c** Röntgenaufnahme des Paraffinblockes: Im eingebetteten Material kein Kalk nachweisbar. **d** Röntgenuntersuchung des vom Pathologen aufgeschnittenen Restmaterials: In einer Probe ist der Kalk enthalten. Er wird jetzt nochmals histologisch gezielt aufgearbeitet. **e** Histologisches Präparat eines Komedokarzinoms. *Diagnosen*: Sternförmige Verschattung = sklerosierende Adenose, Mikrokalk = Komedokarzinom.

Kann der Pathologe den im Präparatradiogramm enthaltenen Kalk nicht nachweisen bzw. beschreibt er ihn nicht, muß unbedingt nach dem Verbleib desselben geforscht werden!

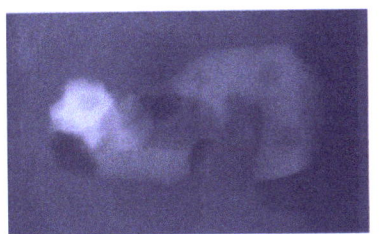
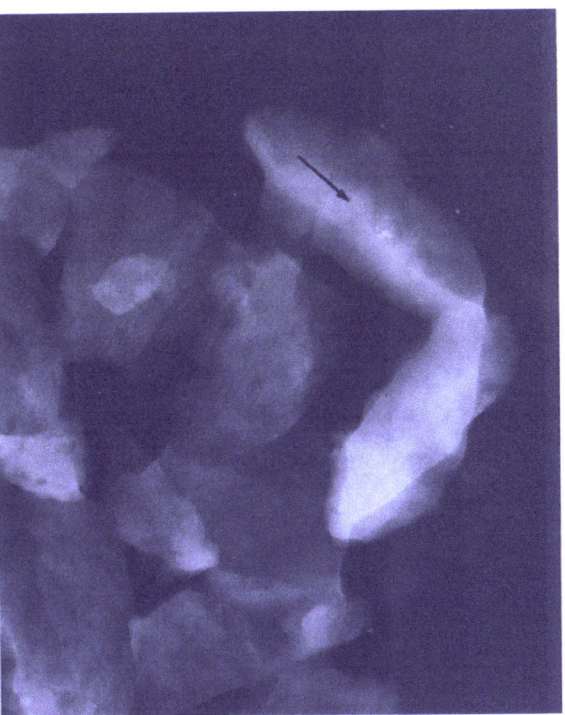
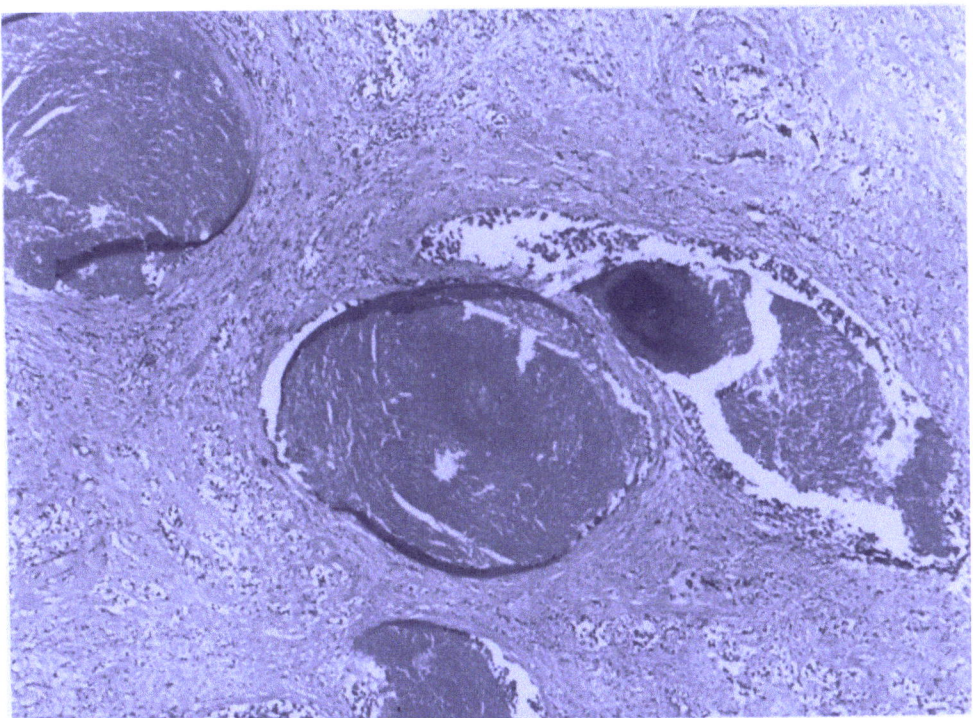

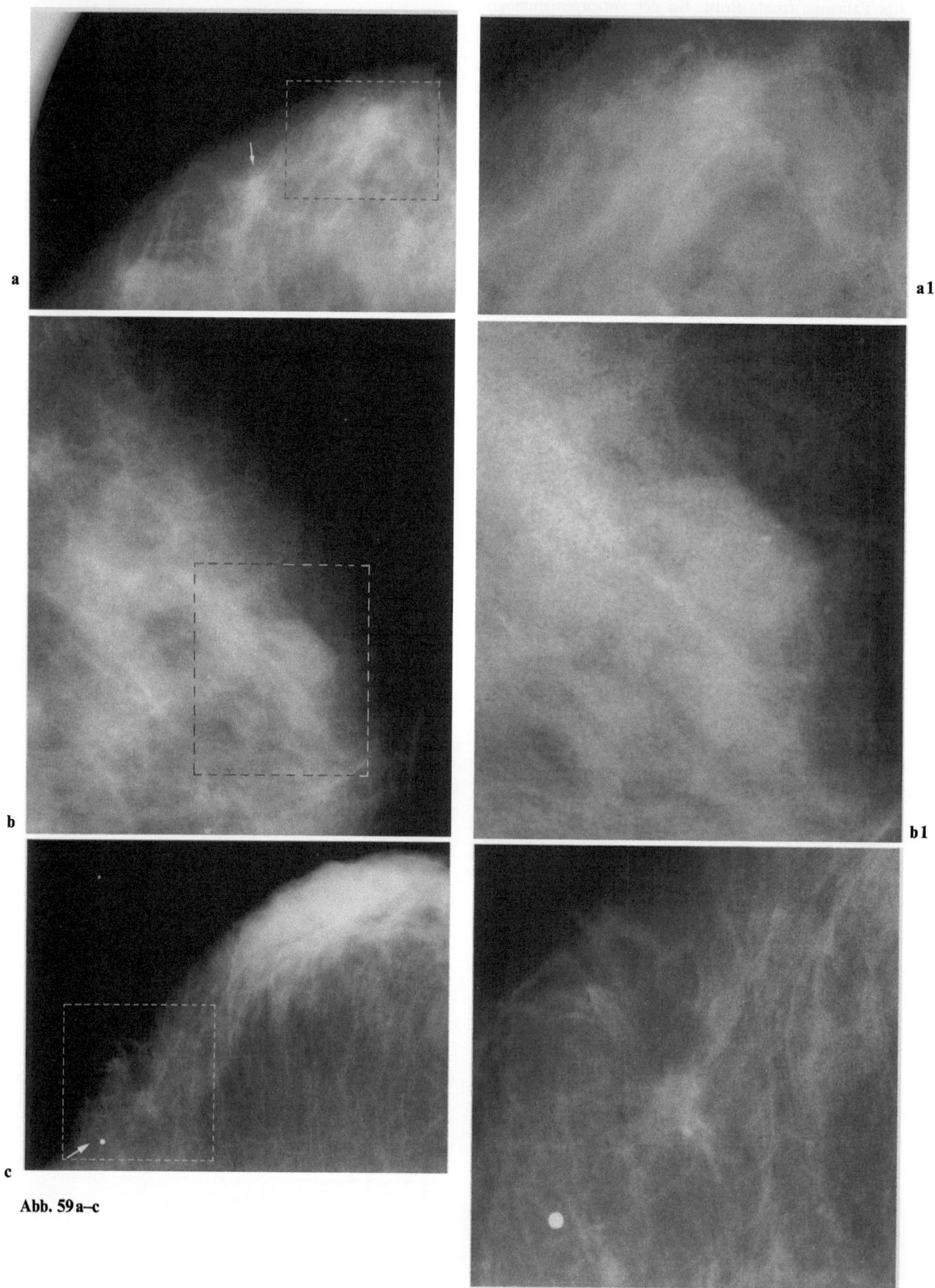

Abb. 59 a–c

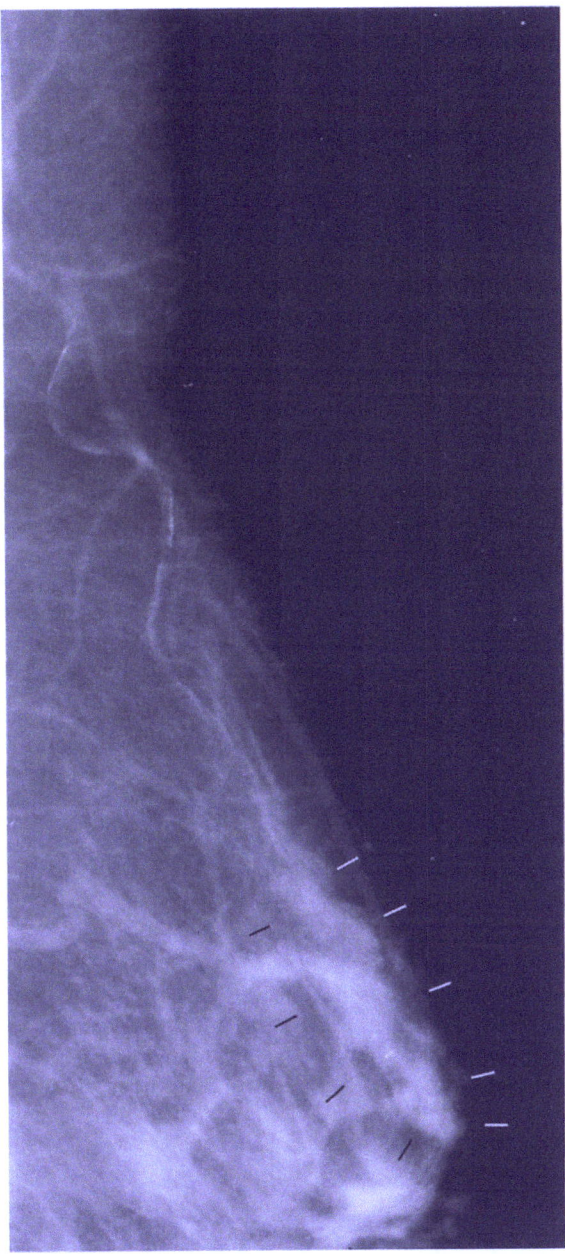

werden kann. Manch anscheinend nicht-invasives Karzinom ist deshalb bereits invasiv und hat in die Lymphknoten metastasiert [39].

3.2.5.1.4 Das in situ wachsende Karzinom

Dies ist ein Tumor, der unter Zerstörung des ortsständigen Epithels auf unbeteiligte Gangsegmente oder Läppchen übergreift. In der Regel handelt es sich um ein intraduktales Karzinom mit sekundärer Infiltration peripherer Milchgänge und Drüsenläppchen. Hierzu zählt auch die intraduktale und lobuläre Komponente eines invasiven duktalen Karzinoms, die sich in der Randzone eines Tumors oder im umgebenden Fett- und Bindegewebe ausbildet.

3.2.5.1.5 „Minimal cancer"

Es wird als ein infiltrierendes Karzinom bis 0,5 cm definiert, welches ca. 40% invasiv und ca. 60% nicht-invasiv wächst. Dabei treten in ca. 17% axilläre Metastasen auf, dagegen kein Tumorrezidiv [15].

Bei *Präkanzerosen, in situ-Karzinomen* und *infiltrierenden Frühkarzinomen* werden gleichartige *Mikroverkalkungen* gefunden. Sie sind dreiecks- oder linienförmig angeordnet und polymorph [101]. Ihr Vorkommen wird von Pathologen unterschiedlich beurteilt. Während BOUROPOULOW et al. [27] auffallenderweise bei keinem in situ-Karzinom Mikrokalk fanden, enthielten 58% in situ-Karzinome aus einer Gruppe von 101 malignen Prozessen des Untersuchungsgutes von LE GAL et al. [104] Kalkablagerungen. Sicher ist, daß viele Präkanzerosen und Frühkarzinome *keine Verkalkungen* und auch keine sonstigen Röntgensymptome aufweisen, sondern zufällig neben benignen Läsionen, wie Fibroadenosen, sklerosierenden Adenosen und gruppierten benignen Verkalkungen entdeckt werden.

3.2.5.2 Langzeitverlauf der unbehandelten Präkanzerose

Die Beurteilung des Langzeitverlaufes beim präinvasiven Karzinom ist schwierig, da das morphologische Substrat der entdeckten Präkanzerose mit der Biopsie entfernt wurde und man den Restdrüsenkörper überwacht.

Zudem ist die Dignität der Präkanzerose von Fall zu Fall verschieden. Dennoch lassen sich gewisse Rückschlüsse auf eine maligne Entartung ziehen. Allgemein dauert es Jahre, bis aus einem in situ-Karzinom oder einer andersartigen Präkanzerose ein invasives Karzinom entsteht [91, 140]. So entwickelten sich im Untersuchungsgut von ROSEN et al. [141] nach 24 Jahren bei 32 von 84 Patientinnen mit einem Carcinoma lobulare in situ (Clis) ein manifestes Karzinom und zwar bei sieben Patientinnen bilateral. Etwa die Hälfte der Tumoren trat in der operierten, die andere Hälfte in der klinisch gesunden Brust auf. Das erhöhte Risiko besteht also gleichermaßen für die homo- wie für die kontralaterale Brust, was das Problem der adäquaten Behandlung und Überwachung unterstreicht.

Abb. 59 a–d. Verschattungen bei präinvasiven Tumoren. **a** Normal strukturierter Drüsenkörper. Retromamillär linsengroße, glatt konturierte, homogendichte Verschattung mit zwei Mikrokalkpartikeln. Histologisch lobuläres Carcinoma in situ. Von einer weiteren Verschattung (*Pfeil*) fehlt der histologische Befund. a_1: Ausschnittvergrößerung (6fach) zu **a**. **b** Seitenansicht zu **a**. b_1: Ausschnittvergrößerung (6fach) zu **b**. **c** Involvierter Drüsenkörper einer 70jährigen Patientin. Brustwandnahe sternförmige Verschattung mit Mikrokalk. Histologisch intraduktales Karzinom (Metallkugel wurde zur Markierung verwendet). c_1: Ausschnittvergrößerung (6fach) zu **c**. **d** Verbreiterter und torquierter Milchgang, retromamillär mit diskreten, grobscholligen Verkalkungen. Histologisch: Intraduktales, nicht infiltrierendes Karzinom

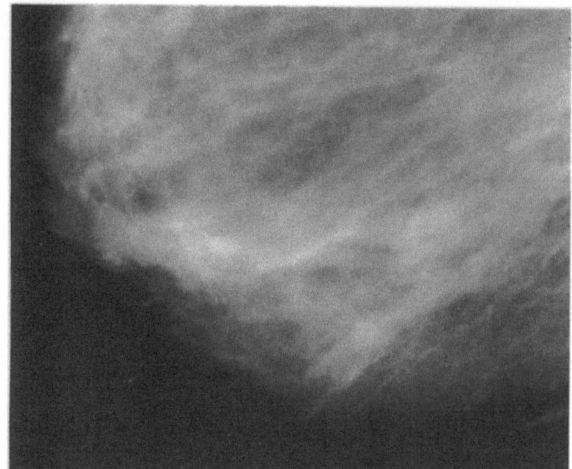
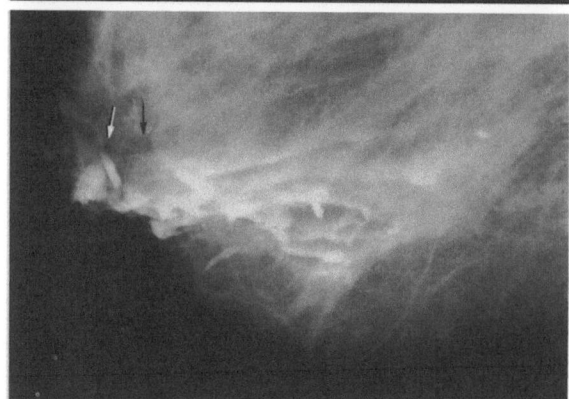
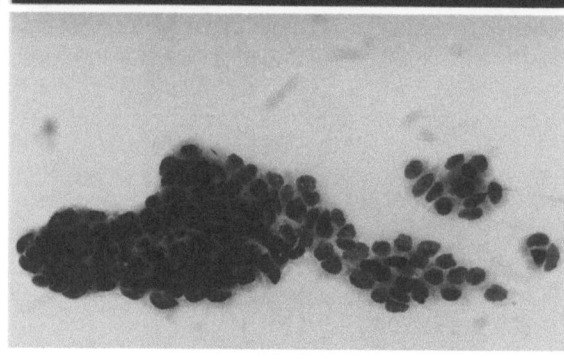

Abb. 60a–c. Atypische Milchgangspapillomatose. 43jährige Patientin mit blutiger Galaktorrhoe. **a** Mammogramm (*Ausschnitt*): Verdichteter retromamillär gelegener Milchgang und geringgradige Mamillenretraktion. Keine Verkalkungen. **b** Galaktogramm: Unregelmäßige intra- und retromamilläre Kontrastmittelaussparungen (*Pfeile*). Distales Gangsystem unauffällig. Histologisch intraduktale Papillomatose mit Epithelatypien. **c** Sekretabstrich mit Papillomanteilen und mäßige Kernpolymorphie. Hier keine Atypien sichtbar

Eine qualitativ gute Mammographie ist oftmals in der Lage, die auftretenden Neoplasien in einem frühen Stadium zu erfassen. so daß man in vielen Fällen von einer aggressiven und „verstümmelnden" Behandlung erst einmal absehen kann, denn es gibt keine pathologischen, röntgenologisch- oder klinischen Kriterien, aufgrund derer vorausgesagt werden könnte, bei welcher Patientin später ein Karzinom entsteht und vor allem in welcher Brust [140].

3.2.5.3 Röntgenmorphologie

3.2.5.3.1 Vorbemerkung

Für den Röntgendiagnostiker erhebt sich die Frage, welche mammographischen Veränderungen verdächtig auf eine Präkanzerose, ein infiltrierendes Frühkarzinom und ein Lokalrezidiv sind. Denn seine vordringlichste Aufgabe ist es, möglichst sicher ohne operativen Eingriff ein Tumorwachstum *auszuschließen* (das Wort „nachweisen" würde manchen Diagnostiker dazu verleiten, hinter jeder uncharakteristischen Verschattung im Mammogramm ein in situ-Karzinom zu vermuten und „sicherheitshalber" zu operieren).

Die präinvasiven Neoplasieformen sind röntgenmorphologisch nicht voneinander zu differenzieren und führen – wenn überhaupt – zu ähnlichen Röntgensymptomen [56]. Hierzu zählen Mikroverkalkungen, eine gestörte Drüsenarchitektur und atypische, auf der Gegenseite nicht vorhandene Verschattungen.

3.2.5.3.2 Mikroverkalkungen

Wie bei der atypisch proliferierenden Mastopathie spielt auch bei der Karzinomvorstufe und beim invasiven Karzinom der Kalk eine wesentliche Rolle, weshalb sich thematische Überschneidungen nicht ganz vermeiden lassen (vgl. Abschn. 3.2.4.3).

Die räumliche Anordnung der Mikroverkalkungen entspricht häufig einer geometrischen Figur (Dreieck, Rhomboid, Keilform, Schwalbenschwanz). Die Erklärung hierfür leitet LANYI [101] aus der dentritischen Anordnung des Milchgangssystems ab. Je ausgedehnter ein Drüsenlappen infiltriert ist, um so mehr muß sich die Abbildungsgeometrie des Kalkes der Kegelform nähern und es muß zumindest eine Aufnahmeebene einer Dreiecksformation mit Richtung der Spitze auf den ableitenden großen Milchgang oder die Mamille ähneln (Abb. 64). Die Kalkpartikel bei den proliferierenden Prozessen sind polymorph, bizarr und unregelmäßig verteilt (Abb. 54). Die Beachtung dieses Verteilungsmusters sowie die Unterscheidung zwischen runden und polymorphen Formen der einzelnen Mikroverkalkungen hat die Unterscheidung zwischen malignen und benignen Prozessen vereinfacht [153, 159–162], jedoch nicht in dem Maße, daß nun erheblich weniger Probeexzisionen notwendig sind. Eine Ausnahme hiervon machen die typischen sekretorischen Verkalkungen bei der Mastopathie.

Nach retrospektiver Analyse hätten 63% der Probebiopsien des Untersuchungsgutes von LANYI [101]

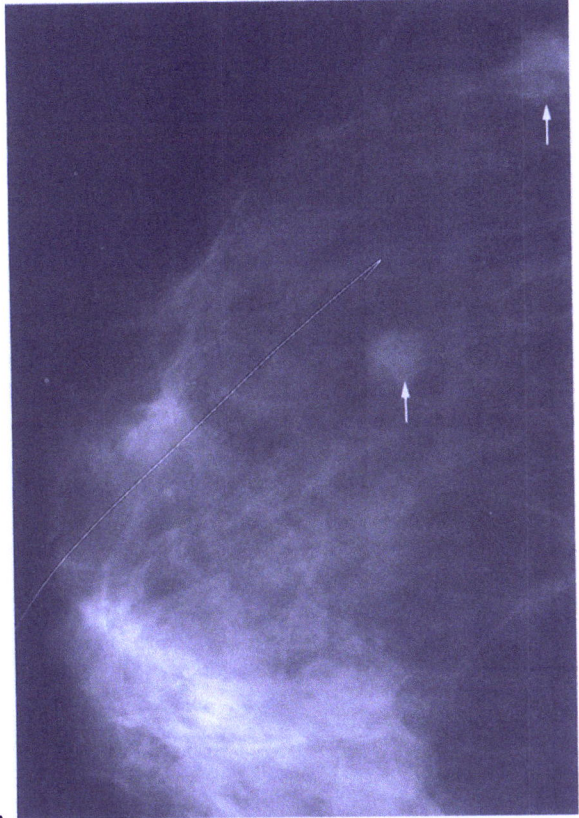

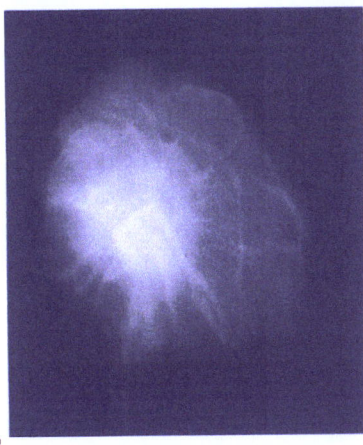

Abb. 61a, b. Sternförmiges okkultes Karzinom. 47jährige Patientin, linke Brust. Kein auffälliger Tastbefund. **a** Mammogramm (*Ausschnitt*): Im inneren oberen Quadranten linsengroße, unscharf konturierte Fleckschatten (*Pfeile*). Daneben Markierungsfaden. **b** Ausschnittvergrößerung Histologie: infiltrierendes, intraduktales Karzinom (zellreich)

aufgrund der Mikrokalkanordnung vermieden werden können. Die Exstirpation von Mikrokalk aus der Brustdrüse muß einerseits auf ein Mindestmaß reduziert werden, andererseits sind *kurzfristige* Mikrokalk-Kontrollen häufig eine „Konfliktverlagerungsstrategie", da man nach einigen Monaten meistens auch nicht schlauer ist, da Größe und Zahl der Kalkpartikel nur über lange Zeiträume durch Apposition zunehmen. Nicht exstirpierter Mikrokalk sollte – wenn seine Dignität nicht ganz klar ist – zunächst in halbjährlichen, später in jährlichen Abständen mammographisch überwacht werden.

Suspekt ist *jeder* gegenüber einer Voruntersuchung neu aufgetretene *gruppierte Kalk*, wenn zwischenzeitlich keine Operation und sonstiges Trauma vorangegangen sind.

Die Analyse *radiologisch suspekter Verkalkungen* ergab im eigenen Untersuchungsgut, daß sich nur bei 25% der operierten Patienten ein Karzinom oder dessen Vorstufe fand. Das bedeutet, daß eine von vier wegen Mikrokalk operierter Frauen ein Karzinom bzw. eine Präkanzerose hatten. Derzeit werden drei von vier Frauen noch umsonst operiert und von einem Segen der Mammographie kann man bei ihnen nicht sprechen. Dank der neu von LANYI [138] erarbeiteten Empfehlungen für die Beurteilung von Mikrokalk ergibt sich eine Sensitivität von 97,6% und eine Spezifität von 73,3%. Vor diesem Hintergrund überrascht immer wieder, welche uncharakteristischen Verkalkungen von manchen Gynäkologen und Chirurgen zur präoperativen Markierung im eigenen Arbeitskreis vorgestellt werden. Bei vielen Patienten mit besonders harmlos wirkenden Veränderungen gelingt es zwar, dem Operateur die Biopsie auszureden. Dies führt aber immer wieder zu Disharmonien zwischen den überweisenden Ärzten und den Klinikern und zu unnötigen psychischen Traumen bei den betroffenen Frauen.

Zur Entfernung klinisch okkulter und eindeutig suspekter Mikroverkalkungen ist eine *präoperative Markierung* zum Beispiel mit einem Metallfaden, mit Kohlestaub oder ähnlichem notwendig, um keine zu großen Gewebsdefekte zu setzen. Die Markierung mit Patentblau ist obsolet, da infolge der Diffusion des Farbstoffes im Parenchym meist zu viel Gewebe mit entfernt wird.

Notwendig ist ferner ein *intraoperatives Präparatradiogramm*, mit dessen Hilfe der Kalk nachgewiesen, präpariert und dem Pathologen angeboten wird (Abb. 64).

Da sowohl die präoperative Markierung, vor allem aber das intraoperative Präparatradiogramm den Routinebetrieb der radiologischen Abteilung erheblich stört, wäre eine gewisse Entlastung zu erreichen, wenn der Pathologe in seinem Bereich ein eigenes Röntgengerät (z.B. Faxitron) zum Nachweis und Auffinden der Verkalkungen installiert hätte.

Der Verzicht auf eine exakte Markierung und den intraoperativen Nachweis der Läsion im Präparat kann zwar bei besonders routinierten Operateuren gut gehen, im allgemeinen entspricht er aber nicht mehr den heutigen diagnostischen und therapeutischen Möglichkeiten.

GREGL [61] berichtet über die Auswertung von Kontrollmammographien nach Probeexzisionen wegen histologisch benigner Befunde bei 1032 Patienten. Bei diesen erfolgte keine intraoperative Präparatradiographie. Etwa 11% der

Rundherde und 25% der Mikroverkalkungen (inklusiver Restkalk) wurden bei der Kontrolle drei bis sechs Monate nach der histologischen Klärung wieder angetroffen! Bei 16 Patientinnen fand sich bei einer nochmaligen Operation ein Karzinom.

Dies entspricht auch unseren Erfahrungen (vgl. Abb. 58). Der Vorteil einer exakten Markierung ist auch, daß relativ gewebeschonend operiert werden kann. Auf die verschiedenen Möglichkeiten der Markierung sei hier nicht näher eingegangen.

Findet der Pathologe den markierten und im Präparatradiogramm nachgewiesenen Kalk im histologischen Präparat nicht, so muß der Parafinblock und u.U. das restliche Brustgewebe noch einmal geröntgt werden, um den Kalk zu suchen. Eine optimale Mammabehandlung setzt also ein eingespieltes Team aus Operateur, Pathologen und Radiologen voraus.

3.2.5.3.3 Tumorschatten und uncharakteristische Parenchymverdichtungen

Glatt oder unscharf begrenzte, homogene und inhomogene Tumorschatten mit oder ohne Mikrokalk, uncharakteristische Gewebsverdichtungen in zwei Röntgenebenen(!), uncharakteristische Verdichtungen des Parenchyms mit gestörter Drüsenarchitektur in der Umgebung, Verdrängung von Milchgängen im Galaktogramm: Dies kann – muß aber nicht – morphologisch einer *Präkanzerose* oder einem bereits *invasiven Karzinom* entsprechen [17, 22, 23, 76, 157]. Das Gebiet der Präkanzerosen ist für den Radiologen noch ein wüstenähnliches Niemandsland, wo sich Oase und Fata Morgana abwechseln und es Weniges gibt, an was man sich sicher halten kann. Die Verkalkungen scheinen mehr der Oase, die Strukturveränderungen eher der Fata Morgana zu entsprechen (Abb. 62b, d).

Zu den möglichen Strukturveränderungen zählen auch subkutane Geweberdichtungen, wenn keine Feinnadel-, Stanz- oder Drillbiopsie vorangegangen ist und keine Mastitis sowie kein Lymphödem bestehen [139]. Insgesamt dürfen derartige Strukturveränderungen nur im Vergleich zur Gegenseite, und auch dann nicht überbewertet werden, da radiologisch-pathologische Vergleiche immer wieder zeigen, hinter welch *harmlosen* Röntgenverdichtungen sich eine Präkanzerose verbergen kann und wie harmlos histologisch manch *verdächtiger* Röntgenschatten ist (Abb. 62).

MENGES [113] fand bei 420 okkulten, histologisch gesicherten Mammakarzinomen mit einem histologischen Durchmesser bis 1 cm in 28% einen Herdschatten, das sog. „Schienenphänomen" in etwa 36%, Tumorgefäße in etwa 40%, Mikroverkalkungen in 49% und Mikroverkalkungen nebst Herdschatten in 72%. 6% seiner Patientinnen zeigten als einzigen Hinweis auf ein okkultes Karzinom einen vergrößerten präpektoralen Lymphknoten.

LUNDGREN [105] entdeckte bei 88% aller histologisch gesicherten prämalignen und malignen Veränderungen im

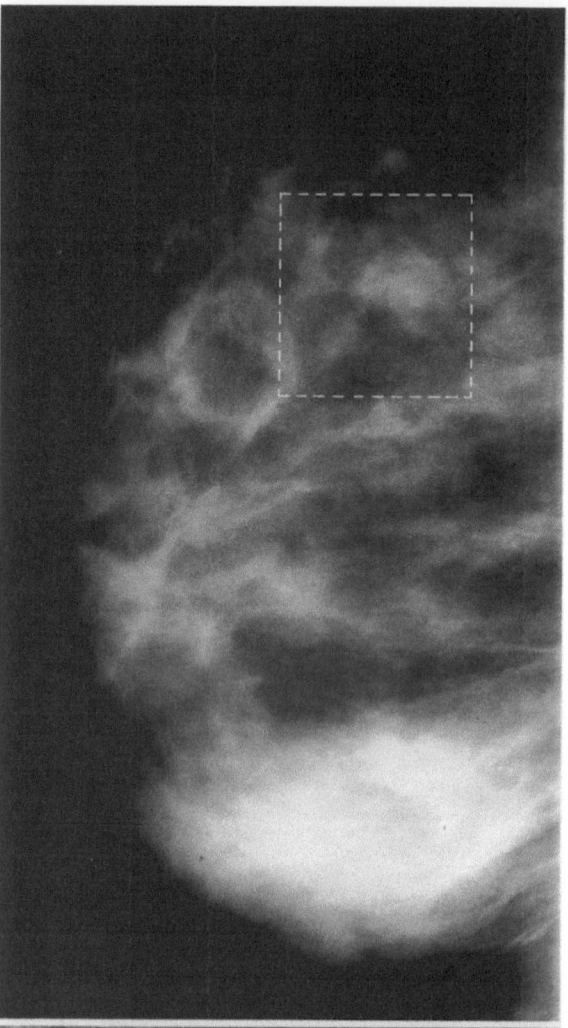

a

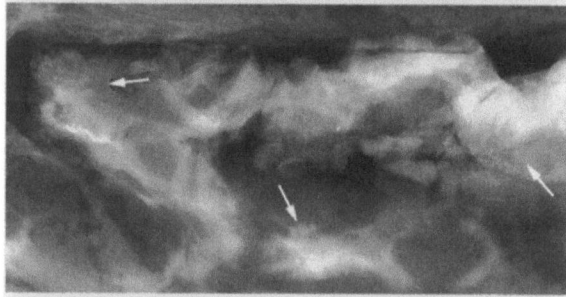

b

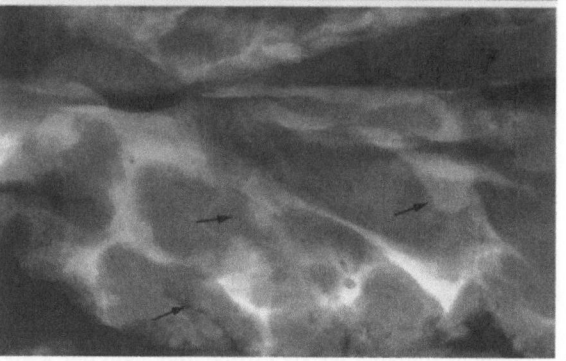

d

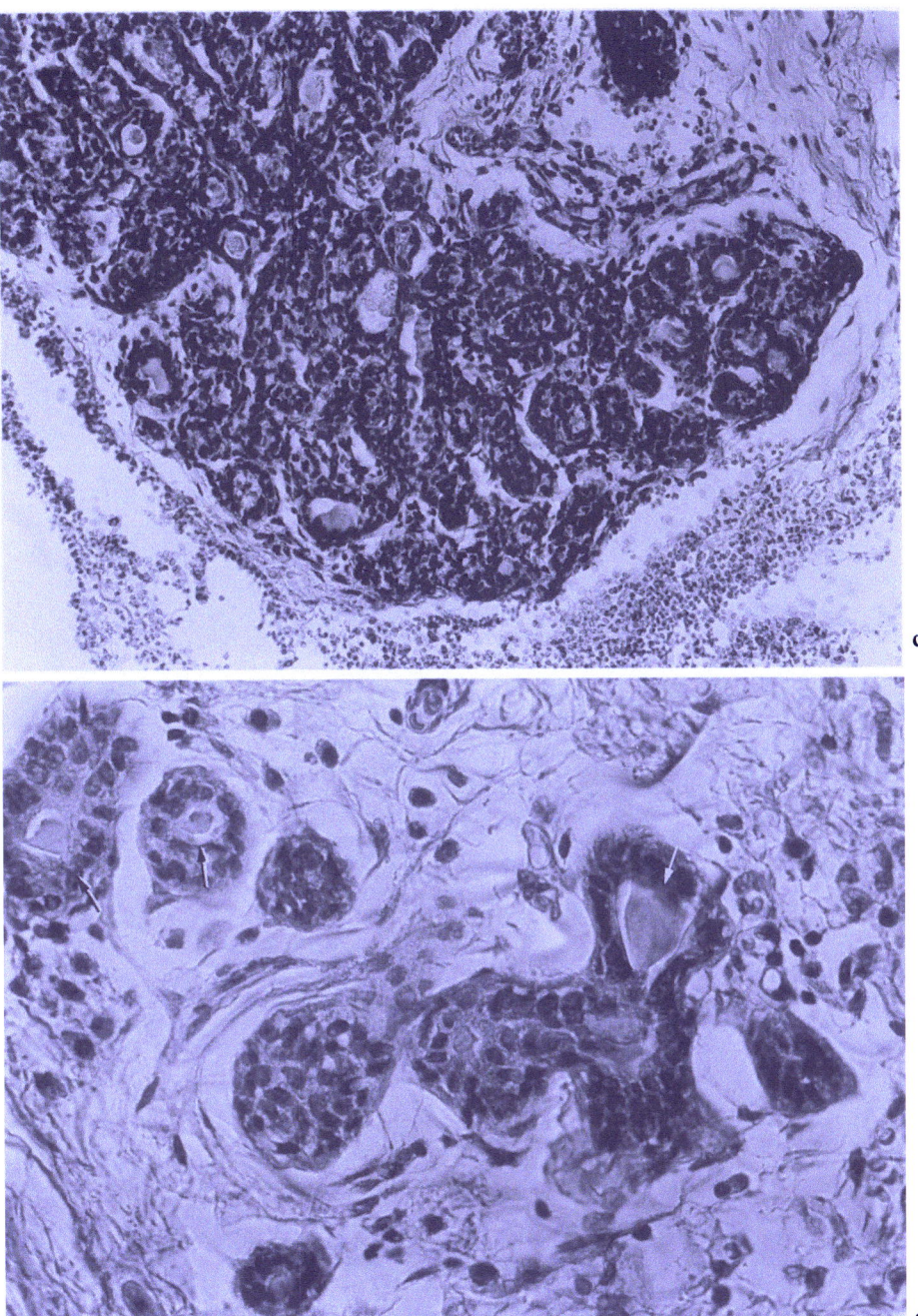

Abb. 62a–e. Lobuläre In situ-Karzinome. 46jährige Patientin, linke Brust. Vorsorgemammographie. Kein auffälliger Tastbefund. **a** Mammogramm: (seitlicher Strahlengang) (METZ/PLISCHKE, Esslingen). Feinfleckige Verschattungen im oberen Drüsenabschnitt. Konfluierende, homogen dichte Verschattung im unteren (löst sich in kraniokaudaler Ebene auf). Markierung des Herdes und Entfernung. Histologisch infiltrierendes lobuläres Karzinom. Die Patientin läßt sich beide Brüste amputieren. Der Drüsenkörper wird lamelliert und gezielt aufgearbeitet. **b** Präparatscheibe rechte Mamma: Gruppierter Mikrokalk und sternförmige Verschattung mit Mikroverkalkungen (*Pfeile*). **c** Histologie der Mikroverkalkungen. Lobuläres Carcinoma in situ mit zentralen Verkalkungen in den Acini. **d** Präparatscheibe linke Brust: 2 kleine Rundschatten (*Pfeile*). Ein Schatten lobuläres Carcinoma in situ, der kleinere Schatten unauffällige Läppchenhyperplasie mit zentralen Verkalkungen. **e** Unauffälliges Drüsenläppchen mit Kalkpartikeln in den Drüsenläppchen. Eine Differenzierung von Rundschatten nach „benigne" und „maligne" ist auf der Ebene der in situ-Karzinome aufgrund der hier gemachten Erfahrungen reine Glückssache und rein zufällig

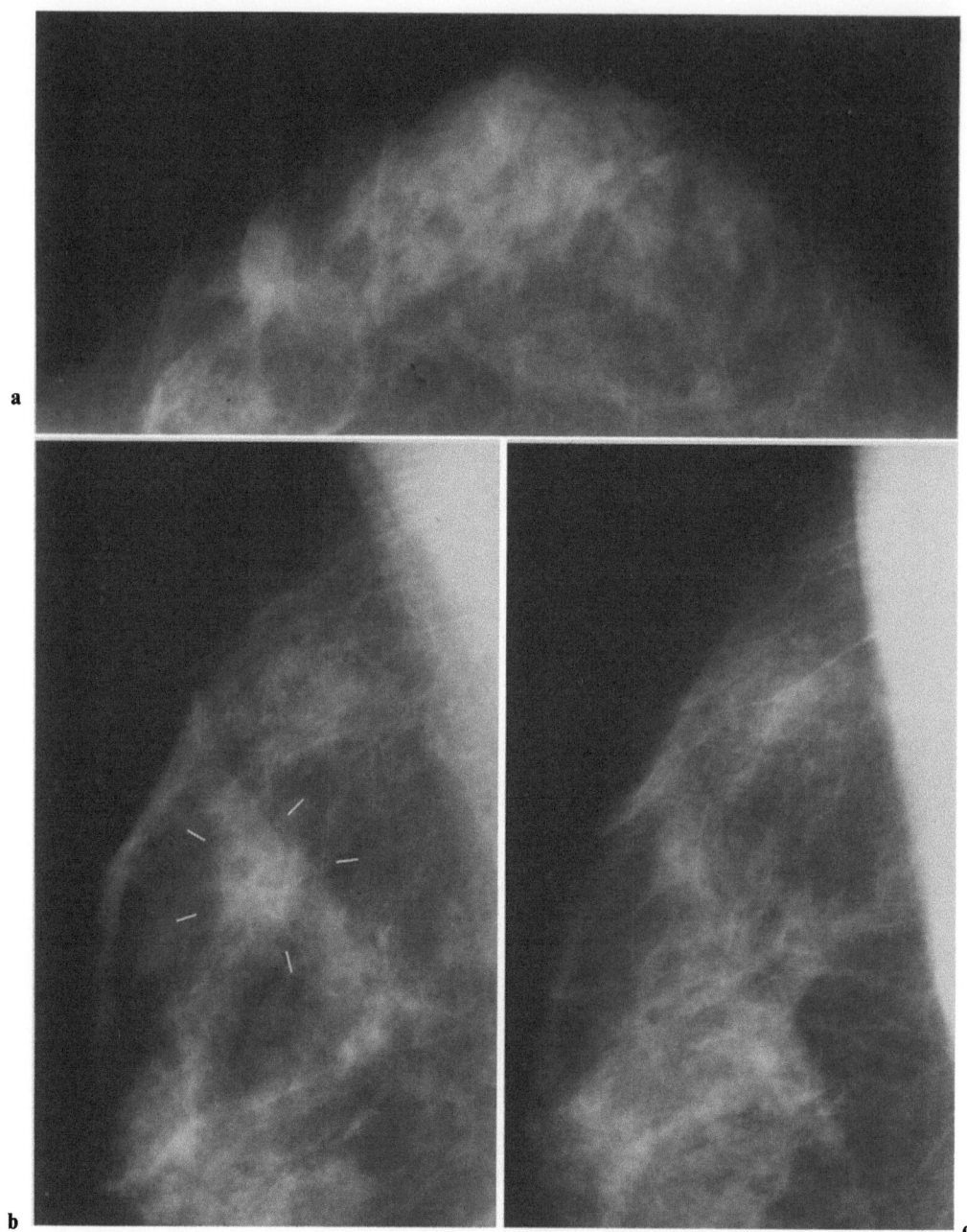

Abb. 63 a–c. Superprojektion von Drüsenstrukturen mit „Herdschatten" links. 55jährige Frau, linke Brust. Unauffälliger Tastbefund. **a** Mammogramm (kraniokaudal): Tumorverdächtige, ovale Verschattung von Linsengröße mit unscharfer Begrenzung. **b** Mammogramm (seitlich): Sternförmige Verdichtung wie bei einem malignen Prozeß. **c** Mammogramm (Schrägaufnahme): Die Verdichtung löst sich in ein breites Parenchymband auf. Kein Nachweis eines Tumors. Bei einem wie in der kraniokaudalen Ebene dargestellten Tumor müßte in subkutaner Lage klinisch ein Knoten tastbar sein!

Mammogramm einen Tumorschatten mit oder ohne Störung der Umgebungsstruktur als einzigen Hinweis.

Sekundäre tumorbedingte Veränderungen wie Lymphödem, Hautretraktion und -verdickung wurden in 72% beobachtet, keinerlei röntgenmorphologische Veränderungen bei 6% der untersuchten Tumorpatientinnen. Weder erweiterte Venen in der Umgebung des Tumors noch aufgeweitete Milchgänge konnten von ihm beobachtet werden (Abb. 62).

Letztendlich sind es Mikroverkalkungen und umschriebene Tumorschatten, die im Vergleich zur klinisch gesunden Brust auffallen, die – wenn auch unsicher – Zeichen einer Präkanzerose oder eines infiltrierenden Karzinoms sein können. Manche Frau wird dabei unnötigerweise operiert. *Bevor eine Biopsie veranlaßt wird, müssen drei Grundbedingungen erfüllt sein:*

1. Es muß sich tatsächlich um eine lokalisierte, umschriebene Verschattung und Mikroverkalkungen und nicht um eine Superprojektion verschiedener Drüsenstrukturen bzw. diffus liegender Kalkpartikel handeln. Sollte hieran Zweifel bestehen, sind Schrägaufnahmen zu veranlassen. Erst wenn ein Herd in beiden oder drei Röntgenprojektionen klar zu identifizieren ist, kann er genau markiert und entsprechend sicher entfernt werden; etwa 5% der uns zur Markierung zugewiesenen Patienten zeigen mammographisch auffällige Verschattungen, die sich bei den Markierungsaufnahmen in harmlose Strukturen auflösen (Abb. 63).

2. Der Herd muß tatsächlich malignomverdächtig sein. Eine „sicherheitshalber" durchgeführte Biopsie (um Arzt und Patient zu beruhigen) ist nicht zulässig, nachdem es mit Hilfe der Sonographie und der gezielten Feinnadelbiopsie möglich ist, derartige Herde näher zu analysieren.

3. Es muß gewährleistet sein, daß jede klinisch okkulte Läsion präoperativ markiert wird, damit nicht umsonst oder deformierend operiert wird. Da klinisch okkulte Läsionen in der Regel nicht oder nicht nur im Schnellschnittverfahren aufgearbeitet werden, ist es nicht erforderlich, daß unbedingt ein Pathologisches Institut am Hause verfügbar sein muß.

So wichtig die Mammographie ist, Präkanzerosen und Kleinstkarzinome zu entdecken, es müssen verschiedene Voraussetzungen erfüllt sein, bevor röntgenmorphologisch auffällige Strukturveränderungen operiert werden.

3.2.5.3.4 Veränderungen des Milchgangssystems

Ein geringer Teil der Präneoplasien und Neoplasien verändert die Milchgänge. Sie können im Röntgenbild verdichtet, verbreitert und netzförmig betont sein (Abb. 46, 47, 59c, 60) und in etwa 2% sezernieren. Die genannten Veränderungen sind jedoch sehr uncharakteristisch. Im Verlauf infiltrierter Milchgänge lagern sich Verkalkungen ab, die feinschollig suspekt sind, grobschollig eher für ein Papillom sprechen (Abb. 57). Bei infiltrierenden und schrumpfenden Gangprozessen zieht sich während einer Mammographie gelegentlich die Mamille durch die Kompression der Brust mit dem Röntgentubus ein. Auf dieses Zeichen sollte die medizinisch-technische Assistentin achten, damit sie es erkennt und diese Information an den Arzt weitergibt. Die Infiltration großer Milchgänge führt zu einer unter Umständen *thermographisch* nachweisbaren Überwärmung der Brustwarze [167].

Bei Sekretion ist eine *Galaktographie* indiziert, wenn die Flüssigkeit blutig oder serös ist und aus *einem* Gang stammt. Die Farbe des Sekretes spielt nur eine untergeordnete Rolle. Immer geht der Galaktographie eine *zytologische Untersuchung* des Sekretes voraus. Findet sich bei der Sekretion aus *mehreren Gängen* atypisches Epithel, so muß der infiltrierte, erkrankte Milchgang durch *gezielte* Abstriche verschiedener Gänge ausfindig gemacht werden; ein sehr mühsames Unterfangen, ohne das man aber bei unauffälligem Mammogramm den Herd der Proliferation nicht ausfindig machen kann. Mit der *Galaktographie* sind intraduktale Epithelwucherungen zu erkennen, die umso suspekter sind, je weiter peripher bzw. je näher sie im Läppchenbereich liegen und je zahlreicher sie sind. Die neoplastischen Veränderungen sind im Gegensatz zum harmlosen solitären Papillom langstreckig und multilokulär (Abb. 47).

Der Kontrastmittelabbruch beim Milchgangskarzinom erfolgt meist abrupt und nicht wie durch ein Papillom mamillenwärts konvexbogig [147]. Bei der Beurteilung der kontrastmittelgefüllten Milchgänge ist besonderes Augenmerk jenen Bereichen zu widmen, deren Gangsystem sich nicht mit Kontrastmittel gefüllt hat (Abb. 64).

Wir beobachteten eine Patientin, die sechs Monate nach einer an sich unauffälligen Galaktographie erneut zu uns kam, diesmal im Gegensatz zur Voruntersuchung mit einer tastbaren Resistenz in einem Areal, dessen Gänge bei der Galaktographie nicht gefüllt waren. Feinnadelbiopsie und Operation ergaben ein *intraduktal wachsendes, bereits infiltrierendes Karzinom*. Offenbar war das Gangsystem dieses Gebietes bereits bei der sechs Monate vorher erfolgten Galaktographie von Tumorgewebe ausgemauert und nahm deshalb kein Kontrastmittel auf. Eine ähnliche Beobachtung machten wir bei einer Patientin, bei der die Feinnadelbiopsie aus einem Bereich, der sich galaktographisch nicht füllte, Tumorzellen ergab. Die histologische Untersuchung ergab ein multilokulär wachsendes Milchgangskarzinom mit Befall der Axillen.

Für die Früherkennung von Karzinomen spielt die *Galaktographie* und die *Sekretzytologie* eine nicht zu unterschätzende Rolle (Abb. 60), wobei eine Sekretion per se nicht überbewertet werden darf, besonders wenn sie aus mehreren Gängen und beidseits erfolgt.

Bei 558 Frauen des eigenen Untersuchungsgutes mit kräftiger Sekretion (allerdings z.T. aus mehreren Milchgängen) war galaktographisch nur in 1,2% ein Malignom entdeckt worden, wobei von den sieben Neoplasien vier im Mammogramm zu erkennen waren. Andere Untersucher geben eine zum Teil wesentlich höhere Treffsicherheit (bis zu 10%) an [147]. Dies hängt letztendlich von der Indikation zur Galaktographie ab. Je strenger diese gestellt wird (starke wässerige oder blutige Sekretion aus *einem* Milchgang, atypische Zellen im Sekret) desto mehr Karzinome werden entdeckt.

Generell sollte nicht galaktographiert werden, wenn eine Sekretion seit mehreren Jahren aus beiden Brüsten und aus zahlreichen Milchgängen von vornherein vermuten läßt, daß die Flüssigkeitsabsonderungen hormonell oder durch eine zystische Mastopathie verursacht sind und nicht durch einen lokal proliferierenden Prozeß (Abb. 56).

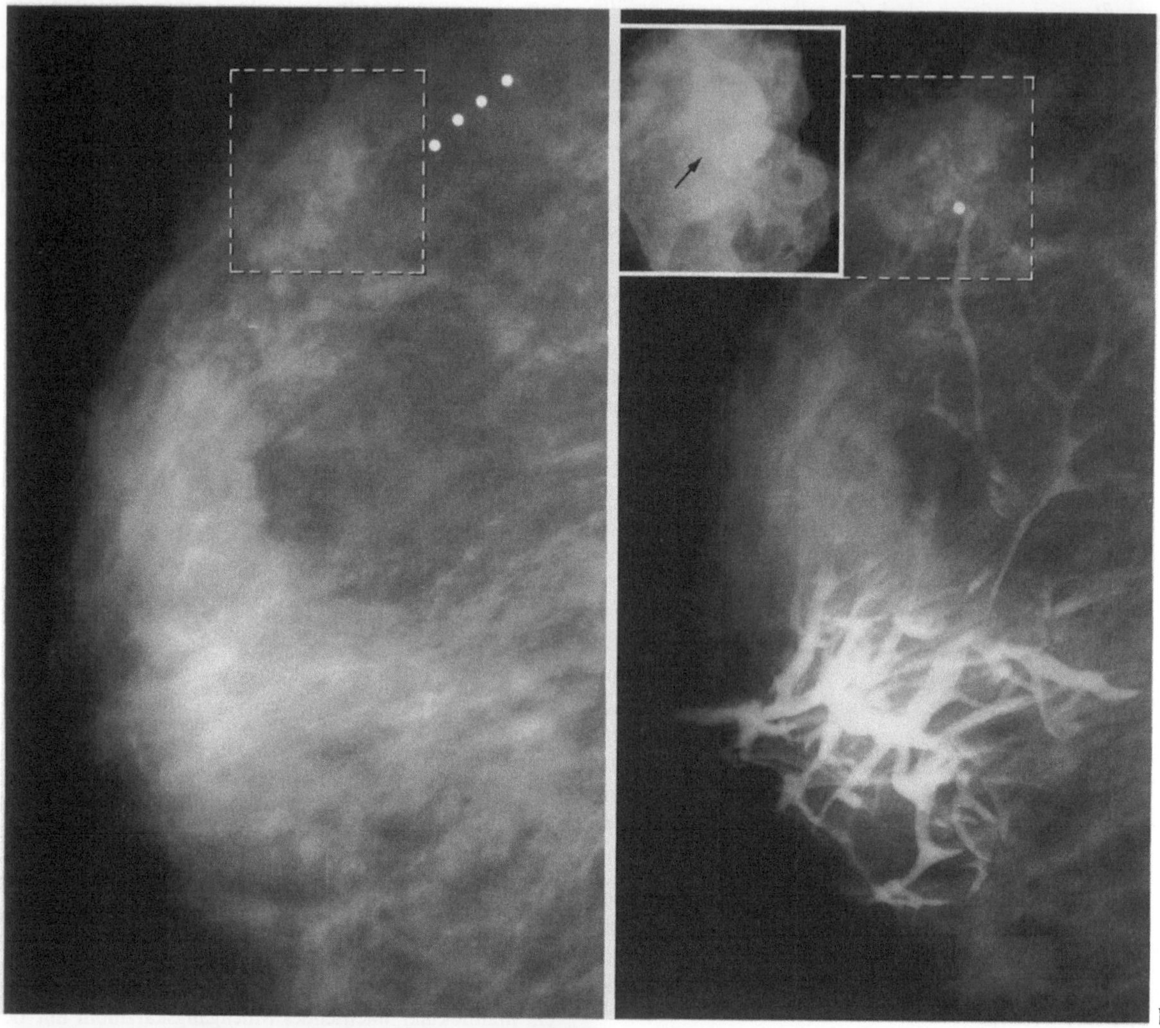

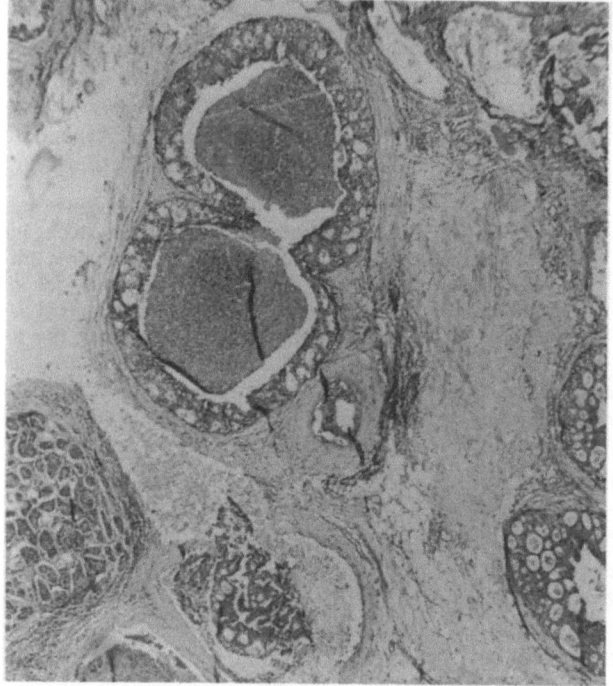

Abb. 64a–d. Infiltrierendes Milchgangskarzinom im Galaktogramm (klinisch okkult). 57jährige Patientin. Normaler Tastbefund. Wäßrige Sekretion aus der linken Brust. **a** Mammogramm (seitlich): Mäßiggradige fibrozystische Mastopathie. Im oberen Quadranten diffuse, gruppierte Mikroverkalkungen. (Die 4 Metallkugeln wurden zur Markierung implantiert). **b** Galaktogramm: Retromamillär erweiterte Milchgänge. Zum oberen Quadranten in den Bereich der Mikroverkalkungen zieht ein Milchgang, der schwach kontrastiert und etwas unregelmäßig konturiert ist. Er weist Kontrastaussparungen in den zentralen Abschnitten auf. Peripher diskrete Kontrastanreicherung im Bereich der gruppierten Verkalkungen. **c** Präparatradiogramm: In einem Knoten disseminierte, unregelmäßig konturierte und dreieckig angeordnete Mikroverkalkungen. **d** Histologie: Infiltrierendes Komedokarzinom. Große, z.T. verkalkte Pfröpfe in den erweiterten Milchgängen

Durch die Mammographie und ergänzende Methoden (insbesondere Zytologie und Sonographie) gelingt es, präinvasive und invasive Neoplasien um 1–2 Jahre (4–5 Verdoppelungszeiten) früher zu erkennen, als durch alleinige Palpation. Dies aber nur im Rahmen von Screeningprogrammen, nicht bei bereits tastbaren Veränderungen. Bei den zweifellos vorhandenen Erfolgen der Vorsorgemaßnahmen muß man auch all jene Frauen im Auge behalten, die umsonst operiert wurden und werden. Die Indikation zu einer Operation sollte deshalb sehr streng gestellt werden, schon deshalb um die Frauen nicht von Vorsorgemaßnahmen abzuhalten. In unklaren Situationen sollte man sich nicht nur von forensischen Gesichtspunkten leiten lassen sondern sich gelegentlich fragen, ob man den Rat zu einer Operation auch der eigenen Frau oder Tochter wegen des erhobenen Befundes geben würde.

3.2.6 Bösartige epitheliale Erkrankungen (Karzinome)

3.2.6.1 Vorbemerkung

Brustkrebs ist der häufigste Tumor bei der Frau an dem etwa eine von 14 Frauen erkrankt. In den Vereinigten Staaten nimmt die Erkrankung an Brustkrebs rapide bis zum 50. Lebensjahr zu, um danach langsam wieder abzufallen. Im Untersuchungsgut des Pathologen wird die Diagnose bei etwa jeder dritten Biopsie gestellt. Der Altersgipfel liegt im siebten Jahrzehnt, mittleres Alter 56 Jahre [22]. Bei Kindern und Jugendlichen dagegen ist Brustkrebs eine Rarität [4, 9, 71]. Bereits in der dritten Lebensdekade werden Mammakarzinome vereinzelt beobachtet, ab dem 30. Lebensjahr wird der Pathologe mit einem kontinuierlichen Krebsanstieg in seiner Diagnostik konfrontiert. Jährlich erkranken in der Bundesrepublik 80 von 100 000 Frauen.

Brustkrebs kann überall entstehen, wo Brustparenchym liegt, also auch in versprengten Drüsenabschnitten (vgl. Abschn. 3.2.3.1). In versprengtem Drüsenparenchym soll öfters ein bösartiger Tumor entstehen als in der Mamma [154]. Nach eigenen Erfahrungen trifft dies nicht zu. Ein Tumor wird möglicherweise in dieser Region später entdeckt und hat deshalb eine schlechtere Prognose.

Als *Risikofaktoren* werden das Alter bei der ersten Entbindung (je später, desto häufiger), das frühe Einsetzen der Menarche und eine späte Menopause angesehen. (Eine Ovarektomie vor der Menopause soll vor Brustkrebs schützen.) Adipositas begünstigt offenbar Brustkrebs in der Menopause, nicht dagegen in der Postmenopause. Nutritive Faktoren scheinen eine große Rolle bei der Brustkrebsentstehung zu spielen, wobei besonders der Fleisch- und Fettverbrauch mit der Inzidenz korreliert [85, 126].

Eine gewisse familiäre Belastung besteht, wenn Brustkrebs bei der Mutter oder Schwester prämenopausal oder bilateral aufgetreten ist. Eine Erkrankung an Krebs von Brust, Ovar und Endometrium erhöht das Risiko ebenfalls [126].

Eine Bestrahlung des Brustgewebes von Mädchen und die Neutronen- bzw. Gammastrahlen der Atombombenopfer von Japan haben die Entstehung von Brustkrebs bei den unmittelbar Betroffenen begünstigt.

Unter den *endogenen Hormonen* spielt Östrogen, Progesterol, Prolaktin, antrogene Metabolite und das Schilddrüsenhormon eine Rolle, besonders aber das Östrogen.

Orale Kontrazeptiva steigern das Brustkrebsrisiko nicht. Nur atypisch proliferierende Mastopathien sollen vermehrt entarten [85, 126].

All diese Faktoren spielen zwar für die Ätiologie des Mammakarzinoms eine Rolle, den Röntgendiagnostiker tangieren sie wenig. Weder eine positive Familien- noch Eigenanamnese hat Einfluß auf röntgenmorphologische Kriterien, noch helfen Fehlernährung, Adipositas und sonstige Faktoren, eine unklare Struktur im Mammogramm besser zu analysieren. Die Röntgendiagnostik muß hiervon völlig frei sein und es ist keineswegs statthaft, einen uncharakteristischen Verdichtungsbezirk aus der Brust nur deshalb entfernen zu lassen, weil z.B. bei der Mutter der Patientin Brustkrebs bereits in jungen Jahren diagnostiziert worden ist. Gerade diese Frauengruppe steht unter einem erhöhten psychischen Druck und lebt meist in erhöhter Krebsangst, so daß ihnen mit Hilfe der Mammographie und ergänzender Verfahren die Angst vor einem Brustkrebs genommen werden sollte. Sie kontrollieren sich ohnehin meist intensiver als nicht belastete Kontrollgruppen. Diese Beruhigung geschieht nicht durch möglichst viele „vorsorglich vorgenommene" Probeexzisionen, sondern ausschließlich durch eine objektive und vorurteilsfreie Befundanalyse.

3.2.6.2 Histologie und Röntgenmorphologie

Auf die Diagnostik und Differentialdiagnostik von *Mikroverkalkungen* und auf *Strukturunregelmäßigkeiten und atypische Verschattungen im Mammogramm* wurde bei der Besprechung von Mastopathie, Präkanzerosen und infiltrierenden Frühkarzinome bereits eingegangen (vgl. Abschn. 3.2.4.2.1 und 3.2.5). Es bleiben hier die eindeutigen Malignome zu besprechen. Sie sind in vielen Fällen bereits tastbar und fallen zu 80% den Patientinnen auf, der Rest wird vom Arzt bei der klinischen Untersuchung entdeckt.

Die Veränderungen sind mammographisch in beiden Ebenen meist gut zu erkennen. Allerdings ist zu berücksichtigen, daß bis zu 10% der tastbaren Malignome – je nach Qualität des Mammogramms – übersehen werden [19, 81]. Jede radiologische Mammadiagnostik muß daher unbedingt die Palpation beinhalten, jeder tastbare Knoten muß morphologisch durch Feinnadelbiopsie oder Operation hinsichtlich

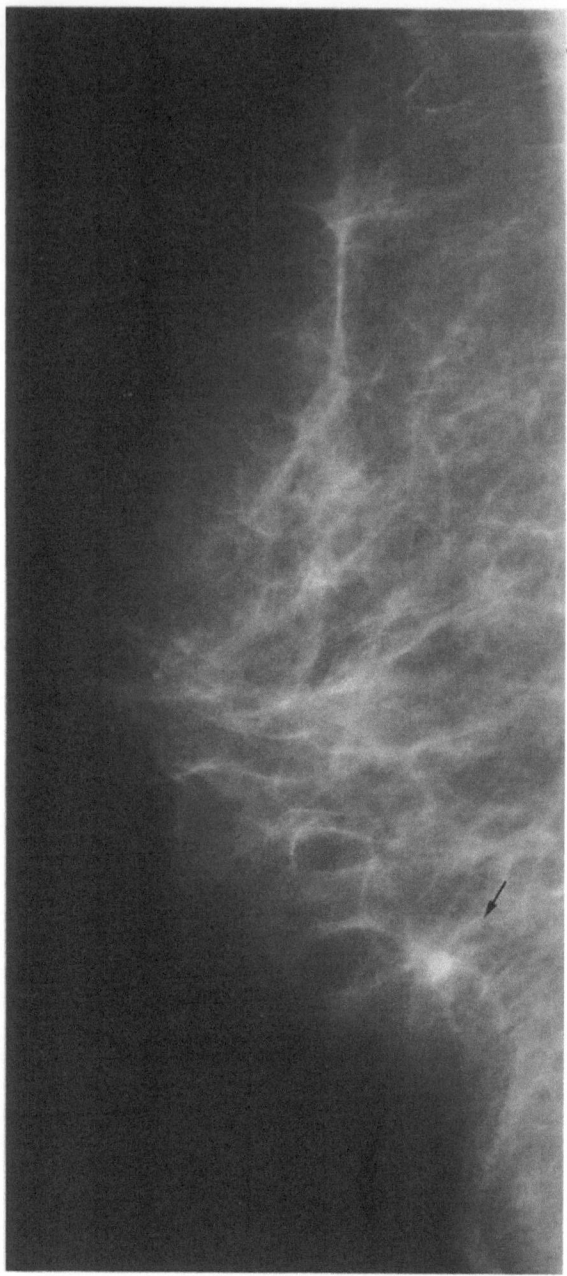

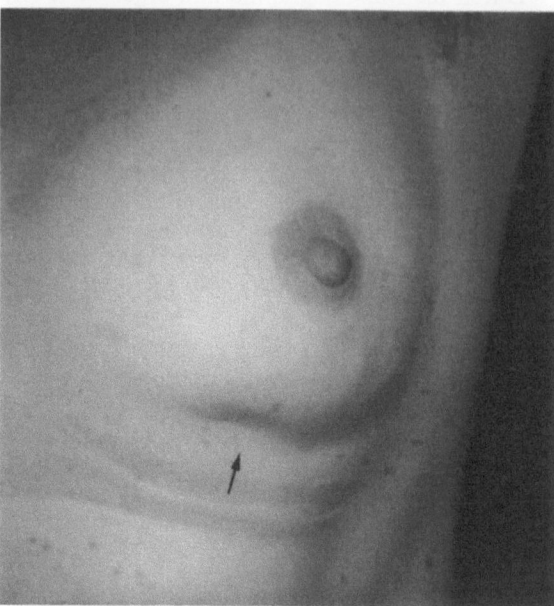

Abb. 65a, b. Kleines szirrhöses Karzinom mit starker Hautretraktion. 47jährige Patientin, linke Brust. Kein verdächtiger Tastbefund, jedoch umschriebene Hautretraktion im unteren Quadrantenbereich in der Umschlagfalte (von der Patientin bis dato nicht bemerkt!). **a** Mammogramm (seitlicher Strahlengang): Normal strukturierter Drüsenkörper mit hirsekorngroßem, strahlenförmigem Tumor in der Mammaumschlagsfalte (*Pfeil*). Histologisch szirrhöses Karzinom. **b** Ansicht der linken Brust bei erhobenem Arm

der Dignität geklärt werden. Die Mammographie dient bei einem klinisch sicheren Karzinom der Beurteilung des restlichen Drüsenparenchyms (Suche nach weiteren Herden) sowie insbesondere der Beurteilung der klinisch gesunden Seite (12% der Malignome wachsen gleichzeitig oder später in der kontralateralen Brust) [19]. Zur Dignitätsbestimmung des *tastbaren* Knotens ist die Mammographie zweitrangig.

Bei *Screening-Untersuchungen* werden ausschließlich mammographisch 49%, ausschließlich klinisch 14% und der Rest durch beide Verfahren zusammen entdeckt [151].

Je nach Zell- und Bindegewebsgehalt und je nachdem, ob sich der Tumor an bestimmte vorgegebene Strukturen des Drüsenkörpers hält (z.B. an die Milchgänge) führen die Karzinome zu einem charakteristischen Röntgenbild, welches auf einen bestimmten histologischen Typ schließen läßt. Eine sichere histologische Typisierung ist jedoch nicht möglich und auch nicht erforderlich.

3.2.6.2.1 Zell-Stroma-Relation

Jeder Tumor besteht aus einem bindegewebigen Grundgerüst (Stroma) und aus gewuchertem Epithel. Beide Komponenten variieren von Geschwulst zu Geschwulst und verursachen deren charakteristisches, morphologisches und mammographisches Bild. So lassen sich folgende Typen unterscheiden:

a) Zellarmes, stromareiches, *sternförmig wachsendes* Karzinom.
b) Zellreiches, stromaarmes, *knollig wachsendes* Karzinom.
c) *Intraduktales Karzinom* mit und ohne Verkalkungen.
d) *Diffus wachsende* Tumoren.
e) Sonderformen (z.B. Morbus Paget).

3.2.6.2.2 Sternförmige, zellarme Tumoren (szirrhöses – solides – tubuläres – lobuläres Karzinom, Adenokarzinom)

Diese Tumoren besitzen gegenüber dem wuchernden Bindegewebe relativ wenige Tumorzellen. Hauptvertreter sind der Zirrhus, das zellarme solide, adenomatöse, tubuläre und lobuläre Karzinom. Der sternförmige Tumor wächst langsam, ist strahlig begrenzt (je mehr Bindegewebe, desto länger die Ausläufer) und verkalkt häufig (vgl. Abschn. 3.2.5.3.2). Das proliferierende Tumorepithel wuchert bevorzugt in der Tumorperipherie und infiltriert hier Drüsen- und Fettgewebe, Blutgefäße und Lymphspalten. Die Geschwulst übt einen wechselhaften Zug auf die Umgebungsstrukturen aus (Drüsenkörper, Haut, Mamille), der so ausgeprägt sein kann, daß nur die Hautretraktion auffällt, der Tumor selber aber weder mammographisch noch feinnadelbioptisch zu sichern ist (Abb. 65).

Offenbar wird der *histologische Typ des Tumors* maßgeblich durch das umgebende Mammaparenchym bzw. dessen Mikrostruktur und Drüsenmuster bestimmt. Mammakarzinome entwickeln sich am häufigsten innerhalb atrophierter Drüsenabschnitte [146].

Feingewebliche Untersuchungen von SARNELLI u. SQUARTINI [146] zeigen, daß sich etwa 17% der Malignome in atrophischen Brüsten ohne Läppchen und ohne sonstige pathologische Läsionen entwickeln. Ca. 19% entstehen in atrophischem Brustgewebe mit persistierenden Läppchen und geringen pathologischen Veränderungen wie Zysten, apokrinen Epithelmetaplasien, sklerosierenden Adenosen, Fibroadenomen und duktalen Hyperplasien.
31% der Malignome wachsen in atrophischem Drüsenparenchym mit atypisch proliferierenden Läppchen, Milchgangspapillomen, in situ-Karzinomen und vom Primärtumor unabhängigen Herden kleiner infiltrierender Karzinome (Abb. 62). Etwa 17% der Malignome zeigen sich in läppchenreichem Brustgewebe mit nur geringen pathologischen Veränderungen, weitere 17% mit schweren Proliferationen (z.B. Adenosen) und nur ca. 2% waren in normalem Parenchym mit unauffälligen Läppchen und ohne sonstige Läsionen anzutreffen.

Da das am Rande des Tumors wuchernde Epithel wesentlich weniger Strahlen absorbiert als das Bindegewebe der Geschwulst und somit ungleich schwächer kontrastiert ist als dieses, bildet sich bei zellarmen, stromareichen Tumoren im Röntgenbild vorwiegend die Stromakomponente ab [19]. Sie ist aber nur *ein Teil* des Tumors. Deshalb tasten sich sternförmige Tumoren größer als dies nach dem röntgenmorphologischen Aspekt zu erwarten wäre. Immer wieder als Grund für dieses Phänomen angeführte Infiltrationen von Lymphbahnen fallen dagegen weniger ins Gewicht. HÜPPE [81] weist zu Recht darauf hin, daß die mittels Lineal und Schublehre palpatorisch gemessene Tumorgröße für die Einteilung sternförmiger Tumoren nach dem TNM-System besser geeignet ist als das Röntgenbild [152]. Für die zellreicheren knolligen Tumoren trifft dies weniger zu. Je nach Zell-Stroma-Relation sind die Übergänge von sternförmiger zu knolliger Form fließend.

Sonographisch sind die stromareichen, sternförmigen Tumoren durch einen dorsalen Schallschatten (Schornsteinphänomen) zu erkennen, ein typisches Merkmal gerade in dichten Drüsenarealen.

Bei der *Feinnadelbiopsie* findet sich relativ wenig Zellmaterial, welches für eine Diagnostik bei richtiger Punktionstechnik in den meisten Fällen ausreicht.

Thermographisch sind die Tumoren eher unauffällig, da sie schlecht durchblutet sind.

Kernspintomographisch fallen sie in dichtem Drüsengewebe nach Kontrastmittelgabe auf.

Differentialdiagnostisch sind sternförmige Malignome gegenüber strahligen Narben, der Mastitis, der Wegenerschen Granulomatose und dem Abszeß abzugrenzen.

3.2.6.2.3 Knollige, zell- und schleimreiche Tumoren (medulläres und gallertiges Karzinom, Tumormetastasen)

Im Gegensatz zu den stromareichen Tumoren wachsen die zell- und schleimreichen Malignome knollig. Histologisch handelt es sich um das medulläre, gallertige, zellreiche solide Karzinom sowie um Metastasen anderer Organtumoren. Durch den Zellreichtum und das rasche Wachstum sind diese Tumoren eher glatt oder polyzyklisch berandet, an einzelnen Stellen kommen Unschärfe vor, je nach Stromagehalt. Es finden sich Mischformen zwischen knolligen und sternförmigen Tumoren, je nach Differenzierungsgrad und Tumoreal. Durch das rasche Tumorwachstum verkalkt die Geschwulst nur selten oder gar nicht. Das Röntgenbild entspricht im wesentlichen der tastbaren Größe der Geschwulst. Haut- oder Mamillenretraktion fehlen, da die retrahierende Stromakomponente nur geringgradig entwickelt ist. Spontanhämatome kommen vor.

Das *Röntgenbild* der knolligen, zellreichen Tumoren entspricht dem makroanatomischen Befund, entscheidend ist dabei weniger der histologische Typ als vielmehr die Relation von Zellen zu Stroma [19, 35, 54, 67].

Morphometrische Tumoruntersuchungen zeigen, daß etwa 0,7% aller Karzinome *knollig*, etwa 15% gemischt (teils knollig, teils strahlig) und ca. 85% *strahlig* wachsen. Die Zellkomponente liegt in sternförmig wachsenden Karzinomen bei durchschnittlich 21,5% und steigt auf 64,5% bei zellreichen knolligen Tumoren an [168].

Sonographisch finden sich in der Geschwulst Binnenechos ohne dorsale Schallverstärkung. Je zellreicher der Tumor, desto eher kommen auch dorsale Schallverstärkungen wie bei Zysten und weichen Fibroadenomen vor, was differentialdiagnostisch zu beachten ist.

Bei der *Feinnadelbiopsie* fällt der erhebliche Zellreichtum auf, verbunden mit einer unterschiedlich ausgeprägten Polymorphie und Dissoziation der Zellen aus dem Verband.

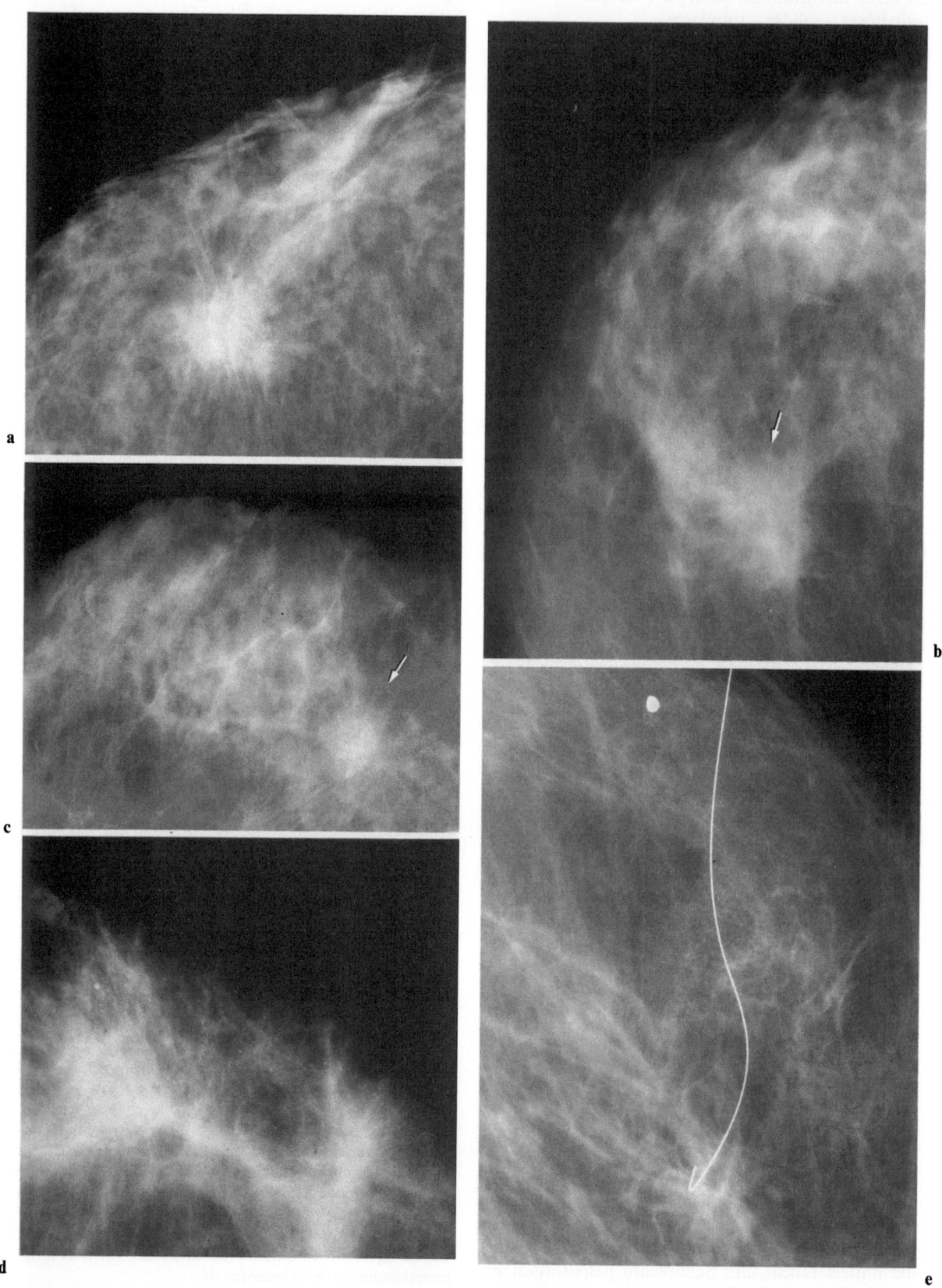

Abb. 66a–e

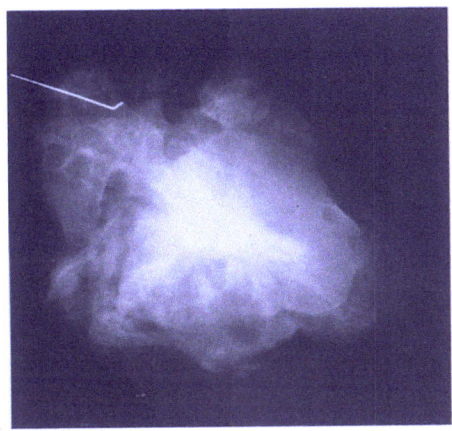

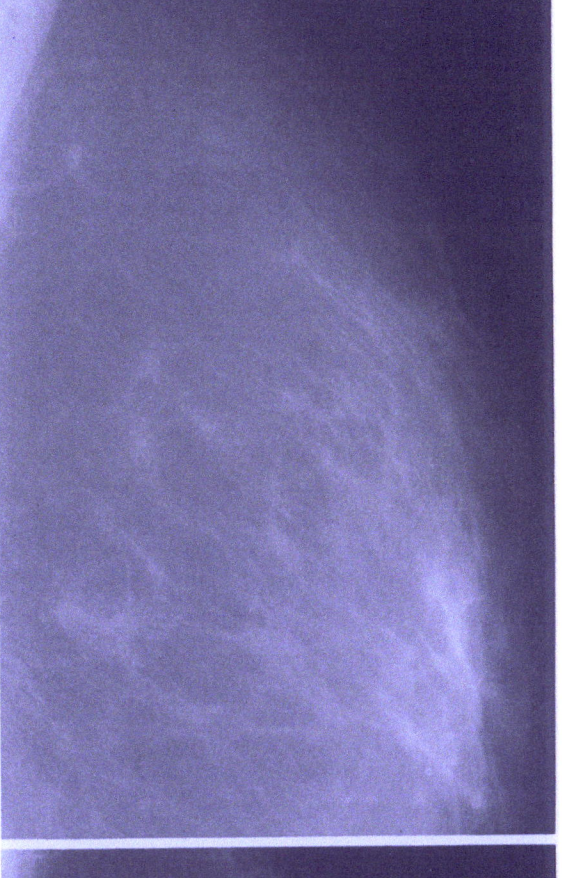

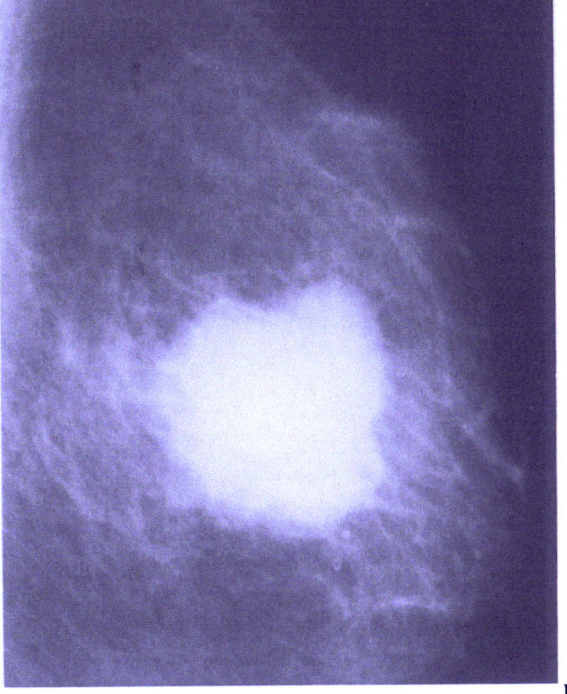

Abb. 66a–f. Sternförmige stromareiche Karzinome. **a** 1 cm großer Tumorschatten mit langen Spiculae und zentralen Verkalkungen. Histologisch szirrhöses Karzinom. **b** Unscharf und verwaschen wirkender Tumor ohne Mikroverkalkungen und kurzen Spiculae. Histologisch infiltrierendes, lobuläres Karzinom. **c** Linsengroßer, sternförmiger Tumor mit mittellangen Spiculae und Retraktion der umgebenden Drüsenstrukturen. Diskreter Mikrokalk. **d** Ausgedehnter, sternförmiger Tumor, der den ganzen Drüsenkörper einnimmt und mit zahlreichen Verkalkungen einhergeht. Histologisch teils solides, überwiegend aber intraduktal wachsendes, invasives Karzinom. **e** Sternförmiger, inhomogener Tumor mit kleinem Tumorschatten und unterschiedlich langen Tumorausläufern. Metallfaden zur Markierung. In der Umgebung etwas schlierige Verschattungen durch Milchgangsinfiltrationen. Histologisch lobuläres, invasives Karzinom. **f** Präparatradiogramm zu **e** mit dichtem kleinem Tumorzentrum und verwaschenen, unterschiedlich langen Tumorausläufern. Kein Mikrokalk

Abb. 67a, b. Knollige, zellreiche Tumoren. **a** Mammogramm einer 69jährigen Patientin von 1984: Involvierter unauffälliger Drüsenkörper mit einzelnen verkalkten Mikrozysten retromamillär. **b** Gleiche Patientin wie bei **a** 1986. Jetzt walnußgroßer, polyzyklisch konturierter Tumor mit nur kurzen Ausläufern und fehlenden Verkalkungen. Histologisch zellreiches, lobulär invasives Karzinom mit Nekrosen und Rundzellinfiltraten. Kein Lymphknotenbefall. Offenbar handelt es sich um einen sehr rasch wachsenden Tumortyp

Abb. 67a, b

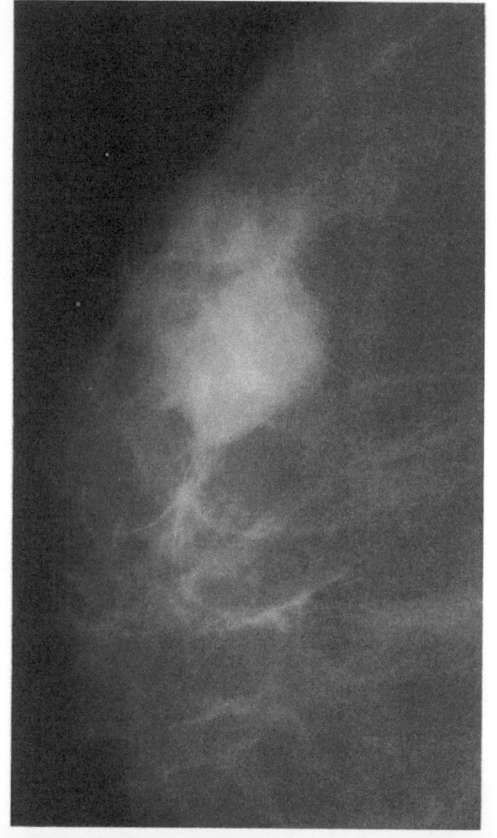

c

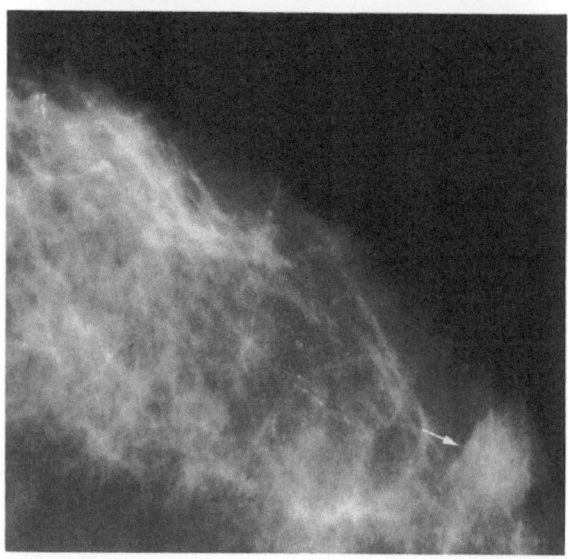

d

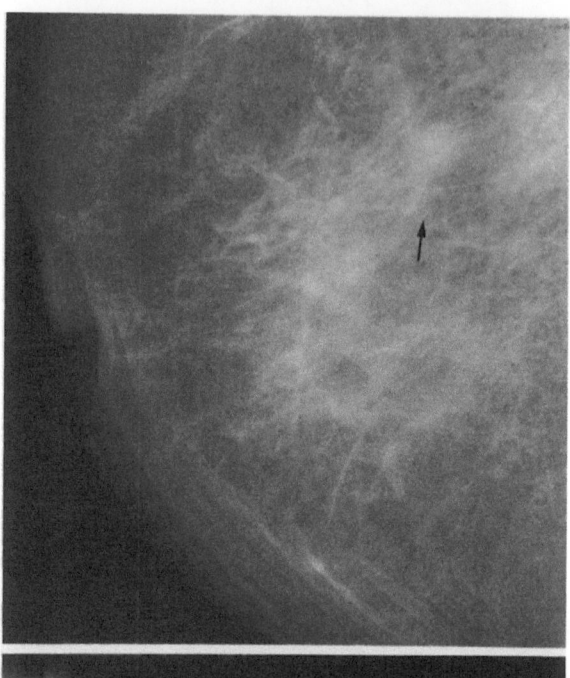

e

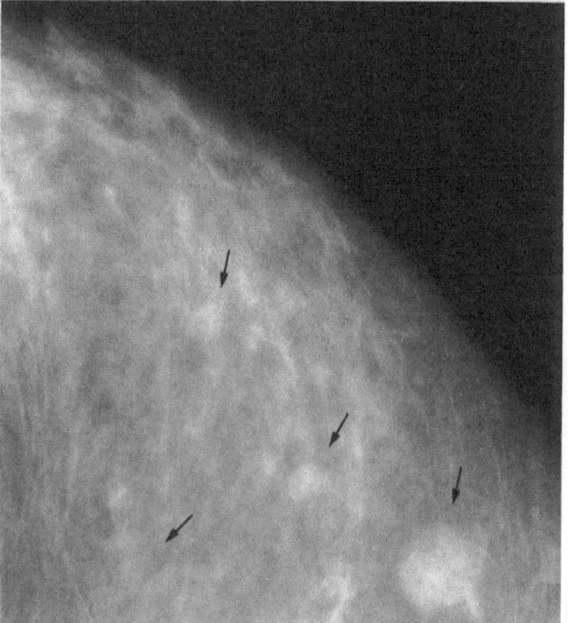

f

Thermographisch sind die Tumoren kräftig vaskularisiert und führen zu Veränderungen wie „hot spots", „malignen Schleifen" und herdförmigen Überwärmungen.

Differentialdiagnostisch muß der knollige Tumor gegenüber dem Fibroadenom, den Zysten und den diesen Strukturen ähnlichen Knoten abgegrenzt werden (vgl. Seiten 323, 327, 328).

Abb. 67. c Überwiegend knollig, in den oberen Abschnitten etwas sternförmig begrenzter Tumor. Gemischt knollig/strahlig. Histologisch zellreiches Adenokarzinom. **d** Knolliger Tumor, axillanahe ohne Kalk. Darüber hinaus diffuse Durchsetzung des äußeren Quadranten mit grobscholligen Mikroverkalkungen. Histologisch diffuses, intraduktales Karzinom mit zellreichem, solidem Tumorgewebe. **e** Involvierter Drüsenkörper mit linsengroßer, homogen dichter, glatt konturierter Verschattung. Kein Mikrokalk. Histologisch Gallertkarzinom. **f** Multipler, bis linsengroßer, glatt konturierter, homogendichter Schatten im Drüsenparenchym ohne Mikrokalk. Histologisch Metastasen bei Karzinom in der anderen Brust

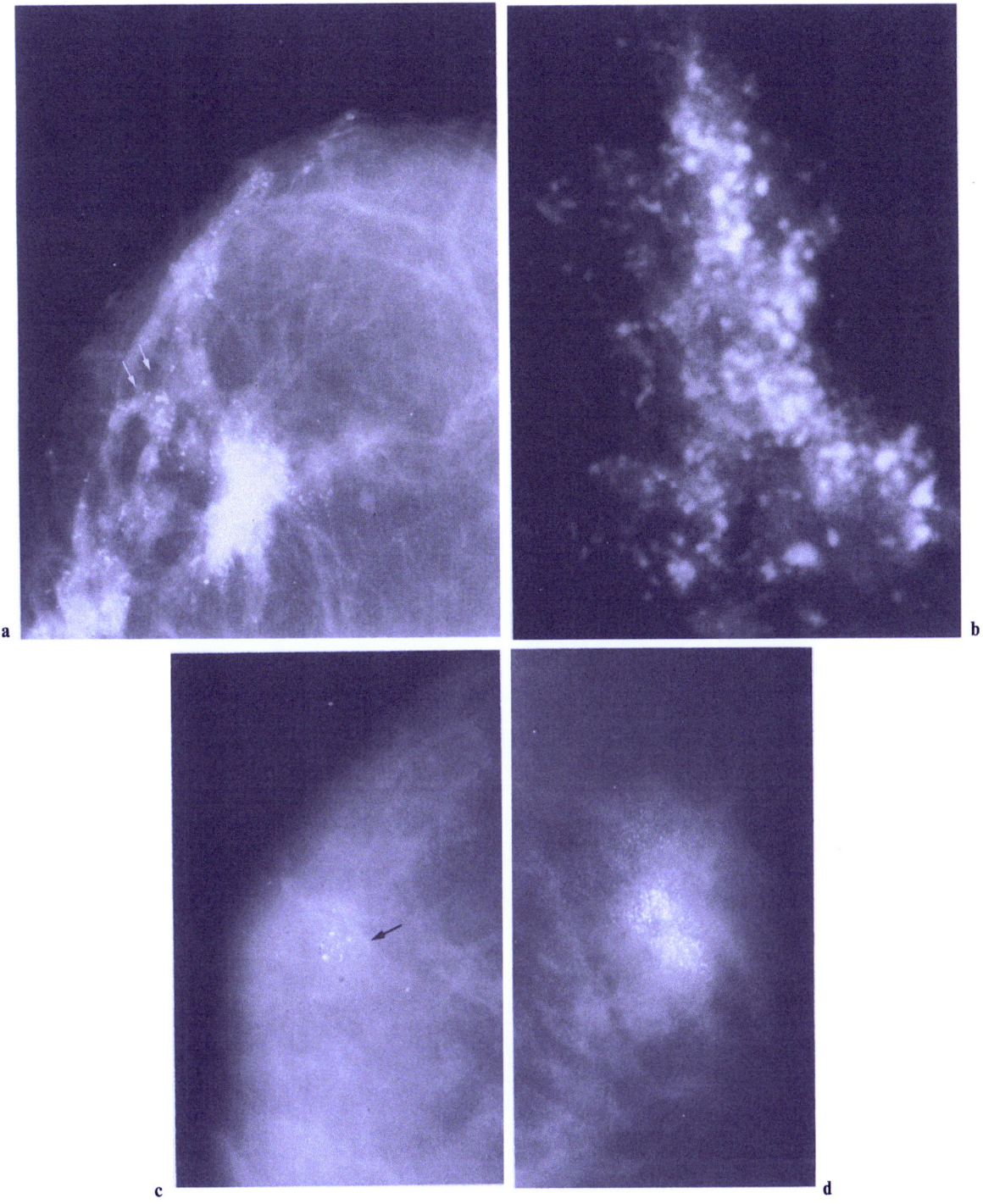

Abb. 68a–d. Verkalkende, intraduktale Karzinome. **a** Diffuse Parenchyminfiltrationen durch einen stark verkalkenden, intraduktalen Tumortyp, wobei der Kalk bis an die Mamille reicht. **b** Ausschnittvergrößerung (etwa 10fach), wobei die typische Dreiecksform mit nach mamillenwärts gerichteter Spitze zu erkennen ist. Die Verkalkungen sind polymorph, y- und t-förmig sowie unterschiedlich groß. **c** Großer, tastbarer Tumor mit diskreten, zentralen Verkalkungen. Histologisch ausgedehntes infiltrierendes, duktales Karzinom mit spärlich Mikrokalk. **d** Diffuses, intraduktales, verkalktes Karzinom mit etwa linsengroßem tastbarem Knoten

3.2.6.2.4 Das überwiegend intraduktale Tumorwachstum mit und ohne Verkalkungen

Überwiegend intraduktal wachsende Geschwülste werden in Neoplasien mit und ohne *Verkalkungen* untergliedert, wobei etwa 40% aller Milchgangskarzinome verkalken und zu charakteristischen Röntgenveränderungen führen, auf die bereits eingegangen wurde (vgl. Abschn. 3.2.5.3.2). Bei den fortgeschritten verkalkten intraduktalen Neoplasien sind die Veränderungen wesentlich eindrucksvoller (Abb. 68). Die verkalkenden intraduktalen Neoplasien sind die Domäne des Radiologen, da sie mammographisch sehr früh auffallen, also Jahre bevor sie palpabel werden oder zu klinischen Symptomen führen. Dies gilt aber nicht uneingeschränkt. Denn mancher Tumor verkalkt nur diskret und relativ spät, so daß trotz ausgedehnter Infiltrationen des Parenchyms nur wenige Kalkstippchen auffallen (Abb. 68c).

Die Zell-Stroma-Relation spielt bei diesem Tumortyp also eine untergeordnete Rolle, zumindest was die Frühstadien angeht. Hat der Tumor das vorgegebene Milchgangssystem jedoch durchbrochen und infiltriert die Umgebung, so verhält er sich – je nach Stromagehalt – wie die knolligen bzw. sternförmigen Malignome (Abb. 67d).

Je weniger Kalk das intraduktale Karzinom produziert, desto später wird es erkannt. Milchgangskarzinome, die *nicht verkalken,* werden im Mammogramm meist übersehen, es sei denn, die Milchgänge

Abb. 69a, b. Intraduktales, nicht verkalkendes Karzinom. 43jährige Patientin ohne verdächtigen Tastbefund. Im Mammogramm der linken Seite fallen brustwandnah im inneren Quadrantenbereich inhomogen fleckigstreifige und z.T. konfluierende Verdichtungen ohne Mikrokalk auf, besonders wenn man das Bild mit der gesunden Gegenseite vergleicht. Histologisch diffuses, nicht verkalkendes intraduktales Karzinom. **a** Mammogramm der rechten gesunden Brust: Normale Drüsenstrukturen. Kein Tumorverdacht. **b** Mammogramm der erkrankten Brust: Fleckig streifige, schlierige inhomogene Verdichtungen im unteren Bildabschnitt, die nur im Vergleich zur Gegenseite auffallen und dann eindrucksvoll sind (WAIDMANN/TETTENBORN, Ulm)

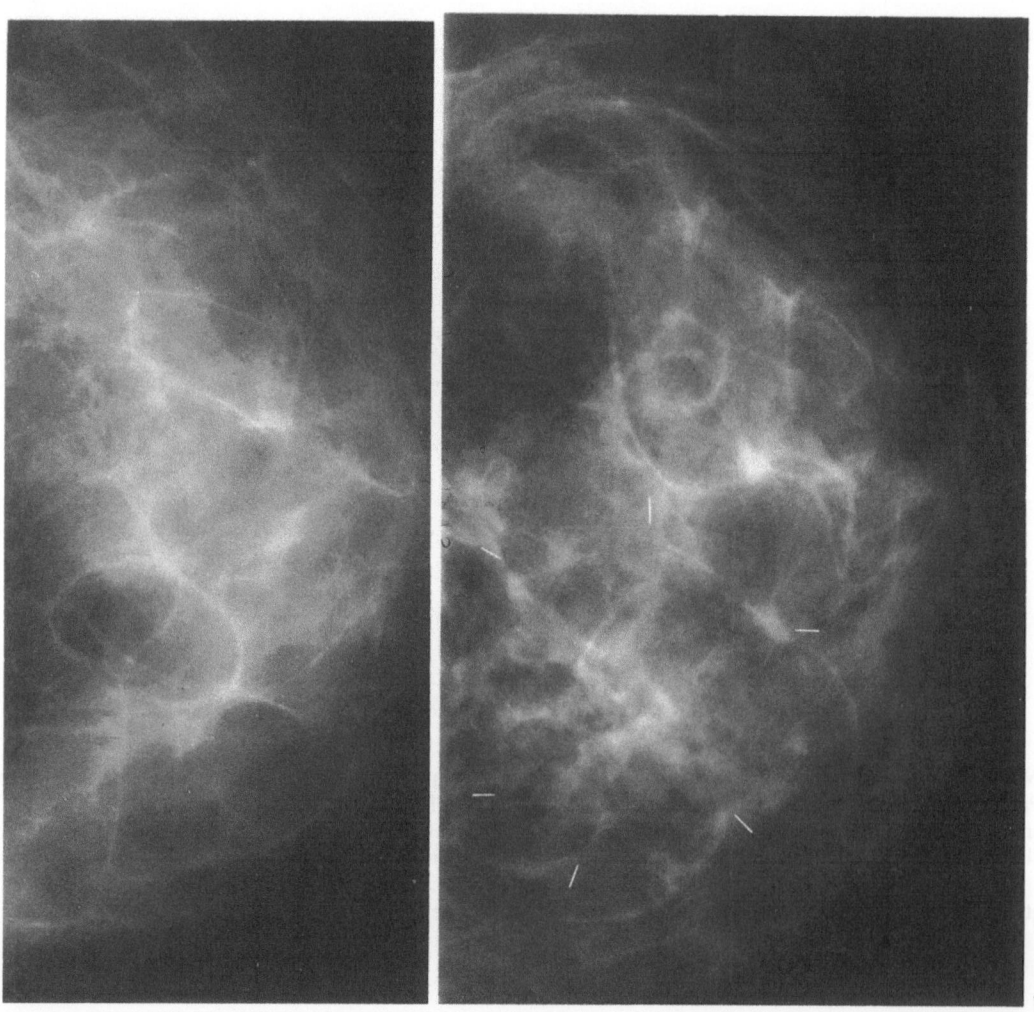

verdichten sich. In diesen Fällen weist erst die klinische Symptomatik (Mamillenretraktion, Sekretion, uncharakteristische Resistenz im Vergleich zur Gegenseite) auf die Neoplasie hin.

Erst in fortgeschrittenen Fällen führt die Milchgangsinfiltration im *Mammogramm* zu schlierenförmigen, streifigen, teilweise netzförmigen Verdichtungen ohne eigentlichen Tumorschatten (Abb. 59c, 69, 70). Meist ist dies nur im Vergleich mit dem Mammogramm der gesunden Brust zu erkennen. Erweiterte, verdichtete und doppelt konturierte Milchgänge kommen vor, desgleichen umschriebene verbreiterte Milchgänge, die wie gedrechselt (torquiert) aussehen (Abb. 59d).

Die Röntgendiagnose des nicht verkalkenden Milchgangskarzinoms ist schwierig, da gleichartige Veränderungen auch bei benignen Gangprozessen, bei der periduktulären Fibrose, bei Narben und bei der Mastitis vorkommen können. Bei den späten, infiltrierenden Stadien führt der Befall der Drüsenabschnitte klinisch zu Verhärtungen im Parenchym, wobei allerdings selten ein umschriebener Knoten abzugrenzen ist, sondern eine mehr diffuse, unregelmäßig begrenzte, etwas derbere Verdichtung.

Nur wenige Milchgangskarzinome *sezernieren*. Die Sekretion ist wäßrig, gelegentlich milchig, selten blutig. Im Sekret sind in etwa zwei Drittel aller Fälle atypische Zellen nachzuweisen.

Sonographisch entgehen die Tumoren in frühem Stadium dem Nachweis besonders, wenn sie noch keine Knotenform angenommen haben. Mikroverkalkungen sind sonographisch ohnehin nicht zu erkennen.

Thermographisch kann eine warme Mamille auffallen und auf die intraduktale Neoplasie hinweisen, besonders wenn diese retromamillär wuchert.

Differentialdiagnostisch kommen in Frage: Hohlwarze (meist beidseitig und angeboren bzw. seit Jahren bekannt). Hohlwarzen können sich im Alter unter einer Östrogenbehandlung verstärken. Dabei verdichtet sich auch das Drüsenparenchym und die Milchgänge treten verstärkt hervor. Die Veränderungen bilden sich mit Absetzen des Östrogens wieder zurück. Secretory disease: (periduktuläre Fibrose, rezidivierende Blutungen, Mamillenretraktion). Mastitis.

3.2.6.2.5 Diffus wachsender Tumortyp

Die Zell-Stroma-Relation spielt beim diffus wachsenden *inflammatorischen Karzinom* keine nennenswerte Rolle, dagegen eine erhebliche beim *diffusen kleinzelligen szirrhösen Tumortyp*, der oft nur in einer allgemeinen Verhärtung und Verdichtung des Drüsenkörpers mit Verkleinerung der Brust auffällt. Diese resultiert durch eine kräftige, tumorbedingte Fibrosierung (vgl. Abschn. 3.2.4.3 [8]).

Mammographisch sind keine Veränderungen zu erkennen, durch die Punktion fallen allenfalls atypische sehr

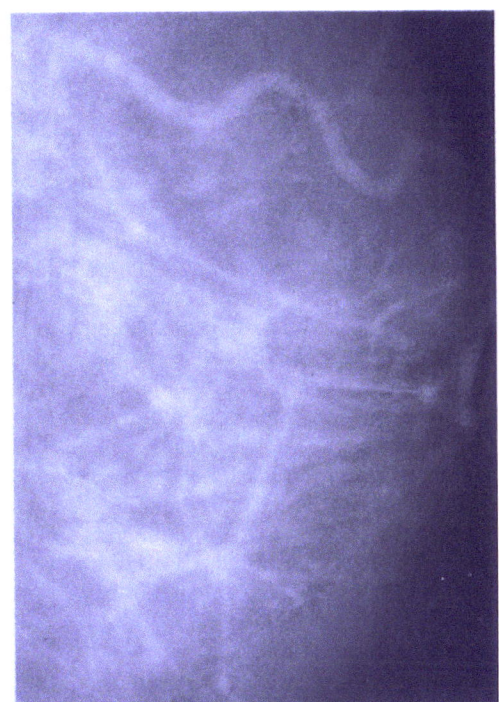

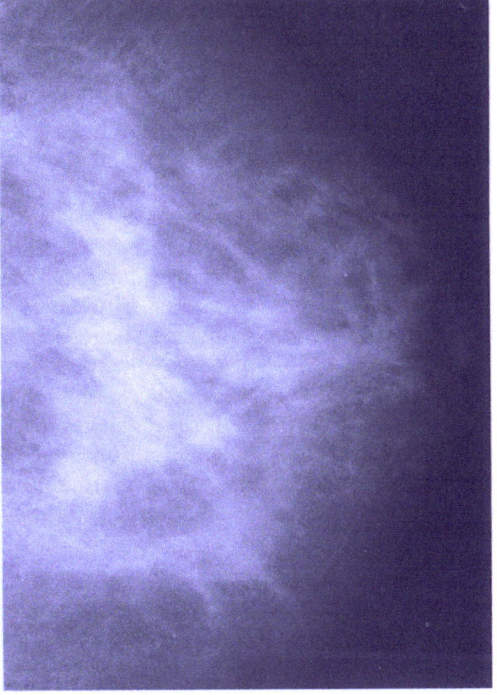

Abb. 70a, b. Intraduktales, nicht verkalkendes Karzinom. 64jährige Patientin, linke Brust: Zustand nach Ablatio mammae rechts 1972. Seit 1975 bemerkte Mamillenretraktion auf der verbliebenen linken Seite. **a** Mammogramm links 1972: Unverdächtige Milchgangszeichnung, retromamillär. Kein Mikrokalk. **b** Verdichtung und unregelmäßige Verbreiterung der retromamillären Milchgänge mit schlieriger Zeichnungsvermehrung und Mamillenretraktion. Histologisch ausgedehntes, infiltrierend wachsendes Milchgangskarzinom. Relativ rasches Wachstum. Kein Mikrokalk

kleine Zellen auf, *sonographisch* kann sich ein Schallschatten zeigen, die *Thermographie* ist meist unauffällig. Die Klärung erfolgt operativ bei klinisch entsprechendem Verdacht.

Beim *inflammatorischen Karzinom* handelt es sich dagegen pathologisch-anatomisch um eine Wucherung kleiner Tumorzellnester in den Lymphbahnen ohne stärkere Bindegewebsreaktion. Dadurch kommt es zu einer erheblichen Lymphblockade innerhalb der Brustdrüse, wodurch diese anschwillt und sich rötet. Die Wucherung geht entweder von einem Mammakarzinom der gleichen oder kontralateralen Brust oder – rückläufig – von axillären oder retrosternalen Lymphknotenmetastasen aus. Es wird am häufigsten als *Zweitmanifestation* nach behandeltem Brustkrebs der gleichen oder gegenseitigen Mamma angetroffen [65, 159].

Klinisch ist die Mamma erheblich vergrößert, die Haut, besonders im Bereich des Warzenhofes, gerötet und verdickt. Hier ist die Ödembildung am stärksten. Die Haut überragt die Mamille, die dadurch wie eingezogen wirkt. Durch die Ödembildung treten die Hautporen stärker zutage, das Bild gleicht dem einer *Orangenhaut* (Peau d'Orange).

Mammographisch zeigt die Grundstruktur des Drüsenkörpers eine kräftige, netzförmige Verschattung, bei der es sich um gestaute Lymphbahnen handelt. Dieses Gitterwerk überlagert den Drüsenkörper und läßt sich besonders gut im subkutanen Fettgewebe erkennen. Verkalkungen fehlen beim inflammatorischen Mammakarzinom meist. Der ursprüngliche Tumorschatten kann in seltenen Fällen noch zu erkennen sein. Die Achsellymphknoten sind fast immer vergrößert und lassen sich auf einer Weichstrahlaufnahme der Axilla als homogene und glattrandige Schatten in der axillären Verlängerung des Drüsenkörpers nachweisen (was aber selten erforderlich ist!). Da gleichartige Veränderungen auch bei einer Lymphabflußblockade der Axilla oder seltener des Retrosternalraumes vorkommen, ist eine Differenzierung der beiden Krankheitsbilder allein klinisch/mammographisch nicht möglich. Hilfreich sind hier Computertomographie und Kernspintomographie sowie die Feinnadelbiopsie und natürlich eine diagnostische Probebiopsie.

Thermographisch kommt es besonders bei der entzündlichen Komponente zu einer *diffusen Hyperthermie* der befallenen Brust. Die Thermographie kann auch einmal unauffällig sein.

Mittels *Feinnadelbiopsie* lassen sich atypische Zellen gewinnen. Die Zellausbeute ist erfahrungsgemäß auch bei kräftigen Exkursionen der Nadel eher gering, da vom klinischen und mammographischen Bild her schwierig zu differenzieren ist, in welchen Arealen mehr Tumorgewebe und in welchen mehr Lymphödem vorhanden ist. Beides führt zu mammographisch und klinisch gleichartigen Veränderungen. Diffus wachsende Karzinome können klinisch okkult sein.

Differentialdiagnostisch kommen beim inflammatorischen Karzinom Lymphabflußblockaden bei *lymphatischen Systemerkrankungen* mit Befall der Axillen und des Retrosternalbereiches in Frage (z.B. Hodgkin oder Non-Hodgkin-Lymphom). Eine diffuse Mastitis läßt sich durch den klinischen Verlauf und das Röntgenbild differenzieren. Das *diffus wachsende szirrhöse Karzinom* mit Verkleinerung und erheblicher Verhärtung des Drüsenkörpers (siehe oben) führt zu einem anderen klinischen Bild. Eine *Strahlenfibrose* nach brusterhaltender Operation läßt sich meist vom inflammatorischen Karzinom differenzieren. Es führt auf alle Fälle nicht zu den typischen Hautveränderungen (Peau d'Orange) dieses Tumortyps.

3.2.6.2.6 Besondere Wachstumsformen

Hierzu zählen das *Paget-Karzinom,* sämtliche anderen in der Mamille wachsenden Malignome sowie das von der Epidermis ausgehende *verhornende Plattenepithelkarzinom.*

Das Paget-Karzinom entsteht meist jenseits des fünften Lebensjahrzehnts und fällt klinisch durch die Schorfbildung mit Rötung der Mamille auf. Ursächlich ist ein in der Mamille gewachsenes duktales Karzinom oder ein von den großen Milchgängen retromamillär in die Mamille fortgeleitetes Milchgangskarzinom. Es wird auch diskutiert, ob es sich nicht um eine Erkrankung der Mamille sui generis handelt oder um einen von den Talg- und Schweißdrüsen ausgehenden Tumor [89, 96].

Da die Mamillenregion *mammographisch* häufig überschwärzt ist, kann ein Befall der Mamille im Röntgenbild übersehen werden. Gelegentlich lassen sich retromamillär gruppierte oder in Verlaufsrichtung der Milchgänge angeordnete Verkalkungen nachweisen. Die Frühdiagnose wird durch Inspektion der Brustwarze gestellt. Bei juckender oder schmerzender Mamille kann die Kolposkopie eingesetzt werden oder die Mamille mit dem Vergrößerungsglas betrachtet werden. Bei bestehendem Mamillenekzem spricht ein unauffälliges Mammogramm nicht gegen ein Paget-Karzinom. Ein Abstrich von der Mamille oder eine Probebiopsie klären die Diagnose. Die Frühdiagnose ist nur klinisch möglich.

Andere Malignome der Mamille oder des Warzenhofes sind extrem selten. Ein im *Warzenhof wachsendes szirrhöses Karzinom,* welches die Epidermis an umschriebener Stelle zerstörte, zählt zu den absoluten Raritäten des eigenen Untersuchungsgutes. Die Diagnose dieser Malignome wird in der Regel durch die Inspektion und Palpation frühzeitig gestellt. Eine Mammographie ist zur Differenzierung des Tumors nicht erforderlich.

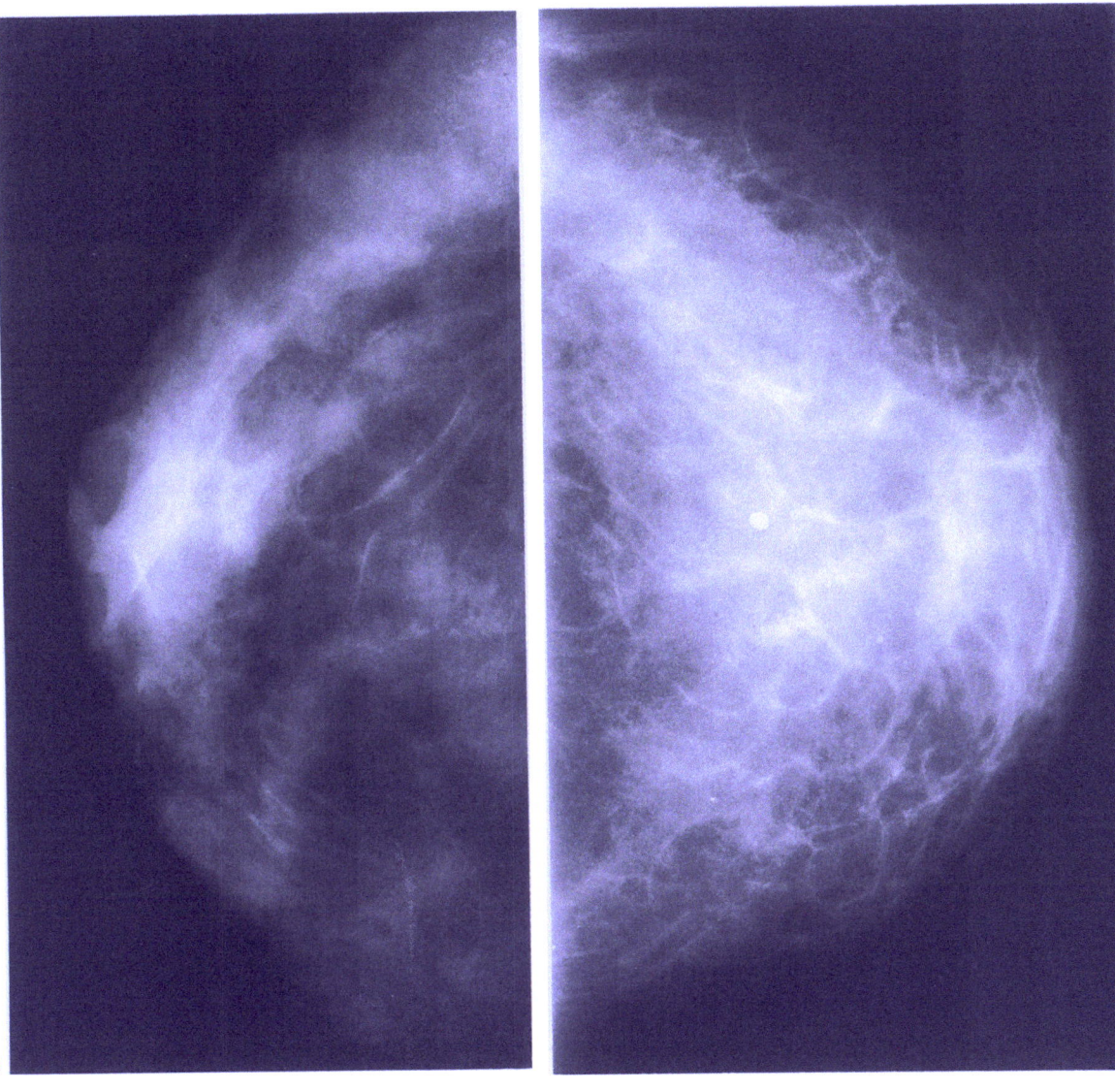

3.2.6.2.7 Brust nach Strahlenbehandlung bei brusterhaltender Operation

Die brusterhaltende Therapie des Mammakarzinoms setzt sich immer mehr durch, nachdem feststeht, daß supraradikale, eingeschränkt radikale und brusterhaltende Operationsverfahren die gleiche Prognose haben, zumindestens was die Tumorstadien T_1 betrifft [25, 110, 53, 165]. Für die Prognose ist entscheidend, daß die gesamte Therapie möglichst in einem Zentrum durchgeführt wird. MONTAGUE et al. [116] fanden ca. 3% Lokalrezidive, wenn Operation und Bestrahlung im M.D. Anderson-Hospital erfolgten, ca. 8% dagegen, wenn außerhalb und im M.D. Anderson-Hospital nachbestrahlt wurde. Neben der sorgfältigen Entfernung des Tumors und der regionalen Lymphknoten wird die Brust mit 50–60 Gy nachbestrahlt, wobei das Tumorbett an manchen Zentren noch häufig 10 Gy schneller Elektronen erhält (Boosterung). Das Tumorbett wird somit mit etwa 60 Gy bestrahlt, die übrige Mamma mit etwa 55 Gy. Dies führt zu typischen röntgenmorphologischen Verände-

Abb. 71a, b. Inflammatorisches Karzinom. 57jährige Patientin, linke Brust: Starke Schwellung in der Brust mit Peau d'Orange und Mamillenretraktion. Klinisch Verdacht auf inflammatorisches Karzinom. **a** Rechte Seite zum Vergleich: Unauffälliger, etwas grobfleckig strukturierter Drüsenkörper wie bei Mastopathie. Kein Tumorverdacht. **b** Mammogramm der erkrankten linken Brust: Starke Verdichtung des Drüsenkörpers mit retikulärer, netzförmiger überlagernder Verschattung, die subkutan reicht. Verdickung der Kutis und der Mamille. Bei der retikulären Zeichnungsvermehrung handelt es sich um gestaute oder infiltrierte Lymphbahnen. Histologisch inflammatorisches Mammakarzinom

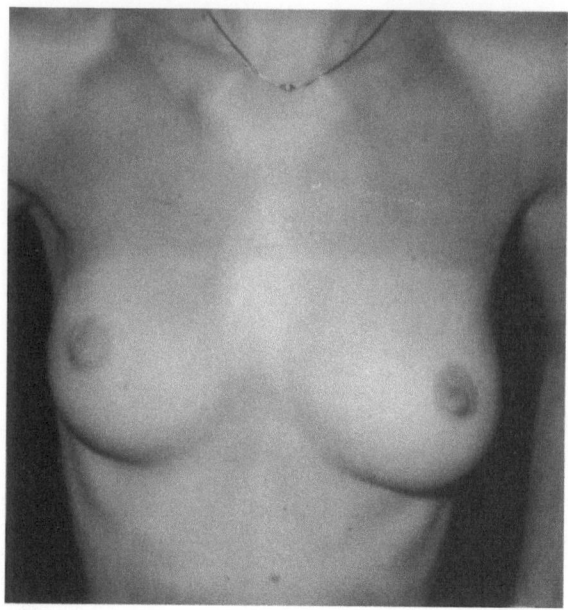

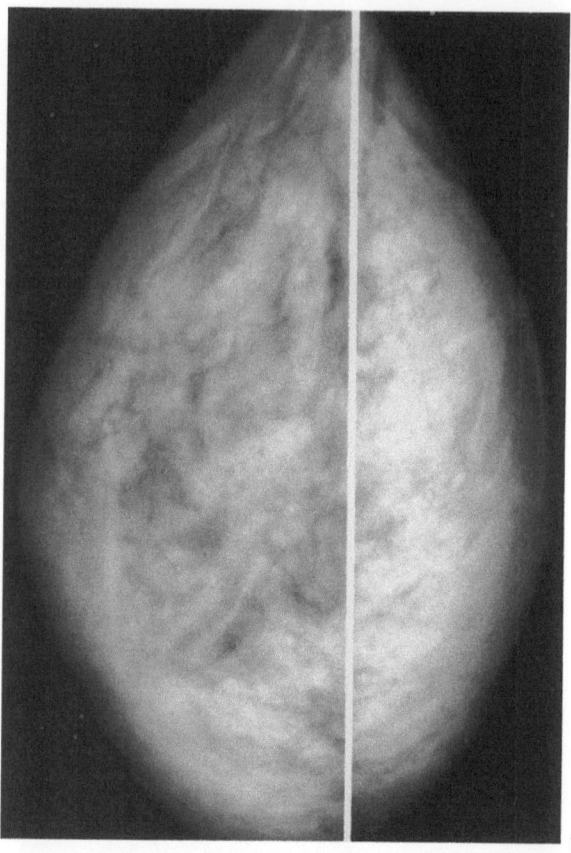

Abb. 72a–c. Zustand nach brusterhaltender Operation mit Tumorektomie und Radiatio. Schönes kosmetisches Ergebnis nach 4 Jahren bei relativ kleinen Brüsten. **a** Ansicht 4 Jahre nach Behandlung: Linke Brust etwas kleiner und nach kranial verzogen. Mamille etwas abgeblaßt. Keine Teleangiektasien. Etwas verstärkte diskrete Pigmentation. **b** Mammogramm der nicht behandelten Brust: Fibrozystische Mastopathie mit zahlreichen, kleinfleckigen Verdichtungen, betonten Milchgängen und diffuser Fibrose. Keine tumorverdächtigen Veränderungen. **c** Mammogramm der behandelten Brust: Deutliche Verkleinerung. Drüsenkörper schlecht zu beurteilen. Diffuse Fibrose, die durch die Radiatio noch verstärkt ist. Klinisch, mammographisch und zytologisch kein Lokalrezidiv.
Kleine Brüste lassen sich kosmetisch günstiger brusterhaltend operieren als große. Sie sind mammographisch aber schlechter zu überwachen

rungen: *während der Bestrahlung* lockert nach 10–15 Sitzungen à 200 cGy die Drüsenstruktur etwas auf. Gegen *Ende der Bestrahlung* kommt es zu einem deutlichen Ödem, das Parenchym ist netzig strukturiert, besonders die subkutanen Lymphbahnen erweitern und verdichten sich, die Haut ist verdickt. Die Brust wird etwas größer, die Haut rötet sich, um gegen Ende der Bestrahlung an einzelnen Stellen sogar Bläschen zu bilden und eventuell aufzubrechen (Radioderm mit und ohne Epithelolyse).

Nach 50–60 Gy kommt es zu einer inhomogenen Verdichtung des Parenchyms, die sich zwei bis drei Monate nach der Bestrahlung wieder zurückbildet. Als Folge der Strahlenbehandlung resultiert eine diffuse Fibrose, die bei großen Mammae meistens stärker ausgeprägt ist als bei kleinen. Das Drüsengewebe wirkt bei der Palpation fester als das der nicht bestrahlten Seite. Die Haut bleibt hyperpigmentiert, im späteren Stadium können, besonders nach Elektronenbestrahlung, Teleangiektasien auftreten, die kosmetisch zum Teil sehr störend sein können. Auch ohne Radiatio kommen Teleangiektasien vor. Sie stören die Beurteilung der Mammogramme nicht.

Bei Zangenbestrahlungen mit Kobalt[60] induriert manchmal auch das Gewebe des inneren Quadranten der anderen Brust. Hier können narbenbedingte Schmerzen Jahre nach der Bestrahlung auftreten.

An der Schnittstelle des Retrosternalfeldes und dem Brustrand-Feld können lokale Überdosierungen schmerzhafter Fettfivebruskrosen verursachen.

Mammographisch lassen sich also nach einer Strahlenbehandlung folgende Veränderungen der erkrankten und klinisch gesunden Brust feststellen:

1. Verkleinerung und diffuse Verdichtung des bestrahlten Organs.
2. Verkürzung der Cooperschen Ligamente und Verbreiterung derselben.
3. Verstärkte Zeichnung des verschmälerten subkutanen Fettgewebssaumes und
4. Fibrose im inneren Quadranten der klinisch gesunden Brust nach tangentialer Zangenbestrahlung mit Co[60].

Im Operationsbett findet sich oft eine *sternförmige Narbe,* die unmittelbar postoperativ besonders ausgeprägt ist und dann gelegentlich mit einem Lokalrezidiv verwechselt wird. Diese Narbe zeigt sich auch ohne Bestrahlung.

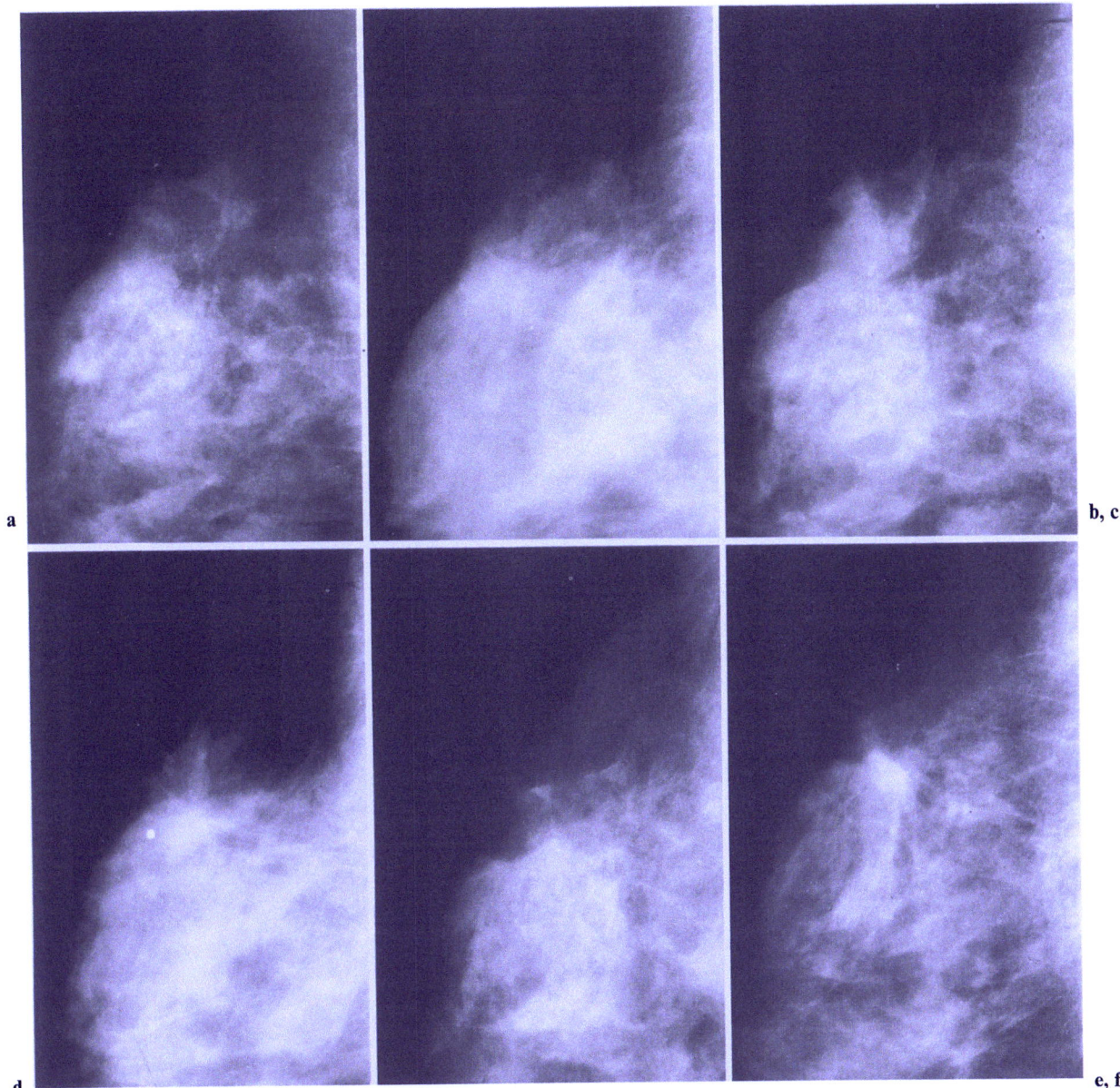

Abb. 73a–f. Mammaneoplasma, brusterhaltende Operation und Lokalrezidiv. 45jährige Patientin, linke Brust. Anfängliche normale Vorsorgeuntersuchungen, dann Verdacht auf einen Tumor, der lokal reseziert wird. Die Brust wird mit 60 Gy nachbestrahlt. 1 Jahr später dringender Verdacht auf Lokalrezidiv, welches sich histologisch bestätigt. Ablatio mammae. Weiterer Verlauf unbekannt. **a** Vorsorgemammographie 1975: Fibrozystische Mastopathie mit konfluierenden Verschattungen und sekretorischen, nicht suspekten Verkalkungen. **b** Kontrolle 1976: Brustgewebe diffus dichter geworden. Kein Tumor erkennbar. Die Verdichtung des Parenchyms könnte für einen hormonellen Stimulus sprechen. **c** Kontrolle 1977: Sternförmige Verschattung am oberen Drüsenrand mit disseminierten Mikroverkalkungen. Zunahme auch der sonstigen sekretorischen Verkalkungen. **d** Markierungsaufnahme 1 Monat später, präoperativ: Der Tumor ist jetzt sternförmig gut abzugrenzen und weist gegenüber der Voruntersuchung noch weitere Mikroverkalkungen auf. Offenbar liegt ein rasch wachsender Tumortyp vor. **e** Zustand nach Tumorektomie, wobei – retrospektiv – nicht das gesamte Tumorgewebe entfernt wurde. Zumindestens wäre hier eine Quadrantenresektion indiziert gewesen. Das Drüsengewebe ist strahlig konturiert, was zum Teil auch durch eine Narbe verursacht wurde. Die Bestrahlung mit 60 Gy hat nur zu einer geringgradigen zusätzlichen Fibrosierung geführt. **f** Kontrolle 1979: Sternförmiges, linsengroßes Lokalrezidiv mit diskreten Mikroverkalkungen.
Aus der heutigen Sicht war dies keine Indikation zu einer Tumorektomie. Das Brustgewebe ist unübersichtlich, sehr strahlendicht und schlecht beurteilbar

Abb. 74a, b. Stromasarkom. 54jährige Patientin, linke Brust. Rasch wachsender, knolliger Tumor im äußeren oberen Quadranten. Vorbuckelung der Haut. Mäßige Schmerzdolenz. **a** Mammogramm: Knolliger, teils glatt, teils unscharf begrenzter Tumor, entsprechend dem Tastbefund. Kein erkennbarer Kalk. Übriges Brustgewebe involviert. (Das Mammogramm gehört nicht zum Präparat von b). **b** Anatomisches Präparat: Fettreicher, involvierter Drüsenkörper mit polyzyklisch begrenztem Tumor im lateralen Quadranten. Zentrale Stromasepten. Einblutungen peripher. Histologisch Stromasarkom (PRECHTEL, Starnberg)

Die Verdichtungen nehmen mit zunehmendem Abstand von Operation und Bestrahlung ab. Zur Differenzierung gegenüber einem Rezidiv kann die *Feinnadelbiopsie* eingesetzt werden, wenngleich die Beurteilung der Zellen nach der Radiatio schwierig sein kann. Auch *thermographische Verlaufskontrollen* sind sinnvoll, da ein Lokalrezidiv sich gelegentlich in einer neu auftretenden Hyperthermie oder atypischen Gefäßversorgung äußert. Neuere Untersuchungen von FRISCHBIER (Hamburg) widerlegen allerdings diese bisherige Annahme.

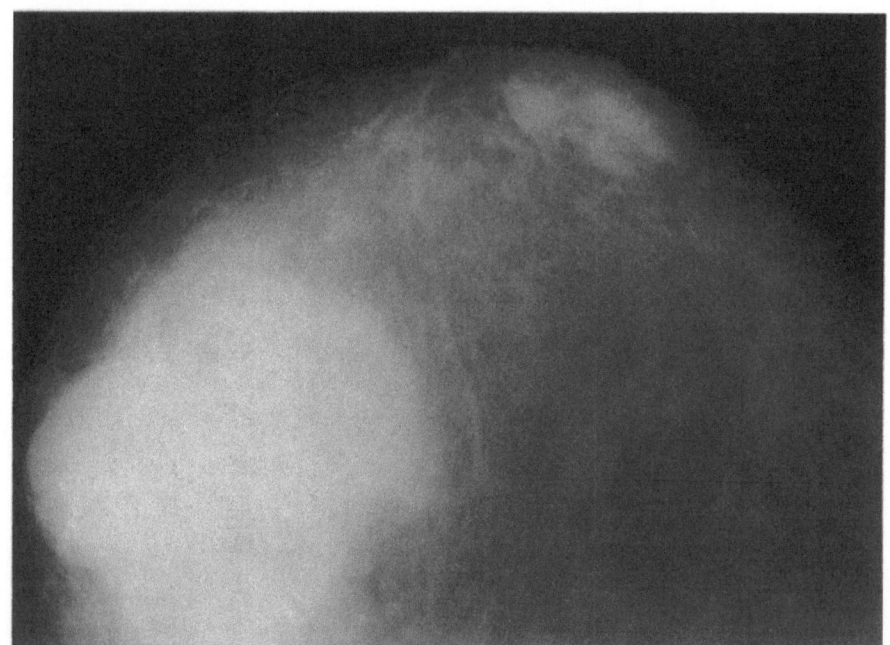

a

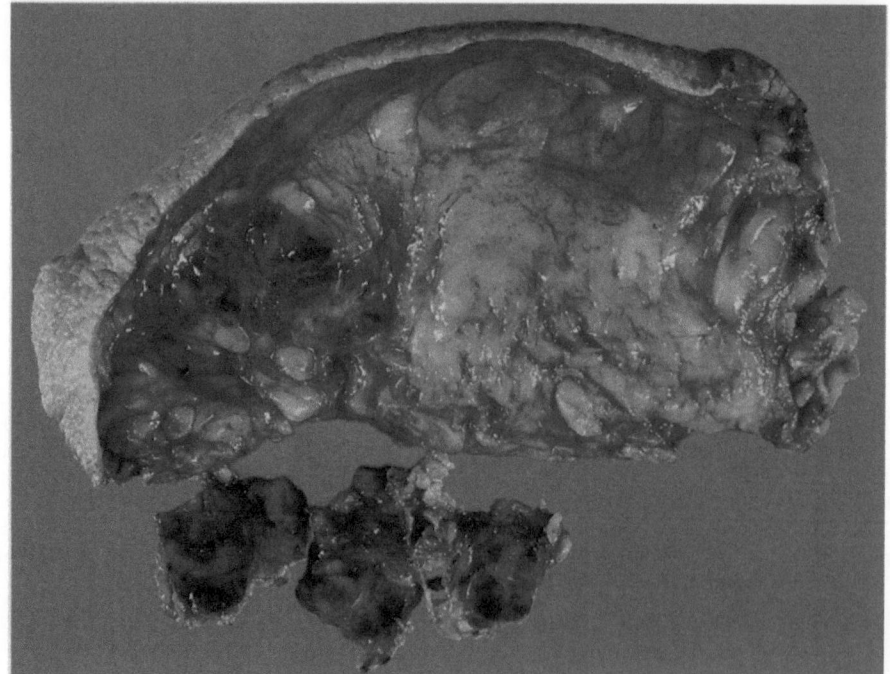

b

Die allgemeine Strahlendurchlässigkeit der bestrahlten Brust ist verringert. Die Brust kann aber auch insgesamt schrumpfen und fester werden. Die kosmetischen Ergebnisse sind bei der kleinen Brust wesentlich besser als bei der großen, die oft durch eine Strahlenfibrose deformiert wird, besonders wenn sie viel Fettgewebe enthält. Das Lokalrezidiv dagegen ist in der großen Brust leichter zu entdecken als in der kleinen (Abb. 73).

3.2.7 Die bösartigen, nicht epithelialen Geschwülste (Sarkome und Systemerkrankungen)

3.2.7.1 Vorbemerkung

Selten entartet Bindegewebe der Brustdrüse zu Sarkomen. Neben diesen können auch *Systemerkrankungen* das Parenchym der Mamma befallen (Hodgkin- und Hodgkin-Lymphom).

Die vom Binde- und Stützgewebe, sowie von Blutgefäßen ausgehenden bösartigen Tumoren sind selten und machen etwa 1% aller maligner Mammatumoren aus [3].

Entsprechend den in der Brustdrüse vorkommenden mesenchymalen Strukturen entstehen so Fibro-, Lipo- und Angiosarkome. Ferner gibt es Sarkome niedriger Gewebsreife und Sarkome des lymphoretikulären Systems (spindelzelliges, rundzelliges, polymorphzelliges Sarkom). Die häufigste Form an der Brustdrüse ist dabei das Spindelzellsarkom, welches aus dem Stroma eines Fibroadenoms hervorgehen kann.

Differentialdiagnostisch kommen dabei fibröse Histiozytome in Frage, die im Cystosarcoma phylloides entstehen oder nach Bestrahlung der Brust auftreten können [3, 166].

Das *Angiosarkom* ist besonders bösartig, metastasiert frühzeitig und führt rasch zum Tode der Trägerin. Es kommt in der Brust allerdings außerordentlich selten vor. Häufig wird die Geschwulst mit einem benignen Hämangiom verwechselt. Allerdings gibt es auch bei Hämangiosarkomen Tumortypen mit relativ günstiger Prognose [45, 64].

Bei maligner *Bluterkrankung* werden in der Brust zuweilen leukämische Infiltrate beobachtet. Sie treten am häufigsten zwischen der vierten und siebten Lebensdekade auf. Das Lymphosarkom ist relativ selten, wobei auch primäre Lymphosarkome ohne anderen Organbefall vorkommen [7, 164].

Am häufigsten sind *Non-Hodgkin-Lymphome,* wobei radiologisch eine homogene, glatt konturierte Tumormasse oder ein entzündlicher Tumor auffallen.

Bei der Hälfte aller Frauen handelt es sich um Primärmanifestationen.

Das *Myelosarkom* tritt im Rahmen einer chronischen myeloischen Leukämie auf und kann in 6,8% aller Leukämien auch die Brustdrüsen infiltrieren [34, 106, 155]. Die aus unreifen myeloischen Zellen aufgebauten Tumoren werden in der Literatur auch als Myeloblastom, granulozytäres Sarkom oder Chlorom bezeichnet.

Das Myelosarkom muß von einfachen, nicht tumorösen *myeloisch-leukämischen Organinfiltrationen* unterschieden werden, die auch in der Brustdrüse vorkommen können. Vielfach finden sich bei der Leukämie myeloische Infiltrate im Mantelbindegewebe der Drüsenläppchen.

Leukämieähnliche Blutbilder und Sternalmarkspunktate sind beim metastasierenden Mammakarzinom keine Seltenheit. Nicht selten treten gleichzeitig Mammakarzinom und Leukämie auf, was die Vermutung unterstützt, daß es sich beim Mammakarzinom um eine Krebskrankheit handelt, deren Ausbruch durch die verschlechterte Abwehrlage des Organismus begünstigt wird.

Extramedulläre Plasmozytomherde sind ungewöhnlich in der Brust und können als Erstmanifestation eines generalisierten multiplen Myeloms aufgefaßt werden [114].

3.2.7.2 Röntgenmorphologie

Die meisten *Sarkome* wachsen anfänglich sehr rasch und expansiv und stellen sich im Mammogramm als runde oder polyzyklisch begrenzte homogene Schatten dar, die mit Zysten, Fibroadenomen und zellreichen Karzinomen verwechselt werden können (Abb. 74). Im übrigen verhalten sie sich röntgenmorphologisch genau so wie die Karzinome. Die zellreichen Komponenten wachsen knollig, die stromareicheren (Fibrosarkom, Leiomyosarkom) dagegen mehr sternförmig strahlig.

Die Infiltrate myeloischer oder lymphatischer Leukämien dagegen können teils diffus, teils knollig wachsen und das Röntgenbild ist außerordentlich vielfältig. Weder *röntgenologisch*, noch *sonographisch*, noch *zytologisch* ist eine Differenzierung von anderen malignen Prozessen möglich. Beim malignen Lymphom und beim metastasierenden malignen Melanom kommen auch diffus wachsende Tumortypen vor. Das Bild gleicht dann einem inflammatorischen Karzinom.

Literatur

1. Abe K, Matsuura N, Nohara Y, Fujita H, Fujieda K, Kato T, Mikami Y (1984) Prolactin response to thyrotropin-releasing hormone in children with gynecomastia, premature thelarche and idiopathic precocious puberty. Tohoku J, Exp Med, 142(3):283–288
2. Al-Jurf A, Hawk W, Crile G Jr (1978) Cystosarcoma phylloides. Surg Gynecol Obstet 146:358–364
3. Albertini A von (1974) Histologische Geschwulstdiagnostik. 2. Aufl. Thieme, Stuttgart, S 287–292
4. Altmann AJ, Schwartz A (1978) Malignant diseases of infancy, childhood and adolescense. Major Probl Clin Pediatr 18:1–515
5. Anastassiades OT, Bouropoulou V, Kontoge-Orgos G, Rachmandides M, Gogas I (1984) Microcalcifications in benign breast diseases. A histological and histochemical study. Pathol Res Pract 178(3):237–242
6. Andersen JA, Gram JG (1984) Radial scar in the female breast. A long-term follow-up study of 32 cases. Cancer 53(11):2557–2560

7. Andre JM, Contesso G, Caillow B, Lacombe MJ, Spielmann M (1983) Lymphomes malins et autres hematosarcomes a localisation mammaire initiale, Etude retrospecitve de 20 cas. Bull Cancer (Paris) 70:401–409
8. Apps MC, Harrison NK, Blauth CI (1984) Tuberculosis of the breast. Br Med J (Clin Res) 288(6434):1874–1875
9. Ashikari R, Huvos AG, Snyder RE (1977) Prospektive study of noninfiltrating carcinoma of the breast. Cancer (Philad) 39:345–350
10. Ashikari H Jr, Farrow MJ, Rosen P, Johnston S (1977) Breast carcinoma in children and adolescents. Clin Bull 7:55–62
11. Auer G (1984) Grenzen und Möglichkeiten der Diagnostik klinisch okkulter Mammabefunde. III. Mammasymposium im Kinikum Göttingen am 12. Mai 1984. Tagungsbericht
12. Auer G (1984) Zytologische und zytochemische Kriterien der Malignität der Brust. In: Tagungsbericht III. Mammasymposium Göttingen, 12. Mai 1984, S 4
13. Azzopardi JG, Salm R (1984) Ductal adenoma of the breast: a lesion which can minic carcinoma. J Pathol 144(1):15–23
14. Bässler JR (1978) Pathologie der Brustdrüse. In: Doerr W, Seifert G, Uehlinger E (Hrsg) Spezielle pathologische Anatomie, Bd 11. Springer, Berlin Heidelberg New York
15. Bässler R, Theele C (1984) Morphologische Definition und Diagnostik des Mammakarzinoms. In: Kubli F, von Fournier D (Hrsg) Neue Konzepte der Diagnostik u. Therapie des Mammakarzinoms. Springer, Berlin Heidelberg New York Tokyo, S 11–23
16. Bässler R, Werner J (1984) Präinvasive Tumoren und Präcancerosen der Mamma: Pathologisch-anatomische Abgrenzung und klinische Konsequenzen. Chirurg 55(3):133–141
17. Barth V (1979) Brustdrüse. In: Frommhold W (Hrsg) Röntgen, wie? wann? Bd V, Thieme, Stuttgart
18. Barth V (1977) Atlas der Brustdrüsenerkrankungen. Enke, Stuttgart
19. Barth V (1979) Die Feinstruktur der Brustdrüse im Röntgenbild. Thieme, Stuttgart
20. Barth B (1979) Die Feinnadelbiopsie der Brustdrüse. Vortrag internationales Symposium für perkutane Punktion und Vasookklusion. München, 7. bis 9. Mai 1979
21. Barth V, Heuck F (1976) Der Wert der Galaktographie zur Früherkennung des Mammakarzinoms. Dtsch Ärztebl 73:1929–1934
22. Barth V, Prechtel K (1982) Pathologie und Radiologie (Röntgendiagnostik und Thermographie) der Brustdrüse. In: Diethelm L et al. (Hrsg) Handbuch der medizinischen Radiologie Bd XIX, Teil 2: Mammatumoren. Springer, Berlin Heidelberg New York S 1–185
23. Barth V, Franz ED, Schöll A (1977) Microcalcifications in mammary glands. Naturwissenschaften 64:278–279
24. Bassett LW, Cove H (1979) Myoblastoma of the breast. Am J Roentgenol 132:122–123
25. Beadle GF, Silver B, Botnick L, Hellmann S, Harris JR (1984) Cosmetic results following primary radiation therapy for early breast cancer. Cancer 54(12):2911–2918
26. Bhagavan BS, Pathchefsky A, Koss LG (1973) Florid subareolar duct papillomatosis (nipple adenoma) and mammary carcinoma, report of three cases. Hum Pathol 4, 289–295

27. Bouropoulow V, Anastassiades OG, Kontogeorgus G, Rachmandies M, Gogas I (1984) Microcalcifications in breast carcinomas. A histological and histochemical study. Pathol Res Pract 179(1):51–58
28. Boyd NF, Sullivan B, Fishell E, Simor I, Cooke G (1984) Mammographic patterns and breast cancer risk: methodologic standards an contradictory results. INCI 72(6):1253–1259
29. Brandau H, Rotte U, Loffing R (1977) Östrogen- und Gonadotropin-Spiegel bei Frauen in der Postmenopause mit unterschiedlicher Parenchymstruktur der Mamma. Arch Gyn 224:289–291
30. Breitfellner G (1975) Zur Frage des Zusammenhanges zwischen lobulärer Angiomatose und multiplen Angiosarkomen der Mamma. Z Krebsforsch 84:349–350
31. Capeless EL, Mann Li (1984) Use of breast stimulation for antepartum stress testing. Obstet Gynecol 64(5):641–645
32. Carter PL, Gillespie JT (1984) Abnormal mammographic finding. A critical appraisal. Am J Surg 147(5):638–640
33. Case TC (1977) Adenocarcinoma of the breast, arising in adenoma. NY State J Med 77:2122–2123
34. Cassi E, Tosi A, De Paoli A, Turri C, Fortunato A, Piffer R, Biagiotti S, Prandoni E, Rossi U (1984) Granulocytic sarcoma without evidence of acute Leukemia: 2 cases with unusual localization (uterus and breast) and 1 case with bone localization. Haematologica (Pavia) 69(4):464–469
35. Castano-Almendral A, Glätzner H, Sidentopf HG (1971) Vergleichende mammographische und histologische Befunde. Arch Gynäk 211:43:48
36. Civatte J, Restout S, Delomenie D (1977) Erosive adenomatosis of a supernumerary nipple. Ann Dermatol Venereol 104:777–780
37. Clement JF, Halkin E, Diologent B, Laumonier R, Dauce JP, Kunlin A, Julien JP (1984) Les images stellaires mammographiques benignes. A propos de 15 cas. J Radiol 65(5):361–366
38. Conly JM, Sekla LH, Low DE (1984) Dirofilariasis presenting as a breast lump. Can Med Assoc J 130(12):1575–1576
39. Cowen PN, Bates C (1984) The significance of intraduct appearances in breast cancer. Clin Oncol 10(1):67–72
40. Cutler SJ, Black MM, Goldenberg JS (1963) Prognostic Factors in cancer of the female breast. An investigation of some interrelations. Cancer (Philad.) 16, 1589–1597
41. Degrell I, Prechtel K (1984) Klinik und Zytologie der Mamma aberrata (Polymastie). Gynäkolog. praxis 8:495–504
42. Deininger HK (1984) Nachweis der Wegenerschen Granulomatose im Mammogramm. RöFo 141(2):198–203
43. Deininger HK (1985) Wegner granulomatosis of the breast. Radiology 154(1):59–60
44. Devitt JE, Barr JR (1984) The clinical recognition of cystic carcinoma of the breast. Surg Gynecol Obstet 159(2):130–132
45. Dunegan LJ, Tobon CG, Watson CG (1976) Angiosarcoma of the breast: A report of two cases. A review of the literature. Surgery 79:57–62
46. Egan RL, McSweeney MG (1979) Mammographic parenchymal patterns and risk of breast cancer. Radiology 133:65–70

47. Elsner B, Harper FB (1969) Dissiminated Wegener's granulomatosis with breast involvement. Report of a case. Arch Path 87:544–549
48. Ferrell LD (1984) Myospherulosis of the breast. Diagnosis by fine needle aspiration. Acta Cytol 28(6):726–728
49. Fisher ER, Paleka A, Kotwal N, Lipana N (1979) A nonencapsulated sclerosing lesion of the breast. Am J Clin Pathol 71:240–246
50. Flint A, Oberman HA (1984) Infarction and squamous metaplasia of intraductal papilloma: a bening breast lesion that may simulate carcinoma. Hum Pathol 15(8):764–767
51. Foote FW, Stewart FW (1941) Lobular carcinoma in situ. Amer J Path 17:491–496
52. Friedrich M (1982) Apparative Verbesserungen zur Dosisreduzierung bei der Mammographie. In: Frischbier HJ (Hrsg) Die Erkrankungen der weiblichen Brustdrüse. Thieme, Stuttgart New York, S 106–114
53. Frischbier HJ (1984) Die brusterhaltende operativ-radiolog. Behandlung des frühen invasiven Mammakarzinoms. In: Kubli F, Fournier D von (Hrsg) Neue Konzepte der Diagnostik und Therapie des Mammakarzinoms. Springer, Heidelberg New York Tokyo, S 117–127
54. Gallager HS, Martin JE (1969) The study of mammary carcinoma by mammography and whole organ sectioning Cancer 23:855–860
55. Gansler TS, Wheeler JE (1984) Mammary sarcoidosis. Two cases and literature review. Arch Pathol Lab Med 108(8):673–675
56. Geppert M, Schmitt WG, Huebener HK (1984) Mammographisch-histologischer Vergleich bei Mammakarzinomen unter besonderer Berücksichtigung von Kleinstkarzinomen. Röntgenpraxis 37(7):247–253
57. Gershon-Cohen J (1970) Atlas of Mammography. Springer, Berlin
58. Geschichter CF (1945) Diseases of the breast, 2nd edn. Lippin cott Philadelphia
59. Gokas JG (1979) Zystosarcoma phylloides: Clinicopathological analysis of 14 cases. Internat Surgery 64(5):77–82
60. Goussot JF, Coindre JM, Dilhuydy HM, de Mascarel I, de Mascarel A, Trojani M (1984) Hamartomes mammaires. A propos de onze cas. Revue de la litterature. Sem Hop Paris 60(11):767–770
61. Gregl A (1984) Statistische Auswertung der Kontrollmammographie nach Probeexzision wegen histologisch benigner Befunde bei 1032 Frauen. Tagungsbericht III. Mamma-Symposium im Klinikum Göttingen am 12. 5. 1984
62. Grünberg G (1977) Verkalkte Fibroadenome der Mamma. Röntgenblätter 30:328–329
63. Gupta K, Chatterjee S (1984) Systemic sarcoidosis involving the breast. J Assoc Physicians India 32(2):228–229
64. Hacking EA, Tiltmann AJ, Dent DM (1984) Angiosarcoma of the breast. Clin Oncol 10(2):177–180
65. Haldenmann R, Rohner A, Gigon U (1977) Inflammatory carcinoma of the breast. Gynäkolog Rundsch 17:9–57
66. Halverson JD, Hori-Rubaina JM (1974) Cystosarcoma phylloides of the breast. Amer Surg 40:295–300
67. Hamperl H (1968) Zur Frage der pathologisch-anatomischen Grundlagen der Mammographie. Geburtsh u Frauenheilk 28:901–906
68. Hamperl H (1972) Hämangiome der menschlichen Mamma. Beiträge zur pathologischen Histologie der Mamma VI. Geburtsh u Frauenheilkd 32:28–32
69. Hamperl H (1973) Hämangiome der menschlichen Mamma. Beiträge zur pathologischen Histologie der Mamma VI. Geburtsh u Frauenheilkd 33:13–17
70. Hamperl H (1975) Strahlige Narben und obliterierende Mastopathie. Beiträge zur patholog. Histologie der Mamma XI. Virchows Arch (Pathol. Anat.) 369:55–59
61. Heidenreich W (1976) Mammakarzinom bei Kindern und Jugendlichen. Med Klin 71:307–312
72. Hering K, Will Chr, Keller H, Billenkamp G (1974) Seltene Mammatumoren im Röntgenbild. Fortschr Med 92:43–46
73. Herting W (1976) Pathogenese, Klinik, Morphologie u. Prognose des Riesenfibroadenoms der Mamma (sog. Cystosarcoma phylloides). Geburtsh u Frauenheilkd 36:877–882
74. High RM, Watne AL (1984) The axillary mass in occult breast carcinoma. Case reports and overview. Am Surg 50(11):630–636
75. Hill WC, Moenning RK, Katz M, Kitzmiller JL (1984) Characteristics of uterine activity during the breast stimulation stress test. Obstet Gynecol 64(4):489–492
76. Hoeffken W, Lanyi M (1973) Röntgenuntersuchung der Brust. Thieme, Stuttgart
77. Hofmann WD, Boschbach FW (1970) Die fibrosierende Adenose der weiblichen Brustdrüse. Geburtsh u Frauenheilkd 30:40–45
78. Homer MJ (1984) Nonpalpable breast abnormalities: a realistic view of the accuracy of mammography in detecting malignancies. Radiology 153(3):831–832
79. Horwitz RI, Lamas AM, Peck D (1984) Mammographic parenchymal patterns and risk of breast cancer in postmenopausal women. Am J Med 77(4):621–624
80. Huddelston JF, Sutliff G, Robinson D (1984) Contraction stress test by intermittent nipple stimulation. Obstet Gynecol 63(5):669–673
81. Hüppe JR (1970) Optimierung der Mammographie aus klinisch-radiologischer Sicht. Radiologe 4:127–132
82. Huntrakoon M (1984) Malignant cystosarcoma phylloides with simultaneous carcinoma in the ipsilateral breast. South Med J 77(9):1176–1178
83. Ikard RW, Perkins D (1977) Mammary tuberculosis: A rare modern disease, Sth med J (Bgham, Ala.) 70:208–213
84. Ingleby H, Gershon-Cohen J (1960) Comparatative Anatomy, Pathology and Roentgenology of the breast. Univ. Pennsylvania Press, Philadelphia
85. Jardine LG, Levin L, Gevers W (1984) Comparison of muscle and fat wasting in patients suffering from breast and other cancers: an anthropometric study. Breast Cancer Res Treat, 4(3), 227–232
86. Jellins J, Hughes C, Ryan J, Reeve T, Kossoff G (1977) A comparative evaluation of a case of cystosarcoma phylloides: ultrasound, xeroradiography and thermography. Radiology 124:803–804
87. Jonsson K, Libshitz H (1977) Arteriographic pattern in cystosarcoma phylloides. Br J Radiol 50:751–753
88. Kalbfleisch H, Lauth G, Mühlberger G, Nitschke S (1978) Granular cell myoblastoma of mammary gland and its differentiation from mammary carcinoma. Radiologe 18:143–147
89. Kariniemi AL, Forsmann L, Wahlstroem T, Vesterinen E, Andersson L (1984) Expression of differentiation

antigens in mammary and extramammary Paget's disease. Br J Dermatol 110(2):203–210
90. Kessler E, Kozenitzky JL (1971) Hämangiosarcoma of the breast. J Clin Pathol 24, 530–532
91. Kiaer HW, Kiaer WW, Linell F, Jacobsen S (1979) Extreme duct Papillomatosis of the juvenile breast. Acta Patholg. Microbiol. Scand. (A) 87, 353–359
92. Kleedorfer D, Kiprov S, Fochem K (1984) Das Fibroadenom der Mamma. Röntgenbl 37(3):81–86
93. Kobayashi F (1982) Die sonographische Untersuchung der weiblichen Brust. In: Frischbier HJ (Hrsg) Die Erkrankungen der weiblichen Brustdrüse. Thieme, Stuttgart New York, S 124–132
94. Kovi J, Chu HB, Leffall LD jr (1984) Sclerosing lobular hyperplasia manifesting as a palpable mass of the breast in young black women. Hum Pathol 15(4):336–340
95. Lafreniere R, Temple W, Ketcham A (1984) Gestational macromastia. Am J Surg 148(3):413–418
96. Lagios MD, Westdahl PR, Rose MR, Concannon S (1984) Paget's disease of the nipple. Alternative management in cases without or with minimal extent of underlying breast carcinoma. Cancer 54(3):545–551
97. Lamarque JL, Djoukhadar A, Rodiere MJ, Bruel JM, Rouanet JP, Attal J (1984) A method for the characterization of the echostructures of normal and pathological breast tissues. Eur J Radiol 4(2):161–166
98. Lanyi M (1976) Die spezifischen Mikroverkalkungsmuster der gutartigen Mammaveränderungen. Senologia 1:27–32
99. Lanyi M (1977a) Differentialdiagnose der Mikroverkalkungen. Röntgenbildanalyse von 60 intraduktalen Karzinomen; das „Dreiecksprinzip". Radiologe 17:213–219
100. Lanyi M (1977b) Differentialdiagnose der Mikroverkalkungen. Die verkalkte mastopathische Mikrozyste. Radiologe 17:217–222
101. Lanyi M (1986) Diagnostik und Differentialdiagnostik der Mammaverkalkungen. Springer, Heidelberg New York Tokyo
102. Lanyi M, Neufang KG (1984) Möglichkeiten und Grenzen der Differentialdiagnostik gruppierter intramammaerer Mikroverkalkungen. RÖFO 141(4):430–438
103. Lee KS, Diner WC (1973) Adenolipoma of breast. Case report with mammographic findings and review of literature. J Ark med Soc 70:229–235
104. Le Gal M, Chavanne G, Pellier D (1984) Valeur diagnostique des microcalcifications groupees decouvertes par mammographies. (a propos de 227 cas avec verification histologique et sans tumeur du sein palpable). Bull Cancer 71(1): 57–64
105. Lundgren B (1978) Malignant features of breast tumours at radiography, Acta Radiologica diagnosis fasc 4:623–632
106. Machacer E (1975) Myelosarkom der Mamma bei chronischer myeloischer Leukämie. Zbl allg Path 119:1/5–180
107. Mansel RE, Hughes LB (1976) Scanning electron microscopy of normal and ectatic human breast ducts. Senologie 1:38–43
108. Mauvais-Jarvis P, Kutten F (1982) Die Hormonabhängigkeit benigner Mammaerkrankungen. In: Frischbier HJ (Hrsg) Die Erkrankungen der weiblichen Brustdrüse. Thieme, Stuttgart New York, S 34–41

109. McCormick MV, Pillay S (1977) Malignant cystosarcoma phylloides associated with scirrhous carcinoma of the breast: a case report. S Afr Med J 52:893–895
110. McDivitt RW (1984) Breast cancer multicentricity. Monogr Pathol (25):139–148
111. McMahon RF, Waldron D, Given HR, Conolly CE (1984) Localised amyloid tumour of breast – a case report. Ir J Med Sci 153(9):323–324
112. McMillan JB 3rd, Hale RW (1984) Contraction stress testing with mammary self-stimulation. J Reprod Med 29(4):219–221
113. Menges V (1984) Die diagnostische Wertigkeit der einzelnen Malignitätszeichen des klinisch okkulten Mammakarzinoms. Tagungsbericht III. Mamma-Symposium im Klinikum Göttingen am 12. Mai 1984
114. Merino MJ (1984) Plasmacytoma of the breast. Arch Pathol Lab Med 101(8):676–678
115. Mondor H (1939) Tronculite sous-cutance subaique de la paroi thoracique antero-laterale. Mém Acad Chir 65:1271–1276
116. Montague ED, Spanos WJ jr, Fletscher GH (1982) Die Entwicklung und Behandlungsmethoden bei der Primärtherapie des nicht metastasierenden Mamma-Karzinoms. In: Frischbier HJ (Hrsg) Die Erkrankungen der weiblichen Brustdrüse. Thieme, Stuttgart New York, S 281–307
117. Müller J (1839) Über den feineren Bau und die Formen der krankhaften Geschwülste. Reimer, Berlin
118. Müller JW, Koehler PR (1984) Cardiac failure simulating inflammatory cancer of the breast. RÖFO 140(4):441–444
119. Myhre E (1984) Is fibrocystic breast disease a premalignant state? Acta Obstet Gynecol Scand (Suppl) 123:189–191
120. Nayar M, Saxena HM (1984) Tuberculosis of the breast. A cytomorphologic study of neddle aspirates and nipple discharges. Acta Cytol 28(3):325–328
121. Oberman HA (1984) Benign breast lesions confused with carcinoma. Monogr Pathol 25:1–33
122. O'Connor CR, Rubinow A, Cohen AS (1984) Primary amyloidosis (AL) as a cause of breast masses. Am J Med 77(6):981–986
123. Ohtani H, Sasano N (1984) Stromal cells of the fibroadenoma of the human breast. An immunohistochemical and ultrastructural study. Virchows Arch (A) 1:7–16
124. Ohuchi N, Abe R, Takahashi T, Tezuka F (1984) Origin and extension of intraductal papillomas of the breast: a three-dimensional reconstruction study. Breast Cancer Res Treat 4(2):117–128
125. Olbrisch RR (1984) Gibt es noch Indikationen für die subcutane Mastektomie? In: Kubli F, v Fournier D (1984): Neue Konzepte der Diagnostik und Therapie des Mammakarzinoms. Springer, Berlin Heidelberg New York Tokyo
126. Otto RCh (1982) Aktuelle Röntgendiagnostik im Kampf gegen den Brustkrebs. Huber, Bern Stuttgart Wien
127. Pambakeian H, Tighe JR (1971) Breast involvement in Wegener's granulomatosis. J clin Path 24, 343–348
128. Peters F, Hilgarth M, Preckwoldt M (1982) Behandlung der unspezifischen non-puerperalen Mastitis durch Prolactinsenkung mit Bromocriptin. In: Frischbier HJ (Hrsg) Die Erkrankungen der weiblichen Brustdrüse. Thieme, Stuttgart New York, S 178–180
129. Pietruszka M, Barnes L (1978) Cystosarcoma phyl-

130. Prechtel K, Finsterer H (1982) Zytodiagnostik der Brust. Gynäkol prax 6:75–90
131. Prechtel K, Rudzki G (1973) Histomorphologisch nachweisbare Brustdrüsenveränderungen während des biphasischen Ovarzyklus. Geburtsh u Frauenheilkd 33:370–375
132. Prosser CG, Saint L, Hartmann PE (1984) Mammary gland function during gradual weaning and early gestation in women. Aust J Exp Biol Med Sci 62 (Pt 2):215–228
133. Puente JL, Potel J (1974) Fibrous tumor of the breast. Arch Surg 109:391–395
134. Raju GC, McShine LA (1984) Sarcoid lesion in the breast presenting as carcinoma. Trop Georg Med 36(3):297–298
135. Rasmussen T, Tobiassen T (1984) Patient characteristics and age-dependent sub-populations in severe fibrocystic breast disease – the Hjorring project. Acta Obstet. Gynecol Scand (Suppl) 123:151–155
136. Remmele W (1984) Pathologie 3. Springer, Berlin Heidelberg Tokyo
137. Renner H (1954) Gefahren bei plastischen Operationen an der Brust. Zbl Chir 79:931–934
138. Reuter R, D'Orsi CJ, Reale F (1984) Intracystic carcinoma of the breast: the role of ultrasonography. Radiology 153(1):233–234
139. Roebuck EJ (1984) The subcutaneous reactions: a useful mammographic sign. Clin Radiol 35(4):311–315
140. Rosen PP (1982) Langzeitkontrollen des unbehandelten präinvasiven Mammakarzinoms. In: Frischbier HJ (Hrsg) Die Erkrankungen der weiblichen Brustdrüse. Thieme, Stuttgart New York, S 51–58
141. Rosen P, Cantrell B, Müller DL, De Palo A (1980) Juvenile papillomatosis (swiss chees disease) of the breast. Am J Surg Pathol 4:3–12
142. Rosen Y, Papasozomenos S, Gardner B (1978) Fibromatosis of the breast. Cancer 41:1409–1413
143. Rudoy RC, Nelson ND (1975) Breast diseases in infants. Amer J Dis Child 129:1031–1035
144. Rummel W, Kindermann G (1975) Das morphologische Substrat röntgenologisch festgestellter Mikroverkalkungen der Brustdrüse. Verh Dtsch Ges Pathol 59:502
145. Rummel W, Kindermann G, Eger H, Weishaar J, Willgeroth F, Paterok EM (1976) Pathologische Absonderung der Mamma. Galaktographie und histologische Abklärung. Geburtsh u Frauenheilkd 36:1062–1067
146. Sarnelli R, Squartini F (1983) The microenvironment of human breast with clinical cancer. Appl Pathol 1(6):323–332
147. Sartorius OW, Morris PL, Benedict DL, Smith AS (1977) Contrastductographie for recognition and localisation of benign and malignant leasons. An improved technique. In: Wende Westinghouse Logan: Breast-carcinoma. The radiologist expanded role. Wiley, New York Chichester Brisbane Toronto
148. Sasano N, Tamahaski N, Namiki T, Stemmermann GN (1975) Consecutive radiography of breast slices for estimation of glandular volume and detection of small subclinical lesions. A comparison between Japan and Hawai japanese. Tohoku J exp Med 117:217–223
149. Scarff RW, Torloni H (1968) Histological typing of breast tumors. World Health Organisation, Genf
150. Schmidt W, van Kaich G, Tuebner J, Müller A, Fournier D von, Kubli F (1984) Ergebnisse von Klinik, Echomammographie und Röntgenmammographie. In: Kubli F, Fournier D von (Hrsg) Neue Konzepte der Diagnostik und Therapie des Mammakarzinoms. Springer, Berlin Heidelberg New York Tokyo
151. Schmitt EE, Threatt B (1984) Characteristics of breast cancer in an incident cancer population. Am J Rad 143(2):403–406
152. Schreiner WE, Genton C, Otto R (1982) Kriterien zur Größenbestimmung des Primärtumors beim Mammakarzinom. In: Frischbier HJ (Hrsg) Die Erkrankungen der weiblichen Brustdrüse. Thieme, Stuttgart New York, 150–153
153. Schubert GE (1982) Normale und pathologische Anatomie der Brustdrüse. In: Frommhold W, Gerhardt P (Hrsg) Das Mammakarzinom. Klinisch-radiologisches Seminar Band 12. Thieme, Stuttgart New York, 1–18
154. Schwaiger M, Herfarth Ch (1967) Erkrankungen der Brustdrüse. In: Schwalm H, Döderlein G (Hrsg) Klinik der Frauenheilk. u. Geburtshilfe, Bd. VII. Urban & Schwarzenberg, München
155. Sears HF, Reid J (1976) Granulocytic sarcoma: Local presentation of a systemic disease. Cancer 37:1808–1823
156. Sebek BA (1984) Cavernous hemangioma of the female breast. Cleve Clin J 51(2):471–474
157. Sickles EA (1984) Mammographic features of "early" breast cancer. Am J Rad 143(3):461–464
158. Snyder WW, Chaffin L (1955) Main duct papilloma of the breast. Arch Surg 70:680–685
159. Stocks LH, Patterson FM (1976) Inflammatory carcinoma of the breast. Surg Gynec Obstet 143:885–890
160. Stone-Tolin K, Pollak EW, Dorzab W, Printz J (1982) A recurring Zystosarcoma phylloides, Associated with breast carcinoma. Souther Medical Yournal 75(7):881–884
161. Stormby N, Bondeson L (1984) Adenoma of the nipple; An unusual diagnosis in aspiration cytology. Acta Cytol 28(6):729–732
162. Strömbeck O (1964) Makromastia in women and its surgical treatment. A Clinical study based on 1042 Cases. Acta Chir Scand supl 341:1–128
163. Tabar L, Kett K, Nemeth A (1976) Tuberculosis of the breast. Radiology 118:587–591
164. Tanaka T, Hsueh CL, Hayashi K, Awai M, Nishihara K, Konaga E, Ichikawa J, Orita K (1984) Primary malignant lymphoma of the breast. With a review of 73 cases among japanese subjects. Acta Pathol Jpn 34(2):361–373
165. Thomsen K, Stegner HE, Frischbier HJ (1984) 8-jährige Erfahrung der Hamburger Gruppe mit der konservierenden Therapie kleiner Mammakarzinome. In: Kubli F, Fournier D von (Hrsg) Neue Konzepte der Diagnostik und Therapie des Mammakarzinoms. Springer, Berlin Heidelberg New York Tokyo, S 134–137
166. Toobs BD, Kalisher L (1977) Metastatic disease to the breast: Clinical, pathologic and radiographic features. Amer J Roentgenol 129:673–678
167. Tricoire J, Mariel L, Amiel JP (1973) Thermographie et diagnostic des petites tumeurs du sein. Nouv. Presse méd 2:1117–1123
168. Underwood JC (1972) A morphometric analysis of human breast carcinoma. Brit J Cancer 26:234–239

169. Verbeek AL, Hendriks JH, Peeters PH, Sturmans F (1984) Mammographic breast pattern and the risk of breast cancer. Lancet 1(8377):591–593
170. Viegas OA, Arulkumaran S, Gibb DM, Ratnam SS (1984) Nipple stimulation in late pregnancy causing uterine hyperstimulation and profound fetal bradycardia. Br J Obstet Gynaecol 91(4):364–366
171. Voigt JJ, Maraval D (1984) Intraductal breast papilloma with squamous metaplasia in Peutz-Jeghers syndrome (letter). Hum Pathol 15(12):1194–1195
172. DeWaard F, Romgach JJ, Collette HJ, Slotboom B (1984) Breast cancer risk associated with reproductive factors and breast parenchymal patterns. J Nci 72(6):1277–1282
173. Weishaar J, Rummel W, Kindermann G (1972) Ergebnisse der Galaktographien. Röntgen-Ber. 1:11–16
174. Weishaar E, Paterok M, Müller A, Willgeroth F (1976) Zur Mammographie mit einer Aufnahme. Dtsch med Wschr 51:1865–1870
175. Wellings SR, Alpers CE (1984) Subgross pathologic features and incidence of radial scars in the breast. Hum Pathol 15(5):475–479
176. Wells CA, Heryet A, Brochier J, Gatter KC, Mason Dy (1984) The immunocytochemical detection of axillary micrometastases in breast cancer. Br J Cancer, 50(2):193–197
177. Werder K von (1982) Prolactin bei Erkrankungen der Brustdrüse. In: Frischbier HJ (Hrsg) Die Erkrankungen der weiblichen Brustdrüse. Thieme, Stuttgart New York, S 32–34
178. Widow W (1968) Atlas zur klinischen Diagnostik der Brust. Berlin: Akademie
179. Willen R, Willen H, Balldin G, Albrechtsson U (1984) Granular cell tumour of the mammary gland simulating malignancy. A report on two cases with light microscopy, transmission electron microscopy and immunohistochemical investigation. Virchows Arch (A) 403(4):391–400

3.3 MR-Tomographie der Mamma

P. LUKAS

Unter den bildgebenden Verfahren nimmt die MR-Diagnostik bei Erkrankungen der Mamma infolge hoher Kosten der Untersuchung und der begrenzten Verfügbarkeit noch eine sehr untergeordnete Rolle ein. Bei einigen Fragestellungen wird sie dennoch in den nächsten Jahren zunehmend an Bedeutung gewinnen. Aus heutiger Sicht bestehen bereits *Indikationen zur MR-Tomographie der Mamma* bei:

1. Dichtem Drüsenkörper, der durch Mammographie und Ultraschall nicht sicher zu beurteilen ist,
2. Patientinnen nach Behandlung eines Mammakarzinoms und Wiederaufbauplastik zum Restaging,
3. Patientinnen nach brusterhaltender OP bei unklarer Differentialdiagnose Narbe – Rezidiv,
4. mastopathisch veränderten Brüsten mit Lokalbefunden zur Differenzierung Karzinom – Fibrose.

In Deutschland lagen relativ frühzeitig Berichte über die MR-Diagnostik der Mamma vor [1, 3, 7, 8]. Darin wurde berichtet, *daß unter* Verwendung des i.v. Kontrastmittels Gadolinium-DTPA (0,1–0,2 mmol/kg) die Differentialdiagnose der Erkrankungen der weiblichen Brust weitgehend eingeengt werden kann. Unter Verwendung bestimmter Darstellungstechniken bei supraleitenden Hochfeldmagneten (1,0–1,5 T) ist in den meisten Fällen die Differenzierung zwischen malignem und benignem Gewebe möglich. [1, 5] Hierdurch wird die MR-Tomographie zu einem wichtigen Bestandteil in der Komplementärdiagnostik zum Mammakarzinom.

Die Untersuchungstechnik hängt von der zur Verfügung stehenden Feldstärke und dem Gerätetyp ab. Bei *Magneten bis zu 0,5 T* bietet sich die Darstellung in *konventionellen Spin-Echo-Techniken* an. Die Untersuchung muß auf jeden Fall in *Oberflächenspulen-Technik* durchgeführt werden, da nur so das notwendige Auflösungsvermögen des Bildes von ca. 1 mm bei einem annehmbaren Signal-Rausch-Verhältnis zu erzielen ist. Die *Schichtdicke sollte zirka 5 mm* betragen. In unserer Untersuchungsserie wurde vor der i.v. Applikation des Kontrastmittels (0,2 mmol/kg) je eine sagittale protonengewichtete und T_2-betonte Sequenz sowie eine koronare T_1-betonte Sequenz angewendet. Nach Applikation des i.v. Kontrastmittels bei liegender Injektionsnadel ohne Umlagerung der Patientin wurde sofort im Anschluß an die Injektion bei gleichen Untersuchungsparametern die koronare T_1-betonte Sequenz wiederholt und eine sagittale, ebenfalls T_1-betonte Sequenz angeschlossen.

Findet sich in einer auf diese Art und Weise untersuchten Mamma eine *Region*, die im Vergleich zu normalem Drüsengewebe *vermehrt Kontrastmittel* aufnimmt (Abb. 1, 2), so kann es sich dabei *differentialdiagnostisch* um folgende Erkrankungen handeln:

1. Karzinom
2. Proliferierende Mastopathie
3. Fibroadenom
4. Mastitis

Zusätzlich zu einer starken Signalerhöhung nach Kontrastmittelgabe weisen *Karzinome* die typischen morphologischen Kriterien wie unregelmäßige, unscharfe Konturen mit sternförmigen Ausläufern in das Nachbargewebe, Infiltrationen in das umgebende Fettgewebe oder den Drüsenkörper auf. Infiltrationen in die Thoraxmuskulatur lassen sich auf sagittalen Schnitten leicht nachweisen; axilläre vergrößerte Lymphknoten zeigen die koronaren Schichten bei Verwendung einer geeigneten Oberflächenspule.

Häufigste und wichtigste Differentialdiagnose zum Karzinom bei Kontrastmittelaufnahme nach Gadolinium ist die *proliferierende Mastopathie*. Das Erscheinungsbild weist ein diffus fleckförmiges Kontrastmittelenhancement auf. Eine sichere Differenzierung ist mit Hilfe von Spin-Echo-Sequenzen bei mittlerer Feldstärke nicht möglich. Da jedoch proliferierende Mastopathien nicht selten in Karzinome übergehen, ist hier eine Gewebsentnahme zur histologischen Sicherung des Befundes immer zu vertreten.

Das *Fibroadenom* als weitere kontrastmittelaufnehmende Struktur weist auch im MR-Bild die typischen morphologischen Kriterien wie glatte Begrenzung, gelappte Außenkonturen, keine Infiltrationszeichen auf. Die Binnenstruktur ist weitgehend einheitlich; im T_1-betonten Bild ohne Gadolinium zeigt sie sich geringgradig signalärmer als normales Brustgewebe.

Die *Mastitis* als letzte Erkrankung in der Differentialdiagnose der kontrastmittelaufnehmenden Strukturen, läßt sich meist aufgrund der klinischen Symptome diagnostizieren.

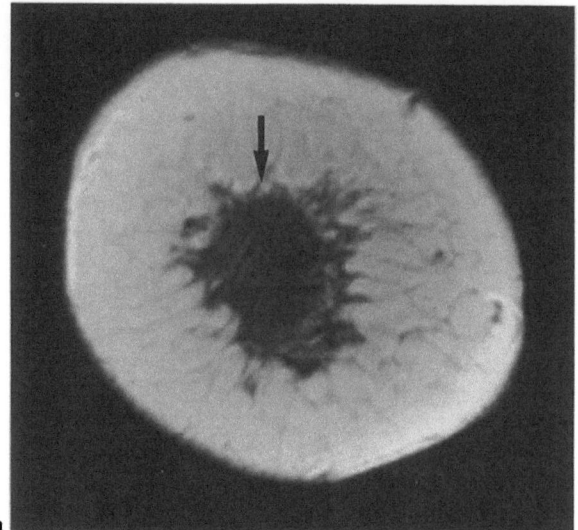

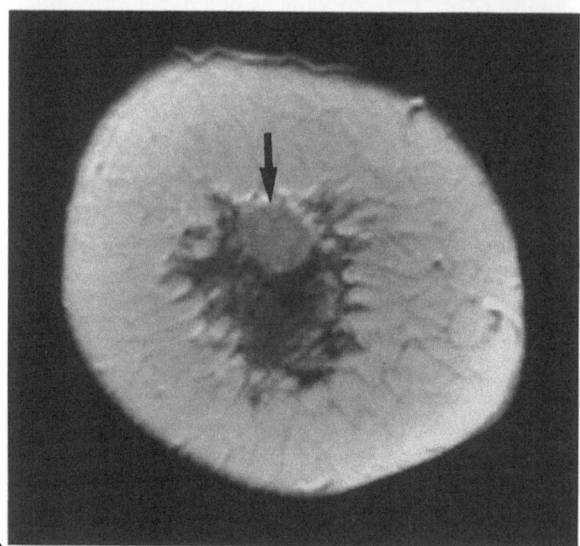

Abb. 1. a Koronare, T_1-betonte Schicht, Schichtdicke 5 mm: Drüsenkörper und Karzinom von gleicher, hypointenser Signalintensität. Signalreiches Fettgewebe. **b** Dieselben Aufnahmeparameter wie unter **1a** nach Gabe von 0,2 mmol/kg Gadolinium-DTPA. Das Mammakarzinom hebt sich hyperintens vom Drüsengewebe ab

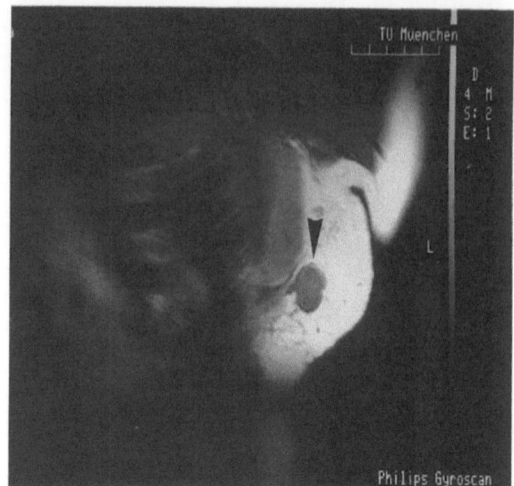

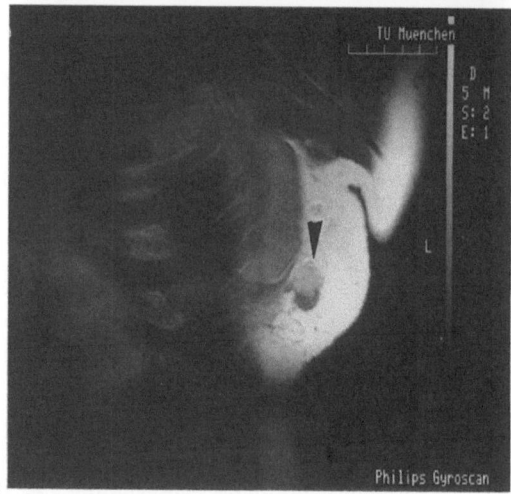

Abb. 2. a Patientin bei Z. n. Mammakarzinom und Wiederaufbauplastik. Raumforderung am Rande der Plastik. T_1-betonte, koronare Sequenz mit der Schichtdicke 5 mm. Homogen hypointense Raumforderung von ca. 3 × 1,5 cm ⌀. **b** Nach Gabe von Gadolinium-DTPA zeigt sich ein Kontrastmittelenhancement von ca. 2 cm ⌀. Histologisch invasives duktales Mammakarzinom, daneben Milchgangspapillom

Eigene Untersuchungen an einem 0,5 T-Magneten mit über 100 Patientinnen zeigten unter Einschluß der Differentialdiagnose 1–4 (I) keinen falsch-positiven Befund. Falsch-negativ war ein Karzinom unter 0,5 cm ⌀; ein zweiter Befund entging, weil er auf zwei Schichten jeweils nur angeschnitten zur Darstellung kam und deshalb nur eine nicht signifikante Kontrastmittelaufnahme zeigte.

Mit Hilfe von *Gradienten-Echo-Sequenzen*, die sinnvollerweise zum momentanen Zeitpunkt nur bei *Magneten der Feldstärke >1,0 T* zur MR-Diagnostik in der Mamma eingesetzt werden sollten, läßt sich nach KAISER [5, 6] die Differentialdiagnose der Erkrankungen der weiblichen Brust weiter einengen:

Mit ihrer Hilfe gelingt eine „*dynamische MR-Mammographie*". Dabei werden in 1-, 2- und 8minütigem Abstand nach Injektion des Kontrastmittels die verdächtigen Schichten der Brust in Schichtdicken von 3 mm untersucht und der Anstieg des Signals in diesen Zeitabständen aufgezeichnet. Die bisherigen Untersuchungen zeigen, daß das stärkste Enhancement um über 100% gegenüber dem Ausgangswert innerhalb der ersten Minute das Karzinom aufweist. Das Fibroadenom zeigt einen Anstieg um ca. 60% in der ersten und 70% in der zweiten Minute, die proliferierende Mastopathie einen Anstieg zwischen 40 und 50% in der ersten und zweiten Minute.

Das Verfahren erfordert eine standardisierte Aufnahmetechnik und stellt hohe Anforderungen an die Erfahrung des Untersuchers. KAISER [5] beschreibt innerhalb einer Untersuchungsserie von 258 Untersuchungen mit 39 Karzinomen und 54 proliferativen Mastopathien eine Sensitivität für den Nachweis eines Karzinoms von 99%. Er weist jedoch darauf hin, daß es sich bei dieser Studie nicht um eine Blindstudie handelt und die Ergebnisse durch größere Zahlen und weitere geeignete Studien gesichert werden müssen.

Zysten zeigen im MR-Tomogramm im T_2-betonten Bild eine sehr hohe Signalintensität, im T_1-betonten Bild bleiben sie signalärmer als normales Parenchym. Bei Gadolinium-Applikation tritt dieser Kontrast im T_1-betonten Bild noch stärker in Erscheinung.

Fibröse Veränderungen, wie Narben nach Operation, bleiben sowohl im T_1-betonten als auch im T_2-betonten Bild signalarm und lassen sich somit leicht von anderen Veränderungen differenzieren.

Der Nachweis von *Mikrokalk* gelingt mittels MR-Tomographie nicht. Deshalb ist diese Methode mit Sicherheit nicht geeignet zum Screening bei der Suche nach Mammakarzinomen. Sie bietet jedoch wichtige Kriterien in der Differentialdiagnose des Mammakarzinoms und wird deshalb künftig einen sicheren Platz in der Komplementärdiagnostik einnehmen.

Literatur

1. Heywang SH (1987) Gadolinium enhances MRI in variety of breast tissues. Diagnost Imaging 134–139
2. Heywang SH, Eiermann W, Bassermann R, Fenzl G (1985) Carcinoma of the Breast behind a Prosthesis – Comparison of Ultrasound, Mammography and MRI. Comput Radiol 9:283–286
3. Heywang SH, Frenzl G, Edmaier M, Eiermann W, Bassermann R, Krischke I (1985) Kernspintomographie in der Mammadiagnostik. Fortschr Röntgenstr 143.2:207–212
4. Heywang SH, Lissner J (1987) A carcinoma of the breast behind a prosthesis: choice of imaging modality. Letter. Computerized Radiology 11.4:209–211
5. Kaiser W (1989) Optimierungsmöglichkeiten in der MR-Diagnostik der Mamma. MR '89, 3. Internationales Kernspintomographie Symposium Garmisch Partenkirchen
6. Kaiser WA, Girschik S, Zeitler E (1988) MR der Mamma mit schnellen Sequenzen. Zentralbl Radiol 36.8–9:649
7. Kaiser W, Zeitler E (1986) Kernspintomographie der Mamma-Diagnose, Differentialdiagnose, Probleme und Lösungsmöglichkeiten. Teil I: Untersuchungsverfahren. Fortschr Röntgenstr 144.4:459–465
8. Kaiser W, Zeitler E (1986) Kernspintomographie der Mamma-Diagnose, Differentialdiagnose. Probleme und Lösungsmöglichkeiten. Teil II: Diagnostik. Fortschr Röntgenstr 144.5:572–579
9. Kaiser WA, Zeitler E (1987) MR Imaging of the Breast: Fast Imaging Sequences with and without Gd-DTPA. Radiology 165(P):120
10. Kaiser WA, Zeitler E (1989) MR imaging of the Breast: Fast Imaging Sequences with and without Gd-DTPA. Radiology (im Druck)
11. Lissner J (1986) MR imaging of the breast using gadolinium-DTPA. J Comput Assist Tomogr 10:199–204

3.4 Komplementäre Diagnostik zur Früherkennung des Mammakarzinoms

R. STRIGL und H. GRAEFF

INHALT

Vorbemerkung 388
3.4.1 Voraussetzungen und Indikationen zur Durchführung einer komplementären Mammadiagnostik 388
3.4.2 Untersuchungsverfahren und deren Wertigkeit bei Kombination 389
3.4.2.1 Klinische Untersuchung, Mammographie, Punktionszytologie – Tripel-Diagnostik ... 389
3.4.2.2 Additive Methoden 390
3.4.2.3 Kombination aller Verfahren – Komplementärdiagnostik 390
3.4.3 Untersuchungsgang 391
3.4.4 Schlußfolgerungen 391
Literatur 391

Vorbemerkung

Etwa 7% aller Frauen in Mitteleuropa und in den USA müssen damit rechnen, daß sie im Laufe ihres Lebens an einem Mammakarzinom erkranken [17]. Die Inzidenz steigt zwar langsam aber stetig an. Das Mammakarzinom nimmt inzwischen den ersten Platz unter den bösartigen Tumoren als Todesursache bei der Frau ein. Alle Versuche, über eine Weiterentwicklung und Differenzierung des operativen Vorgehens und der adjuvanten Therapiemaßnahmen wie Strahlentherapie, Chemotherapie und Hormontherapie haben in der Regel nur eine Verlängerung des rezidivfreien Intervalls und der Gesamtüberlebenszeit gebracht. Die Zahl der geheilten Patientinnen erhöhte sich jedoch nur um wenige Prozent. Die Aussaat beim Mammakarzinom findet schon relativ bald statt und kann nur durch Entfernung des Primärtumors in einem sehr frühen Stadium verhindert werden. Die Bedeutung der Frühdiagnose wird klar erkennbar an den Überlebensraten eines Kollektivs von insgesamt 2164 Patientinnen, die wegen eines primären Karzinoms der Brust behandelt wurden. Sie betrugen 96,5% im Stadium 0 (TNM), 72,2% im Stadium I und nur noch 40,2% im Stadium II [17]. Die Verbesserung der Prognose über eine frühe Diagnose des Mammakarzinoms ist nur möglich durch eine Intensivierung der Brustvorsorge durch Screening-Untersuchungen und eine engmaschige Kontrolle von Patientinnen mit einem erhöhten Risiko in Spezialsprechstunden.

Allein von der regelmäßigen Selbstuntersuchung profitieren alle Altersgruppen. Das Mammakarzinom wird früher entdeckt. Die Überlebensraten sind signifikant höher [5]. Die Kombination der regelmäßigen Selbstuntersuchung mit der klinischen Vorsorgeuntersuchung durch den Arzt erbringt eine Verbesserung der Überlebensrate um bis zu 35% [9]. Durch die Verbindung der klinischen Untersuchung mit der Mammographie können die Entdeckungsraten des Mammakarzinoms beim Massen-Screening fast verdoppelt werden [27]. Die Kombination dieser komplementär wirkenden Untersuchungsmethoden [28] erbrachte bei einem breit angelegten Untersuchungsprogramm eine Verbesserung der Überlebensraten gegenüber einem Kontrollkollektiv um annähernd 50% [21].

Aufgrund dieser Erfahrungen versucht man in spezialisierten Zentren mit Hilfe der „Komplementärdiagnostik" bei Patientinnen mit einem erhöhten Risiko, durch das Zusammenwirken von mehreren Untersuchungen, nach Möglichkeit schon das „kleine" oder noch besser, das klinisch okkulte Mammakarzinom zu erkennen und die frühzeitige Therapie einzuleiten.

3.4.1 Voraussetzungen und Indikationen zur Durchführung einer komplementären Mammadiagnostik

Voraussetzung für die Durchführung einer komplementären Mammadiagnostik ist die Verfügbarkeit der notwendigen diagnostischen Möglichkeiten, welche die klinische Untersuchung ergänzen sollen. Die Auswertung der klinischen Untersuchung, der verschiedenen bildgebenden Verfahren und der invasiven Diagnostik ist teilweise schwierig und erfordert große Erfahrung. Die diagnostische Wertigkeit der einzelnen Verfahren hängt in hohem Maße von der qualifizierten Durchführung und Interpretation der Befunde ab. Werden die Untersuchungsverfahren nicht alle in einem Institut durchgeführt, ist eine enge Zusammenarbeit zwischen dem Kliniker, dem Radiologen sowie dem beurteilenden Zytologen unabdingbar.

Wegen des beträchtlichen Aufwandes und der begrenzten Kapazitäten sollten nur „Risikopatientinnen" der Komplementärdiagnostik zugeführt werden. Das sind Patientinnen mit einem bereits durchgemachten Mammakarzinom der gleichen – oder der Gegenseite, einer belastenden Familienanamnese (vor allem prämenopausales Mammakarzinom), präkanzerösen Erkrankungen der Brust und klärungsbedürftigen Befunden wie z.B. klinisch sichtbare oder tastbare Veränderungen, einseitiger Sekretabgang aus der Mamille sowie unklare oder verdächtige Veränderungen bei einem der verschiedenen bildgebenden Verfahren.

Epidemiologische Risikofaktoren wie z.B. frühe Menarche und späte Menopause, Nulliparität, Hochdruck, Adipositas und Diabetes mellitus rechtfertigen nicht den beträchtlichen Aufwand einer Komplementärdiagnostik. Diese Patientinnen sind bei regelmäßiger monatlicher Selbstuntersuchung, mindestens jährlicher Untersuchung durch den Arzt und Mammographien im Abstand von 2 Jahren ab dem 40. Lebensjahr ausreichend überwacht. Eine Basismammographie im Bereich des 35. Lebensjahres zum späteren Vergleich erscheint sinnvoll (Vorschläge einer Expertenkommission der Deutschen Gesellschaft für Senologie).

Für die komplementäre Diagnostik der Brust stehen neben der klinischen Untersuchung eine Reihe von bildgebenden Verfahren und als invasive Untersuchungsmethoden die Feinnadelbiopsie und die Stanzbiopsie zur Verfügung. Einige Untersuchungen wie die Computertomographie, die Angiographie, die Szintigraphie oder die Diaphanoskopie haben aufgrund der großen Aufwendigkeit oder des geringen diagnostischen Werts keinen festen Platz in der Mammadiagnostik. Einen interessanten Zukunftsaspekt – vor allem für die Abklärung von sehr dichten, mammographisch nicht sicher beurteilbaren Brüsten – bietet die Kernspintomographie. Wegen des beträchtlichen zeitlichen und finanziellen Aufwandes steht diese Methode bisher nur in wenigen Zentren zur Verfügung. Größere Erfahrungen müssen noch gesammelt werden. Im folgenden soll auf die diagnostische Wertigkeit bei Kombination der bisher mit Erfolg eingesetzten Untersuchungsmethoden eingegangen werden.

3.4.2 Untersuchungsverfahren und deren Wertigkeit bei Kombination

3.4.2.1 Klinische Untersuchung, Mammographie, Punktionszytologie – Tripel-Diagnostik

Das Kernstück der komplementären Diagnostik zur Früherkennung des Mammakarzinoms stellt die unter dem Begriff „Tripel-Diagnostik" bekannt gewordene Kombination von klinischer Untersuchung, Mammographie und Punktionszytologie dar.

Allein durch die klinische Untersuchung wird in 56% die Diagnose Karzinom richtig gestellt. Die diagnostische Sicherheit insgesamt für diese Methode ist bei knapp 80% anzusetzen [6]. Durch eine regelmäßige klinische Untersuchung durch den Arzt in Kombination mit der Selbstuntersuchung kann über eine Früherkennung des Mammakarzinoms die Prognose der Patientin beträchtlich verbessert werden [9].

Die Mammographie ist die mit Abstand sicherste, nichtinvasive und deshalb unverzichtbare Untersuchung der Brust. Nach HOEFFKEN und LANYI [11] lagen entsprechend einer Sammelstatistik von 33 Untersuchungsgruppen bis 1969 die Trefferquoten bei der Mammographie zwischen 46 und 98,9%. Heute ist durch die verbesserte Technik bei ausreichender Erfahrung mit dieser Untersuchungsmethode eine durchschnittliche Treffsicherheit zwischen 85 und 95% zu erwarten [8]. Der Hauptvorteil der Mammographie liegt in der frühen Erfassung kleiner evtl. klinisch okkulter Prozesse [18]. Bei den meisten Autoren beträgt die Treffsicherheit schon im Stadium I über 85%.

Die Punktionszytologie stellt eine hochgradig sichere primärdiagnostische Untersuchung zur weiteren Abklärung dar und ist als Routineuntersuchung in der Brustsprechstunde nicht mehr wegzudenken [23]. Eine Tumorzellverschleppung über Blut- und Lymphgefäße und eine folgliche Verschlechterung der Prognose der Patientin bei Malignomen ist nicht zu erwarten [23]. Bei primär malignitätsverdächtigen Befunden erscheint die Feinnadelbiopsie allerdings nicht unbedingt notwendig. Die histologische Klärung ist in solchen Fällen obligat. Eine Domäne der Feinnadelbiopsie stellt die Abklärung von rezidivverdächtigen Befunden und deren Ausbreitung in der Tumornachsorge dar.

Die Angaben über die diagnostische Sicherheit, also nach Abzug der falsch negativen und der falsch positiven Ergebnisse bei der Punktionszytologie liegen zwischen 91 und 96% [2, 16, 22, 23, 30]. Aufgrund der zu geringen Ausbeute bei zellarmen und in unterschiedlichem Maße bei sehr kleinen Tumoren [16] ist bei der Punktionszytologie insgesamt mit einem falsch negativen Befund von durchschnittlich 8% zu rechnen. Die Rate von falsch positiven Befunden muß weit unter 1% liegen [23].

Weder klinische Untersuchung noch Mammographie oder Punktionszytologie sind 100prozentig sicher. Die Kombination dieser 3 Methoden in Form der Tripel-Diagnostik erreicht jedoch eine ganz beträchtliche diagnostische Sicherheit. Sie wird zwischen 97 und 100% angegeben [16 22, 23, 26]. Manche Autoren glauben, bei eindeutig positivem Befund aller drei Teile der Tripel-Diagnostik auf eine intraoperative Schnellschnittuntersuchung verzichten zu können [22, 23]. Auch wenn die Irrtümer unter 1% liegen, darf dieses Verfahren nur hochspezialisierten Zentren vorbehalten bleiben und kann allgemein nicht empfohlen werden. Grundsätzlich stellt bei einzeitigem Vorgehen die intraoperative Schnellschnittuntersuchung eine conditio sine qua non dar. Neben der großen Trefferquote bei verdächtigen und unklaren Befunden liegt der große Wert der Tripel-Diagnostik vor allem in der Möglichkeit – bei den häufigeren, primär benignen Erkrankungen wie die fibrozystischen Mastopathie und die Fibroadenome der jungen Frau – in vielen Fällen auf eine operative Abklärung verzichten zu können, wenn alle Befunde negativ sind.

Für solitäre, nicht zystische Tumoren in der Brust gilt ansonsten nach wie vor, daß sie exzidiert und einer histologischen Untersuchung zugeführt werden müssen.

3.4.2.2 Additive Methoden

Thermographie

Die Thermographie allein bietet in der Mammadignostik keine ausreichende Sicherheit. In der kontrollierten Studie des Breast Cancer Detecting Demonstration Projects (BCDDP) an einem großen Patientengut erreichte sie nicht die Wertigkeit der klinischen Untersuchung [3]. Bei Karzinomen unter 2 cm Durchmesser liegen die angegebenen Entdeckungsraten nur zwischen 21 und 72% [8, 20].

Die Falschnegativ-Rate kann allein durch die Kombination mit der klinischen Untersuchung deutlich gesenkt werden [25]. Die Treffsicherheit dieser Kombination wird mit bis zu 91% angegeben [12]. Die Kombination der Thermographie mit der klinischen Untersuchung und der Mammographie verbessert angeblich die diagnostische Genauigkeit weiter [13]. In der Hand des Erfahrenen können nach Meinung einiger Autoren die falsch negativen Ergebnisse bis auf 1,5–3% gesenkt werden [1, 12]. Diese Verbesserung der Ergebnisse dürfte vor allem auf der diagnostischen Sicherheit der Mammographie basieren.

Ultraschalluntersuchung

Die Domäne der Ultraschalluntersuchung ist nach wie vor die Differenzierung zwischen soliden und zystischen Tumoren. Die Beurteilung der Dignität von Läsionen „steckt noch in den Kinderschuhen" [19]. Eine Treffsicherheit von 69% für T1-Stadien und 86% für T2-Stadien [10] bzw. für 89% bei allen Karzinomen [15] wird nur von hochspezialisierten Untersuchern erreicht. Durch Kombination mit der klinischen Untersuchung und mit der Mammographie liegen die Trefferquoten deutlich höher [7, 10, 28].

Xeroradiographie

Bei sehr dichten und großen Mammae sowie zur Beurteilung von Läsionen nahe der Brustwand, im Bereich von Allotransplantaten und in der Axilla wird die Xerographie noch mit Erfolg in die Komplementärdiagnostik der Mamma eingebaut. Aufgrund der Störanfälligkeit, der aufwendigen Wartung und der „Überstrahlung von feinen Weichteilverschattungen" [29] verliert die Methode gegenüber der Raster-Filmfolien-Mammographie jedoch zunehmend an Bedeutung.

Sekretzytologie und Galaktographie

Bei einseitiger Sekretion aus der Mamille muß ohne Rücksicht auf die Farbe des Sekretes – dieses zytologisch untersucht und wenn die Identifikation des sezernierenden Ganges gelingt, die Galaktographie durchgeführt werden. Die Zytologie kann wertvoll sein, ist alleine jedoch nicht verläßlich. In bis zu 35% der Galaktographien finden sich auffällige Befunde. Diese erweisen sich histologisch in 81% als Papillome und in 19% als Karzinome [14].

Pneumozystographie

Nach Punktion einer Zyste wird etwa die halbe Menge der aspirierten Flüssigkeit durch Luft ersetzt. Dies verringert das Risiko des Auftretens eines Zystenrezidivs und bietet die Möglichkeit zur Darstellung der Zystenwand mit Hilfe der Pneumozystographie. Die seltenen papillomatösen und karzinomatösen Prozesse an der Zystenwand können so ausgeschlossen werden. Es ist aufgrund des Strahlenschutzes zu diskutieren, ob man auf dieses Verfahren nicht verzichten kann, wenn sich die Zystenwand im Ultraschall glatt darstellt.

Stanzbiopsie

Bei der Stanzbiopsie erhält der Morphologe statt eines losen Zellverbandes, wie bei der Feinnadelbiopsie, ein histologisches Präparat zur Beurteilung. Nachteilig erscheint der größere Eingriff – in der Regel mit Lokalanästhesie – und die Tatsache, daß nicht fächerförmig von einer größeren Region, sondern nur von einer Stelle Material gewonnen werden kann. Ob die Stanzbiopsie die Feinnadelbiopsie verdrängen kann, erscheint fraglich.

3.4.2.3 Kombination aller Verfahren – Komplementärdiagnostik

Die Ergänzung von Inspektion und Palpation durch effizientere Methoden stellt nach wie vor die Basis einer jeden Brustuntersuchung dar [8]. Jede der einzelnen Methoden hat für sich zu hohe Falschnegativ-Raten. Eine Methode soll nicht die andere ersetzen sondern mit ihr komplementär wirken [6]. Speziell die Kombination der Tripel-Diagnostik mit der Thermographie und der Sonographie erlaubt eine massive Reduzierung von Fehldiagnosen [1]. Sie „läßt fehlerhafte Resultate auf ein Minimum senken" [4]. Eine Treffsicherheit von fast 100% durch die Kombination der verschiedenen Methoden, wie sie teilweise angegeben wird [24], ist generell sicher nicht zu erreichen. Die Trefferquote wird jedoch bei entsprechender Erfahrung der Untersucher bei über 95% liegen.

3.4.3 Untersuchungsgang

Die ausführliche Anamnese steht am Anfang. Sie dient vor allem dazu, das individuelle Risiko der Patientin anhand der für das Mammakarzinom bedeutsamen Faktoren zu bestimmen. Davon hängen in gewissem Maße die durchgeführten Untersuchungen, die Untersuchungsfrequenz und zusammen mit den erhobenen Befunden die Indikationsstellung für das weitere Vorgehen ab. Als erste Untersuchung ist – wenn sie eingesetzt wird – die Thermographie (Plattenthermographie oder Infrarot-Thermographie) durchzuführen, weil durch jede vorgezogene andere Untersuchung das Thermographiebild beeinflußt wird. Dann folgt die ausführliche klinische Untersuchung der Brüste und der regionalen Lymphabflußgebiete. Gibt die Patientin einseitig Sekretabgang an, wird versucht, durch Ausstreichen der Ausführungsgänge und Kompression der Mamille, Sekret für die zytologische Untersuchung zu gewinnen. Ist der sezernierende Ausführungsgang identifizierbar, soll im Anschluß die Galaktographie folgen. In der Regel schließt sich an die klinische Untersuchung die beidseitige Mammographie in 2 Ebenen an. Bei sehr dichter Brust, bei tastbaren Knoten sowie bei mammographischen Verdichtungen, sollte in erster Linie zur Differenzierung zwischen zystischen und soliden Prozessen eine Ultraschalluntersuchung folgen. Wird die Indikation zur Feinnadelbiopsie oder zur Stanzbiopsie gestellt, ist bei diesen invasiven Verfahren – nach entsprechender Aufklärung – das schriftliche Einverständnis der Patientin einzuholen. Nach möglichst vollständiger Entleerung von größeren Zysten sollte durch die noch liegende Nadel zumindest die Hälfte der aspirierten Flüssigkeitsmenge durch Luft ersetzt werden. Dies bildet die Voraussetzung für eine evtl. durchgeführte Pneumozystographie und eine Verminderung des Rezidivrisikos.

Selbstverständlich wird der Zysteninhalt zur zytologischen – und bei Verdacht auf Infektion – auch zur bakteriologischen Untersuchung gebracht.

Anhand der bis zu diesem Zeitpunkt vorliegenden Ergebnisse kann in den meisten Fällen mit der Patientin das weitere Vorgehen besprochen werden. Eine endgültige Beurteilung und evtl. Indikation zum operativen Vorgehen erfolgt im Idealfall in enger Zusammenarbeit zwischen dem Kliniker, dem Radiologen und dem Zytologen – unabhängig davon, wer die Komplementärdiagnostik durchführt. Die Untersuchungsfrequenz muß individuell festgelegt werden. Das Intervall liegt zumeist zwischen einem halben und einem Jahr. Bei suspekten und zweifelhaften Befunden muß die histologische Untersuchung die endgültige Klärung erbringen.

3.4.4 Schlußfolgerungen

Patientinnen mit einem erhöhten Risiko zur Entstehung eines Mammakarzinoms sollten einer Komplementärdiagnostik zugeführt werden. Durch die Kombination verschiedener, nicht konkurrierender sondern sich ergänzender Verfahren wird ein hoher Grad an diagnostischer Sicherheit erreicht. Das Kernstück bildet die Tripel-Diagnostik, also die Kombination von klinischer Untersuchung, Mammographie und Punktionszytologie. Sie wird komplettiert durch die Thermographie und die Ultraschalluntersuchung. Für spezielle Indikationen steht eine Reihe von zusätzlichen Verfahren zur Verfügung. Bei verdächtigen oder trotz Ausschöpfens aller Möglichkeiten unklaren Befunden muß die histologische Untersuchung die endgültige Klärung erbringen.

Das Ziel der Komplementärdiagnostik besteht darin, bei Risikopatientinnen das Mammakarzinom in einem frühen, möglichst klinisch noch okkulten Stadium zu entdecken und dadurch die Prognose dieses, inzwischen am häufigsten zum Tode führenden, malignen Tumors der Frau, endlich zu verbessern.

Literatur

1. Amalric R, Spitalier JM (1985) A topical view of the value of infrared thermography in breast cancer. In: Zander J, Baltzer J (eds) Early Breast Cancer. Springer, Berlin Heidelberg New York Tokyo, pp 195–202
2. Auer G, Kronenwett M (1985) A topical view of the reliability of fine-needle aspiration biopsy in the early detection and biological characterization of breast cancer. In: Zander J, Baltzer J (eds) Early Breast Cancer, Springer, Berlin Heidelberg New York Tokyo, pp 203–211
3. Baker LH (1982) Breast cancer detection demonstration project: Five year summary report. Cancer 32:194–230
4. Barth V, Müller R, Deninger HK, Wöllgens P (1974) Klinik, Mammographie, Zytologie, Stanzbiopsie und Plattenthermographie in der erweiterten Mammadiagnsotik. Dtsch Med Wschr 99:175–180
5. Foster RS jr, Costanza MC (1984) Breast self examination practices and breast cancer survival. Cancer 53:999–1005
6. Fournier D von der, Busche U, Müller H, Bothmann G, Kubli F (1974) Ergebnisse einer Vorsorgesprechstunde für Erkrankungen der Brust unter Berücksichtigung der Karzinomdiagnose. Med Welt 25/40:1609–1615

7. Friedrich M (1982) Was leistet die Mamma-Sonographie? Gynäkol Prax 6:393–414
8. Frischbier HJ (1977) Kombination verschiedener Untersuchungsmethoden zur Verbesserung der Frühdiagnostik. In: Frischbier HJ, Lohbeck HU (Hrsg) Frühdiagnostik des Mammakarzinoms. Thieme, Stuttgart, S 300–305
9. Gilbertsen WA, Kfelsberg JM (1971) Detection of breast cancer by periodic utilization of methods of physical diagnosis. Cancer 28:1552–1554
10. Gros Ch, Dale MG, Gairard B (1978) La compression en echographie mammaire. Senologia 2:3–14
11. Hoeffken W, Lanyi M (1973) Ergebnisse – Statistik: In: Hoeffken W, Lanyi M (Hrsg) Röntgenuntersuchung der Brust. Thieme, Stuttgart, S 319
12. Hüppe J (1976) Mammographie und Thermographie in der Früherkennung des Mammakarzinoms. Med Welt 27:1017–1023
13. Isard HJ, Ostrum BJ (1974) Breast thermography – the mammotherm. Radiol Clin N Amer 12:167–188
14. Kindermann G (1985) Diagnostic value of galactography in the detection of breast cancer. In: Zander J, Baltzer J (eds) Early Breast Cancer. Springer, Berlin Heidelberg New York Tokyo, pp 136–140
15. Kobayashi T (1982) Die sonographische Untersuchung der weiblichen Brust. In: Frischbier HJ (Hrsg) Die Erkrankungen der weiblichen Brustdrüse. Thieme, Stuttgart New York, S 124–132
16. Kreuzer G, Boquoi E (1974) Die Tripel-Diagnostik gut- und bösartiger Mammatumoren. Geburtsh Frauenheilk 34:279–286
17. Leis HP (1982) Risikofaktoren zur Entwicklung eines Mammakarzinoms. In: Frischbier HJ (Hrsg) Die Erkrankungen der weiblichen Brustdrüse. Thieme, Stuttgart, New York, S 6–11
18. Lissner J, Kessler M, Anhalt G, Halm D, Wendt T, Seiderer H (1985) Developments in methods for early detection of breast cancer. In: Zander J, Baltzer J (eds) Early Breast Cancer. Springer, Berlin Heidelberg New York Tokyo, pp 93–112
19. Loch EG, Bielke G, Kiefer H, Nieswandt Z, von Seelen W (1982) Sonographie der weiblichen Brust: Möglichkeiten und Grenzen der Beurteilung. Diagnostik 15:289–299
20. Lohbeck HU (1982) Sind Brustkrebsvorsorgeuntersuchungen ausschließlich mit der Thermographie abzulehnen? In: Frischbier HJ (Hrsg) Die Erkrankungen der weiblichen Brustdrüse. Thieme, Stuttgart New York, S 104–105
21. Penn W, Hendriks JHCL (1984) Die Bedeutung von breit angelegten Vorsorgeuntersuchungen für die Prognose des Mammakarzinoms. Chirurg 55:211–217
22. Prechtel K, Finsterer H (1983) Zytodiagnostik der Brust. 2. Aspirationszytologie. Gynäkol Prax 7:89–112
23. Schenck U, Soost HJ (1983) Zytodiagnostik der Mamma. In: Feiereis H (Hrsg) Brustkrebs der Frau. Hans Marseille, München, S 125–139
24. Speroff L (1985) Why mammography is effective? Contemp OB/GYN, pp 183–188
25. Stark A, Way S (1974b) The screening of well women for the early detection of breast cancer using clinical examination with thermography and mammography. Cancer 33:1671–1679
26. Stosiek U, Breith P, Lindner R (1983) Kombinierte präoperative Diagnostik von Mammatumoren. Tumordiag Ther 4:175–179
27. Strax P, Venet L, Shapiro S, Gross S (1967) Mammography and clinical examination in mass screening for cancer of the breast. Cancer 20:2184–2188
28. Teixidor HS, Kazam E (1977) Combined mammographic – sonographic evaluation of breast masses. Am J Roentg 128:409–417
29. Willgeroth F (1978) Xeromammographie. Röntgenbl 31:323–325
30. Zajicek J, Franzén S, Jakobson P (1967) Aspiration biopsy of mammary tumors in diagnosis and research. A critical revue of 2200 cases. Acta Cytol 11:169–175

3.5 Radiologische Diagnostik zur Bestrahlungsplanung

A. ATZINGER und K. PFÄNDNER

INHALT

Vorbemerkung 393
3.5.1 Planung der Brustwandbestrahlung 393
3.5.2 Bestrahlung der retrosternalen Lymphknoten . . 393
3.5.3 Bestrahlung nach brusterhaltenden Operationen 394
3.5.4 Simulatoreinsatz 394
Literatur 395

Vorbemerkung

Die Strahlentherapie hat in der Behandlung des Mammakarzinoms seit vielen Jahren einen festen Platz. Unbestritten ist die deutliche Senkung der Rezidivhäufigkeit durch die Bestrahlung nach Ablatio [1]. Selbst wenn eine Verlängerung der Überlebenszeit nicht eindeutig nachgewiesen werden konnte, erspart man den Patienten die Unannehmlichkeiten, die mit Rezidivoperationen verbunden sind. Zudem gibt es Hinweise, daß bei Karzinomen der inneren Quadranten durch die zusätzliche Bestrahlung der mammaria interna Lymphknoten ein Gewinn an Überlebenszeit erreicht wird [2]. Die Indikation zur Bestrahlung besteht unbestritten bei nur eingeschränkter Operation (Lumpektomie, Quadrantenresektion), die sich seit den Untersuchungen von VERONESE et al. vermehrt durchsetzt [3].

Die Strahlentherapie früherer Zeiten ist etwas in Verruf gekommen durch erhebliche Strahlenschäden, insbesondere Nekrose der Brustwand, oder auch massive Lymphödeme oder Plexusschädigungen als Kombinationsschaden nach ultraradikaler Operation und Strahlentherapie. Eine individuelle Bestrahlungsplanung mit genauer Kenntnis der Dosisverteilung ist deshalb nötig. Das Zielvolumen für die Bestrahlung umfaßt je nach Stadium die Brustwand, Axilla, supraklavikuläre Lymphknoten sowie retrosternale Lymphknoten. Dieses Zielvolumen ist individuellen Schwankungen unterworfen, insbesondere bedingt durch die unterschiedliche Dicke der Brustwand sowie die Lage der retrosternalen Lymphknoten. Das Bestrahlungsgebiet ist komplex geformt und erfordert die Wahl mehrerer Felder. Eine häufig verwendete Technik ist die Bestrahlung der Brustwand über tangentiale Zangenfelder, der Lymphknoten über anschließende Stehfelder [4].

3.5.1 Planung der Brustwandbestrahlung

Die Gestaltung der Brustwand ist sowohl durch die anatomische Variationsbreite als auch durch unterschiedlich radikale Operationstechniken sehr variabel. Die individuelle Bestrahlungsplanung muß die jeweilige Krümmung und auch die Dicke der Brustwand berücksichtigen. Die Krümmung läßt sich durch einfache Hilfsmittel wie z.B. Kurvenlineal oder Storchenschnabel im Querschnitt auf Papier übertragen, hieraus läßt sich die erforderliche Neigung des Feldes ablesen. Die Information über die Stärke der Brustwand sowie die Lage der retrosternalen Lymphknoten läßt sich klinisch nicht gewinnen. Um diese Informationen in die Planung einzubringen eignet sich am besten die Computertomographie (CT). Die für die individuelle Planung nötigen Informationen können digitalisiert direkt in das Planungssystem übernommen werden. Am digitalisierten CT-Querschnitt wird dann die Bestrahlung simuliert, die errechneten Isodosen können direkt dem CT-Querschnitt überlagert werden. Die Feldanordnung und Feldbreite wird dann solange variiert, bis die optimale Isodosenverteilung erreicht wird. Bei 4-MV Photonen eines Linearbeschleunigers läßt sich so eine Dosishomogenität von $\pm 5\%$ (90%-Isodose umfaßt Zielvolumen) erreichen, bei Verwendung von Kobalt^{60} dosiert man auf die 80%-Isodose. Abbildung 1a und b demonstrieren die Notwendigkeit einer individuellen CT-Planung.

3.5.2 Bestrahlung der retrosternalen Lymphknoten

Je nach Dicke des subkutanen Fettgewebes ist die Lage der retrosternalen Lymphknoten variabel [5]. Zwar lassen sich mit der Computertomographie kaum die Lymphknoten selbst darstellen, es läßt sich jedoch die Lage des Zielvolumens bestimmen, das an

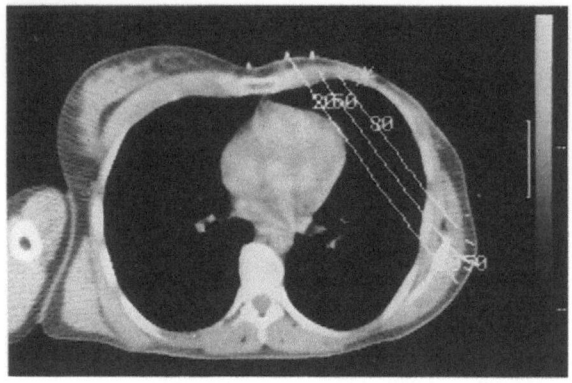 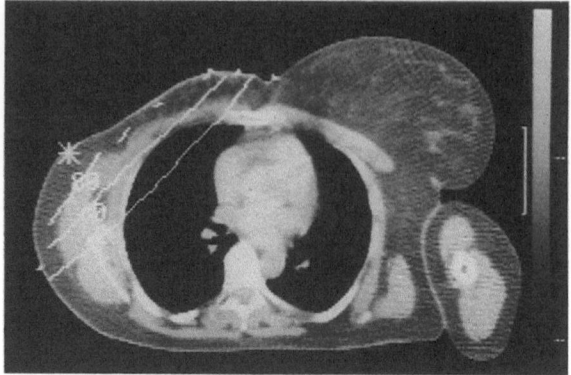

Abb. 1a, b. Bestimmung der Zangenfelder am abgenommenem Brustwandquerschnitt ohne Kenntnis der individuellen Stärke. Diese Standardtechnik wurde nachträglich am CT simuliert. **a** bei sehr dünner Brustwand ergibt sich eine erhöhte Lungenbelastung, **b** bei dicker Brustwand ergeben sich erhebliche Unterdosierungen (80%-Isodose umschließt nur einen Teil des Zielvolumens)

der Sternumhinterkante liegt. CT-Messungen an 25 Patientinnen ergaben für die Distanz Hautoberfläche-Sternumhinterkante Werte von 1.4–3.8 cm in Sternummitte. In wesentlich geringerem Maße variiert dieser Wert über die Länge des Sternums bei der gleichen Patientin [5]. Eigene Messungen bei ca. 300 Patientinnen ergaben bei 2–3% sogar Dicken von 5–6 cm. Für das Zielvolumen sollte als Sicherheitsabstand noch 1 cm hinzuaddiert werden, so daß die Tiefe, auf die zu dosieren ist in unserem Patientengut sogar zwischen 2.4 und 6 cm schwankt. Hierdurch ergeben sich für ein Kobaltstehfeld Dosisschwankungen bis zu 20%. Verwendet man zur Schonung des Mediastinums Elektronen so beträgt die individuell ausgewählte Energie 10–18 MEV. Hierfür ist die exakte Messung am CT-Querschnitt unerläßlich.

3.5.3 Bestrahlung nach brusterhaltenden Operationen

Initiiert durch die Arbeiten von VERONESE et al. [3] besteht heute vermehrt der Wunsch nach brusterhaltenden Operationen. Dieses Vorgehen ist nur gerechtfertigt, wenn sich eine Bestrahlung der Mamma anschließt wegen der nicht selten bestehenden Möglichkeit eines multilokulären Tumorgeschehens. Die Gleichwertigkeit dieses Vorgehens im Vergleich zur Ablatio wurde für das sogenannte kleine Mammakarzinom (Stadium T1N0) nachgewiesen, wird jedoch vermehrt auch bei positivem Lymphknotenstatus, insbesondere bei jüngeren Frauen durchgeführt. Die Bestrahlung nach brusterhaltender Operation stellt erhöhte Anforderung an die Planung. Eine Standardbestrahlung der Brust mit ihrer großen individuellen Variationsbreite ist über einfache Zangenfelder nicht durchführbar. Eine Planung am CT-Querschnitt ermöglicht auf bequeme Weise den Einsatz von Keilfiltern, die individuelle Bestimmung der Feldlage und -Richtung, wobei sich auch eine Kippung der Felder gegeneinander durchführen läßt (Abb. 2).

3.5.4 Simulatoreinsatz

Die Brustwand weist nicht nur im Querschnitt, sondern auch in kranio-kaudaler Richtung individuelle Krümmungen auf. Die Anpassung bei der Bestrahlung erfolgt durch individuelle Drehung des i. allg. rechteckigen Feldes (Kollimatordrehung). Dabei orientiert man sich am Verlauf der hinteren Axillarlinie beim lateralen Feld und am Verlauf der lateralen Grenze des Sternalfeldes. Diese Linien stellen jedoch keine anatomischen Grenzen im eigentlichen Sinn

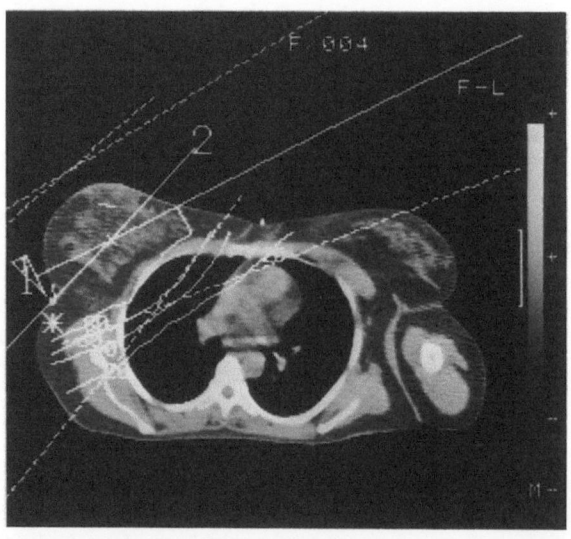

Abb. 2. Individuelle CT-Bestrahlungsplanung der Mamma nach Lumpektomie: Mit nach innen gekippten Keilfilterfeldern paßt sich die 80%-Isodose ideal der Brustwand an

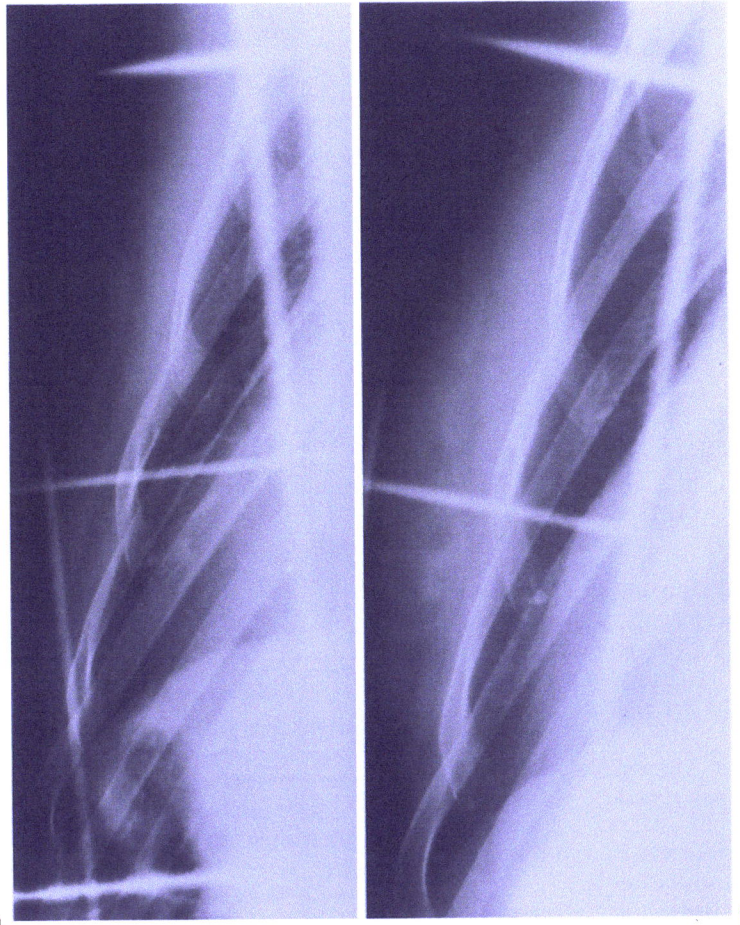

Abb. 3a, b. Einsatz des Simulators bei der Kollimatordrehung: **a** horizontale Feldlage mit großem Lungenvolumen im kaudalen Teil des Bestrahlungsfeldes. Weiter kranial wird die Brustwand nicht vollständig erfaßt, **b** optimierte Kollimatordrehung

dar, so daß eine gewisse Variation möglich ist. Dies kann man dazu ausnutzen, die individuelle Kollimatordrehung so zu wählen, daß möglichst wenig Lungengewebe mitbestrahlt wird. Hierzu eignet sich am besten die Einstellung unter Durchleuchtung am Simulator (Abb. 3).

Grundlage für eine verbesserte Bestrahlung in der Gesamtbehandlung des Mammakarzinoms bildet der Einsatz von bildgebenden Verfahren für die Planung. Hier rangiert an erster Stelle die Computertomographie, jedoch bildet die Einstellung unter Durchleuchtung am Simulator eine wesentliche Ergänzung.

Literatur

1. Berg-Schlosser V, Zimmermann U, Priegnitz R, Kleinsorge F, Heß F (1981) Die Bedeutung der postoperativen Strahlenbehandlung zur Senkung der Lokalrezidivrate beim Mammacarcinom. Strahlenth. 157:705–712
2. Wallgren A, Arner O, Bergstrom J, Blomstedt B, Granberg PO, Karnström L, Räj L, Silverswärd C (1980) The value of preoperative radiotherapy in operable mammary carcinoma. Intern J Oncol Biol Phys 6:287–290
3. Veronese U, Saccozzi R, des Veschio M, Banfi A, Clemete C, De Lena M, Gallus G, Greco M, Luini A, Marubini E, Muscolino G, Rilke F, Salvadore B, Zecchini A, Zucali R (1981) Comparing radical mastectomy with quadrantectomy, axillary dissection and radiotherapy in patients with small cancers of the breast. New Engl J Med 305:6
4. Fletcher GH (1980) Textbook of Radiotherapy. Lea & Felbiger, Philadelphia
5. Sigmund G, Wannenmacher M (1987) Bestrahlungsplanung des Mammacarcinoms. Radiologe 27:178–180

3.6 Nachsorgediagnostik bei Mammakarzinompatientinnen

A. ATZINGER

Um dem Patienten die bestmögliche Heilungschance zu gewährleisten, ist eine konsequente Nachsorge sehr wichtig. Diese nachgehende Fürsorge [4] ist bei den meisten Tumorarten wenigstens 5 Jahre lang notwendig.

Beim Mammakarzinom, als dem Tumor, mit dem wohl am wenigsten berechenbaren Verhalten und mit Metastasenabsiedlung auch noch nach 10 und mehr Jahren, sollten die Nachsorgeuntersuchungen das ganze Leben lang nach der Erstbehandlung durchgeführt werden.

Die Aufgaben der Mammakarzinom-Nachsorge lassen sich in 3 Gruppen einteilen:

1. Ausschluß oder Frühnachweis von lokoregionalen Rezidiven oder Fernmetastasen.
2. Erkennung und Behandlung therapiebedingter Folgen (Armödem, Pneumonitis).
3. Dokumentation und wissenschaftliche Auswertung der Verlaufsbeobachtungen.

Die Lokalrezidivrate ist besonders hoch im ersten postoperativen Jahr; ca. zwei Drittel der Lokalrezidive treten in den ersten 2–3 Jahren auf, so daß die Nachuntersuchungstermine zunächst häufiger und ab dem 3. Jahr in größeren Zeitabständen notwendig sind.

Folgende Nachuntersuchungstermine haben sich als praxisgerecht erwiesen:

1. und 2. Jahr vierteljährlich,
3. bis 5. Jahr halbjährlich,
ab dem 5. Jahr jährlich; bei Verdachtsbefunden Intervallverkürzung.

Jede Nachuntersuchung schließt eine vollständige klinische Untersuchung mit Inspektion und Palpation des Lokalbefundes, der regionalen Lymphabflußgebiete, der Mamma und Axilla der Gegenseite sowie von Lunge, Leber und Wirbelsäule mit ein; wichtig ist auch eine orientierende neurologische Untersuchung. Die Laborparameter sollten folgende Untersuchungen beinhalten: rotes und weißes Blutbild, BKS, alk. Phosphatase, Gamma-GT, Kalzium, LDH und CEA.

Entsprechend der hohen Häufigkeit von Lungen- und Knochenmetastasen [2] sollten Thoraxaufnahmen in mindestens 2 Ebenen, ggf. auch Schrägaufnahmen, sowie Knochenszintigramme in den ersten beiden postoperativen Jahren halbjährlich, ab dem 3. Jahr jährlich angesetzt werden.

Im Verdachtsfalle müssen Knochenszintigramme durch Röntgenaufnahmen ergänzt werden.

Zur Metastasensuche in der Leber wird in einjährigen, fakultativ auch in halbjährlichen Abständen die Computertomographie oder die Sonographie empfohlen.

Wenn auch die Treffsicherheit der Computertomographie mit 93% gegenüber der Sonographie mit 89% etwas höher ist [5], wird wohl die Sonographie in der täglichen Praxis den höheren Stellenwert besitzen, da diese Untersuchungsmethode flächendeckender zur Verfügung steht und kostengünstiger ist.

Mit der Sonographie oder der Computertomographieuntersuchung kann auch die Metastasierung in die Nebennieren miterfaßt werden. Die Häufigkeit der Nebennierenmetastasen liegt nach Lungen-, Knochen- und Lebermetastasen an 4. Stelle bei den Fernmetastasen.

Die Metastasierung in die Ovarien wird mit ca. 20% angegeben, deshalb sollten gynäkologische und rektale Untersuchungen in *jährlichen* Abständen durchgeführt werden.

Ein Zweitkarzinom in der kontralateralen Brust tritt in 3,5–12% [6] auf.

Eine Mammographie ist somit ebenfalls in der Nachsorge lebenslang notwendig. In der Regel genügt eine jährliche Untersuchung; bei erhöhtem Risiko durch proliferative Mastopathien oder bei familiärer Disposition sind die Untersuchungsintervalle natürlich individuell anzupassen.

90–95% der wichtigen Informationen bei der Suche nach Zweitkarzinom oder Metastasen in der kontralateralen Brust lassen sich aus guten Mammographieaufnahmen gewinnen.

Ergänzend können Thermographie und Ultraschall in Zweifelsfällen sehr wertvolle Zusatzinformationen liefern. Gerade bei jüngeren Patienten fördert die Ultraschalluntersuchung die Abklärung mastopathischer Beschwerden, erleichtert die Differenzierung von Rundschatten als solide oder zystisch und macht die FNP sicherer.

Bei brusterhaltender Operation ist vor allem wichtig, ca. 6–8 Wochen nach Ende der primären Radiatio eine Basismammographie durchzuführen, um den neuen „Normalzustand" zu dokumentieren. Auf diese Basismammographie kann und muß bei den Nachfolgeuntersuchungen Bezug genommen werden. Wichtig ist, daß bei Durchführung dieser Mammographie nach Erstbehandlung die akutentzündlichen radiogenen Reaktionen abgeklungen sein müssen.

Eine ZNS-Metastasierung läßt sich in 9–22%, im Sektionsgut bis 50% nachweisen [2, 6]. Diese Metastasenhäufigkeit von ca. 10–20% ist relativ gesehen nicht hoch genug, um routinemäßig eine prophylaktische Überprüfung des Cerebrums mit Computertomographie oder MRI fordern zu können. Daher ist bei der klinischen Untersuchung das Achten auf neurologische Symptome besonders wichtig; umschriebene zerebrale Metastasen machen in der Regel konkrete Symptome und somit diagnostisch keine großen Schwierigkeiten, wohingegen die Symptome der Meningeosis carcinomatosa lange uncharakteristisch und wechselnd verlaufen können [1]. Differentialdiagnostisch ist eine Hyperkalzämie auszuschließen.

Bei Verdacht auf ZNS-Metastasierung sollte eine computertomographische Untersuchung durchgeführt werden; sofern ein Kernspintomograph zur Verfügung steht, ist die MRI-Methode vorzuziehen.

Durch veränderte Operationstechniken ist das Lymphödem heute seltener geworden. In der d.-d. Palette sollte nicht vergessen werden, daß die Schwellung des Armes auch durch Störungen im Bereich des venösen Systems bedingt sein kann.

In klinischen Zweifelsfällen ist eine Phlebographie des Armes angezeigt. In ca. 15–25% findet sich bei Armschwellungen kausal oder auch zusätzlich eine Thrombophlebitis oder eine Thrombose.

Jedes Lymphödem, das nicht in relativ engem zeitlichen Zusammenhang mit der Operation oder der Nachbestrahlung auftritt, ist sehr verdächtig auf eine axilläre Metastasierung. Hochgelegene axilläre Lymphknotenmetastasen sind oft nicht oder erst sehr

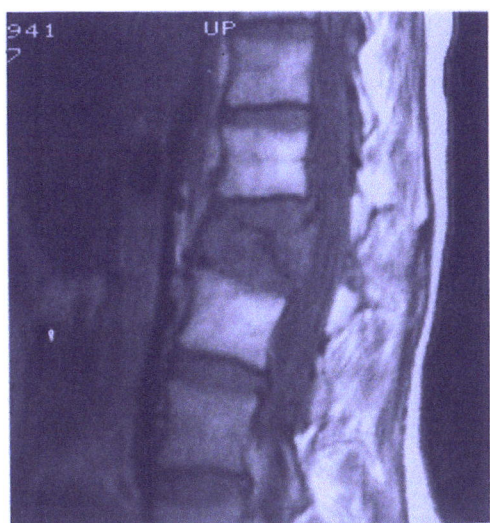

Abb. 2. MR-Tomographie der LWS in sagittaler Schnittführung. Auf den T_1-betonten Aufnahmen homogene Signalminderung im gesamten LWK_2 als Ausdruck eines metastatischen Befalls. Der keilförmige dorsale Fragmentanteil schiebt sich ca. 1 cm in den Spinalkanal vor und führt zur Kompression der cauda equina

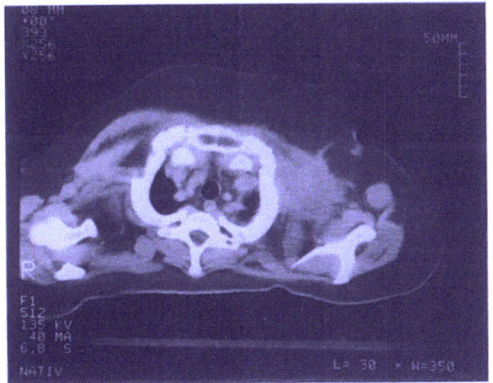

Abb. 1. CT-Querschnitt in Höhe der oberen Thoraxapertur. Große LK-Metastase hoch axillär links; dieser Befund war bei der klinischen Untersuchung nicht erkennbar

spät tastbar, so daß bei einem spät auftretenden Lymphödem rasch eine computertomographische Abklärung notwendig ist (Abb. 1).

Wenn bei Wirbelkörpermetastasen, die durch Ganzkörperszintigramm oder konventionelle Röntgenaufnahmen festgestellt wurden, zusätzlich neurologische Symptome vorliegen, insbesondere wenn diese Zeichen auf eine drohende Querschnittslähmung hindeuten, dann sollte nach Möglichkeit eine MR-Untersuchung (oder wenigstens CT-Untersuchung) durchgeführt werden. Mit dieser Untersuchungsmethode kann am genauesten die Morphologie im Wirbelsäulen- und Rückenmarksbereich dargestellt werden; diese exzellente, dreidimensionale Darstellung des durch Knochenfragmente oder Tumormasse bedrohten Rückenmarks erleichtert sehr die Entscheidung, ob noch mit Radiatio allein behandelt werden kann, oder ob eine operative Dekompression erforderlich ist (Abb. 2).

Weitere Untersuchungen sind gezielt erforderlich bei Vorliegen von Leitsymptomen, z.B.:

Augenärztliche Untersuchung bei rascher Sehverschlechterung (Aderhautmetastasen)
Pleura-Aszitespunktion zur zytologischen Sicherung

Bei manifesten Thoraxwandrezidiven hat es sich bewährt, Computertomographieschnitte durch den Tumor zu legen, um die Infiltrationstiefe beurteilen zu können. Bei einem Verdacht auf Befall der Interkostalmuskulatur kann ein operatives Vorgehen entsprechend geplant werden (Abb. 3).

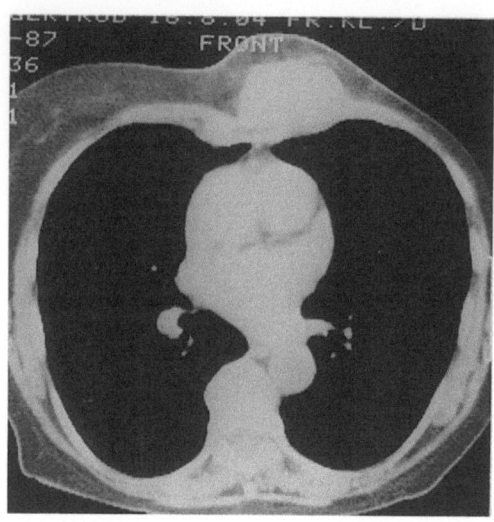

Abb. 3. Großes Thoraxwandrezidiv eines operierten Mammakarzinoms. Der Tumor hat die Thoraxwand penetriert

Auch für eine individuelle Bestrahlungsplanung ist diese Information wichtig (vergl. Kap. 3.4).

Ziel der standardisierten Mammakarzinom-Nachsorge ist es, die Lebensqualität der operierten und bestrahlten Patientin annähernd gut zu machen wie die einer gesunden Frau. Daß dieses hohe Ziel häufig nicht erreicht wird, liegt z.T. an der *organisatorisch* insuffizienten Nachsorge.

LEONHARDT [3] hat 1978 berichtet, daß von 200 Nachsorgepatientinnen nur 19% umfassend nachuntersucht wurden und bei 81% die Nachsorge sowohl bezüglich der Intervalle als auch bezüglich der Art der einzelnen Untersuchungen insuffizient oder sogar völlig ungenügend waren.

Dabei war in einer anderen Patientengruppe klar erkennbar, daß 94,5% aller Frauen mit einem behandelten Mammakarzinom diejenigen Termine, die ihnen klar und strikt vorgegeben worden waren, von sich aus genauestens einhielten.

Es besteht also bei diesen Patientinnen der Wunsch nach gründlicher Überwachung in regelmäßigen Abständen.

Um das durch die Primärbehandlung Erreichte zu erhalten und zu konsolidieren, ist es also nicht damit getan, die de facto stattfindenden Nachuntersuchungen kompetent und gründlich durchzuführen, sondern organisatorisch dafür Sorge zu tragen (Nachsorgekalender – Einbindung der Hausärzte), daß diese Untersuchungen *überhaupt erst* zustandekommen.

Literatur

1. Freund M, Ostendorf P, Waller HD (1979) Meningiosis carcinomatosa bei Patientinnen mit Mammakarzinom. Onkologie 2:243–248
2. Hellmann S, Harris JR, Canellos GP, Fisher B (1982) Cancer of the breast. In: DeVita, Hellmann, Rosenberg (eds) Cancer: Principles and Practice of Oncology, Chapt. 27. Lippincott, Philadelphia
3. Leonhardt A (1978) Programmierte und standardisierte Mammakarzinom-Nachsorge, Durchführung und Dokumentation. In: Behandlung und Nachbehandlung des Mammakarzinoms, 2. Oberaudorfer Gespräch, Okt. 77. Klinisch-onkologisches Seminar Bd. 2, Thieme, Stuttgart, S 117–126
4. Ott G, Bokelmann D (1974) Organisation der Nachsorge bei Tumorpatienten. In: Standardisierte Krebsbehandlung, 1.6. Springer, Berlin Heidelberg New York, S 26–29
5. Sauer H, Albrecht M (1983) Empfehlungen zur Diagnostik, Therapie und Nachsorge. In: Mammakarzinome, Tumorzentrum München an den Med. Fakultäten der Ludwig-Maximilian-Universität und der Technischen Universität, 1. Aufl.
6. Wander HE, Nagel GA (1984) Vorsorge, Therapie, Nachsorge, Besondere Fragestellungen. In: Mammakarzinome. W. Zuckschwerdt Verlag, München Bern Wien

4 Bildgebende Diagnostik in der Geburtshilfe

F. WILLGEROTH

INHALT

Einleitung 399

4.1 Nativaufnahmen, Amnio- und Fetographien . . . 400
Literatur 401

4.2 Anatomie des weiblichen Beckens, pathologische
Beckenformen, Beckenringlockerungen 403
Literatur 409

4.3 Beckenmessungen 410
Literatur 411

Einleitung

Die konventionelle Röntgendiagnostik hat in der Geburtshilfe an Bedeutung verloren. Die Ultrasonographie hat sie abgelöst. Mit ihr lassen sich meist geburtshilfliche Fragen besser und risikoloser beantworten.

Die Computertomographie (CT) wird bei geburtshilflichen Fragen nur in Ausnahmefällen eingesetzt werden, wenn die Ultraschalluntersuchung keine ausreichende Information liefert.

Wird eine Röntgenaufnahme bei einer Schwangeren in unklarer Situation gefordert, muß die Dosisbelastung dabei so gering wie möglich gehalten werden. Auf der Strahlerseite soll dann eine harte Strahlung mit Zusatzfiltern gewählt werden; auf der bildgebenden Seite eine höchstverstärkende Folie in Kombination mit einem empfindlichen Film.

Eine scharfe Ausblendung auf den zu untersuchenden Bereich ist nötig. Es sollte möglichst nicht durchleuchtet werden. Man muß versuchen, mit wenigen Einzelaufnahmen auszukommen.

Die diagnostischen Möglichkeiten der Kernspintomographie in der Geburtshilfe werden bisher nur vereinzelt genutzt [7, 8, 10, 13, 15]. Sie kann in Zukunft in der fetalen Diagnostik Bedeutung erlangen. Das Fehlen ionisierender Strahlung, die Variationsmöglichkeit der Schnittführung, das hohe Auflösungsvermögen und der große Bildumfang lassen einiges erwarten (s. Kap. 4.6).

4.1 Nativaufnahmen, Amino- und Fetographien

F. WILLGEROTH

Bei Fragen nach Veränderungen des fetalen knöchernen Skeletts werden Nativaufnahmen angefertigt. Die Aufnahmen erfolgen in Seitenlage der Schwangeren mit eventueller Kompression des Abdomens, um eine Abbildung möglichst ohne Überlagerung mit mütterlichen Skelettanteilen zu erhalten [1]. Je nach kindlicher Lage kann auch eine Aufnahme in schräger Position ausreichen.

Der fetale Schädel, die Wirbelkörper und die Rippen sind als erste Skelettabschnitte bei günstiger Abbildungsgeometrie etwa ab der 16. Schwangerschaftswoche zu sehen. Später, etwa ab der 20.–25. Schwangerschaftswoche, lassen sich dann auch die Extremitäten abbilden, so daß Fragen nach Skelettfehlbildungen röntgenologisch erst ab einem bestimmten Gestationsalter beantwortet werden können (Abb. 1 u. 2).

Bei der Amniographie werden etwa 20–30 ml eines wasserlöslichen Kontrastmittels in die Amnionhöhle instilliert [5]. Die Fruchtwasserzirkulation führt zu einer Anreicherung des Kontrastmittels im Darm des Kindes. Ist dies nach 24 h nicht erfolgt, kann das ein indirekter Hinweis auf eine Fehlbildung am Gastrointestinaltrakt sein, wie z.B. eine Ösophagusatresie. Ein Hydramnion ist ein zusätzlicher Hinweis. Der Fetus kann das Fruchtwasser nicht schlucken.

Man benutzte diese Technik auch zur Markierung des kindlichen Abdomens, wenn bei schwerer Rh-Imkompatibilität unter Durchleuchtung transabdominal Blut in das kindliche Abdomen gegeben wurde. Heute erfolgt die Transfusion über die Nabelschnur, die unter sonographischer Kontrolle punktiert wird.

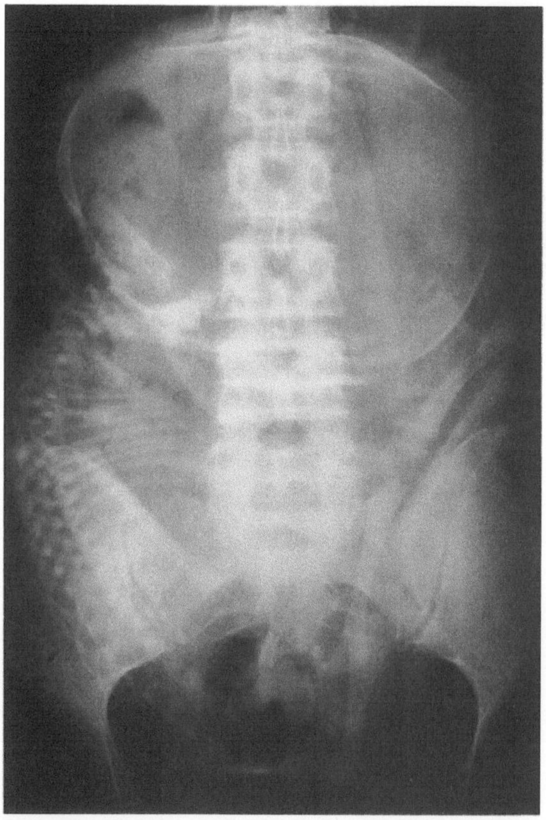

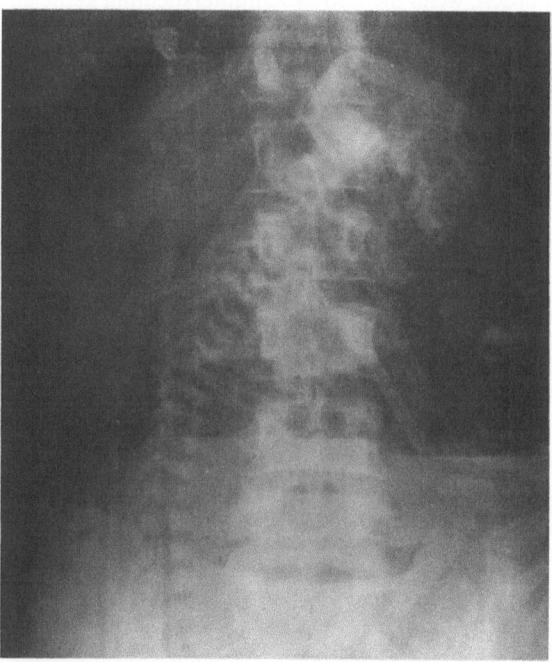

Abb. 1. Abdomenübersicht. Großer Hydrozephalus, Kind in Beckenendlage, Nativaufnahme

Abb. 2. Abdomenübersicht. Anenzephalus, Beckenendlage, Nativaufnahme

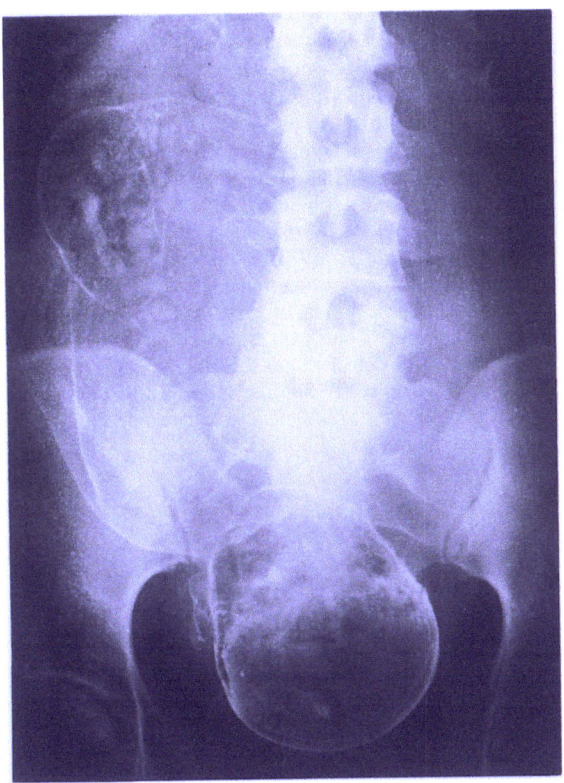

Abb. 3. Fetographie, Kind in Kopflage. Deutliche Markierung der kindlichen Umrisse in der Fruchthöhle (Aufnahme: Prof. H.A. LADNER, Univ.-Frauenklinik, Freiburg)

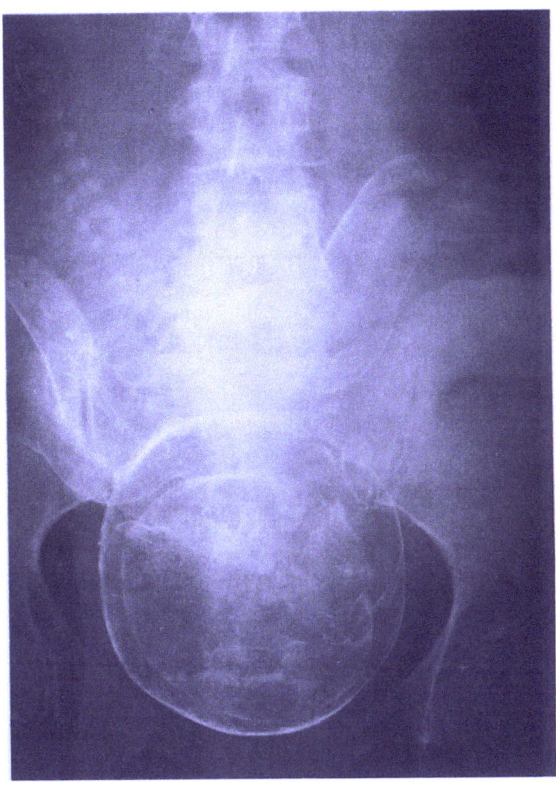

Abb. 4. Fetographie, Hydrops fetalis. Deutliche Differenz der äußeren Kopfkontur zum knöchernen Schädel. Abdominale Auftreibung

Die Darstellung des Feten selbst erfolgt röntgenologisch bei der Gabe wasserlöslicher Kontrastmittel nur indirekt als Aussparung in der kontrastierten Fruchthöhle. Die Aussagekraft bezüglich äußerlicher Fehlbildungen ist gering. Die Methode ist deshalb auch verlassen und durch die Sonographie ersetzt worden (s. Kap. 4.4.1).

Deutlicher dagegen können die äußeren kindlichen Konturen bei der Fetographie sichtbar gemacht werden. Hierbei instilliert man etwa 5 ml eines öligen Kontrastmittels in die Fruchthöhle. Das Kontrastmittel schlägt sich auf der Hautoberfläche des Feten nieder und zeigt so die Umrisse auf (Abb. 3 u. 4) [6].

Aber auch diese Technik ist durch die Ultraschalluntersuchung abgelöst.

Neuralrohrdefekte und andere äußerliche Fehlbildungen am Feten werden besser und weniger belastend mit der Ultraschalluntersuchung erkannt. Sie ist die Methode der Wahl. Auch mit der Kernspintomographie lassen sich pathologische Veränderungen intrauterin darstellen (s. Kap. 4.6).

Die Bestimmung von AFP aus dem Fruchtwasser, sowie Cholinesterase sind wichtige zusätzliche labortechnische Untersuchungsmethoden zur Diagnostik von Defekten [3, 4, 9, 12, 14].

Welchen endgültigen Stellenwert einmal die Fetoskopie bekommen wird, läßt sich noch nicht endgültig abschätzen [11]. Die Nebenwirkungen sind hoch.

Auch der Stellenwert der ultraschallgezielten Zottenbiopsie zur intrauterinen Diagnostik ist z.Z. noch nicht genau absehbar [2].

Literatur

1. Borell U, Fernstroem J (1967) Geburtshilfliche Röntgendiagnostik. In: Käser O, Friedberg V, Ober KG, Thomsen K, Zander J (Hrsg) Gynäkologie und Geburtshilfe, Bd II. Thieme, Stuttgart S 290
2. Brambati B, Oldrini A, Ferrazzi E, Lanzani A (1984) Chorionic Villi Sampling: General methodological and clinical approach. In: Fraccaro M, Simoni B, Brambati B (eds) First Trimester Fetal Diagnosis. Springer, Berlin Heidelberg New York Tokyo, pp 7–18
3. Brock DJH (1976) The prenatal diagnosis of neural tube defects. Obstet Gynecol Surv 31:32
4. Davis RO, Cosper P, Huddleston JF, Bradley EL, Finley SC, Finley WH, Milunsky A (1985) Decreased levels of amniotic fluid a-fetoprotein associated with Down syndrom. Amer J Obstet Gynec 153 (5):541

5. Fochem K (1980) Spezielle Diagnostik und ergänzende Methoden in der Gravidität. In: Diethelm L, Heuck F, Olsson O, Strnad F, Vieten H, Zuppinger A (Hrsg) Handbuch der Med. Radiologie, Bd XIII, Tl 2. Springer, Berlin Heidelberg New York, S 317
6. Kräubig H (1957) Die röntgenologische Darstellung des Kindes in utero durch die Fetographie. Fortschr Röntgenstr 86:351
7. McCarthey S, Filly R, Stark D, Callen P, Golbus M, Hricak H (1985) Magnetic resonance imaging of fetal anomalies in utero early experience. Am J Röntgenol 145:677–682
8. McCarthy S (1986) Magnetic resonance imaging in obstetrics and gynecology. Magnetic Resonance Imeging 4:59–66
9. Milunsky A (1980) Prenatal detection of neural tube defects. Experiense with 20000 pregnancies. JAMA 244:2731
10. Powell MC, Worthington BS (1986) MRI an new milestone in modern Ob care. Diagnostic imaging pp 86–91
11. Rauskolb R (1980) Fetoskopie. Eine klinische Methode zur pränatalen Diagnsotik. Thieme, Stuttgart
12. Smith AD, Wald NJ, Cucke HS, Stirrat GN, Bobrow M, Lagercrantz H (1979) Amniotic fluid acetylcholinesterase as a possible diagnostic test for neural tube defects in early pregnancy. Lancet:685–688
13. Smith F, Adam A, Philips W (1983) NMR imeging in pregnancy. Lancet I:61–62
14. Wald N, Cuckle H (1977) Maternal serum-alpha-fetoprotein measurement in antenatal screening for anencephaly and spina bifida in early pregnancy. Report of UK collaborative study on alpha-fetoprotein in relation to neural-tube defects. Lancet I:1323–1332
15. Weinreb J, Lowe T, Santos-Ramos R, Cummingham F, Parkey R (1985) Magnetic resonance imaging in obstetrical diagnosis. Radiology 154:157–161

4.2 Anatomie des weiblichen Beckens, pathologische Beckenformen, Beckenringlockerungen

F. WILLGEROTH

Das knöcherne Becken besteht aus mehreren Anteilen. Die hintere Begrenzung bildet das Kreuzbein mit dem nach kaudal anschließenden Steißbein.

Zu beiden Seiten schließen nach lateral die Hüftbeine an, die sich wiederum jeweils aus den Darmbeinen, den Schambeinen und den Sitzbeinen zusammensetzen. Sie sind etwa ab dem 20. Lebensjahr zu einem Ganzen verschmolzen. Beide Hüftbeine vereinigen sich ventral. Die knorpelige Symphyse ist die Verbindungsstelle. Zwei straffe Gelenke (Articc. sacroilicae) mit zahlreichen Bandverbindungen zwischen dem Kreuzbein und den Darmbeinen sichern die Stabilität des Beckens.

Die Symphyse wird durch das Lig. pubicum sup. und das Lig. arcuatum pubis überbrückt und verstärkt. Ein starkes Ligament, das Lig. sacrotuberale, breitet sich wie ein Fächer aus und verbindet das Tuber ossis ischii mit dem dorsalen Kreuzbein, den oberen Steißbeinabschnitten und dem oberen dorsalen Darmbeinstachel. Das Lig. sacrospinale spannt sich zwischen der Spina ischiadica und dem Rand der Kreuzbeinspitze und des Steißbeines (Abb. 1).

Diese beiden Bänder kleiden z.T. zusammen mit den Muskeln die Beckeninnenwände aus.

Der M. iliopsoas bedeckt beidseits die ventralen Darmbeinschaufeln. Er rahmt das kleine Becken ein, bevor er unter den Leistenbändern hindurchtritt.

Vom 2. bis 4. Wirbelsegment der ventralen Kreuzbeinfläche entspringt der M. piriformis, zieht dann durch das Foramen ischiadicum majus außerhalb des Beckens zur Spitze des Trochanter major. Er bedeckt überwiegend den seitlichen und hinteren Anteil der Wände im kleinen Becken.

Der M. piriformis füllt jedoch nicht das ganze foramen ischiadicum aus. Durch die Lücken ober- und unterhalb (Foramina supra- und infrapiriformis) treten Nerven und Gefäße aus.

Der M. obturator int. bildet die Auskleidung der seitlichen und vorderen Wandabschnitte des kleinen Beckens. Er entspringt von der Membrana obturato-

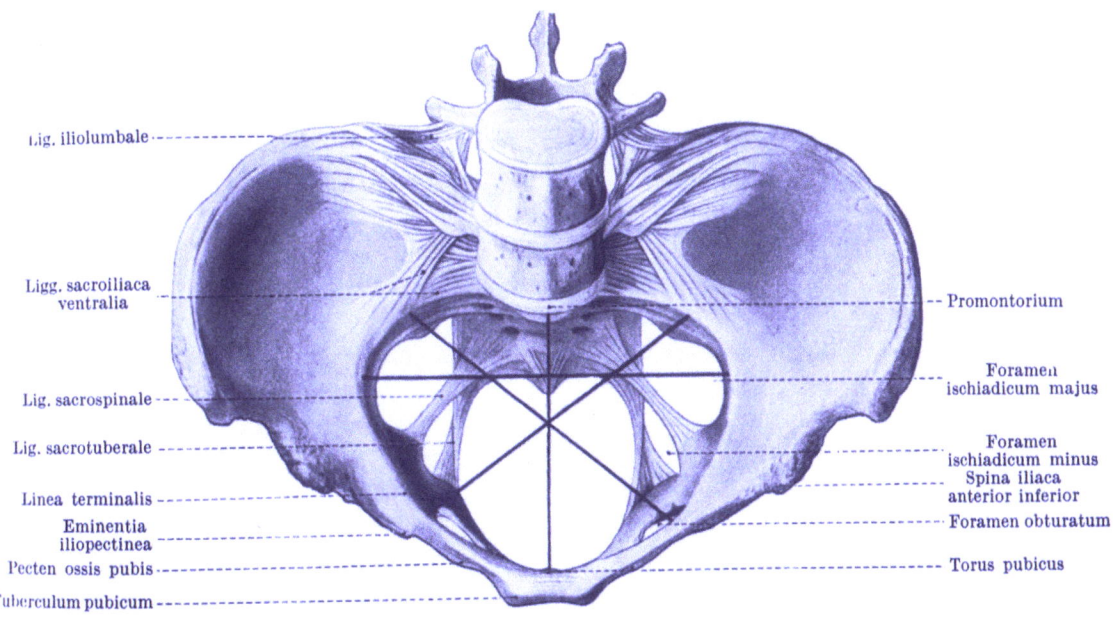

Abb. 1. Bänder des weiblichen Beckens von kranial mit eingezeichneten Durchmessern des Beckeneingangs (Aus: HAFFERL [1 c]

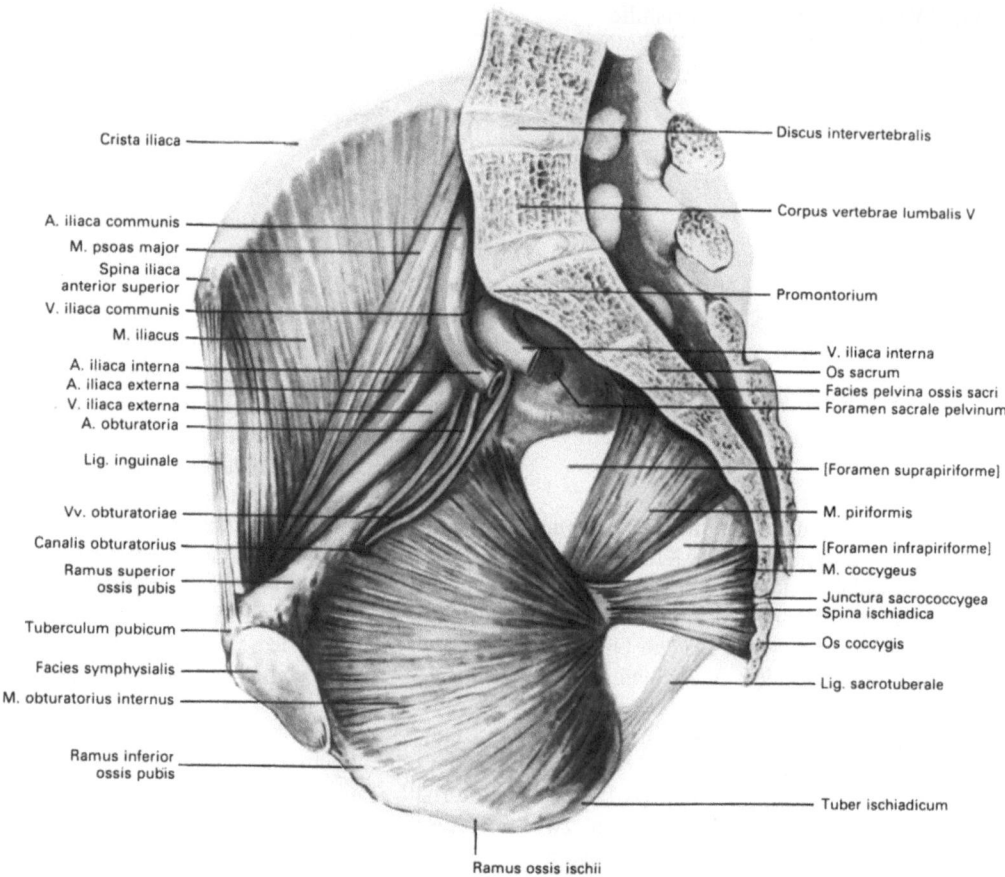

Abb. 2. Wand des weiblichen Beckens von medial. (Aus: BERTOLINI u. LEUTERT [1a])

ria, einem bindegewebigen Septum, das sich im knöchernen Foramen obturatum ausspannt (Abb. 2).

Durch das Foramen ischiadicum minus verläßt dieser Muskel das kleine Becken und zieht zur Fossa trochanterica femoris. Dieser Muskel hat eine bandförmige Faszienverstärkung, den Arcus tendineus. Von dort aus nimmt der M. levator ani, der einen großen Teil des Beckenbodens bildet, seinen Ursprung [15] (Abb. 3).

Man unterscheidet das große und das kleine Becken. Die Linea terminalis ist die Begrenzungslinie zwischen beiden. Der knöcherne Ring des kleinen Beckens hat mehrere Funktionen. Er bestimmt die Form, die Weite und die Richtung des Geburtskanals. Gleichzeitig dient er als Ansatz des sog. weichen Geburtskanals. Er wird, etwas schematisch gesehen, mit zwei übereinandergeschobenen Rohren verglichen [13].

Das innere längere Rohr besteht aus dem unteren Uterinsegment, der Zervix, der Scheide und der Vulva. Das äußere Rohr stellen die bei der Geburt ausgewalzten Muskeln des Beckenbodens dar. Hierzu zählen von innen nach außen das Diaphragma pelvis (M. levator ani), das Diaphragma urogenitale (M. transversus perinei profundus), der M. bulbo-cavernusus, der M. sphincter ani, der M. transversus perinei superficialis und der M. ischiocavernosus (Abb. 4).

Die räumliche Orientierung im kleinen Becken richtet sich nach besonders hervortretenden markanten Knochenteilen, sowie nach gedachten Ebenen, die durch diese Punkte gezogen werden.

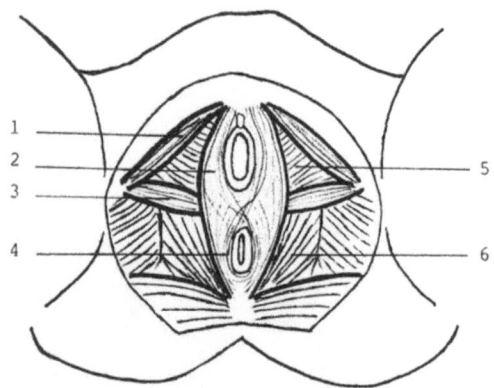

Abb. 4. Muskulatur des weiblichen Beckenbodens von kaudal. *1* M. ischiocavernosus, *2* M. bulbocavernosus, *3* M. transversus perinei superficialis, *4* M. sphincter ani externus, *5* M. transversus perinei profundus, *6* M. levator ani

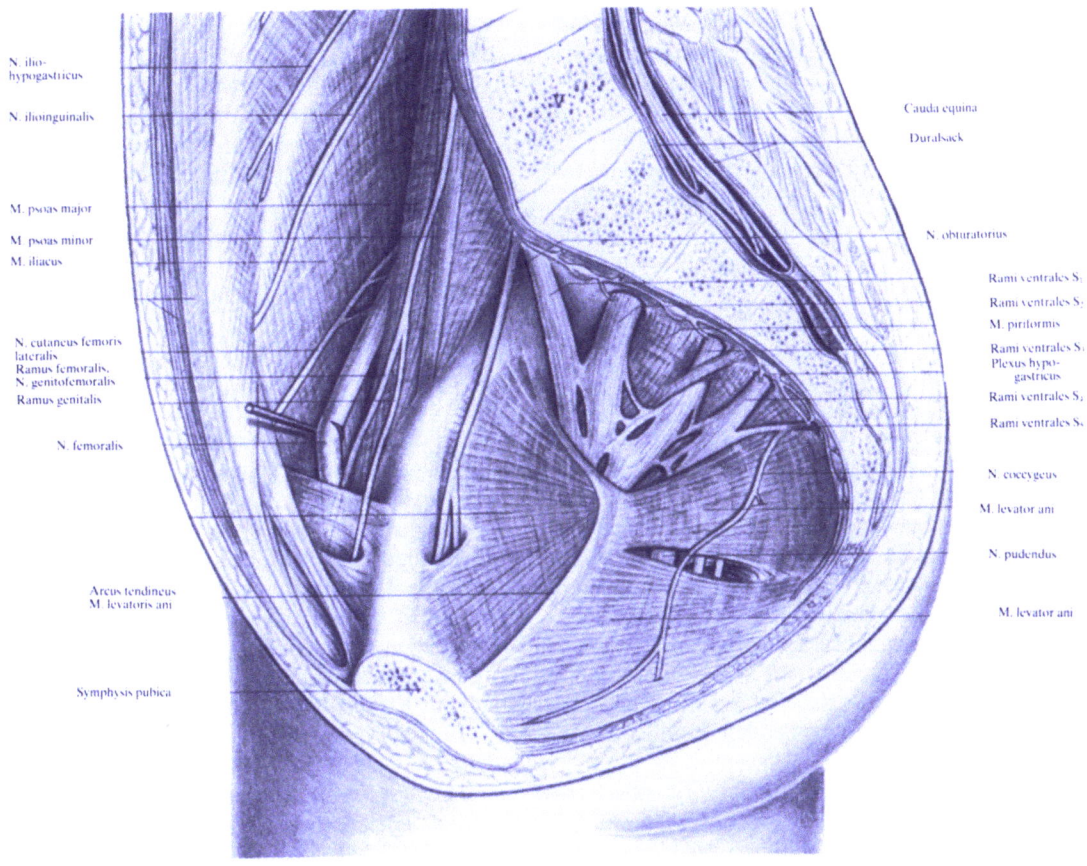

Abb. 3. M. obturatorius mit arcus tendinius und M. levator ani. (Modifiziert nach LIERSE [11a])

Abb. 5. Köchernes weibliches Becken von medial mit eingezeichneten Meßlinien. (Aus: HAFFERL [1c])

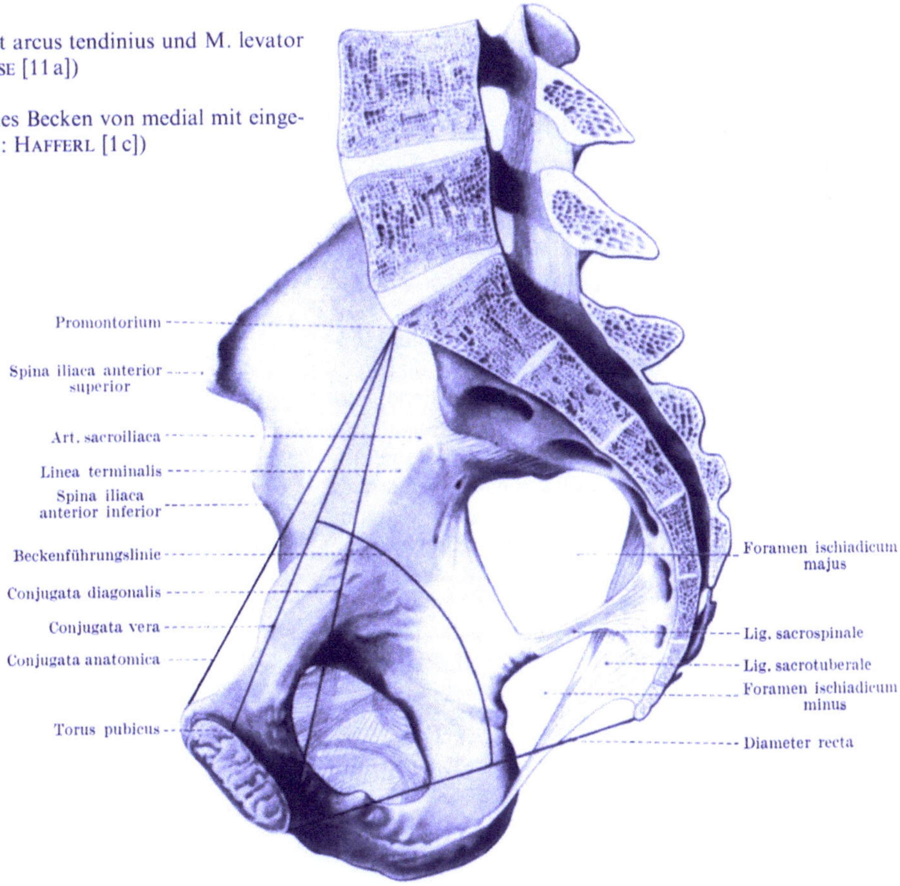

Für die Praxis hat sich die Unterteilung des kleinen Beckens in mehrere Parallelebenen bewährt (Hodge). Gewöhnlich spricht man aber vom *Beckeneingang,* von der *Beckenmitte* und vom *Beckenausgang.*

Im Beckeneingangsraum hat die Conjugata vera obstetrica – sie ist eine gedachte Linie vom am weitesten nach innen vorspringenden dorsalen Punkt der Symphyse zum Promontorium – für den Geburtshelfer große Bedeutung (Abb. 5).

Ein evtl. Mißverhältnis zwischen mütterlichem Becken und kindlichem Kopf wird hier bereits in Form von Einstellungsanomalien deutlich. Der Beckeneingang ist gewöhnlich queroval geformt. Nach kaudal folgt die Beckenmitte. Sie ist normalerweise der geräumigste Abschnitt des Geburtsweges. Ihre Form ist annähernd rund. Wichtige Markierungspunkte im kleinen Becken sind die Spinae ischiadicae.

Der *Beckenausgang* wird vorn von den Schambögen und dem Scheitel des Schambogens begrenzt, seitlich von den beiden Sitzbeinhöckern (Tubera ossium ischium), den Lig. sacrotuberosa und hinten von der Steißbeinspitze. Der Beckenausgang ist längsoval.

An diesen räumlichen Einteilungen des kleinen Beckens mit ihren knöchernen Markierungspunkten orientiert sich der Geburtshelfer bei der Angabe des Höhenstandes des vorangehenden kindlichen Teils während der Geburt.

Der knöcherne Geburtskanal wird durch den Weichteilschlauch nach vorn verlängert. Der Geburtsweg des Kindes verläuft durch das kleine Becken um die Symphyse bogenförmig nach vorn herum. Dem querovalen Beckeneingang, der nahezu runden Beckenmitte und dem längsovalen Beckenausgang muß sich die Frucht beim Durchtritt durch den Geburtskanal durch Drehbewegungen anpassen.

Die Richtungsbezeichnungen erfolgen in der Geburtshilfe bei der auf dem Rücken liegenden Kreißenden. Die Richtung zur Symphyse wird mit „vorn" bezeichnet, die Richtung zum Kreuzbein mit „hinten". Die Benennung rechts und links erfolgt im Sinne der Kreißenden. „Oben" bedeutet kopfwärts und „unten" fußwärts.

Das weibliche und männliche Becken unterscheiden sich durch ihre Form und Maße. Über den Zeitpunkt der Differenzierung gibt es verschiedene Auffassungen. Das weibliche Becken ist gegenüber dem männlichen mehr in die Breite gewachsen und geräumiger; mit einem breiteren Os sacrum, einer querovalen Beckeneingangsebene, einem breiteren Schambeinwinkel und einer stärkeren Neigung nach vorne [15].

Das gynäkoide, das androide, das antropoide und das platypeloide Becken sind Formvarianten des knöchernen weiblichen Beckens. Sie stellen eine schematische Unterteilung dar [1 b, 10]. Bei protrahierten Geburten wurden häufiger Formabweichungen als echte Verengungen gefunden [4].

Von den physiologischen Varianten sind die *pathologischen Beckenformen* zu trennen. Zu dieser Unterscheidung kommt man aufgrund anatomischer Messungen des Beckens [7]. Aus geburtshilflicher Sicht haben sie aber an Bedeutung verloren.

Die alleinige Diagnostik und Einstufung nach Messungen berücksichtigt nicht andere wichtige Faktoren beim Geburtsablauf, wie Größe des Kindes, die Einstellung, die Haltung und die Verformbarkeit des kindlichen Kopfes.

Heute beurteilt man die Geburt vom funktionellen Ablauf her. Der Geburtsverlauf steht bei der Beurteilung geburtshilflicher Situationen im Vordergrund.

Ein anatomisch enges Becken muß funktionell nicht immer eng sein. Andererseits kann ein normalgroßer Kopf, der sich unter der Geburt nur schlecht oder gar nicht anpaßt, nur sehr verzögert oder nicht ins normalgroße Becken eintreten. Das Becken mit normalen anatomischen Maßen kann dann funktionell eng sein.

Die großzügigere Einstellung zu operativen Geburtsbeendigungen läßt uns weniger Zeit und Grund über die Ursachen einer Protrahierung nachzudenken. Aber gerade an den pathologischen Beckenformen lassen sich verzögerte Geburtsabläufe modellartig gedanklich nachvollziehen und tragen so wesentlich zur Erfahrungsbildung bei.

Einige Typen sollen deshalb hier besprochen werden:

Das *allgemein verengte Becken* ist eine „Minusvariante" eines normalgeformten Beckens mit ihren physiologischen Varianten. Unter der Geburt versucht sich der kindliche Kopf dieser Situation anzupassen. Das führt zu einer typischen Haltung und Einstellung des Kopfes. Er tritt unter extremer Beugehaltung ins kleine Becken ein (kleinster Umfang). Die kleine Fontanelle wird schon im Beckeneingang zur Leitstelle (Röderersche Einstellung). Die Scheitelbeine schieben sich übereinander. Der Kopf verkleinert seinen Querschnitt durch Verkürzung aller Breitendurchmesser. Es kommt meist zum Geburtstillstand in der Eröffnungsperiode.

Beim typischen *platten Becken* ist meist der gerade Durchmesser des Beckeneingangs (Conjugata vera) verkürzt; alle anderen Maße sind meist normal. Ursächlich kommt dafür die heute fast unbekannte Rachitis infrage, wobei die Deformitäten des Knochens je nach Belastung auftreten und dann auch Wachstumsstörungen nach sich ziehen. So kann das Ausmaß der Veränderungen erheblich variieren.

Der kindliche Kopf versucht unter der Geburt sich der Situation anzupassen und nimmt eine Streckhaltung ein. Die Pfeilnaht kann bei höhergradigen Verengungen aus der Führungslinie herausgehen (Asynklitismus). Scheitelbeineinstellungen sind ein typischer Anpassungsversuch des kindlichen Kopfes an diese Beckenform. Man hat diese Adaptation auch mit einem Knopflochmechanismus verglichen, wobei der Kopf (Knopf) durch seitliches Beugen versucht, den stellenweise engen Beckeneingang (Knopfloch) zu passieren.

Asymmetrische und schräg verengte Becken kommen aufgrund von Koxitiden, Skoliosen, Rachitis und Luxationen vor [9, 10].

Das sog. *Trichterbecken* ist im Beckenausgang verengt. Je nach Ausmaß der Verengungen können sich Schwierigkeiten beim Geburtsverlauf einstellen, wenn in der Regel nach problemlosem Eintritt des Kopfes und unauffälligem Durchtritt des Kopfes der Beckenboden erreicht ist. Das Hinterhaupt rotiert dann häufig nicht. Es kann sich eine Vorderhauptslage oder manchmal auch ein tiefer Querstand entwickeln.

Eine Spondylolisthesis, bei der meist ein ventrales Abrutschen des LWK 5 gegenüber S 1 oder des LWK 4 gegenüber dem LWK 5 vorliegt, kann zu einer Verkürzung der Conjugata vera führen. Ob sie geburtshilflich eine Rolle spielt, hängt von ihrem Ausmaß ab. Statische Probleme stehen zunächst im Vordergrund.

Unter dem Oberbegriff *langes Becken* hat KIRCHHOFF verschiedene Beckentypen zusammengefaßt [8, 10]. Sie sind alle charakterisiert durch ein hochstehendes Promontorium, einen steilen längsovalen Beckeneingang mit normaler oder verlängerter Conjugata vera, durch eine relativ verminderte oder fehlende Kreuzbeinkrümmung mit in der Regel vermindertem geraden Durchmesser in der Beckenmitte und einem verlängerten Geburtskanal.

Ursächlich kommen Entwicklungs- und Reifestörungen infrage, zum anderen aber auch Übergangswirbel und ein Kreuzbeinaufbau aus sechs Segmenten.

Das *Übergangsbecken* hat einen lumbosakralen Übergangswirbel. Er nimmt eine Zwischenstellung ein und ist weder in die LWS noch in das Kreuzbein integriert. Es kann dadurch ein doppeltes Promontorium resultieren, und die obere der beiden Beckeneingangsebenen steht sehr steil. Fällt die Längsachse des Übergangswirbels mehr mit dem Kreuzbein zusammen, so bedeutet das eine Verlängerung des Geburtskanals. Geburtshilfliche Probleme können beim Übergangsbecken vor allem im Beckeneingang auftreten.

Beim einfachen langen Becken (*Assimilationsbecken*) ist das Kreuzbein sechsgliedrig. Der Übergangswirbel ist in den Kreuzbeinverband mit einbezogen. Es gibt nur ein hochstehendes Promontorium mit sehr steiler Beckeneingangsebene. Das Kreuzbein ist nach ventral geschwenkt, der Beckenöffnungswinkel dadurch verkleinert. Diese Konstellation führt zu Komplikationen des Geburtsablaufes in der Eröffnungsperiode wie Schwierigkeiten beim Eintritt des kindlichen Kopfes in das Becken.

Bei einem *Kanalbecken* ist das Kreuzbein sechsgliedrig. Das Promontorium steht ebenfalls sehr hoch; die Beckeneingangsebene ist steil und meist längsoval. Eine Kreuzbeinkrümmung ist nicht vorhanden. Der Längsdurchmesser im Becken ist daher klein. Der Geburtsweg stellt bei dieser Beckenform einen annähernd gleichmäßig dimensionierten Kanal dar. Die engste Stelle des Geburtskanals liegt in Beckenmitte (Abb. 6). Der steile Beckeneingang erschwert den Eintritt des kindlichen Kopfes. Tritt der Kopf ins Becken ein, muß er die enge Stelle in Beckenmitte passieren. Der sonst durch die Kreuzbeinwölbung bedingte relativ weite Beckenmittenraum ist kaum oder nicht vorhanden. Die Drehung des kindlichen Kopfes beim Tiefertreten vom queren über den schrägen Durchmesser ist erschwert oder bleibt aus. Es kann ein Querstand in Beckenmitte resultieren, der in dieser Situation häufig einen Geburtsstillstand bedeutet.

Lockerungen des Beckenringes können im Prinzip an 3 Stellen auftreten; im Bereich beider Iliosakralgelenke sowie an der Symphyse. Der Geburtshelfer hat es in erster Linie mit Veränderungen an der Symphyse zu tun.

Klinisch steht die Schmerzhaftigkeit in der Symphysengegend im Vordergrund, die meist im Anschluß an die Geburt oder im Wochenbett auftritt. Bei zusätzlicher Belastung wie Aufstehen und Tragen von Lasten kann der Schmerz sich verstärken und

Abb. 6. Typen des Langen Beckens (KIRCHHOFF [8]). *1* Übergangsbecken. Lumbosakraler Übergangswirbel, doppeltes Promontorium, steiler Beckeneingang. *2* Assimilationsbecken. Integration des Übergangswirbels in das Kreuzbein, hohes Promontorium, steiler Beckeneingang. *3* Kanalbecken. Integration des Übergangswirbels in das Kreuzbein, hohes Promontorium, steiler Beckeneingang, fehlende Kreuzbeinhöhle (enge Beckenmitte)

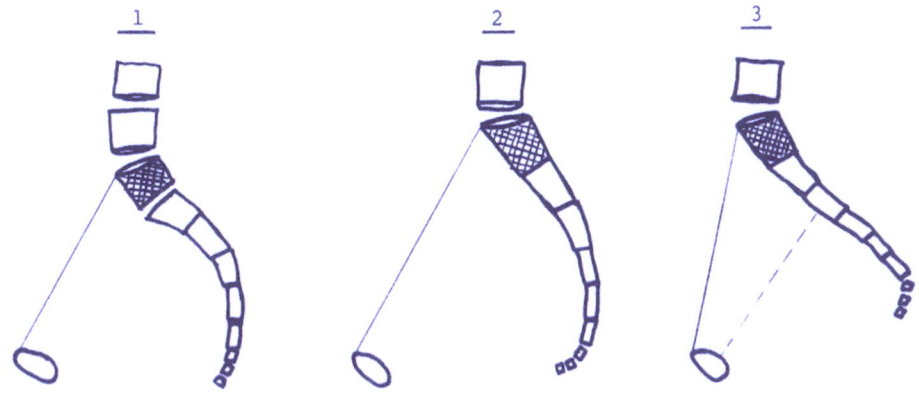

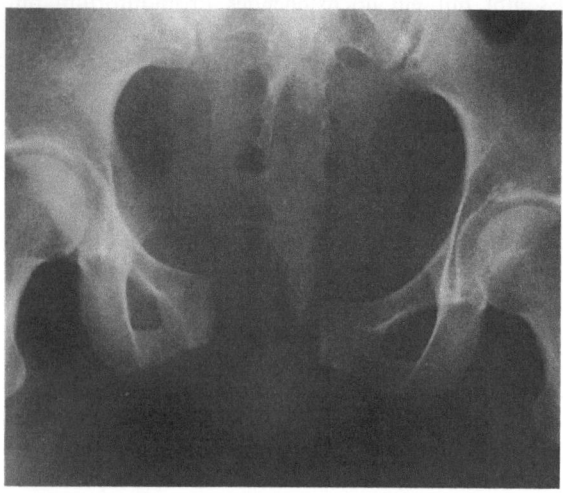

Abb. 7. Symphysenruptur bei einer 29jährigen Patientin. Zustand nach Zangenentbindung extra murus, Hämaturie

auch in die Oberschenkel und in das Kreuzbein ausstrahlen.

Symphysenlockerungen werden auch in der Frühgravidität beobachtet [6]. Ursächlich kommen hormonale und statische Veränderungen sowie Geburtstraumen infrage [2, 3, 5, 12, 14, 16].

Eine vermehrte Durchblutung und die Einlagerung von Gewebsflüssigkeit lassen die Iliosakralfugen und den Symphysenspalt in der Gravidität breiter werden. Nicht immer geht das mit Beschwerden einher. Andererseits gibt es Schmerzen beim Aufstehen und Gehen auch ohne sichtbare Erweiterung des Symphysenspaltes. Die klinische Symptomatik ist entscheidend.

Symphysenrupturen sind meist durch Gewalteinwirkung bedingt (Abb. 7). Sie sind selten. Neben den Schmerzen im Symphysenbereich, die auch in die Leisten und Oberschenkelregion ausstrahlen können, kommen Kreuzschmerzen vor, da durch Scherkräfte die Iliosakralgelenke beansprucht werden. Retrosymphysäre Hämatome sind beschrieben worden. Bei seitlicher Kompression des Beckens oder bei Druck auf die Symphyse lassen sich die Schmerzen provozieren. Die Abgrenzung eines Symphysenlockerung gegenüber einer Ruptur ist selbst bei sehr breiten Symphysenspalten nicht immer möglich [11].

Die Anamnese ist wichtig. Eventuell abgesprengte Knochenteile im Symphysenbereich erleichtern die röntgenologische Diagnose. Beweisend für eine Lokkerung oder eine Ruptur im Beckenring sind die Röntgenaufnahmen jedoch nicht. Sie sollten bei stehender Patientin angefertigt werden, wobei zwei Aufnahmen mit jeweiligem Standbeinwechsel nötig sind. So lassen sich die Verschiebungen im Bereich der Symphyse am besten dokumentieren (Abb. 8a-c). Entzündliche Knochenerkrankungen müssen ausgeschlossen werden.

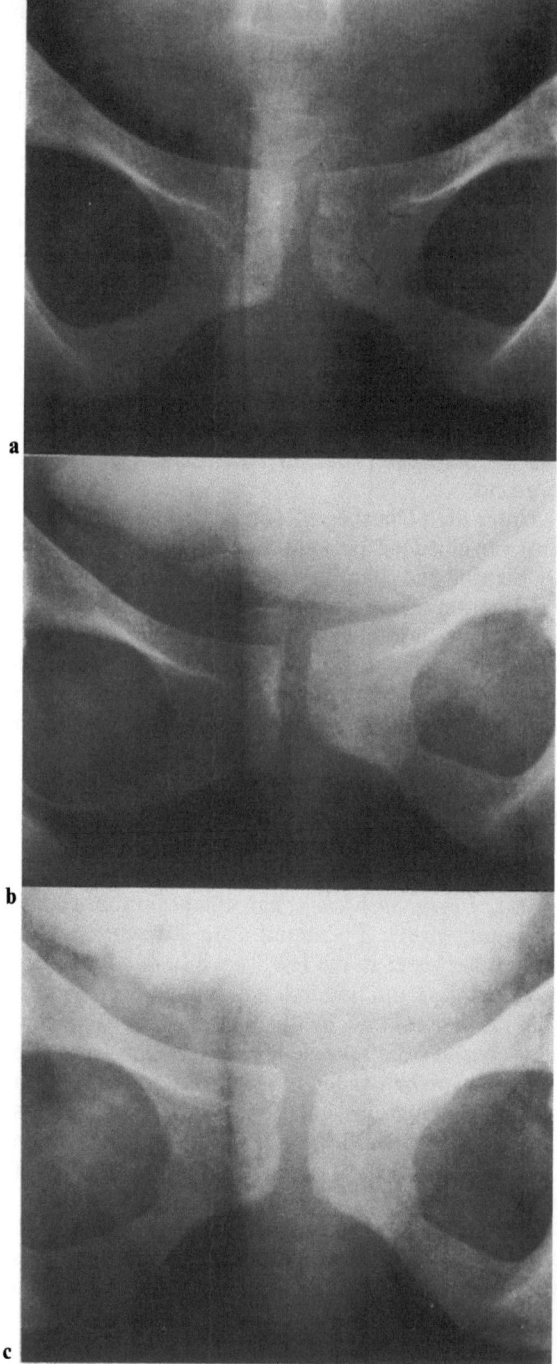

Abb. 8a-c. Symphysenaufnahmen bei klinischem Verdacht auf Symphysenlockerung (Symphysenschaden). **a** Übersichtsaufnahme im Stehen. **b** Symphysenschaden. Aufnahme bei Stand auf dem linken Bein (ungleicher Schambeinstand). **c** Symphysenschaden. Aufnahme bei Stand auf dem rechten Bein (ungleicher Schambeinstand)

Literatur

1a. Bertolini R, Leutert G (1979) Atlas der Anatomie des Menschen. Bd 2: Rumpf und Rumpfeingeweide. Springer, Berlin Heidelberg New York
1b. Caldwell WE, Moloy HC (1933) Anatomical variations in the female pelvis and there effect in labour with a suggested classification. Amer J Obstet Gynec 26
1c. Hafferl A (1969) Lehrbuch der topographischen Anatomie. 3. Aufl. Springer, Berlin Heidelberg New York
2. Haslhofer L (1930) Anatomische und mikroskopische Untersuchungen der Gelenke des Beckenringes mit besonderer Berücksichtigung der Veränderungen durch Schwangerschaft und Geburt. Zbl Gynäk 54:2317
3. Haslhofer L (1931) Untersuchungen über die Gelenke des Beckenringes mit besonderer Berücksichtigung ihrer Veränderungen durch Schwangerschaft und Geburt. Arch Gynäkol 147:170
4. Hochuli E, Kaufmann P (1959) Die röntgenologische Beckenmessung. Gynaecologia 148:295–307
5. Kamieth H, Reinhardt K (1955) Der ungleiche Symphysenstand, eine wichtiges Symptom der Beckenringlockerung. Fortschr Röntgenstr 83:530–546
6. Kamieth H (1956) Röntgenologische Veränderungen an den Ileosakralgelenken bei der Beckenringlockerung. Fortschr Röntgenstr 84:188–199
7. Kaufmann P, Hochuli E (1959) Die röntgenologische Beckenmessung. Gynaecologica 147:217–252
8. Kirchhoff H (1949) Das lange Becken. Thieme, Stuttgart
9. Kirchhoff H, Schmidt-Matthiesen H (1958) Die Beziehung zwischen äußeren Körpermerkmalen und Becken-Innenform. Geburth Frauenh 10:230–239
10. Kirchhoff H, Schmidt-Matthiesen H (1984) Physiologie und Pathologie des Beckens und der weichen Geburtswege. In: Wulf KH (Hrsg) Klinik der Frauenheilkunde und Geburtshilfe, Bd. 2. Urban und Schwarzenberg, Berlin Wien Baltimore, S 183
11. Kräubig H (1962) Der Symphysenschaden der Schwangeren und Gebärenden. Med Klinik 20:883–886
11a. Lierse W (1984) Becken. In: Lanz T von, Wachsmuth W (Hrsg) Praktische Anatomie, Bd 2, T1 8A. Springer, Berlin Heidelberg New York
12. v Massenbach W (1933) Untersuchungen über die Beweglichkeit der Schamfugenverbindung in und außerhalb der Schwangerschaft. Inaugur. Diss. Göttingen
13. Psychrembel W (1967) Praktische Geburtshilfe. 12. u. 13. Aufl. Walter de Gruyter, Berlin
14. Putscher W (1931) Entwicklung, Wachstum und Pathologie der Beckenverbindungen des Menschen. Fischer, Jena
15. Sieglbauer F (1963) Lehrbuch der normalen Anatomie des Menschen. 9. Aufl., Urban und Schwarzenberg, Wien Innsbruck
16. Tapfer S, Haslhofer L (1935) Hormonale Weiterstellung des Beckens im Tierversuch. Arch Gynäk 159:313–331

4.3 Beckenmessungen

F. WILLGEROTH

Beckenmessungen haben an Bedeutung verloren. Rachitische Veränderungen sind selten geworden. Bei einer heute überwiegend funktionell gesehenen Beckendiagnostik sind rein anatomische Messungen zweitrangig.

Klinische Beckenmessungen lassen sich in *äußere* und *innere Messungen* einteilen.

Die vier äußeren Messungen des großen Beckens werden mit dem Martinschen Beckenzirkel abgenommen:

Distantia cristarum (28–29 cm)
Distantia spinarum (25–26 cm)
Distantia trochanterica (31–32 cm)
Conjugata externa (etwa 20 cm)

Diese Maße lassen nur Vermutungen über die Anatomie des knöchernen Geburtskanals (kleines Becken) zu. Die Differenz der Maße untereinander muß genauso beachtet werden wie die absoluten Meßwerte.

Rückschlüsse von der Konjugata externa auf die Konjugata vera obstetrica sind ungenau [9].

Die *innere Beckenmessung* erfolgt durch eine vaginale Untersuchung. Zeige- und Mittelfinger werden durch die Scheide in Richtung Promontorium eingeführt. Wenn der Mittelfinger das Promontorium erreicht, markiert man am Zeigefinger der untersuchenden Hand die Stelle, die den unteren Symphysenrand erreicht. Die Strecke von dort bis zur Mittelfingerspitze wird gemessen. Sie entspricht einer gedachten Linie zwischen Promontorium und dem unteren Symphysenrand (Conjugata diagonalis ca. 11 cm).

Durch Abzug von etwa 1,5–2 cm wird dann auf die Conjugata vera rückgeschlossen. Je nach Höhe, Form und Stellung der Symphyse ergeben sich jedoch auch bei dieser klinischen Untersuchung Ungenauigkeiten.

Aus der Inspektion der Michaelisschen Raute lassen sich keine sicheren Rückschlüsse auf die Raumverhältnisse im Becken ziehen. Über die Maße der Schambeinwinkel wurde ebenfalls versucht, Raumprobleme im kleinen Becken zu erkennen.

Klinische Messungen sind mit sehr großer Zurückhaltung zu bewerten, knöcherne Maße können bei sehr adipösen Frauen relativiert sein. Rassische Abweichungen kommen vor [11, 12].

Genauer als die klinischen Messungen sind *röntgenologische Meßverfahren des Beckens* [9].

Es besteht heute in der Geburtshilfe kaum eine Indikation mehr dafür. Erforderliche Messungen nach schweren Beckentraumen, werden nicht in der Gravidität durchgeführt. Wenn, dann müssen strenge Maßstäbe in strahlenhygienischer Hinsicht gelten. Der Radiologe muß vom Kliniker mitgeteilt bekommen, wo ein Problem vermutet wird, ob im Beckeneingang, der Beckenmitte oder im Beckenausgang. Dann kann der Radiologe geeignete Aufnahmeprojektionen wählen.

Im allgemeinen gilt, daß die Aufnahme leicht durchführbar sein muß und das Bild möglichst viele Informationen liefert. Es sind zahlreiche Techniken und Meßmethoden angegeben worden [1, 2, 3, 8, 9, 15]. Wenn es um die räumliche Situation im Becken geht, kommt man mit wenigen standardisierten Projektionen aus. Es muß ein Eichmeßstab auf der Aufnahme mit abgebildet werden, der in der gleichen

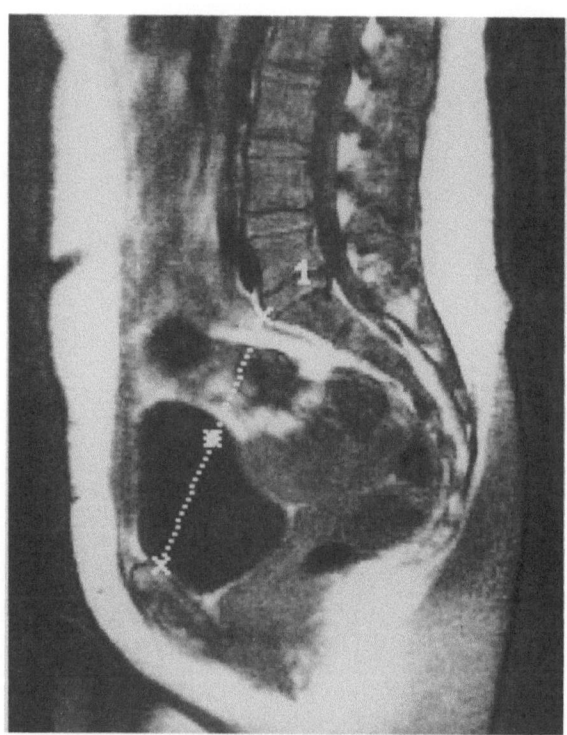

Abb. 1. Kernspintomographie (MR) bei einer 31jährigen Patientin. Sagittalschnitt durch das Becken. Die Conjugata vera kann exakt ausgemessen werden

Ebene wie die zu untersuchende Region liegen sollte [4, 5]. Je nach der Fragestellung sind eine Beckenübersicht in Rückenlage oder eine seitliche Beckenaufnahme ausreichend. Bei Veränderungen im Beckeneingang ist eine axiale Beckenaufnahme sinnvoll, so daß der Beckeneingang der Patientin parallel zur Filmebene abgebildet ist [13]. Der Untersucher blickt von oben in das Becken hinein. Mit den Aufnahmen nach CHASSARD-LAPINÉ, COLCHER und SUSSMANN, BORELL und FERNSTRÖM läßt sich der Abstand zwischen den Sitzbeinhöckern messen [2, 3, 6, 7]. Zusammen mit dem sagittalen Beckenausgangsdurchmesser, der sich auf einer seitlichen Beckenaufnahme ausmessen läßt, kann eine Information über den Beckenausgang gewonnen werden.

Die Sonographie liefert erfahrungsgemäß in der Geburtshilfe auf dem Gebiet der Pelvimetrie keine exakten Ergebnisse.

Die Kernspintomographie (MR) zeigt sehr eindrucksvolle und meßgenaue Darstellungen der anatomischen Verhältnisse im Becken [14, 16]. Sie ist aufgrund ihrer variablen Schnittführung allen anderen Verfahren überlegen (Abb. 1). Nebenwirkungen sind nicht bekannt. Beckenmessungen werden in den verschiedenen Ländern Europas von den Geburtshelfern unterschiedlich in ihrer Bedeutung gewertet. In Deutschland hat sie bei unserer derzeitigen Strategie kaum Gewicht.

Literatur

1. Bickenbach W (1935) Ergebnisse röntgenologischer Messungen des mütterlichen Beckens und kindlichen Kopfes durch Sitzaufnahme. Zentralbl Gynäkol 16:918
2. Borell M, Fernström F (1960) Radiologic pelvimetry. Acta Radiolog (Stockholm) 101:3
3. Borell M, Fernström F (1967) Das weibliche Becken. In: Käser O, Friedberg V, Ober KG, Thomsen K, Zander J (Hrsg) Gynäkologie und Geburtshilfe, Bd. II, Thieme, Stuttgart, S 214–242
4. Büchner H (1953) Eine weitere Vereinfachung der Tiefenlotung. Fortschr Röntgenstr 78:205
5. Büchner H (1954) Und noch einmal Beckenmessung. Fortschr Röntgenstr 80:653
6. Chassard-Lapiné M (1923) Etude radiographique de l'aréade pubienne che la femme enceinte. J Radiol Electrol 7:113
7. Colcher AE, Sussmann W (1944) Practical technic for roentgen pelvimetry with new positioning. Am J Roentgenol 51:207
8. Frischkorn R, Rosenow U (1969) Die Beurteilung der Beckenform mit Hilfe eines neuen röntgenstereofotogrammetrischen Verfahrens. Gebfra 28:303
9. Hochuli E, Kaufmann P (1959) Die röntgenologische Beckenmessung. Gynaecologica 148:295–307
10. Hodge PC, Ledoux AC (1932) Roentgen pelvimetry, a simplified stereo-roentgenographic method. Am J Roentgenol 27:83
11. Kaufmann P, Hochuli E (1959) Die röntgenologische Beckenmessung. Gynaecologica 147:217–252
12. Kirchhoff H, Schmidt-Matthiesen H (1964, 1976) Physiologie und Pathologie des Beckens und der weichen Geburtswege (mit Ergänzung „neue Erkenntnisse zur Physiologie und Pathologie des Beckens und der weichen Geburtswege" mit 4 Abb.). In: Wulf KH (Hrsg) Klinik der Frauenheilkunde und Geburtshilfe Bd. II. Urban und Schwarzenberg, München Wien Baltimore, S 183–287 und 288/1–9
13. Martius H (1959) Lehrbuch der Geburtshilfe. 4. Aufl. Thieme, Stuttgart, S 466–468
14. Powell MC et al. (1985) Comparative study of conventional and MR pelvimetry. Radiology 157:83
15. Schmidt-Matthiesen H, Hilfrich HJ (1964) Neue Möglichkeiten einer erweiterten Beckendiagnostik aus dem seitlichen Röntgenbild. Zentralbl Gyn 86(19):633–643
16. Stark D, McCarthy S, Filly R, Parer J, Hricak H, Callen P (1985) Pelvimetry by magnetic resonance imaging. Am J Roentgenol 144:947–950

4.4 Schwangerschaft und schwangerschaftsbedingte Erkrankungen

H.J. VOIGT, F. WILLGEROTH und E.M. PATEROK

INHALT

4.4.1 Physiologische Veränderungen des mütterlichen
Organismus in der Gravidität. (H.J. VOIGT) . . 412
4.4.1.1 Herz-Kreislauffunktion 412
4.4.1.2 Lungenfunktion 413
4.4.1.3 Nierenfunktion und Harntrakt 413
Literatur 413

4.4.2 Diagnostik der Frühschwangerschaft
(H.J. VOIGT) 414
4.4.2.1 Biochemische Diagnostik 414
4.4.2.2 Sonographie 414
Literatur 417

4.4.3 Abort (F. WILLGEROTH und H.J. VOIGT) . . . 418
Literatur 421

4.4.4 Extrauteringravidität (EU)
(F. WILLGEROTH, E.M. PATEROK, H.J. VOIGT) . 422
4.4.4.1 Ultraschalldiagnostik 423
4.4.4.2 Biochemische Tests (Beta hCG- und
SP-1-Bestimmung) 425
4.4.4.3 Pelviskopie in Laparotomiebereitschaft . . . 426
Literatur 427

4.4.1 Physiologische Veränderungen des mütterlichen Organismus in der Gravidität

H.J. VOIGT

Die Umstellungen im mütterlichen Organismus nach Eintritt einer Schwangerschaft beschränken sich nicht nur auf die Geschlechtsorgane. Sie sind als physiologische Adaptationsvorgänge zu betrachten, die der erhöhten Leistungsanforderung zur Versorgung zweier Individuen entsprechen. Der Grenzbereich zwischen physiologischer Anpassung und pathologischer Entgleisung ist schmal. Wird er überschritten, so sind schwangerschaftsspezifische Erkrankungen die Folge. Bei bereits bestehenden oder in der Schwangerschaft neu auftretenden mütterlichen Erkrankungen führt die Überforderung der Anpassungskapazität zur Dekompensation.

4.4.1.1 Herz-Kreislauffunktion

Die Entwicklung des Plazentakreislaufs, das Wachstum der Frucht und die Größenzunahme des Uterus erfordern Umstellungen des Herz-Kreislaufsystems, die ein gesunder Organismus toleriert. Die Verhältnisse im uteroplazentaren Blutstromgebiet entsprechen annähernd einer arteriovenösen Anastomose mit einem zusätzlichen Blutfluß von ca. 500 ml/min. Das Myokard hypertrophiert direkt proportional dem zunehmenden Körpergewicht der Schwangeren. Die adaptiven Veränderungen des Kreislaufes führen zu einer:

- Zunahme des Blutvolumens;
- Anhebung der Pulsfrequenz;
- Steigerung des Herzminutenvolumens;
- Blutdruckinstabilität;
- Abnahme des peripheren Gefäßwiderstandes;
- Zunahme des zentralen und peripheren Venendruckes [1, 2].

Die durch Östrogene bewirkte Salz- und Wasserretention führt bereits in der Frühschwangerschaft zu einer starken Zunahme des Plasmavolumens. Mit der gleichzeitigen Steigerung des Erythrozytenvolumens resultiert eine *Zunahme des Blutvolumens* um 30% bei reduziertem Hämatokrit- und Hämoglobinwert. Dies führt zur sog. Schwangerschaftshydrämie.

Die *Pulsfrequenz* steigt mit fortschreitender Schwangerschaft. Dabei kann eine Sinustachykardie bis 100 Schläge/min. noch als normal angesehen werden. Die Beschleunigung der Herzfrequenz trägt zur Erhöhung der zirkulierenden Blutmenge und zur Steigerung des Minutenvolumens bei. Das *Herzminutenvolumen* steigt bereits im ersten Trimenon um 25–50% und im zweiten Trimenon bis zur Geburt um weitere 10%. Es steht damit in direkter Beziehung zur Steigerung des Blutvolumens.

Das Verhalten des *Blutdruckes* erfordert im Hinblick auf die Entwicklung einer Spätgestose mit Hypertonie besondere Aufmerksamkeit. Im letzten Trimenon erfolgt häufig ein geringerer Blutdruckanstieg, vor allem der diastolischen Werte. Aufgrund einer verminderten Ansprechbarkeit der Gefäßrezeptoren kommt es im gesamten venösen System zu einer Weitstellung der Gefäßlumina. Für das *Nachlassen des peripheren Gefäßwiderstandes* spielt die Eröffnung der arteriovenösen Anastomosen im uteroplazentaren Stromgebiet eine bedeutende Rolle. Die Erhöhung des *zentralen und peripheren Venendruckes* kann als Folge der Kompression der Beckenvenen durch den schwangeren Uterus gedeutet werden. In Rückenlage führt die Behinderung des venösen Rückflusses durch Druck des Uterus auf die untere Hohlvene zu einer Hypotonie und reaktiven Tachykardie bis hin zu einem Kreislaufkollaps, dem *Vena-cava-Kompressionssyndrom*. Eine schlagartige Erholung erfolgt in Seitenlage. Zu ähnlichen Symptomen mit Kollapsneigung kommt es auch bei längerem Stehen (Orthostasekollaps).

So erklären sich die häufigen Kreislaufbeschwerden in der Schwangerschaft. Besondere Beachtung dieser Zusammenhänge ist bei den geburtshilflichen Untersuchungen und Eingriffen erforderlich, die meist in Rückenlage der Schwangeren vorgenommen werden.

4.4.1.2 Lungenfunktion

Das Atemminutenvolumen nimmt bereits in der frühen Schwangerschaft zu. Da die Atemfrequenz nicht oder nur mäßig steigt, erfolgt dies vorwiegend über eine Erhöhung des Atemzugvolumens. Die gesteigerte alveoläre Ventilation übertrifft die Zunahme des Sauerstoffverbrauchs und führt zu einer Abnahme des CO_2-Gehaltes im mütterlichen Blut. So ist wiederum die CO_2-Abgabe des Feten via Plazenta an die Mutter erleichtert. Eine respiratorische Alkalose wird durch die vermehrte Hydrogenkarbonatabgabe über die Niere verhindert und so der pH-Wert konstant gehalten. Der wachsende Uterus drängt das Zwerchfell hoch. Dies hat eine Abnahme des exspiratorischen Reservevolumens zur Folge, die durch den Anstieg der inspiratorischen Kapazität kompensiert wird. So bleibt die Vitalkapazität im wesentlichen unverändert. Die funktionelle respiratorische Leistungsgrenze wird erst bei schwerer körperlicher Belastung erreicht.

4.4.1.3 Nierenfunktion und Harntrakt
(s.a. Kap. 4.5)

Die physiologischen Veränderungen der Nierenfunktion im Verlauf der Gravidität korrelieren mit den Veränderungen des Gesamtkreislaufs. Mit der Zunahme des Plasmavolumens und des Herzminutenvolumens steigt der renale Plasmadurchfluß um etwa 20–30%. In demselben Ausmaß steigt die Glomerulumfiltrationsrate bis zur 32. Schwangerschaftswoche. In den letzten Wochen vor der Geburt werden die Ausgangswerte wieder erreicht. Die gesteigerte Filtrationsrate betrifft alle im Plasmawasser gelösten Substanzen. Die Tubuli haben daher eine erhöhte Rückresorption zu bewältigen. Da die maximale tubuläre Kapazität für die Glukosereabsorption unverändert bleibt, kommt es zur typischen Schwanger-

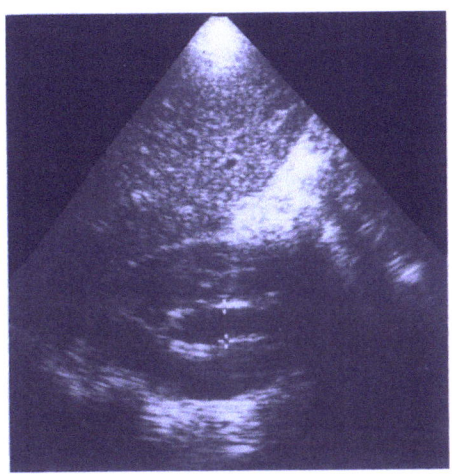

Abb. 1. Sonographie. Rechte Niere im Querschnitt bei einer Schwangeren. Das Nierenbeckenkelchsystem ist weit

schaftsglukosurie. Körperwasser- und Natriumretention nehmen gleichsinnig zu. Die isoosmotische Wasser-Natrium-Retention führt zur sog. Schwangerschaftshydrämie. Der so bedingte Anteil an der Gewichtszunahme der Schwangeren kann bis zu 5 Kilogramm betragen. Eine gesteigerte und rasche Gewichtszunahme ist ein Warnhinweis auf eine Schwangerschaftskomplikation mit Gewebsödemen, der Präeklampsie. Durch einen Angiospasmus kommt es zur Blutdrucksteigerung und zur Reduktion des renalen Blutdurchflusses und der glomerulären Filtration. Der glomerulotubulären Imbalanz folgt eine gesteigerte Natrium- und Wasser-Retention.

Bereits in der Frühschwangerschaft kann eine deutliche Erweiterung des Nierenbeckens und der Ureteren beobachtet werden, die auf einem Tonusverlust beruhen, der wahrscheinlich durch das Progesteron verursacht wird. Später kommt eine mechanische Komponente durch den vergrößerten Uterus hinzu. Die Dilatation betrifft meist die rechte Seite oberhalb des Beckeneinganges deutlicher (Abb. 1). Die Kapazität von Pyelon und Ureter steigt um das 5–10fache. Gleichzeitig sind die peristaltischen Kontraktionswellen seltener. Die so verringerte Durchflußrate disponiert zur Keimaszension und damit zur Pyelonephritis gravidarum.

Literatur

1. Döring GK (1977) Physiologie der Schwangerschaft und des Fetus. In: Döderlein G, Wulf KH (Hrsg) Klinik der Frauenheilkunde und Geburtshilfe, Bd III. Urban & Schwarzenberg, München Wien Baltimore, S 1–68
2. Friedberg V (1981) Physiologische Veränderungen des Gesamtorganismus. In: Käser O, Friedberg V, Ober KG, Thomsen K, Zander J (Hrsg) Gynäkologie und Geburtshilfe, 2. Aufl., Bd II/1, Schwangerschaft und Geburt. Thieme, Stuttgart New York, S 3.31–3.59

4.4.2 Diagnostik der Frühschwangerschaft

H.J. VOIGT

4.4.2.1 Biochemische Diagnostik

Die früheste Feststellung einer Schwangerschaft beruht auf dem immunologischen Nachweis von humanem Choriongonadotropin (hCG) im Serum oder Urin einer Frau. Nach Abschluß des Implantationsvorganges, d.h. gegen Ende der 3. bis Anfang der 4. Schwangerschaftswoche post menstruationem erreicht das hCG im Serum und Urin Konzentrationen, die mit entsprechend sensiblen Tests nachweisbar sind.

Im klinischen Gebrauch sind hochspezifische und hochempfindliche (max. 250 E/l) Schnelltests, die eine qualitative Antwort auf die Frage nach einer Schwangerschaft geben. Die radioimmunologische Bestimmung von Beta-hCG im Serum mit Hilfe spezifischer Antikörper erlaubt neben einer noch wesentlich höheren Sensibilität (5–10 E/l) auch die Quantifizierung. Da die hCG-Sekretion in der Frühschwangerschaft einer genau erfaßten Dynamik unterliegt, sind Verlaufsbeobachtungen zur Erkennung von Störungen gut geeignet (Abb. 1).

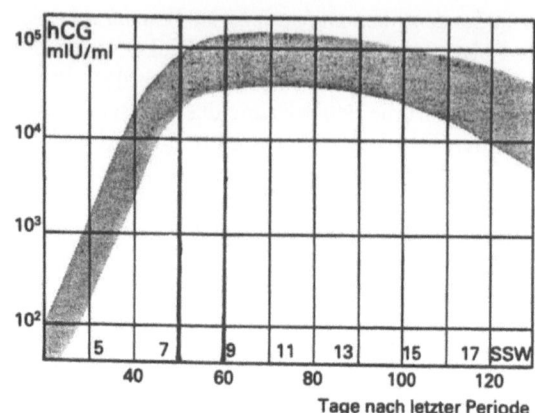

Abb. 1. HCG-Konzentration im Serum in der 1. Schwangerschaftshälfte bei normalen Einlingsschwangerschaften

4.4.2.2 Sonographie

Die Sonographie ist neben der klinischen Tastuntersuchung die *wichtigste Methode* zur Untersuchung der Frühschwangerschaft. Oft wird sie schon bei der Konzeptionsplanung zur Beurteilung von Endometrium und Follikelwachstum (Abb. 2) eingesetzt, später dann erfaßt sie das Resultat.

Dabei hat sie folgende Fragen zu beantworten:
1. Schwangerschaft intakt?
2. Intrauterin?
3. Gestationsalter?
4. Gemini?
5. Normale Sonomorphologie?

Der frühestmögliche Nachweis einer Chorionhöhle und des Embryos hängt vom Auflösungsvermögen des Gerätes ab, welches etwa bei 5 mm liegt. Diese Voraussetzung ist für das Chorion ab der 5. Schwangerschaftswoche (SSW) post menstruationem (p.m.) und für embryonale Strukturen ab der 7. SSW gegeben. Ab dem Ende der 7. SSW ist die Herzaktion und damit die intakte Schwangerschaft nachweisbar. Erschwerende Ultraschallbedingungen wie unzureichende Blasenfüllung, Retroflexio uteri und Adipositas schieben die Nachweisgrenze hinaus.

Die Frage nach dem *intrauterinen Sitz* einer Schwangerschaft kommt oft schon vor der 7. SSW, also der möglichen Darstellung eines vitalen Embryos auf, wenn die Patientin über azyklische Blutungen und abdominelle Beschwerden klagt. Sterilitätspatientinnen, Spiralenträgerinnen und Frauen mit anamnestischer Extrauteringravidität stellen einen besonderen Problemkreis dar.

Hier ist die sichere Abgrenzung des Bildes der Chorionhöhle gegen ähnliche Ringstrukturen wesent-

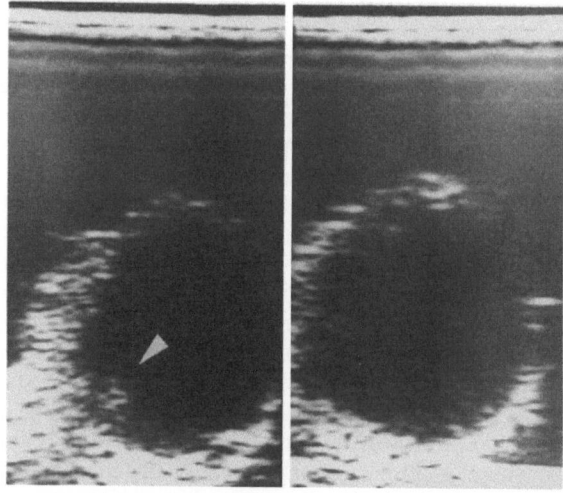

Abb. 2. Sprungreifer Folliker links Anschnitt des Cumulus oophorus (*Pfeil*), gezoomt

lich. Der „Pseudogestationsring" bei ektoper Gravidität und das Ringmuster des Endometriums in Zyklusmitte können irritieren, erfüllen jedoch nicht die sonomorphologischen Kriterien einer Chorionhöhle (s. Kap. 4.4.4). Mit Erreichen der 5 mm-Grenze stellt sich diese als echofreie Ringstruktur scharfbegrenzt dar und ist von einem asymmetrischen echoreichen Saum umgeben (Abb. 3 u. 4).

Die *Ultraschallbiometrie* der jungen Schwangerschaft erlaubt bei unklarem Konzeptionstermin die Berechnung des Gestationsalters. Der Umgang mit Normkurven für das Wachstum der Fruchtblase ergibt jedoch nur unzureichende Zuverlässigkeit mit einer Standardabweichung von 1 Woche [1]. Sobald ein Embryo darstellbar ist, läßt sich aus der Messung der Scheitelsteißlänge die Schätzung des Gestationsalters auf +/−3 Tage genau vornehmen [2]. Dabei ist ab der 11. Schwangerschaftswoche die Krümmung

Diagnostik der Frühschwangerschaft

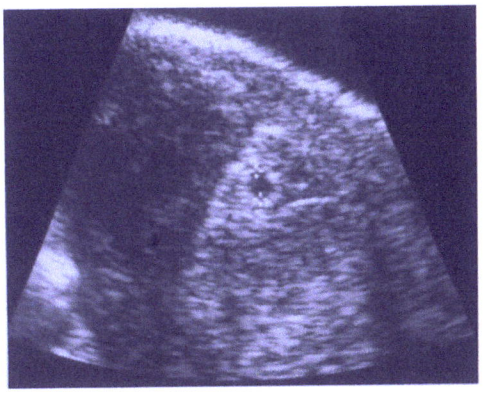

Abb. 3. Chorionhöhle intrauterin, gezoomt, Durchmesser 4 mm ≙ 4.–5. Schwangerschaftswoche

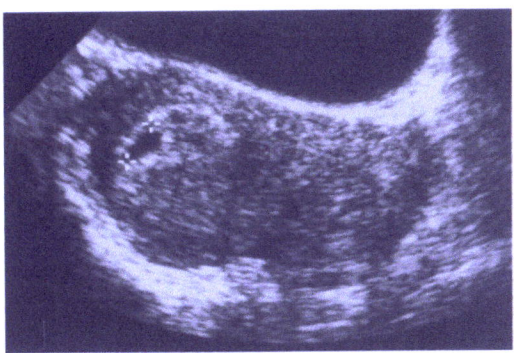

Abb. 4. Gleiche Patientin, Uterus im Längsschnitt, Durchmesser der Chorionhöhle 10 mm ≙ 6. Schwangerschaftswoche

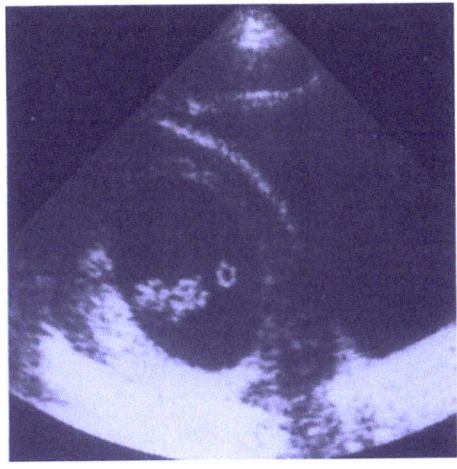

Abb. 5. Embryo mit 15 mm Scheitelsteißlänge ≙ 8. Schwangerschaftswoche, Kopf deutlich erkennbar, kaudale Ringstruktur des Dottersacks

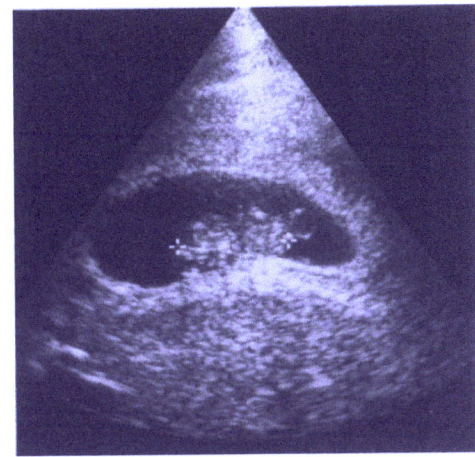

Abb. 6. Embryo 25 mm Scheitelsteißlänge ≙ 10. Schwangerschaftswoche

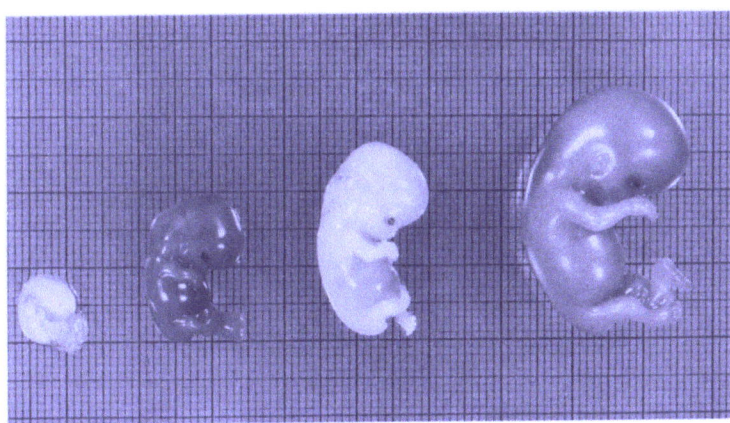

Abb. 7. Darstellung der Wachstumsdynamik der Scheitelsteißlänge zwischen der 7. und 11. Schwangerschaftswoche. 9 mm ≙ Anfang 7. Schwangerschaftswoche, 20 mm ≙ 9. Schwangerschaftswoche, 26 mm ≙ 10. Schwangerschaftswoche, 34 mm ≙ 11. Schwangerschaftswoche. Das Embryo wächst in keiner Richtung schneller als in seiner Länge. Ein möglicher Meßfehler von 2 mm stört so kaum die Bestimmung des Gestationsalters

der Körperachse zu berücksichtigen. Da der Fet sich aber im Untersuchungszeitraum bewegt und streckt, bedarf es einiger Geduld und Geschickes des Untersuchers, um das Bild in einer zur korrekten Messung günstigen Phase anzuhalten (Abb. 5–7). Aktive fetale Bewegungen sind häufig früh erfaßbar und erübrigen dann die oft zeitraubende Suche nach Herzaktionen im B-Bild oder mit der Time motion-Technik (Abb. 8 u. 9). Beim sicheren Nachweis embryonaler Vitalität als fundamentaler Basisinformation im Rahmen der Schwangerschaftsbetreuung ist die B-Bild-Sonographie der Ultraschalldopplermethode überlegen, da die letztere erst ab der 16. SSW zuverlässig erscheint.

Ab der 12. SSW ist bereits der biparietale Kopfdurchmesser meßbar. Darauf und auf der Messung des Abdomenquerdurchmessers, ergänzt durch die Femurlänge, basiert die Fetometrie des 2. und 3. Trimenons (Abb. 10).

Im 1. Trimenon überschneiden sich die Meßmethoden in ihren optimalen Anwendungszeitpunkten, so daß sich mit einer Kombination die besten Ergebnisse erzielen lassen.

Der Nachweis einer Mehrlingsgravidität gelingt durch die Darstellung getrennter Fruchthöhlen. Dies muß in Quer- und Längsschnitten reproduzierbar sein. Durch myometrane Verdickungen oder eine starke Blasenfüllung können Fruchtblasen hantelförmig aussehen und dann vom Untersucher fälschlich als zwei Fruchthöhlen interpretiert werden. Die endgültige Mehrlingsdiagnose wird durch den Nachweis von zwei Embryonen mit eigenen Herzaktionen erbracht. Bei Schwangerschaften nach stimulierter Ovulationsauslösung beginnen wir frühzeitig mit der sonographischen Suche nach Mehrlingen (Abb. 11). Aus der klinischen Erfahrung heraus, daß Mehrlings-

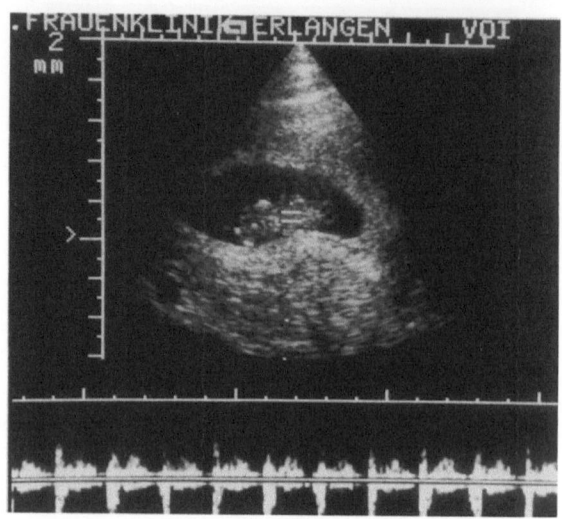

Abb. 8. Nachweis der Herzaktion ≙ 9. Schwangerschaftswoche im B-Bild mit gepulstem Doppler, Herzfrequenz 180/min

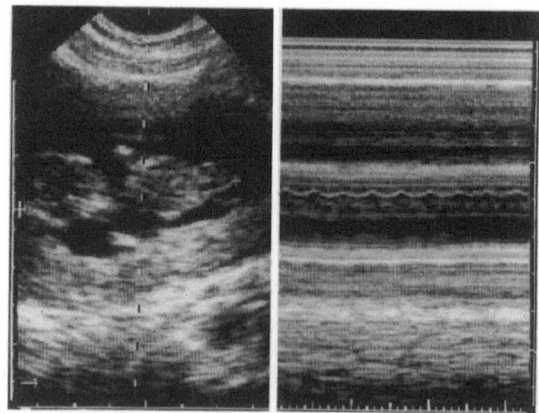

Abb. 9. Kontrolle der Herzaktion ≙ 11. Schwangerschaftswoche Time motion-Technik (160 Schläge/min)

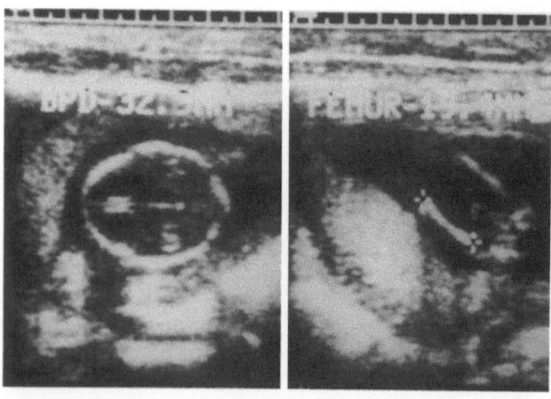

Abb. 10. Referenzebene zur Messung des bibarietalen Schädeldurchmessers, Mittelecho (Falx cerebri) exakt dargestellt. Rechts Darstellung der Femurdiaphyse

Abb. 11. Uterusquerschnitt mit zwei fetalen Echokomplexen ▶ in getrennten Fruchthöhlen. Hinter dem Uterus polyzystisches vergrößertes Ovar mit Luteinzysten nach stimulierter Ovulation bei Sterilität

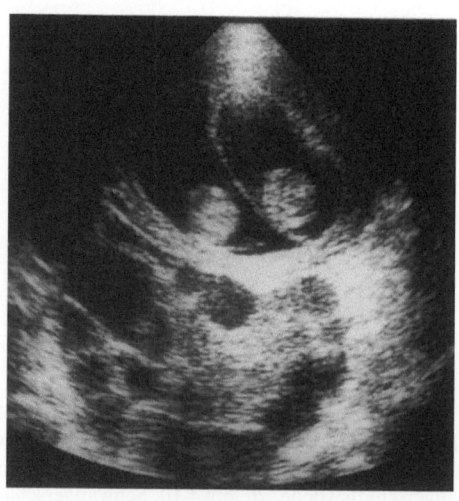

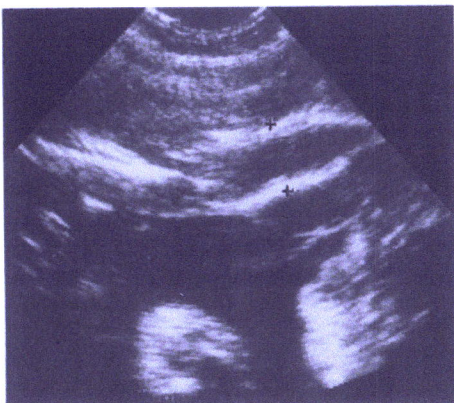

Abb. 12. Fruchttod eines Zwillings. Nach Kompression durch die vitale Fruchtanlage amorph an den Rand gepreßter, sog. Fetus papyraceus; Schädelknochen zwischen den *Kreuzen*

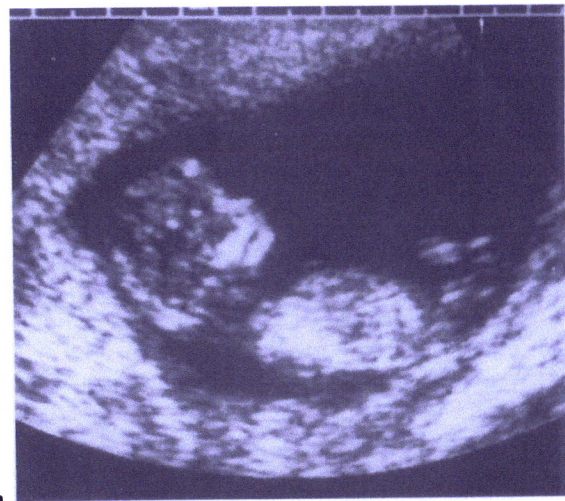

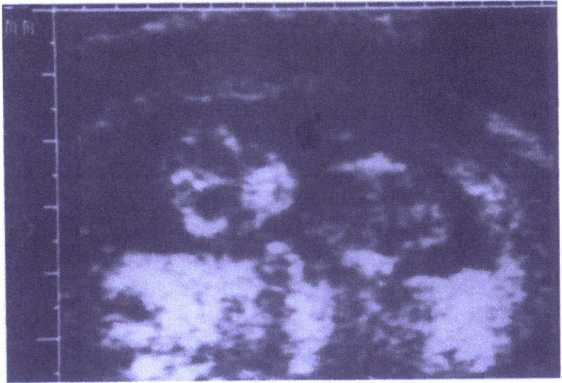

Abb. 13 a, b. Embryo der 12. Schwangerschaftswoche. **a** Profil im Sagittalschnitt deutlich erkennbar. **b** Gesicht im frontalen Längsschnitt; die lateral gelegenen Orbitae sind charakteristisch für den zu dieser Zeit weiten Augenabstand

schwangerschaften in den ersten Wochen spontan zugrunde gehen und sich selbst reduzieren, informieren wir die Schwangeren erst ab der 10. SSW über die Diagnose.

Das klinische Bild des Absterbens einer oder mehrerer Fruchtanlagen ist vielseitig. Sicher ist, daß diese Vorgänge immer eine Bedrohung der ganzen Schwangerschaft darstellen. Wir konnten jedoch oft neben dem Abgang einer Abortivfrucht die zeitgerechte Weiterentwicklung der intakten Gravidität beobachten. Der Ultraschallbefund veranlaßt zu einer abwartenden Haltung. Nach Absterben eines Fetus im 2. Trimenon führen Mumifizierungsvorgänge dazu, daß die intakte Anlage durch ihre Expansion den Fetus papyraceus an den Rand drängt. Sonographisch ist er als amorphes Gebilde an der Uteruswand im Verlauf der Schwangerschaft nachzuweisen und wird mit Plazenta und Eihäuten später geboren (Abb. 12).

Die *Fehlentwicklungsrate* ist bei Zwillingen bekanntlich erhöht, wobei die zwillingstypische Mißbildung des Thorakopagus (Siamesische Zwillinge) eine Rarität darstellt (s. Kap. 4.6.).

Die Beurteilung der sonomorphologischen Erscheinung des Embryos bzw. Feten wird, falls nicht andere Gründe für eine frühere Untersuchung vorliegen, beim ersten Ultraschallscreening im Rahmen der Mutterschaftsvorsorge vorgenommen (Abb. 13 a, b). Dabei ergeben sich Auffälligkeiten im Körperumrißbild bei der Einstellung des Feten in seiner ganzen Länge und bei Abgreifen der einzelnen definierten Meßstrecken (s. Kap. 4.6.1.2). So sollten schon früh Früchte mit gravierenden Fehlbildungen wie einer Anenzephalie identifiziert werden. Die Abruptio ist die therapeutische Konsequenz. Die Feststellung einer Omphalozele oder von Nackenödemen fordert eine durch Amniozentese vervollständigte pränatale Diagnostik [3]. Anamnestisch belastete Patientinnen sind ab der 16. SSW einer speziellen Ausschlußdiagnostik durch Ultraschall zuführbar um rechtzeitig das Wiederholungsrisiko zu erfassen bzw. auszuschließen.

Literatur

1. Holländer HJ (1984) Die Ultraschalldiagnostik in der Schwangerschaft. Urban und Schwarzenberg, München Wien Baltimore
2. Hansmann M, Schmelz G, Voigt U (1977) Ultraschallmessung der fetalen Scheitelsteißlänge in der ersten Schwangerschaftshälfte. Arch Gynäk 244:94
3. Voigt HJ, Claussen U, Ulmer R (1986) Das fetale Nackenödem – Früher sonographischer Hinweis auf eine Chromosomenanomalie. Geburtsh Frauenheilk 12:879

4.4.3 Abort

F. WILLGEROTH und H.J. VOIGT

Als Fehlgeburt bezeichnet man die vorzeitige Beendigung einer Schwangerschaft bis zur 28. Woche. Die Frucht muß abgestorben oder ausgestoßen sein. Ihre Länge darf 35 cm nicht überschreiten. Aborte müssen standesamtlich nicht gemeldet werden.

Eine Fehlgeburt kann spontan auftreten (Spontanabort). Sie kann aber auch legal oder illegal durch vorsätzliche Maßnahmen eingeleitet werden (induzierter, artifizieller Abort).

Von einem habituellen Abort spricht man, wenn bei einer Patientin mindestens bereits drei Spontanaborte in Folge vorausgingen.

Bleibt nach dem Absterben einer Frucht die Ausstoßung des Schwangerschaftsproduktes aus, liegt ein verhaltener Abort (missed abortion) vor.

Der Spontanabort ist die häufigste Komplikation in der Schwangerschaft. Exakte Zahlen darüber gibt es jedoch nicht. Viele Frühaborte laufen ohne auffällige klinische Zeichen ab und werden von den Frauen gar nicht registriert oder evtl. als verspätet und verstärkt einsetzende Menstruationsblutung gedeutet.

Neben den Spontanaborten stellen auch die induzierten Aborte zahlenmäßig eine „Unbekannte" dar. Ihre Relation zur Geburtenzahl wird unterschiedlich angegeben [10, 11]. Als Ätiologie der Spontanaborte kommen fetale, mütter- und väterliche Ursachen infrage.

Fast die Hälfte aller spontanen Frühaborte werden durch defekte, nicht entwicklungsfähige Fruchtanlagen (Abortiveier) verursacht. Der Trophoblast kann durch infektiöse oder toxische Einflüsse geschädigt werden [9]. Chromosomale Defekte führen ebenfalls zu Fehlgeburten [5, 7, 12].

Auch Veränderungen an der Nabelschnur können für einen Abort verantwortlich sein. In der Regel laufen Aborte dieser Genese in den ersten Schwangerschaftswochen ab.

Uterusfehlbildungen können, müssen aber nicht immer Ursache einer Fehlgeburt sein. Die Austragung einer Schwangerschaft in einem Horn eines Uterus bicornis ist keine Rarität.

Ein Uterus myomatosus mit submukösen oder intramural ungünstig sitzenden Tumoren kann den intrauterinen Lebensraum der Frucht einengen.

Auch vorausgegangene Operationen am Uterus wie Myomennukleationen, Sectiones, forcierte Abrasionen mit konsekutiven Synechien können zu Nidationsstörungen und damit zu Aborten führen.

Als weitere Ursachen für Fehlgeburten müssen vorangegangene entzündliche Reaktionen am Endo- und Myometrium angesehen werden. Auch eine Endometriuminsuffizienz endokriner Genese kann zu Implantationsstörungen führen.

Die retroflexio uteri wurde früher häufiger als Abortursache angenommen. Viele Antefixationsoperationen sind deswegen durchgeführt worden. Meist jedoch richtet sich der Uterus im 3. Schwangerschaftsmonat spontan auf. Kurzfristige klinische Kontrolluntersuchungen sind in dieser Phase dann nötig. Inkarzerationen sind selten.

Inwieweit ein kleiner derber Uterus (Uterushypoplasie), der sich nur verzögert an die Situation einer Schwangerschaft adaptiert als Ursache für die Fehlgeburt angenommen werden kann, ist schwer zu beurteilen. Es ist vorstellbar, daß ein Uterus, der sich nicht ausreichend auflockert und wächst, für die schnell größerwerdende Frucht ein Raumproblem darstellt.

Die Verschlußinsuffizienz der Zervix gilt heute als eine sehr häufige mütterliche Ursache habitueller Aborte. Meist tritt sie zwischen dem dritten und fünften Schwangerschaftsmonat auf; in dieser Gestationsphase wird der isthmische Zervixanteil ausgezogen und bildet den kaudalen Anteil der Fruchthöhlenwand.

Typisch ist die Eröffnung des Muttermundes ohne Wehen. Die Patientin wird dann plötzlich vom Fruchtwasserabgang überrascht.

Nicht selten geht bei diesen Patientinnen ein Trauma der Zervix voraus. Forcierte Dilatationen bei einer Curettage können das Fasersystem zerstören und so einer Zervixinsuffizienz Vorschub leisten. Aber auch unzureichend versorgte Verletzungen der Zervix nach einer Geburt können sie funktionsunfähig machen [4, 6]. Selten treten Verschlußinsuffizienzen auch ohne Vorschäden auf.

Neben den oben bereits erwähnten Infektionskrankheiten wie z.B. Virusinfekten, Röteln und Lues können auch chronische Stoffwechselerkrankungen der Mutter wie Diabetes oder Nierenerkrankungen zu Fehlgeburten führen.

Von den Patientinnen selbst werden nicht selten mechanische oder psychische Traumen als Abortursache angegeben. Jedoch ist das schwer zu objektivieren.

Alkohol- und Nikotinabusus haben in der Schwangerschaft eine erhöhte Abortrate zur Folge [2].

Bei den genetisch bedingten Aborten werden auch väterliche Ursachen (Spermaanomalie) diskutiert [1, 8].

Der klinische Verlauf einer Fehlgeburt hängt wesentlich vom Alter der Schwangerschaft ab.

Frühestaborte werden, wie oben erwähnt, von den Frauen häufig nicht als solche erkannt. Eine „Regelblutung" tritt etwas verspätet und verstärkt auf. Der Inhalt des Cavums geht dabei unbemerkt verloren.

Bei Fehlgeburten können Frucht, Plazenta und Eihäute zusammen als sogenannter einzeitiger Abort ausgestoßen werden. Häufiger jedoch wird nur der größte Teil ausgestoßen. Plazentareste jedoch verbleiben noch im Uterus.

Als behandelnder Arzt wird man mit unterschiedlichen klinischen Situationen konfrontiert. Bei drohendem Abort (Abortus imminens) besteht meist eine leichte Blutung aus dem noch geschlossenen Zervikalkanal, die Portio ist erhalten, die Uterusgröße entspricht in der Regel der Amenorrhö. In diesem Stadium ist nicht abzusehen, ob die Blutung wieder sistiert oder die Frucht sind dann weiter entwickelt.

Beim ablaufenden Abort (Abortus incipiens) besteht meist eine stärkere Blutung. Der Zervikalkanal ist häufig geöffnet und für den Finger passierbar. Es bestehen schmerzhafte Uteruskontraktionen. Das Ausstoßen der Frucht ist nicht aufzuhalten.

Ist eine Fehlgeburt abgelaufen, d.h. sind Gewebsanteile bereits ausgestoßen, kann man klinisch nicht ohne Sichtung des ausgestoßenen Materials entscheiden, ob nun die gesamte Fruchtanlage incl. Plazenta und Eihäute in toto ausgestoßen wurde (Abortus completus), oder ob noch Reste im Uterus verblieben sind (Abortus incompletus).

Nach dem Gewebsabgang verringern sich die Uteruskontraktionen und damit die Schmerzen; die Blutungsstärke nimmt dann ab.

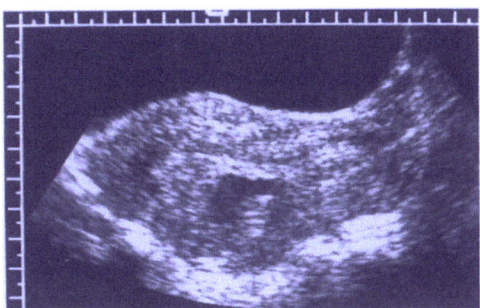

Abb. 1. „Windei" 11. SSW pm. Fruchthöhle konturarm, unscharfe Abgrenzung des Trophoblasten zur Umgebung, embryonale Echos nicht nachweisbar

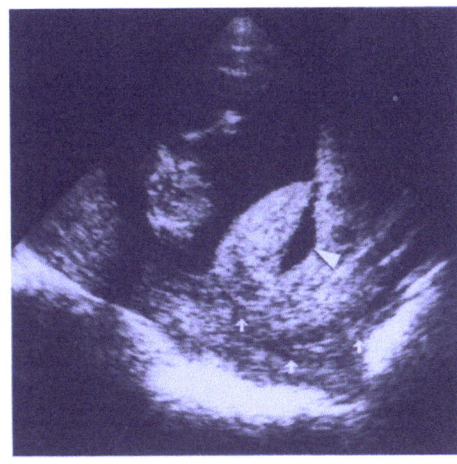

Abb. 2. Abortus imminens 14. SSW pm. Plazenta durch kleines retroplazentares Hämatom in der Nähe des inneren Muttermundes von der Uteruswand abgehoben (*Pfeilspitze*). Dünne „Blutstraße" im Verlauf des Zervikalkanals (*kleine Pfeile*)

Der Schwangerschaftstest kann nach dem Absterben oder Ausstoßen der Frucht noch positiv sein, da die Hormonspiegel erst langsam absinken. Quantitative Bestimmungen bzw. Verlaufskontrollen zeigen das.

Hat eine Patientin mit einem Abort Fieber, liegt meist eine Infektion vor. Sie kann jederzeit auf die Adnexe, Parametrien und das Peritoneum übergreifen und zu folgenschweren Erkrankungen führen.

Wird infektiöses Material massiv in die mütterlichen Gefäße eingeschwemmt, kann es zu einer allgemeinen Sepsis mit Endotoxinschock kommen, die mit einer hohen mütterlichen Mortalitätsrate einhergeht [3].

Jeder infizierte Abort ist daher potentiell gefährlich.

Die Diagnose einer Fehlgeburt wird meist klinisch gestellt. Blutungen und wehenartige Schmerzen sind die Leitsymptome. Die Anamnese, eine Spiegeleinstellung und die bimanuelle Untersuchung führen meist zur Diagnose. Oft finden sich Abortreste im offenen Zervikalkanal, einige Frauen bringen auch das zu Hause abgegangene Material mit in die Klinik.

Liegt die Ausstoßung zeitlich etwas zurück, kann sich der Zervikalkanal wieder bereits verengt haben, die klinische Diagnostik ist dann schwieriger. Bildgebende Verfahren können bei Aborten die Diagnostik verbessern. Der Informationswert ist für den Arzt jedoch in einzelnen klinischen Situationen unterschiedlich.

Bei drohendem Abort können die Cavumgröße und der Inhalt sonographisch überprüft werden. Etwa bereits ab der 6. SSW läßt sich durch Ultraschall feststellen, ob eine Fruchtanlage vorhanden, ob sie altersentsprechend entwickelt ist und ob sie Motilitäten und Herzaktionen zeigt; oder aber, ob ein Abortivei vorliegt (Abb. 1) (vgl. Kap. 4.4.2). Beim leeren Cavum muß auch nach einer Extrauteringravidität (EU) gefahndet werden (vgl. 4.4.4).

Die Sonographie kann auf diese Weise helfen, das weitere klinische Vorgehen situationsgerecht festzulegen. Auch bei einem Abortus imminens und incipiens kann die Sonographie eine Entscheidungshilfe für eine mehr konservative oder aktivere klinische Einstellung sein (Abb. 2, 3a u. 3b).

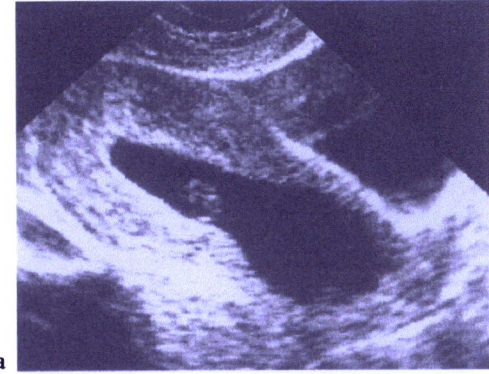

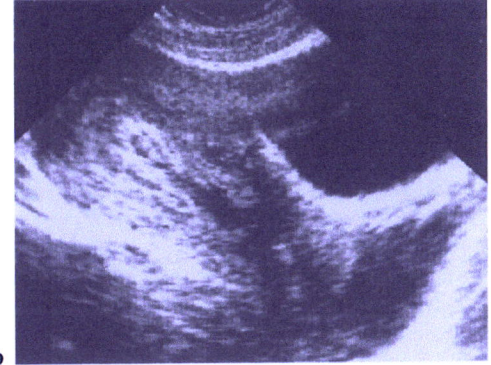

Abb. 3a, b. Abortus in curso 12. SSW pm. **a** Die Funduskontraktion bewirkt die Propulsion des Fruchtsacks durch die geöffnete Zervix. **b** Das ausgestoßene Schwangerschaftsprodukt liegt jetzt im hinteren Scheidengewölbe. Das Uteruscavum ist kollabiert und trägt wandständig noch Plazentareste. Abortus incompletus

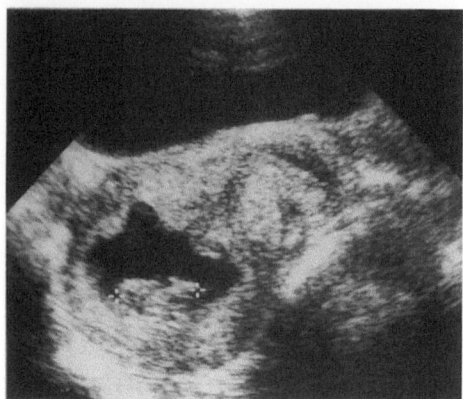

Abb. 4. Missed abortion 12. SSW pm. Uterus im Längsschnitt, spitzwinklig retroflektiert, Chorionhöhle entrundet und zu klein für das Gestationsalter. Amorpher Embryo +..+, kein Nachweis von Herzaktionen und Motilität

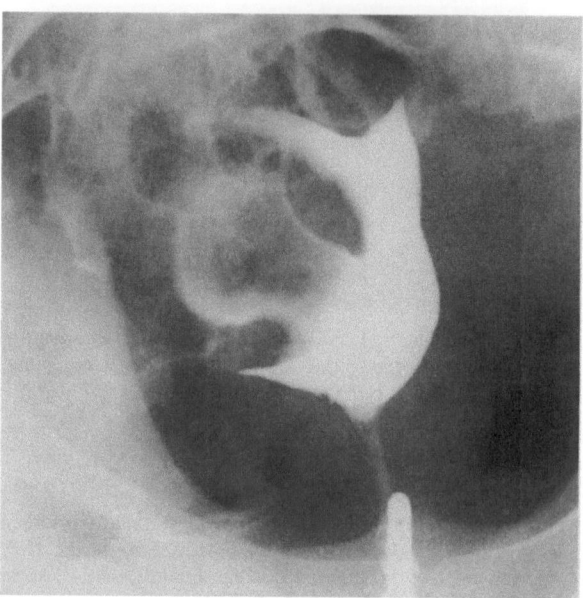

Abb. 6. Hysterosalpingographie einer 29jährigen Patientin; großes submuköses Myom, wiederholte Aborte in der Anamnese

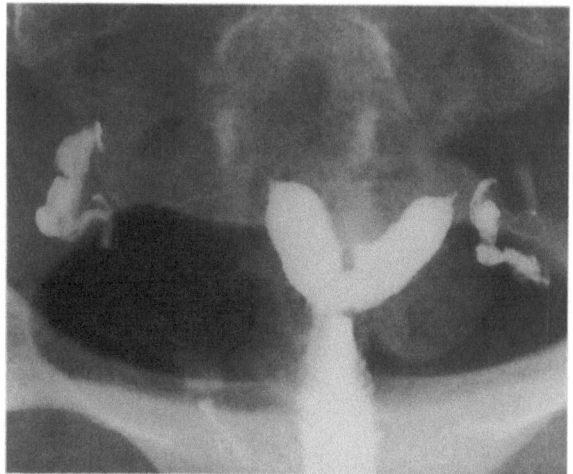

Abb. 5. Hysterosalpingographie. Uterus bicornis unicollis. 29jährige Patientin mit wiederholten Aborten in der Anamnese

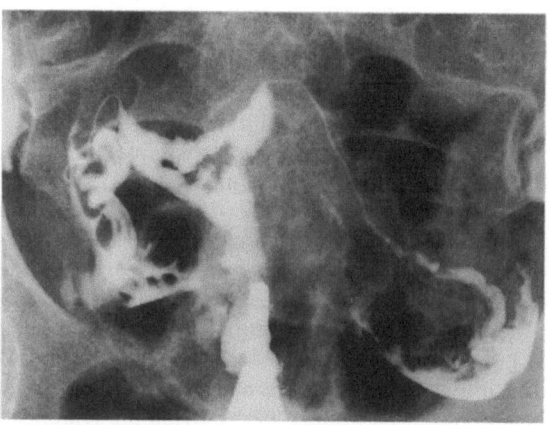

Abb. 7. Hysterosalpingographie einer 33jährigen Patientin. Cavumsynechien nach wiederholten Curettagen wegen dysfunktioneller Blutungen. Anamnestisch wiederholte Aborte

Wenn ein Abortus incompletus mit stärker Blutung einhergeht, muß man von einer Sonographie absehen und gleich curettieren, um den Blutverlust möglichst gering zu halten.

Bei der Klärung eines verhaltenen Abortes dagegen möchte man gern etwas über den Inhalt des Cavums wissen (Abb. 4).

Klinisch weist eine zunehmende Diskrepanz zwischen Gestationsalter und Uterusgröße bei wiederholten Untersuchungen auf einen verhaltenen Abort (missed abortion) hin.

Bei älteren Schwangerschaften spürt die Mutter keine Kindsbewegungen mehr. Die abfallende Tendenz der quantitativ gemessenen hCG- und Pregnandiolausscheidung im Urin ist ein weiteres Kriterium.

Das Fehlen kindlicher Motilitäten bei sonographischen Untersuchungen sowie nicht nachweisbare Herzaktionen sind beweisend für einen intrauterinen Fruchttod bzw. verhaltenen Abort.

Der Nachweis des intrauterinen Fruchttodes auf Röntgenaufnahmen in Rückenlage und im Stehen, wobei auf Schädel-, Wirbelsäule- und Extremitätensymptome geachtet wurde, ist heute verlassen.

Beim Vorliegen eines habituellen Abortes wird man außerhalb der Gravidität eine Hysterographie durchführen, um eine evtl. Fehlbildung des Uteruscavums auszuschließen, oder evtl. vorhandene submuköse Myome und Cavumsynechien als evtl. mütterliche Abortursachen suchen (Abb. 5, 6, 7).

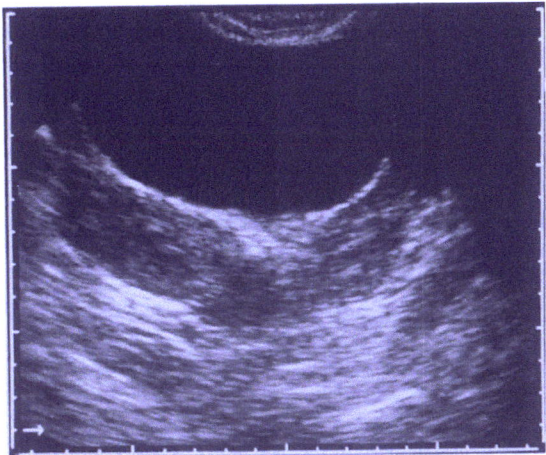

Abb. 8. Ultraschallbild eines Uterus bicornis unicollis

Die Darstellung von Fehlbildungen des Uterus und Myomen gelingt jedoch weniger belastend durch Ultraschalluntersuchungen. Sie sollte daher Preferenz gegenüber Röntgenuntersuchungen haben (Abb. 8, 9a u. 9b, 10).

In der akuten klinischen Situation eines Abortes hat die konventionelle Röntgendiagnostik heute ihren Platz verloren. Die Sonographie ist als nichtbelastendes, beliebig oft wiederholbares und schnell durchführbares Untersuchungsverfahren allen anderen apparativen diagnostischen Verfahren überlegen wenn es darum geht, klinisch wichtige Informationen im Rahmen der diagnostischen Klärung eines Abortes zu erhalten.

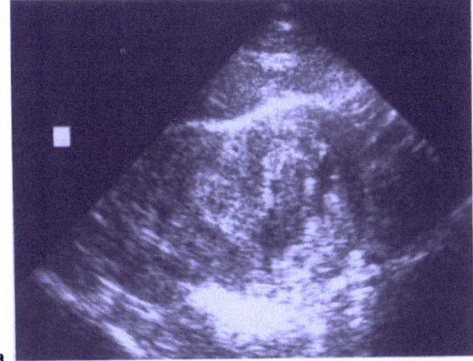

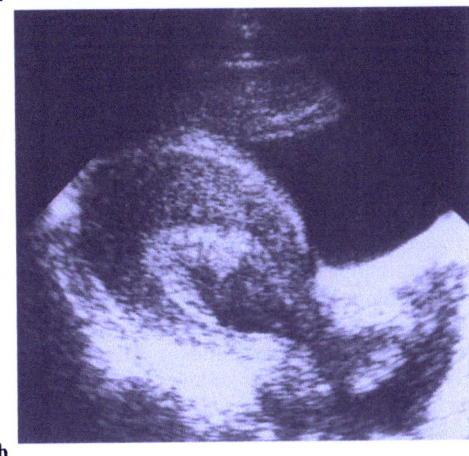

Abb. 9a, b. Abortus incompletus 10. SSW pm. Habituelle Aborte bei Uterus subseptus. **a** Fundus uteri im Frontalschnitt, typische Herzform bei starkem muskulärem Septum und Fundussattel, deziduale Reaktion im rechten Cavum, Plazentareste im kollabierten linken Cavum. **b** Längsschnitt des linken Cavums, Plazentareste deutlich, geronnenes Blut im Cavum und im hinteren Scheidengewölbe

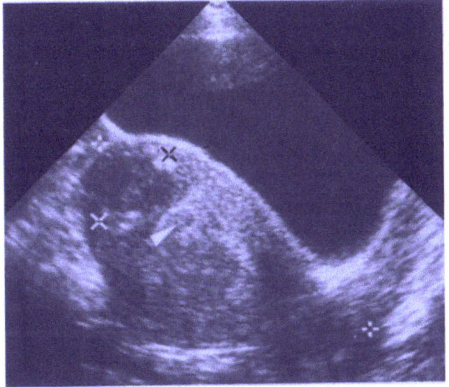

Abb. 10. Uterus myomatosus. Frühschwangerschaft, solitäres Fundusmyom, Durchmesser 2,8 cm × Chorionhöhle (*Pfeilspitze*) 4 mm ≙ 5. SSW

Literatur

1. Joel G (1955) The role of spermatoza in habitual abortion. Fertil Steril 6:459
2. Kelsey JL, Dwyer T, Holtera TR, Bracken MB (1978) Maternal smoking and congenital malformations: an epidemiological study. J Epidemiol Community Health 32:102
3. Kuhn W, Maus H, Graeff H (1969) Klinik des Endodoxinschocks bei infiziertem Abort. Gynäkologe 2:18
4. Lash AF, Lash SR (1950) Habitual abortion: Incompetent internal os of cervix. Amer J Obstet Gynec 59:68
5. Naujoks jr H (1966) Vermeidbare und unvermeidbare Abortursachen. Therapiewoche 29:875
6. Palmer R (1950) Le role de la beánce de l'isthme utérin dans l'avortement habituel. Rev franc Gynec 45:218
7. Pawlowitzki IH (1966) Chromosomenanomalien als Abortursache. Dtsch Med Wschr 91:1094
8. Roszkowski I, Sroka L (1962) The effect of the male factor on abnormal pregnancy. Gynaecologia 154:321
9. Sarfati P, Pageant G, Gauthier CC (1968) Infektionen bei Spätaborten und Frühgeburten. Münch Med Wschr 110:2971
10. Schultze KW (1968) Die zahlenmäßige Bedeutung der Fehlgeburt und Fortpflanzungsgeschehen. Arch Gynäk 207:27
11. Staemmler HJ, Köhler C, Welker EV, Winter HM (1972) Fehlgeburt und Abtreibung. Dtsch Med Wschr 97:885
12. Wieczorek V (1968) Chromosomenuntersuchungen an Spontanaborten. Dtsch Med Wschr 93:2367

4.4.4 Extrauteringravidität (EU)

F. WILLGEROTH, E.M. PATEROK und H.J. VOIGT

Von einer extrauterinen Gravidität spricht man, wenn sich das befruchtete Ei außerhalb des Cavum uteri implantiert (ektope Gravidität). Störungen der Entwicklung sind dann vorprogrammiert. Der Nährboden ist für die Plazenta meist ungenügend. Die Häufigkeit läßt sich schwer erfassen [14].

Die Ursachen der ektopen Gravidität können unterschiedlich sein.

Hat das befruchtete Ei die Nidationsreife erreicht, strebt es die Einnistung an, ganz gleich wo es sich gerade befindet. Die Reifung ist zeitabhängig. Normalerweise ist das Ei dann bereits in das Cavum uteri befördert. Wenn der Transport dorthin jedoch gestört ist, erfolgt die Nidation unterwegs an weniger geeigneten Stellen. Die meisten ektopen Schwangerschaften sitzen in der Tube.

Verklebungen oder Zerstörungen des Tubenepithels, Kompressionen des Eileiterlumens aufgrund einer Salpingitis oder einer Endometriose sowie Tubenspasmen kommen ursächlich dafür in Frage.

Auch abnorm lange Tuben, wie sie bei Hypoplasien des Uterus zu finden sind, bedeuten lange Transportwege und damit längere Transportzeiten [18].

Versagt der Eiauffangmechanismus des Fimbrientrichters weil periampulläre Verwachsungen infolge einer abgelaufenen Salpingitis, einer Appendizitis oder Peritonitis vorhanden sind, kann das Ei nicht über die Eileiter in Richtung Cavum transportiert werden.

Neben den oben erwähnten Folgezuständen nach Entzündungen und Operationen, die ein mehr mechanisches Hindernis des Tubentransportes darstellen [2, 5, 14, 22] werden auch psychosomatische Streßreaktionen, die dann auf neurohormonalem Weg Einfluß auf die Tubenmobilität nehmen, als ätiologische Faktoren für eine EU diskutiert [1, 11].

Verschiedene Autoren weisen auf eine hormonale Steuerung der Tubenmobilität hin [3, 4].

Eine Zunahme der Extrauteringraviditäten nach parenteraler sowie subdermaler Progesteronapplikation wurde beobachtet [20, 24]. Extrauterine Schwangerschaften treten bei liegenden Intrauterinpessaren vermehrt auf [6, 14]. Gestagenbeschichtete Pessare haben dabei die höchste Inzidenz [23].

Wie oben angedeutet, hängt der Implantationsort einer ektopen Gravidität von der lokalen Situation ab. In seltenen Fällen kommt auch eine Ovarialgravidität vor. Die Eizelle wird im gesprungenen Follikel befruchtet, bevor sie ihn verlassen hat. Sie implantiert sich dort. Eine Tuboovarialgravidität liegt vor, wenn der Fimbrientrichter der Tube mit der Ovaroberfläche verklebt ist, an dieser Stelle der Follikelsprung stattfindet und das Ei dort befruchtet wird und sich implantiert. Der Fruchthalter wird einerseits von der Ovaroberfläche und andererseits vom Fimbrienende gebildet.

Ein sehr seltenes Ereignis ist die Nidation des befruchteten Eies in der freien Bauchhöhle (Abdominalgravidität), wenn es nicht über den Fimbrientrichter abgenommen werden konnte.

Tubenschwangerschaften können im isthmischen Bereich, im mittleren Abschnitt und in der pars ampullaris sitzen. Im ampullären Abschnitt kommen sie am häufigsten vor. Der Sitz hat Einfluß auf den klinischen Verlauf. Im isthmischen Bereich sind die Raumverhältnisse in der Tube besonders eng und wenig nachgiebig. Auch das mittlere Drittel des Tubenabschnittes ist englumig. Es kommt daher in diesen Abschnitten relativ früh zu einer Raumnot für die Fruchtanlage. Es besteht früh eine Schmerzsymptomatik infolge einer Überdehnung der proximalen Tubenabschnitte. Schließlich rupturiert die Tube (Tubarruptur) oder korrekter gesagt, wird sie vom Throphoblasten angedaut. Meist kommt es dann zu einer stärkeren Blutung aus den tubaren Aufzweigungen des aufsteigenden Astes der A. uterina und aus dem Gefäßnetz der A. ovarica. Bis zum Zeitpunkt der Ruptur ist die Frucht meist intakt.

Eine Ruptur äußert sich häufig mit plötzlich einsetzenden stechenden ipsilateralen Schmerzen, gefolgt von den klinischen Zeichen einer intraabdominalen Blutung.

Sitzt dagegen die ektope Gravidität im weitlumigen ampullären Tubenabschnitt, ist der Verlauf meist nicht so dramatisch. Die Blutverlustsymptome entwickeln sich meist langsam. Häufig wird auch die Fruchtanlage vom ampullären Abschnitt in die freie Bauchhöhle abgegeben (Tubarabort).

Eine Amenorrhö über ein paar Wochen, Schmerzen im Unterbauch, vaginale Schmierblutungen, Schmerzangaben beim Touchieren des Uterus, ein evtl. Tastbefund im Adnexbereich oder Douglas, lassen an einen Tubarabort denken. Erhöhte Temperaturen können vorkommen, wenn entzündliche Reaktionen ablaufen.

Ein akuter Schmerzeintritt mit den Zeichen einer intraabdominalen Blutung sprechen eher für eine Tubarruptur.

Die Verdachtsdiagnose einer Tubargravidität wird meist anhand der klinischen Symptomatik in Verbindung mit der Anamnese gestellt. Sie ist jedoch bereits Zeichen einer mehr oder weniger ausgeprägten Zerstörung des Eileiters.

Die Möglichkeiten der Mikrochirurgie an den Tuben und die in vitro Fertilisation machen ein Überdenken unseres bisherigen therapeutischen Konzeptes nötig. Die individuelle Behandlung, die auf die persönliche Situation der Patientin zugeschnitten ist (Kinderwunsch oder abgeschlossene Familienplanung) ist zu fordern.

Um so wichtiger ist es, über Methoden der frühzeitigen Erkennung einer Tubargravidität zu verfügen, bevor starke Zerstörungen am Eileiter den Erfolg organerhaltender Operationsverfahren in Frage stellen [15].

Die gynäkologische Untersuchung einer Patientin mit noch klinisch stummer Tubargravidität ist meist unergiebig. Man tastet einen etwas aufgelockerten evtl. leicht vergrößerten Uterus, der bei länger bestehender Extrauteringravidität hinter dem Gestationsalter zurückbleibt. Auch der Adnexbefund selbst ist bei symptomloser Tubargravidität meist wenig aufschlußreich, insbesondere wenn die Patientinnen adipös sind.

Auch bei Verdachtssituationen sollte man diagnostisch aktiv vorgehen, um einen evtl. eintretenden Schaden möglichst klein zu halten.

Neben den klinischen Parametern, wie Anamnese, Symptomatik und Untersuchungsbefund, können bildgebende Verfahren Verdachtsdiagnosen erhärten oder gar sichern. Konventionelle Röntgenuntersuchungen, wie Übersichtsaufnahmen des kleinen Beckens, Hysterosalpingographien und Angiographien haben als diagnostische Untersuchungsmaßnahme bei EU-Verdacht keinen Platz mehr.

4.4.4.1 Ultraschalldiagnostik

Im Rahmen der Erkennung einer Extrauteringravidität ist der Sonographie mit der Einführung der Grauwerttechnik eine wachsende Bedeutung zugekommen. Realistisch betrachtet darf die klinische Aussagekraft aber nicht überschätzt werden. Die Treffsicherheit der Methode wird im Schrifttum mit ca. 90% richtig positiven Befunden angegeben [9, 12]. Hierbei spielt die Erfahrung des Untersuchers eine wichtige Rolle.

Die Fragestellung macht etwa 20–30% aller Unklarheiten in der Frühgravidität aus. Bei den typischen klinischen Symptomen wie Blutungen und Schmerzen nach einer Amenorrhoe von 6–8 Wochen stellt sich stets die Differentialdiagnose einer bedrohten intrauterinen oder ektopen Frühgravidität. Der Nachweis der intrauterinen Gravidität gelingt in der Regel in der 6. SSW post menstruationem durch Nachweis einer scharf abgegrenzten Ringstruktur, der Chorionhöhle. Die jüngere Entwicklung transvaginaler Ultraschallapplikatoren ermöglicht eine Vorverlegung des frühesten Zeitpunktes in die 4.–5. Schwangerschaftswoche [12]. Wesentlich ist hier jedoch die sichere Abgrenzung gegen ähnliche Ringstrukturen (Abb. 1). Die Differenzierung gegen den „Pseudofruchtsack" bei der ektopen Gravidität kann erschwert sein, da das Deziduasäckchen im Uteruscavum einen Durchmesser von 1 cm und mehr aufweisen kann (Abb. 2). Daher ist erst der Nachweis einer intrauterinen Chorionhöhle mit vitalem Embryo ausreichend für die Annahme einer regel-

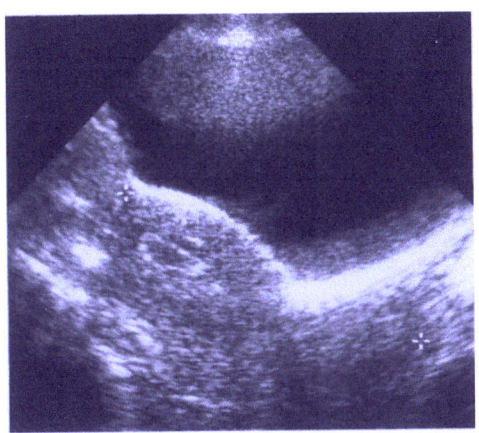

Abb. 1. „Pseudogestationsring". Endometriumringstruktur, periovulatorisch, Uteruslängsschnitt

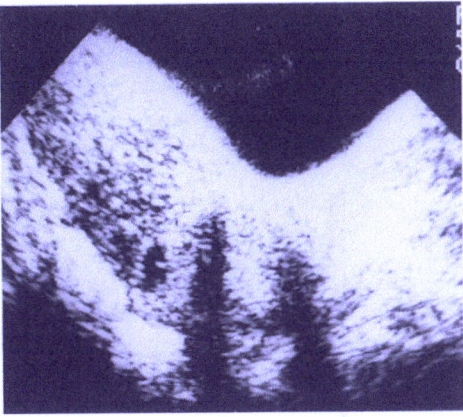

Abb. 3. Chorionhöhle außerhalb des Uteruscavums. Schnittebene rechts paramedian längs

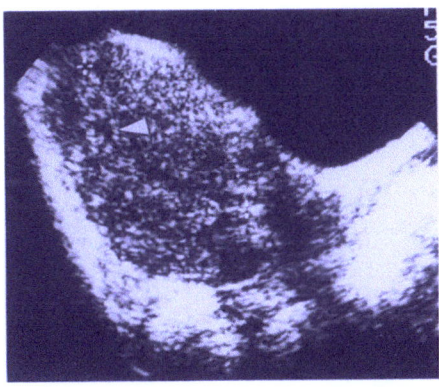

Abb. 2. Uterus im Längsschnitt mit Pseudofruchtsack (*Pfeilspitze*). Amenorrhödauer 6 Wochen, vaginale Schmierblutung, Beta-hCG im Serum positiv

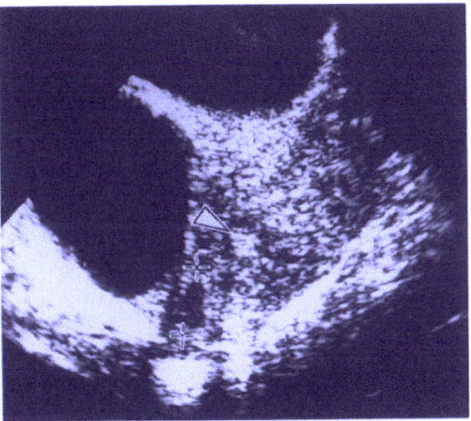

Abb. 4. Gleicher Fall wie Abb. 3. Querschnitt; im Uteruscavum gestagenstimuliertes Endometrium (*Pfeilspitze*); intakte Tubargravidität rechts (+); Corpus luteum-Zyste rechts

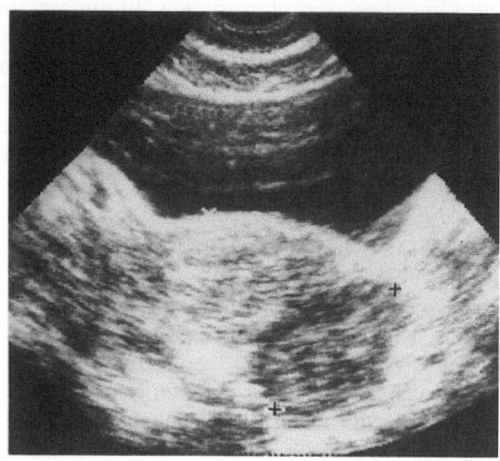

Abb. 5. Uterus im Querschnitt. Echoreicher Adnextumor links (+..+) und hinter dem Uterus; beginnender Tubarabort links mit peritubarem Hämatom

recht implantierten Frühgravidität. Sie gelingt in der Regel in der 7. SSW in der der Embryo die 5 mm Grenze überschreitet (s. Kap. 4.4.2). Das gleichzeitige Vorkommen von intra- und extrauteriner Gravidität ist sehr selten (1:30000) [9].

Der unmittelbare sonographische Nachweis einer extrauterinen Gravidität gelingt nur dann, wenn sich ein Fruchtsack mit vitalem Feten außerhalb vom Uterus darstellen läßt (Abb. 3, 6a, 6b, 7). Dies ist jedoch nur selten der Fall (max. 5%), da das Schwangerschaftsprodukt bei ungeeignetem Implantationsort außerhalb des Uterus früh zu Grunde geht [7, 10]. So werden bei entsprechendem klinischem Verdacht und positivem Schwangerschaftstest (Beta hCG im Serum) zystisch-solide Tumoren im Adnexbereich und freie Flüssigkeit im Douglasraum oder Abdomen als typische sonographische Kriterien gefunden [8, 16]. Wird bei einem Palpationsbefund im Adnexbereich sonographisch eine Corpus luteum Zyste nachgewiesen, so ist eine Extrauteringravidität nicht ausgeschlossen (Abb. 4). Das sonomorphologische Bild der Adnextumoren ist vielfältig. Dies wird verursacht durch die uneinheitliche Topographie von Tube und Ovar und der sehr unterschiedlichen Größe der Adnexbefunde (Abb. 5). Die aufgetriebenen Tuben mit flüssigem oder strukturiertem Inhalt, das Peritubarhämatom mit verschiedener Größe und Organisationsgrad ergeben heterogene Ultraschallreflexmuster. Vom Bild her allein sind entzündliche Prozesse im Tubenbereich nicht differenzierbar. Ein deutlicherer pathologischer Aussagewert kommt dem Nachweis von freier Flüssigkeit im Douglasraum oder in der freien Bauchhöhle zu (Abb. 8). Dabei müssen größere Flüssigkeitsmengen in den Flanken und sogar bis zur Leber reichend nicht zwingend mit einem schweren klinischen Krankheitsbild, dem peritonealen Schock einhergehen. Dies gilt in erster Linie für die Tubarruptur (Abb. 9). Beim Tubarabort findet sich die Flüssigkeitsansammlung auf dem Douglasschen Raum beschränkt und führt hier nach Alter und Organisationsgrad der retrouterinen Hämatozele zu einem uneinheitlichen Mischbild solider Strukturen und echoarmer Areale. Die Abgrenzung zwischen der Tubargravidität und der sehr viel selteneren Ovarial- sowie Abdominalgravidität gelingt nicht immer eindeutig.

Es bleibt festzuhalten, daß bei dem variablen Bild der Extrauteringravidität keine eindeutigen pathognomonischen Befunde sonographisch zu erheben sind. Die Bedeutung der Methode liegt im Nachweis oder Ausschluß einer intrauterinen Gravidität. Das ist aber erst in der Regel in der 6. SSW pm möglich (Grenze der Ultraschallmethode).

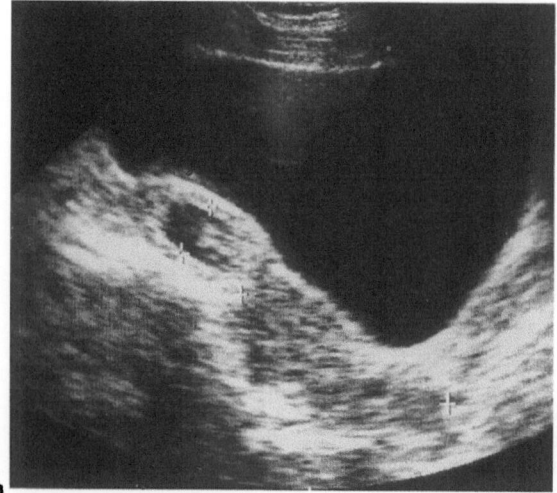

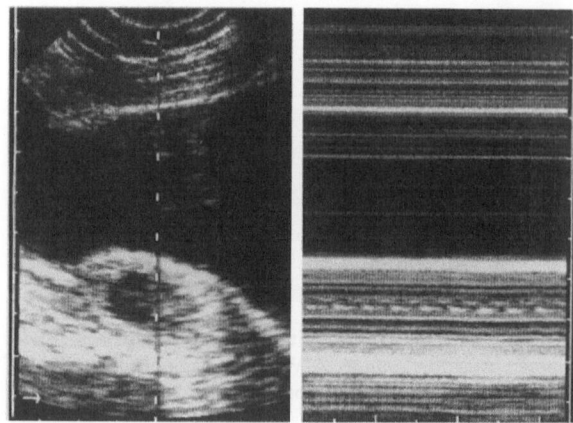

Abb. 6. a Uterus im Längsschnitt, kranial intakte Tubargravidität mit zeitgerechter Chorionhöhle (8. SSW) und Embryo. **b** Nachweis der Herzaktion mit time motion (Herzfrequenz 170 bpm)

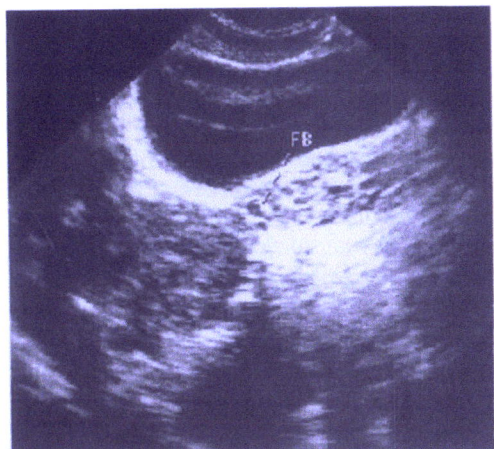

Abb. 7. Querschnitt durch den Fundus uteri; im linken Tubenisthmus kleine Fruchtblase (*FB*); linke Tube spindelförmig aufgetrieben. Zufallsbefund bei Kontrolle nach stimulierter Ovulation, Sterilitätspatientin, Operation kam der Ruptur zuvor; eine Tubenerhaltung war möglich

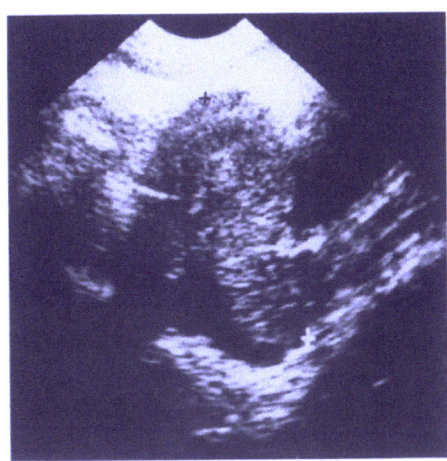

Abb. 8. Freie Flüssigkeit im Douglasraum. Uteruslänge 73 mm, Cavum leer, Tubarabort

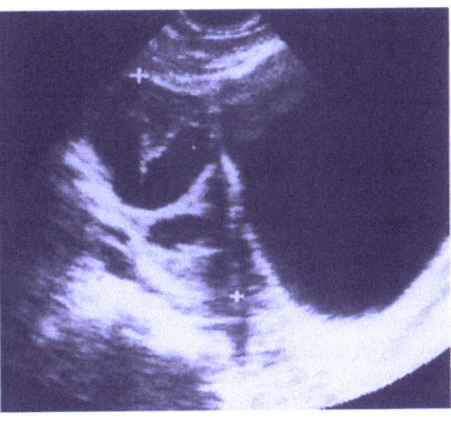

Abb. 9. Medianer Längsschnitt; freie Flüssigkeit kranial von der Blase und Uterus zwischen den Dünndarmschlingen bei Tubarruptur

Bei der Diagnostik der ektopen Schwangerschaft ist die Sonographie neben anamnestischen Angaben und der klinischen Symptomatik eine sehr wichtige ergänzende Untersuchungsmethode mit der ein Verdacht bestätigt oder entkräftet werden kann.

Beide diagnostischen Säulen sind jedoch nicht sicher. So ist es wünschenswert, noch weitere Parameter zur möglichst frühen Diagnostik heranzuziehen.

Eine zusätzliche wertvolle Verbesserung konnte durch die Steigerung der Empfindlichkeit biochemischer Tests (Beta-hCG; SP – 1) erreicht werden.

4.4.4.2 Biochemische Tests (Beta hCG- und SP-1-Bestimmung)

HCG (human chorion gonadotropine) ist ab dem 8.–10. Tag nach der Ovulation und Befruchtung im Serum nachweisbar. Die mittlere Verdoppelungszeit beträgt für Einlingsschwangerschaften 2,6 Tage. Nach der Implantation steigt der Serumspiegel an und erreicht zwischen der 9. und 11. Woche sein Maximum, um im weiteren Verlauf der Gravidität allmählich wieder abzusinken. Die hCG-Bestimmung besitzt anerkannten Wert zur Frühschwangerschaftsdiagnostik. Bei ektopischer Gravidität ist die Menge von hCG niedriger als bei intrauteriner Schwangerschaft gleichen Alters. Werte unterhalb der Norm oder solche mit abfallender Tendenz können jedoch außer auf eine extrauterine Gravidität auch auf einen drohenden Abort, Gestose oder Fruchttod hinweisen.

HCG stimuliert physiologischerweise vom Zeitpunkt der Implantation an die Progesteronsynthese im Corpus luteum, bis der Synzytiotrophoblast um die 8. SSW dessen Funktion übernimmt. Ebenso wie die hypophysären Gonadotropine besteht hCG aus einer alpha- und beta-Untereinheit, wobei die beta-Kette verantwortlich für die biologische und immunologische Spezifität ist (s.a. Kap. 4.8 und 4.9).

Bestimmungsmethoden der Wahl für hCG sind Radioimmuno- und Enzymimmunoassay [21]. Antisera, Tracer und Standards verschiedener Hersteller können sich unterscheiden, daher sind Hinweise auf den Stellenwert schwanger/nicht schwanger/gestörte Schwangerschaft ohne Standardisierungsangaben nicht verwertbar.

Die Zahl der durch in-vitro-Fertilisation erzielten Schwangerschaften nimmt ständig zu. Die behandelnden Ärzte sind ebenso wie die Patientinnen sehr daran interessiert zu erfahren, ob eine Schwangerschaft eingetreten und diese intrauterin lokalisiert ist.

Bei durch Gonadotropine stimulierten Fällen ist zu beachten, daß 10 Halbwertszeiten abzuwarten sind, bevor mit der hCG-Bestimmung Schlüsse auf den Eintritt einer Gravidität gezogen werden dürfen.

Das schwangerschaftsspezifische beta-Glykoprotein (SP-1), das ähnlich dem hCG im Synzytiotrophoblasten der Plazenta gebildet wird, soll unmittelbar nach der Implantation, also etwa zwischen dem 6. und 7. Tag nach der Ovulation im Serum nachweisbar sein [17]. Es sind Fälle beschrieben, in welchen mit Hilfe des beta-hCG-RIA-Tests bei Extraute-

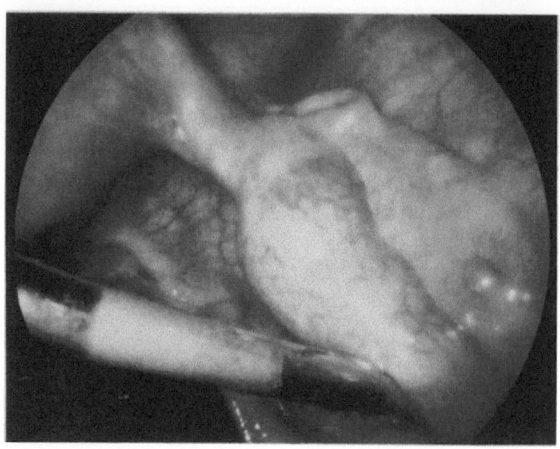

Abb. 10. Tubargravidität im Endteil des Isthmus, knapp vom isthmoampullären Übergang, klinisch stumm, Diagnostik über Beta-hCG-Verlauf. Abb. 10 wurde uns freundlicherweise von Herrn Prof. SCHEIDEL, Frauenklinik Klinikum Großhadern, Direktor Prof. Dr. HEPP, zur Verfügung gestellt)

Zu einer Zeit, wo die Laparoskopie noch nicht allgemeine Verbreitung gefunden hatte, konnte freies Blut im kleinen Becken durch die Punktion des Douglasschen Raumes nachgewiesen werden. Die Douglas-Punktion (Abb. 11) erfolgt vom hinteren Scheidengewölbe aus. Der Nachweis einer Blutansammlung deutet auf eine rupturierte Eileiterschwangerschaft oder einen Tubarabort hin. Typisch ist die Aspiration von geronnenem Blut, von kleinen Koageln, während bei der versehentlichen Gefäßpunktion frisches Blut abtropft.

Die Pelviskopie in Laparotomiebereitschaft führen wir in Vollnarkose bei guter Relaxation durch. Nach kleiner Inzision in der unteren Nabelzirkumferenz wird CO_2-Gas über eine Spezialnadel nach Veres in den Peritonealraum insuffliert. Die Patientin befindet sich dabei in Kopftieflage, die Beine sind etwas angewinkelt. Bei einem Pneumoperitoneum von 2–3 Litern kann das Laparoskop eingeführt werden. In vielen Fällen läßt sich bereits mit dem ersten Blick in das kleine Becken die Diagnose „Extrauteringravidität" stellen (Abb. 12, 13). Die aufgetriebene oder rupturierte Tube mit einem großen Blutsee im Douglasschen Raum be-

ringravidität der Schwangerschaftsnachweis nicht gelang, jedoch aufgrund der SP-1-Bestimmung erfolgte. Für die SP-1-Untersuchung stehen enzymimmunologische Methoden zur Verfügung. Der Vorteil liegt im Vergleich zum radioimmunologischen Verfahren im kürzeren Zeitaufwand und im Verzicht auf ein Isotopenlabor.

Durch die gleichzeitige Anwendung des beta-hCG- und SP-1-Tests ist der Nachweis einer Gravidität in allen Fällen mit ektoper Schwangerschaft früh möglich. Gerade die Früherkennung ist ja aus den bereits oben angeführten Gründen wichtig damit man bereits behandeln kann, bevor größere Zerstörungen am Eileiter erfolgen.

Aus diesem Grund sollte die Pelviskopie in Laparatomie-Bereitschaft zur Abklärung eines Verdachtes einer Extrauteringravidität großzügig zum Einsatz kommen, damit man nach Möglichkeit organkonservierend behandeln kann [15] (Abb. 10).

4.4.4.3 Pelviskopie in Laparotomiebereitschaft

Die Indikation zur Pelviskopie (Spiegelung des kleinen Beckens) in Laparotomiebereitschaft besteht zum einen, wenn Anamnese und akute Symptomatik auf einen Tubarabort oder eine Eileiterruptur bei Tubengravidität hinweisen, zum anderen dann, wenn bei positivem Schwangerschaftstest, sonographisch nachgewiesenem leeren Cavum uteri und Ausschluß eines Abortus (in)completus wegen der Verdachtsdiagnose „ektope Gravidität" eine weitere Abklärung erforderlich ist.

Eine Eileiterschwangerschaft kann sich gerade in der Frühphase dem sonographischen Nachweis entziehen, insbesondere wenn apparative Ausstattung und Untersucher keine optimale Diagnostik gewährleisten.

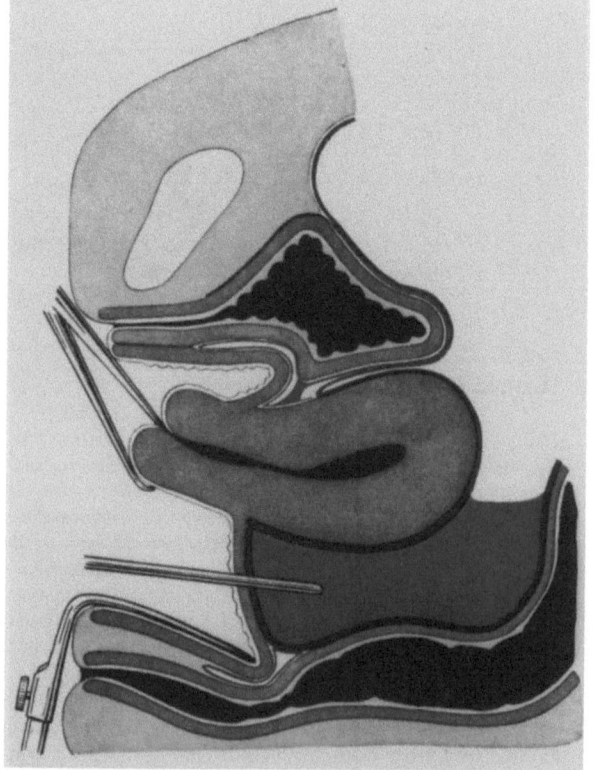

Abb. 11. Schemazeichnung eines Sagittalschnittes durch das kleine Becken bei einer Douglas-Punktion. Der Douglassche Raum wird vom hinteren Scheidengewölbe aus punktiert. Der Nachweis einer Blutansammlung mit Koagel deutet auf eine rupturierte Eileiterschwangerschaft oder einen Tubarabort hin. (Modifizierte Abbildung aus OBER u. MEINRENKEN [11a])

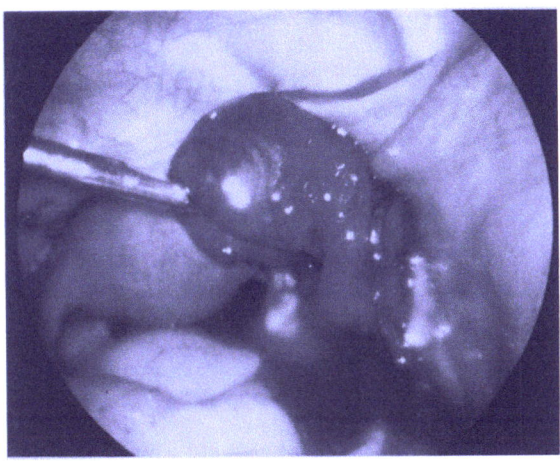

Abb. 12. Ampulläre rupturierte Extrauteringravidität. (Abb. 12 wurde uns freundlicherweise von Herrn Prof. SCHEIDEL, Frauenklinik Klinikum Großhadern, Direktor Prof. Dr. HEPP, zur Verfügung gestellt)

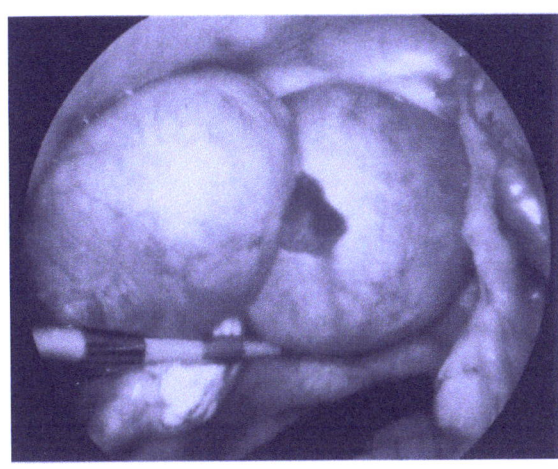

Abb. 13. Ampulläre Tubargravidität in einer inkomplett verschlossenen Tube mit beginnendem Tubarabort. (Abb. 13 wurde uns freundlicherweise von Herrn Prof. SCHEIDEL, Frauenklinik Klinikum Großhadern, Direktor Prof. Dr. HEPP, zur Verfügung gestellt)

stätigt die Verdachtsdiagnose „Eileiterschwangerschaft". Ist die Situation nicht klar, erfolgt ein zweiter Einstich etwa 1 cm unterhalb der Schamhaargrenze in der Medianen unter pelviskopischer Sicht. Über diesen Arbeitskanal können mit einem Faßinstrument die Adnexe inspiziert werden. Bei Bestätigung der Verdachtsdiagnose erfolgt nach partiellem Ablassen des CO_2-Gases und Entfernung der laparoskopischen Instrumente die Eröffnung der Bauchhöhle vom kleinen suprasymphysären Querschnitt aus (Pfannenstielschnitt).

In Abhängigkeit vom Lebensalter der Patientin und weiterer Familienplanung kann versucht werden, wenn es die Keimsituation erlaubt, die Eileiterschwangerschaft „auszumelken", das betroffene Tubenstück zu exzidieren, um später eine Tubenanastomose durchzuführen; oder es erfolgt die Salpingektomie.

Ein neuer therapeutischer Ansatz ist die unter pelviskopischer Sicht durchgeführte Punktion der stehenden Tubaria mit Injektion von Prostaglandinen oder Anti-HcG. Bei Sterilitätspatientinnen, welche bereits einseitig tubektomiert sind, oder bei welchen keine funktionstüchtigen Eileiter erhalten bzw. mikroskopisch wiederhergestellt werden können, bringen wir die Ovarien in eine Lage, welche später für eine mögliche In-vitro-Fertilisation die Follikelpunktion erleichtert. Die Diagnose Extrauteringravidität stützt sich auf mehrere diagnostische Methoden. Je nach klinischer Situation ist sie unterschiedlich schwer zu erkennen. Anamnese, Klinik Labortests und Sonographie können nur den Verdacht erheben.

In akuten Situationen mit den klinischen Zeichen einer intraabdominellen Blutung darf keine Zeit mit zusätzlichen diagnostischen Verfahren verloren werden. Man muß dann sofort laparotomieren.

In den Situationen aber, die von der Klinik her nicht dramatisch verlaufen, können eine sorgfältig erhobene Anamnese, Labortests sowie die Sonographie diagnostische Aussagen wesentlich verbessern. Es kann aber immer nur eine Verdachtsdiagnose erstellt werden. Erst die Laparoskopie, die in unklaren Situationen aus den oben angeführten Überlegungen großzügig eingesetzt werden sollte, vermag die Situation unmittelbar „vor Ort" zu klären.

Literatur

1. Asherman JG (1955) Etiology of ectopic pregnancy: A new concept. Obstet Gynec 6:619
2. Bobrow ML, Bell HG (1962) Ectopic pregnancy: A 16 - year survey of 905 cases. Obstet Gynec 20:500
3. Erb H (1969) Zur Wirkung niedrig dosierter Progestagene auf die Motilität der menschlichen Tube. Geburtshilfe Frauenheilkunde 29:225
4. Erb H, Wenner R (1969) Hormonelle Beeinflussung der Tubenmotilität. Arch Gynäk 207:165
5. Hallat JG (1975) Repaet ectopic pregnancy – a study of 123 consecutive cases. Am J Obstet Gynec 122(4):520–524
6. Hallat JG (1967) Ectopic pregnancy associated with the intrauterin device: A study of 70 cases. Am J Obstet Gynec 125:7
7. Hansmann M, Hackeloer BJ, Staudach A (1985) Ultraschalldiagnostik in Geburtshilfe und Gynäkologie. Springer, Berlin Heidelberg New York Tokyo
8. Kobayaschi M (1969) An aid in the diagnosis of ectopic pregnancy. Am J Obstet Gynec 103:1131–1140
9. Meinert J (1981) Die fortgeschrittene Extrauteringravidität (zugleich ein Beitrag zur kombinierten extra- und intrauterinen Schwangerschaft). Geburtshilfe und Frauenheilkunde 41:490–495
10. Müller E, Leucht W (1981) Ultraschalldiagnostik bei ektopen Schwangerschaften. Ultraschall 2:158–168
11. Neri A, Eckerling B (1969) Influence of smoking and adrenaline on the uterotubal insufflation test. Fertil Steril 20:818

11a. Ober KG, Meinrenken H (1964) Gynäkologische Operationen, 2. Aufl. In: Zenker R, Heberer G, Pichlmayr R (Hrsg) Allgemeine und spezielle Operationslehre. Begründet von Kirschner M, 9. Bd. Springer, Berlin Göttingen Heidelberg, S 328
12. Popp LW, Lemster S (1986) Gynäkologische Endosonographie. Ingo Klemke Verlag, Quickborn
13. Pschyrembel W (1967) Praktische Geburtshilfe, 12. u. 13. Aufl. Walter de Gruyter, Berlin
14. Richter K, Elser H, Albrich W, Leis D (1984) Die Extrauteringravidität. Ergänzung. In: Wulf KH (Hrsg) Klinik der Frauenheilkunde und Geburtshilfe, Bd. 8. Urban und Schwarzenberg, München Wien Baltimore S 146/1–146/45
15. Scheidel P, Hepp H (1986) Zum Vorgehen bei der Tubargravidität: Frühdiagnose und organerhaltende Chirurgie. Speculum (Schering) 4.-Jahrgang 4/1986
16. Schmidt W, Zaloumis M, Herberling D, Garoff L, Runnebaum B, Kubli F (1981) Wertigkeit verschiedener Untersuchungsmethoden bei der präoperativen Abklärung der Extrauteringravidität. Geburtshilfe und Frauenheilkunde 41:829–834
17. Schmidt W, Klinga K, Neudeck K, Runnebaum B, Kubli F (1983) Die ektopische Schwangerschaft – Wertigkeit der Serum-Beta-hCG- und Beta$_1$-Glykoprotein (SP-1)-Bestimmung. Geburtsh Frauenheilk 43:664–669
18. Siedentopf HG, Criegern TV, Hilfrich HJ (1970) Klinisch statistische Untersuchungen über die Extrauteringravidität. Zbl Gynäk 1:41
19. Tatum HJ, Schmidt FH, Jain AK (1976) Management and outcome of pregnancies associated with copper – T – intrauterin contraceptive devices. Am J Obstet Gynec 126/7:869
20. Tatum HJ, Schmidt FH (1977) Contraceptive und sterilization practices and extrauterine pregnancy: A realistic perspective. Fertil Steril 28:407
21. Thomas L (1984) Labor und Diagnose. Indikation und Bewertung von Laborbefunden für die medizinische Diagnostik. 2. Aufl; die medizinische Verlagsgesellschaft, Marburg/Lahn
22. Weststrom L (1975) Effect of acute pelvic inflammatory disease on fertility. Am J Obstet Gynec 21:707
23. Zielske F, Becker K, Knauf P (1977) Schwangerschaften bei Intrauterinpessaren in situ. Geburtsh Frauenheilk 37:473
24. Zipper J, Edelman DA, Goldsmith A (1977) An overview of IUD research implications for the future. Int J Gynecol Obstet 15:73

4.5 Die ableitenden Harnwege in der Schwangerschaft

R. THIEME

Im Verlauf einer Schwangerschaft kommt es zu Veränderungen an den ableitenden Harnwegen. Die Kenntnis solcher mit bildgebenden Methoden darstellbarer Alterationen sind besonders für den Radiologen wichtig, um Fehlinterpretationen gestationsbedingter Befunde zu vermeiden. Andererseits können sie prädisponierende Faktoren für die Entwicklung bestimmter schwangerschaftsspezifischer Erkrankungen sein.

Die morphologischen Veränderungen der Niere sind im Verlauf der Gestation nur gering; ihr Gewicht erhöht sich etwas und die Länge des Organs nimmt um etwa einen Zentimeter zu. Nach der Entbindung werden etwa nach 6 Monaten wieder Ausgangswerte erreicht. Funktionell läßt sich mit der Clearancemethode feststellen, daß es in graviditate zu einer Vermehrung der Nierendurchblutung sowie des glomerulären Filtrates um 30–40% kommt [3]. Diese Vorgänge beginnen bereits im 1. Trimenon und erreichen ihren Höhepunkt in der 32. Schwangerschaftswoche (SSW). Um eine Kompression der V. cava durch den graviden Uterus mit der Konsequenz einer Verminderung des venösen Rückstroms und damit einer Mangeldurchblutung der Nieren zu verhindern, müssen solche Untersuchungen in Seitenlage ausgeführt werden. Als Folge der hohen glomerulären Filtration können die Serumwerte für Kreatinin und Harnstoff erniedrigt sein. Daraus ergibt sich, daß in der Schwangerschaft obere Grenzwerte für harnpflichtige Substanzen bereits auf eine Niereninsuffizienz hinweisen.

Die auffälligste gestationsbedingte Veränderung am harnableitenden System ist die Dilatation eines oder beider Nierenbecken mit dem zugehörigen Ureter, die unter dem Namen „physiologische Hydronephrose" und „Hydroureter der Schwangerschaft" bekannt sind (Abb. 1). Eine solche Erweiterung der ableitenden Harnwege entwickelt sich bevorzugt auf der rechten Seite bzw. läßt sich dort ausgeprägter feststellen. Im intravenösen Pyelogramm (IVP) stellt sich oft ab der 20. SSW eine leichte Dilatation der ableitenden Harnwege ein, die bis zum Entbindungstermin fortschreitet und schließlich 75–100% aller Schwangeren betrifft [8]. Dabei ist der Ureter jeweils bis zum Eintritt ins kleine Becken erweitert, während sein pelviner Anteil keine Dilatation erfährt. Pathologisch-anatomisch beträgt der Durchmesser eines Ureters im nichtschwangeren Zustand weniger als einen Zentimeter, während die Vergleichszahl für Gravide zwischen 2 und 2,5 cm liegen kann. Das Harnvolumen im Nierenhohlsystem und Harnleiter beträgt normalerweise maximal 50 ml und kann sich bei der Schwangerschaftsdilatation um das dreifache erhöhen.

Um jeder Strahlenbelastung aus dem Wege zu gehen, hat sich in der Geburtshilfe ganz besonders die

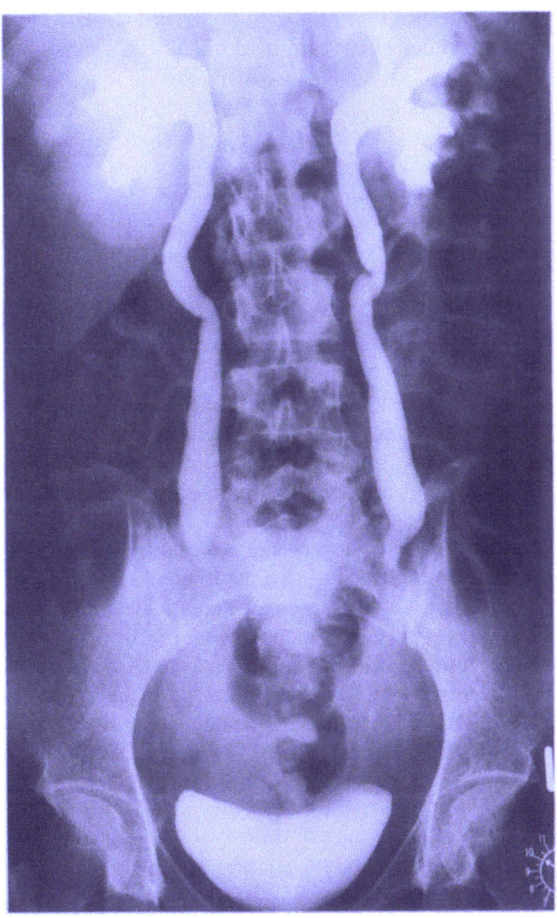

Abb. 1. Dilatation der ableitenden Harnwege im frühen Wochenbett

Untersuchung mittels Ultraschall angeboten und ausgezeichnet bewährt. FRIED hat in einer prospektiven Studie bei 109 gesunden schwangeren Frauen sonographische Untersuchungen über die Erweiterung des Nierenbeckens angestellt [2]. Von 18 Frauen im 1. Trimenon (bis 12. SSW) hatten in Bauchlage bereits 11 eine dokumentierte Dilatation. Insgesamt zeigte sich im Gesamtkollektiv bei 93,6% der Frauen mindestens eine geringfügige Erweiterung eines oder beider Sammelbecken, wobei die rechte Seite doppelt so häufig betroffen war wie die linke.

Eine ganz besondere Bedeutung kommt der Sonographie bei Schwangeren mit präexistenten Nierenerkrankungen oder einer Steinanamnese zu, da in diesen Fällen eine kontinuierliche Verlaufskontrolle individualisiert aufgezeichnet werden kann. Allerdings ist die Reproduzierbarkeit nicht ganz problemlos.

Das Röntgenverfahren ist in der Schwangerschaft auf ganz wenige Ausnahmefälle zu beschränken. So kann man auch heute noch bei gegebener Symptomatik, z.B. einem Steinleiden, ein Urogramm am besten als „one-shot-IVP" zur genauen Lokalisation anwenden.

Als weiteres bildgebendes Verfahren bei der Dokumentation einer Dilatation der ableitenden Harnwege wurde die Szintigraphie erfolgreich eingesetzt [1].

Neben der Dilatation wird nach der 20. SSW auch eine Lateralisation beider Harnleiter beobachtet, wobei in 21,7% die linke und nur 8,5% die rechte Seite betroffen ist [11]. Postpartal kommt es bei etwa der Hälfte der Wöchnerinnen nach 48 h [6], spätestens nach 4 Wochen zur Rückbildung der Dilatation [15]. Lediglich bei 10% der Mehrgebärenden mit rasch aufeinanderfolgenden Geburten kann eine Erweiterung der ableitenden Harnwege manifest bleiben.

Über die Genese der Dilatation der Harnwege in der Schwangerschaft besteht auch heute noch keine Einigkeit. Nach der älteren Theorie kommt es durch eine Kompression des wachsenden Uterus gegen die Linea terminalis zur Ureterdilatation, wobei die rechte Seite wegen der Dextrorotation der Gebärmutter bevorzugt erscheint. Dort liegt die Kreuzung des Ureters mit der rechten A. iliaca comm.. Auf der linken Seite wird er gegen eine Kompression durch das Sigma geschützt [4]. Dementsprechend sind die unteren Ureterabschnitte im kleinen Becken auch in der Schwangerschaft nicht erweitert. Ihre Dilatation in graviditate würde eine urologische Klärung erforderlich machen. Als Begründung für die Dilatation der ableitenden Harnwege werden heute auch hormonelle Einflüsse verantwortlich gemacht. Durch Progesteron sind Tonus und Motilität des Ureters herabgesetzt. In jüngster Zeit steht der Einfluß von Prostaglandinen (PGE_2) auf die glatte Muskulatur des Harntraktes zur Diskussion [5].

Als weitere schwangerschaftsbedingte Veränderung am Harntrakt stellt sich eine Verschiebung der Harnblase nach anterior und superior durch die sich vergrößernde Gebärmutter ein. So wird die Harnblase passager – wie in der Embryonalzeit – zum Abdominalorgan. Durch diese Vorgänge wird zugleich die Urethra verlängert und eleviert [14]. Entsprechend verändert sich das Miktionsverhältnis: bei 181 gesunden Schwangeren zeigte sich eine Zunahme der *Streßinkontinenz* bei Mehrgebärenden, während Erstgebärende eher eine *Urgeinkontinenz* entwickelten [12].

Die Dilatation der ableitenden Harnwege hat für sich genommen keine klinische Relevanz. Sie ist aber ein prädisponierender Faktor für das Entstehen einer Bakteriurie, von der es infolge verminderter Kontraktibilität der Harnleiter zur Keimaszension ins Nierenbecken und damit zur meist zunächst rechtsseitigen Pyelitis gravidarum kommen kann. Das Auftreten klinischer Symptome wie Fieber und Flankenschmerz erfordert eine sofortige Sonographie und Bestimmung des Keimspektrums mit seinem Resistenzverhalten. Eine weitere Gefahr einer extremen Harnabflußbehinderung mit Dilatation oder einer Okklusion stellt das klinische Bild der akuten Niereninsuffizienz dar, die besonders beim überdehnten Uterus beobachtet wird. Sie ist insbesondere beim Hydramnion bei I-Parae mit Zwillingen [9] und Hydramnion bei Mehrgebärenden [10] sowie bei Vorliegen einer Solitärniere [7] beschrieben worden. Ferner sei auf die Möglichkeit einer Hämaturie bei Stauung im Nierenhohlsystem als Folge einer Ruptur kleiner Venen hingewiesen [13].

Literatur

1. Bergstrom H (1975) The diagnostic value of renography in suspected obstruction of the urinary tract during pregnancy. Acta Obstet Gynec Scand 54:65
2. Fried AM (1979) Hydronephrosis of pregnancy: Ultrasonographic study and classification of asymptomatic women. Am J Obstet Gynecol 135:1066–1070
3. Friedberg V (1980) Nierenfunktion. In: Friedberg V, Rathgen GH (Hrsg) Physiologie der Schwangerschaft. Thieme, Stuttgart, New York, S 73–74
4. Johnson TH (1980) Genitourinary radiology case studies. Huber, Bern
5. Klarskov P, Gerstenberg T, Ramirez D, Christensen P, Hald T (1983) Prostaglandin type E activity dominates in urinary tract smooth muscle in vitro. J Urol 129:1071–1074
6. Klein EA (1984) Urologic problems of pregnancy. Obstet Gynecol Surv 39:605–615
7. Kolbusz WE, Carter MF (1979) Renal insufficiency in a solitary kidney secondary to hydronephrosis of pregnancy. J Urol 122:823–824
8. Kunz J (1984) Urological complications in gynecological surgery and radiotherapy. Karger, Basel, München, Paris, London, New York, Sydney, pp 26–30
9. O'Shaughnessy R, Weprin SA, Zuspan FP (1980) Obstructive renal failure by an overdistended pregnant uterus. Obstet Gynec 55:247–249

10. Quigley MM, Cruiskshank DP (1977) Polyhydramnios and acute renal failure. J Reprod Med 19:92–94
11. Schulmann A, Herlinger H (1975) Urinary tract dilatation in pregnancy. B J Urol 48:638–645
12. Stanton SL, Kerr-Wilson R (1980) The incidence of urological symptoms in normal pregnancy. Br J Obstet Gynaec 87:897–900
13. Texter JH, Bellinger M, Kawamoto E, Koontz WW (1980) Persistant hematuria during pregnancy. J Urol 123:84–88
14. Waltzer WC (1981) The urinary tract in pregnancy. J Urol 125:271–276
15. Williams TJ (1981) The ureter in obstetrics and gynecology. In: Bergman, The ureter. Springer, New York, S. 583–624

4.6 Fetale Diagnostik

H.J. VOIGT und F. WILLGEROTH

INHALT

4.6.1   Ultraschall 432
4.6.1.1 Mehrstufenkonzept 432
4.6.1.2 Biometrie und Sonoanatomie 433
4.6.1.3 Mißbildungsdiagnostik 435
4.6.1.4 Intrauterine Therapie 446
4.6.2   Amniozentese und Chorionzottenbiopsie . . . 446
4.6.3   Fetoskopie 448
Literatur 448

4.6.1 Ultraschall

Vor ungefähr 25 Jahren wurde die Ultraschalldiagnostik in die Humanmedizin eingeführt. Bald schon fand sie in der Geburtshilfe eine Bedeutung, die zur raschen Entwicklung der Perinatalmedizin der letzten 15 Jahre wesentlich beitrug. So wurden alle anderen bildgebenden Verfahren, wie die Röntgendiagnostik und Amniofetographie zurückgedrängt. Die zweidimensionale B-Bild-Darstellung erfuhr vor 10 Jahren durch die Einführung des Echtzeitverfahrens und der Grauwertabstufung eine entscheidende Verbesserung. Durch sie ist der Fetus durch den erfahrenen Untersucher in allen anatomischen Details schon in der Frühschwangerschaft erfaßbar. Ab der 7. Schwangerschaftswoche zeigt der Nachweis der Herzaktionen Intaktheit und Implantationsort der Frucht und ermöglicht den Ausschluß einer abortiven oder ektopen Gravidität. Die Überprüfung der fetalen Entwicklung im ersten Trimenon ermöglicht wegen des linearen Wachstums die genaueste Bestimmung des wahrscheinlichen Geburtstermins. Die Erkennung fetaler Fehlbildungen oder Entwicklungsstörungen bestimmen das geburtshilfliche Vorgehen bis hin zur Festlegung des Zeitpunktes und des Modus der Entbindung. Die wiederholte Diskussion um die Schädlichkeit der Ultraschallanwendung in der Schwangerschaft ist abgeschlossen. Die letzten Forschungsergebnisse bezüglich der angewandten Frequenz der handelsüblichen Geräte und der Häufigkeit der Ultraschalluntersuchungen zeigten keine Risiken für Mutter und Kind.

4.6.1.1 Mehrstufenkonzept

Die Bundesrepublik Deutschland hat als erstes Land ein Ultraschallscreening aller Schwangeren eingeführt und in den Mutterschaftsrichtlinien vom 31. Okt. 1979 verankert. Zwei Basisuntersuchungen sollen jeweils in der 16.–20. und in der 32.–36. Schwangerschaftswoche erfolgen. Entsprechend eines Zusatzkataloges sind weitere Untersuchungen bei pathologischen Zuständen indiziert (z.B. Blutungen, Diabetes, Mehrlinge etc.). Unterschiedliche Gerätequalität und Erfahrung der Untersuchenden in Praxis und Klinik hat ein Mehrstufenkonzept erforderlich gemacht [4]. Routineanwender und spezialisierte Zentren kooperieren in drei Leistungsstufen.

Stufe I soll folgende Mindestanforderungen erfüllen:
1. Nachweis von fetalem Leben und intrauterinem Sitz durch Beurteilung der Herztätigkeit,
2. Nachweis oder Ausschluß von Mehrlingen
3. Gesamtdarstellung des Feten zum Ausschluß grober Fehlbildungen (Anenzephalus etc.),
4. Fetometrie: Darstellung und Vermessung des queren Schädeldurchmessers (BIP) und des Rumpfquerschnittes (THQ),
5. Lokalisation der Plazenta (vorläufig im I. Screening, endgültig im II. Screening),
6. Einschätzung der Fruchtwassermenge in 3 Kategorien
   a) durchschnittliche Menge vorhanden
   b) vermindert (Oligohydramnie) oder fehlt fast vollständig (Anhydramnie)
   c) vermehrt (ein zweiter Fet hätte Platz = Polyhydramnie),
7. Beachtung anderer Hinweiszeichen für eine Entwicklungsstörung oder fetale Erkrankung
   a) Wachstumsretardierung bei gesichertem Gestationsalter (Basaltemperaturkurve, Schwangerschaftstest, Ultraschall in der Frühgravidität)
   b) anormale Formen im Körperumrißbild und Disproportionen im Verhältnis einzelner Körpermaße zueinander (Anenzephalie, Mikrozephalie, Hydrozephalie etc.)
   c) anormales Bewegungsverhalten (z.B. „Regungslosigkeit", „Hektik")
   d) Strukturanomalien im Feten bzw. an Organen (z.B. echofreie Räume: Ergüsse, Zysten).

Stufe II der Ultraschalldiagnostik stellt höhere Anforderungen an den Untersucher und seine appara-

Fetale Diagnostik

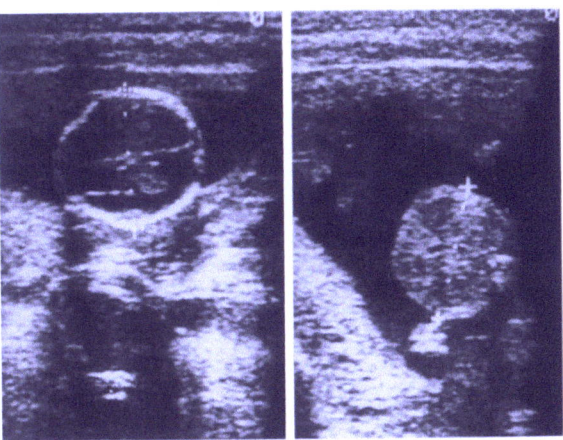

Abb. 1. Messung des BPD am Horizontalschnitt, Meßpunkte außen-außen angelegt, Mittelecho deutlich sichtbar. Thoraxdurchmesser korrekt mit Anschnitt der V. umbilicalis

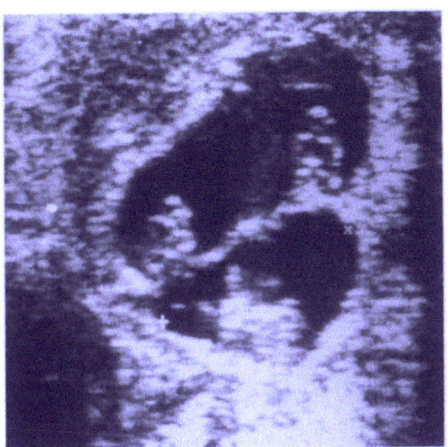

Abb. 2. Drillinge 10. SSW, 3 Fruchthöhlen mit embryonalem Echo

tive Ausrüstung, wie sie in der Regel zum Leistungsangebot des klinischen Bereichs gehören. Mehrjährige Erfahrungen mit der Methode und Vertrautheit mit den wichtigsten Befunden der pathologischen Sonoanatomie im Organbereich ist erforderlich.

Stufe III fungiert als „höchste Instanz" bei allen in Stufe I und II nicht sicher beurteilbaren Fällen und übernimmt Spezialaufgaben. Dazu gehört die gezielte Diagnostik zum Ausschluß von Mißbildungen. Die humangenetischen Institute nehmen hier eine Schlüsselposition ein, da sie die Risikoträger vererbbarer Erkrankungen nach Beratung wegen einer belastenden Familienanamnese oder nach Geburt eines Indikatorkindes erfassen. Patientinnen, bei denen Kinder mit seltenen Entwicklungsstörungen (Vorkommen <1:5000) erwartet werden, sollten in Zentren der Stufe III überwiesen und untersucht werden. Aufgrund der Anhäufung dieser speziellen pathologischen Fälle verfügt man dort über ausreichende Er-

fahrung. Zentren der Stufe III organisieren die interdisziplinäre Zusammenarbeit für die Durchführung einer intrauterinen Therapie bei ausgewählten Fällen. Die adäquate Versorgung Neugeborener mit Fehlbildungen oder Erkrankungen ist hier sichergestellt.

4.6.1.2 Biometrie und Sonoanatomie

Die Einstellung der in Stufe I abzugreifenden Meßebenen setzt die klare Darstellung anatomischer Details des Feten voraus und ist Schlüssel für die Mißbildungsdiagnostik. Die eingehende Betrachtung des sonoanatomischen Gesamtbildes des Feten vermittelt bereits Befunde in bezug auf Fruchtwassermenge, Zahl und Lage der/des Feten, Körperumriß bzw. Proportionen und Vitalität, bevor Meßstrecken an definierten Referenzebenen vermessen werden (Abb. 1 und 2). In Stufe II und III wird die „kleine Biometrie" durch Beurteilung der Kopfform mit Umfangsbestimmungen erweitert. Das Hirnstrukturbild unter Einbeziehung des Ventrikelsystems wird überprüft. Einstellung des Gesichtsprofils (Abb. 3) in Seitenan-

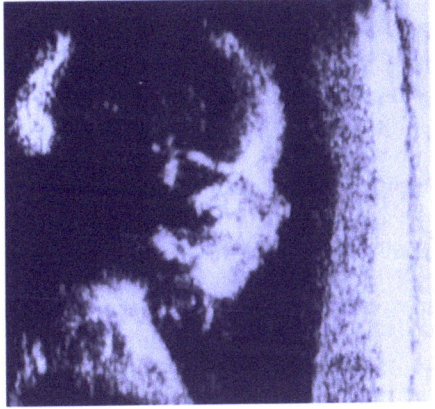

Abb. 3. Normales Profil 24. SSW

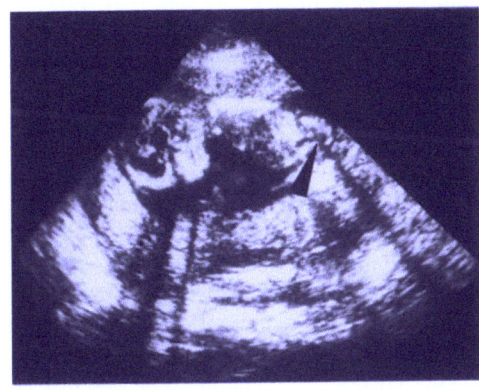

Abb. 4. Längsschnitt eines Feten mit 5 cm Scheitelsteißlänge 12. SSW. *Pfeilspitze* Harnblase

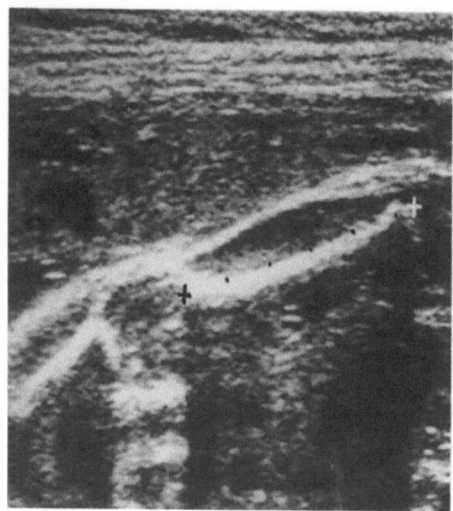

Abb. 5. Femur +....+ 54 mm = 29. SSW

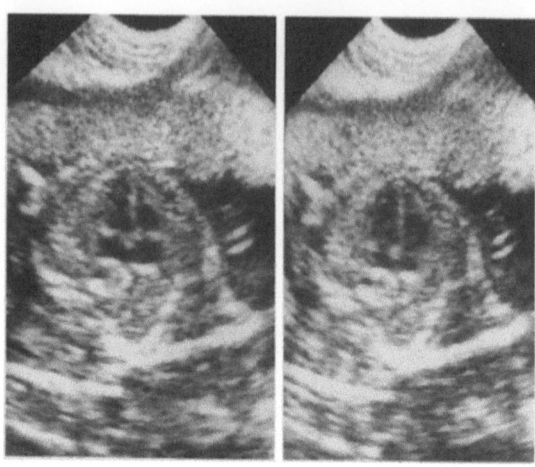

Abb. 6. „Vierkammerblick", Herzspitze bei 12 Uhr, links Kammersystole, rechts Diastole

sicht und Aufsicht liefern Aufschlüsse hinsichtlich pathologischer Phänotypen, wie Spaltbildungen. Die Einstellung der Referenzebene im abdominalen Querschnitt beinhaltet in einem Vorgang die Betrachtung von Herz, Zwerchfell, Leber und Nieren. Gemessen wird in Höhe des Lebervenensinus. Dabei werden Aszites, Hydrothorax und Perikarderguß erfaßbar. Am kaudalen Pol fällt die mehr oder weniger gefüllte Harnblase ins Auge, bei längerer Betrachtung auch die Füllungsdynamik schon ab der 12. SSW (Abb. 4). Das starke Reflexionsverhalten des Skelettsystems macht ab der 14. SSW die Darstellung und Messung der Diaphysen sämtlicher Röhrenknochen möglich (Abb. 5). Zahl, Form und Beweglichkeit der Finger und Zehen lassen weitere Rückschlüsse zu. Als Beispiele für Organuntersuchungen sind das Herz und die Nieren mit den ableitenden Harnwegen geeignet. Die Herzbeurteilung beginnt mit der Einstellung des „Vierkammerblickes". Dies gelingt als Längsschnitt des dem Zwerchfell breitbasig aufliegenden Herzens bei der Einstellung eines Thoraxquerschnittes (Abb. 6). Bereits die Unmöglichkeit, den exakten Vierkammerblick einzustellen, kann schon ein Hinweis auf eine Fehlentwicklung sein und sollte Anlaß zur Überweisung in die nächste Diagnostikstufe geben, wo die Möglichkeiten einer weiterführenden Diagnostik wie M-Mode-Echokardiographie und Doppler-Flußmessungen unter Mitarbeit eines Kinderkardiologen gegeben sind (Abb. 7).

Ab der 12. SSW nehmen die embryonalen Nieren ihre Funktion auf. Gleichzeitig ist die Harnblase darstellbar. Ab der 20. SSW lassen sich die Nieren beidseits paravertebral darstellen. Hier sollten Auffälligkeiten unter Mitbeurteilung der Fruchtwassermenge zur weiteren Diagnostik in Stufe II und III führen.

Der Ausschluß von Mißbildungen ist aber nur ein Aspekt des Ultraschallscreenings. Die wesentliche Bedeutung des 1. Screenings liegt in der Bestimmung des Gestationsalters. Die zweite Untersuchung kontrolliert auf der Basis der ersten die somatische Entwicklung des Feten und deckt z.B. eine Mangelent-

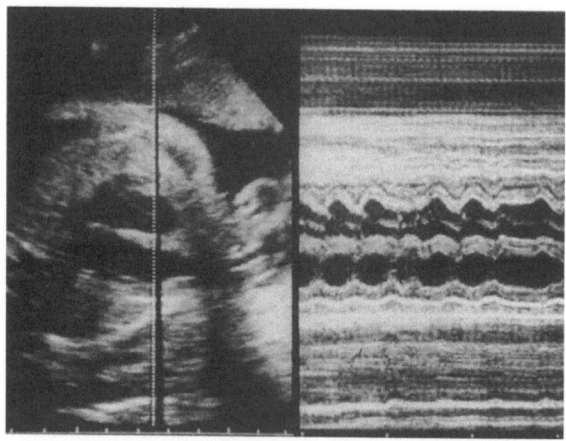

Abb. 7. M-Mode-Echokardiogramm. Ventrikelfrequenz 120/min., deutliche Pause nach frühzeitig einfallender supraventrikulärer Extrasystole mit blockierter Überleitung

wicklung auf. Anamnestische oder klinische Termindiskrepanzen finden sich bei ca. 20% aller Schwangerschaften. Die genaueste Einschätzung des Gestationsalters ermöglicht die Messung der Scheitel-Steißlänge zwischen der 12.–16. Schwangerschaftswoche.

Diese Zeitspanne findet in den Mutterschaftsrichtlinien noch keine Berücksichtigung. Im weiteren Verlauf sind Kopf- und Rumpfdurchmesser wesentlich, ergänzbar durch Messung der Femur-Diaphysenlänge. Der Kopf ist bei einer Beckenendlage meist dolichozephal konfiguriert. Die alleinige BIP-Messung erbringt zu kleine Werte. Nach Abgreifen des fronto-okzipitalen Durchmessers (FRO) läßt sich der Kopfumfang (KU) bestimmen, der dann wieder mit der Entwicklungskurve harmoniert.

Die Kombination der BIP- und THQ-Messung macht die Erfassung einer Mangelentwicklung sicherer (Abb. 8 u. 9). Je nach Beginn der Retardierung lassen sich zwei klinisch unterschiedliche Gruppen definieren. Bei Feten, die durch einen frühen, bereits im zweiten Trimenon erkennbaren Entwicklungs-

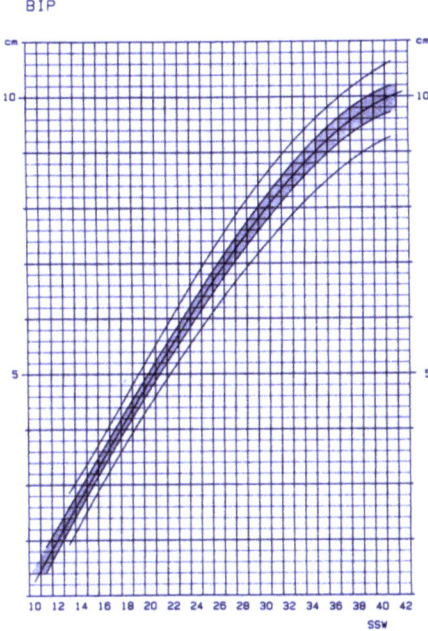

Abb. 8. Wachstumsverlauf des biparietalen Kopfdurchmessers

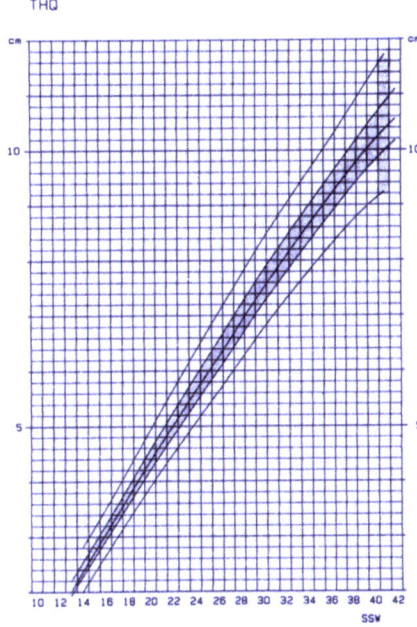

Abb. 9. Wachstumsverlauf des Abdomenquerdurchmessers (aus [4])

rückstand auffallen (Typ I) finden sich die in Tabelle 1 genannten Ursachen. Demgegenüber beruhen späte Retardierungen (Typ II) am häufigsten auf einer Plazentainsuffizienz. Die Notwendigkeit einer frühzeitigen Erkennung und Differenzierung wird durch die hohe perinatale Mortalität (70%) der Früh- oder Frühmangelgeborenen belegt.

4.6.1.3 Mißbildungsdiagnostik

Mit der Einführung des Ultraschallscreenings hat die Mißbildungsdiagnostik einen starken Aufschwung erfahren. Bis dahin lagen lediglich Kasuistiken vor. Heute werden umfangreiche Übersichten von den einzelnen Zentren vorgelegt. Dabei schwanken die Häufigkeitsangaben bezogen auf die Gesamtgeburtenzahl zwischen 1,5 und 3,5%. Die Zahl der schweren fetalen Mißbildungen, die pränatal nicht festgestellt worden waren, sank unter 5%. Unter den Hinweiszeichen für das Vorliegen einer Mißbildung kommt der anormalen Fruchtwassermenge die größte Bedeutung zu. Entsprechend der topographischen Zuordnung werden am häufigsten Kopf-Neuralrohrdefekte, vor Nieren- und Harnwegsmißbildungen entdeckt. Bauchwand-Darmfehlbildungen, zystische intraabdominale Tumoren (Mesenterial-, Ovarialzysten), Herzstruktur- oder Rhythmusanomalien, kombiniert mit einem nicht immunologischen Hydrops fetalis als Ausdruck einer kardialen Dekompensation, folgen. Bei den seltenen Formen finden sich mit Chromosomenanomalien einhergehende Syndrome wie z.B.

Tabelle 1. Mögliche Ursachen der Typ 1 Wachstumsretardierung

1. Chromosomenaberrationen:	Autosomale Trisomien 21, 18, 13, Turner Syndrom XO, Triploidie
2. Mißbildungen:	Potter-Syndrom + zystische Nierendysplasie, Herzmißbildungen, Bauchwanddefekte, Neuralrohrdefekte, Osteogenesis imperfecta
3. Infektionen:	Röteln, Toxoplasmose, Zytomegalie, Masern, Herpes, Hepatitis, Syphilis
4. Mütterliche Faktoren:	Nikotin, Alkohol, Drogen
5. Genetisch bestimmt:	Kleines Kind kleiner Eltern, Rasse

das Hygroma colli bei Turner Syndrom (45 XO) oder Lippen-Kiefer-Gaumenspalten bei der Trisomie 18 und 13 (Abb. 10–28).

Die möglichst frühzeitige Diagnose einer Fehlbildung muß zur weitergehenden Diagnostik veranlassen. Art und Ausmaß müssen sicher bekannt sein. Ihr Zweck erschöpft sich nicht mehr in der letztmöglichen Konsequenz eines Schwangerschaftsabbruchs in der gesetzlich vorgegebenen Frist bis zur 22. SSW p.c., sondern zielt auf die Möglichkeit einer intrauterinen Therapie [4, 5].

Als nicht invasives Untersuchungsverfahren, das ohne ionisierende Strahlung einhergeht, kann auch die Kernspintomographie (MR) in der pränatalen

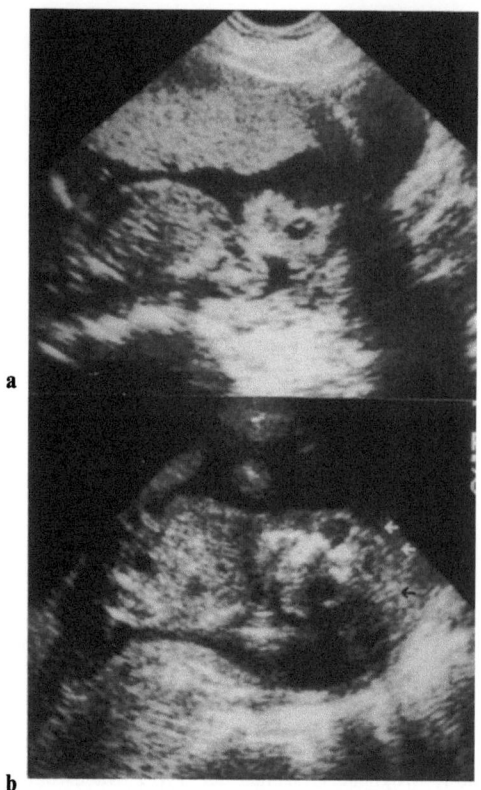
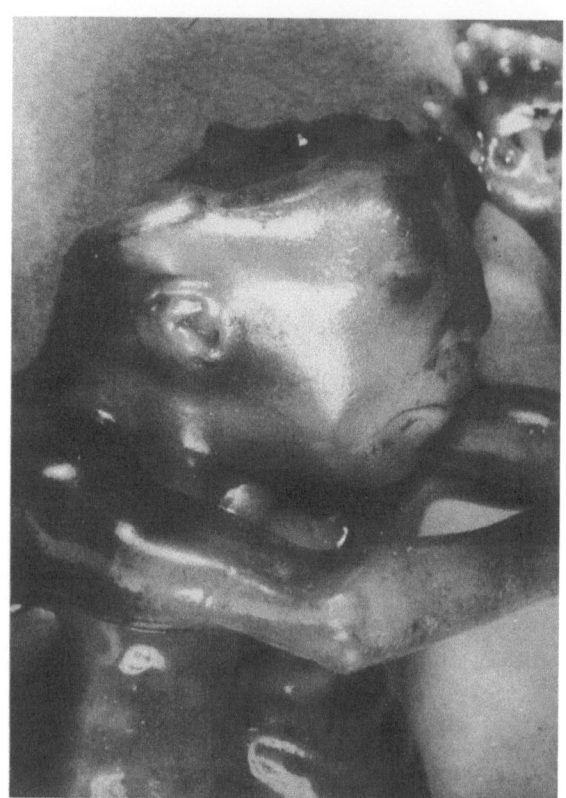

Abb. 10a–c. Anenzephaler Fetus 18. SSW. **a** Profil. **b** Frontalschnitt, Protrusio bulbi, oberhalb der Orbita fehlt typischerweise die Stirnwölbung (*Pfeile*). **c** Fet nach induziertem Abort

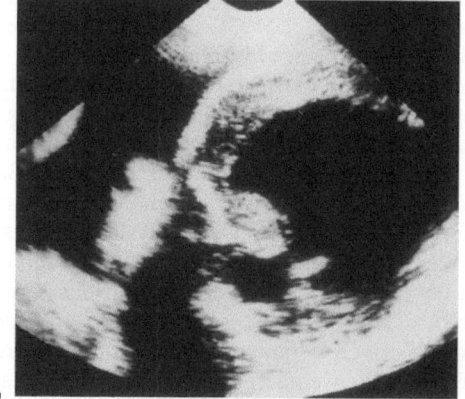

Abb. 11a, b. Hydrozephalus 35. SSW. **a** Koronare Schnittebene, in den massiv dilatierten Seitenventrikeln frei flottierende Plexus chorioidei. **b** Medianer Sagittalschnitt und Profil, deutliche Dysproportion zwischen Gesichts- und Hirnschädel

Fetale Diagnostik

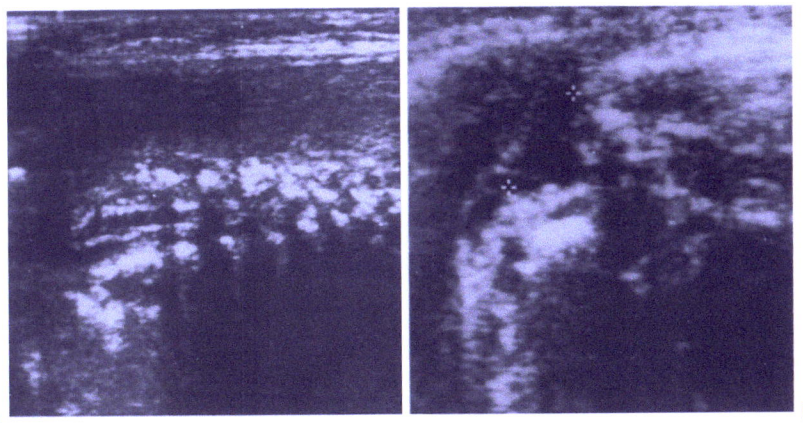

Abb. 12a, b. Lumbosakrale Spina bifida. **a** Längsschnitt: Auseinanderweichende Konturen, in der Mitte fehlen die Processus spinosi. **b** Rumpfquerschnitt: V-förmig dorsal offene Wirbelsäule, *Kreuze* markieren die auseinandergewichenen Wirbelbogenanteile

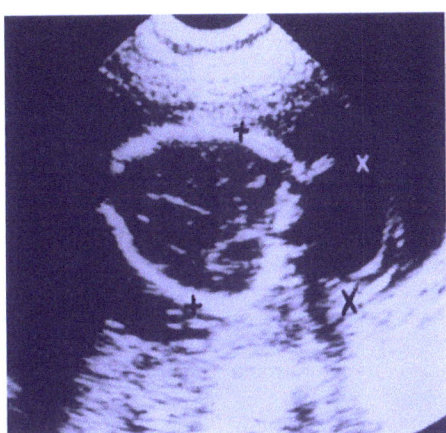

Abb. 13. Okzipitale, infratentorielle Meningozele, BIP 44 mm = 18/19. SSW +.....+. Durchmesser der Zele +....+ 34 mm

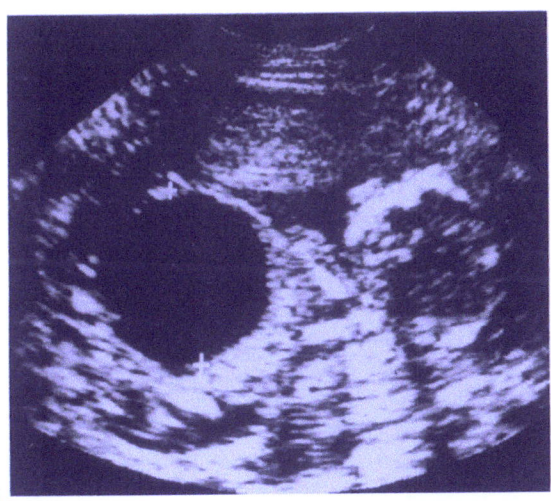

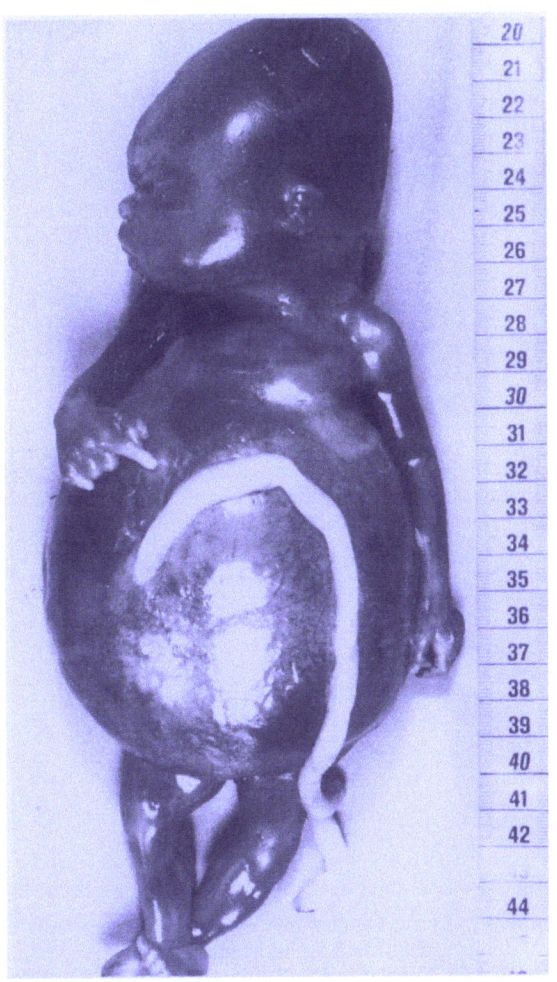

Abb. 14. a Megazystis, das Abdomen des Feten ausfüllend (sagittaler Längsschnitt), Oligo-Anhydramnie. (Prune belly-Syndrom bei Urethralobstruktion 19. SSW). **b** Fetus nach Abortinduktion

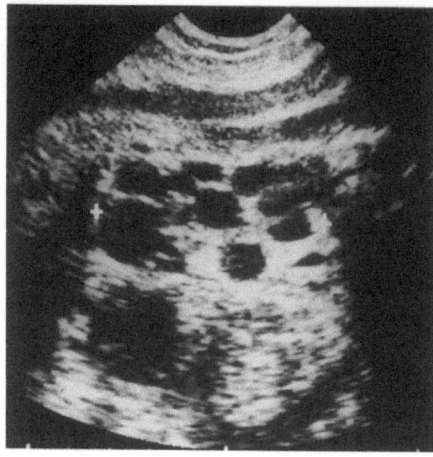

Abb. 15. Zystisch-dysplastische Niere. Potter-Typ II a 24. SSW. Längsschnitt, Anhydramnie

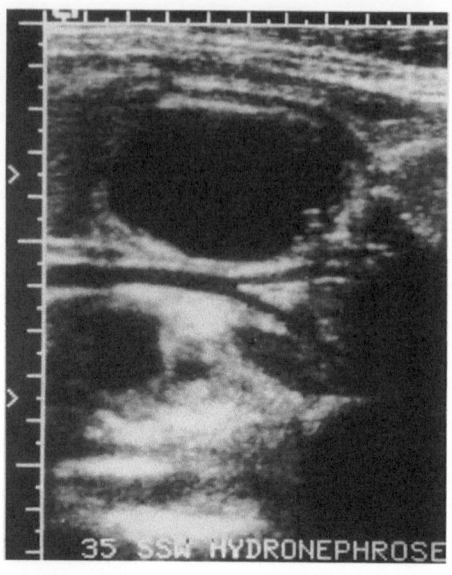

Abb. 17. Doppelseitige Hydronephrose bei Ureterstenose, Längsschnitt, Bifurcatio aortae dargestellt

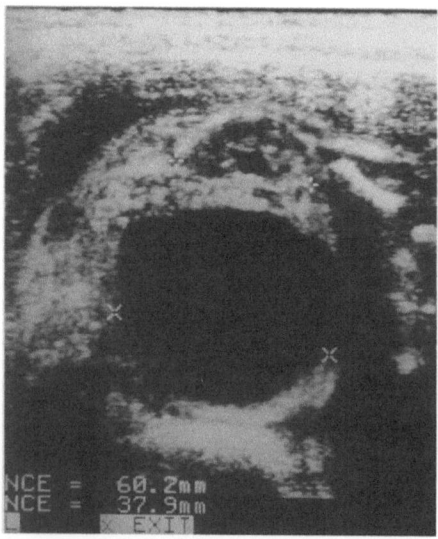

Abb. 16. Hydronephrotische Sackniere bei Ureterabgangsstenose. x.....x, +.....+ gesunde kontralaterele Niere, leichte Weitstellung des Pyelons, 28. SSW

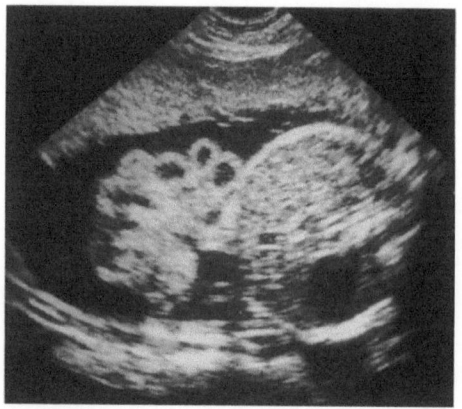

Abb. 18. Gastroschisis, Rumpfquerschnitt, frei im Fruchtwasser flottierender Darm

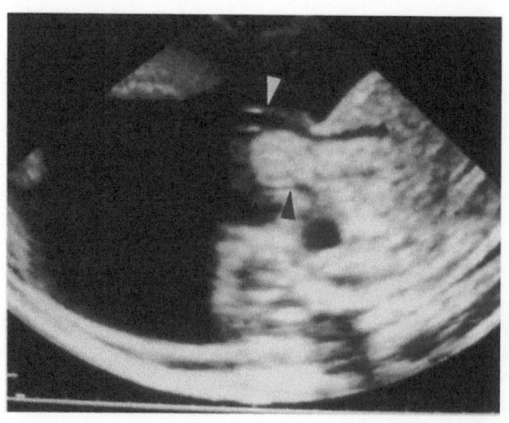

Abb. 19. Kleine Omphalozele, medianer Längsschnitt des Abdomens, deutliche Lagebeziehung der Nabelvene (*weißer Pfeil*) und Nabelarterie (*schwarzer Pfeil*) zum Bruchsack, der durch das Amnionepithel des Nabelstrangs gedeckt ist

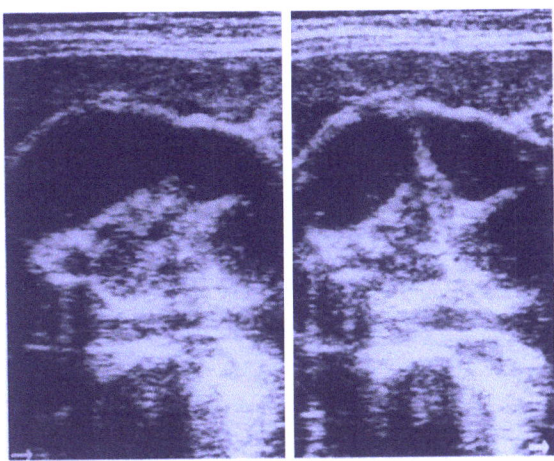

Abb. 20. Jejunalatresie, Abdomenquerschnitt 34. SSW. Aufeinanderfolgende Bildphasen zeigen die peristaltische Formänderung der stark erweiterten prästenotischen Darmabschnitte

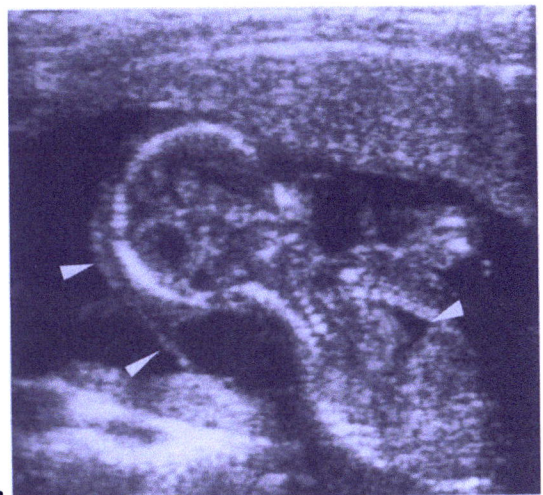

a

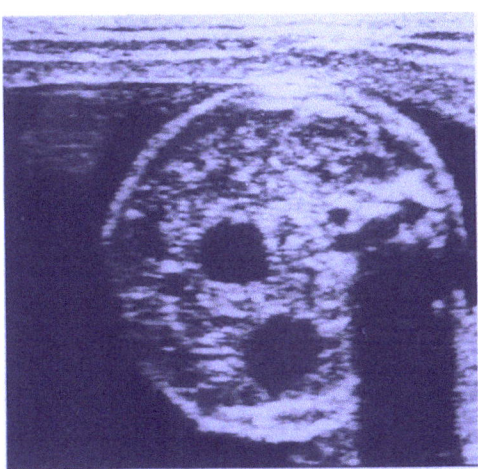

Abb. 21. Duodenalatresie, typischer „double-bubble" im Rumpfquerschnitt bei Trisomie 21. Die Trisomie wurde durch Amniozentese gesichert

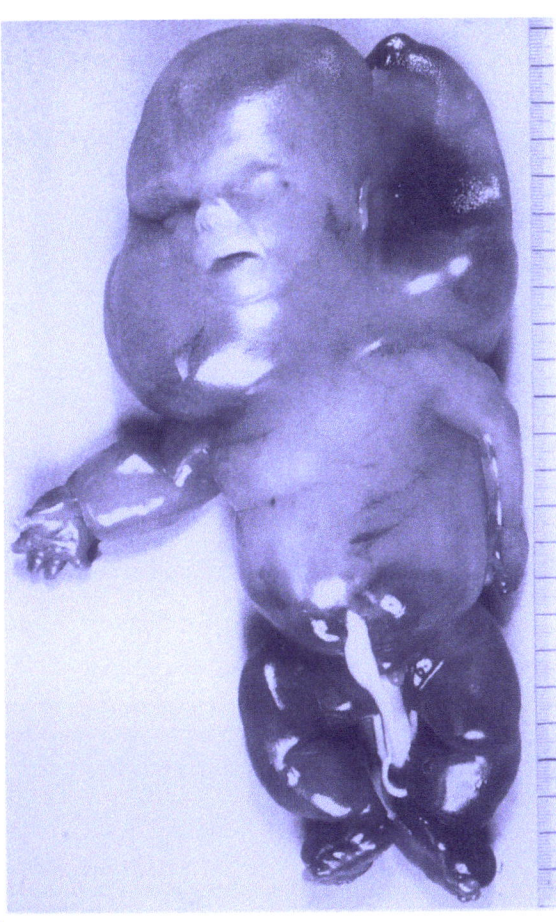

b

Abb. 22. a Hygroma colli, Längsschnitt, *Pfeile links* ausgeprägtes Hautödem im Nacken- und Halsbereich, *Pfeil rechts* Pleuraerguß. Turner-Syndrom (45 XO), durch Amniozentese gesichert, 19. SSW. **b** Aspekt des Feten nach Abortinduktion

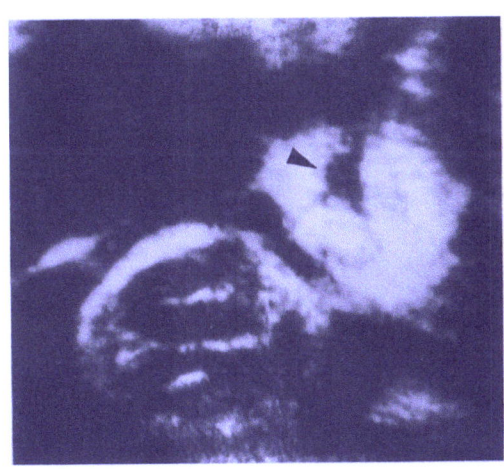

Abb. 23. Lippenkiefergaumenspalte, zentraler Einbruch der Oberlippenkontur *Pfeil*

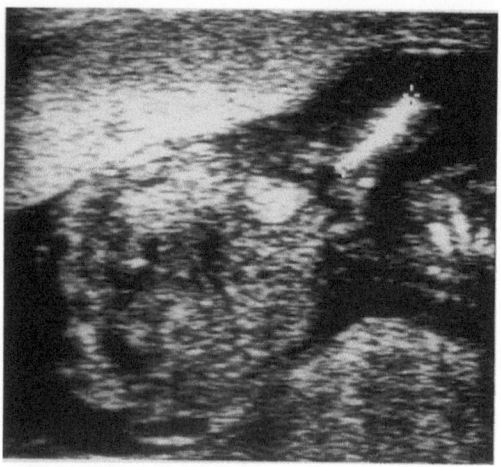

Abb. 24. Steißteratom. Riesiger solider Tumor am kaudalen Pol. Femur 24 mm = 18. SSW

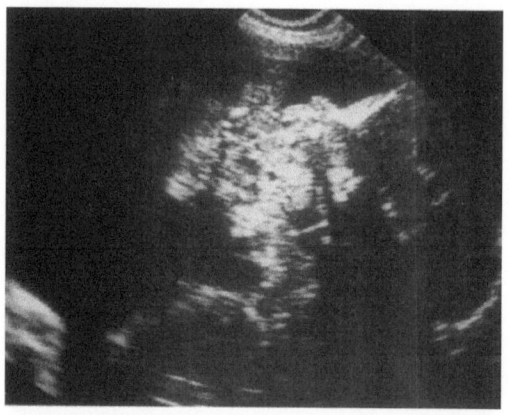

Abb. 25. Epignathus, Profil. Tumor ragt aus der weit aufgedrängten Mundhöhle

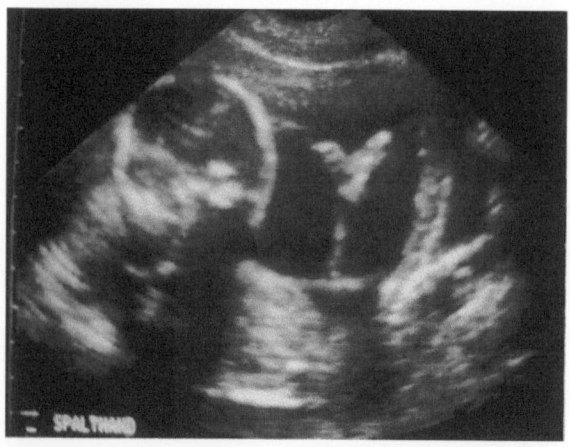

Abb. 26. Spalthand 17. SSW. Ergebnis einer Ausschlußuntersuchung bei Spalthänden und -füßen des Vaters

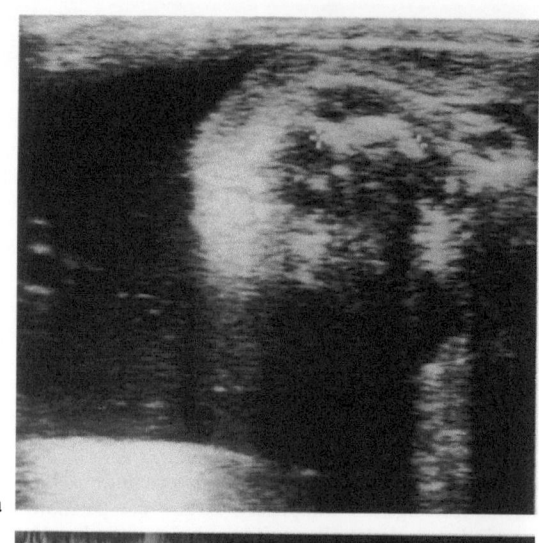

a

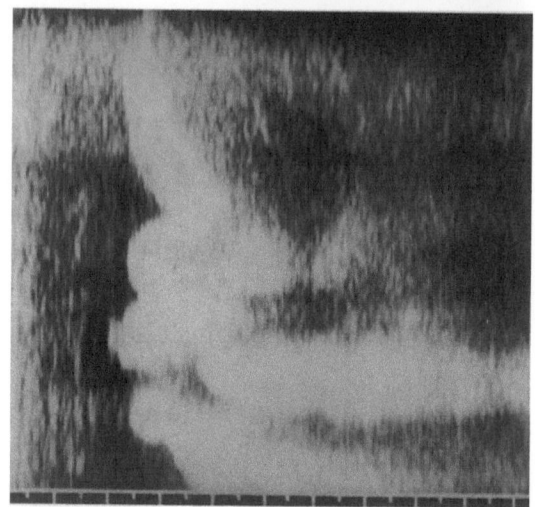

b

Abb. 27 a, b. Thanatophorer Zwerg 33. SSW. **a** Extrem verkürzter Arm mit telefonhörerartiger Verbiegung des Humerusschaftes. **b** Profil im Sagittalschnitt, großer Kopf mit eingesunkener Nasenwurzel

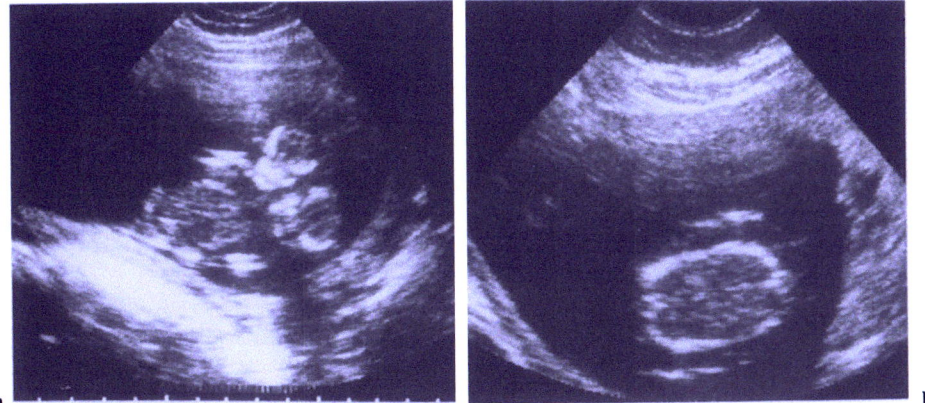

Abb. 28a, b. „Siamesische" Zwillinge 16. SSW. **a** Frontalschnitt, Köpfe „Wange an Wange". **b** Thorakophagus, Querschnitt im Thoraxniveau, breite ventrale Verschmelzung, Lebergrenzen nicht darstellbar, Wirbelsäulenquerschnitt bei 9 und 2 Uhr

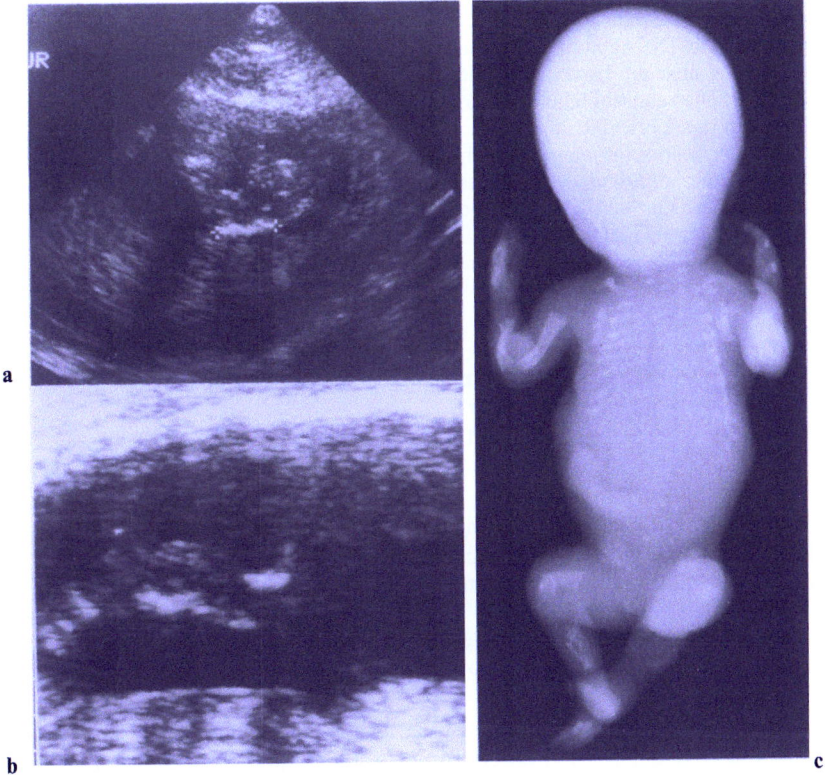

Abb. 29. **a** Sonographie eines Feten in der 18. SSW mit Osteogenesis imperfecta. Man erkennt einen Extremitätenabschnitt, der telefonhörerähnlich gebogen, verkürzt und verplumpt ist. **b** Sonographie eines Unterschenkels mit Fuß bei Osteogenesis imperfecta (18. SSW). Der Unterschenkel ist stark gebogen. Der Fuß am Bildrand links zeigt eine Abknickung gegenüber der Unterschenkellängsachse. **c** Röntgenaufnahme des ausgestoßenen Feten (prostaglandininduziert). Man erkennt die gekrümmten und verkürzten Knochen an den Extremitäten

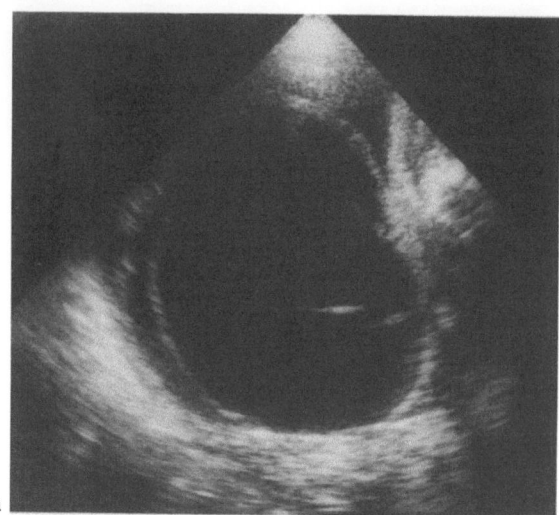

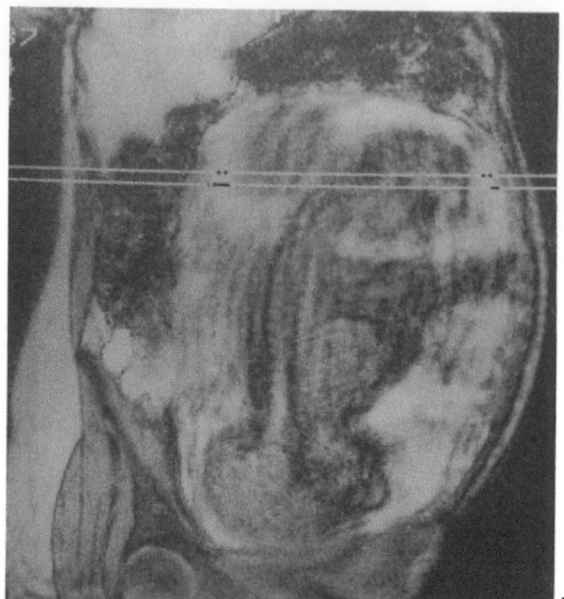

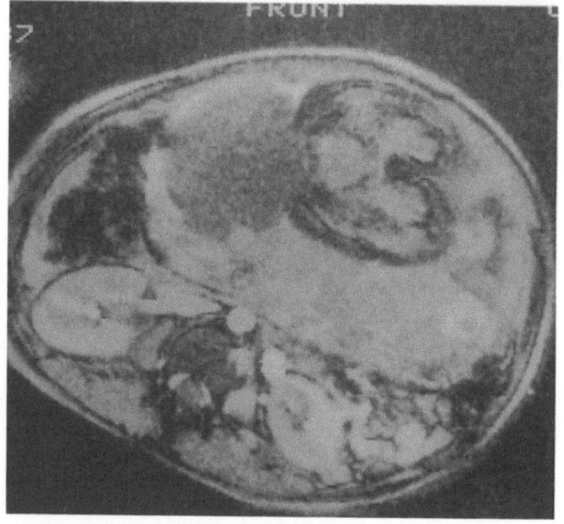

Abb. 30. a Sonographisches Bild einer großen Meningozele. Der Steiß des Kindes ist rechts am Bildrand angeschnitten, die Zele in toto abgebildet. 33. Schwangerschaftswoche in utero. Kind in Beckenendlage. b Kernspintomographie derselben Schwangerschaft. Die Patientin liegt in ca. 45° li. Seitenlage. Bewegungsartefakte. Die Abbildung dient lediglich zur groben Orientierung über die Lage des Kindes in utero. Fet jetzt in Kopflage. Die Schnitthöhe für den Transversalschnitt (Abb. 30c) ist markiert. TR: 0.04; TE: 12. c Transversalschnitt mit der Kernspintomographie durch den Steiß des Kindes. Die 8 cm im Durchmesser messende rundliche Raumforderung, die sich vom Steiß nach dorsal entwickelt, ist deutlich zu erkennen. TR: 0.04; TE: 12

Diagnostik eingesetzt werden. Aufgrund unserer bisherigen Untersuchungen an einigen Patientinnen glauben wir jedoch sagen zu können, daß sie die Sonographie als Screeningverfahren zunächst nicht ersetzen kann.

Veränderungen bei jungen Schwangerschaften lassen sich (noch) nicht erfassen. Skelettveränderungen sind nur darstellbar, wenn z.B. ein Röhrenknochen oder ein Teil einer Extremität in seiner gesamten Länge abgebildet wird. Meist erreicht man mit der MR nur schräge Anschnitte, so daß keine Aussage möglich ist. Bewegungen des Feten tragen zusätzlich zum Zufallsgeschehen bei.

Mit dem Ultraschallkopf dagegen kann jederzeit durch Anpassung an die Lage der Extremität ein für die Beurteilung ausreichender Abschnitt abgebildet werden (Abb. 29a–c). Die Untersuchungszeit bei der Kernspintomographie ist trotz der Anwendung schneller Frequenzen zur Zeit noch lang.

Bei Verdacht auf Fehlbildungen im Kopf und Neuralrohrbereich, bei Nieren und Harnwegen, Bauchwanddefekten, zystische intraabdominale Tumoren, Hydrops fetalis und andere mit einer Veränderung der Kontur einhergehenden Fehlbildungen wird die MR eine anschauliche Bereicherung der Diagnostik darstellen. Sie erlaubt bei guter Schnittführung eine komplettere Abbildung als das mit der Sonographie möglich ist (Abb. 30a–c, 31a–c). Auch Veränderungen im Plazentabereich wird man darstellen können (Abb. 32a–c).

Ein weiteres Einsatzgebiet der Kernspintomographie in der Geburtshilfe kann die Funktionsdiagnostik werden. Strömungen im Fruchtwasser sind darstellbar (Abb. 33). Auch lassen sich Flüssigkeitsbewegungen im kindlichen Darm und in der Nabelschnur bildlich dokumentieren (Abb. 34 u. 35a–c).

Wir stehen mit der Kernspintomographie in der Geburtshilfe erst am Anfang einer diagnostischen Entwicklung, deren Tragweite erst durch weitere Erfahrungen mit dieser Methode abgeschätzt werden kann.

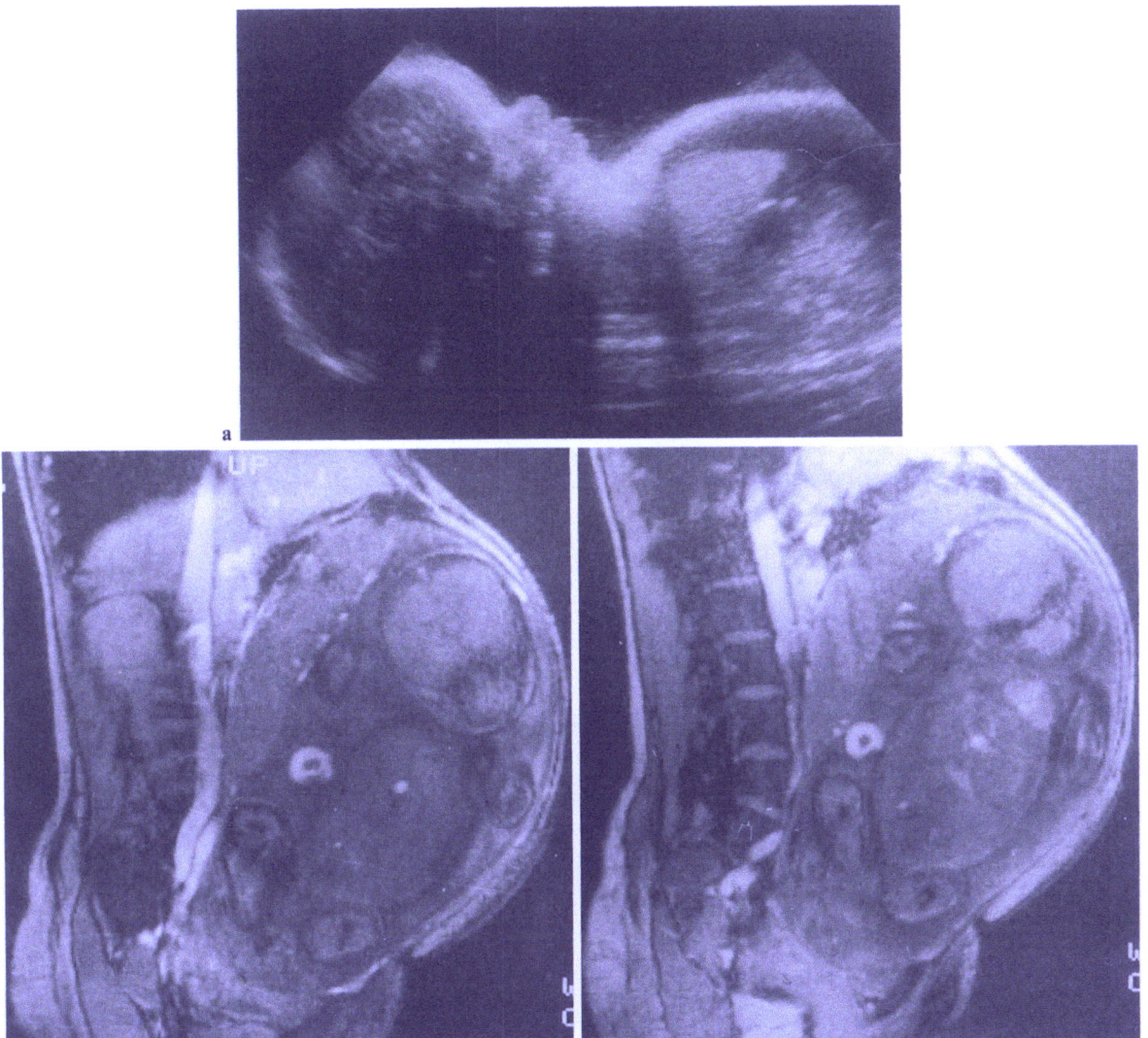

Abb. 31. a Sonographie eines Feten in der 38. Schwangerschaftswoche im Profil. Man erkennt deutlich eine Auftreibung des Leibes, der Flüssigkeit enthält. Deutliche Abbildung des Gesichtsprofils. **b** Kernspintomographie des Feten der Abb. 31a. Parasagittalschnitt durch die Mutter. Der Fet wurde dabei koronar geschnitten. Man erkennt deutlich die Auftreibung des kindlichen Abdomens. Der helle Punkt in Projektion auf das kindliche Abdomen ist die Insertionsstelle der Nabelschnur. Zwischen der hydropischen Plazenta und dem Feten ist als heller Halbbogen eine Nabelschnurschleife zu erkennen. Die Distanz zwischen Symphyse und Nabel des Kindes ist deutlich verlängert als Ausdruck der abdominalen Vorwölbung. TR 0.03; TE 12. **c** Sagittalschnitt durch die Mutter. Dadurch tiefere koronare Schicht durch den Feten. Man kann hier die ungleiche Proportion Abdomen – Thorax gut erkennen. Das Zwerchfell ist weit nach kranial verdrängt. TR 0.03; TE 12

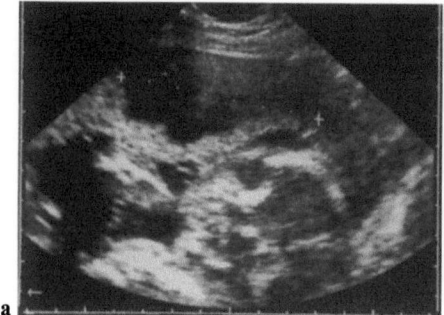
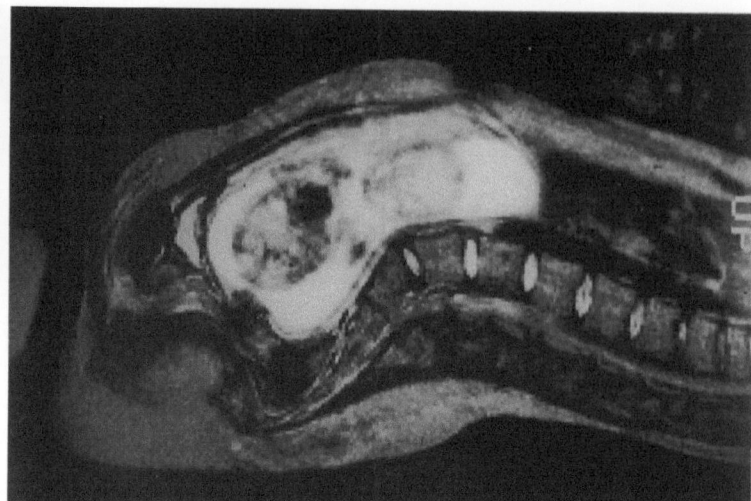
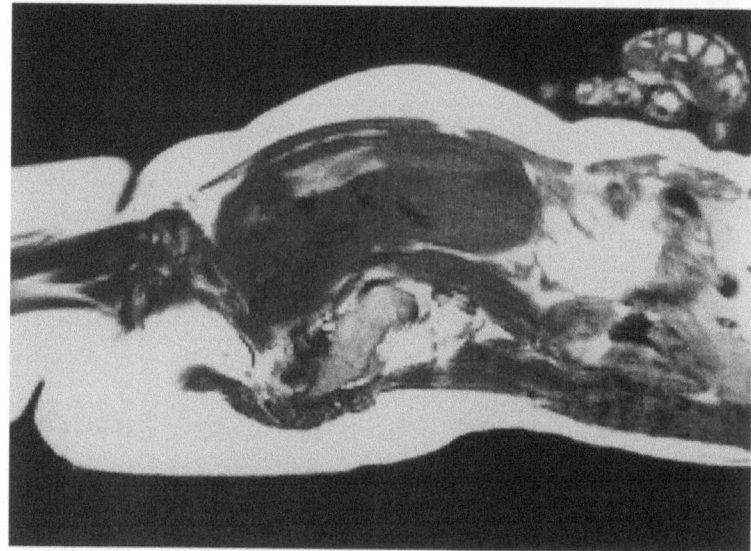

Abb. 32. a Sonographie einer Gravidität in der 26. Schwangerschaftswoche. Deutliches retroplazentares Hämatom mit 8 cm Durchmesser. Die Plazenta ist von der Uterusvorderwand abgehoben. Auf der Aufnahme ist der Kopf-Hals-Thoraxbereich angeschnitten. **b** Sagittalschnitt mit der Kernspintomographie (MR) derselben Gravidität wie in Abb. 32a. Zur besseren bildlichen Vorstellung der Verhältnisse in utero wurde dieser Schnitt ähnlich gelegt wie der sonographische Schnitt. Magnetom 1.0 T; TR 3.00; TE 100. **c** Kernspintomographischer parasagittaler Schnitt durch eine Schwangere in der 26. Gestationswoche. Es ist dieselbe Schwangerschaft wie in Abb. 32a und b. Man erkennt deutlich die retroplazentare Blutansammlung im protonendichtebetonten Bild (helles Areal an der Uterusvorderwand). Magnetom 1.0 T; TR 50; TE 17. (Die Aufnahmen 32b und c wurden von Herrn Dr. KAISER, Radiologie Nürnberg, im Trainingscenter TDF 6 der Firma Siemens in Erlangen, angefertigt. Wir danken ihm)

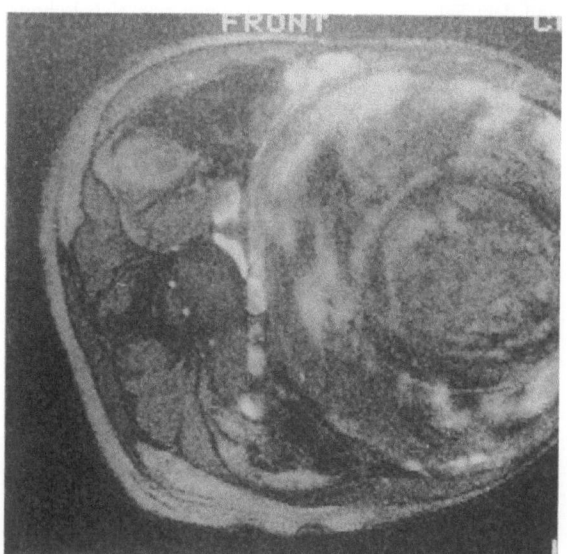

Abb. 33. Transversalschnitt durch die Fruchthöhle. Die schlierenförmigen hellen Signale im Fruchtwasser entsprechen Fruchtwasserstörungen. TR 0.04; TE 12

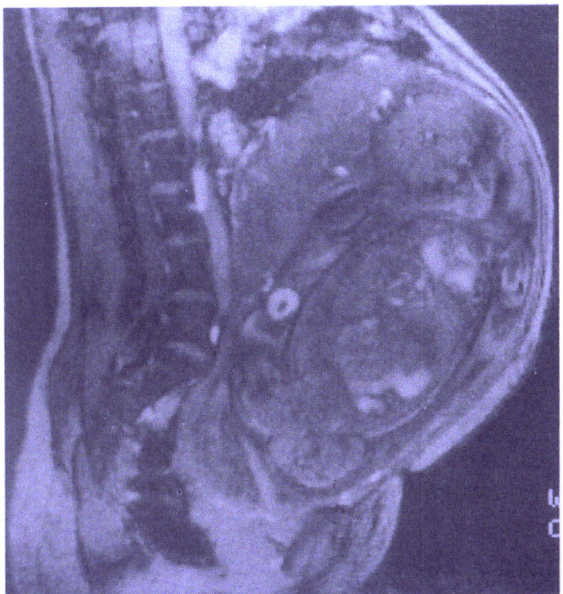

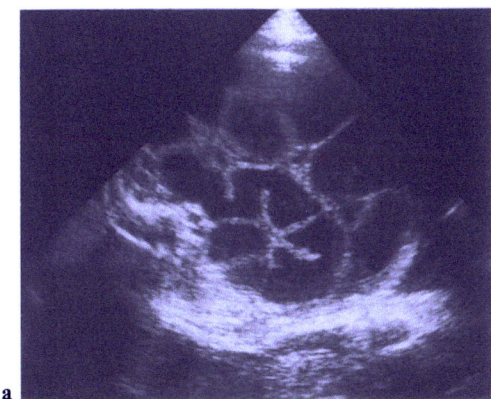

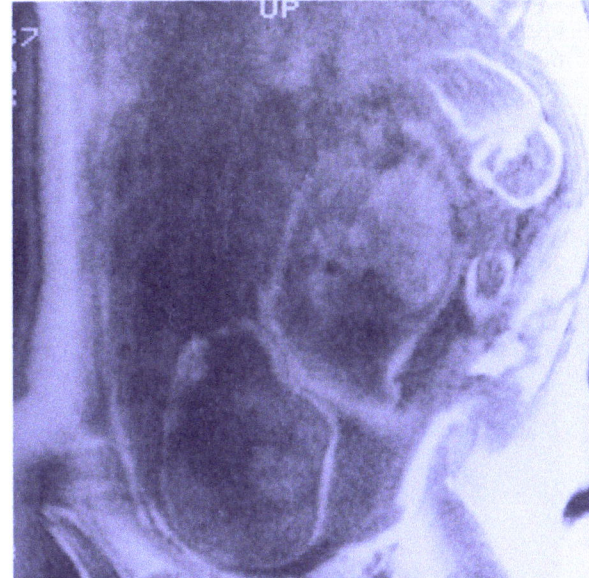

Abb. 34. Der gleiche Fet wie in Abb. 31a–c. Die Peristaltik des kindlichen Darmes bewegt den flüssigen Darminhalt. Die Windungen des Darmlumen sind als helles Signal zu erkennen. Die hellen Signale im Thoraxbereich entsprechen Flüssigkeitsbewegungen im Herzen bzw. der Gefäße. Das ringförmige helle Signal links vom Abdomen entspricht einer Nabelschnurschleife. TR 0.03; TE 12

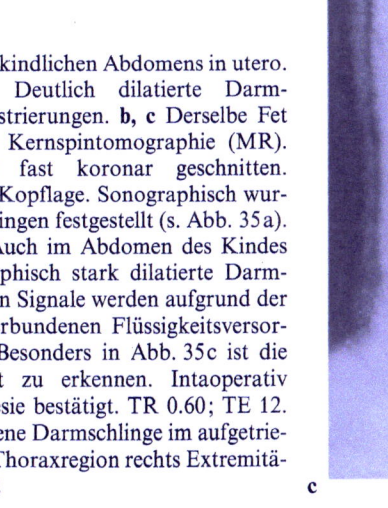

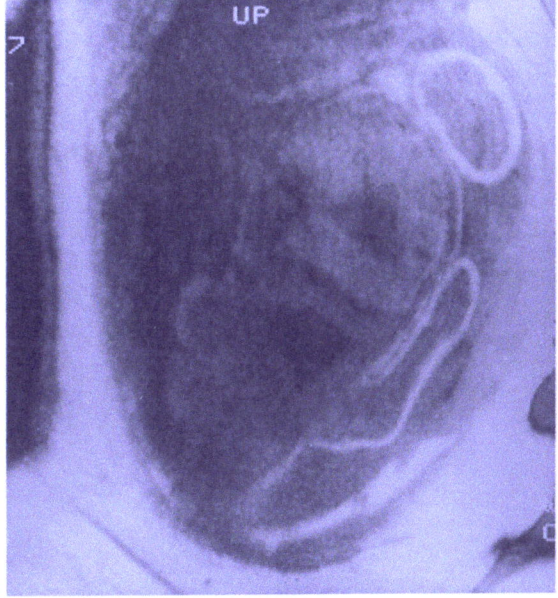

Abb. 35. a Sonographie eines kindlichen Abdomens in utero. 38. Schwangerschaftswoche. Deutlich dilatierte Darmschlingen mit kräftigen Haustrierungen. **b, c** Derselbe Fet im Parasagittalschnitt einer Kernspintomographie (MR). Intrauterin ist das Kind fast koronar geschnitten. 38. Schwangerschaftswoche. Kopflage. Sonographisch wurden stark dilatierte Darmschlingen festgestellt (s. Abb. 35a). Verdacht auf Darmatresie. Auch im Abdomen des Kindes lassen sich kernspintomographisch stark dilatierte Darmschlingen erkennen. Die hellen Signale werden aufgrund der Peristaltik und der damit verbundenen Flüssigkeitsversorgung im Darm abgebildet. Besonders in Abb. 35c ist die dilatierte Darmschlinge gut zu erkennen. Intaoperativ wurde der Verdacht der Atresie bestätigt. TR 0.60; TE 12. **c** Man erkennt die aufgetriebene Darmschlinge im aufgetriebenen Abdomen. Neben der Thoraxregion rechts Extremitätenanschnitt. TR 0.60; TE 12

4.6.1.4 Intrauterine Therapie

Neben der klassischen Methode der intrauterinen Transfusion bei Rhesus-Inkompatibilität [5] ist nach anfänglicher Euphorie und entmutigenden Ergebnissen nur bei wenigen fetalen Erkrankungen ein erfolgversprechender Ansatz zur intrauterinen Therapie gegeben [3]. Bei den meisten korrigierbaren Fehlbildungen ist die Wahl des geeigneten Entbindungszeitpunkts- und modus mit Gewährleistung einer problemorientierten postnatalen Intensivversorgung durch Spezialisten der beste Weg nicht nur die Überlebensquote sondern auch die Lebensqualität der betroffenen Kinder zu verbessern. Bei sehr unreifen Feten oder drohendem intrauterinen Fruchttod birgt die intrauterine Therapie die einzige Chance. Über nicht invasive Methoden, wie Digitalisierung des Feten über die Mutter bei fetaler Tachyarrhythmie mit

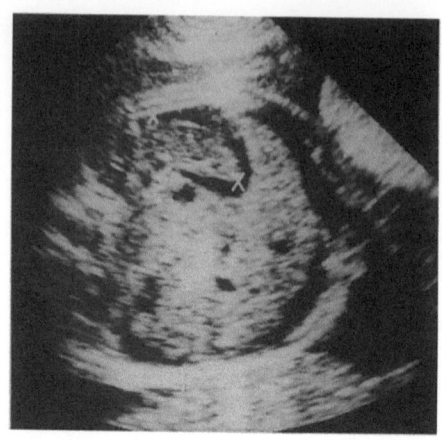

Abb. 38. Deutliche Rückbildung des Aszites nach Digitaliskardioversion des Feten über die Mutter, x.....x Milz mit Aszitessaum

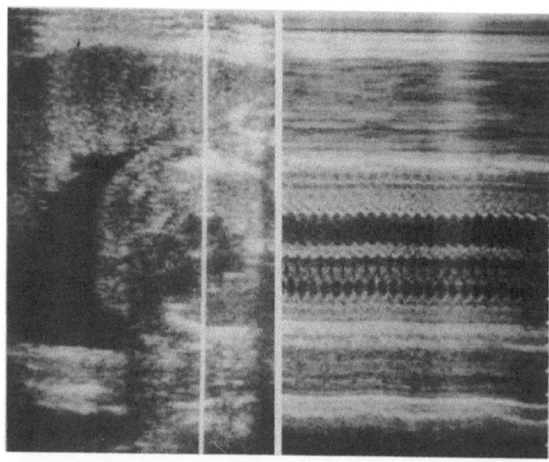

Abb. 36. M-Mode-Echokardiogramm, supraventrikuläre Tachyarrhythmie. Frequenz 240/min., 32. Schwangerschaftswoche

Hydrops, liegen bereits positive Erfahrungsberichte vor (Abb. 36–39). Die Druckentlastung einer kongenitalen beiderseitigen Hydronephrose bei Urethraobstruktion mittels vesikoamnialen Shuntkathetern ist eine probate invasive Methode. Die konsekutive Zerstörung der Nieren und die Lungenhypoplasie infolge des fehlenden Fruchtwassers werden verhindert. Bei zystischen Raumforderungen oder Ergüssen kann die Entlastungspunktion die Druckschädigung anderer Organsysteme verhindern. Die Erfolgsaussichten eines ultraschallkontrolliert eingebrachten ventrikulo-amnialen Shunts beim Hydrozephalus sind allerdings durch oft kombinierte Fehlbildungen getrübt. Diese zu entdecken oder auszuschließen kann für den Ultraschalldiagnostiker zur Gratwanderung werden.

4.6.2 Amniozentese und Chorionzottenbiopsie

Die *Amniozentese* zur pränatalen Diagnose eines genetischen Defektes ist heute ohne Ultraschall nicht mehr denkbar. Die häufigste Indikation ist das mütterliche Alter über 35 Jahren wegen des dann ansteigenden Trisomie-21-Risikos. Die erforderliche Fundushöhe zur transabdominalen Punktion ist ab der 16. Schwangerschaftswoche gegeben. Zum gleichen Zeitpunkt ist Fruchtwasser in genügender Menge vorhanden, welches ausreichend vitale fetale Zellen enthält und das Alphafetoprotein erreicht Höchstwerte. Die „Pipettenmethode" zur schnellen Karyotypisierung [1] liefert die Ergebnisse im Eilfall in 5–6 Tagen. Bei positivem Befund kann frühzeitig abortiert werden. Die heute erreichte, niedrige Abortrate von 0,3–0,5% kam durch die Ultraschallanwendung zustande. Nach Plazentalokalisation wird unter Ultraschall-

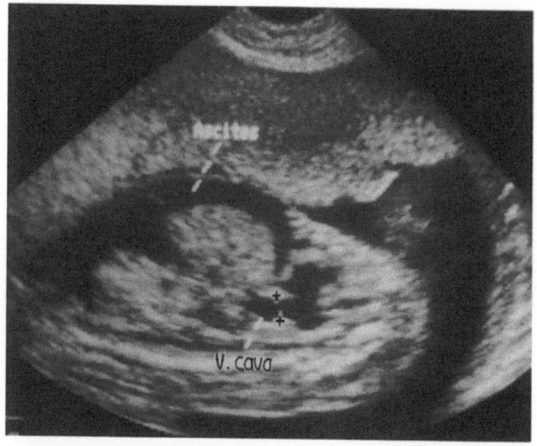

Abb. 37. Abdomenlängsschnitt, breite Aszitessichel und gestaute Vena cava inferior als Zeichen der kardialen Dekompensation des Feten

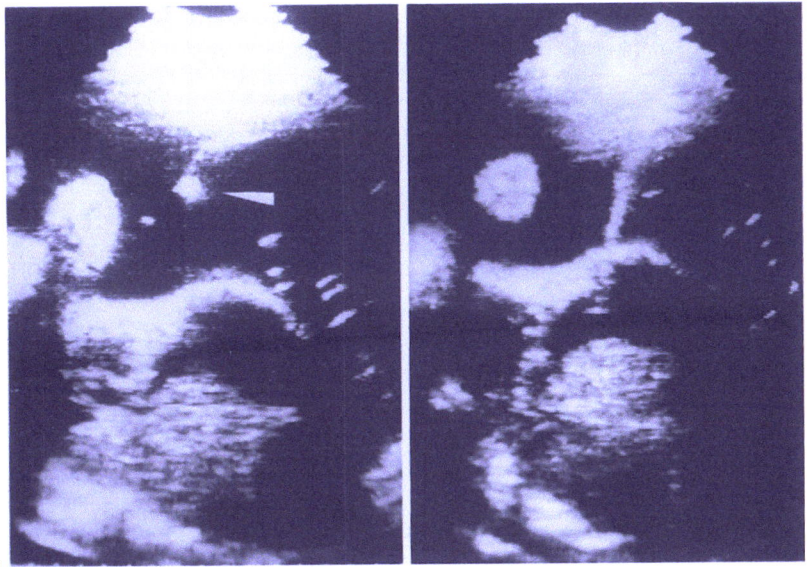

kontrolle punktiert (Abb. 40). Die Verletzungsgefahr des Feten und der Plazenta ist stark vermindert. Verunreinigung des Fruchtwassers durch mütterliche Zellen oder wiederholte Punktionen sind vermeidbar. Die Ängste der Mutter vor dem diagnostischen Eingriff werden durch die Punktion unter Sicht genommen. Erhöhte Alphafetoproteinwerte im mütterlichen Serum als Indikator für einen möglichen Neuralrohr- oder Bauchwanddefekt (Omphalozele, Gastroschisis) fordern die Amniozentese zur Kontrolle des AFP im Fruchtwasser. Häufig gelingt es dann auch schon, den Defekt ultrasonographisch auszumachen.

Abb. 39 a, b. Entlastende Punktion bei fetalem Aszites. **a** Nadelspitze im Fruchtwasser, Fet in Rückenlage. **b** Nadel im fetalen Aszites

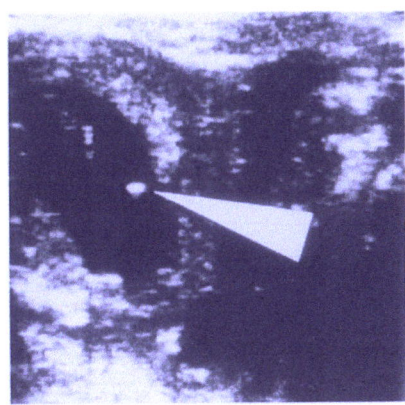

Chorionzottenbiopsie

Die psychische Belastung der Schwangeren sowie das größere medizinische Risiko einer Interruptio im 2. Trimenon veranlaßte die Suche nach einer früher durchführbaren und in ihre Aussage ebenso sicheren Alternativmethode zur Chromosomenanalyse. Seit den ersten Mitteilungen über die so entwickelte Technik der Chorionzottenbiopsie [7] ist sie nun klinisch weitgehend etabliert. In der 8.–10. SSW wird unter permanenter Ultraschallbeobachtung ein dünner Vinylkatheter mit Metallmandrin transzervikal zum Chorion frondosum geführt (Abb. 41). Mittels Unterdruck wird nach Entfernen des Mandrins Trophoblastgewebe aspiriert und zytogenetisch untersucht. Das durch die Gewebsentnahme bedingte Abortrisiko ist mit 3–4% problematisch, da ja bis zum Ende des I Trimenons noch mit Spontanaborten gerechnet werden muß. Die Beratung über die Alternativen der pränatalen Diagnostik erfolgt daher unter individuellen Gesichtspunkten. Der Nachweis einer sicher intakten Frühgravidität vor der Biopsie ist stets vorausgesetzt.

Abb. 40. Amniozentese unter Ultraschallkontrolle, Nadelspitze im freien Fruchtwasser

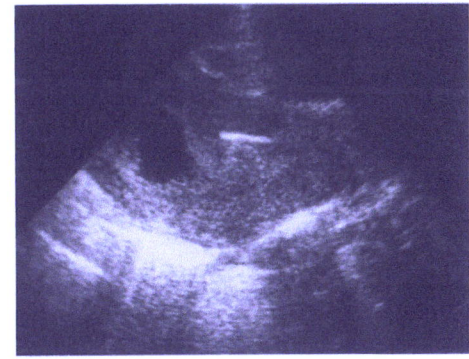

Abb. 41. Spitze des Chorionbiopsiekatheters in Nähe der Chorionhöhle

4.6.3 Fetoskopie

Die Fetoskopie ist eine Methode zur direkten Betrachtung des Feten durch transabdominales Einbringen einer Optik in die Fruchthöhle. Sie wurde eingesetzt, um phänotypische Mißbildungsmerkmale aufzudecken. Dies leistet heute der erfahrene Ultraschalluntersucher ohne ein Abortrisiko von 6–9% einzugehen. Damit wurde der Indikationsbereich der Fetoskopie auf die fetale Blutgewinnung bei z.B. erblichen Hämoglobinopathien und Hautbiopsien bei genetisch bedingten Hautleiden eingeengt [6].

Literatur

1. Claussen U, Hansmann M (1984) Die „Pipettenmethode" zur schnellen Karyotypisierung bei sonographischen Verdachtskriterien für eine Chromosomenanomalie. Gynäkologe 17:30–44
2. Golbus MS, Holzgreve W, Harrison MR (1984) Intrauterine Direktbehandlung des Feten. Gynäkologie 17:62–71
3. Hansmann M (1981) Nachweis und Ausschluß fetaler Entwicklungsstörungen mittels Ultraschallscreenin und gezielter Untersuchung – ein Mehrstufenkonzept. Ultraschall 2:206–220
4. Hansmann M, Hackeloer BJ, Staudach A (1985) Ultraschalldiagnostik in Geburtshilfe und Gynäkologie. Springer, Berlin Heidelberg New York Tokyo
5. Liley AW (1963) Intrauterine transfusion of fetus in haemolytic disease. Br Med J 5365:1107–1109
6. Rauskolb R (1980) Fetoskopie – eine klinische Methode zur pränatalen Diagnostik. Thieme Copythek, Stuttgart
7. Simoni B, Brambati C et al. (1983) Efficient direct chromosome analysis and enzyme determination from chorionic villi samples in the first trimester of pregnancy. Hum Genet 63:349

4.7 Plazentadiagnostik

H.J. Voigt und E.M. Paterok

INHALT

4.7.1. Ultraschall 449
4.7.1.1 Lagediagnostik 449
4.7.1.2 Normale Ultraschallmorphologie 449
4.7.1.3 Pathomorphologie 452
4.7.2 Biochemische Methoden 453
4.7.2.1 Östriol 453
4.7.2.2 Human-Plazenta-Lactogen (HPL) 453
Literatur 453

4.7.1 Ultraschall

Die Darstellung der Plazenta im Ultraschallbild ist allen anderen Methoden wie Szintigraphie, Thermographie und röntgenologischen Verfahren überlegen. Die sonographische Plazentalokalisation gehört zur Basisdiagnostik in der Gravidität (Stufe I – s. Kap. 4.6). Mit hoher Auflösung und Grauwertabstufung ist eine typische Gewebedifferenzierung der Entwicklungs- und Reifungsstadien möglich. Die Ultraschallstrukturanalyse, ergänzt durch die biochemischen Hormonbestimmungen (HPL und Östriol), sind klinische Instrumente zur Aufdeckung einer Plazentafunktionsstörung.

4.7.1.1 Lagediagnostik

Die unterschiedlichen akustischen Impedanzen von Uteruswand und Fruchtwasser ermöglichen die Abgrenzung des Plazentagewebes ab der 12. SSW. Im Verlauf der Schwangerschaft verändert sich die Plazentahaftfläche insbesondere durch Ausdehnung im unteren Uterinsegment. Daher kann eine endgültige Plazentalokalisation erst ab der 32. SSW erfolgen! In Quer- und Längsschnittdarstellungen gilt der Lagebeziehung zum inneren Muttermund besondere Aufmerksamkeit. Bei einer Hinterwandplazenta ist die Beurteilung wegen der Schallauslöschung durch fetale Anteile häufig erschwert. Eine volle mütterliche Harnblase kann als Wasservorlaufstrecke über dem unteren Uterinsegment hilfreich sein. Bei Blutungen

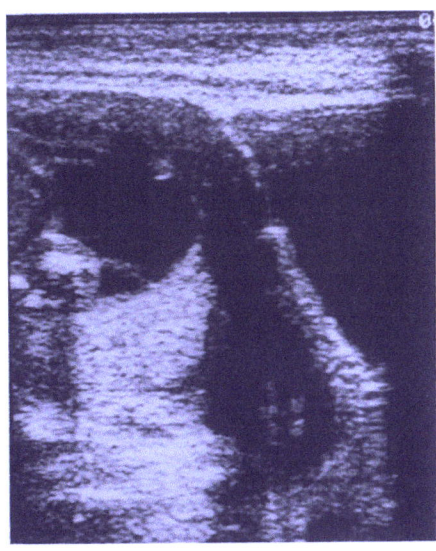

Abb. 1. Placenta praevia totalis. Längsschnitt durch das untere Uterinsegment bei voller Blase. Die Hinterwandplazenta überdeckt den inneren Muttermund komplett

im II. und III. Trimenon sollte zur Erkennung einer Placenta praevia als erstes sonographiert werden, da die vaginale Untersuchung eine bedrohliche Blutung provozieren kann. Die Differenzierung der Diagnose Placenta praevia marginalis oder Placenta praevia partialis ist unzuverlässig. Das geburtshilfliche Vorgehen wird besser von klinischen Parametern bestimmt. Die Diagnose einer Placenta praevia totalis und damit die Indikation zum Kaiserschnitt ist sicherer zu stellen (Abb. 1).

4.7.1.2 Normale Ultraschallmorphologie

Bis zur 12. SSW hat sich der Trophoblast zum Chorion frondosum und dem Chorion laeve differenziert, so daß erst jetzt von einer eigentlichen Plazenta gesprochen werden kann (Abb. 2). Man unterscheidet nun Basalplatte, Binnenstruktur und Chorionplatte. Wachstum und Reifung des Organs Plazenta spiegeln sich in einer Veränderung des sonographischen Erscheinungsbildes wieder. Dies liegt der Reifegradeinteilung nach dem Grannum-Schema zugrunde (Abb. 3–8) [2]. Der makroskopische und röntgenologische Aspekt stimmt weitgehend mit dem sonogra-

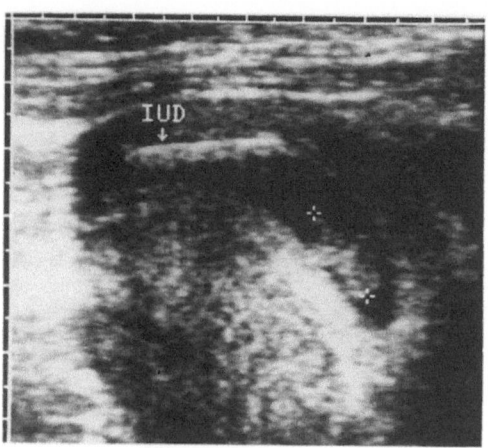

Abb. 2. Längsschnitt durch den retroflektierten Uterus, deutlich erkennbarer Haftstiel des Embryo zum Chorion frondosum (+....+ Scheitelsteißlänge 15 mm = 8. SSW Tag 2). Zervikal disloziertes Intauterinpessar (*IUD*)

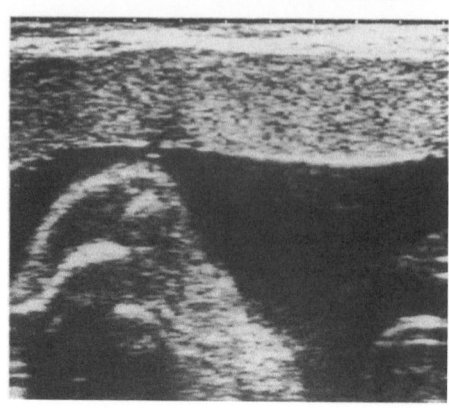

Abb. 5. Vorderwandplazenta. Grannum-Grad 0, 18. SSW

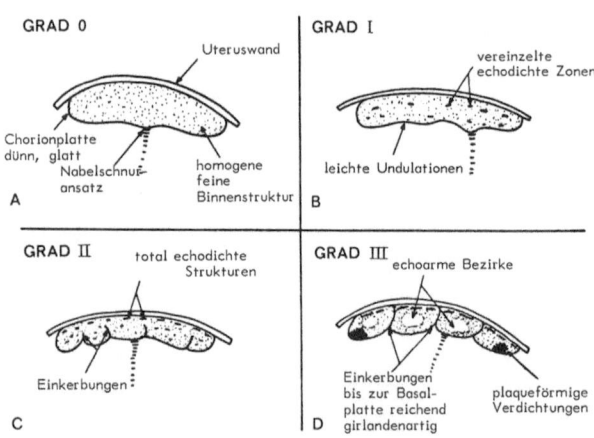

Abb. 3a–d. Ultraschallschema der Plazentareifegrade *0–III* nach GRANNUM [2]

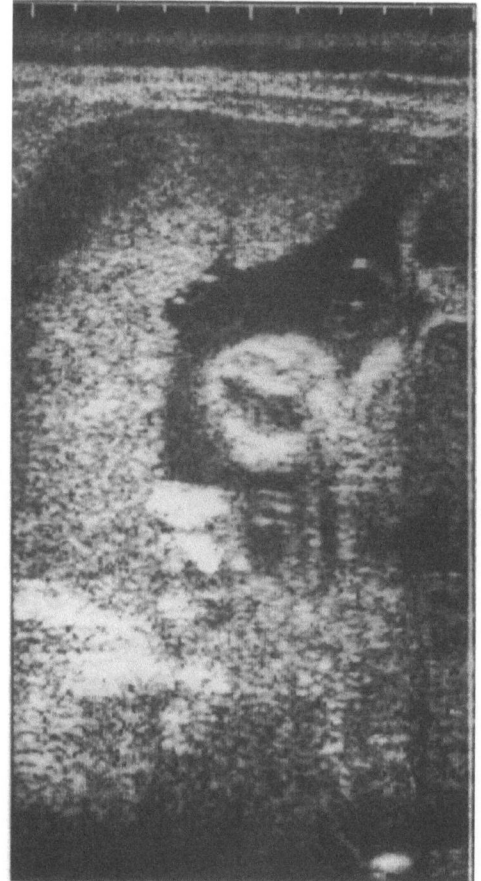

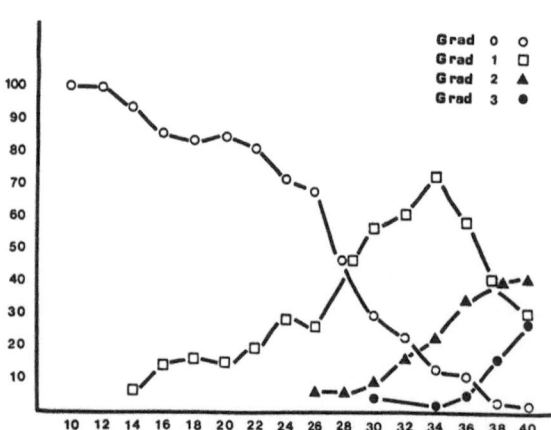

Abb. 4. Diagramm der gefundenen Plazentareifegrade in Abhängigkeit vom Gestationsalter [3]

Abb. 6. Vorderseitenwandplazenta, Grannum-Grad I, 28. SSW

Plazentadiagnostik

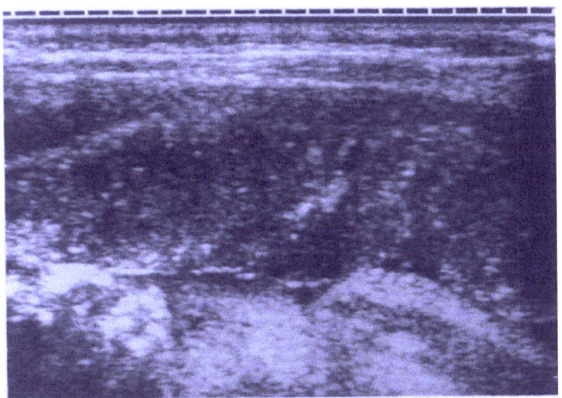

Abb. 7. Vorderwandplazenta, Grannum-Grad II, 34. SSW

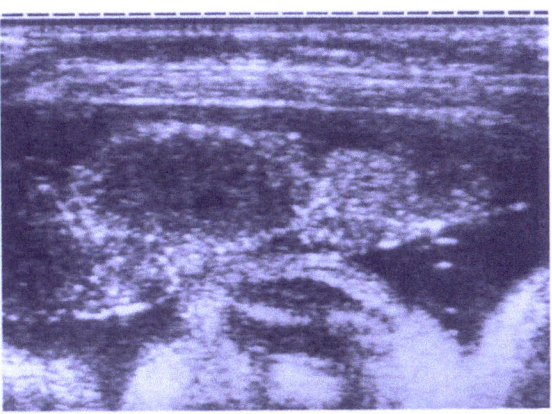

Abb. 8. Vorderwandplazenta, Grannum-Grad III, 40. SSW

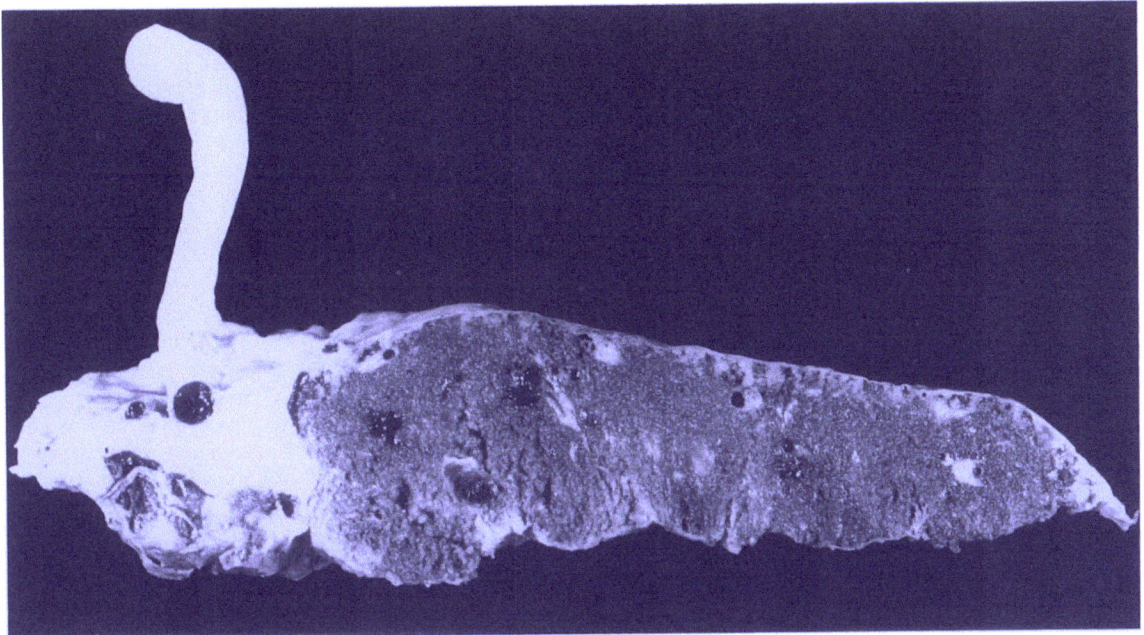

Abb. 9. Plazenta eines Reifgeborenen

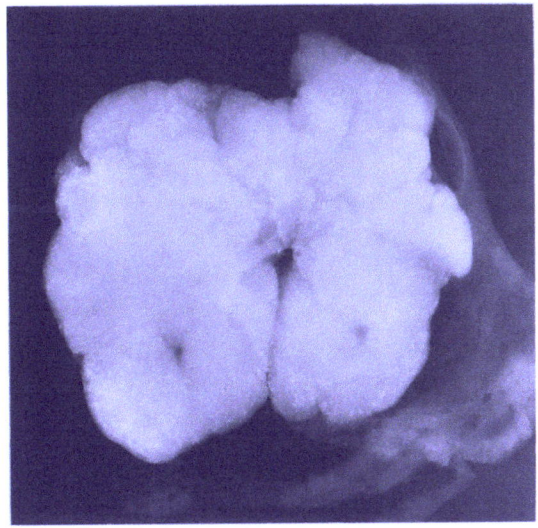

Abb. 10. Röntgenbild der gleichen Plazenta – deutliche Abgrenzung der Kotyledonen, fein verteilte Kalkablagerungen

phischen Bild der Grad III-Plazenta überein (Abb. 9 u. Abb. 10). Mit zunehmendem Grad der Plazenta soll auch die fetale Lungenreife, gemessen am Lecithinspiegel im Fruchtwasser zunehmen. Bei sicherem Gestationsalter kann eine vorzeitig reif erscheinende Plazenta, z.B. Grad III in der 30. SSW, Vorzeichen einer intrauterinen Mangelentwicklung sein [3].

4.7.1.3 Pathomorphologie

Das sonographische Erscheinungsbild der vorzeitigen Plazentalösung bei typischer Klinik mit vaginaler Blutung, abdominalem Schmerz und Kontraktion des Uterus ist je nach Zeitpunkt des Ereignisses verschieden. Für ein frisches Hämatom spricht ein echoleerer, mehr oder weniger breiter Hohlraum durch Abhebung der Basalplatte. Ältere Hämatome sind echoreich und je nach Ausdehnung oft nur schwer von einem verbreiterten retroplazentaren Gefäßbett oder Randsinus zu unterscheiden (Abb. 11). Tumoren der Plazenta sind Seltenheiten. Sie kommen in 0,4% vor. Die häufigsten sind kapilläre Chorionangiome (Abb. 12a u. b) und unterscheiden sich durch echoarmes Schallbild mit Kapselbildung von den unruhig strukturierten und infolge Kalkeinlagerung deutlichen Binnenechos der Teratome [1].

Der moligen Degeneration der Plazenta wurde früher durch alte Geräte mit mangelnder Grauwertabstufung das typische „Schneegestöber"-Bild zugeordnet. Heute ist das Bild feiner. Kleinblasige Bereiche sind neben normalem Plazentagewebe je nach Schwere der Veränderung bei z.B. partiellen Blasenmolen abgrenzbar (s. Kap. 4.8). Diese, wie auch solitäre Nabelschnurarterien (Abb. 13) können Hinweise

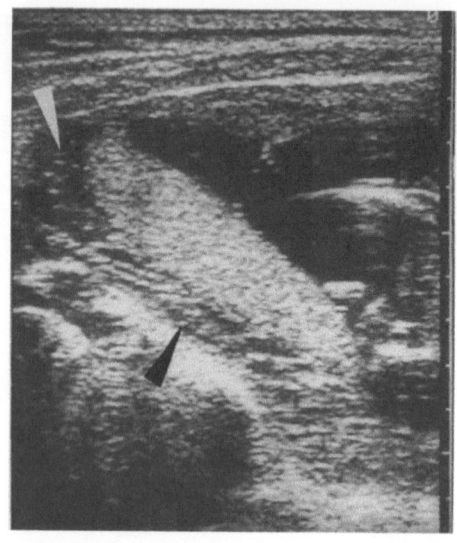

Abb. 11. Hinterwandplazenta, Grad I, 30. SSW. *Weißer Pfeil* = breiter Randsinus, *schwarzer Pfeil* = verbreitertes retroplazentares Gefäßbett

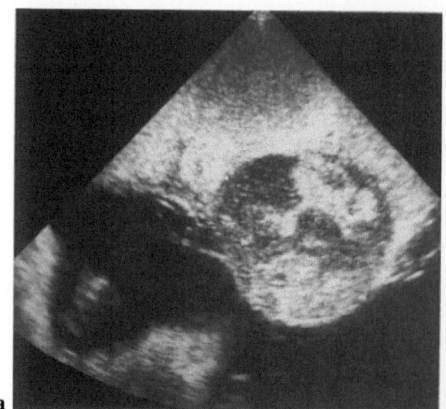

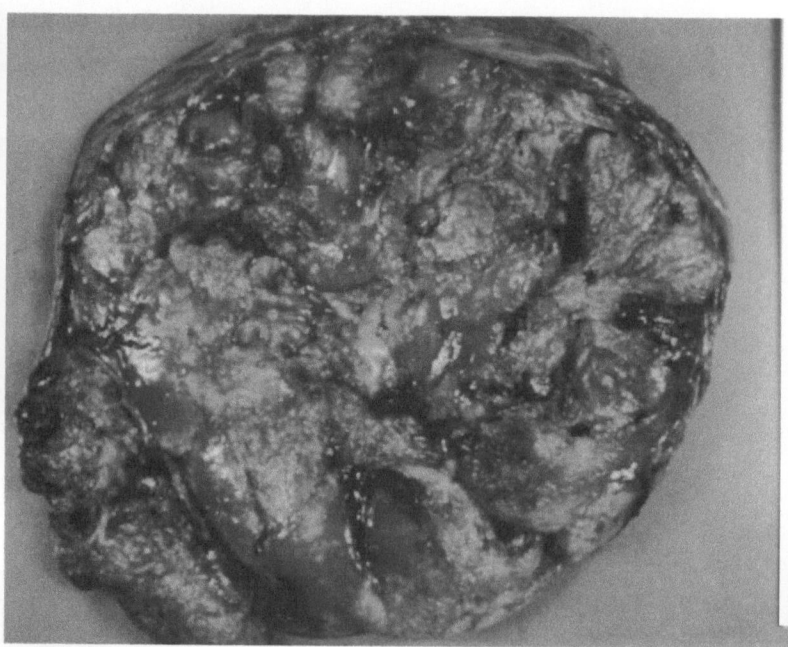

Abb. 12. a Chorionangiom der Plazenta. 28. SSW, Durchmesser 74 mm, deutliche Kapselbildung. **b** Pathologisch anatomisches Präparat der Abb. 12a. Histologie: Teils solides, teils kapilläres Chorionangiom

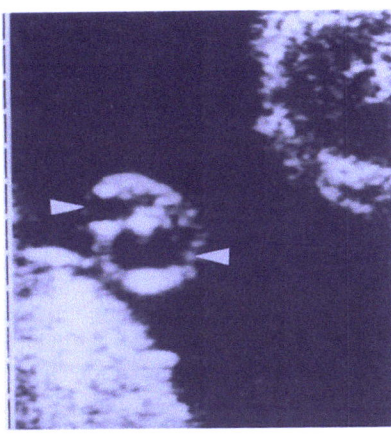

Abb. 13. Solitäre Nabelschnurarterie. Trisomie 13. *Linker Pfeil* = Nabelarterie, *rechter Pfeil* Nabelvene

für eine chromosomale Aberration sein (z.B. Triploidien, Trisomie 13, etc.).

Die Bedeutung gelegentlich beobachteter Amnionbänder, d.h. fibröser Stranggebilde in der Fruchthöhle, ist sehr unterschiedlich. Ohne Beziehung zum Feten sind sie harmlos. Je nach Lokalisation und Ausprägung der Stränge kann es aber von Schnürfurchen um kindliche Extremitäten bis hin zur Amputation ganzer Gliedmaßen und schwerer Schädel- bzw. Rumpfdefekte kommen. Das sonographische und klinische Erscheinungsbild des sog. Amnionbändersyndroms ist demnach vielgestaltig.

4.7.2 Biochemische Methoden

4.7.2.1 Östriol

In der Schwangerschaft produzieren die fetalen Nebennierenrinden Steroidzwischenstufen, die vom Synzytiotrophoblasten zu Östriol metabolisiert und in der mütterlichen Leber zu harngängigen Glukoroniden und Sulfaten konjugiert werden. Mit einem Radioimmunoassay (RIA) kann der Östriolspiegel im mütterlichen Serum oder durch chemische Analysen im 24-Stunden-Sammelurin bestimmt werden. Aufgrund der kurzen biologischen Halbwertszeit führen Änderungen der Östriolproduktion in der *fetoplazentaren Einheit* rasch zur Schwankung des Östriolspiegels.

Niedrige oder abfallende Werte weisen auf eine Funktionseinschränkung der fetoplazentaren Einheit und damit auf eine Notsituation des Feten hin. Ursachen sind eine uteroplazentare vaskuläre Insuffizienz wie bei EPH-Gestose oder kindliche Fehlbildungen bzw. genetische Störungen. Intrauterine Wachstumsretardierung oder Fruchttod sind die Folgen.

4.7.2.2 Human-Plazenta-Lactogen (HPL)

HPL ist ein ausschließlich von der Plazenta gebildetes Peptidhormon. Die Bestimmung erfolgt durch RIA im mütterlichen Serum. Der HPL-Spiegel korreliert mit dem Gewicht der Plazenta und des Feten. Niedrige Werte deuten also auf eine schwere fetale Retardierung hin.

Literatur

1. Becker V (1981) Funktionelle Morphologie der Plazenta. In: Käser, Friedberg, Ober, Thomsen, Zander (Hrsg) Gynäkologie und Geburtshilfe Band II Teil 1. Thieme, Stuttgart New York
2. Grannum P, Berkowitz R, Hobbins J (1979) The ultrasonic changes in the maturing placenta and their relation to fetal pulmonic maturity. Am J Obstet Gynecol 133:915–922
3. Petrucha RA, Platt LD (1982) Relationship of placental grade to gestational age. Am J Obstet Gynecol 144:733–735

4.8 Blasenmole

E.M. Paterok und H.J. Voigt

INHALT

4.8.1	Definition	454
4.8.2	Häufigkeit	454
4.8.3	Einteilungskriterien	454
4.8.4	Klinik	455
4.8.5	Bedeutung diagnostischer Verfahren	455
4.8.5.1	HCG-Bestimmung	455
4.8.5.2	Tumormarker	456
4.8.5.2.1	β-1-Glykoprotein (SP-1)	456
4.8.5.2.2	AFP	456
4.8.5.3	Sonographischer Nachweis von Blasenmolen	456
4.8.5.4	Lungendiagnostik	458
Literatur		458

4.8.1 Definition

Bei der Blasenmole handelt es sich um glasigschleimige, zunehmend ödematöse Auftreibungen der plazentaren Chorionzotten. Infolge fehlender resp. mangelhafter Ausbildung fetaler Gefäße und uneingeschränkter Aktivität des Trophoblasten kommt es nach einigen Wochen zu Trophoblastwucherungen wechselnden Ausmaßes und Veränderungen am Chorionepithel. Makroskopisch lassen sich große, blasige, traubenartige Formationen erkennen, die ein Volumen bis zu 3 Litern erreichen können. In Abhängigkeit vom Ausmaß der Proliferation und der Entdifferenzierung des Chorionepithels kann es zur Infiltration der Gebärmutterwand (Mola destruens) oder zur malignen Entartung (Chorionkarzinom) kommen. Die Atypie chorialen Zellmaterials kann sich auf eine erhöhte Neigung zur Proliferation, Deportation und Implantation beschränken (Chorionepitheliosis interna et externa) oder aber Autonomie bedeuten (Chorionepitheliosis maligna). Demgegenüber gibt es auch eine einfache hydropische, hydatiforme Degeneration der Zotten, bedingt durch eine ödematöse Schwellung ohne Zeichen trophoblastischer Wucherungen.

Die Kausalpathogenese der Blasenmole ist unbekannt. Da typischerweise ein fetaler Anteil fehlt, kann man von einer „missed abortion" sprechen. Es handelt sich somit um Fehlfolgen primärer Keimplasmaschäden.

4.8.2 Häufigkeit

Je nach Autor rechnet man in Westeuropa und in den USA mit einer Blasenmole auf 900–2000 Geburten. In Endemiegebieten wie China, Korea und den Philippinen wird die Blasenmole bis zu 10mal häufiger gefunden. Hier beträgt ihr Vorkommen 1 auf 100–500 Geburten. Eine Blasenmole bei gleichzeitig entwickelter Frucht kommt dagegen sehr selten vor.

Neben rassen- und paritätsabhängigen Faktoren scheint das Alter eine Rolle zu spielen. Etwa 60% der Frauen mit Blasenmole sind unter 30 und ca. 80% unter 40 Jahre alt. Das Durchschnittsalter der Blasenmolenträgerinnen liegt bei rund 30 Jahren.

Das Risiko für eine Frau, nach einer Blasenmole an einem Chorionepitheliom zu erkranken, ist erhöht. Es wird in westlichen Ländern auf 2–3%, im Fernen Osten auf ca. 10% geschätzt.

4.8.3 Einteilungskriterien

Die üblichen histopathologischen Kriterien für eine maligne Umwandlung eines Gewebes sind nicht ohne weiteres auf die Erkrankungen des Trophoblasten anwendbar. Die Blasenmole kann als benigne Form der Trophoblasterkrankung oder als Präkanzerose angesehen werden, welche zu einem Chorionepitheliom führen kann. Die verschiedenen Krankheitsbilder, wie die einfache oder invasive Blasenmole [2] und das Chorionepitheliom, stellen ein weites Spektrum trophoblastischer Aktivitäten dar ohne scharfe Grenzen, vergleichbar mit der Zervixpathologie. Sogenannte metastasierende Blasenmolen erzeugen Tochtergeschwülste, welche rückbildungsfähige Heterotopien darstellen, während die Mola destruens invasiv in die Harnblase einbrechen kann, ohne zu metastasieren.

Einteilung trophoblastischer Erkrankungen nach morphologischen Kriterien

Blasenmole
invasive Mole
Mola destruens
Chorionepitheliom
Chorionkarzinom

Gliederung aufgrund biologischer Kriterien

Gestationsbedingte Trophoblasterkrankungen (GTE)
Nichtmetastatische Trophoblasterkrankungen (NMTE)
Metastatische Trophoblasterkrankungen (MTE)
Trophoblasttumor

Die morphologische Grundlage für eine Klassifizierung fehlt in vielen Fällen. Die Diagnose kann auch ohne histologischen Befund mittels klinischer und biologischer Parameter gestellt werden. Der Ausdruck „trophoblastische Erkrankung" schließt die unkomplizierte Blasenmole ein, er beschränkt sich also nicht auf ein echtes Tumorgeschehen. Bei einer Gegenüberstellung trophoblastischer Erkrankungen mit und ohne Metastasierung muß berücksichtigt werden, daß die Wertigkeit von Metastasen je nach Lokalisation und Art des Tumors unterschiedlich und für die Prognose nicht unbedingt relevant ist. Eine in die Lunge metastasierende Blasenmole ist hinsichtlich des weiteren Risikos günstiger zu beurteilen als ein Chorionepitheliom, welches die Organgrenzen der Gebärmutter (noch) nicht verlassen hat.

4.8.4 Klinik

Ein wichtiger Hinweis auf das Wachstum einer Blasenmole ist die Diskrepanz zwischen Gebärmuttergröße und der angegebenen Schwangerschaftsdauer. Der Uterus ist meist zu groß. Allerdings werden auch Fälle beschrieben, bei welchen die Gebärmutter trotz ausgeprägter Blasenmole relativ zu klein war. Das Fehlen kindlicher Herztöne sowie kindlicher Teile stellt ein weiteres Symptom der Molargravidität dar. Ein zuverlässiges Zeichen der Mole, nämlich der Abgang von Bläschen, hat für die Praxis wenig Bedeutung, da es sich nur gelegentlich beobachten läßt, und in derartigen Fällen die Ausstoßung der Blasenmole meistens schon im Gang ist.

Beim Vorliegen einer Molenschwangerschaft kann es zum Auftreten choriogener Ektopien kommen. Vorwiegend in der Vagina, seltener an der Vulva, können blaurote, bei Berührung blutende Knoten beobachtet werden. Mikroskopisch erweisen sie sich als blutdurchtränktes Gewebe mit chorionepithelialen Zellkomplexen. Außer dem Introitus sind den Prädilektionsorten von Metastasen im Bereich der Adnexe und der Lunge bei der Untersuchung besondere Aufmerksamkeit zu schenken. Bei ca. 10% der Fälle mit Molengravidität kommt es zur Bildung von bis zu kindskopfgroßen Luteinzysten in den Ovarien infolge einer hohen Choriongonadotropinproduktion. Ursächlich spielt möglicherweise die fehlende Hemmung der Ovarialfunktion eine Rolle: Follikelluteinisierungen treten dann auf, wenn gonadotrope Wirkstoffe einen bestimmten Schwellenwert überschreiten, aber keine Frucht vorhanden ist. Darüber hinaus haben noch andere Faktoren auf das Zustandekommen von ovariellen Luteinzysten einen Einfluß. Anderenfalls wäre es nicht zu erklären, daß bei 90% aller Fälle von Blasenmole keine Zysten beobachtet werden, und diese bei der Blasenmole stets größer sind als bei einem Chorionepitheliom.

Früher hat man gelegentlich Blutungen zum Zeitpunkt der zu erwartenden Menstruation im Anfangsstadium einer Schwangerschaft als Hinweis auf eine mögliche Molengravidität gewertet. Komplette Molen treten klinisch meist als verzögerte Aborte im 2. Trimenon in Erscheinung, während partielle Blasenmolen bereits im ersten Trimenon als Spontanaborte auftreten und sich mit Blutungen wechselnder Stärke ankündigen, welche manchmal ein bedrohliches Ausmaß annehmen. Unklare Unterbauchbeschwerden, Hyperemesis gravidarum und Gestose-Symptomatik (in 20% der Fälle) finden sich häufiger als bei intakten Schwangerschaften. Bei zeitlich fortgeschrittenen Blasenmolen wird nicht selten eine Abmagerung der Patientin beobachtet, welche durch thyreogen wirksame Stoffe verursacht wird [1].

Abschließend sei erwähnt, daß in seltenen Fällen die Kombination einer intrauterinen Blasenmole mit einer gleichzeitigen Extrauteringravidität in Betracht gezogen werden muß.

4.8.5 Bedeutung diagnostischer Verfahren

Übersicht
HCG/HCG-β-Bestimmung
SP-1, AFP
Sonographie
Thorax-Röntgen

Das Vorgehen zur diagnostischen Klärung einer Blasenmole ist klar umrissen. Klinische Untersuchungsbefunde, wie eine für die Schwangerschaftsdauer zu große Gebärmutter, das Fehlen kindlicher Herztöne und der Palpationsbefund mit möglichem Nachweis von Luteinzysten, geben den Hinweis auf die Erkrankung. Entscheidend für die Diagnose sind die Bestimmung von Choriongonadotropin und die Ultraschalluntersuchung.

4.8.5.1 HCG-Bestimmung

Die Bestimmung des HCG besitzt einen anerkannten Wert für die Frühschwangerschaftsdiagnostik. Bei ektopischer Gravidität ist die Menge von HCG niedriger als bei der Normalschwangerschaft (s. Kap. 4.4.4.2). Ein über dem Referenzbereich liegendes HCG erhält man bei Blasenmole und Chorionepitheliom, aber auch bei Mehrlingsschwangerschaft! Die Analyse des HPL-Titers könnte zur Abgrenzung dienen. Er ist als Folge des „insuffizienten Trophoblasten" der Trophoblasterkrankung niedrig.

HCG ist ein Glykoproteinhormon, welches aus zwei nicht konvalent miteinander verbundenen Untereinheiten, der α-Untereinheit (MW 14000) und der β-Untereinheit (MW 24000) besteht. Bestimmungsmethoden der Wahl für HCG im Serum als Tumormarker sind derzeit Radioimmunoassay und Immunoradio- oder immunoenzymmetrische Assays mit poly- oder monoklonalen Antiseren gegen die β-Untereinheit des Hormons und monoklonalen Antikörpern gegen das Gesamthormon HCG. Die zur Verfügung stehenden Antiseren weisen nur eine geringe Kreuzreaktion von 0.3–1.2% mit den anderen Glykoproteinhormonen LH, FSH und TSH auf [3]. Da die meisten Antiseren gleichzeitig HCG und die freie β-Kette erfassen, ist man in der Deutschen Gesellschaft für Klinische Chemie übereingekommen, als Nomenklatur den Ausdruck „spezifische HCG-Bestimmung und HCG-β" zu verwenden. Während bei einer Gravidität die Konzentration der freien β-Untereinheit äußerst gering ist, kann sie bei Tumoren im Verhältnis zu HCG erhöht sein. Für die Tumordiagnostik ist daher die gemeinsame Bestimmung sinnvoll. Mit der HCG-β-Bestimmung lassen sich kleinste HCG-Konzentrationen nachweisen und spezifisch gegen das hypophysäre LH abgrenzen.

Solange die HCG-Konzentrationen über 1 000 IU/l liegen, sind immunologische Bestimmungen von Urinproben brauchbar. Zur Verfügung stehen Agglutinations- und Agglutinationshemm-Tests mit Latex oder Erythrozyten als Indikatorpartikel bei unterschiedlichen Empfindlichkeitsbereichen [3].

Ort der HCG-Synthese ist physiologischerweise der Synzytiotrophoblast der Plazenta. Im ersten Trimenon einer ungestörten Gravidität können sehr hohe HCG-Spiegel vorkommen. Erst ein fehlender Abfall der HCG-Werte im Verlauf der Schwangerschaft oder ein weiter ansteigender Spiegel führen zur Verdachtsdiagnose eines Trophoblasttumors. Komplette Blasenmolen zeigen höhere HCG-Spiegel (bis über 1 Mio. IU/l) als partielle Molen. Verlaufskontrollen nach der Kürettage gelten als unabdingbare Voraussetzung für das weitere therapeutische Vorgehen und stellen ein wichtiges prognostisches Kriterium dar. Bei Blasenmolen tritt eine Normalisierung der HCG-Werte spätestens nach 12 Wochen ein. Bei einer Plateaubildung oder ansteigenden HCG-Spiegeln besteht mit Sicherheit noch proliferierendes Gewebe oder eine maligne Degeneration, wobei diese Entwicklung Wochen bis Monate vor einer klinischen Manifestation signalisiert werden kann. Für die genauere Beurteilung des Krankheitsverlaufs hat sich die Verwendung einer HCG-Regressionskurve mit definiertem Vertrauensbereich als nützlich erwiesen. Postoperativ müssen bis drei Wochen nach der Normalisierung wöchentlich HCG-Bestimmungen erfolgen. Waren die Gonadotropinwerte während 3 Wochen im Normbereich, genügen in der Folgezeit monatliche Kontrollen für die Dauer von einem halben Jahr zusammen mit gynäkologischen Untersuchungen und anschließend zweimonatliche Kontrollen für weitere 6 Monate. Plateaubildungen des HCG-Titers sowie Titeranstiege stellen Indikationen zur Chemotherapie dar, da mit Tumorbildung nach Blasenmole und einer bislang ungenügenden Behandlung gerechnet werden muß.

Der hauptsächliche Nutzen der spezifischen HCG/β-HCG-Bestimmung besteht darin, daß der Verlauf der Erkrankung wirksam überwacht werden kann und Therapieentscheidungen erleichtert werden.

Zu falsch positiven HCG-Werten können sehr niedrige Serumproteinkonzentrationen, wie beim nephrotischen Syndrom, führen, ebenso ein stark verändertes Verhältnis der Globulin-Albuminfraktion sowie die Gabe von Fremdeiweiß (Frischzellen-, Serumbehandlung). Ungeklärte, leicht erhöhte HCG-Serumspiegel sind bei Marihuana-Raucherinnen beschrieben.

4.8.5.2 Tumormarker

4.8.5.2.1 β-1-Glykoprotein (SP-1)

Die Bestimmung des schwangerschaftsspezifischen β-1-Glykoproteins (SP-1) kann einen Hinweis auf das invasivdestruierende Wachstum einer Blasenmole geben. Bei Bestehen einer nichtinvasiven Blasenmole entspricht der SP-1-Spiegel dem einer normalen Gravidität gleichen Gestationsalters. Bei destruierenden Blasenmolen überschreitet der SP-1-Wert die obere Normgrenze von 2 µg/l.

4.8.5.2.2 AFP

Das Alpha-Feto-Protein (AFP) wird nicht wie das HCG im Synzytiotrophoblasten, sondern vom Embryo in der Leber und im Gastrointestinaltrakt gebildet. Ein Ausbleiben des in der 9. SSW beginnenden Titeranstieges bedeutet das Fehlen eines vitalen Embryos. Die Analyse des AFP stellt eine wertvolle Ergänzung der HCG-Bestimmung bei der Diagnostik der Blasenmole dar. Die Serum-AFP-Werte liegen niedriger als bei der normalen Einlings- und Mehrlingsschwangerschaft und zeigen fallende Tendenz.

4.8.5.3 Sonographischer Nachweis von Blasenmolen

Die Einführung der Sonographie hat die Diagnostik der klassischen Blasenmole einfacher und sicherer gemacht. Schon mit den ersten Ultraschallgeräten gelang es, Blasenmolen aufgrund des schneegestöberartigen sonographischen Bildes („snow-storm-like") zu diagnostizieren (Abb. 1). Mit Real-time-Scannern gibt es heute kaum noch differentialdiagnostische Probleme bei der Abgrenzung zum Uterus myomatosus. Schwierig war auch der Nachweis partieller Molen aufgrund des unbefriedigenden Auflösungsvermögens der älteren Geräte. Mit modernen Ultraschall-

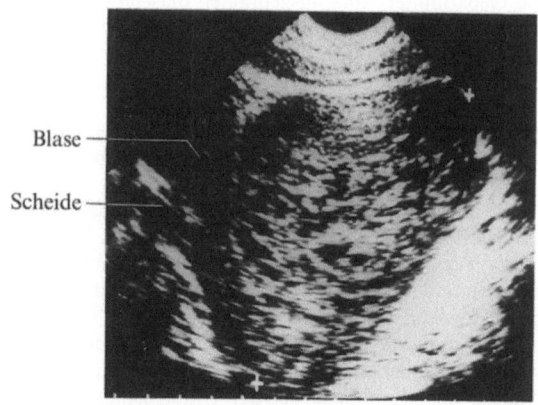

Abb. 1. Medianer Uteruslängsschnitt (+.... +) mit Scheidendarstellung. Mittel- bis kleinblasige Mole, als „Schneegestöber" imponierend. Der Ultraschallkopf imprimiert den weichen Fundus uteri

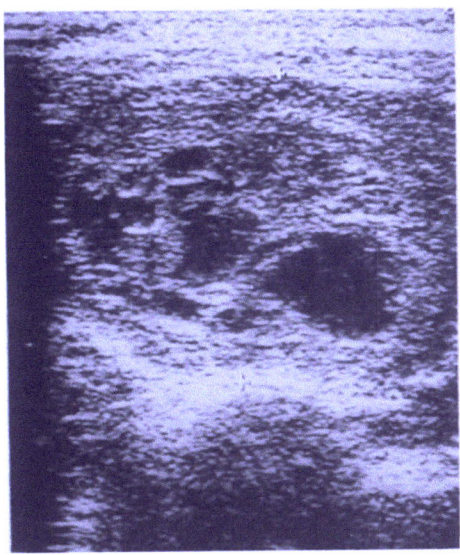

Abb. 2. Uterus im Querschnitt (+····+). Grobblasige Blasenmole. (Linear-Scanner)

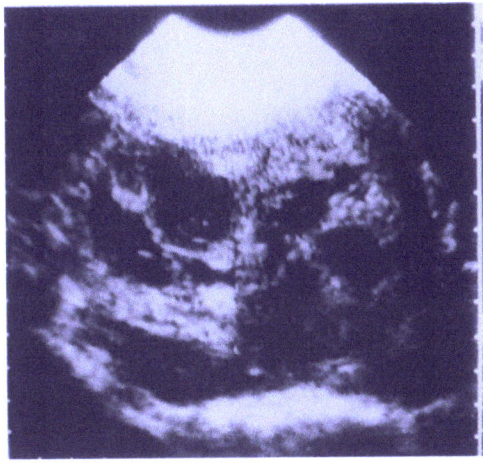

Abb. 3. Uterusdarstellung, Querschnitt, mit dem Sector-Scanner. Grobblasige Blasenmole

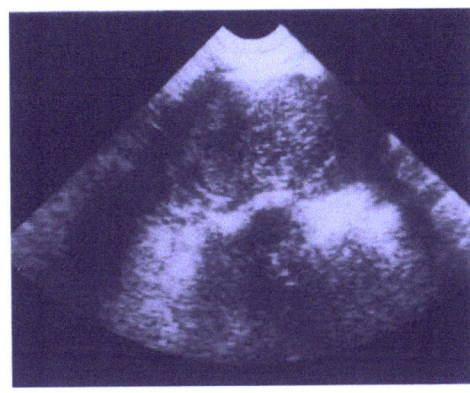

Abb. 4. Feinblasige Blasenmole, Gebärmutterquerschnitt

einrichtungen können partielle Molen bereits vor der 12. SSW erkannt und ihre Ausdehnung planimetrisch abgeschätzt werden.

Sonographisch gelingt es, eine Klassifizierung der Blasenmolen in Typ 1 oder Typ 2 vorzunehmen. Die hydatidiformen Veränderungen in der Plazenta sind aufgrund morphologischer Kriterien in 2 Gruppen einzuteilen. Das im Sinn einer grobblasigen Mole veränderte Gewebe kann deutlich abgrenzbar innerhalb bzw. neben einer normal entwickelten Plazenta vorkommen (Typ 1, Abb. 2 und 3). Ist die gesamte Plazenta diffus von kleinblasigen Veränderungen durchzogen, erfolgt die Zuordnung zu Typ 2 (Abb. 4). Das Vorliegen einer partiellen Blasenmole vom Typ 1, bei welcher umschriebene grobblasige Veränderungen neben normalen Plazentaanteilen zu erkennen sind (Abb. 5a u. b), muß nach bisherigen Erkenntnissen als prognostisch ungünstig angesehen werden. Das Risiko einer malignen Entartung ist höher als bei partiellen Molen vom Typ 2. Partielle Blasenmolen vom Typ 2 sind dagegen häufiger mit fetalen Mißbildungen verbunden. Die Feten sollen dabei überwiegend weiblichen Geschlechts sein.

Eine Blasenmole bei gleichzeitig entwickeltem Feten kommt unter 10000 bis 100000 Schwangerschaften einmal vor.

Chromosomenanalysen zeigen, daß der einfachen Blasenmole in über 90% der Fälle ein diploider weiblicher Chromosomensatz zugrunde liegt. Dies kommt dadurch zustande, daß sich das väterliche haploide Spermiengenom verdoppelt, gleichzeitig degeneriert der Oozytenkern. Man spricht von diploider Androgenie. Bei der partiellen Mole handelt es sich um eine triploide Chromosomenkonstellation (Abb. 5b) mit Persistenz des Oozytenkerns, welche durch Dyspermie entsteht.

Die Ultraschalluntersuchung kann bei invasiv wachsender Blasenmole die Abgrenzung gegenüber dem Myometrium sowie die Ausdehnung sichtbar machen. Unentbehrlich ist die Sonographie zur Differentialdiagnose zwischen einer neuerlichen Schwangerschaft und einer Trophoblasterkrankung. In etwa 10% der Fälle mit einer Blasenmole lassen sich Luteinzysten nachweisen (Abb. 6). Eine Rarität stellt das gleichzeitige Bestehen einer intrauterinen Blasenmole und einer extrauterinen Gravidität dar.

Zusammenfassung der sonographischen Zeichen der Blasenmole:

Fruchtsack ohne Frucht mit blasiger Verformung des Implantationsareals
Zystische Strukturen im Cavum uteri
Gebärmuttergröße nicht der Amenorrhoedauer entsprechend (größer oder kleiner)
Luteinzysten

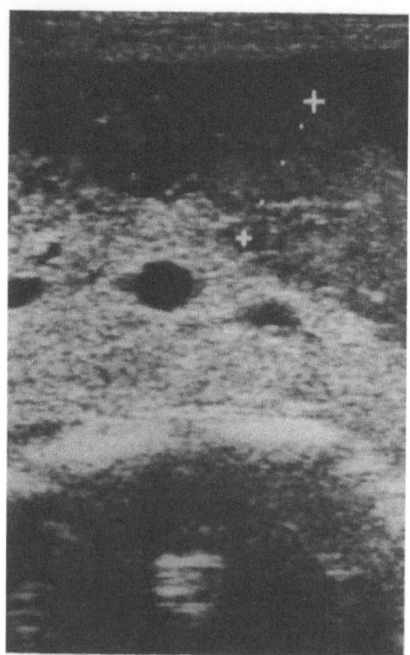
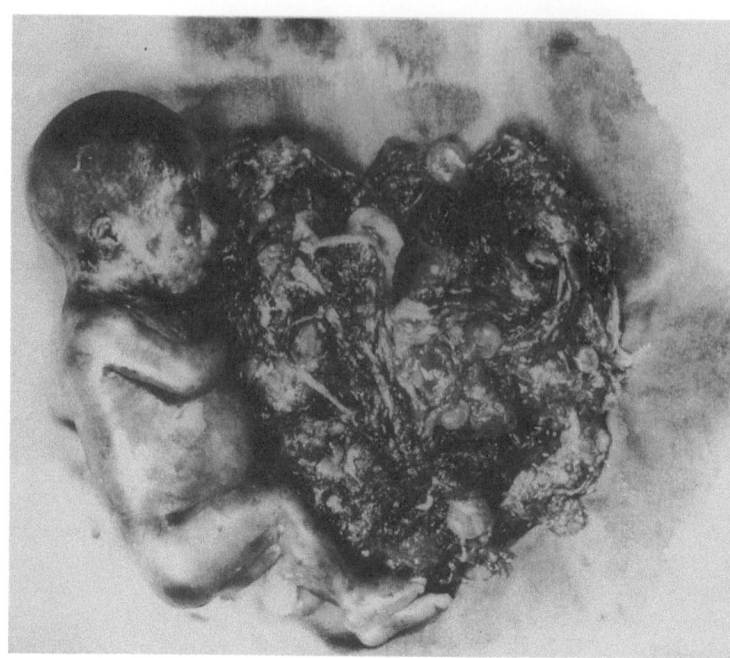

Abb. 5. a Partielle Blasenmole bei Hinterwandplazenta. Einzelne große Blasen sind deutlich erkennbar. Begleitendes Amnionödem (+ ···· +). **b** Bei partieller Blasenmole (s. Abb. 5a) und durch Fruchtwasseruntersuchung (=Amniozentese) nachgewiesener Triploidie (69 XXY) erfolgte die Abort-Induktion. Neben der Frucht liegt die Plazenta, welche einzelne größere Blasen aufweist

Die heute routinemäßig durchgeführten sonographischen Kontrollen entdecken Molenschwangerschaften frühzeitig, so daß fortgeschrittene Fälle nur selten vorkommen.

4.8.5.4 Lungendiagnostik

Eine Röntgenaufnahme des Thorax soll nach Möglichkeit präoperativ, auch nach konsequenter Entfernung der Blasenmole durch Kürettage oder Evakuierung mit Kontrollaufnahme 4 Wochen post operationem erfolgen. Bei Verdacht auf Trophoblasttumor ist ein Thoraxbild in regelmäßigen Abständen anzufertigen. Lungenveränderungen können sehr rasch auftreten und wieder abklingen, wie Rundherde infolge gutartiger Lungenmetastasen bei Blasenmole im Gegensatz zu „echten" Tochtergeschwülsten beim Chorionkarzinom (s. Kap. 4.9, Abb. 1). Die Lungenaufnahme gehört in jedem Fall zum Untersuchungsgang im Rahmen der diagnostischen Klärung einer Blasenmole.

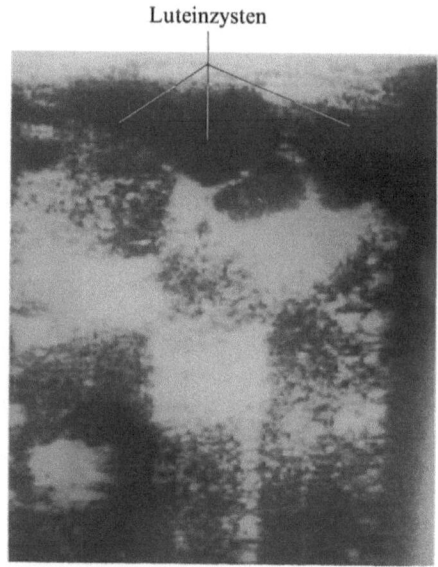

Abb. 6. Drei Luteinzysten des Ovars bei partieller Blasenmole

Literatur

1. Holzmann K (1985) Trophoblasttumoren. In: Gross R, Schmidt CG (Hrsg) Klinische Onkologie. Thieme, Stuttgart New York
2. Takeuchi S (1982) Nature of invasive mole and its rational management. Seminars Oncol 9:181–186
3. Thomas L (1984) Labor und Diagnose. Indikation und Bewertung von Laborbefunden für die medizinische Diagnostik. 2. u. überarb. Aufl. Die Medizinische Verlagsgesellschaft, Marburg/Lahn

4.9 Chorionepitheliom

E.M. PATEROK und H.J. VOIGT

INHALT

4.9.1 Wesen und Klinik. 459
4.9.1.1 Definition und Pathogenese 459
4.9.1.2 Häufigkeit und Risiken 459
4.9.1.3 Terminologie und Stadieneinteilung 460
4.9.1.4 Klinik. 460
4.9.2 Bedeutung diagnostischer Verfahren 460
4.9.2.1 Übersicht 460
4.9.2.2 HCG als Tumormarker 460
4.9.2.3 Angiographie 461
4.9.2.4 CT und Diagnostik der Metastasen 461
Literatur. 463

4.9.1 Wesen und Klinik

4.9.1.1 Definition und Pathogenese

Das Chorionepitheliom stellt eine maligne Geschwulst des Epithels der Chorionzotten der Plazenta ohne begleitendes Stroma dar. Es handelt sich um eine bösartige Umwandlung der basalen Langhansschen und der oberflächlichen synzytialen Zellschicht der Chorionzotten. Makroskopisch erkennt man hämorrhagische, dunkel-schwarzrote und nekrotische Tumoren, welche überwiegend hämatogen insbesondere in die Lunge metastasieren. Trophoblastische Tumoren entwickeln sich nicht durch Entartung körpereigener Gewebe, sondern sind ein vom fetalen Gewebe abstammendes Allotransplantat.

Für die Entstehung des Chorionepithelioms, der destruierenden oder einfachen Blasenmole, kommen verschiedene Kausalfaktoren in Betracht: Genschäden mit besonderer Auswirkung auf das Chorionepithel, Terrainschäden, infektiöstoxische Noxen (z.B. Viren) oder Immunitätsstörungen. Formalgenetisch handelt es sich um Varianten eines einheitlichen Geschehens, nämlich um die Dysplasie und Fehlfunktion des ektodermalen fetalen Chorionepithels. Für die onkologische Dignitätsdiagnostik des Chorionepithelioms und der destruierenden Mole und somit für die Klinik ist allein die morphologisch faßbare Hyperplasie und die Dysfunktion des Zytotrophoblasten von Bedeutung. Zum Verständnis ist eine Charakterisierung des physiologischen Trophoblasten hilfreich. Sein Normalverhalten wird gekennzeichnet durch spezifische Potenzen [2]:

a) Infiltration, Destruktion, Angiotrophie und Arrosion mütterlicher Deziduagefäße.
b) Reaktionshyperplasie bei Terrainmangelzuständen.
c) Transformation des Zytotrophoblasten in den Synzytiotrophoblasten im Kontakt mit mütterlichem Blut.
d) „Angioplasie" des Synzytiotrophoblasten und Differenzierung des Synzytium zum multipotenten Stoffwechsel- und endokrinen Hilfsorgan.

Der so definierte euplastische Trophoblast verfügt über die prospektive Potenz zur Organ-(Plazenta-)Bildung. Der hyperplastische Zytotrophoblast des Chorionepithelioms, der destruierenden Mole und der einfachen Blasenmole ist zur Absprengung größerer Zellkomplexe und hämatogenen Verschleppung disponiert. Für die klinisch verwertbare Dignitätsdiagnostik genitaler chorionepithelialer Wucherungen ist nicht die Anwesenheit hydatiformer Zotten, sondern allein das Epithelverhalten wichtig.

Die Unterscheidung zwischen Chorionkarzinom und destruierender Mole beruht auf dem Nachweis von Villi bei der destruierenden Mole, welche beim Chorionepitheliom fehlen. Im allgemeinen ist beim Chorionkarzinom mit geringeren Remissionsraten zu rechnen als bei der destruierenden Mole.

4.9.1.2 Häufigkeit und Risiken

Das Chorionepitheliom unterliegt in der Häufigkeit seines Vorkommens extremen geografischen Schwankungen. In Westeuropa ist mit einem Chorionkarzinom auf 12000–40000 Geburten zu rechnen. In Endemiegebieten, besonders im Fernen Osten, beträgt das Verhältnis 1:4000.

40–50% der Chorionepitheliome entstehen nach Blasenmole,
20–40% nach Abort oder Abruptio,
20–25% während oder nach einer zunächst unauffällig verlaufenden Gravidität,
bis 3% nach einer Extrauteringravidität.

Das Risiko, an einem Chorionepitheliom zu erkranken, beträgt nach einer Blasenmole im Westen 2–3%, in fernöstlichen Regionen rd. 10%. Vergleichsweise ist das Risiko, nach einer normalen Gravidität an einem Chorionepitheliom zu erkranken, 1000fach geringer. Einer destruierenden Mole geht in mehr als 90% der Fälle eine Blasenmole voraus.

Rassen-, paritäts- und altersabhängige Faktoren scheinen eine Rolle zu spielen. Das Chorionepitheliom soll bevorzugt bei Erstschwangeren, insbesondere bei solchen höheren Alters, auftreten. Dabei kann eine längere Latenzzeit zwischen vorausgegangener Schwangerschaft und dem Auftreten von Symptomen, bis zu mehreren Jahren, liegen. Die ältesten an Chorionkarzinom erkrankten Frauen waren mehr als 50 Jahre alt.

4.9.1.3 Terminologie und Stadieneinteilung

Der Trophoblasttumor ist gekennzeichnet durch invasives Wachstum von Choriongewebe, verbunden mit Metastasenbildung. Er wird charakterisiert durch das klinische Bild, die Hormonproduktion, das feingewebliche Untersuchungsergebnis sowie angiografische und computertomografische Befunde. Es kann eine Differenzierung hinsichtlich niedrigem und hohem Risiko erfolgen [4]. Die unkomplizierte Blasenmole ist gegenüber dem Trophoblasttumor abzugrenzen.

Die Internationale Gesellschaft zum Studium der Trophoblasttumoren hat einen Prognoseindex erstellt. Für die Prognosestellung sind bedeutsam Art der vorangegangen Schwangerschaft (Geburt, Fehlgeburt, Eileiterschwangerschaft, Blasenmole) und entsprechendes Zeitintervall, HCG-Werte bei Behandlungsbeginn, Tumorgröße, Metastasenlokalisation (Lunge, Gehirn, Leber) und Metastasenzahl.

Low risk	*High risk*
Keine Metastasen oder Metastasen im kleinen Becken und der Lunge	Ausgedehnte Metastasierung (Leber, Gehirn)
HCG Titer < 100000 IU/d	HCG Titer > 100000 IU/d
Therapiebeginn innerhalb von 4 Monaten	Zeitspanne Erstsymptome – Therapiebeginn mehr als 4 Monate
	Primär inadäquate Behandlung

Durch eine effektive Behandlung, insbesondere Zytostatika-Therapie, werden bei den „Low-risk"-Fällen in 100% und bei den „High-risk"-Patientinnen in 75–80% Remissionen erzielt.

Weiterhin empfiehlt die Internationale Gesellschaft zum Studium von Trophoblasttumoren folgende Stadieneinteilung:

Stadium 0	Blasenmole
	A – niedriges Risiko
	B – hohes Risiko
Stadium I	begrenzt auf das Corpus uteri
Stadium II	Metastasen in Becken und Vagina
Stadium III	Metastasen in der Lunge
Stadium IV	Andere Metastasen (Gehirn, Leber)

Die schnell und überwiegend hämatogen entstehenden Tochtergeschwülste finden sich in bis zu 50% in der Lunge, 30–40% in der Scheide und 10–50% in den Nieren. Außer Metastasen in Gehirn, Leber und Eierstöcken sind solche selten auch in Milz, Herz und im Gastrointestinaltrakt nachzuweisen.

4.9.1.4 Klinik

Der uterine Primärtumor kann faustgroß werden, hat eine rötliche bis dunkelbraune Farbe und zeigt brüchige Beschaffenheit. Die maligne Form des Chorionepithelioms ist, was Form und Schnelligkeit der Ausbreitung anbelangt, mit einem Sarkom zu vergleichen. Der vitale Zottenkrebs durchdringt die Myometrium und kann in das Parametrium, in Blase und Rektum einbrechen. Anhaltende Blutungen nach Partus, Abortus oder Tubargravidität stellen Leitsymptome dar. An ein Chorionepitheliom muß man denken, wenn ein großer puerperaler Uterus nach Gabe von Uterotonika keine Kontraktionstendenz aufweist oder größer wird.

Metastasenbedingte Symptome können einen Hinweis auf das Grundleiden geben. Scheidenmetastasen werden bis kastaniengroß und zeigen eine rötlichblaue bis blauschwarze Farbe. Sie entstehen in typischer Weise auf retrogradem Lymphweg und sind mit der Spekulumeinstellung darstellbar. Neben der Vagina ist die Lunge eine bevorzugte Lokalisation von hämatogen entstandenen Tochtergeschwülsten. Bei Auftreten bronchopulmonaler Symptome bringt eine Röntgenaufnahme des Thorax Klarheit. Zerebrale Symptome im Anschluß an eine Gravidität können Ausdruck einer Metastasierung in das Gehirn sein. „Blut im Stuhl" stellt einen sicheren Hinweis auf eine Mitbeteiligung des Intestinaltraktes dar. Gelegentlich geben auch außergewöhnlich lokalisierte Metastasen in der Schilddrüse oder am Augenhintergrund den ersten Hinweis auf ein Tumorgeschehen.

Der Palpationsbefund bei der gynäkologischen Untersuchung ist uncharakteristisch. Die Gebärmutter kann vergrößert und aufgelockert sein. Absiedelungen im Becken oder im Bereich der Adnexe sind gewöhnlich nicht so groß, daß sie getastet werden. Eine Ausnahme bilden Luteinzysten, welche beim Chorionepitheliom durchweg kleiner sind als bei der Blasenmole (s. Kap. 4.8). Sehr verdächtig auf ein Chorionkarzinom ist bei Auftreten aller oder einiger der beschriebenen Symptome das kranke Aussehen der Patientin und eine zunehmende Verschlechterung des Allgemeinzustandes.

4.9.2 Bedeutung diagnostischer Verfahren

4.9.2.1 Übersicht

HCG/HCG-β-Bestimmung (Urin, Plasma, Liquor)
Röntgen-Thoraxaufnahme
Angiographie (Becken, Gehirn)
CT (Lunge, Gehirn, Abdomen)
Szintigraphie (Leber, Gehirn)
Sonographie (Adnexe, Leber)
Urographie
Laparoskopie, Zystoskopie

4.9.2.2 HCG als Tumormarker

Vitale Trophoblasttumoren produzieren HCG, welches somit als spezifischer Tumormarker anzusehen ist. Berichte über fehlende Gonadotropinausscheidung bei Trophoblasttumoren müssen als Rarität betrachtet werden. Voraussetzung für die Vermeidung von Fehlinterpretationen ist die Anwendung geeigneter und spezifischer Nachweismethoden sowie die Korrelation der Ergebnisse zum klinischen Bild. Die Bestimmungsmethoden der Wahl für HCG im Serum und Urin wurden im Kapitel 6.8 beschrieben. Die HCG/HCG-β-Bestimmung im Serum eignet sich im Moment noch nicht als Screeningmethode für maligne Tumoren. Sie ist jedoch bei entsprechenden Verdachtsmomenten und Risikogruppen sinnvoll. Ist eine Schwangerschaft durch weitere diagnostische Maßnahmen ausgeschlossen, sprechen HCG/HCG-β-Spiegel über 5 IU/l mit großer Sicherheit für das Vorliegen eines malignen Tumors. Die Konzentration der freien β-Untereinheit des HCG, welche in einer Schwangerschaft äußerst gering ist, kann bei Tumoren im Verhältnis zu HCG erhöht sein. Im Rahmen der Tumordiagnostik ist daher die gemeinsame Bestimmung empfehlenswert, zumal die radioimmunologische HCG-β-Untersuchung kleinste Konzentrationen erfaßt und eine spezifische Abgrenzung zu hypophysärem LH ermöglicht.

Ohne Zweifel stellen kontinuierliche HCG/HCG-β-Kontrollen ein viel verläßlicheres Maß für den Verlauf der Erkrankung dar als die unten beschriebenen radiologischen Verlaufskontrollen. Ansteigende HCG-Titer oder Plateaubildungen weisen auf proliferierendes Gewebe, maligne Degeneration oder Rezidivbildung hin. Wie im Kapitel 4.8 ausgeführt, hat sich für die genauere Beurteilung des Krankheitsverlaufs die Verwendung einer HCG-Regressionskurve mit definiertem Vertrauensbereich als nützlich erwiesen. Postoperativ müssen bis 3 Wochen nach Normalisierung HCG-Bestimmungen wöchentlich, im weiteren Verlauf 6 Monate lang monatlich erfolgen. Nach dieser Zeit sind rund 80% der Patientinnen krankheitsfrei. Bei ca. 20% wird eine Chemotherapie erforderlich. Unter dieser kann ein kurzfristiger HCG-Anstieg eintreten. Bei Vollremission sollen HCG-Kontrollen über 5 Jahre in 3–6 monatigen Abständen durchgeführt werden.

Außer der Untersuchung des Serums kann eine HCG-Bestimmung im Liquor cerebrospinalis dazu herangezogen werden, Gehirnmetastasen des Chorionkarzinoms nachzuweisen. Das „normale" HCG-Verhältnis zwischen Plasma und Liquor beträgt 70:1.

Die Bestimmung anderer Plazentahormone hat für die Praxis keine Bedeutung. Raritäten sind Trophoblasttumoren, deren SP 1-Ausscheidung (schwangerschaftsspezifisches β-1Glykoprotein, s.Kap. 4.8) diejenige des β-HCG übersteigt oder solche, die ausschließlich SP1 produzieren.

4.9.2.3 Angiographie

Die Angiographie des Beckens trägt durch Objektivierung von Sitz und Ausdehnung trophoblastischer Tumoren zur Erweiterung des Bildes über die Erkrankung bei. Die Beckenarteriographie ist nicht sehr belastend und kann als Routinemethode angewendet werden, wenn der Einsatz durch das zu erwartende Ergebnis gerechtfertigt erscheint.

Indikationen zur Angiographie:

Verdacht auf Tumorbildung bei Blasenmole
HCG-Wiederanstieg
    -Plateaubildung
    -Ausscheidung länger als 3 Monate
Verdacht auf Trophoblasttumor nach Partus, Abortus, Abruptio, EU
Destruierende (invasive) Mole
Chorionepitheliom (Chorionkarzinom).

Im Angiogramm sind Tumorlokalisation und -Größe, Einbruch in das Parametrium und Metastasen im Becken zu erkennen. Eine Tumorrückbildung nach Therapie kann objektiviert werden [3]. Die Diagnose Trophoblasttumor ergibt sich bei folgenden Kriterien:

Ausweitung der Arteriae uterinae mit ihren Ästen im Myometrium,
Zunahme der Zahl spiralig-korkenzieherartig verlaufender Gefäße,
wolkenartige Kontrastmittelschatten und -seen mit Tumorkontur,
arteriovenöse Shunts, welche frühzeitig die abführenden Venen darstellen.

Bei der Interpretation angiographischer Aufnahmen nach konservativer Behandlung ist zu beachten, daß sich die genannten Zeichen nicht in jedem Fall zurückbilden.

Bei hormonell und klinisch normalen Befunden kann die Indikation zu Kontrollangiographien zurückhaltend gestellt werden, besonders im Hinblick auf die Möglichkeit der computertomographischen Untersuchung.

4.9.2.4 CT und Diagnostik der Metastasen

Der Einsatz neuer diagnostischer Methoden wie der Computertomographie (CT) dient vor allem der Suche und dem Nachweis von Metastasen. Diese liegen beim Chorionkarzinom in bis zu 50% der Fälle in der Lunge. Thorax-Röntgenaufnahmen müssen angefertigt werden, zumal die Tochtergeschwülste lange symptomlos bleiben können, um plötzlich aktiv zu werden (Abb. 1 u. 2). Das erste Zeichen einer Lungenaffektion im CT ist die schneeflockenartige Verschattung im dorsalen Sinus costodiaphragmaticus. Das CT kann darüber hinaus Tumorabsiedelungen in Gehirn, Leber und anderen Lokalisationen nachweisen. Lebermetastasen lassen sich szintigraphisch und mit der Sonographie darstellen. Zum Nachweis intrakranieller Metastasen sind Arteriographie und Gehirnszintigraphie neben der CT indiziert. Die Computertomographie des Abdomen liefert Informationen über die Ausdehnung der Erkrankung, welche durch die Laparoskopie zu bestätigen ist. Eine Beteiligung des uropoetischen Systems kann man mit der Durchführung eines Infusionsurogramms isoliert oder kombiniert mit einer Beckenarteriographie nachweisen. Ob Blasenaffektionen vorliegen, klärt in einzelnen Fällen die Zystoskopie. Lymphangiographie und Skelettszintigraphie sind nicht indiziert, da Chorionkarzinome selten in Lymphknoten und nie in das Skelettsystem metastasieren [1].

Die Sonographie des Uterus hat in der Diagnostik des Chorionepithelioms nur begrenzte Bedeutung. Die Ausdehnung des Tumors und die Abgrenzung gegenüber dem Myometrium können sichtbar ge-

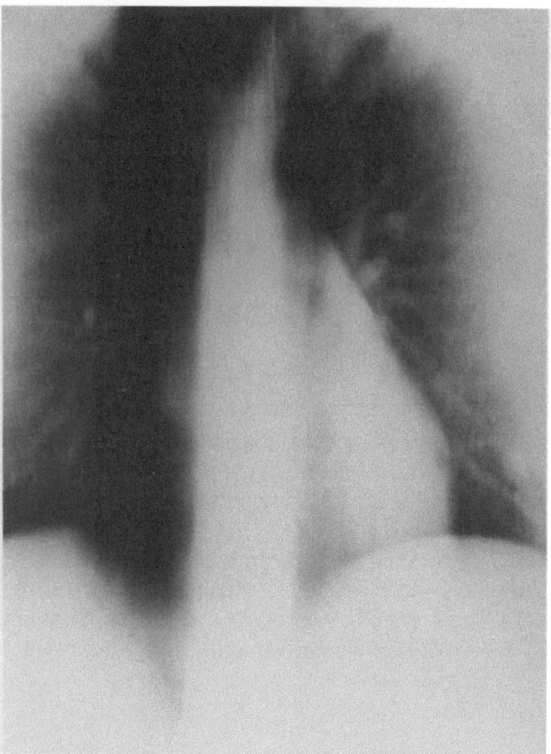
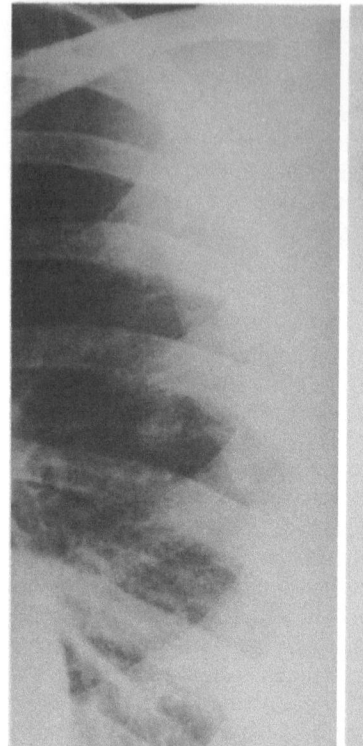
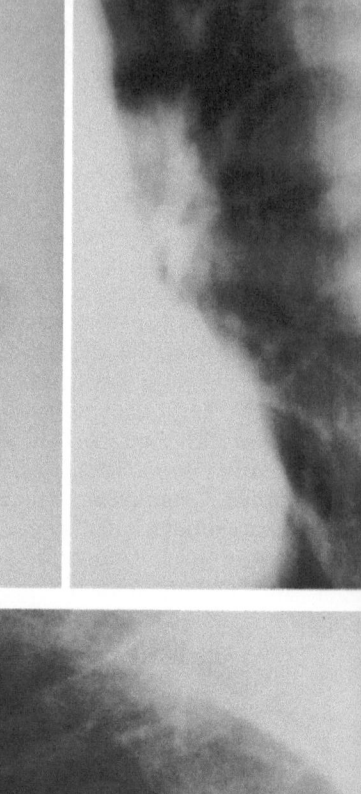
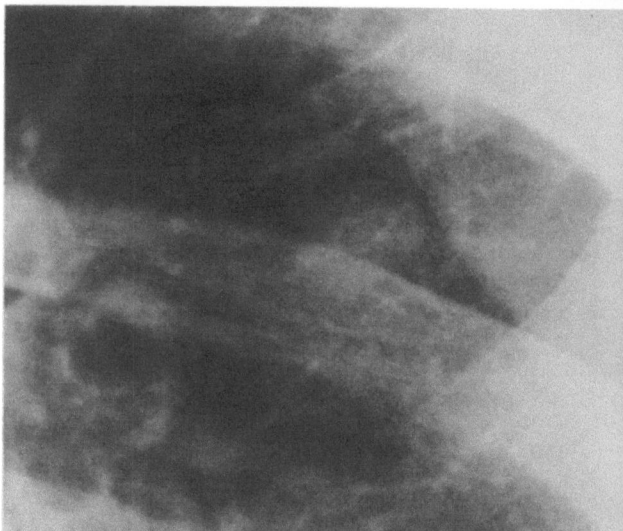

Abb. 1. Röntgen-Thorax (Schichtaufnahme) mit Metastasen eines Chorionepithelioms

Abb. 2. a Metastase eines Chorionepithelioms, Ausschnitt aus dem Übersichtsbild. **b** Zielaufnahme bei derselben Patientin. **c** Schichtaufnahme

macht werden, und zwar zu Beginn und während einer Chemotherapie (Abb. 3a, b, c). Unentbehrlich ist die Ultraschalldiagnostik hinsichtlich des Nachweises einer erneuten Schwangerschaft. Eventuell vorliegende Luteinzysten werden bei der Sonographie der Adnexe erkannt (s. Kap. 4.8, Abb. 6). Corpora lutea verschiedener Entwicklungsstadien sowie Granulosa- und Thekaluteinzysten kommen in den Eierstöcken als Folge der Produktion von Choriongonadotropin durch das Chorionepitheliom vor. Luteinzysten infolge eines Chorionepithelioms weisen kleinere Durchmesser auf als beim Vorliegen einer Blasenmole (s. Kap. 4.8).

Die computertomographischen Befunde lassen sich von den bekannten angiographischen Bildern ableiten. Infolge der Hypervaskularisation ist nach Kontrastmittel-Bolusgabe bei kleinen Tumoren und Metastasen eine Hyperdensie zu erwarten. Bei größeren Prozessen kommt es zu Einblutungen und damit zu Hyperdensien bereits bei der Nativuntersuchung. Tumorzerfall und Einblutung haben andererseits eine Perfusionsminderung zur Folge, welche nach Kontrastmittelapplikation als Hypodensie imponiert.

Die Curettage des Cavum uteri leistet zur Frage der Tumorausdehnung keinen Beitrag, da sich in vielen Fällen im Abradat wegen der Wandinfiltration der Erkrankung kein geeignetes Material zur histologischen Diagnostik auffinden läßt. In ca. 10% der Fälle weist die Gebärmutter überhaupt keine Manifestation auf. Die früher empfohlene Durchführung einer Hysterographie ist dank der aufgeführten modernen diagnostischen Untersuchungsverfahren heute als unnötig zu bezeichnen.

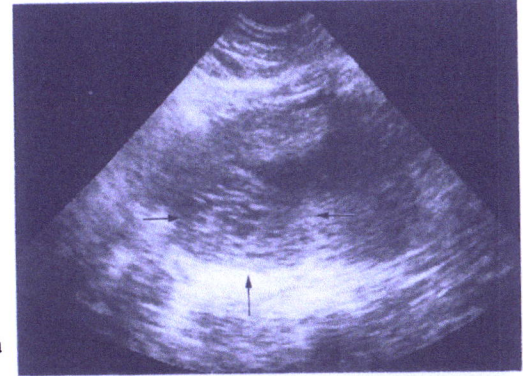
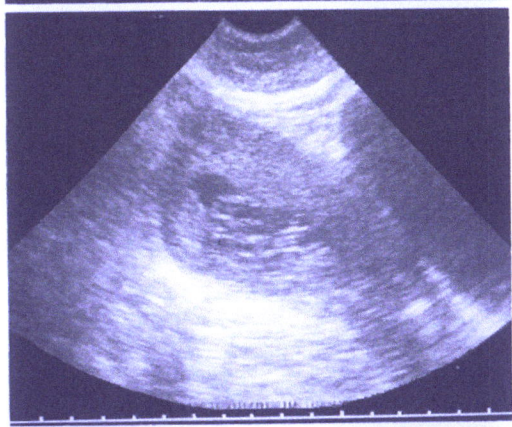
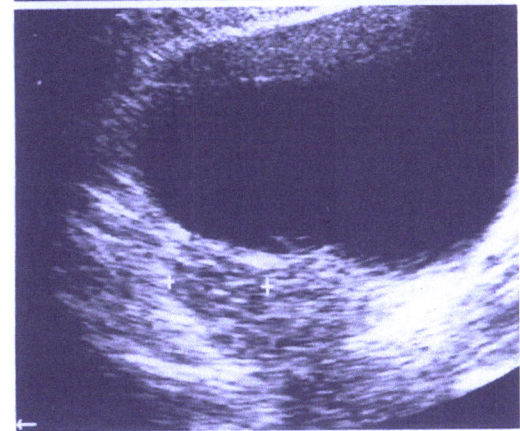

Die mikroskopische Untersuchung eines Chorionepithelioms zeigt Zellmassen vom Typ des Synzytiums und der Langhanszellen. Arias-Stella hat Uterusepithelveränderungen bei Blasenmole und Chorionepitheliom angegeben: Vergrößerung der endometrialen Drüsenepithelien, vakuoliges oder schaumiges Zytoplasma, Vergrößerung der hyperchromatischen und oft gelappten Kerne auf das 2–5fache, so daß bisweilen die ganze Zelle ausgefüllt ist. Elektronenmikroskopisch lassen sich beim Chorionepitheliom keine Mikrovilli nachweisen. Die Mitochondrien des Plasmodium nehmen beträchtlich an Zahl zu und weisen eine ungleichmäßige Form und Größe sowie regressive Veränderungen auf. Diese werden auch am endoplasmatischen Retikulum festgestellt. Als Kriterium der Malignität ist das Verschwinden der Basalmembran zu werten.

Literatur

1. Begent RHJ, Bagshawe KD (1982) The management of high-risk choriocarcinoma. Seminars Oncol 9:198–203
2. Holzmann K (1975) Klinische Probleme beim Chorionepitheliom – Ein schriftliches Symposion. Geburtsh Frauenheilk 35:661–687
3. Tscherne G (1985) Trophoblasttumor. In: Burghardt E (Hrsg) Spezielle Gynäkologie und Geburtshilfe mit Andrologie und Neonatologie. Springer, Wien New York
4. Surwit EA (1982) The management of poor prognosis trophoblastic disease. Seminars Oncol 9:204–207

Abb. 3a–c. Chorionepitheliom, vor und unter Methotrexattherapie. **a** Gebärmutterquerschnitt, Sector-Scanner. Trophoblasttumor, das gesamte Cavum uteri ausfüllend. Uteruswand sehr dünn, an einigen Stellen Tumorinfiltration. Bei der klinischen Untersuchung ist der Fundus uteri etwas unterhalb des Nabels zu tasten. **b** Gebärmutterwandinfiltration durch blasigen Tumor. Rückbildungstendenz unter Methotrexatbehandlung. Uterussondenlänge 15 cm. 4 Wochen nach Therapiebeginn. **c** Ca. 8 Wochen nach Behandlungsbeginn: Das Tumorvolumen (+····+) hat im Vergleich zu den Voraufnahmen 2a und 2b deutlich abgenommen, die Uteruslänge beträgt 12 cm

5 Diagnostik beim Neugeborenen

M. ZIEGER

INHALT

5.1	Physiologie des Neugeborenen	465
5.2	Klinische Leitsymptome wichtiger Veränderungen	466
5.2.1	Intrauterine abnorme Befunde	466
5.2.1.1	Abdomen	466
5.2.1.2	Nierenveränderungen	466
5.2.1.3	Schädel	469
5.2.1.4	Thorax	469
5.2.2	Perinatale Asphyxie	469
5.2.2.1	Zerebrale Ursachen	470
5.2.2.2	Veränderungen der oberen Luftwege und des Ösophagus	470
5.2.2.3	Pulmonale Ursachen	472
5.2.2.4	Zwerchfellbedingte Asphyxie	476
5.2.2.5	Kardiale Ursachen	477
5.2.3	Abdominelle Auffälligkeiten	479
5.2.3.1	Offensichtliche Veränderungen	479
5.2.3.2	Gastrointestinale Symptome	480
5.2.3.3	Raumforderungen	483
5.2.4	Abnorme Skelettbefunde	484
5.2.4.1	Hüftgelenksaffektionen	484
5.2.4.2	Geburtstraumata	485
5.2.4.3	Skelettdysplasien	485
5.2.4.4	Wirbelsäule/Spinalkanal	488
Literatur		490

Die Radiologie des Neugeborenen stellt einen Teilbereich der Kinderradiologie dar und umfaßt eine Vielzahl an diagnostischen Besonderheiten, auf die innerhalb dieser kurzen Einführung im Rahmen des vorliegenden Bandes naturgemäß nicht eingegangen werden kann. Die diagnostischen Probleme, die unmittelbar postpartal auftreten können, deren klinische Kriterien und Bedeutung sowie das diagnostisch angezeigte Prozedere sollen in den folgenden Seiten skizziert und durch einige Abbildungen illustriert werden. Für eine ausführliche Darstellung sei auf die abschließend aufgeführte weiterführende Literatur verwiesen.

Nach einem kurzen Abriß der Physiologie der postpartalen Umstellung erfolgt eine Besprechung der in der unmittelbaren Neonatalperiode relevanten Veränderungen, gegliedert nach klinischen Leitsymptomen wie perinatale Asphyxie, abdominelle Auffälligkeiten und abnorme Skelettbefunde. Da durch den enormen Fortschritt der intrauterinen Diagnostik sowohl ein Großteil der Veränderungen intrauterin diagnostiziert und teilweise behandelt werden kann, als auch eine Anzahl an Problemen auf den Kinderradiologen zukommt, wird kurz auf diesen Bereich intrauteriner abnormer Befunde eingegangen.

5.1 Physiologie des Neugeborenen

Die Neugeborenenperiode umfaßt im engeren Sinne die ersten 7 Lebenstage postnatal. Unmittelbar nach der Geburt erfolgt eine tiefgreifende Umstellung in sämtlichen Organsystemen des Neugeborenen: Die Sauerstoffversorgung wird von der Perfusion durch die Plazenta auf die Sauerstoffaufnahme durch die Lungen umgestellt.

Atmung: Die Entfaltung der Lungenflügel wird durch den mechanischen Geburtsvorgang erleichtert, der einen Teil der Flüssigkeit aus den Alveolen preßt. Einen Rekollaps der Alveolen verhindert der Oberflächenfaktor, welcher bei unreifen Kindern nur unzureichend vorliegt. Das Atemzentrum reagiert vermindert auf einen pCO_2 Anstieg bei Sauerstoffmangel und bei Hypothermie.

Herz-Kreislauf: Die fetale Lunge wird lediglich von $1/10$ des Herzminutenvolumens durchströmt, während der überwiegende Teil durch einen Rechts-Links-Shunt über das offene Foramen ovale im Vorhof und den offenen Ductus arteriosus fließt. Die normale Entfaltung der Lungenflügel führt zu einem drastischen Rückgang des pulmonalen Flußwiderstandes, wodurch sich infolge der geänderten Druckgradienten passiv diese beiden Shuntwege verschließen. Bei einem Abfall des pCO_2 mit konsekutivem Anstieg des pulmonalen Flußwiderstandes können diese Shuntwege sich wieder öffnen und dann eine persistierende fötale Zirkulation bilden. Die Kompensationsmöglichkeiten des Neugeborenenherzens bei Druck- und Volumenbelastung sind gegenüber dem Erwachsenen deutlich eingeschränkt, da das neonatale Herz nahe seiner Leistungsgrenzen operiert.

Wärmehaushalt: Die Thermoregulation des Neugeborenen ist nicht nur labil, sondern infolge des geringen Fettgehaltes des Neugeborenen, der fehlenden Wärmeproduktion durch Muskelzittern, der relativ großen Körperoberfläche und der nur gering möglichen kutanen Vasokonstriktion sehr anfällig. Ein Abfall der Körpertemperatur führt zur Atemdepression, zu azidotischer Verschiebung der Stoffwechsellage und zu Hirn- oder Nebennierenblutungen.

Elektrolythaushalt: Beim Neugeborenen macht das Körperwasser etwa 80% des Körpergewichtes aus, wobei 15% des Gewichtes an Wasser pro Tag umgesetzt werden. Diesem relativ hohen Wasserbedarf steht eine recht geringe Konzentrationsfähigkeit der Nieren entgegen. Darüberhinaus reagiert die Nierenfunktion besonders empfindlich auf Durchblutungsstörungen.

Stoffwechsel: Bei unreifen Kindern wie Frühgeborenen oder Small-for-date-Babys sowie beim Zustand nach Asphyxie und auch bei Kindern diabetischer Mütter besteht eine Neigung zur Hypoglykämie mit möglichen Schädigungen des Zentralnervensystems. Gleichsinnige Folgen können eintreten bei der Hyperbilirubinämie im Zusammenhang mit einer Blutgruppenunverträglichkeit, einer gestörten Bilirubinexkretion, z.B. bei Gallengangsatresien, und bei ungenügender Glukuronisierung, z.B. im Rahmen einer kongenitalen Hypothyreose.

Im Vordergrund der Adaptation an das extrauterine Leben steht der Wechsel diaplazentarer Sauerstoffperfusion zur Lungenatmung, gefolgt von der Umstellung vom fötalen Kreislauf auf die postnatale Zirkulation. Darüberhinaus sind die Neugeborenen auf Temperaturabfall sowie Wasser- und Elektrolytverschiebungen besonders anfällig.

In den folgenden Abschnitten sind die wichtigsten möglichen Störungen dieser Adaptationsvorgänge mit deren klinischen Leitsymptomen sowie die intrauterin in den Routinesonographien entdeckbaren Veränderungen aufgeführt.

5.2 Klinische Leitsymptome wichtiger Veränderungen

Da die hier zu besprechende Neonatalperiode nicht nur ihre eigenständigen neuauftretenden Probleme wie Asphyxie oder erstmals entdeckbare Auffälligkeiten aufweist, sondern in vielen Fällen mit bereits intrauterin erfaßten Veränderungen konfrontiert, sei zunächst kurz auf diese Gruppe klinischer Leitsymptome eingegangen.

5.2.1 Intrauterine abnorme Befunde

Für eine ausführliche Diskussion der intrauterinen Diagnostik sei auf die entsprechenden vorhergehenden Kapitel sowie auf die einschlägigen Lehrbücher verwiesen. Da die zunehmend verfeinerte Gerätetechnik und Untersuchungserfahrung in sehr vielen Fällen eine präzise intrauterine Diagnostik ermöglichen, ist postnatal häufig lediglich eine Diagnosebestätigung wichtig. Nicht selten jedoch dienen postnatale Untersuchungen der genaueren Differenzierung und Klassifikation vermuteter Veränderungen. Die Situation ex utero ermöglicht nicht nur den Einsatz gezielter radiologischer Maßnahmen und Funktionsuntersuchungen mit Kontrastmitteln, sondern auch der Sonographie durch ergänzende Schnittführungen und Verwendung von Schallköpfen mit hochauflösender oberflächennaher Abbildung eine detailliertere Beurteilung von Organsystemen.

5.2.1.1 Abdomen

Ursachen eines faßbaren Aszites oder Hydrops können kardiovaskuläre Störungen, Pulmonalhypoplasie, renale Affektionen, chromosomale Anomalien, gastrointestinale Störungen wie Mekoniumperitonitis, intrauterine Infektionen oder Atresien sein. Die meisten der eben aufgeführten Ursachen eines Aszites können auch ohne diesen direkt intrauterin erkannt werden. Auf die postpartale Diagnostik dieser Veränderungen wird im Abschnitt „abdominelle Auffälligkeiten" eingegangen.

5.2.1.2 Nierenveränderungen

Nierenveränderungen zählen zu den häufigsten erkennbaren Pathologien überhaupt. Angeborene Fehlbildungen wie bilaterale Agenesie im Rahmen der renofazialen Dysplasien sind auch aufgrund der assoziierten Lungenhypoplasie nicht lebensfähig.

Bei *Nierendysplasien* läßt sich differenzieren zwischen der aplastischen Zystenniere, bei welcher sich makroskopisch 1–2 cm große multiple Zysten finden mit erhaltenem Nierenstroma und in den häufigsten Fällen eine Aplasie des proximalen Ureters. Bei polyzystischen Nierenerkrankungen lassen sich je nach Vererbungsmodus und Manifestationsalter infantile, juvenile und adulte Formen unterscheiden. Die Diagnose erfolgt postnatal aus der Kombination typischer sonographischer und röntgenologischer Befunde mit häufig deutlich verminderter oder verzögerter Ausscheidung des Kontrastmittels mit tubulärer Stase.

Häufiger als Nierendysplasien sind *Obstruktionen* oder Dilatationen der Harnwege. Differentialdiagnostisch muß unterschieden werden zwischen Ureterabgangsstenosen, distalen Ureterstenosen, infravesikalen Abflußbehinderungen, z.B. bei Urethralklappen, und ausgeprägtem vesikoureterorenalem Reflux. Ferner gibt es nicht druckbedingte Dilatationen des Hohlsystems mit gutem Abfluß beim Prune-Belly- und Megazystis-Megaureter-Syndrom.

Bei *Doppelanlagen* findet sich häufig eine Obstruktion mit hydronephrotischer Umwandlung des kranialen Poles, nicht selten assoziiert mit Ureterozelen oder ektop mündendem Ureter (Abb. 1 u. 2). In der Regel ist bei derartigen intrauterin erfaßten Befunden eine vorzeitige Geburtseinleitung nur bei bilateralen, hochgradigen Obstruktionen mit nachweisbar zuneh-

Diagnostik beim Neugeborenen

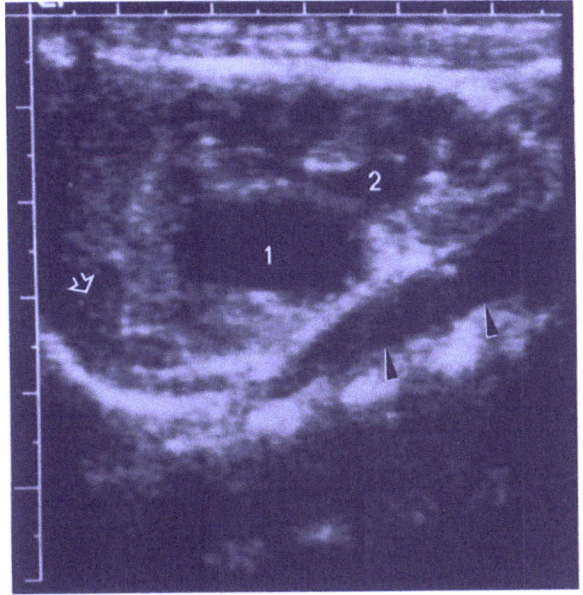

Abb. 1a, b. Rechtsseitige Doppelniere mit Ureterozele. **a** Sonographischer Längsschnitt durch die rechte Niere, *offener Pfeil* Nebenniere, *Pfeilspitzen* Psoas, *1* dilatiertes Nierenbecken des kranialen Nierenanteiles, *2* Nierenbecken des kaudalen Anteiles. **b** Modifizierter Längsschnitt durch die Harnblase (H) mit Darstellung des dilatierten 4 mm weiten Ureters (*Pfeilspitze*) und der im Bereich des Beckenbodens befindlichen Ureterocele (*), *S* Symphyse

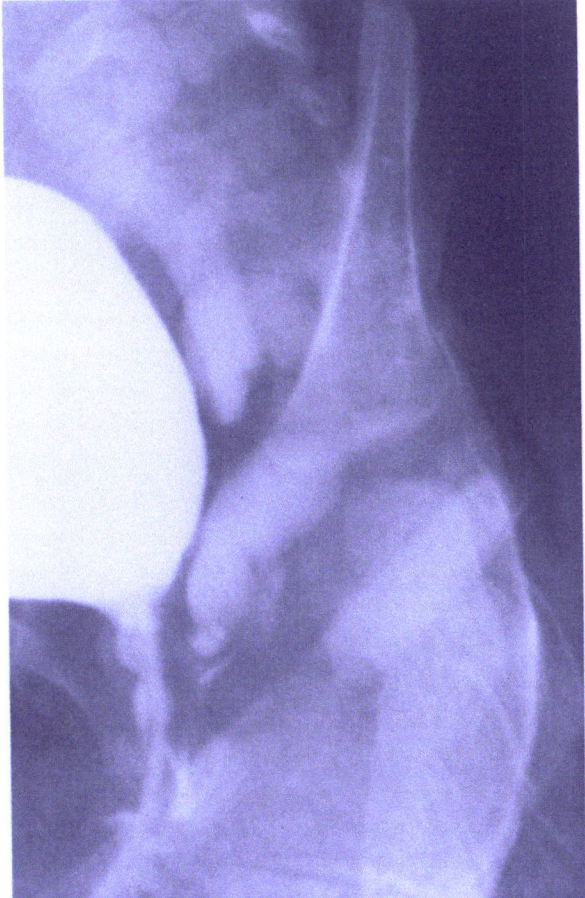

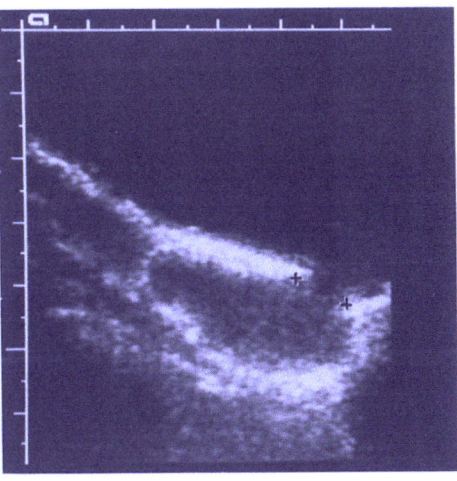

Abb. 2a, b. Abnorme Ureterenmündungen. **a** Ektop mündender Ureter in die Urethra, Blasenfüllung (MCU) mit Reflux in dilatierten und geschlängelten Ureter links. **b** Golflochostium. Sonographischer Schrägschnitt durch die Harnblase mit retrovesikal maximal dilatiertem Ureter, nahezu rechtwinkliger Einmündung und breit klaffendem Ostium von 9 mm Weite (*Kreuze*)

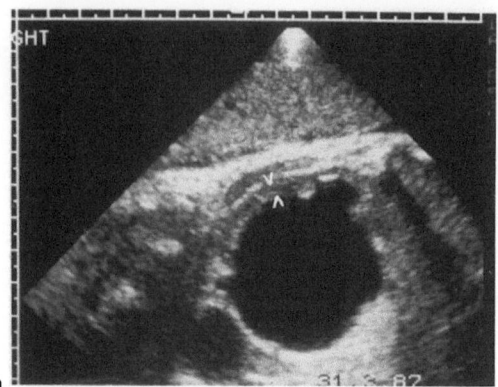
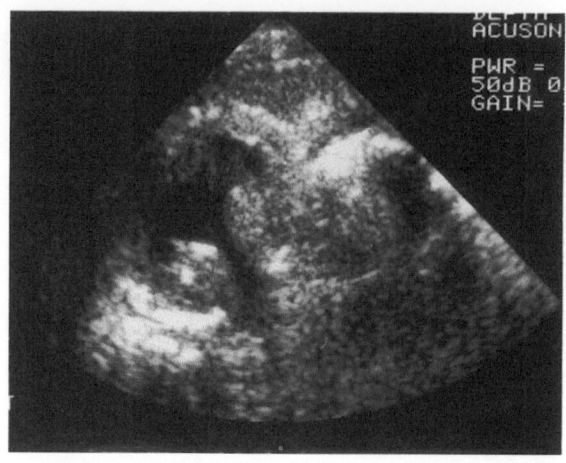
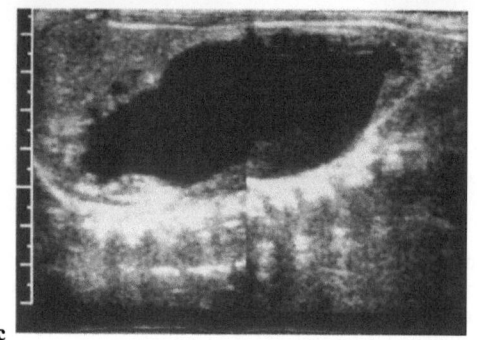

Abb. 3a–c. Ureterabgangsstenose rechts. **a** Intrauterines Sonogramm mit typischem Befund des ausgeprägt dilatierten NBKS rechts, Parenchymdicke 5,5 mm. **b** Postnatale Kontrolle 2 Stunden post partum mit nahezu entleertem Hohlsystem. **c** Die Kontrolle am 2. Lebenstag ergibt einen gleichsinnigen Befund wie die intrauterine Untersuchung

mender Dilatation und hochgradiger Parenchymreduktion indiziert. Eine sonographisch ausgeprägt erscheinende Parenchymreduktion erholt sich nach operativer Entlastung oder perkutaner Katheterdrainage rasch, so daß die Sonographie das Ausmaß an verbleibendem funktionsfähigem Nierenparenchym deutlich unterschätzt. Infolge der abdominellen Kompression bei natürlicher Geburt erscheint bei postpartal erfolgenden Kontrollen intrauterin eindeutiger Befunde die Dilatation des Hohlsystems oft erstaunlich gering, so daß eine verwertbare Beurteilung des Ausmaßes einer Obstruktion erst am 3. Lebenstag erfolgen kann (Abb. 3). Aufgrund der in der unmittelbaren Neonatalperiode vorliegenden geringen Fähigkeit der Nieren zur Harnkonzentration sind radiologische Untersuchungen wie das Ausscheidungsurogramm zumeist vor Ende der 1. Lebenswoche wenig aussagekräftig. Auf alle Fälle wird eine relativ hohe Kontrastmitteldosis (4 ml/kg Körpergewicht) benötigt (Abb. 4).

Zur kompletten diagnostischen *Klärung* von Harnwegsdilatationen liegt der Schwerpunkt postnatal auf einer vollständigen sonographischen Darstellung der Nieren, des Harnleiterverlaufes und der Harnblase, wobei diese mindestens einmal in mittle-

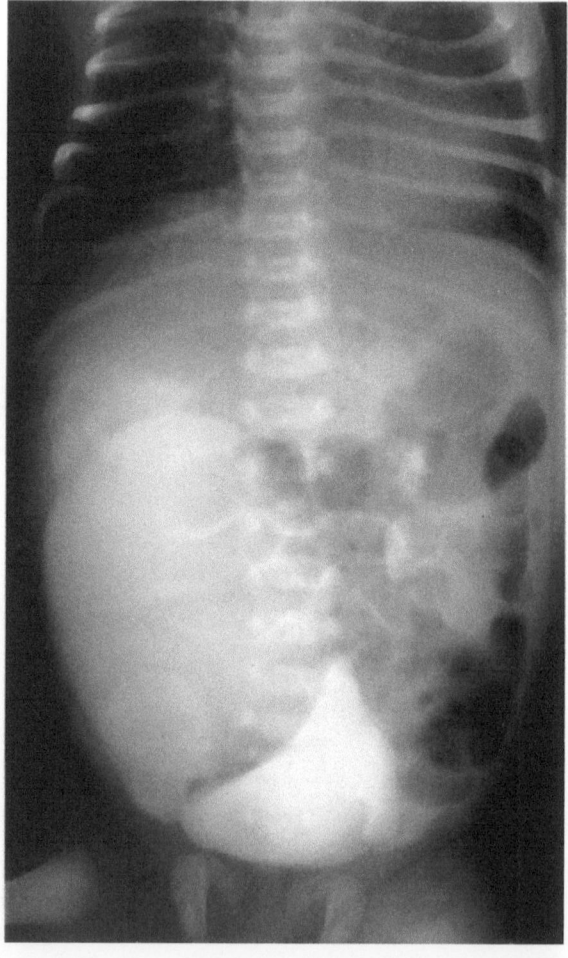

Abb. 4. Ureterabgangsstenose. Das am 5. Lebenstag angefertigte Ausscheidungsurogramm ergibt eine unauffällige linke Niere mit maximaler Aufweitung des rechten Nierenbeckens, welches über die Mittellinie nach links reicht und die Harnblase imprimiert, ausgeprägte Dilatation der Kelche

rem oder besserem Füllungszustand untersucht werden sollte. Hierbei sind ektope Mündungen, Ureterozelen und Fehlbildungen der Ureterenmündung ebenso wie eine zunehmende Dilatation nach Miktion und das Ausmaß sowie der Verlauf der Ureterenperistaltik diagnostisch wesentlich. Der Ausscheidungsurographie kommt im wesentlichen die Aufgabe zu, die Nierenfunktion und die Abflußverhältnisse abzuschätzen. Dazu sind häufig Spätaufnahmen bis zu 24 Stunden post injectionem erforderlich.

5.2.1.3 Schädel

Die spinalen Neuralrohrdefekte sind später unter dem Abschnitt „Wirbelsäule" dargestellt. Während sämtliche kranialen Neuralrohrdefekte wie frontale, vertikale oder okzipitale Enzephalozelen sowie sämtliche Fehlbildungsformen intrauterin diagnostiziert werden können, erfolgt häufig postpartal die weitere Abklärung des intrauterin gesehenen Hydrozephalus oder die genauere Klassifikation von Fehlbildungen. Schnittführungen durch die große und kleine Fontanelle sowie axial transtemporal und transsquamal, wie sie auch intrauterin möglich sind, erlauben eine vollständige Diagnostik sämtlicher Fehlbildungsformen, die aufgrund ihrer relativen Seltenheit nicht weiter besprochen werden sollen. Häufigste postnatal erkennbare intrakranielle Pathologie sind periventrikuläre, subependymale sowie intraventrikuläre Blutungen beim Frühgeborenen, Ischämien und Infarzierungen sowie epi- oder subdurale Hämatome beim reifen Neugeborenen (Abb. 5). Bei den meisten Infektionen ergibt sich jedoch kein diagnostisch verwertbarer Ultraschallbefund mit Ausnahme der Toxoplasmose und Zytomegalie, bei welcher nach intrauterin stattgefundener Infektion unmittelbar postpartal, sonst nach Ablauf von 1–2 Wochen, kleine Verkalkungen im Stammganglienbereich nachweisbar sind (Abb. 6). Intrauterin stattgehabte Infarzierungen oder Blutungen können bis zum Geburtszeitpunkt sich in der Regel in zystische, porenzephale Veränderungen umgewandelt haben.

5.2.1.4 Thorax

Intrauterine Auffälligkeiten im Bereich des Thorax sind häufig kardialer Art oder in Form eines Mißverhältnisses von Thorax- zu Abdomendurchmesser. Kardiale Ursachen der Asphyxie sowie abnorme Befunde am Skelett sind jeweils unter diesem Stichwort in den folgenden Abschnitten aufgeführt. Pleuraergüsse sind häufig Hinweis auf eine Vielzahl von Veränderungen, z.B. kardiale Dekompensation, Lungendysplasie, Tumoren oder Fehlbildungen. Selten läßt sich ein Lungensequester bereits intrauterin nachweisen, während Zwerchfelldefekte bei Zwerchfellhernien nahezu immer dargestellt werden können.

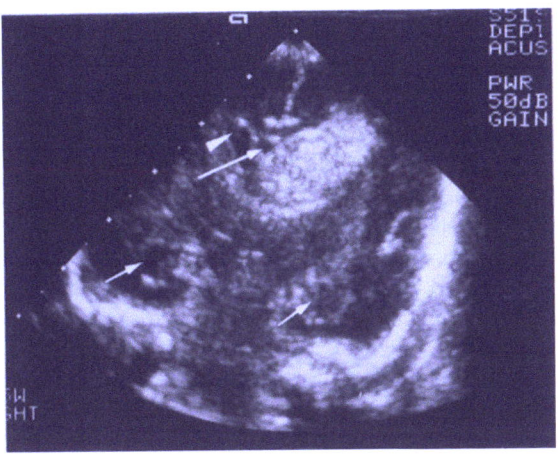

Abb. 5. Intra- und periventrikuläre Blutung links. Koronarschnitt durch die große Fontanelle, *Pfeilspitze* rechtes Vorderhorn, *Pfeile* temporale Hinterhörner, *langer Pfeil* Cavum septi pellucidi basal des Balkens. Frühgeborenes aus der 25. Schwangerschaftswoche

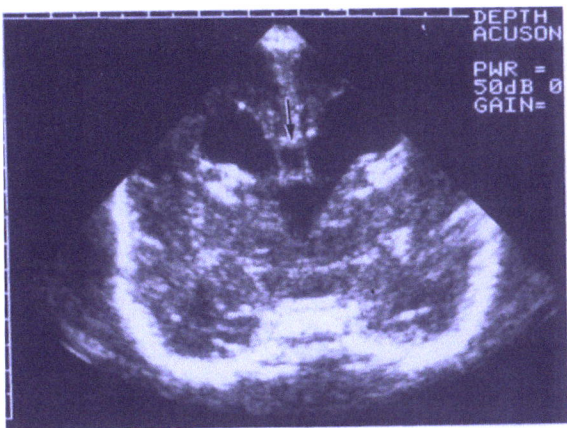

Abb. 6. Infektion mit Zytomegalievirus. Sonographischer Koronarschnitt von der großen Fontanelle mit verplumpten und dilatierten Seitenventrikeln und 3. Ventrikel, Cavum septi pellucidi (*Pfeil*), in den Basalganglien am Boden der Seitenventrikel schollige multiple Verkalkungen

5.2.2 Perinatale Asphyxie

Eine postpartal auftretende Sauerstoffuntersättigung kann je nach Ursache unmittelbar nach der Geburt, im Verlaufe der ersten Stunden oder während der folgenden Tage eintreten. Die klinischen Symptome sind Tachypnoe, Nasenflügel mit inspiratorischen Einziehungen sternal und thorakal oder Zyanose- oder Apnoeanfälle des Neugeborenen.

Ätiologisch können Veränderungen im ZNS, in den oberen Luftwegen, in der Lunge, im Zwerchfell oder im Herzen und den großen Gefäßen zugrunde liegen.

5.2.2.1 Zerebrale Ursachen

Da die Atemregulation zentral über die Atemzentren der Medulla oblongata erfolgt, können Veränderungen, die zu einer Kompression dieses Markabschnittes führen, eine Asphyxie hervorrufen. Indirekte Kompressionen beim erhöhten Hirndruck erfolgen durch Stauchung und Kaudalverlagerung der infratentoriellen Anteile durch die zumeist supratentoriell erhöhte Druckzone. Ursachen hierfür sind in der perinatalen Periode ausgedehnte intraparenchymatöse oder periventrikuläre Blutungen, evtl. mit Verlegung der Foramina Monroe oder des Aquaeduktes, wobei ein Hydrocephalus occlusivus internus eher als ein Hydrocephalus externus zu Stauchung und Kompression führen kann; bei umschriebenen oder ausgedehnten Infarzierungen oder Tumoren kann durch das rasch einsetzende, meist ausgedehnte perifokale Ödem ein erheblicher Hirndruck entstehen.

Fehlbildungen mit Kompression zervikaler Myelonabschnitte sind in erster Linie die Arnold-Chiarische Malformation mit Kaudalverlagerung von Kleinhirnanteilen in den Spinalkanal (Abb. 7). Diese Malformation tritt bei etwa 80% der Kinder mit Meningomyelozelen assoziiert auf, die herniierten Anteile können bis C3/4 reichen und fixiert sein oder erst nach Rückverlagerung der Meningomyelozele infolge der erhöhten intraduralen Drucksituation zu Einklemmungserscheinungen am im oberen Zervikalmark gelegenen Atemzentrum führen. Die übrigen Fehlbildungen des ZNS führen seltener zu einem erhöhten Hirndruck, lediglich bei vom Plexus gespeisten zystischen Formationen, insbesondere bei Balkenmangel mit dienzephaler Zyste, kann eine Kaudalverdrängung von Kleinhirnanteilen erfolgen. Auch bei der okzipitalen oder zervikalen Enzephalozele kann durch Zug oder Torquierung des Zervikalmarkes eine Schädigung des Atemzentrums vorliegen. Viel seltener sind direkte Fehlbildungen wie komplexe Segmentationsstörungen der Halswirbelsäule (Klippel-Feil-Syndrom) oder die Syringomyelie mit zystischer Erweiterung des Zentralkanales.

Die *Diagnostik* der genannten Fehlbildungen kann bereits intrauterin erfolgt sein. Für alle genannten zerebralen Ursachen ist die Methode der Wahl die Sonographie, entweder transfontanellär durch die große oder kleine Fontanelle oder zervikal/nuchal zur Darstellung des Zervikalmarkes mit der Frage einer Syringomyelie oder zur Bestimmung des Ausmaßes beim Arnold-Chiari-Syndrom. Umschriebene oder diffuse Ödeme im Zusammenhang mit Ischämien und Infarkten sind im zweidimensionalen Ultraschallbild bei guter Bildqualität relativ frühzeitig erfaßbar, eine echte Frühdiagnose ist jedoch nur dopplersonographisch sicher möglich.

5.2.2.2 Veränderungen der oberen Luftwege und des Ösophagus

Veränderungen der Luftwege führen unmittelbar nach der Geburt zur ausgeprägten Asphyxie und bedürfen häufig sofortiger Intervention. Wesentliche zugrunde liegende Veränderungen sind die beidseitige Choanalatresie, Kompressionen im Pharyngealbereich, Anomalien des Kehlkopfes oder Zungenbeines sowie Trachealaplasie oder -hypoplasie.

Die *Choanalatresie* stellt einen membranösen oder knöchernen Verschluß des Überganges vom Nasenraum in den Epipharynx dar. Der rostrale Nasenraum ist durch schleimig zähes Sekret gefüllt. Bei einer beidseitigen Choanalatresie ist dem Neugeborenen nur die Mundatmung möglich, welche durch die relative Größe der Zunge erschwert ist. Eine Kompression des Pharyngealraumes kann durch eine echte *Makroglossie* zum Beispiel beim EMG (Wiedemann-Beckwith)-Syndrom oder bei einer relativen Makroglossie wie beim Pierre-Robin-Syndrom mit einer Hypoplasie des Unterkiefers auftreten. Bei einer Hypothyreose mit Myxödem, bei einer Neugeborenenstruma oder ektopem Strumagewebe sowie bei Zungengrundzysten als Überreste des Ductus

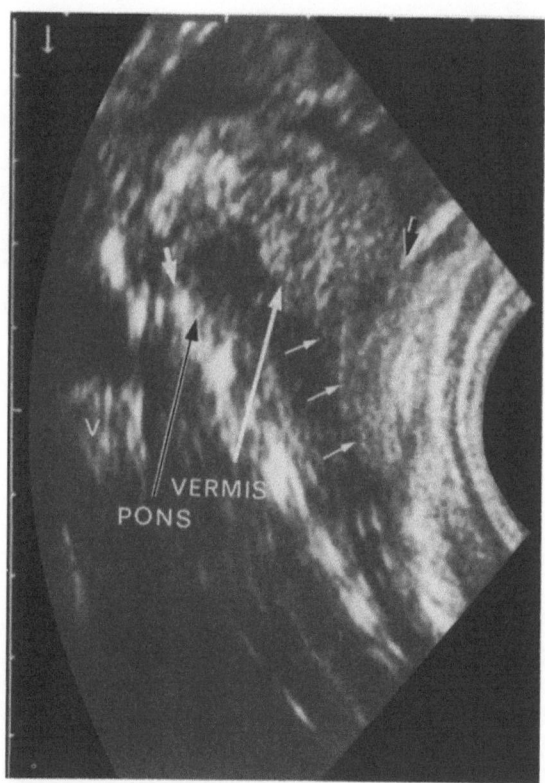

Abb. 7. Arnold Chiari Malformation. Sonographischer Sagittalschnitt von nuchal. Herniation der Kleinhirntonsillen (*kurze Pfeile*) in den Spinalkanal. Okziput mit *Pfeil* markiert

thyreoglossus kann es zu einer Kompression des Pharynx kommen.

Anomalien des Kehlkopfes und knorpelige Spornbildungen oder Membranen im Bereich des Zungenbeines, welche zur sofortigen Asphyxie führen, sind sehr selten. Weniger rar sind schmale oder breite *Spaltbildungen* im Bereich des Kehlkopfes, welche mitunter beim ersten Trinkversuch oder aber erst im Laufe der folgenden Tage bis Wochen zur rezidivierenden Aspiration und dadurch bedingten Asphyxie und Lungenaffektion führen können. Eine Trachealaplasie ist mit dem Leben nicht vereinbar, sofern nicht eine assoziierte ösophagotracheale Fistel vorliegt.

Bei *Trachealhypoplasien* sind entweder die beim Neugeborenen ohnehin sehr weichen Knorpelringe fehlend, wodurch sich ein inspiratorischer Kollaps ergeben kann, oder das Gesamttracheallumen ist verschmälert mit der Folge einer in- und exspiratorischen Passagebehinderung.

Die *Diagnostik* erfolgt bei nahezu allen genannten Ursachen rein klinisch. Bei weniger dramatischen Asphyxien kann die weitere Abklärung hinsichtlich der neonatalen Struma oder tumorartiger Formationen des Halses sonographisch erfolgen. Der Nachweis bzw. Ausschluß einer Trachealhypoplasie gelingt in der Röntgennativaufnahme in 2 Ebenen. Spaltbildungen des Kehlkopfes sowie Fistelungen werden unter Durchleuchtung mit gezielten Aufnahmen oder cineradiographisch nachgewiesen, da es sich häufig um nur kurzzeitig sich kontrastierende, oft haarfeine Verbindungen handelt, die unter einfacher Durchleuchtung nicht immer darstellbar sind (Abb. 8).

In all diesen Fällen, bei denen ein Kontrastmittelübertritt vom oberen Gastrointestinaltrakt in den Luftraum als möglich angesehen wird, ist die Verwendung eines leicht resorbierbaren niederosmolaren Kontrastmittels wie Peritrast, Solutrast oder Omnipaque zwingend.

Die Veränderungen des Ösophagus sind hier unter Luftwegen aus dem Grunde mit aufgeführt, da in fast allen Fällen einer *Ösophagusatresie* Fistelungen zur Trachea bestehen und diese Verbindungen das klinische Bild der Asphyxie und Aspiration bestimmen.

Je nach Vorhandensein und Art der Fistelverbindungen werden 4 Typen nach VOGT unterschieden (Tabelle 1). Lediglich bei der ersten Form besteht keinerlei Fistel zwischen Ösophagus und Trachea, so daß

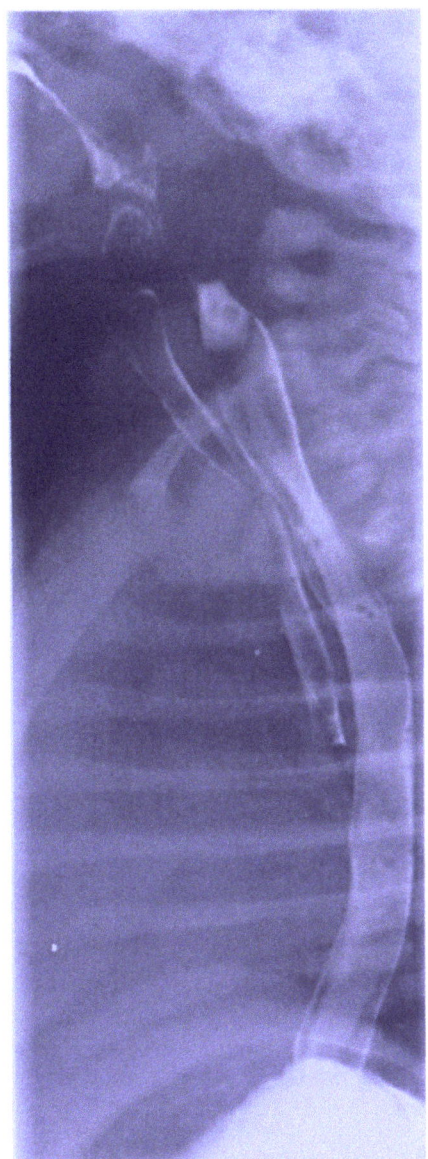

Abb. 8. Tracheoösophageale H-Fistel. Zielaufnahme im seitlichen Strahlengang mit Ösophagusbreischluck, Darstellung einer langstreckigen haarfeinen Verbindungslinie, über welche sich die Trachea anfärbt

Tabelle 1. Typen der Ösophagusatresie nach VOGT

	Fistel	Abdomen	Aspiration	Hydramnion
Typ I	Keine	Luftleer	Als Überlauf	ja
Typ II	Obere	Luftleer	Beim Trinken	ja
Typ III	Untere	Luftgefüllt	Bei Reflux	ja
Typ IV	Obere + untere	Luftgefüllt	Beim Trinken + Reflux	nein

hier keine Aspiration möglich ist. Beim Typ 2 mit Fistelbildung zwischen dem kranialen Ösophagusanteil und der Trachea erfolgt beim ersten Trinkversuch der Zyanoseanfall mit Husten und Erbrechen. Beim häufigsten Typ 3, der etwa 80–90% ausmacht, führt die regelmäßig erfolgende Regurgitation von Magensaft über die kaudale Fistel zur Aspirationspneumonie mit Atelektasenbildung und ausgedehnten Infiltraten durch den hohen Säuregehalt des Magensaftes. Beim letzten Typ 4 kann es sowohl durch diese Regurgitation als auch durch den Trinkversuch zur Asphyxie kommen.

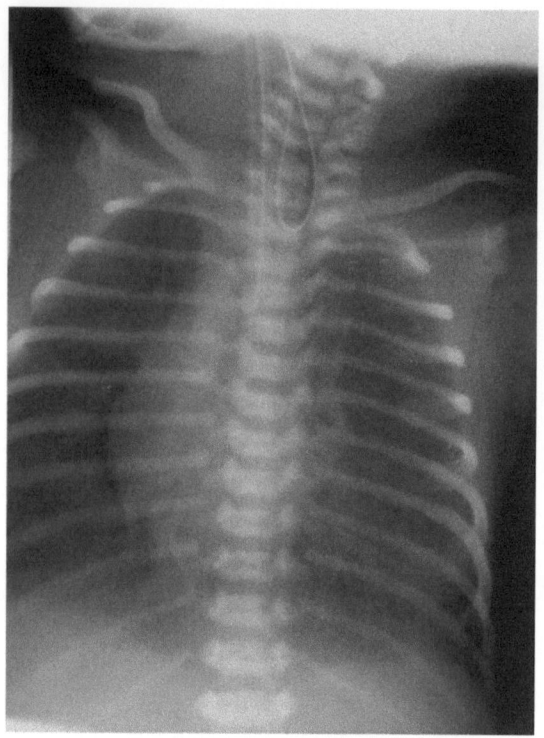
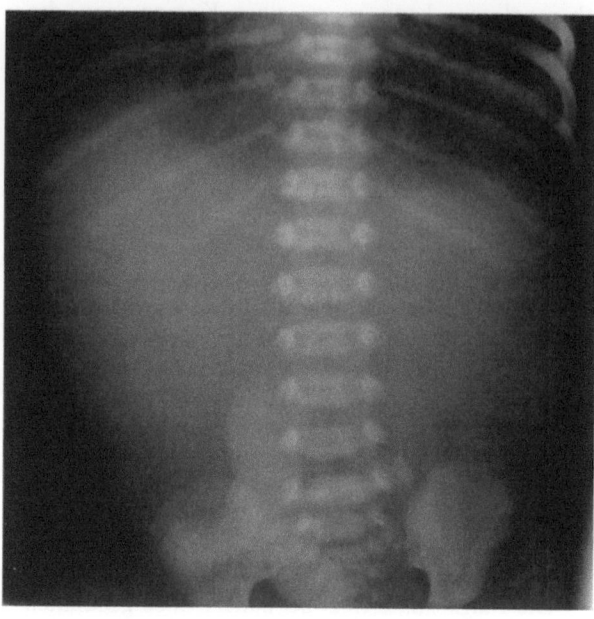

Abb. 9a, b. Ösophagusatresie. **a** Thoraxübersicht mit Tubus. Magensonde schlägt in Höhe Th 2 um = Ende des kranialen Blindsackes. **b** Abdomenübersicht. Luftleeres Abdomen, d.h. keine Fistel zwischen Trachea und Ösophagus. Typ I

Klinisch fallen diese Kinder außer durch Hustenanfälle und Zyanose beim Trinkversuch durch reichlichen Speichel- und Schleimfluß aus dem Mund auf.

Die Verdachts*diagnose* einer Ösophagusatresie stellt sich bereits während der intrauterinen Sonographie beim Vorliegen eines Hydramnions, welches mit Ausnahme des 4. Typs in sämtlichen Fällen vorliegt. Nach dem klinischen Verdacht wird die Diagnose zumeist durch den charakteristischen Stopp einer vorgeführten Magensonde im oberen Ösophagus gestellt. Eine exaktere Orientierung bezüglich der Fistelverhältnisse erfolgt durch eine radiologische Übersichtsaufnahme des Abdomens. Bei den Typen 1 und 2 ist das Abdomen luftleer, bei den Typen 3 und 4 infolge des unmittelbar postpartal einsetzenden Luftübertrittes in den Gastrointestinaltrakt luftgefüllt. Die Höhenlokalisation des kranialen Blindsackes kann durch Einlegen eines endständig markierten Katheters, durch Insufflation von Luft oder durch Kontrastmittelgabe erfolgen (Abb. 9). Letzteres Vorgehen mit einer Kontrastdarstellung des kranialen Blindsackes ist zur präoperativen Diagnose des 4. Typs mit kranialer und kaudaler Fistelung erforderlich.

5.2.2.3 Pulmonale Ursachen

Die bisher beschriebenen Ursachen der Neugeborenenasphyxie waren extrapulmonal; wir kommen jetzt zu den Veränderungen, die direkt das Lungengewebe betreffen. Wir können hierbei drei verschiedene Ursachengruppen unterscheiden: Einmal Störungen der Adaptation der Lunge an die Atmungssituation, zum anderen Fehlbildungen des Lungengewebes sowie erworbene Veränderungen.

Die *Adaptation* der Lunge an das extrauterine Leben bedeutet, daß die Alveolen ihre in ihnen enthaltene Flüssigkeit durch Atemluft ersetzen. Dieser Vorgang setzt einmal eine aktive Entfaltung der Lungenflügel durch den Atemversuch des Kindes, somit eine suffiziente Koordination, und eine normale Konfiguration und Funktion des Thoraxraumes voraus. Zum anderen erfolgt eine rasche Resorption der verbleibenden Flüssigkeit, was eine normale kardiale Situation mit ausreichender venöser oder lymphatischer Drainage bedingt. Über das Gesagte hinaus muß das Offenbleiben der Bronchiolen und Alveolen gewährleistet sein. Dies geschieht durch den von den Alveolarzellen produzierten Oberflächenfaktor. Bei unreifen Kindern und Frühgeborenen liegt dieser noch nicht in ausreichender Weise vor, so daß der Rekollaps der Alveolen durch erhöhten, kontinuierlichen pulmonalen Atemdruck artifiziell verhindert werden muß. Im Falle einer ungenügenden Drainage des Flüssigkeitsinhaltes aus den Alveolen ergibt sich radiologisch das Bild der sog. „nassen Lunge" (*Wet-*

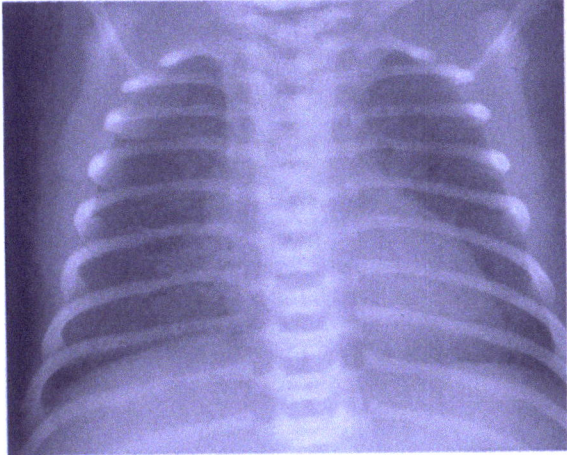

Abb. 10. Syndrom der nassen Lunge (wet lung). Wenige Stunden altes Neugeborenes mit gering verbreitertem Interlobärseptum rechts, hilifugaler streifiger Zeichnungsvermehrung, insbesondere basal zunehmend rechts mehr als links

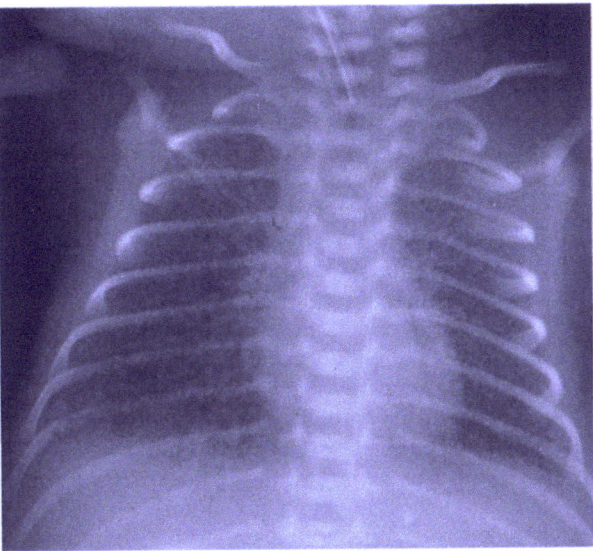

Abb. 11. Hyalines Membranen-Syndrom Stadium II. Feinretikuläres Zeichnungsmuster in beiden Lungen mit kleinstfleckigem interstitiellem Emphysem, erhaltener, leicht unscharfer Abgrenzbarkeit der Herzkonturen und Zwerchfellschenkel. Liegender NAK, ITT und Magensonde

Lung) (Abb. 10). Dieses Bild ist innerhalb der ersten Minuten beim Neugeborenen sowie der ersten Stunden beim durch Sectio entbundenen Kind als physiologisch anzusehen (die mechanische Kompression des Thorax bei natürlichen Geburten trägt nicht unwesentlich zur Entwässerung der Lungenflügel bei).

Das Fehlen des Oberflächenfaktors führt zum *Hyalinen-Membran-Syndrom*. Hierbei ist die alveoläre und bronchioläre Endbahn der Atemwege teils kollabiert, teils abschnittsweise überbläht. Durch diese Überblähung kann es leicht zu Zerreißungen von Alveolarmembranen mit konsekutivem interstitiellem Emphysem und Pneumothoraxbildungen kommen.

Die Diagnostik dieser Adaptationshemmungen erfolgt durch die in der Isolette im Liegen angefertigte Thoraxübersicht. Während das Syndrom der „nassen Lunge" je nach Alter des Kindes, nach Inspirationstiefe und zugrunde liegender Ursache sich röntgenologisch recht unterschiedlich darstellt, ermöglicht die Röntgenaufnahme eine präzise Diagnose und Klassifikation des Hyalinen-Membran-Syndroms (Abb. 11 u. 12). Im allgemeinen werden 4 Schweregrade unterschieden (Tabelle 2). Je nach Einsetzen der therapeutischen Gegenmaßnahmen (Intubation, Bebeutelung,

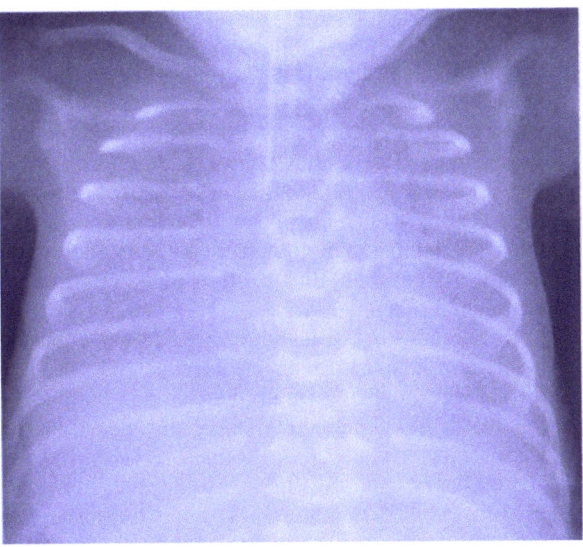

Abb. 12. Hyalines Membranen-Syndrom Stadium IV. Sogenannte weiße Lunge mit nahezu vollständig aufgehobener Abgrenzbarkeit der Zwerchfellanteile und der Herzränder, liegender Tubus, geringes interstitielles Emphysem infolge der Beatmung

Tabelle 2. Radiologische Klassifikation des Hyalinen-Membran-Syndroms

Stadium I	Fein retikulogranuläres Verdichtungsmuster
Stadium II	Zusätzliches Luftbronchogramm
Stadium III	Zusätzliche Unschärfe der Herz- und Zwerchfellkonturen
Stadium IV	„Weiße Lunge" mit fehlender Abgrenzbarkeit des Diaphragmas und Herzrandes

kontinuierliche Erhöhung des Atemwegsdruckes) bleiben die zentralen Atemwege bis in die Bronchialabschnitte transparent. Häufige Therapiekomplikation ist die Ausbildung eines fein- bis grobbullösen interstitiellen Lungenemphysems mit eventuellem Spannungspneumothorax.

Unter *Fehlbildungen* sind außer eigentlichen Fehlentwicklungen des Lungenparenchyms Lungensequester, Chylothorax und Pneumothorax zu nennen. Pneumothoraxbildungen treten weitaus häufiger im Zusammenhang mit dem Hyalinen-Membran-Syndrom auf, können jedoch selten auch bereits kongenital bestehen. In diesen Fällen ist zum Ausschluß assoziierter Mißbildungen, z.B. der Harnwege, eine Sonographie indiziert.

Der *Chylothorax* ist insgesamt selten, insbesondere die spontane Ansammlung von Chylus des Neugeborenen. Hierbei kommt es vermutlich durch eine venöse Zirkulationsstörung oder geburtstraumatische Zerreißung zum Chylusaustritt aus dem Ductus thoracicus in die Pleurahöhle. Wie bei anderen Pleuraergußbildungen im Zusammenhang mit kardialer Insuffizienz oder beim Hydrops fetalis, z.B. im Rahmen einer luetischen Infektion des Föten, kommt es zu einer Kompression der Lungenflügel. Tritt diese komprimierende Ursache intrauterin bereits früh auf, so wird die Ausbildung der Alveolen oder bei noch zeitigerem Ereignis die Entwicklung der Bronchiolen gestört, was zum Bild einer Lungenhypoplasie führt. Bei der postnatalen Pleuraergußbildung oder Chylothoraxbildung verhindert die Kompression des Lungenflügels eine regelrechte Entfaltung der Alveolen, somit ergibt sich eine Asphyxie.

Die *Diagnose* der intrathorakalen Flüssigkeitsansammlung erfolgt während der klinischen Untersuchung mit Transillumination, aufgrund der höheren Sensitivität aber vorzugsweise sonographisch. Auch auf dem Röntgenübersichtsbild ist ein deutlicherer Erguß in der Regel ohne Schwierigkeiten erkennbar. Der Nachweis eines Chylothorax erfolgt durch Pleurapunktion, wobei auch beim Neugeborenen trotz noch fehlenden Chylomikronenanteils der hohe Lymphozytengehalt und relativ hohe Fett- und Eiweißgehalt diagnostisch sind.

Während die Darstellung von Lungensequestern nach einzelnen Mitteilungen bereits sonographisch intrauterin möglich ist und aberrierende Gefäße aus der Aorta bei gezielter Untersuchung gleichfalls mit Ultraschall erfaßt werden können, erfordert die sichere Diagnose häufig eine Aortographie. In der Regel führen rezidivierende, nicht auf Antibiotika hinreichend ansprechende Infekte oder hartnäckige Verschattungen an einer konstanten Position erst im späteren Lebensalter zur Diagnose des Lungensequesters.

Zu Fehlbildungen des Lungenparenchyms gehören eine Vielzahl von zystischen Veränderungen. Paratracheale bzw. bronchogene *Zysten* imponieren als mediastinale oder hiläre Tumoren, die zur Bronchuskompression mit resultierendem Ventilmechanismus, verzögerter Resorption fötaler Lungenflüssigkeit oder Atelektasenbildung führen.

Solitäre oder multiple Lungenzysten gehören zu den eher seltenen Lungenfehlbildungen, die klinisch lediglich im Falle einer Mediastinalverdrängung mit plötzlich einsetzender Dyspnoe in Erscheinung treten können. Eine künstliche Beatmung kann eine Verschlechterung des Zustandes hervorrufen. Lungenzysten sind vornehmlich peripher lokalisiert, die Differentialdiagnose umfaßt die Zwerchfellhernie, Pneumatozelen, kongenitales Emphysem oder Lungenabszedierung.

Das Resultat einer frühzeitigen Entwicklungsstörung des Lungengewebes ist die *zystisch adenomatoide Malformation*, die bei ausgeprägtem Befund in rasch postpartal einsetzender respiratorischer Insuffizienz resultiert. Die Röntgenübersichtsaufnahme zeigt eine Weichteilmasse mit multiplen, teils luft-, teils flüssigkeitsgefüllten zystischen Arealen. Ein gleiches radiologisches Bild findet sich auch bei kongenitalen pulmonalen Lymphangiektasien.

Gegen die bislang aufgeführten zystischen Veränderungen muß eine diagnostische Abgrenzung von Zwerchfelldefekten mit in den Thoraxraum eventrierten Abdominalorganen erfolgen (vergl. Abschn. 5.2.2.4).

Das pulmonale *interstitielle Emphysem* entsteht durch einen erhöhten transpulmonalen Druck mit Zerreißung der Alveolarmembranen und Gasansammlung im Interstitium. Häufige Ursachen sind zu hohe Beatmungsdrucke, Fehlintubation oder Pfropfverlegung eines Hauptbronchus mit jeweils konsekutiver Überblähung von Lungenabschnitten. Falls diese interstitiellen Gasansammlungen konfluieren, kann es zur Ausbildung von Pseudozysten kommen. Diese resorbieren sich mitunter spontan, im Falle einer Ruptur resultieren je nach Lokalisation ein Pneumothorax oder Pneumomediastinum.

Das *kongenitale lobäre Lungenemphysem* führt zu einer in den ersten Lebenstagen bis Wochen prolongierten Dyspnoe oder Tachypnoe. Zugrunde liegt ein Ventilmechanismus mit behinderter Exspiration. Ursachen hierfür können Dysplasien der Bronchialknorpel, Schleimhautfalten, alveoläre Hyperplasie, Sekretverlegungen oder Kompressionen durch vaskuläre Mißbildungen, Ösophagusduplikaturen oder bronchogene Zysten sowie Lymphknoten sein.

Unter erworbenen, pulmonalen Ursachen einer Asphyxie sind im wesentlichen das Amnioninfektionssyndrom, die perinatale Pneumonie, die Mekoniumaspiration sowie Atelektasenbildungen zu nennen. Die pulmonale Hämorrhagie als Hinweis auf eine Gerinnungsstörung oder Linksherzinsuffizienz sei hier nur erwähnt.

Das *Amnioninfektionssyndrom* ist eine intrauterin erworbene Infektion des Fruchtwassers, welche durch den regen Flüssigkeitsaustausch zwischen Fruchtwasser und Föten auf diesen übergreift. Klinisch entspricht es einer disseminierten Sepsis.

Teil dieser Sepsis kann die *Neugeborenenpneumonie* sein, welche häufiger als dominierende unilokuläre Infektion imponiert. Jedoch ist gerade in der Neugeborenenperiode der Übergang zur generellen Sepsis viel häufiger als der ausschließliche Befall eines

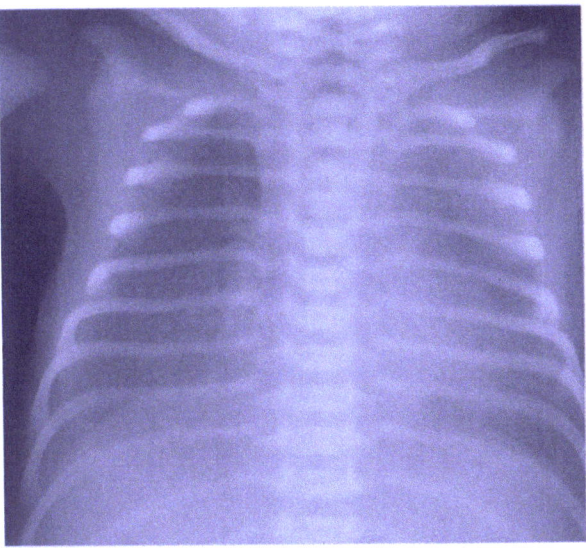

Abb. 13. Streptokokken-Pneumonie. Feinfleckig, leicht irregulär verteiltes Verdichtungsmuster in beiden Lungenflügeln, links ausgeprägter als rechts mit verdicktem Interlobärseptum rechts. Bakteriologisch gesichert

Organssystems. Unter den bakteriellen Erregern der perinatalen Pneumonie sind die häufig über den Geburtskanal erworbenen β-hämolysierenden Streptokokken sowie Staphylokokken, aber auch Chlamydien und virale Erreger hervorzuheben. Infektionen mit dem Zytomegalievirus oder der Listeriose erfolgen in der Regel intrauterin.

Die *Diagnose* wird durch die Röntgenthoraxübersicht im Inkubator sowie laborchemisch gestellt (Abb. 13). Die Streptokokkenpneumonie macht ein dem Hyalinen-Membran-Syndrom sehr ähnliches radiologisches Bild, auch bei den übrigen Pneumonieformen finden sich häufig erst vom Verlauf her sowie unter Berücksichtigung der klinischen Befunde relativ charakteristische Bilder. So können bei Staphylokokkeninfektionen pneumonische Herde einschmelzen und sog. Pneumatozelen entstehen lassen.

Primär oder sekundär unbelüftete Lungenareale werden als *Atelektasen* bezeichnet. Bei diesen kann unterschieden werden zwischen der beidseitigen völligen Anektasie und der einseitigen Totalatelektase, lobären, segmentalen und subsegmentalen Atelektasen. Während alle diese sich als anatomisch abgegrenzte flächige Verschattungen radiologisch darstellen, sind die Mikroatelektasen, wie sie beim Atemnot-Syndrom auftreten, nicht direkt radiologisch auflösbar.

Nicht selten ist Ursache einer umschriebenen Atelektase des rechten Oberlappens oder der Segmente S1/2 eine zu tiefe Tubuslage oder eine sog. Postextubationsatelektase. In beiden Fällen erfolgt entweder durch den Tubus oder durch Sekret eine Verlegung des in der Regel unmittelbar kaudal der Carina relativ spitzwinklig abgehenden rechten Oberlappenbronchus.

Im Rahmen einer fetalen Hypoxie, insbesondere auch bei protrahierter oder erschwerter Geburt, führt die Vagusstimulation zu vermehrter gastrointestinaler Peristaltik mit Mekoniumentleerung in das Fruchtwasser. Dadurch dringt Mekonium bis in die Lungenperipherie (*Mekoniumaspiration*). Postpartal kann sich daraus auf diesen chemischen Reiz hin eine sekundäre Pneumonie entwickeln. Die klinischen Symptome sowie das radiologische Erscheinungsbild auf der Thoraxübersichtsaufnahme variieren je nach Ausmaß der Aspiration und des Mekoniumgehaltes des aspirierten Fruchtwassers beträchtlich.

Eine postnatale *Aspiration* tritt zumeist bei den ersten Trinkversuchen häufig infolge der noch mangelhaften Koordination des Schluckaktes und des unvollständigen Glottisschlusses auf. Die Röntgenaufnahme zeigt im Gegensatz zur Mekoniumaspiration in der Regel eine fokale, eher fleckige Verschattung (Abb. 14). Aspirationen von Magensaft kommen zumeist erst bei größeren Kindern mit einsetzendem gastroösophagealem Reflux, aber auch bei tracheoösophagealen Fistelungen vor. Infolge der erheblichen Aggressivität des Magensaftes ergeben sich hier ausgeprägte aspirationspneumonische Infiltrationen.

Mit Hilfe der Thoraxübersicht nicht unterscheidbar sind die Lungenagenesie (komplettes Fehlen von Lungengewebe), die Lungenaplasie mit einer rudi-

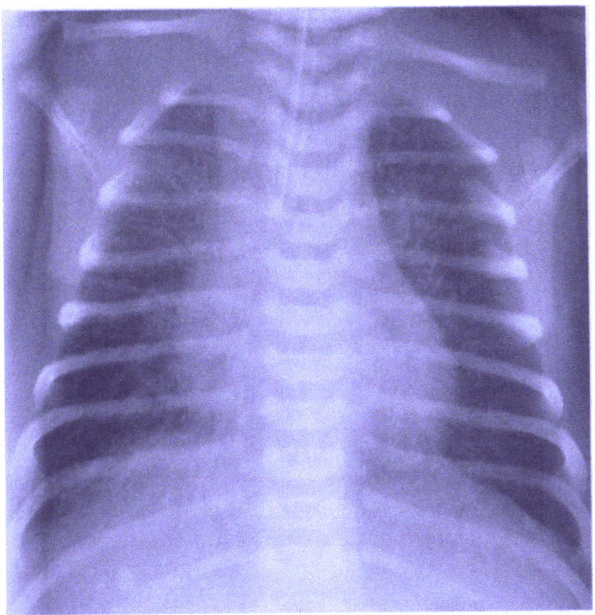

Abb. 14. Beidseitige Aspiration. Streifig bis fleckig konfluierende Verdichtungen perihilär in den Obergeschoßen sowie streifige Verdichtungen basal mit partieller Überblähung der Unterlappen und abgeflacht tiefstehenden Zwerchfellanteilen beiderseits. Intubation, liegende Magensonde

mentären, jedoch nicht funktionsfähigen Anlage. Viel häufiger ist jedoch die *Lungenhypoplasie*, die zumeist sekundär durch Kompression bedingt ist, z.B. bei Oligohydramnion, intraabdominaler Drucksteigerung, ausgedehnten Pleuraergußbildungen oder Chylothorax sowie bei intrathorakalen Tumoren und umfangreichen Zwerchfellhernien. Das Ausmaß der Lungenhypoplasie ist in der Regel erst nach Beseitigen der Ursache abschätzbar, wobei bei ausgeprägter Lungenhypoplasie die Röntgenübersichtsaufnahme oft zunächst keine verwertbare Aussage ermöglicht. Dann sind als radiologische Abklärungsmöglichkeiten die Tracheobronchographie oder die Pulmonalisangiographie verfügbar.

5.2.2.4 Zwerchfellbedingte Asphyxie

Meist geburtstraumatisch entsteht die *Zwerchfellparese* durch Schädigung des Nervus phrenicus. Seltener tritt diese Lähmung nach Intubation auf. Häufig ist bei der geburtstraumatischen Ätiologie die Kombination mit der Armplexusparese (Erb). Folge der Phrenikusparese ist eine Elevation des Zwerchfells mit paradoxer Beweglichkeit (in Inspiration tritt der gelähmte Zwerchfellanteil nach kranial). Bei ausgeprägtem Befund kann dies zu einer Mediastinalverlagerung und Kompressionsatelektase des Unterlappens führen. Zur Diagnosesicherung ist außer einer Thoraxübersicht, welche bereits den Verdacht ergibt, die Thoraxdurchleuchtung zur Darstellung der paradoxen Beweglichkeit beweisend. Differentialdiagnostisch muß die Relaxatio diaphragmatica gegen die Zwerchfellparese abgegrenzt werden.

Bei der *Relaxatio* findet sich meist nur ein partieller Zwerchfellhochstand, wobei die Durchleuchtung eine orthograde, jedoch verminderte Beweglichkeit demonstriert. Zugrunde liegen Fehlbildungen der Muskulatur, nicht selten auf dem Hintergrund chromosomaler Aberrationen, kongenitale Infektionen oder eine Lungenhypoplasie. Differentialdiagnostisch wesentlich ist noch die Unterscheidung von *Zwerchfellbuckelungen*, bei denen eine vollständig normale Beweglichkeit aller Zwerchfellabschnitte und normale Muskelkontraktilität vorliegt.

Kongenitale *Zwerchfellhernien* setzen Zwerchfelldefekte voraus, die entweder in Bereichen des Zwerchfells sich bilden, in denen zu wenig Muskelgewebe während der embryologischen Entwicklung eingewachsen ist, oder es handelt sich um offengebliebene Foramina pleuroperitonealia. Die häufigste Form der kongenitalen Zwerchfellhernie ist die Bochdaleksche Hernie posterolateral, fast ausschließlich linksseitig gelegen. Infolge der meist ausgedehnten Verlagerung von abdominellen Organen in die betroffene Thoraxhälfte imponiert unmittelbar postpartal eine Asphyxie. Nicht selten sind außer Darmschlingen des Dünn- und Dickdarmes auch Magenanteile, Milz oder Leber intrathorakal verlagert. In der Regel treten diese Zwerchfellhernien bereits intrauterin auf und bleiben dort symptomlos. Folge ist jedoch eine Hypoplasie des komprimierten Lungenflügels, geringer auch auf der Gegenseite aufgrund der stets mitbestehenden Mediastinalverlagerung. Je früher der intrauterine Zeitpunkt der Herniation liegt, desto mehr ist die Zahl der Bronchialäste, Alveolen und Pulmonalgefäße reduziert. Eine sekundäre pulmonale Hypertonie mit Rechts-Links-Shunt ist die mögliche Folge. Assoziiert mit Zwerchfellhernien sind kardiovaskuläre oder skelettale Mißbildungen. Viel seltener sind anteromediale Hernien (Morgagni) oder retrosternale Hernien (Larrey).

Bei der typischen posterolateralen Hernie reicht zur *Diagnostik* eine Thoraxabdomenübersicht in ap-Projektion aus, da diese einen charakteristischen Befund von luftarmem Abdomen und intrathorakal befindlichen Darmschlingen aufweist (Abb. 15), jedoch können bei Anfertigen dieser Aufnahme unmittelbar postpartal infolge der noch physiologischerweise minimalen Belüftung des Gastrointestinaltraktes dia-

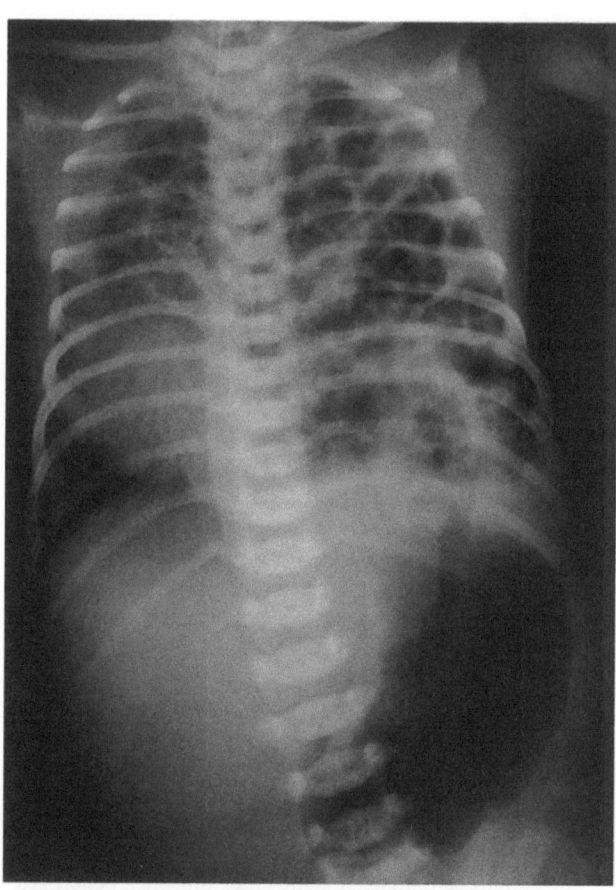

Abb. 15. Enterothorax links. Ausgedehnte Zwerchfellhernie mit Herniation sämtlicher Dünndarm- und Teile der Dickdarmschlingen in den Thoraxraum, Herniation über die Mittellinie nach rechts, Rechtsverdrängung des Herzens, im Abdomen lediglich verbleibende Magenblase

gnostische Probleme auftreten. In allen Zweifelsfällen ist eine zusätzliche seitliche Thoraxaufnahme, insbesondere zum Nachweis retrosternaler Hernien sowie eine Abdomenübersicht in hängender Position, evtl. auch ein Breischluck mit Darstellung der Magenlage und der Position der oberen Dünndarmschlingen erforderlich. Die Sonographie ermöglicht bereits den intrauterinen Nachweis von Zwerchfelldefekten mit Hernien, postnatal die Lokalisation von Leber und Milz auch bei thorakalen Verlagerungen dieser Organe.

5.2.2.5 Kardiale Ursachen

Unter kardialen Ursachen der Asphyxie seien Rhythmusstörungen, Kontraktilitätsstörungen bei Kardiomyopathie, z.B. bei diabetischer Mutter, sowie die Endomyokardfibroelastose erwähnt. Im folgenden beschränken wir uns auf diejenigen Veränderungen, welche innerhalb der Neugeborenenperiode klinisch in Erscheinung treten. Als intrauterin erkennbare Funktionsstörungen findet sich der AV-Kanal mit Mitralregurgitation, während der einfache komplette persistierende AV-Kanal erst jenseits der Neugeborenenperiode Symptome macht. Die Pulmonalinsuffizienz und -atresie, die Trikuspidalinsuffizienz sowie die Ebsteinsche Anomalie können gleichfalls zu intrauterinen Funktionsstörungen führen. Die Mehrzahl der morphologischen Veränderungen können bereits intrauterin erkannt werden, sowie auch das Hypoplastische Links-Herz-Syndrom mit kongenital kaum ausgebildeter Herzkammer und -muskulatur. Je nach Schweregrad der Fehlbildung versterben diese Kinder wenige Stunden bis Tage post partum.

Anomalie des pulmonalvenösen Rückflusses (APVR)

Beim abnormalen Rückfluß der Lungenvenen münden diese nicht in den linken Vorhof, sondern vereinigen sich hinter diesem zu einer gemeinsamen Vene, welche dann auf der re. Herzseite mündet, direkt in den Vorhof oder über die Vena cava superior oder inferior oder selten über die Pfortader. Eine Lebensfähigkeit besteht bei assoziiertem ASD oder VSD. Klinisch treten Atemnot, Tachypnoe und eine Zyanose sowie progrediente Rechtsherzinsuffizienz in Erscheinung. Bei Obstruktionen im Verlauf des pulmonalvenösen Mündungsbereiches sowie aberranter Einmündung in die Pfortader kommt es zur Lungenstauung bis zum Lungenödem. Bei der Kombination mit einem offenen Ductus Botalli, wobei der erhöhte pulmonalvenöse Druck zu einem Rechts-Links-Shunt führt, wird die bestehende Zyanose verstärkt. Diese Anomalie kann innerhalb weniger Tage zum Tode führen, bei kompletten Formen mit nicht assoziiertem ASD oder VSD ist eine notfallmäßige Ballonatrioseptostomie nach Rashkind lebensrettend.

Transposition der großen Gefäße (TGA)

Kinder mit dieser Fehlbildung sind unmittelbar postpartal zyanotisch, unter allen zyanotischen Vitien ist die Transposition das zweithäufigste. Da die Aorta aus dem rechten und die Pulmonalis aus dem linken Ventrikel entspringt, wird eine Überlebensfähigkeit nur durch den mitbestehenden VSD sowie über den offenen Ductus Botalli gewährleistet. Bei intaktem Ventrikelseptum ergibt sich nach Verschluß des Ductus Botalli eine dramatische Verschlechterung des Kindes. Bei Vorliegen eines VSD treten Symptome erst in den späteren Lebenswochen auf. Infolge des dramatischen Verlaufes ist eine rasche Diagnose erforderlich. Die Thoraxröntgenübersicht ergibt neben dem Ausschluß einer pulmonalen Ursache der Asphyxie wie z.B. hochgradigen hyalinen Membran-Syndroms oder ausgedehnten Atelektasenbildungen ein typisches Bild: die Herzsilhouette gleicht einem liegenden Ei, das Gefäßband des Mediastinums ist auffallend schmal. Therapeutisch ist außer dem medikamentösen Offenhalten des Ductus Botalli die Ballonatrioseptostomie indiziert.

Fallotsche Tetralogie

Diese Fehlbildung, welche eine Pulmonalstenose bis -atresie, einen VSD mit konsekutiver Rechtsherzhypertrophie sowie eine reitende Aorta umfaßt, ist die häufigste aller zyanotisierenden Mißbildungen. Das Ausmaß der Zyanose richtet sich nach dem Grad der Pulmonalstenose. Unmittelbar postpartal treten diese Kinder in der Regel nur bei Vorliegen einer Pulmonalatresie in Erscheinung.

Trikuspidalatresie

Das dritthäufigste Vitium mit Zyanose ist die klassische Trikuspidalatresie. Folge der Atresie ist eine Hypoplasie des rechten Ventrikels. Der Blutfluß aus dem rechten Vorhof erfolgt über einen ASD, die Füllung des rechten Ventrikels über einen VSD. Das klinische Bild ist infolge der Kombinationsmöglichkeit mit der Transposition der großen Gefäße sowie mit Pulmonalstenosen bis -atresien sehr uneinheitlich. So ergibt sich bei Vorliegen einer Pulmonalatresie und normaler Position der Gefäße eine dramatische Zyanose, sobald der VSD sich verschließt.

Ebsteinsche Anomalie

Hierbei ist die Trikuspidalklappe in den Bereich des rechten Ventrikels versetzt, was zur Rechtsherzinsuffizienz, Trikuspidalinsuffizienz sowie zu dyskoordinierten Kontraktionen zwischen Vorhof und Ventrikel führt. Unmittelbar postpartal besteht eine Zyanose, welche sich mit fallendem Lungengefäßwiderstand bessern bis normalisieren kann. Da häufig weitere Vitien mit dieser Anomalie verbunden sind, werden die Symptome gleichfalls sehr variabel.

Truncus arteriosus communis (TA)

Bei dieser seltenen Mißbildung findet sich ein gemeinsamer arterieller Stamm auf beiden Ventrikeln über einem VSD reitend. Aus diesem gemeinsamen Truncus entspringen die Aorta, die Pulmonalarterie sowie die Koronararterien. Infolge des stets erhöhten Lungenzeitvolumens kommt es zur dramatisch einsetzenden Herzinsuffizienz. Die Prognose ist schlecht, so erreichen nur 25% der Kinder das 1. Lebensjahr.

Single ventricle

Hierbei ist die Septierung zwischen rechtem und linkem Ventrikel vollständig fehlend. Auch hier kommt es zur Ausbildung einer Herzinsuffizienz. In 50% der Fälle besteht gleichzeitig eine Pulmonalstenose, deren Stenosegrad das Ausmaß einer Zyanose bestimmt.

Pulmonalstenose

Obstruktionen des rechtsventrikulären Ausflußtraktes bedingen einen atrialen Rechts-Links-Shunt, insbesondere bei Pulmonalatresie. Bei Verschluß des zunächst noch offenen Ductus Botalli tritt eine erhebliche Zyanose ein.

Die Röntgenaufnahme ergibt außer der Kardiomegalie, die jedoch erst nach Ausbildung einer deutlichen Rechtsherzhypertrophie erkennbar wird, die Prominenz des Pulmonalissegmentes infolge poststenotischer Dilatation desselben.

Aortenstenose

Stenosierungen der linksventrikulären Ausflußbahn können valvulär, supra- oder intravalvulär lokalisiert sein. In sämtlichen Fällen kommt es je nach Stenosegrad zur Linksherzinsuffizienz.

Die *Umstellung* des fetalen Blutkreislaufes auf die postnatalen Verhältnisse schließt den Schluß des Ductus Botalli sowie den Verschluß des Foramen ovale ein.

Persistierender Ventrikelseptumdefekt tritt in 22% der Fälle ein, macht aber erst jenseits des 2. Lebensmonats klinische Symptome.

Persistierender Ductus Botalli (PDA)

Klinisch imponieren Tachypnoe, Ernährungsschwierigkeiten sowie rasche Ermüdbarkeit und rezidivierende Infektionen und Bronchitiden. Neben einem kontinuierlichen systolischen bis systodiastolischen Geräusch im 2. ICR links ergibt sich ein niederer diastolischer Druck mit schnellendem Puls. Lediglich bei großem Shuntvolumen tritt eine Herzinsuffizienz mit Tachykardie und Hepatomegalie in Erscheinung. Die Symptome hängen erheblich vom Shuntvolumen ab. Eine Zyanose zeigt sich erst bei Shuntumkehr infolge sekundärer pulmonaler Hypertension.

Unter *Gefäßmißbildungen* seien aberrierende Pulmonalarterien, Anomalien des Aortenbogens und die infantile Aortenisthmusstenose erwähnt.

Aberrierende Lungenarterien

Die linke Pulmonalarterie entspringt aus der rechten Arteria pulmonalis, verläuft dorsal der Trachea ventral des Ösophagus. Durch Kompression des rechten Hauptbronchus entsteht eine erschwerte Atmung, Dyspnoe und Stridor, sogenanntes Wheezing.

Anomalien des Aortenbogens sind zahlreich, so finden sich verschiedene Formen der Gefäßringe um den Ösophagus oder die Trachea, wobei der klinische Befund vom Einengungsgrad abhängt. In der Regel finden sich Dyspnoe, Stridor, evtl. Zyanose- oder Apnoeanfälle.

Infantile Aortenisthmusstenose

Die infantile Form der Koarktation zeigt eine hochgradige Stenosierung bis kurzstreckige Atresie der deszendierenden Aorta kranial des Ductus Botalli. Während an den oberen Extremitäten ein erhöhter Blutdruck gemessen wird, können die Fuß- und Leistenpulse fehlen. Die Perfusion der deszendierenden Aorta erfolgt über den Ductus Botalli von Seiten des rechten Ventrikels, durch die unmittelbar postpartal einsetzende Reduktion des Lungenwiderstandes nimmt diese Perfusion ab. Kompliziert wird diese Anomalie durch häufig assoziierte intrakardiale Veränderungen wie Bikuspidie der Aortenklappe in 50%, begleitendem VSD, AV-Kanal oder Transposition der großen Gefäße sowie eine Aortenbogenhypoplasie.

Die richtungsgebende *Diagnostik* kann bei einer Vielzahl an Mißbildungen hinsichtlich der Morphologie bereits intrauterin erfolgen. Die postnatale Röntgenübersicht ergibt je nach Zeitpunkt der Untersuchung mehr oder weniger charakteristische Bilder, wobei sich nur bei wenigen Fehlbildungsformen typische Herzsilhouetten finden. Der Schwerpunkt der Röntgenaufnahme liegt in der Differenzierung gegenüber pulmonalen Ursachen der Asphyxie, der Abschätzung des Schweregrades durch Beurteilung der Herzgröße und der Frage einer vermehrten oder verminderten pulmonalen Gefäßzeichnung. Die wichtigste Form der bildgebenden Diagnostik ist heute die Echokardiographie, wobei diese beim Neugeborenen in der Regel eine präzise Beschreibung der Anatomie im zweidimensionalen Schnittbild erlaubt. Die Verwendung des Time motion-Verfahrens oder von Dopplermethoden erlaubt eine Abschätzung der funktionellen Störungen insbesondere der Kontraktionsfähigkeit, des Schweregrades von Stenosen oder Insuffizienzen sowie von Shunts. Die Entdeckung auch kleinerer Shunts sowie die Flußrichtungsanalyse bei komplexen Fehlbildungen wird durch die Farbdopplersonographie ermöglicht. Zur präoperativen Abklärung sowie zur Analyse bei komplexen Fehlbildungen ist die Kardioangiographie unerläßlich. Eine Darstellung abnormer Pulmonalarterien oder Venen gelingt durch die Pulmonalisangiographie, eine Ausschlußdiagnostik aberrierender Gefäße oder Stenosierungen an Trachea und Ösophagus erfordert außer Tracheazielaufnahmen in 2 Ebenen eine Ösophagusbreischluckdarstellung ap, seitlich sowie in beiden schrägen Durchmessern.

5.2.3 Abdominelle Auffälligkeiten

Die Systematik der organbezogenen Fehlbildungen des Neugeborenen findet sich unter den jeweiligen vorhergehenden Kapiteln dieses Bandes: So sind Nierendysplasien, Anomalien und Lageänderungen und die Genitalfehlbildungen bereits ausführlich diskutiert. Daher erfolgt im folgenden eine kurze Zusammenstellung, geordnet nach den im Vordergrund stehenden klinischen Auffälligkeiten.

5.2.3.1 Offensichtliche Veränderungen

Einfache und inkarzerierte Leistenhernien, Nabelhernien sowie die bereits intrauterin erfaßbare Omphalozele und Gastroschisis sowie die Hodentorsion mit der Differenzierung intrauteriner und neonataler Form bedürfen als klinisch offensichtliche Pathologie keiner bildgebenden Diagnostik.

Bei den klinischen Diagnosen der *Epispadie und Hypospadie* ist lediglich zum Ausschluß assoziierter Mißbildungen im Bereich der Nieren und ableitenden Harnwege eine Sonographie erforderlich.

Beim seltenen *Prune belly syndrom* handelt es sich um eine Dysplasie der Bauchdeckenmuskulatur mit diffuser Myopathie einschließlich der Harnwege und assoziiertem Kryptorchismus. Die Myopathie kann zur sekundären Thoraxdeformität führen sowie zu einer Niederdruckdilatation des Harnsystems, insbesondere mit Megaureter, Megablase und Megaurethra sowie evtl. häufig klaffenden Ureterostien und in 70% bestehendem vesikoureteralem Reflux. Fehlbildungen des Herzens und Darmtraktes sind in knapp 30% der Fälle sowie Syn- oder Polydaktylie in 9% assoziiert. Bei diesem Syndrom erfolgt gegebenenfalls eine radiologische Aufnahme des Thorax und der Extremitäten, zur Darstellung der ableitenden Harnwege die Sonographie und die Ausscheidungs-

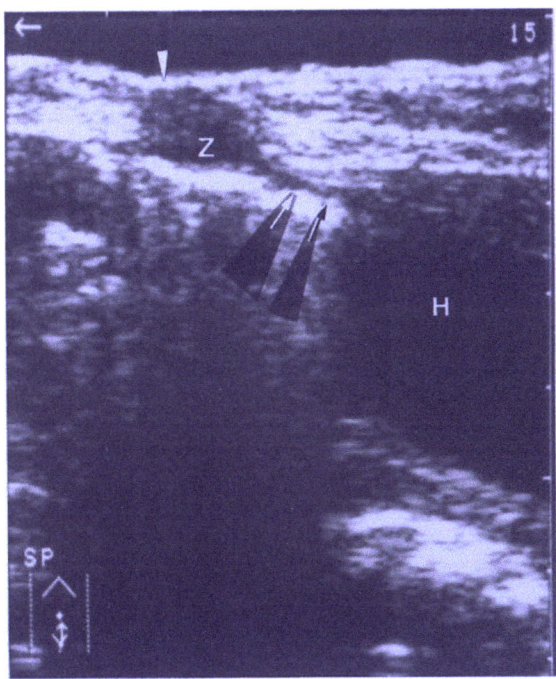

Abb. 16. Urachusfistel mit Zyste. Sonographischer Mittelliniensagittalschnitt, Nabel (*Pfeil*), zwischen Harnblase (*H*) und Zyste (*Z*) erkennbarer Fistelgang (*Pfeile*)

urographie zur Beurteilung der häufig trotz der erheblichen Dilatation nahezu normalen Abflußverhältnisse.

Bei der *Blasenextrophie* handelt es sich um eine Hemmungsmißbildung der mesodermalen Differenzierung der ventralen Kloakenwand, so daß die Blase nach ventral durch einen suprasymphysären Bauchdeckendefekt offen liegt. Radiologisch zeigt die Beckenübersichtsaufnahme das Ausmaß der Symphysenhypoplasie und -diastase. Die Beckenaufnahme dient gleichzeitig der operativen Planung einer Beckenosteotomie zur Blasenrekonstruktion.

Das klinische Symptom des *nässenden Nabels* umfaßt als häufigste Ursache ein Nabelgranulom, die Differentialdiagnose schließt jedoch einen Ductus omphaloentericus oder Urachus sowie Urachuszysten ein. Zu dieser Abgrenzung erfolgt eine Ultraschalluntersuchung vorteilhafterweise mit Wasservorlaufstrecke zur Darstellung eventuell isolierter Urachuszysten oder von Verbindungsgängen (Abb. 16). Außer der Blasenfüllung, welche kranial eine zipfelige Ausziehung im Falle eines Urachusganges zeigt, erfolgt die Fistelfüllung über den Nabel. Hierbei stellen sich im Falle eines Ductus omphaloentericus Darmschlingen kontrastiert dar.

Die Pathologie und Diagnostik von Genitalfehlbildungen ist in Kapitel 2.3 abgehandelt, auf die Analatresie wird im folgenden Abschnitt eingegangen.

5.2.3.2 Gastrointestinale Symptome

Die Ösophagusatresie mit ihren verschiedenen Typen wird aufgrund der im Vordergrund stehenden Asphyxie unter diesem Leitsymptom abgehandelt.

Bis auf die ulzerative Magenblutung des Neugeborenen bedarf es bei allen gastrointestinalen Affektionen einer auch bildgebenden diagnostischen Abklärung.

Obstruktionen führen zu einer prästenotischen Dilatation mit dem Leitsymptom des Erbrechens bei hochsitzender, des sich aufblähenden Abdomens bei tiefer liegender Obstruktion. Im Falle von Atresien besteht bereits intrauterin erkennbar ein Polyhydramnion. Die intrauterine und postpartale Sonographie erlaubt im Bereich des Magens und Duodenums sowie oberen Jejunums eine präzise Höhenlokalisation flüssigkeitsgefüllter dilatierter Abschnitte, während die Abdomenübersichtsaufnahme in allen Fällen einer Atresie und hochgradigen Stenose deren Höhenlokalisation durch die intestinale Gasansammlung zu diagnostizieren erlaubt. Voraussetzung hierfür ist, daß genügend Luft in den Magen-Darm-Trakt gelangen kann, daher die Aufnahme nicht unmittelbar postpartal angefertigt wird. Bei der Magenatresie finden sich bei luftleerem Abdomen in der Regel nur ein flüssigkeits- bzw. luftgefüllter Bezirk, bei membranöser Pylorusatresie sowie bei der Duodenalstenose/-atresie jedoch zwei Luftblasen, wobei die kleinere am rechten Wirbelsäulenrand zu liegen kommt.

Duodenalstenosen sowie -atresien haben die gleiche Häufigkeit wie Atresien und Stenosen in allen übrigen Darmabschnitten zusammengenommen. In $^1/_3$ der Fälle besteht eine Trisomie 21, nicht selten finden sich assoziierte Malformationen. Bei der häufigsten Lokalisation in der Pars descendens finden sich wie beim Pancreas anulare auf der im Hängen angefertigten Abdomenübersichtsaufnahme zwei Luftsicheln mit Spiegel, bei unvollständiger Obstruktion jedoch auch Gasansammlungen in den distalen Darmabschnitten (Abb. 17).

Bei *Jejunal-, Ileal- und Kolonatresien* bzw. -stenosen werden als mögliche Ursachen Einklemmung des physiologischen Nabelschnurbruches, intrauteriner Volvulus und intrauterine Invaginationen diskutiert, so daß sich auch multiple Stenosen bzw. Atresien finden. In der Regel ist hier diagnostisch auch die im Hängen auszuführende Abdomenübersicht ausreichend, Kontrastuntersuchungen sind nahezu immer überflüssig.

Analatresien: Rektoanale Mißbildungen sind mit 1 auf ca. 2500 Geburten nicht selten. Assoziiert sind Nierenmißbildungen in etwa 50% und Sakraldysplasien in etwa 25%, wobei bei Fehlen von mehr als zwei Sakralwirbelkörpern der Musculus levator ani lediglich rudimentär angelegt ist. Je nach Lokalisation des Blindsackes bezogen auf die Levatorschlinge werden unterschieden: supralevatorische (hohe) Analatresien, intermediäre Mißbildungen auf Höhe

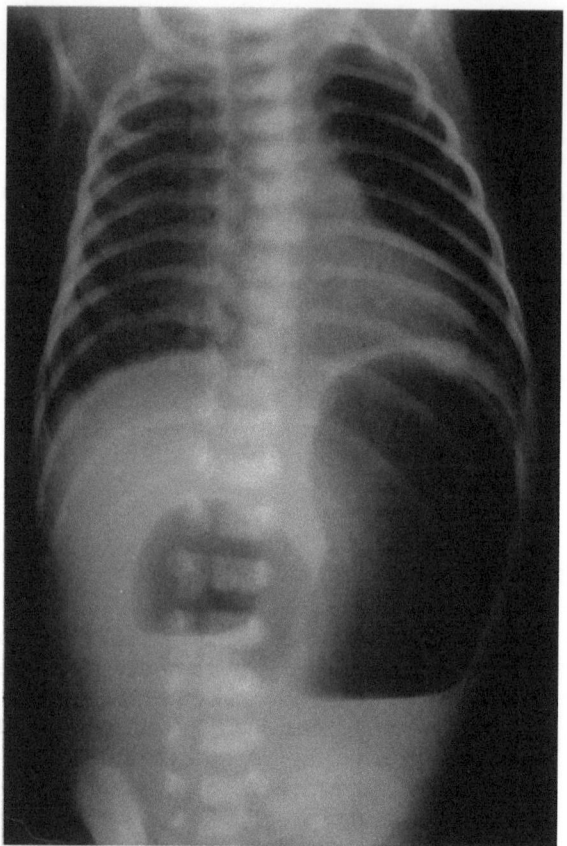

Abb. 17. Duodenalatresie. Die im Hängen angefertigte Thorax-Abdomenübersichtsaufnahme des 2 Tage alten Neugeborenen zeigt eine riesig überblähte Magenblase trotz liegender Sonde sowie eine 2. Luftblase gering rechts paravertebral, die dem massiv überblähten Duodenalanteil entspricht. Übriges Abdomen luftleer

der Levatorschlinge sowie infralevatorische (tiefe) Atresien. Die supralevatorischen Formen machen etwa 40% aus, in über der Hälfte aller Fälle finden sich Fistelungen je nach Höhenlokalisation zwischen Rektum und Harnblase, Urethra, Vagina oder perineal. Zur Operationsplanung ist die Höhenlokalisation der Analatresie, die häufig nicht allein klinisch zu stellen ist, präoperativ erforderlich. Während assoziierte Nierenfehlbildungen sowie Sakraldysplasien sonographisch sicher sowie, was Sakralveränderungen betrifft, auch radiologisch bei Aufnahmen in 2 Ebenen ohne Probleme erkannt werden können, ist die exakte Höhenlokalisation sowohl sonographisch als auch radiologisch nicht 100%ig möglich, da keines der beiden Verfahren eine direkte Darstellung des Levator ani ermöglicht. Aus diesem Grunde werden sowohl für die radiologische als auch sonographische Lokalisation Hilfslinien herangezogen. Diese basieren auf der Abbildung des Os pubis und des Os coccygis, das allerdings lediglich sonographisch beim Neugeborenen direkt sichtbar ist. Die Verbindung zwi-

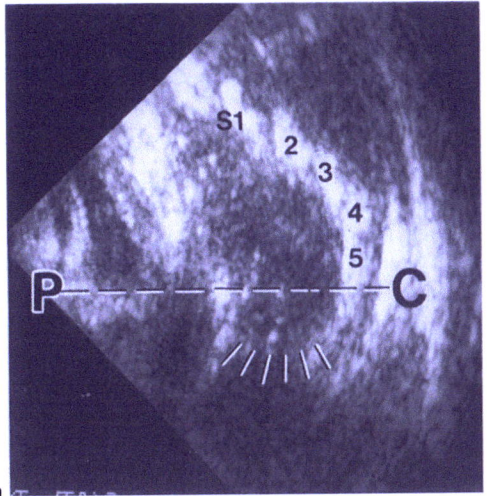 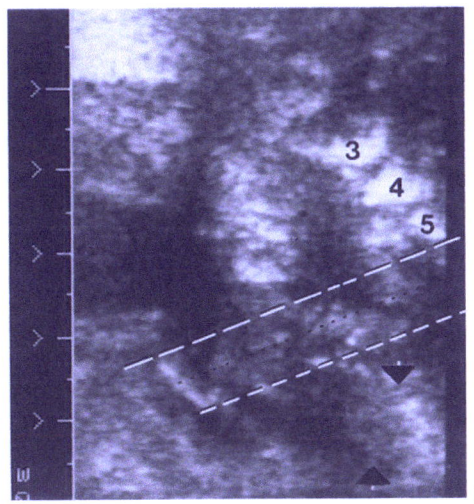

Abb. 18a, b. Infralevatorische Analatresie. **a** Sonographischer Sagittalschnitt suprasymphysär. Darstellung der Sakralwirbelkörper *S1–S5*, Pubokokzygeallinie (PC) eingezeichnet, das kaudale Ende des Blindsackes markiert. **b** Sonographischer Sagittalschnitt von der Rima ani. PC-Linie, I- und M-Linie (siehe Text) bezogen auf die Symphyse und den Unterrand des 5. Sakralwirbels (*5*) eingezeichnet. Blindsackende und Analgrübchen mit *schwarzen Dreiecken* markiert, Distanz 14 mm

erkennbaren Fistelungen, der Nachweis bzw. Ausschluß okkulter innerer Fistelbildungen erfolgt zweckmäßigerweise durch perkutane perineale Punktion des Blindsackes und Kontrastmittelinstillation.

Der *Mekoniumileus* ist ein Obstruktionsileus des unteren Dünndarms. In einem Drittel der Fälle liegt eine Mukoviszidose zugrunde, deren erste klinische

schen diesen beiden Knochen wird PC-Linie genannt. Daneben werden noch die Ischiumlinie und die M-Linie nach Cremin definiert: die Ischiumlinie verläuft durch die Spitze des Os ischii parallel zur PC-Linie, die M-Linie parallel zu beiden in der Mitte. Sicher supralevatorisch ist eine Analatresie dann, wenn der Blindsack kranial der PC-Linie liegt, sicher infralevatorisch, wenn er distal der I-Linie zu liegen kommt. Je nach Position, Dicke und Kontraktionszustand des Levator ani zum Zeitpunkt der Untersuchung kann eine supralevatorische Atresie bis zur I-Linie herabreichen, häufiger ist der Bereich zwischen M- und I-Linie den Intermediärformen vorbehalten.

Die radiologische *Diagnostik* basiert auf der physiologisch eintretenden Luftfüllung des Blindsackes. Die Diagnostik ist daher erst bei einem Mindestalter des Kindes von 12 h möglich. In seitlichem Strahlengang wird am in Stirnlage nach unten hängenden Kind bei rechtwinklig gebeugten Hüftgelenken eine exakt seitliche Aufnahme angefertigt. Die Ultraschalluntersuchung erfolgt im Gegensatz dazu in Rückenlage von ventral oder perineal zum Nachweis des mekonium- bzw. flüssigkeitsgefüllten Blindsackes (Abb. 18 u. 19). Im Falle von Fistelungen mit durch diese entweichender Luft oder Abgang von Flüssigkeit kann die Lokalisation des Blindsackes jedoch erschwert sein. Eine Fisteldarstellung erfolgt bei einzeitig geplanter Operation über Sondierung und Kontrastmittelinstillation bei offensichtlich äußerlich

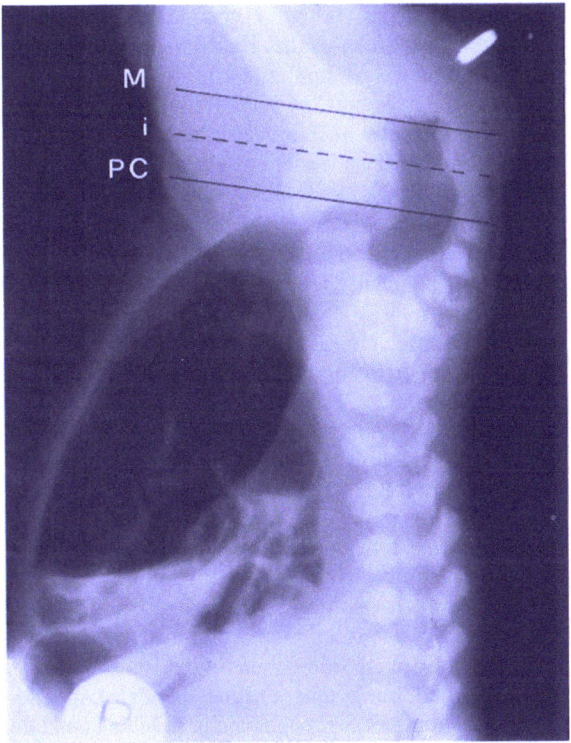

Abb. 19. Infralevatorische Analatresie. In hängender Position (Kopf tief) angefertigt, nach Markierung des Analgrübchens mittels Bleiring zeigt sich das luftgefüllte Rektum. *PC*-Linie, *M*- und *I*-Linie eingezeichnet, letztere gestrichelt

Manifestation er in 10% ist. Der Stenosebereich mit kontrahierten Darmabschnitten ist mit eingedicktem wandhaftendem Mekonium gefüllt, die mittleren und oberen Dünndarmschlingen sind prästenotisch dilatiert. Poststenotisch besteht ein Mikrokolon. Infolge von Wandischämien mit Nekrosen und Perforationen kann es zur Mekoniumperitonitis oder einem Volvulus eventuell mit sekundären Atresien kommen. Klinisch imponiert fehlender bis verminderter Mekoniumabgang, nach 1–2 Tagen einsetzendes Erbrechen und Auftreibung des Abdomens. Wiewohl es sich im wesentlichen um eine klinische Diagnose handelt, kann zur Diagnostik eine Abdomenübersichtsaufnahme radiologisch ganz hilfreich sein, welche im klassischen Fall eine perlschnurartige Darstellung des obstruierten Darmanteiles zeigt, während typische Spiegelbildungen wie bei anderen Ileusformen nicht zu erwarten sind. Diagnostisch ist auch ein Kolonkontrasteinlauf, welcher das typische Mikrokolon ergibt. Eine obere Magen-Darm-Passage sollte wegen der damit verbundenen Perforationsgefahr unter keinen Umständen erfolgen.

Differentialdiagnostisch sind das *Mekonium-Pfropf-Syndrom* und Milch-Pfropf-Syndrom abzugrenzen. Bei ersterem findet sich die Obstruktion im Bereich des Ano rectum infolge eingedickten Mekoniums. Hierbei handelt es sich häufig um die Erstmanifestation des Morbus Hirschsprung. Zur Therapie erfolgt ein Einlauf mit Kochsalz oder Gastrografin, welches aufgrund seiner Hyperosmolarität einen Flüssigkeitseinstrom in das Rektum und damit eine Verflüssigung des Mekoniumpfropfes verursacht.

Das *Milch-Pfropf-Syndrom* findet sich bei Kindern, die postnatal normal waren und regelrecht Mekonium abgesetzt haben. Hier besteht durch abnorme Eindickung der Nahrungsmilch eine Obstruktion.

Megacolon congenitum: Beim Morbus Hirschsprung besteht eine neuromuskuläre Störung der submukösen Ganglienzellen, zumeist im Recto-sigmoid lokalisiert. In 80% ist das männliche Geschlecht betroffen. Klinisch charakteristisch ist die Symptomentrias von verspätetem Mekoniumabgang, Erbrechen und zunehmend aufgetriebenem Abdomen. Die Diagnose erfordert eine Abdomenübersicht ohne vorherigen Reinigungseinlauf, wobei ein luftgefülltes dilatiertes Kolon mitunter mit Stuhlmassen nachweisbar ist.

Diagnostisch wegweisend ist der Kolonkontrasteinlauf mit resorbierbarem Kontrastmittel, wenn dieser ein deutlich prolongiertes Verbleiben des Kontrastmittels in den dilatierten Abschnitten ergibt, wobei auch auf den erforderlichen Spätaufnahmen außer dem Kalibersprung eine exakte Höhenlokalisation des aganglionären Segments nicht möglich ist. Dies bleibt der Biopsie vorbehalten. Infolge der Perforationsgefahr sollte zunächst keine Magendarmpassage durchgeführt werden.

Die *Lageanomalien* des Darmes wie Malrotationen führen mitunter bereits beim Neugeborenen unter dem Bild der Duodenalstenose über eine Kompression durch die Mesenterialwurzel, den sog. arteriomesenterialen Darmverschluß, zur Operation. Oft treten jedoch Symptome erst in späteren Lebensjahren auf.

Das selbe gilt für *Darmduplikaturen* mit den häufig assoziierten Wirbelsäulenanomalien sowie dem *Meckelschen Divertikel* 20–60 cm proximal der Bauhinschen Klappe als Rest des Ductus omphaloentericus auf der der Mesenterialwurzel gegenüberliegenden Seite. Bei dieser nicht seltenen Fehlbildung, die in 1–2% aller Autopsien gefunden wird, handelt es sich häufig um einen intraoperativen Zufallsbefund bei Appendektomie. Diagnostisch kann hier der Nachweis ektoper Magenschleimhaut nuklearmedizinisch durch Technetium-pertechnetat erfolgen.

Gallengangsatresie: Es lassen sich die intrahepatischen Atresien von den viel häufigeren extrahepatischen unterscheiden. Bei der intrahepatischen Form handelt es sich um eine Hypoplasie der weit peripheren kleinen Gallenwege, häufig bestehen assoziierte Fehlbildungen. Die extrahepatische Gallengangsatresie wird als neonatale obstruktive, entzündliche Cholangiopathie angesehen, wobei in über 80% der Ductus hepaticus sowie seine größeren intrahepatischen Äste atretisch sind. Eine Gallenblase sowie ein Ductus choledochus können vorhanden sein. $2/3$ der Kinder sind postpartal noch nicht ikterisch, das Krankheitsbild ist vermutlich postnatal progredient. Nur bei den seltenen Formen der Atresie im Bereich des Ductus cysticus und Choledochus ist eine Therapie möglich, aufgrund der Kleinheit der intrahepatischen Gefäße und variablen Anlage einer Gallenblase ist eine bildgebende Diagnose und Differentialdiagnose gegenüber der neonatalen Hepatitis präoperativ meist nicht möglich.

Die neonatale *Appendizitis* und intraabdominelle *Blutungen* sind klinische Diagnosen, wobei die erstere regelmäßig erst als perforierte, Blutungen häufig durch Verfärbungen des Skrotum diagnostiziert werden. Sonographisch kann eine Blutungslokalisation sowie der Nachweis einer Abszeßbildung, falls vorhanden, erfolgen.

Beim *Chylaszites* ist sonographisch der Nachweis und das Ausmaß der intraabdominellen Flüssigkeit möglich ohne Spezifikation der Art dieser Flüssigkeitsansammlung.

Bei den seltenen *Invaginationen* beim Neugeborenen kann bereits sonographisch ein charakteristischer Befund erhoben werden, der durch Kolonkontrasteinlauf wie bei größeren Kindern bewiesen werden kann.

Traumatische Magenperforationen treten bei Frühgeborenen sowie Neugeborenen mit niederem Geburtsgewicht vornehmlich um den 3. Lebenstag herum auf, wobei Ursachen ungeeignete Magensondierungen, distale Obstruktionen, Streßulzera oder spontan sein können. Klinisch imponiert eine dramatische Verschlechterung mit Zyanose, Kollaps und

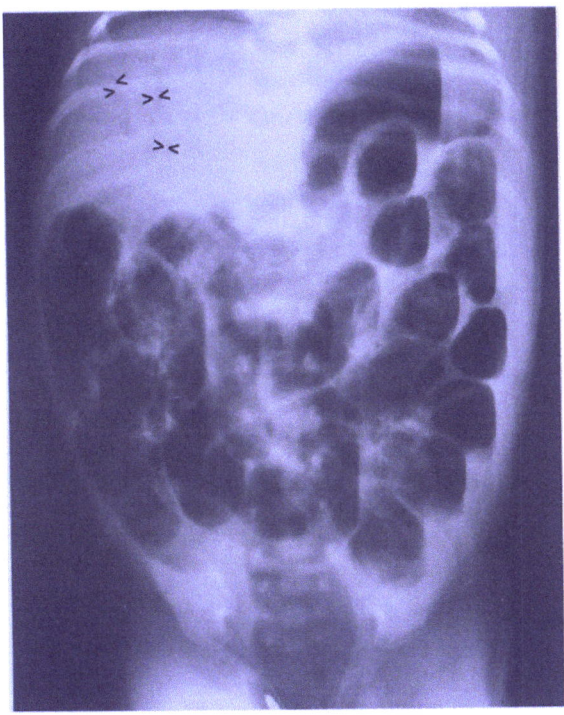

Abb. 20. Nekrotisierende Enterokolitis. Abdomenübersicht in Linksseitenlage mit horizontalem Strahlengang, massive Überblähung sämtlicher Darmanteile, Luftansammlung durch Übertritt der intramuralen Luft (*Pfeilspitzen*) in das Pfortadersystem

hartem Abdomen, die Abdomenübersicht im Hängen zeigt intraabdominale ausgedehnte freie Luft bei fehlender Magenblase.

Die Mekoniumperitonitis ist eine Fremdkörperperitonitis durch intrauterin erfolgten Austritt von Mekonium fast immer im Zusammenhang mit Darmperforationen, meist bei distal gelegenen Obstruktionen, z.B. Darmatresien, Mekonium-Ileus oder Volvulus. Zunehmend aufgetriebenes Abdomen, galliges Erbrechen und evtl. Skrotalschwellung sind klinische Symptome, pathognomonisch sind schollige bis kleinfleckige, punktförmig disseminierte Verkalkungen in der Abdomenübersichtsaufnahme.

Die nekrotisierende Enterokolitis ist diejenige Diagnose, an die beim Neugeborenen in der Geburtsklinik am häufigsten nicht gedacht wird. Risikofaktoren sind Früh- oder Mangelgeburten, niederes Geburtsgewicht und perinatale Asphyxie, durchgemachte Schockzustände oder Sepsis sowie das Atemnot-Syndrom. Die nekrotisierende Enterokolitis stellt eine durch Hypoxie und/oder Hypozirkulation verursachte ischämische Darmwandschädigung dar und ist am häufigsten im Bereich des Kolon und Ileozäkalbezirkes lokalisiert. Nach unspezifischen Symptomen entwickeln sich rasch galliges Erbrechen mit aufgetriebenem, hochrot glänzenden Abdomen und Abwehrspannung als Zeichen der Peritonitis. Wegweisend ist die Abdomenübersichtsaufnahme, während auf Kontrastmitteluntersuchungen wegen der hohen Perforationsgefahr unbedingt verzichtet werden muß. Diagnostisch ist die Pneumatosis intestinalis in Form intramuraler linearer oder perlschnurartiger Gasansammlungen. Bei ausgeprägten Befunden finden sich zusätzliche Gasbildungen im Bereich des Pfortadersystems (Abb. 20).

5.2.3.3 Raumforderungen

Eine Übersicht der im Neugeborenenalter relevanten Raumforderungen findet sich in der Tabelle 3. Im Rahmen dieser nur kurzen Übersicht kann auf die insgesamt seltenen Raumforderungen nicht im einzelnen eingegangen werden. Zur Diagnostik gehört in allen Fällen eine Abdomenübersicht im Hängen und im Liegen zum Nachweis bzw. Ausschluß von Verkalkungen und Skelettveränderungen. *Diagnostisch* entscheidend ist die Sonographie, die nahezu in allen

Tabelle 3. Übersicht neonataler abdomineller Raumforderungen

Leber	Zysten, parasitär, nicht parasitär
	Hämangiome, -endotheliome
	Hamartome
	Hepatoblastome
	Mesenchymale Tumoren
	Choledochuszyste
	Gallenblasenhydrops
Nebenniere	Nebennierenblutung
	Ganglioneurom
	Neuroblastom
Nieren	Hydronephrose
	Doppelnieren
	Ureterabgangsstenose
	Nierendegeneration/-dysplasie
	Nierenvenenthrombose
	Nierendystopien
	Mesoblastisches Nephrom
	Wilmstumor
Darm	Mesenterialzysten
	Lymphosarkom
	Darmduplikatur
	Intrauteriner Volvulus
Becken	Volle Harnblase
	Ventrale Meningozele
	Steißbeinteratom
	Hydro(metro)kolpos
	Vaginalzysten
	Ovarialzysten
	Uterusanomalien
Varia	Herzdivertikel
	Fetus in fetu
	Teratome
	Hamartome
	Sarkome
	Lymphangiome

Fällen eine Diagnose, soweit präoperativ erforderlich, zu stellen erlaubt. Bei Veränderungen im Bereich der Nieren sowie bei fraglicher Abgrenzbarkeit von Nebennierenprozessen ist ein zusätzliches Ausscheidungsurogramm erforderlich. Gefäßverdrängungen, Kompressionen und Thrombosierungen sowie evtl. Infiltrationen lassen sich gleichfalls sonographisch darstellen.

Eine nähere Diskussion der in der Tabelle mitaufgeführten Nierendysplasien, Dystopien sowie der Genitalfehlbildungen ist in den voranstehenden systematischen Kapiteln zu finden.

5.2.4 Abnorme Skelettbefunde

In der hier zu besprechenden Neonatalperiode spielen Skelettbefunde nur in beschränktem Umfang eine Rolle. Wesentlich sind angeborene Hüftluxationen, traumatische Veränderungen wie Epiphyseolysis capitis humeris oder Klavikulafrakturen, Skelettdysplasien, die intrauterin sonographisch vermutet oder aufgrund des Erscheinungsbildes des Kindes nahegelegt werden. Schließlich finden sich Veränderungen der Wirbelsäule und des Myelons. Unter diesen am häufigsten sind Meningozelen und Meningomyelozelen, die aufgrund ihres offensichtlichen klinischen Bildes zumeist keiner weiteren Primärdiagnostik bedürfen.

5.2.4.1 Hüftgelenksaffektionen

Das Hüftgelenk zählt zu den zum Zeitpunkt der Geburt noch am wenigsten weit ausgereiften Gelenken, insbesondere ist bei bereits großem knorpeligen Hüftkopf die Formsicherung durch die knöcherne Pfanne nur unzureichend vorhanden. Daher zählen Hüftgelenksdysplasien, Subluxationen und Luxationen zu den häufigsten angeborenen Skelettveränderungen. Komplette Luxationen sowie Subluxationen bedürfen einer frühzeitigen Therapie, da die Fehlstellung des Hüftkopfes eine regelrechte Ossifikation der Epiphyse sowie Entwicklung und Ausformung der Hüftpfanne verhindert mit Langzeitfolgen wie frühzeitiger Dysplasiecoxarthrose. Die *klinische Diagnose* beruht auf direkten Zeichen wie Beinverkürzung, asymmetrischer Tubertrochanterendistanzierung, Ein- und Ausrenkphänomenen sowie Schnappen und Klicken am Hüftgelenk. Indirekte klinische Hinweise auf eine mögliche Hüftgelenksfehlentwicklung sind die Abspreizhemmung insbesondere bei höhergradigen Formen und die Faltenasymmetrie.

Anamnestische Befunde stellen die Geburt aus abnormer Position, insbesondere Beckenendlage, dar sowie familiäre Belastungen und assoziierte Fehlbildungen häufigst der Füße. Bei dermaßen begründetem klinischen oder anamnestischen Verdacht einer Hüftluxation ist innerhalb der ersten Lebenstage eine Diagnostik mittels *Sonographie* indiziert. Die in koronarer Schnittebene von der Region des Trochanter major ausgeführte Schnittbilduntersuchung ergibt eine die Röntgenuntersuchung weit übertreffende Präzision in der anatomischen Darstellung und Sicherheit der Erfassung von Hüftgelenksinstabilitäten, so daß Röntgenuntersuchungen wie Beckenübersicht in Spezialprojektionen oder die Arthrographie obsolet geworden sind. Im Falle von therapiebedürftigen Instabilitäten erfolgt die Dokumentation der korrekten Einstellung des Hüftgelenkes in einer Abduktionsposition gleichfalls sonographisch oder, falls es sich um einen Beckenbeinfußgips handelt, radiologisch oder vorteilhafter dann computertomographisch.

Im Falle der seltenen *septischen* Hüftgelenksaffektionen ist gleichfalls eine sofortige Diagnosesicherung und, wenn möglich, operative Entlastung sowie hoch dosierte Antibiotikatherapie erforderlich, um einer Destruktion der empfindlichen knorpeligen Gelenkanteile durch eine septische Arthritis vorzubeugen. Die klinischen Zeichen wie Schmerzhaftigkeit und Schonhaltung sind nicht immer allein diagnostisch ausreichend. Als bildgebendes Verfahren der Wahl gilt hier gleichfalls die Ultraschalluntersuchung. Ausgeprägte Ergußbildungen führen beim Neugeborenen zum Herausdrängen des Hüftkopfes aus der Pfanne und damit zur Subluxation, die im Koronarschnitt nachweisbar ist. Häufiger und frühzeitiger gelingt jedoch der Ergußnachweis in der sagittalen Schnittführung von ventral, wobei eine möglichst geringe Flektionshaltung des Beines angestrebt werden muß.

In gleichem Sinne wie für die septische Arthritis sind in der Neonatalperiode Veränderungen bei metaphysärer intra- oder extrakapsulärer *Osteomyelitis* zu erwarten. Bereits frühzeitig, also weit vor dem Auftreten radiologischer Veränderungen periostal und metaphysär, sind in beiden Lokalisationen sonographische Veränderungen zu erfassen: Bei extrakapsulärer Position des osteomyelitischen Herdes finden sich umschriebene sub- oder periostale Infiltrationen sowie Veränderungen des Weichteilgewebes. Bei intrakapsulärem Sitz kommt es zusätzlich zu einer ausgedehnten Ergußbildung.

Verlaufskontrollen nach operativer Ausräumung des Fokus oder nach Gelenksspülung ermöglichen mit hoher Sicherheit, das Verschwinden der Ergußbildung zu verfolgen und periostale Reaktionen oder einsetzende Hüftkopfnekrosen zu erfassen. Fortgeschrittenere Destruktionen des Gelenkes führen zu sonographisch unübersichtlichen Bildern, so daß hier auch zur Befunddokumentation eine radiologische Übersichtsaufnahme, jedoch erst 10–14 Tage nach Einsetzen der entzündlichen Affektion, erforderlich wird. Auf dieser wird das volle Ausmaß der knöchernen Destruktionen und periostalen Reaktionen erkennbar.

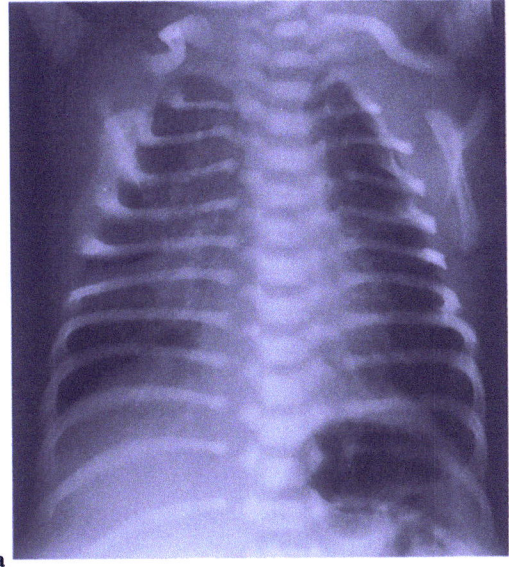
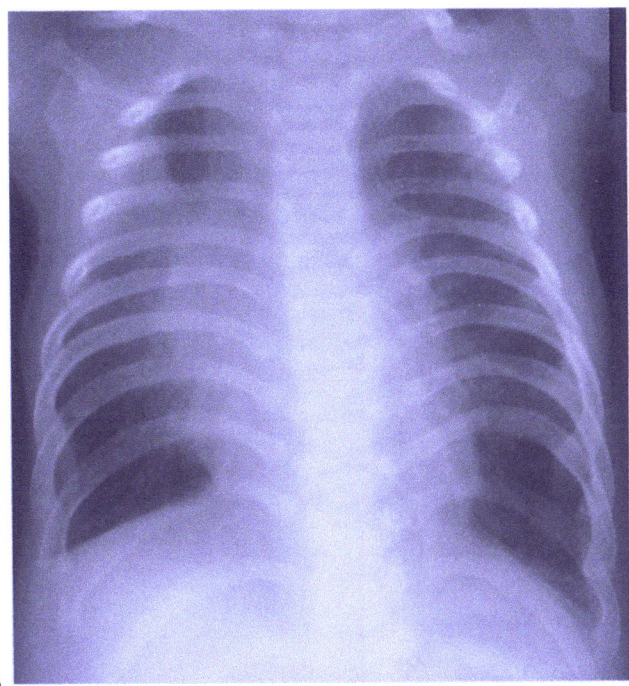

5.2.4.2 Geburtstraumata

Die häufigsten mechanischen Schädigungen des Neugeborenen durch die Geburt per vias naturales sind *Kephalhämatome*, welche trotz oft erheblichen Ausmaßes sich folgenlos resorbieren, mitunter jedoch zu Verkalkungen führen können. Zur Ausschlußdiagnose einer zugrunde liegenden Schädelfraktur erfolgt die Röntgenübersichtsaufnahme des Schädels je nach Lokalisation in 2 Ebenen oder mit Okzipitalaufnahme zum Nachweis von okzipital gelegenen Frakturen. Zusätzlich kann eine transfontanelläre und transtemporale Ultraschalluntersuchung zum Ausschluß sub- oder epiduraler Hämatome oder intrazerebraler traumatischer Blutungen eingesetzt werden.

Nicht seltene Geburtskomplikation ist auch die *Klavikulafraktur*, welche in der Regel unbemerkt bleibt und dann auf einer aus anderen Gründen angefertigten Thoraxübersicht entdeckt wird. Oder aber der klinische Befund ist eindeutig, aufgrund fehlender therapeutischen Konsequenzen ist dann eine diagnostische Sicherung zumeist nicht erforderlich.

Eine seltene geburtstraumatische Folge ist die *Epiphyseolysis* capitis humeris. Diese imponiert durch schmerzbedingte Schonhaltung und Schwellung, wobei klinisch die Differentialdiagnose zu einer Plexuslähmung nicht immer möglich ist. Eine bildgebende Diagnostik erfolgt zweckmäßigerweise sonographisch, wobei unmittelbar nach der Geburt der Abrutsch der Humerusepiphyse und dessen Ausmaß erfaßt werden kann. Das Repositionsergebnis kann gleichfalls unmittelbar kontrolliert werden. Eine radiologische Aufnahme ermöglicht erst in einem Abstand von 7–10 Tagen die Darstellung der periostalen Verkalkungen des traumatisch bedingten Hämatoms und trägt somit zur Diagnose nicht bei.

Abb. 21a, b. Asphyxierende Thoraxdysplasie. **a** Übersichtsaufnahme am 2. Lebenstag, in den kranialen Anteilen relativ schmaler Thorax, tiefstehendes Zwerchfell mit überblähten Unterlappen. **b** Aufnahme im Alter von 4 Monaten mit typischem Befund der verbreiterten, vermehrt gekrümmten Rippen im mittleren und unteren Abschnitt und zunehmender Überblähung der Lungenflügel

5.2.4.3 Skelettdysplasien

Es gibt eine Vielzahl von Skelettdysplasien, auf die im Rahmen dieses kurzen Textes auch nicht annähernd eingegangen werden kann. Für die Neugeborenenperiode interessant sind hiervon drei klinische Konstellationen: Die letalen Osteochondrodysplasien, die Mißbildungssuche bei Fehlbildungssyndromen sowie Fehlbildungen der Gliedmaßen.

Sämtliche letale Osteochondrodysplasien sind pränatal sonographisch diagnostizierbar. Eine radiologische Diagnostik postnatal oder nach Abortinduktion dient der Diagnosesicherung und der Dokumentation. Radiologisch lassen sich eine Vielzahl an unterschiedlichen Entitäten differenzieren. Im Folgenden sei nur auf einige wenige Erkrankungsformen eingegangen.

Thanatophore Dysplasie

Zwergwuchs mit schmalem engen Thorax, ausladendem Abdomen, kurzen Diaphysen, Makrozephalie mit tiefliegender Nasenwurzel, evtl. Hydrozephalus, Kleeblattschädel, breiten Händen mit plumpen Fin-

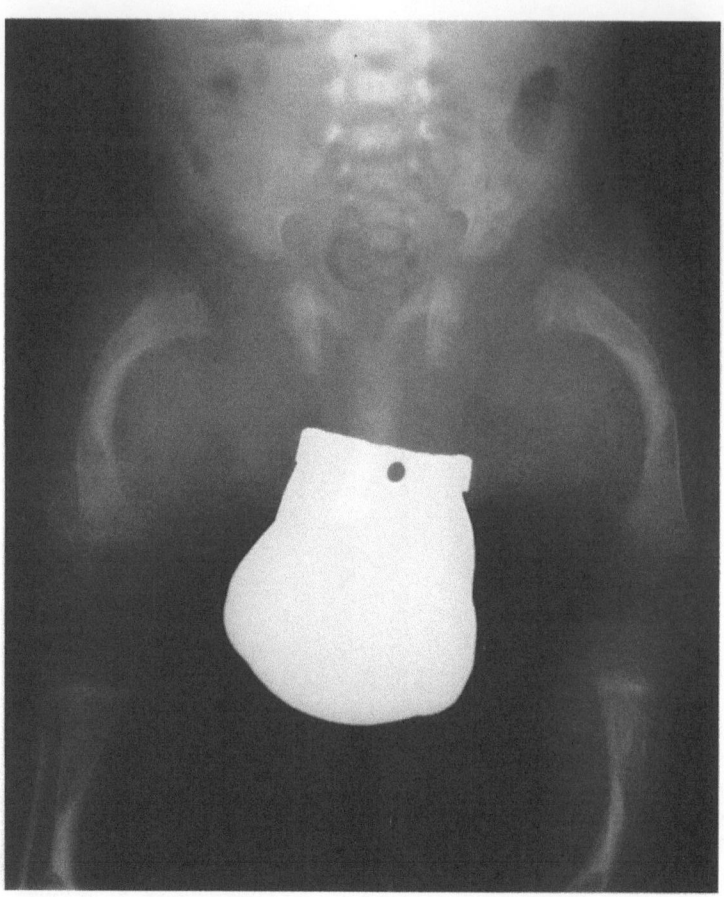

Abb. 22. Osteogenesis imperfecta. Intrauterine diametaphysäre Fraktur des distalen Femur mit massiver periostaler Kallusbildung, infolge des geringen Mineralgehaltes und der Weichheit der Knochen Varusdeformität der Femuren und des Unterschenkels links

gern, extrem flache Wirbelkörper mit verbreiterten Zwischenwirbelräumen. Die Prognose ist infolge der Lungenhypoplasie infaust.

Asphyxierende Thoraxdysplasie (Abb. 21)

(Morbus Jeune): Extrem schmaler, langer Thorax mit sehr kurzen Rippen bei gering bis deutlich verkürzten Extremitäten. Assoziiert ist eine Polydaktylie mit zapfenförmigen Mittel- und Endphalangen. Die Prognose variiert je nach Ausprägung der Lungenhypoplasie infolge der Thoraxdeformität.

Osteogenesis imperfecta (Abb. 22)

Bei diesem Krankheitsbild gibt es unterschiedliche Formen je nach Ausprägung der Ossifikationsstörung, dem Manifestationsalter und der Prognose. In der Neonatalperiode relevant ist die schwerste Form, die Osteogenesis imperfecta congenita, die autosomal rezessiv vererbt wird. Typische Befunde sind Extremitätenverkürzungen mit multiplen auch intrauterin abgelaufenen Frakturen, glockenförmiger Thorax, sehr dünne und wenig kalkhaltige Skelettabschnitte.

Achondroplasie

Beim chondrodystrophen Zwergwuchs finden sich kurze plumpe Extremitäten mit verkürzten Diaphysen, Makrozephalie, kurzer Stamm mit aufgetriebenem Abdomen, dreizackartige Hand infolge verstärkter Divergenz zwischen 2. und 3. Finger auf der einen und dem 4. und 5. Finger auf der anderen Seite. Sehr kurze und breite Rippen, nach kaudal zu abnehmende interpedunkuläre Distanz, quadratförmig ausladende Beckenschaufeln (Abb. 23).

Achondrogenesis

Beim Typ I findet sich ein schmaler Thorax mit extrem kurzen Rippen, verkürzten Diaphysen und Polydaktylie, beim infausten Typ II ein kurzer Stamm mit aufgetriebenem Abdomen, eine Makrozephalie und extrem kurze Diaphysen.

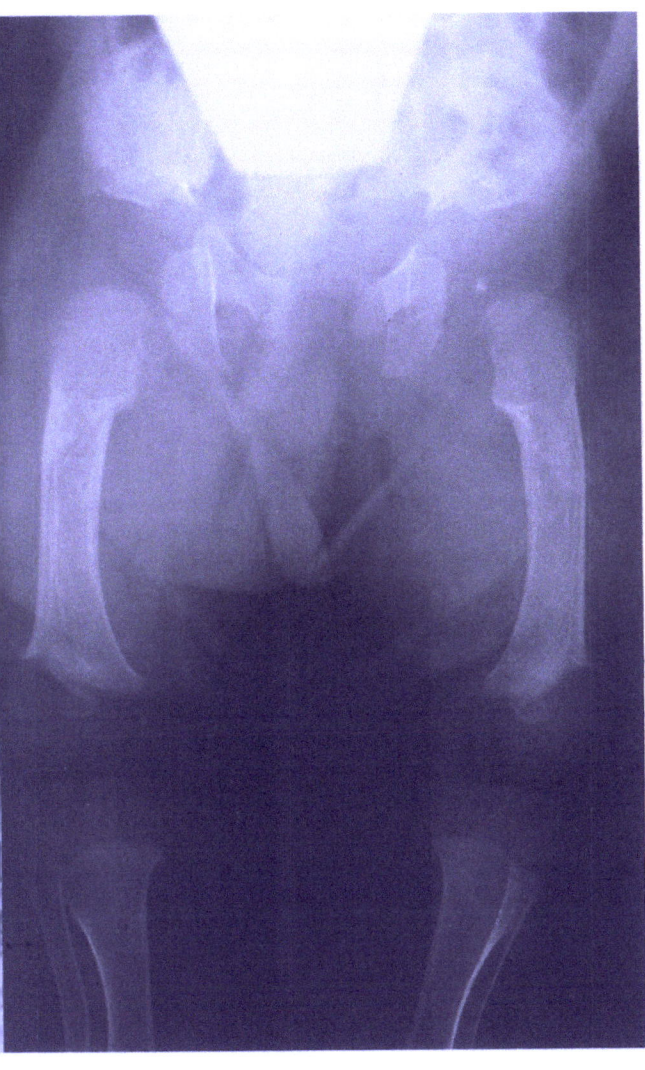

Abb. 23. Achondroplasie. Horizontal gestellte, unregelmäßig konturierte Pfannendächer mit ausgezogener Incisura ischiadica, verplumpte breite Diametaphysen mit irregulärem Übergang der Wachstumsfugen

mität (Glockenthorax) mit dünnen horizontal stehenden Rippen, häufig auch eine Zwerchfellparese.

Alle der genannten Osteochondrodysplasien mit Thoraxdeformierungen treten als Asphyxie infolge der behinderten Atemexkursionen oder der Lungenhypoplasie in Erscheinung. Die radiologische *Diagnostik* basiert auf der Thoraxübersicht, aufgrund welcher bereits in der Mehrzahl der Fälle die Diagnose gestellt werden kann (Tabelle 4). Zur kompletten Abklärung gehören ein Babygramm (Aufnahme des gesamten Neugeborenen in ap-Projektion) sowie evtl. Seitaufnahmen des Schädels oder der Wirbelsäule.

Tabelle 4. Leitsymptome am Thoraxskelett

Kurze Rippen	Asphyxierende Thoraxdysplasie Jeune
	Shortrib-Polydaktylie Syndrom
	Chondroektodermale Dysplasie
	Chondrodysplasia punctata
	Kampomele Dysplasie
	Thanatophore Dysplasie
	Achondrogenesis
	Achondroplasie
	Ellis van Creveld-Syndrom
Dünne Rippen	Osteogenesis imperfecta
	Spinale Atrophie Werdnig-Hoffmann
	Myotone Dystrophie
	Trisomie 13
	Trisomie 18
	Hypothyreose
Breite Rippen	Achondroplasie
	Hypochondroplasie
	Rachitis
	Hyperphosphatasie
	M. Niemann-Pick
	M. Gaucher

Kampomele Dysplasie

Schmaler glockenförmiger Thorax mit infauster Prognose infolge der Lungenhypoplasie, Klumpfuß, kurze untere Extremitäten mit Verbiegung nach innen und Mikrognathie.

Hypophosphatasie

Gleichfalls eine prognostisch fatale, autosomal rezessive Erkrankung mit Verkrümmung und Verkürzung der Extremitäten und abschnittsweise nicht verknöcherter Schädeldecke.

Familiäre spinale Muskelatrophie (Werdnig-Hoffmann)

Infolge der schon intrauterin einsetzenden muskulären Atrophie findet sich eine sekundäre Thoraxdefor-

Bei offensichtlichen oder bereits in einem Organsystem nachgewiesenen Fehlbildungen sollte der Ausschluß weiterer assoziierter Malformationen, somit eines *Fehlbildungssyndroms*, erfolgen. Dazu zählt außer der kompletten Sonographie des Schädels und des Abdomens zur Aufdeckung innerer Mißbildungen auch eine Abklärung begleitender Skelettmißbildungen. In der Regel wird dazu eine Thoraxübersicht sowie gezielte Aufnahmen derjenigen Regionen, welche klinisch möglicherweise auffällig sind, ausreichen. Die Anfertigung eines Babygrammes mit doch deutlich höherer Strahlenbelastung ist hier nicht erforderlich. Je nach Auffälligkeiten auf den genannten Aufnahmen sollte dann zur Eingrenzung der Differential-

Tabelle 5. Ausgewählte Dysplasiesyndrome mit assoziierten Mißbildungen

Apert-Syndrom	Akrozephalie, Syndaktylie
Arnold Chiari-Syndrom	Kleinhirnherniation, Hydrozephalus, Meningo(myelo)zele
Arthrogryposis	Beuge-Streckkontraktur, Klumpfuß/-hand, Hüftluxation
M. Crouzon	Mikrognathie, Schädelanomalie
EEC	Lippen-Kiefer-Gaumenspalte, Spalthand/-fuß, Nierenfehlbildung
Gregg-Syndrom	Herz-, Nierenmißbildung, Mikrozephalie, Klumpfuß
Meckel-Gruber-Syndrom	Polydaktylie, Mikrozephalie, Enzephalozele, Leber-, Nieren-, Ovarialzysten
Noonan-Syndrom	Hypertelorismus, Herzfehler, Hydrops fetalis
Kaudales Regressions-Syndrom	Sakral/Lumbalagenesie, Beckendysplasie, Hydramnion, Extremitätenhypoplasie
Robin-Syndrom	Mikrognatie, Gaumenspalte, Herzfehler, Mikrohydrozephalus
Say Gerald-Syndrom	Polydaktylie, Analatresie, Spinale Fehlbildung
Vater-Syndrom	Ösophagus-/Analatresie, Sakral-, Nierendysplasie, Extremitätenhypoplasie, Herzfehler
Wiedemann-Beckwith	Omphalozele, Makroglossie, Nephro-Hepato-Splenomegalie, Nierentumoren

diagnose ein gezieltes Röntgenbild, z.B. der Wirbelsäule oder des Beckens, erfolgen (Tabelle 5).

Im Gegensatz zu den eingangs diskutierten Osteochondrodysplasien handelt es sich bei Gliedmaßenfehlbildungen oder Lippen-Kiefer-Gaumenspalten in der Regel um Hemmungsmißbildungen.

Zu den häufigen Extremitätenfehlbildungen gehört die *Syndaktylie*. Diese vererbbare Störung betrifft vornehmlich die 1. und 2. Zehe sowie den 3. und 4. Finger. Man unterscheidet die kutane und ossäre Syndaktylie, bei ersterer besteht zwischen den Strahlen lediglich eine häutige Verbindung, während bei letzterer knöcherne Fusionierungen vorliegen. Bei ossären Syndaktylien ausgeprägter Form ist an das Apert-Syndrom zu denken. Gehäuft treten Syndaktylien auch beim Poland-Syndrom und Laurence-Moon-Biedl-Syndrom auf. Therapeutisch wird bei ungleich großen Fingern und Deformierung von Strahlen die Frühoperation innerhalb der ersten Lebensmonate empfohlen. Zur Differenzierung zwischen ossären und rein kutanen Syndaktylien ist eine gezielte Röntgenaufnahme in ap-Projektion ausreichend.

Gleichfalls häufig sind numerische Variationen wie *Oligodaktylie* und *Polydaktylien* als gehemmte oder überschießende Breitendifferenzierung. Polydaktylien betreffen zumeist den ersten oder fünften Strahl, sind autosomal dominant vererbbar und reichen vom kurzen Hautbürzel über häutige Polydaktylien, evtl. mit Einschluß von Knorpelanteilen, bis zu vollständig knöchern ausgebildeten und in einzelne Phalangen differenzierten akzessorischen Strahlen. Nicht selten finden sich auch bei rudimentären Phalanxanteilen knöcherne Verbreiterungen in der Basis der Metakarpalia.

Im Gegensatz zu den Polydaktylien sind Oligodaktylien und die Untergruppe der Spalthandbildungen selten. Letztere ist gleichfalls autosomal dominant vererbbar. Bei Daumenaplasien sind nicht selten die basalen Handwurzelabschnitte und der Radius gleichfalls aplastisch. Daher sollte unbedingt eine Röntgenaufnahme der ganzen Hand mit distalem Unterarm in ap-Projektion erfolgen.

Bei angeborenem *Tibia- und Fibuladefekt* findet sich häufig eine Verkrümmung des verbleibenden Unterschenkelknochens mit ausgeprägter Fußfehlstellung. Nicht selten ist das Fußskelett hypoplastisch.

Amelien, Mikromelien und Phokomelien sind ebenso wie *Klumpfußbildungen* klinisch offensichtlich. Letztere zählen mit einer Häufigkeit von 1:1000 zu den häufigsten Fehlbildungen und sind in etwa 50% beiderseits vorhanden. Im Bereich des Fußes selbst ist im Neugeborenenalter keine bildgebende Diagnostik erforderlich, da auch Frühoperationen erst im Alter von mehreren Monaten erfolgen, zum anderen die Ossifikation im Talus-Calcaneus-Bereich, wo die Hauptstörung liegt und gleichzeitig die Differenzierung zu Talus verticalis und klinisch ähnlich erscheinenden Fußfehlbildungen erfolgt, radiologisch noch nicht ausreichend fortgeschritten ist. Beim Klumpfuß sollte hingegen frühzeitig ein Ausschluß der häufig assoziierten Hüftdysplasie und -luxation sonographisch erfolgen, ebenso spinaler Veränderungen, da als Ursache des Klumpfußes eine fehlerhafte Innervierung angesehen wird. Hierzu findet mit Vorteil die spinale Sonographie innerhalb des ersten Lebenshalbjahres Anwendung.

Die Ursache des *Amnionbandsyndromes* ist unklar, liegt vermutlich nicht in abschnürenden Amionsträngen, sondern in Zerstörungen der Kutis und des Mesenchyms. Außer den klinisch offensichtlichen zirkulären Schnürfurchen finden sich häufig Hypo- und Aplasien der distalen Skelettanteile. Hier ist zur Mitbeurteilung der knöchernen Situation jeweils eine Aufnahme in ap-Projektion indiziert.

5.2.4.4 Wirbelsäule / Spinalkanal

Von Seiten des Achsenskelettes finden sich im Neugeborenenalter 3 Gruppen von Veränderungen: Neuralrohrdefekte, Segmentationsstörungen sowie Steißbeintumoren.

Ausgeprägte Formen der Neuralrohrdefekte wie Rachischisis oder Spina bifida aperta sind klinisch

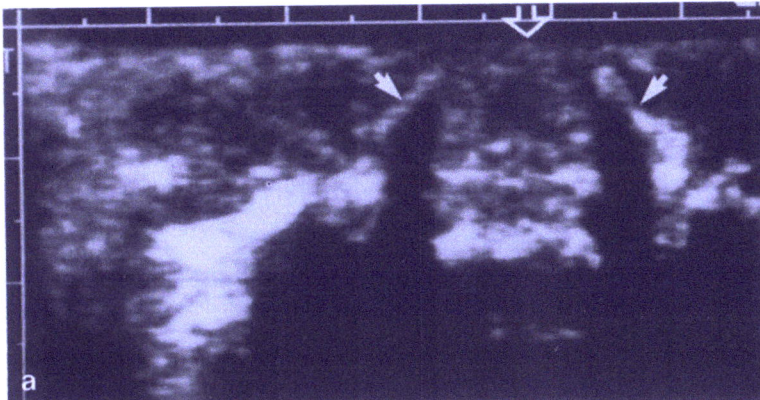
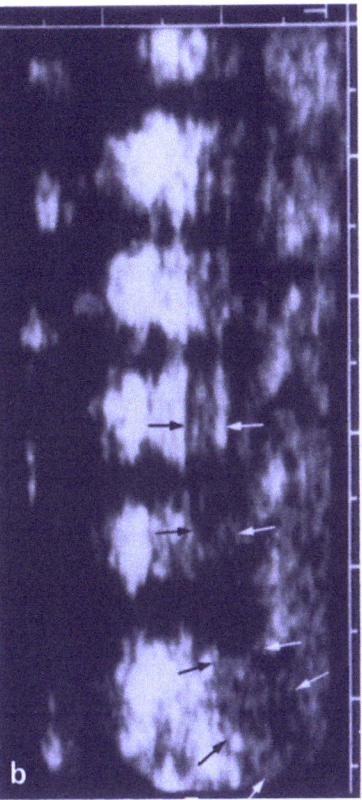

Abb. 24a, b. Spinaldysplasie. MMC, sonographische Untersuchung kranial derselben. **a** Sonographischer Querschnitt von dorsal, *offener Pfeil* fehlender Bogenschluß mit dysplastischer Myelonplatte, *Pfeile* Reste der Wirbelbögen. **b** Sagittalschnitt von dorsal mit in die dysplastische MMC-Platte einziehendem Myelon (*kleine Pfeile*)

offensichtlich sowie in der Regel intrauterin diagnostizierbar. Bei geschlossenen Fehlbildungen kann in Zweifelsfällen sonographisch eine Differenzierung zwischen einfacher Meningozele, Meningomyelozele oder Lipomeningomyelozele erfolgen. Das Ausmaß zusätzlicher Myelondysplasien, die in über 80% assoziierte Arnold-Chiarische Malformation mit Herniation von Kleinhirnanteilen in den Zervikalkanal sowie der nahezu immer vorhandene Hydrozephalus sind ebenso wie die nicht seltenen Begleitmißbildungen der Nieren der sonographischen Diagnostik zugänglich. Die gezielte Sonographie erlaubt in gleicher Weise die Beurteilung der Bogenschlußstörung, der Weite des Spinalkanals sowie das evtl. Vorliegen komplizierender Veränderungen wie intra- oder periduraler Lipome, Diastematomyelien oder Hydromyelien (Abb. 24). Zur Ausschlußdiagnostik knöcherner Veränderungen von Seiten der Wirbelkörper ist jedoch zusätzlich eine Röntgenaufnahme der Wirbelsäule erforderlich.

Das Achsenskelett mit seiner Differenzierung in Wirbelkörper und Bandscheiben entwickelt sich aus einer Vielzahl von Ossifikationszentren innerhalb der einzelnen Segmente.

Segmentationsstörungen können bei zahlreichen Syndromen auftreten, je nach Ausmaß und Lokalisation der Entwicklungsstörung resultieren interponierte Halswirbel, partielle Fusionierungen, Spaltbildungen frontal oder sagittal (Schmetterlingswirbel). In ausgeprägten Fällen kommt es zu komplexen langstreckigen Segmentationsstörungen, die im Bereich der Halswirbelsäule als Klippel-Feil-Syndrom imponieren. Klinisch findet sich hierbei eine Verkürzung und Bewegungseinschränkung der Halswirbelsäule, eine Assoziation mit kongenitalem Skapulahochstand (Sprengelsche Deformität) ist möglich. Während

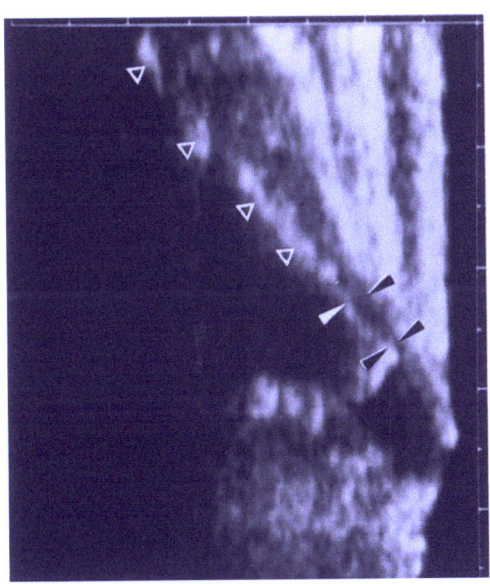

Abb. 25. Neuroporus. Sonographischer Sagittalschnitt von dorsal. Kaudal des Porus befindliche zystische Formation mit schmalem Verbindungsgang (*geschlossene Pfeilspitzen*) in den kaudalen Duralsack. Sakrale Knochen (*offene Pfeilspitzen*)

komplexe Fehlbildungen der LWS sehr selten sind, ergeben sich bei derartigen Veränderungen der Brustwirbelsäule infolge der regelmäßig mit vorliegenden Rippenveränderungen wie hypoplastischen bis fehlenden Rippen, Gabel- und Verschmelzungsrippen mitunter erhebliche Thoraxdeformitäten, die bis zu Instabilitäten der Thoraxwand reichen können.

Steißbeintumoren sind bei entsprechender Größe klinisch offensichtlich und der intrauterinen Erfassung zugänglich. Zur Diagnose ventral gerichteter kleinerer Tumoren des Beckenbodens sowie zur Differenzierung zwischen vom inneren Genitale ausgehenden Raumforderungen, Steißbeinteratomen und prä- bzw. paravertebralen Neuroblastomen sowie ventralen Meningozelen ist die Ultraschalluntersuchung Methode der Wahl. Die radiologische Untersuchung im seitlichen Strahlengang ermöglicht demgegenüber lediglich die Erfassung von Verkalkungen bzw. knöchernen Anteilen bei Teratomen.

Kutane Marker im Bereich des kaudalen Neuroporus wie Einziehungen, Grübchenbildungen oder fokale Behaarungen sind gehäuft assoziiert mit neurokutanen Verbindungen, dem Neuroporus. Da diese eine aszendierende Infektion ermöglichen, ist deren diagnostische Erfassung nicht nur bei breiten Verbindungen bereits in der Neugeborenenperiode erforderlich. Dies wird gleichfalls durch eine hochauflösende Ultraschalluntersuchung ermöglicht (Abb. 25).

Literatur

1. Amplatz K, Moller JH, Castañeda-Zuñiga WR (1986) Radiology of congenital heart disease. Thieme, New York
2. Bettex M, Genton N, Stockmann M (Hrsg) (1982) Kinderchirurgische Diagnostik, Indikation, Therapie, Prognose, 2. Aufl. Thieme, Stuttgart
3. Grant EG (ed) (1986) Neurosonography of the pre-term. Springer, New York
4. Hansmann M, Hackeloer B-J, Staudach A (1985) Ultraschalldiagnostik in Geburtshilfe und Gynäkologie. Springer, Berlin Heidelberg
5. Lister J, Irving IM (eds) (1988) Neonatal Surgery, 3rd ed. Butterworths Publ, London Boston
6. Meinel K (1987) Atlas der praenatalen Ultraschalldiagnostik kindlicher Fehlbildungen. VEB G. Thieme, Leipzig
7. Oppermann HC, Wille L, Ulmer HE (1982) Der Neugeborenen Thorax. Röntgenologische Diagnose und Differentialdiagnose. Springer, Berlin Heidelberg New York
8. Peters H, Deeg KH, Weitzel W (1987) Ultraschalluntersuchung beim Kind. Springer, Berlin Heidelberg New York
9. Schuster F (Hrsg) (1989) Kinderradiologie. Springer, Berlin Heidelberg New York
10. Silverman FN (ed) (1985) Caffey's pediatric X-ray diagnosis, 8th ed. Year Book Med Publ, Chicago, Ill.
11. Sitzmann F (Hrsg) (1987) Kinderheilkunde, 6. Aufl. Hippokrates, Stuttgart
12. Teschendorf W, Anacker A, Thurn D (1977) Röntgenologische Differentialdiagnose. I Thorax T 2, Herz, Hilus, Mediastinum, Ösophagus, Zwerchfell, 5. Aufl. Thieme, Stuttgart
13. Zieger M, Dörr U (1988) Pediatric spinal sonography. Pediatr Radiol 18:9–13, 105–111

6 Die Strahlenexposition bei radiologisch diagnostischen Maßnahmen in der Gynäkologie und Geburtshilfe

M. Säbel

INHALT

6.1 Strahlenwirkungen bei kleinen Dosen	491
6.1.1 Veränderungen am Erbgut	492
6.1.2 Induktion von Krebs	492
6.1.3 Strahlenwirkung auf die pränatale Entwicklung	493
6.2 Risikorelevante Dosisgrößen	494
6.2.1 Genetisch signifikante Dosis	494
6.2.2 Effektive Äquivalentdosis	495
6.3 Strahlenexposition und Strahlenrisiko bei radiologisch diagnostischen Maßnahmen	495
6.3.1 Richtwerte für die Strahlenexposition	495
6.3.2 Vergleich mit Strahlenexpositionen aus anderen Quellen	498
6.3.3 Strahlenrisiko	499
6.4 Richtlinien für das praktische Vorgehen bei einer Strahlenexposition während der Schwangerschaft	500
Literatur	502

Bei der Anordnung oder Durchführung einer röntgendiagnostischen oder nuklearmedizinischen Untersuchung begegnet der Arzt oft Fragen der Patientin etwa von folgender Art: „Wie hoch ist denn die Dosis?" – „Wie gefährlich ist denn diese Strahlenmenge" – „Wie ist das, wenn ich danach noch Kinder haben will?" Hinter diesen Fragen steht ein mehr oder weniger unbestimmtes Wissen um das mit radiologisch diagnostischen Maßnahmen verbundene Strahlenrisiko.

In diesem Kapitel soll versucht werden, dem untersuchenden Arzt einige Hilfen für die Führung eines solchen Aufklärungsgespräches mit der Patientin zu geben: Zunächst werden die Wirkungen ionisierender Strahlung bei kleinen Dosen zusammenfassend dargestellt (Abschn. 6.1). Anschließend werden die beiden wichtigsten biologisch gewichteten (oder risikorelevanten) Dosisgrößen eingeführt, die vor allem für Vergleiche mit Strahlenexpositionen aus anderen Quellen benötigt werden (Abschn. 6.2). In Abschnitt 6.3 werden dann einige Richtwerte für die Strahlenexposition bei radiologischen Untersuchungen angegeben und das damit verbundene Strahlenrisiko diskutiert.

Ein Problem von praktischer Bedeutung, das dem radiologisch tätigen Arzt oder dem Gynäkologen immer wieder begegnet, ist die Frage nach der Indikation zu einem Schwangerschaftsabbruch, wenn eine Untersuchung mit ionisierenden Strahlen oder radioaktiven Stoffen während der Schwangerschaft stattgefunden hat. In Abschnitt 6.4 wird versucht, eine praktische Anleitung für das in diesem Fall zweckmäßige Vorgehen zu geben.

Eine Behandlung der Strahlenexposition des Untersuchers ist in diesem Rahmen nicht möglich [4]. Auch auf die möglichen biologischen Wirkungen von Ultraschall- und NMR-Untersuchungen wird hier nicht eingegangen [22].

6.1 Strahlenwirkungen bei kleinen Dosen

Bei radiologisch diagnostischen Maßnahmen liegen heute die Organdosen in der Regel immer unterhalb von 100 mGy[1] und bei der Mehrzahl der Untersuchungen sogar unterhalb von 10 mGy (s. Abschn. 6.3.1). In diesem Dosisbereich gibt es nur sog. stochastische Strahlenwirkungen, d.h. biologische Wirkungen, bei denen die Wahrscheinlichkeit des Auftretens eine Funktion der Dosis ist. Man geht dabei gegenwärtig im Strahlenschutz von der Annahme aus, daß es für diese Strahlenwirkungen keine Schwellendosis gibt und daß die Dosiswirkungsbeziehung linear ist (Abb. 1). Zu den stochastischen Strahlenwirkungen gehören Schäden am Erbgut (genetische Wirkung) und die Induktion von Krebs (somatische Wirkung).

Im Gegensatz dazu stehen sog. nichtstochastische Strahleneffekte, wie sie z.B. bei der Strahlentherapie auftreten. Dort werden (überwiegend bösartige) Tumoren mit Herddosen von z.B. 50 Gy bestrahlt mit dem Ziel, den Tumor am Ort des Wachstums zu vernichten. Ausgenutzt wird dabei die biologische Wirkung ionisierender Strahlung, die Zellteilung nachhaltig zu stören. Trotz moderner Bestrahlungsgeräte

---

[1] Körper- und Organdosen werden im folgenden in der Regel als Energiedosen mit der Einheit „Gray" (Kurzzeichen: Gy) angegeben. Falls Strahlenschutzüberlegungen im Vordergrund stehen, wird die Äquivalentdosis in „Sievert" (Kurzzeichen: Sv) angegeben. Für die hier betrachteten Strahlenarten und -energien gilt: 1 Sv = 1 Gy. Für die Umrechnung in die alten radiologischen Einheiten gilt: 1 Gy = 100 rd, 1 Sv = 100 rem.

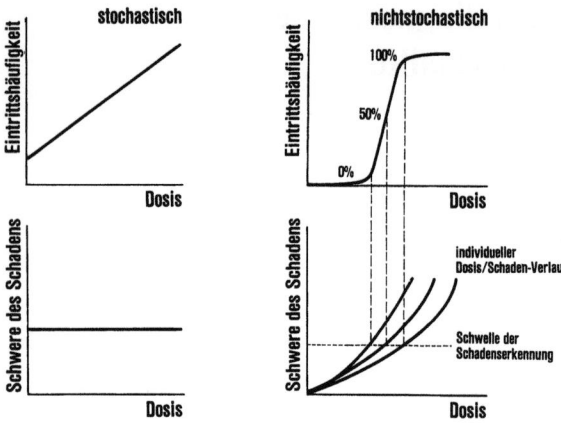

Abb. 1. Verlauf von Eintrittshäufigkeit und Schwere des Schadens in Abhängigkeit von der Dosis für stochastische und nichtstochastische Strahlenwirkungen (Aus [10]). Bei nichtstochastischen Strahlenwirkungen wird der Schaden erst oberhalb einer bestimmten Dosis wahrgenommen, d.h. es gibt eine sog. Schwellendosis für diesen Effekt; oberhalb dieser Schwelle nimmt die Ausprägung oder Schwere des Schadens mit der Dosis zu. Die Dosisschwelle ist von Individuum zu Individuum etwas verschieden, zeigt also eine gewisse Streubreite. Daraus ergibt sich dann die ziemlich steile sigmoide Kurve für die Eintrittshäufigkeit. Bei stochastischen Strahlenwirkungen ist die Schwere des Schadens (z.B. ein induzierter Krebs) unabhängig von der Dosis; die Eintrittshäufigkeit nimmt mit der Dosis zu. Für Strahlenschutzzwecke geht man gegenwärtig – wie in der Abbildung angedeutet – von einer linearen Dosiswirkungsbeziehung ohne Schwellendosis aus.

und raffinierter Methoden der computergestützten Bestrahlungsplanung läßt sich dabei nicht immer vermeiden, daß in Organen und Geweben, die in unmittelbarer Nähe des Herdes liegen, strahlenbedingte Nebenwirkungen auftreten, die Wachstum und Funktion beeinträchtigen können. Für diese Nebenwirkungen gibt es jedoch eine Schwellendosis, unterhalb der sie nicht auftreten (s. Abb. 1).

Zu den strahlenbedingten Veränderungen am Erbgut und der Induktion von Krebs, die gegenwärtig als das wichtigste Strahlenrisiko bei kleinen Dosen angesehen werden, kommt im Falle einer strahlenexponierten Schwangeren noch die Strahlenwirkung auf den Embryo/Fetus.

6.1.1 Veränderungen am Erbgut

In den Jahren 1923 bis 1929 gelang es dem amerikanischen Zoologen MULLER, an der Fruchtfliege Drosophila melanogaster durch Bestrahlung Veränderungen am Erbgut zu erzeugen. Es zeigte sich, daß die Anzahl der strahleninduzierten Mutationen der Dosis proportional war und daß die Verlängerung der ermittelten Dosiswirkungskurven unmittelbar durch den Nullpunkt führte. In der Folgezeit wurden diese Ergebnisse durch eine Fülle von strahlengenetischen Experimenten an den unterschiedlichsten biologischen Objekten bestätigt; dabei waren z.B. in den Staubfadenhaaren der Blüten von Tradescantia strahleninduzierte Mutationen bis hinab zu einer Dosis von 1 mGy nachweisbar.

Unsicherheit herrschte nur darüber, ob und in welcher Form diese Ergebnisse auf den Menschen übertragen werden konnten. Vom Menschen selbst liegen nämlich keine Daten vor, die sich zur Abschätzung des genetischen Strahlenrisikos eignen. Auch die Untersuchungen an den Nachkommen der bei den Atombombenabwürfen von Hiroshima und Nagasaki bestrahlten Einwohner haben bisher keine gesicherten Erkenntnisse geliefert. In diesem Zusammenhang kommt einem aufwendigen Experiment große Bedeutung zu, welches das Ehepaar RUSSELL nach dem 2. Weltkrieg im Oak Ridge National Laboratory mit etwa 7 Millionen Mäusen („Megamouse Project") durchgeführt hat. Die Ergebnisse dieses Mäuseexperiments bilden gegenwärtig immer noch die Grundlage für die Beurteilung des strahlengenetischen Risikos des Menschen [20, 21]. So hat z.B. die Internationale Strahlenschutzkommission (ICRP) in ihrer Empfehlung Nr. 26 [9] angegeben (Tabelle 1), daß eine Bestrahlung der Keimdrüsen von 1 Million Personen – mit einer Zusammensetzung nach Alter und Geschlecht entsprechend der Gesamtbevölkerung – mit einer Dosis von 1 Sv in den ersten beiden Folgegenerationen 4000 Fälle von Erbkrankheiten mit klinischer Bedeutung verursacht und daß in allen darauf folgenden Generationen insgesamt noch einmal mit derselben Anzahl zu rechnen ist.

6.1.2 Induktion von Krebs

Im Gegensatz zu den strahlengenetischen Wirkungen liegt zum Krebsrisiko eine Reihe von Daten von bestrahlten Personengruppen vor. Dabei handelt es sich – abgesehen von den Überlebenden von Hiroshima und Nagasaki – im wesentlichen um Kollektive, die aus medizinischen (Therapie oder Diagnostik) oder beruflichen Gründen strahlenexponiert wurden. Von wenigen Ausnahmen abgesehen, ist allen diesen Kollektiven gemeinsam, daß die applizierten Organdosen in der Größenordnung von einigen Gray liegen; daraus abgeleitete Risikofaktoren gelten dementsprechend zunächst nur für diesen Dosisbereich. Wenn man also etwas über das somatische Strahlenrisiko bei Dosen in der Größenordnung von 10 mGy sagen will, ist man auf rechnerische Extrapolationen angewiesen und muß Annahmen über die Form der Dosiswirkungsbeziehung machen. Aus diesem Grunde bezeichnet man das Strahlenrisiko bei kleinen Dosen oft als hypothetisch [12]. Das ist aber nicht gleichbedeutend damit, daß dieses Risiko nicht existiert, denn die vorliegenden Daten sind in der Regel – wie bei

Tabelle 1. Organ- bzw. gewebespezifische Risiko- und Wichtungsfaktoren

Organ/Gewebe	A	B	C	D		E	
	$\cdot 10^{-4}$ Sv^{-1}			♂	♀	♂	♀
Keimdrüsen	40	0,25	–	–	–	–	–
Brustdrüse	25	0,15	0,20	–	0,33	–	0,45
rotes Knochenmark	20	0,12	0,16	0,20	0,13	0,31	0,11
Lunge	20	0,12	0,16	0,20	0,13	0,20	0,11
Schilddrüse	5	0,03	0,04	0,05	0,03	0,09	0,10
Knochenoberfläche	5	0,03	0,04	0,05	0,03	0,40	0,23
Restkörper	50	0,30	0,40	0,50	0,35	0,40	0,23

Erläuterungen (Näheres s. Text): In Spalte A sind die organ- bzw. gewebespezifischen Risikofaktoren nach [9] aufgeführt. Spalte B enthält die daraus durch Normierung ermittelten Wichtungsfaktoren zur Berechnung der effektiven Dosis. Spalte C enthält die Wichtungsfaktoren zur Berechnung der somatisch effektiven Dosis und Spalte D die entsprechenden geschlechtsspezifischen Werte. In Spalte E sind schließlich – ebenfalls geschlechtsspezifisch – die Wichtungsfaktoren zur Berechnung des somatischen Dosisindex nach [11] aufgeführt.

den strahlengenetischen Effekten – mit einer linearen Dosiswirkungsbeziehung ohne Schwellendosis verträglich [14, 21].

Die Auswertung der einzelnen strahlenexponierten Kollektive hat gezeigt, daß es eine Reihe von Organen bzw. Geweben gibt, die hinsichtlich der Induktion von Krebs durch ionisierende Strahlung empfindlich sind. Dementsprechend hat die ICRP in der bereits erwähnten Empfehlung Nr. 26 fünf Organe bzw. Gewebe einzeln aufgeführt, bei denen das Datenmaterial für die Ermittlung von Risikofaktoren für Strahlenschutzzwecke ausreichend ist (s. Tabelle 1). Diese Risikofaktoren sind wieder Mittelwerte über Alter und Geschlecht. Dies wird besonders deutlich bei dem Risikofaktor für die Brust: Hier beträgt der entsprechende Wert für Frauen (über das Alter gemittelt) eigentlich $5 \cdot 10^{-3}$ Sv^{-1} und für Männer 0 Sv^{-1}. Durch die Mitteilung über beide Geschlechter ergibt sich dann der Wert $2,5 \cdot 10^{-3}$ Sv^{-1}.

6.1.3 Strahlenwirkung auf die pränatale Entwicklung

Die Strahlenschutzkommission beim Bundesminister des Innern hat sich mit diesem Problem ausführlich beschäftigt [1] und im Jahre 1984 dazu eine Empfehlung abgegeben (1, S. 195–201]. Da die Einleitung zu dieser Empfehlung die wesentlichen Aspekte zusammenfaßt, soll sie hier im Wortlaut zitiert werden:

„Die pränatale Entwicklung des Säugers ist gekennzeichnet durch schnelle Zellproliferation, Zelldifferenzierung und Zellwanderung. Aus einer befruchteten Eizelle resultiert nach Ablauf vielfältiger biologischer Reifungs- und Organisationsvorgänge ein vollständiger funktionsfähiger Gesamtorganismus. Die pränatale Entwicklung wird aufgrund der verschiedenartigen biologischen Prozesse eingeteilt in die Embryonalperiode (sie umfaßt die Präimplantationsperiode und die Organbildungsperiode) und die anschließende Fetalperiode.

Es hat sich gezeigt, daß der Embryo beziehungsweise Fetus während der gesamten Entwicklungszeit strahlenempfindlicher ist als der erwachsene Organismus. Folgende Effekte können durch eine pränatale Strahlenexposition induziert werden:

1. Tod des Embryos, Feten oder Neugeborenen
2. Makroskopisch-anatomische Fehlbildungen
3. Wachstumsstörungen
4. Funktionelle Störungen
5. Fertilitätsstörungen
6. Maligne Erkrankungen
7. Vererbbare Defekte

Das Auftreten dieser Effekte und ihr Verteilungsmuster ist in starkem Maße abhängig von der Dosis und dem Zeitpunkt der Strahlenexposition während der Entwicklung. Strahlenqualität, Dosisleistung und andere Bedingungen der Exposition können einen erheblichen Einfluß haben."

Im Hinblick auf die Beurteilung des mit einer Strahlenexposition während der pränatalen Entwicklung verbundenen Risikos und die damit zusammenhängende Frage nach einer Indikation zum Schwangerschaftsabbruch aus strahlenhygienischer Sicht sollen zu den oben aufgeführten strahlenbiologischen Effekten noch einige Bemerkungen gemacht werden:

Während der Präimplantationsperiode, d.h. während der ersten zehn Tage nach der Konzeption, ist der Tod des Embryo als wesentlicher strahlenbiologischer Effekt zu betrachten. Experimente an Säugetieren (z.B. Mäuse) deuten darauf hin, daß für diesen Effekt eine Schwellendosis in der Größenordnung von 100 mGy existiert. Embryonen, die mit wesentlich höheren Dosen bestrahlt worden sind, können sich jedoch durchaus weiterentwickeln und es entstehen normale Tiere, bei denen Fehlbildungen, Funktions- oder Fertilitätsstörungen nicht zu beobachten sind.

Eine Strahlenexposition während der Organbildungsperiode, die kurze Zeit nach der Implantation des Embryos in den Uterus beginnt, kann zu makroskopisch-anatomischen Fehlbildungen führen. So wurden z.B. nach einer strahlentherapeutischen Behandlung schwangerer Frauen im Bereich des kleinen Beckens schon vor Jahrzehnten bei den aus solchen Schwangerschaften hervorgegangenen Kindern Mikrozephalie, Reduktion der geistigen Entwicklung, Augendefekte und gestörte Knochenwachstum beobachtet. Umfangreiche Untersuchungen an Labortieren und die bisherigen Erfahrungen beim Menschen – vor allem bei den in utero bestrahlten Kindern der Überlebenden in Hiroshima und Nagasaki – deuten jedoch darauf hin, daß für die Induktion von Fehlbildungen ebenfalls eine Schwellendosis existiert, die wahrscheinlich in der Größenordnung von 100 mGy liegt.

Strahlenexpositionen am Ende der Organbildungsperiode (beim Menschen etwa zwei Monate nach der Konzeption) und in der anschließenden Fetalperiode können Wachstums-, Entwicklungs- und Funktionsstörungen verursachen, die vor allem auch nach der Geburt durch Ausfallserscheinungen, z.B. im Zentralnervensystem, zur Ausprägung kommen. So hat sich bei der Untersuchung der in utero mit Dosen zwischen 0,17 und 5,5 Gy bestrahlten Kinder in Hiroshima und Nagasaki gezeigt, daß die wenigen Fälle einer starken geistigen Retardierung bei denjenigen Kindern aufgetreten sind, die während der 8.–18. Woche p.c. bestrahlt wurden [13]. In diesem Zeitraum der pränatalen Entwicklung des Menschen findet eine ausgeprägte Zellvermehrung der Neuroblasten für die Entwicklung des Vorderhirns statt. Die Störung dieser Zellproliferation kann die beobachteten Effekte erklären. Zweifelsohne handelt es sich hier um eine Strahlenwirkung, der bei Überlegungen zu einem Schwangerschaftsabbruch große Bedeutung zukommt. Es kann nicht ausgeschlossen werden, daß auch Dosen von 100 mGy zu einer geringen Verminderung der Zahl der Neuroblasten führen. Eine dadurch bedingte Entwicklungsstörung wird jedoch klinisch nicht feststellbar sein, so daß auch hier praktisch die Existenz einer Schwellendosis in der Größenordnung von 100 mGy angenommen werden kann.

Zusammenfassend ist festzustellen, daß für die vorstehend diskutierten Strahlenwirkungen während der Prä- bzw. Postimplantationsperiode (Tod des Präimplantationsembryo, makroskopisch-anatomische Fehlbildungen, geistige Retardierung) die Existenz einer Schwellendosis in der Größenordnung von 100 mGy angenommen werden kann. Außerdem muß beachtet werden, daß oberhalb dieser Schwellendosis die beschriebenen Effekte nicht zwangsläufig in jedem Fall auftreten, sondern daß die Wahrscheinlichkeit – und bei Fehlbildungen und geistiger Retardierung auch der Schweregrad – von der applizierten Dosis abhängt [1, 22].

Auch während der pränatalen Entwicklung besteht natürlich das Risiko strahleninduzierter maligner Neubildungen und Veränderungen am Erbgut. Während hinsichtlich des Auftretens von strahlenbedingten Mutationen keine gesicherten Erkenntnisse vorliegen, daß der Mensch vor der Geburt dafür empfindlicher ist als im späteren Leben, wird bezüglich der Krebsinduktion heute davon ausgegangen, daß bei gleicher Dosis die Rate maligner Neubildungen um den Faktor 2 bis 3 größer ist.

6.2 Risikorelevante Dosisgrößen

Zur Bewertung der aus den verschiedenen Quellen natürlichen und künstlichen Ursprungs resultierenden Strahlenexpositionen des Menschen sind verschiedene biologisch gewichtete Dosisgrößen eingeführt worden. Die beiden wichtigsten Größen dieser Art, nämlich die genetisch signifikante Dosis GSD und die effektive Äquivalentdosis H_E, die hauptsächlich zur quantitativen Beschreibung der Strahlenexposition der Bevölkerung benutzt werden, sollen im folgenden kurz erläutert werden.

6.2.1 Genetisch signifikante Dosis

Aufgrund der seit über 50 Jahren bekannten Fähigkeit ionisierender Strahlen, Veränderungen am Erbgut zu erzeugen, wurde im Strahlenschutz – neben der Verhinderung von sichtbaren Strahlenschäden – das Augenmerk zunächst vor allem auf die genetischen Wirkungen kleiner Strahlendosen gerichtet und die Strahlenbelastung der Keimdrüsen, d.h. die Gonadendosis, stand damit im Zentrum von Strahlenschutzüberlegungen. Entsprechend diesem „gonadendosisbetonten" Denken wurde als Maß für die Strahlenexposition der Bevölkerung die sog. genetisch signifikante Dosis GSD angegeben:

$$GSD = \frac{\sum_{i=1}^{N} w_i \cdot H_{k,i}}{\sum_{i=1}^{N} w_i}$$

Die genetisch signifikante Dosis ist demnach die Summe der mit der (alters- und geschlechtsabhängigen) Kindererwartung w_i multiplizierten individuellen Keimdrüsen $H_{k,i}$ eines Kollektivs (bestehend aus N Personen), dividiert durch die gesamte Kindererwartung des betrachteten Kollektivs.

Dieser Definition liegt die Überlegung zugrunde, daß Keimdrüsendosen nur dann biologisch bedeutsam (oder „genetisch signifikant") sind, wenn das bestrahlte Individuum noch Kinder zu erwarten hat;

deshalb wird die Kindererwartung als biologischer Wichtungsfaktor eingeführt. Die bei der Berechnung der GSD durchgeführte gewichtete Mittelwertbildung hat zur Folge, daß der umfangreiche Datensatz der einzelnen Keimdrüsendosen eines bestrahlten Kollektivs ersetzt wird durch einen einzigen Zahlenwert mit folgender Bedeutung: Wenn jedes Mitglied des betroffenen Kollektivs mit der GSD bestrahlt wird, wird die gleiche genetische Gesamtschädigung erzielt wie mit den tatsächlichen Keimdrüsendosen, denen die einzelnen Personen ausgesetzt waren. Dabei wird natürlich vorausgesetzt, daß es in den Folgegenerationen zu einer Vermischung der Erbanlagen und dadurch zu einer gleichmäßigen Verteilung in größeren Bevölkerungsschichten kommt.

Die genetisch signifikante Dosis wird gegenwärtig noch häufig zur Beschreibung der Strahlenexposition des Menschen benutzt. Da sie jedoch nur die genetische Strahlenwirkung – und damit nur einen Teil des gesamten stochastischen Strahlenrisikos – berücksichtigt, ist zu erwarten, daß sie zunehmend durch Dosisgrößen ersetzt wird, die auch das somatische Risiko berücksichtigen.

6.2.2 Effektive Äquivalentdosis

Die internationale Strahlenschutzkommission (ICRP) hat in der bereits zitierten Empfehlung Nr. 26 [9] zur Bewertung des gesamten stochastischen Risikos das Konzept der effektiven Äquivalentdosis eingeführt. (Im deutschen Sprachraum wird diese Größe oft auch kurz „effektive Dosis" genannt.) Diesem Konzept lag ursprünglich die Fragestellung zugrunde, wie man für Personengruppen, die in ihrem Leben über einen längeren Zeitraum Strahlenexpositionen ausgesetzt sind (z.B. beruflich Strahlenexponierte), Dosisgrenzwerte festsetzen soll, die in Relation zum stochastischen Strahlenrisiko stehen; außerdem sollte das Konzept vor allem auch auf Teilkörperexpositionen anwendbar sein, da eine homogene Ganzkörperbestrahlung nicht in jedem Fall vorliegt.

Die effektive Dosis H_E ist definiert als die Summe der mit den zugehörigen Wichtungsfaktoren w_T multiplizierten Äquivalentdosen H_T risikorelevanter Organe oder Gewebe:

$$H_E = \sum_T w_T \cdot H_T$$

d.h. man multipliziert also die Organdosis H_T („T" steht für „tissue") mit einem (normierten) Wichtungsfaktor w_T und summiert dann auf. Der Wichtungsfaktor ist dabei proportional dem Strahlenrisiko für das jeweilige Organ.

Tabelle 1 veranschaulicht, wie diese Wichtungsfaktoren erhalten werden. Zunächst sind die von der ICRP in Betracht gezogenen Gewebe bzw. Organe aufgeführt. In der nächsten Spalte stehen dann die entsprechenden Risikofaktoren. Dabei hat die ICRP die strahlenschutzpolitische Entscheidung getroffen, bei der Definition der effektiven Äquivalentdosis nur das genetische Risiko für die ersten beiden Folgegenerationen einzubeziehen (s. Abschn. 6.1.1). Sie geht also von der Annahme aus, daß bei einer homogenen Ganzkörperbestrahlung von 1 Million Personen (Zusammensetzung bezüglich Alter und Geschlecht entsprechend der Gesamtbevölkerung) in diesem Kollektiv in der Folgezeit etwa 125 Todesfälle infolge eines strahleninduzierten Krebses und in der Nachkommenschaft in den ersten beiden Generationen 40 Fälle von Erbkrankheiten mit klinischer Bedeutung auftreten werden. Die Wichtungsfaktoren ergeben sich dann aus den Risikofaktoren durch Normierung.

Zur Bewertung des somatisch stochastischen Risikos sind außerdem die somatisch effektive Dosis [16] und der somatische Dosisindex [5, 6, 7, 8, 11] eingeführt worden. Für die somatisch effektive Dosis ergeben sich durch den Wegfall des Risikofaktors für die Keimdrüsen etwas verschiedene Wichtungsfaktoren. Der somatische Dosisindex ist eine analog zur somatisch effektiven Dosis definierte biologisch gewichtete Dosisgröße, die jedoch von anderen Risikofaktoren ausgeht und damit auch zu anderen Wichtungsfaktoren kommt. Bei Benutzung des entsprechenden Risikofaktors für die Brust (s. Abschn. 6.1.2) können diese Dosisgrößen auch noch geschlechtsspezifisch berechnet werden. Zur Veranschaulichung (und weil in Abschn. 6.3.1 darauf noch einmal Bezug genommen wird) sind die entsprechenden Wichtungsfaktoren ebenfalls in Tabelle 1 angegeben.

6.3 Strahlenexposition und Strahlenrisiko bei radiologisch diagnostischen Maßnahmen

In diesem Abschnitt werden zunächst einige Richtwerte für die Strahlenexposition bei röntgendiagnostischen und nuklearmedizinischen Untersuchungen angegeben. Dabei erfolgte – um Vergleiche zu erleichtern – keine Beschränkung auf gynäkologisch-radiologische Spezialuntersuchungen. Anschließend wird versucht, das mit einer radiologisch diagnostischen Maßnahme verbundene Strahlenrisiko mit anderen Risiken des täglichen Lebens zu vergleichen.

6.3.1 Richtwerte für die Strahlenexposition

Für die Röntgendiagnostik werden in der älteren Literatur häufig Hauteinfalls- oder Oberflächendosen als Richtwerte für die Strahlenexposition angegeben. Das stammt wohl aus einer Zeit, als man sich noch hauptsächlich für die Gefährdungsmöglichkeiten interessierte, denen die Haut des Patienten ausgesetzt war; außerdem waren natürlich Oberflächendosen –

Tabelle 2. Organdosen für verschiedene Untersuchungen mit Röntgenaufnahmen (Aus [8]). Dabei wurde die übliche Art und Anzahl der Projektionen zugrundegelegt

Untersuchung	Organdosis in mGy				
	Ovarien	Weibl. Brust	Rotes Knochenmark	Lunge	Schilddrüse
Schädel	<0,0001	<0,0001	0,31	0,02	2,2
HWS	<0,0001	<0,0001	0,11	0,14	4,0
Schulter	<0,0001	<0,0001	0,06	0,27	0,58
Thorax	0,0006	0,14	0,03	0,20	0,065
Rippen	0,004	4,1	0,42	3,0	1,5
BWS	0,01	5,4	0,41	5,4	0,81
Cholezystogramm	0,06	<0,0001	0,66	1,8	0,01
oberer GI-Trakt	0,45	0,53	4,8	4,8	0,07
Hüfte	0,78	<0,0001	0,17	<0,0001	<0,0001
Becken	1,48	<0,0001	0,27	0,011	<0,0001
Urogramm	2,1	<0,0001	0,48	0,12	0,0001
LWS	4,1	<0,0001	1,3	1,3	0,0003
i.v. Pyelogramm	6,4	<0,0001	1,2	0,35	0,0001
Kreuzbein	6,4	<0,0001	2,2	0,35	0,0005
Dickdarm	7,9	<0,0001	3,0	0,48	0,0002

auch am Patienten – meßtechnisch leicht zu erfassen. Gegenwärtig hat die Angabe von Oberflächendosen im Hinblick auf das Strahlenrisiko nur noch einen gewissen Stellenwert insofern als sie (bei Kenntnis weiterer Parameter) die Abschätzung von Organdosen ermöglicht (s. z.B. Kap. 3.1.1.4).

Mit zunehmender Erfahrung über die Wirkungen ionisierender Strahlen wurden dann auch Keimdrüsendosen, Knochenmarkdosen und (Augen)linsendosen angegeben. Beim heutigen Stand unseres Wissens über das stochastische Strahlenrisiko – und angesichts der Tatsache, daß nichtstochastische Strahlenwirkungen (wie z.B. ein Hauterythem) bei radiologisch diagnostischen Maßnahmen praktisch auszuschließen sind – ist zur Bewertung der Strahlenexposition die Angabe der mittleren Organdosen in allen risikorelevanten Organen und Geweben notwendig. In einigen besonderen Fällen, wie z.B. bei der Mammographie (s. Kap. 3.1.1.4), ist die Strahlenexposition im wesentlichen durch die Dosis in einem einzigen Organ bzw. Gewebe bestimmt; in der Regel werden aber immer mehrere Organe betroffen sein.

Die Bestimmung der mittleren Organdosen der Keimdrüsen, des roten Knochenmarks, der Brust, der Lunge, der Knochenoberfläche, der Schilddrüse und des „Restkörpers" ist nicht mehr am Patienten möglich: Man muß zur Bestimmung dieser Werte entsprechende Messungen mit kleinen Dosimetersonden an entsprechend dimensionierten gewebeäquivalenten Phantomen vornehmen. Für standardisierte Untersuchungstechniken liefert diese Simulation verhältnismäßig zuverlässige Daten; bei komplizierten Untersuchungstechniken (z.B. Kombination von Aufnahmen und Durchleuchtung) mit stark vom Untersucher abhängigem Vorgehen werden die Werte natürlich mit einer erheblichen Unsicherheit behaftet sein.

Ganz allgemein ist festzustellen, daß die im folgenden für die Röntgendiagnostik angegebenen Richtwerte immer nur gelten für bestimmte Untersuchungsparameter mit vorgegebenen Abmessungen des Patienten (bzw. Phantoms) und einer bestimmten Tiefenlage und Größe der Organe bzw. Gewebe. STIEVE [19] hat z.B. ermittelt, daß bedingt durch individuelle (d.h. patientenbedingte), aufnahme- und gerätetechnische Faktoren die für eine bestimmte Untersuchungsart gemessenen Dosiswerte Unterschiede in der Größenordnung von 1:100 aufweisen können. Dies wurde auch am Beispiel der Mammographie in Kapitel 3.1.1.4 dargestellt.

Mit viel Erfahrung kann man – wenn das notwendig ist (s. Abschn. 6.4) – aus Sätzen von Organdosen, wie sie in den Tabellen 2–4 angegeben sind, auf an-

Tabelle 3. Organdosen für einige häufige Röntgenuntersuchungen mit Durchleuchtung (Aus [5]). Angegeben sind die nur durch die Durchleuchtung bedingten Organdosen. Die Durchleuchtungszeit ist ebenfalls angegeben. Die Dosis in der Brust wurde nicht gemessen

Untersuchung	Durchleuchtungszeit in min	Organdosis in mGy			
		Ovarien	rotes Knochenmark	Lunge	Schilddrüse
Chlolezystogramm	1,8	0,0016	0,46	0,47	0,028
Thorax	1,5	0,002	0,91	2,0	0,05
Magen-Darm-Passage	6	0,048	8,8	2,1	0,19
Kolonkontrasteinlauf	5,6	0,5	1,6	0,47	0,073

dere Expositionsverhältnisse umrechnen. In der Regel wird dies die Aufgabe eines Medizin-Physikers sein.

Den Tabellen 2–4 kann man entnehmen, daß bei den verschiedenen Untersuchungen Organdosen im Bereich von 0,1 µGy bis etwa 20 mGy auftreten können; das ist der Faktor 200000. Außerdem treten – je nach untersuchtem Bereich des Körpers – die Maximalwerte der Dosis in unterschiedlichen Organen auf. Dies macht eine Bewertung und einen Vergleich der Röntgenuntersuchungen im Hinblick auf das damit verbundene Strahlenrisiko schwierig. Als Behelf bietet sich hier die Ermittlung der effektiven Dosis an; dadurch wird – wie in Abschn. 6.2.2 dargestellt – der Satz von Organdosen auf einen einzigen Dosiswert reduziert.

Es soll aber an dieser Stelle noch einmal darauf hingewiesen werden, daß das Konzept der effektiven (Äquivalent)dosis ursprünglich vor allem zur Festlegung von Dosisgrenzwerten und zur Bewertung von beruflichen Strahlenexpositionen entwickelt worden ist. Es ist also zunächst für Risikoabschätzungen – und insbesondere zur Abschätzung des individuellen Risikos nach einer Strahlenexposition – nicht geeignet.

Tabelle 4. Organdosen bei computertomographischen Untersuchungen (Aus [6]). Die Dosis in der Brust wurde nicht gemessen. Nach [6] liegt sie bei CT-Einrichtungen nach dem Rotationsprinzip etwa in der gleichen Größenordnung wie diejenige der Lungen

Untersuchung	Zahl der Schichten pro Untersuchung	Organdosis in mGy			
		Ovarien	rotes Knochenmark	Lunge	Schilddrüse
Schädel	10	0,013	4,7	0,19	1,1
Thorax	25	0,07	4,3	21	12
Topogramm	–	0,23	0,17	0,13	0,01
Abdomen	34	7,9	9,8	5,8	0,43

Das hängt vor allem damit zusammen, daß – wie in Abschn. 6.2.2 dargestellt – die Risikofaktoren über Altersverteilung und Geschlecht der Gesamtbevölkerung gemittelt sind und deshalb zunächst auch nur auf entsprechend zusammengesetzte Kollektive angewandt werden können. Bei Patienten, die einer Röntgen- oder nuklearmedizinischen Untersuchung zuge-

Tabelle 5. Effektive Äquivalentdosis in mSv für verschiedene Röntgenuntersuchungen. Bei den für die BRD und die USA angegebenen Werten handelt es sich eigentlich um solche für den somatischen Dosisindex (Näheres s. Text). So weit in den benutzten Veröffentlichungen, die bei den einzelnen Ländern angegeben sind, explizit Werte für Frauen enthalten sind, wurden diese in die Tabelle aufgenommen. Etwaige Angaben über die Art der Untersuchung wurden ebenfalls aufgenommen (A = Aufnahmen, D = Durchleuchtung, T = Tomographie, CT = Computertomographie)

Untersuchung	BRD [6, 7]	USA [11]	Japan [21]	Polen [21]
Schädel	0,14 (A)	0,35 (A)	0,13 (A)	0,32
	0,03 (T)	–	<0,01 (D)	–
	0,97 (CT)	–	1,1 (CT)	–
HWS	2,6 (A)	0,49 (A)	–	1,5
Thorax	0,16 (A)	0,11 (A)	0,13 (A)	0,06 (A)
	2,1 (D)	–	0,04 (D)	11 (T)
	5,9 (T)	–	8,6 (T)	–
	18 (CT)	–	–	–
Rippen	4,6 (A)	2,7 (A)	–	–
BWS	8,7 (A)	3,2 (A)	–	–
Mammographie (Rastertechnik)	6,6 (A)	4,4 (A)	–	–
Abdomen	0,17 (A)	–	0,48 (A)	–
	–	–	0,16 (D)	–
Abdomen/Becken	5,7 (CT)	–	–	–
oberer GI-Trakt	0,09 (A)	1,4 (A)	1,7 (A)	–
	3,0 (D)	–	4,2 (D)	–
renale Angiographie	38	–	–	–
Urethrozystographie	–	–	0,99 (A)	–
	–	–	0,14 (D)	–
Urogramm	–	–	0,98 (A)	–
	–	–	0,38 (D)	–
LWS	0,23 (A)	0,91 (A)	0,78 (A)	4,9
	–	–	0,06 (D)	–
Hüfte	–	0,11 (A)	0,84 (A)	2,7
	–	–	0,16 (D)	–
Becken	0,06 (A)	0,19 (A)	0,46 (A)	–
	–	–	0,07 (D)	–
Beckenarteriographie	1,8	–	–	–
Kolonkontrasteinlauf	0,51 (A+D)	–	–	–

führt werden, ist der Anteil älterer Personen in der Regel relativ höher, d.h. Risikoabschätzungen mit Hilfe der effektiven Dosis würden eine Überschätzung des Strahlenrisikos ergeben.

Trotz dieser Einschränkungen erscheint das Konzept der effektiven Dosis geeignet zum Vergleich verschiedener radiologischer Untersuchungen hinsichtlich des damit verbundenen Risikos und zum Vergleich mit Strahlenexpositionen aus anderen Quellen. Auf jeden Fall bietet es eine bessere Vergleichsgrundlage als Oberflächendosen, Gonadendosen oder genetisch signifikante Dosen.

Da die Ermittlung repräsentativer Organdosen in den meisten Industrieländern noch in vollem Gange ist, liegen bisher nur vereinzelt Werte der effektiven Dosis für verschiedene Röntgenuntersuchungen vor. In Tabelle 5 sind einige der bisher veröffentlichten Daten zusammengestellt. Bei den für die BRD [5–8] und den USA [11] angegebenen Werten handelt es sich um solche für den somatischen Dosisindex. Im Hinblick auf die erwähnten großen Unsicherheiten bei der Bestimmung der Organdosen erscheint das Problem der unterschiedlichen Wichtungsfaktoren (s. Tabelle 1) jedoch von geringerer Bedeutung, so daß diese Zahlenangaben durchaus als Näherungswerte für die effektive Dosis gelten können.

Bei der diagnostischen Anwendung von Radionukliden ist – im Gegensatz zu den Röntgenuntersuchungen – die Schwankungsbreite der Strahlenexposition deutlich geringer [17]. Die Organdosen hängen hier vor allem von den strahlenphysikalischen Eigenschaften des Radionuklids, der applizierten Aktivität sowie dem Verteilungsmuster und Eliminationsverhalten des radioaktiven Arzneimittels ab; die einzelnen Dosiswerte werden unter vereinfachenden Annahmen bezüglich der Anatomie des Patienten und der Biokinetik des radioaktiven Stoffes berechnet. Da die effektive Dosis proportional der applizierten Aktivität ist, ist eine Umrechnung auf unterschiedliche Mengen des verabreichten Radiopharmakons einfach.

In Tabelle 6 sind von ROEDLER [17] ermittelte Werte der effektiven Dosis für gegenwärtig häufig durchgeführte nuklearmedizinische Untersuchungen zusammengestellt. Sie gelten für die angegebenen Aktivitäten und den erwachsenen Referenzmenschen bei physiologischer Biokinetik.

Der früher bedeutsame Radiojodtest mit einer effektiven Dosis von 21 mSv und Schilddrüsendosen von etwa 1 Gy (bei einer Aktivität von 1,9 MBq) wurde nicht in die Tabelle aufgenommen, da die Häufigkeit seiner Anwendung seit etwa 1975 ständig zurückgegangen ist und diese Untersuchung gegenwärtig überwiegend nur noch bei der Einleitung der Therapie eines Schilddrüsenkarzinoms und bei der Tumornachsorge angewandt wird.

Ein Vergleich mit Tabelle 5 zeigt, daß die Werte für die effektive Dosis bei nuklearmedizinischen Untersuchungen in derselben Größenordnung liegen wie bei Röntgenuntersuchungen.

6.3.2 Vergleich mit Strahlenexpositionen aus anderen Quellen

Eine erste Vorstellung von der Größenordnung der mit radiologisch diagnostischen Maßnahmen verbundenen Strahlenexposition liefert der Vergleich mit Expositionen aus anderen Quellen. In Tabelle 7 sind die wichtigsten Komponenten der natürlichen und zivilisatorischen Strahlenexposition aufgeführt. Man erkennt sofort, daß die Medizin den größten Beitrag zur zivilisatorischen Strahlenexposition liefert und daß dieser – je nachdem, welche Dosisgröße man zur Beschreibung benutzt – etwa halb bzw. genau so groß ist wie die natürliche Strahlenexposition.

Die genetisch signifikante Dosis wurde in Tabelle 7 mit aufgenommen, weil viele Dosisangaben in der Literatur sich noch auf diese Größe beziehen.

Die Strahlenexposition durch die Anwendung ionisierender Strahlen und radioaktiver Stoffe in der Medizin rührt im wesentlichen von der Röntgendiagnostik her [18]; das hängt vor allem mit den hohen Untersuchungsfrequenzen zusammen (Röntgendiagnostik: jährlich 1 700 Untersuchungen pro 1 000 Einwohner; Nuklearmedizin: jährlich 40 Unter-

Tabelle 6. Effektive Äquivalentdosis für verschiedene nuklearmedizinische Untersuchungen (Aus [17]). Die Werte gelten für die applizierte Aktivität und beziehen sich auf physiologische Biokinetik und den erwachsenen Referenzmenschen

Untersuchung	Radioaktives Arzneimittel	Aktivität in MBq	Effektive Äquivalentdosis in mSv
Schilddrüse	^{99m}Tc Pertechnetat	37	0,41
	^{123}J Jodid	3,7	0,44
Skelett	^{99m}Tc Phosphonat	555	3,6
Leber/Milz	^{99m}Tc Kolloid	167	2,2
Nieren	^{131}J Hippuran (2% freies Jodid)	1,5	0,57
	^{99m}Tc DTPA	370	3,7
	^{99m}Tc Glucoheptonat	370	5,2
	^{99m}Tc DMSA	111	1,9
Hirn	^{99m}Tc DTPA	463	4,6
	^{99m}Tc Pertechnetat	463	4,6
Herz	^{99m}Tc Erythrozyten	740	5,2
	^{201}Tl Chlorid	74	7,0
Lunge	^{99m}Tc Mikrosphären	167	2,0
Schilling-Test	^{57}Co Vitamin B 12	0,019	0,032
Gallenwege	^{99m}Tc HIDA	111	2,2
Milz	^{99m}Tc denaturierte Erythrozyten	56	3,0
Eisenkinetik	^{59}Fe Chlorid	0,37	4,4

Tabelle 7. Jährliche Strahlenexposition der Bevölkerung der BRD (Nach [18]). Angegeben ist die genetisch signifikante Dosis GSD und die mittlere effektive Äquivalentdosis H_E pro Kopf der Bevölkerung. Bei den Werten handelt es sich um Mittelwerte, die teilweise mit einer erheblichen Schwankungsbreite behaftet sind [2]. Bei der Abschätzung der natürlichen Strahlenexposition wurde angenommen, daß sich die Bevölkerung 80% ihrer Zeit in Gebäuden aufhält. Bedingt durch den Reaktorunfall von Tschernobyl/UdSSR im April/Mai 1986 wird nach ersten Abschätzungen die effektive Äquivalentdosis pro Kopf der Bevölkerung für das erste Folgejahr etwa 0,5–1,1 mSv und für die gesamte Lebenszeit etwa 1,5–4 mSv betragen

	GSD in mSv	H_E in mSv
1. Natürliche Strahlenexposition		
Kosmische Strahlung	0,3	0,3
Terrestrische Strahlung von außen	0,5	0,5
Inkorporierte natürlich radioaktive Stoffe	0,3	1,0
	1,1	1,8
2. Zivilisatorische Strahlenexposition		
Forschung, Technik und Haushalt	<0,02	0,01
Berufliche Strahlenexposition	<0,01	<0,01
Fall-out von Kernwaffenversuchen	<0,01	0,01
Kerntechnische Anlagen	<0,01	<0,01
Medizin	0,5	1,5
	0,6	1,6
Insgesamt:	1,7	3,4

suchungen pro 1000 Einwohner). 97% des Beitrages der Röntgendiagnostik zur genetisch signifikanten Dosis werden dabei von Untersuchungen im Abdominal- und Beckenbereich verursacht. Das kommt daher, daß bei diesen Untersuchungen die Keimdrüsendosen überwiegend im Nutzstrahlenbündel oder nicht weit davon entfernt liegen. Bei Röntgenuntersuchungen im Thorax- und Schädelbereich sind dagegen die Keimdrüsendosen klein (s. auch Tabelle 2) und damit der Beitrag zur genetisch signifikanten Dosis entsprechend gering.

Aus der Zeit des „gonadendosisbetonten" Denkens stammt auch der beliebte Vergleich „Aufenthalt im Hochgebirge", mit dem oft versucht wurde, Patienten von der Harmlosigkeit, z.B. einer Thoraxaufnahme, zu überzeugen. Eine kritische Anmerkung dazu ist angebracht: Richtig ist, daß die Keimdrüsendosis bei einer Thoraxaufnahme klein ist (z.B. 0,6 µGy an den Ovarien nach Tabelle 2). Richtig ist auch, daß die Strahlenexposition von etwa 0,3 mSv/a in Meereshöhe auf etwa 0,6 mSv/a in 1500 Meter Höhe ansteigt. Da es sich hierbei um eine praktisch homogene Ganzkörperexposition handelt, werden auch die Keimdrüsen mit etwa dieser Dosis exponiert. Eine Hamburgerin würde also bei einem etwa eintägigen Aufenthalt im Hochgebirge die gleiche Keimdrüsendosis empfangen wie bei einer Thoraxaufnahme.

Bezieht man sich dagegen – wie in Abschnitt 6.3.1 empfohlen – auf die effektive Dosis als Vergleichsgröße, so kann man Tabelle 5 für eine Thoraxaufnahme einen Wert von etwa 0,15 mSv entnehmen. Das entspricht einem halbjährlichen Aufenthalt im Hochgebirge. Von vielen Patienten würde die mit einem solch langen Aufenthalt verbundene Strahlenexposition vielleicht nicht mehr als harmlos empfunden werden.

6.3.3 Strahlenrisiko

Aus der Angabe von Organdosen oder effektiven Dosen können jedoch noch keine direkten Rückschlüsse auf die aus einer Strahlenexposition resultierende Gesundheitsgefährdung des Einzelnen oder der Allgemeinheit gezogen werden. Man kann jedoch die durch eine bestimmte Strahlenexposition bedingte Krebsmortalität abschätzen und dann in Beziehung zur Häufigkeit der in der Bevölkerung spontan auftretenden Krebstodesfälle setzen. An einem Beispiel soll das verdeutlicht werden:

Mit Hilfe der Risikofaktoren der ICRP (s. Tabelle 1) kann man abschätzen, daß in der BRD durch die jährliche Strahlenexposition von 3,4 mSv (s. Tabelle 7) bei einer Einwohnerzahl von 62 Millionen etwa 2000 Krebstodesfälle verursacht werden; das sind etwa 1,6% der Spontanrate von 160000 pro Jahr.

Wenn man derartige Vergleiche anstellt, muß man aber auch im Gedächtnis haben, daß es sich hier um die Abschätzung eines Strahlenrisikos auf der Basis einer Extrapolation von höheren Dosen unter Zugrundelegung einer linearen Dosiswirkungsbeziehung ohne Schwellendosis handelt (s. Kap. 6.1.2). Wir werden auch nie in der Lage sein, diesen Effekt direkt nachzuweisen: Damit sich die durch Strahlenexpositionen in der Größenordnung von 1 mSv verursachte Krebsrate statistisch signifikant von der Spontanrate (mit ihrer großen Schwankungsbreite) abhebt, müßte

Tabelle 8. Vergleich des Strahlenrisikos mit anderen Risiken des täglichen Lebens (Nach [17])

Tätigkeiten, die mit dem gleichen Mortalitätsrisiko behaftet sind wie eine Strahlenexposition mit einer effektiven Äquivalentdosis von 1 mSv:	Todesursache:
25 Zigaretten rauchen	Koronare Herzkrankheit, Lungenkrebs
8 Flaschen Wein trinken	Leberzirrhose
1300 km Autofahrt	Unfall
25 min Felskletterei	Unfall
2 h Kanu fahren	Unfall
12 h 60 Jahre alt sein	Natürliche Sterblichkeit

das zu untersuchende Kollektiv etwa so groß sein wie die Erdbevölkerung.

Mit diesen Einschränkungen im Gedächtnis kann man dann auch Vergleiche mit anderen Risiken des täglichen Lebens anstellen, die aus Todesursachenstatistiken abgeleitet wurden. Tabelle 8 bietet dafür ein Beispiel; weiteres zum Thema „Strahlenrisiko" findet man z.B. in [2] und [15].

6.4 Richtlinien für das praktische Vorgehen bei einer Strahlenexposition während der Schwangerschaft

Bei einer bestehenden Schwangerschaft sollen Untersuchungen und Behandlungen mit ionisierenden Strahlen aufgrund der großen Strahlenempfindlichkeit der Leibesfrucht unterlassen werden. Es gibt jedoch Situationen, in denen eine derartige Maßnahme aus zwingender oder vitaler Indikation notwendig ist. Manchmal wird auch bei einer Schwangeren während der ersten Wochen post conceptionem eine nicht zwingend gebotene radiologische Untersuchung durchgeführt, weil die eingetretene Schwangerschaft noch nicht bekannt war. In diesem Fall wird dann besonders oft die Frage nach einem Schwangerschaftsabbruch gestellt, vor allem, wenn die Strahlenexposition zu einem Zeitpunkt erfolgte, zu dem das Fehlbildungsrisiko für den Embryo/Fetus groß ist.

Wird ein Schwangerschaftsabbruch aus strahlenhygienischen Gründen in Betracht gezogen, so kommt neben dem Zeitpunkt vor allem der Höhe der Strahlenexposition der Leibesfrucht entscheidende Bedeutung zu. Die zuverlässige Bestimmung der Dosis, die der Embryo/Fetus erhalten hat, bereitet jedoch vor allem bei Röntgenuntersuchungen oft erhebliche Schwierigkeiten; dies ist insbesondere dann der Fall, wenn die Bestimmung retrospektiv erfolgen muß und die zur Verfügung stehenden Informationen unvollständig sind.

Im folgenden wird eine kurze Empfehlung für das praktische Vorgehen im Falle einer Strahlenexposition während der Schwangerschaft gegeben. Diese Empfehlung orientiert sich an dem in Abschnitt 6.1.3 dargestellten strahlenbiologischen Hintergrund und lehnt sich an die internationale Literatur [22] und an eine Richtlinie der Deutschen Röntgengesellschaft [3] an; sie entspricht auch weitgehend einem Vorschlag, der zur Zeit in einem Ausschuß der Deutschen Gesellschaft für Medizinische Physik diskutiert wird. Zur Veranschaulichung des Vorgehens dient das in Abbildung 2 dargestellte Ablaufdiagramm, dessen einzelne Schritte nun beschrieben werden sollen:

Handelt es sich um eine nuklearmedizinische Untersuchung, so ist die Sachlage verhältnismäßig einfach: Die in Tabelle 9 aufgeführten Richtwerte der embryonalen bzw. fetalen Ganzkörperdosis (kurz:

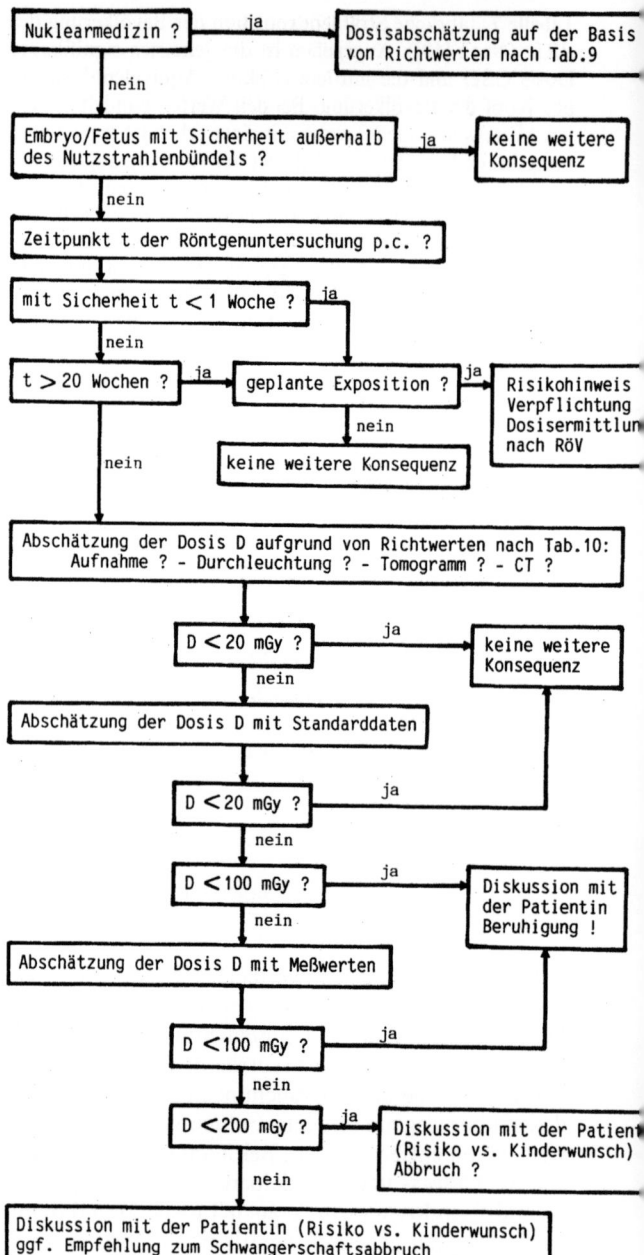

Abb. 2. Ablaufdiagramm zum praktischen Vorgehen bei einer Strahlenexposition während der Schwangerschaft

Uterusdosis) liegen sämtlich unterhalb von 10 mGy. Damit ist keine ausreichende Indikation zu einem Schwangerschaftsabbruch gegeben. Der Arzt wird ein Protokoll anfertigen; die Patientin wird auf Wunsch entsprechend informiert.

Es sei jedoch darauf hingewiesen, daß die diagnostische Anwendung von ^{131}J zu erheblichen Werten der fetalen Schilddrüsendosis führen kann [17]: Die Anreicherung von Radiojod beginnt etwa ab der 12. Schwangerschaftswoche. Zu Beginn des 2. Trimesters beträgt die Dosis in der fetalen Schilddrüse etwa die Hälfte der Schilddrüsendosis beim Erwachsenen;

Tabelle 9. Richtwerte der embryonalen bzw. fetalen Ganzkörperdosis für verschiedene nuklearmedizinische Untersuchungen (ROEDLER; persönliche Mitteilung)

Untersuchung	Radioaktives Arzneimittel	Appl. Aktivität in MBq	Ganzkörperdosis in mGy
Schilling-Test	^{57}Co Vitamin B 12	0,02	0,02
Schilling-Test	^{58}Co Vitamin B 12	0,02	0,04
Eisenkinetik	^{59}Fe Citrat	0,4	2
Tumor-, Abszeßlokalisation	^{67}Ga Citrat	80	6
Schilddrüse	^{99m}Tc Pertechnetat	40	0,2
Hirn	^{99m}Tc DTPA	400	3
Herzbinnenraumszintigraphie	^{99m}Tc Erythrozyten	1000	5
Gallengangsystem	^{99m}Tc HIDA	200	3
Leber, Milz	^{99m}Tc Kolloid	160	0,5
Lungenperfusion	^{99m}Tc Mikrosphären	160	0,5
Schilddrüse	^{123}J Natriumjodid	8	0,08
Hirnperfusion	^{123}J Amphetamin	200	2
Nierenfunktionsszintigraphie	^{123}J Hippuran	10	0,2
Thrombosediagnostik	^{125}J Fibrinogen	4	0,3
Radiojodtest	^{131}J Natriumjodid	2	0,1
SD-Ca-Metastasensuche	^{131}J Natriumjodid	80	4
Isotopennephrogramm	^{131}J Hippuran	1	0,03
Nierenfunktionsszintigraphie	^{131}J Hippuran	10	0,3
Myokardszintigraphie	^{201}Tl Chlorid	80	5

gegen Ende des 3. Trimesters sind die Schilddrüsendosen bei Fetus und Erwachsenem etwa gleich groß.

Bei Röntgenuntersuchungen sind die Verhältnisse aufgrund der großen Streubreite der Organdosen komplexer. Ein Blick auf die Tabellen 2–4 zeigt, daß nur bei Untersuchungen, bei denen sich der Embryo/Fetus nicht im Nutzstrahlenbündel befand (z.B. Schädel, Thorax, oberer Abdominalbereich), die Dosen an den Ovarien – und damit auch am Embryo bzw. Fetus – klein gegenüber der angenommenen Schwellendosis (s. Abschn. 6.1.3) von 0,1 Gy sind. Hat lediglich eine solche Untersuchung stattgefunden, so fertigt der Arzt ein entsprechendes Protokoll an; die Patientin wird auf Wunsch informiert.

Kann nicht mit Sicherheit angenommen werden, daß sich der Embryo außerhalb des Nutzstrahlenbündels befand, so ist als nächstes nach dem Zeitpunkt post conceptionem der Röntgenuntersuchung zu fragen. Sind seit der Konzeption mit Sicherheit nicht mehr als eine Woche oder wenigstens 20 Wochen vergangen, so hat die Strahlenexposition (außer der Anfertigung eines Protokolls und entsprechender Information der Patientin) ebenfalls keine weiteren Konsequenzen. Bei einer geplanten Röntgenuntersuchung ergibt sich die Verpflichtung zur Dosisermittlung aus den Vorschriften der Röntgenverordnung.

Bei einer Röntgenuntersuchung im noch verbleibenden Zeitraum von der 2.–20. Woche p.c. muß die Uterusdosis D ermittelt werden. Zunächst wird eine grobe Abschätzung (Stufe 1) vorgenommen. Dazu benötigt man die Durchleuchtungszeit, die Anzahl der Aufnahmen, Tomogramme oder CT-Schnitte, bei denen der Embryo/Fetus sich im Nutzstrahlenbündel befand, und gegebenenfalls grobe Angaben über den

Tabelle 10. Schätzwerte der embryonalen bzw. fetalen Ganzkörperdosis in mGy für Röntgenaufnahmen und Durchleuchtung. Diese im Rahmen der groben Abschätzung (s. Text) zu benutzenden Werte wurden unter folgenden Bedingungen ermittelt:
Gesamtfilterung: 2,5 mm Al
Raster: Pb 12/40
Dosisbedarf am Film (Luftkerma): 0,02 mGy
Dosisleistung am BV-Eingang (Luftkermaleistung): 0,6 µGy/s
Embryo/Fetus in Patientinnenmitte

Expositionsart	Patientinnen-Durchmesser			
	ap dünn (17 cm)	ap mittel (22 cm)	ap dick (26 cm)	seitlich (36 cm)
Übersichtsaufnahme mit Raster	2,0	3,0	4,0	8,0
Aufnahme vom Bildverstärker	0,4	0,6	0,8	1,6
Zielaufnahme unter Durchleuchtung	3,0	4,5	6,0	12,0
1 min Durchleuchtung mit Bildverstärker-Fernsehkette	6,0	9,0	12,0	24,0

a.p.-Durchmesser der Patientin. Der Arzt kann dann für Röntgenuntersuchungen mit Aufnahmen und Durchleuchtung diese grobe Abschätzung selbst anhand der in Tabelle 10 angegebenen realistisch-pessimistischen Schätzwerte durchführen. Ergibt die Abschätzung eine Uterusdosis bis zu 20 mGy, so sind keine weiteren Ermittlungen notwendig. Protokollanfertigung und Information der Patientin erfolgen wie vorher.

Für konventionelle Tomographien kann angenommen werden, daß eine Schichtaufnahme zu annähernd der gleichen Uterusdosis führt wie eine Direktaufnahme; dementsprechend können hier ebenfalls die Schätzwerte aus Tabelle 10 benutzt werden. Bei einer computertomographischen Untersuchung des gesamten Beckens muß in der Regel davon ausgegangen werden, daß die Uterusdosis (je nach dem verwendeten Meßmode) im Bereich von 5–40 mGy liegt; deshalb ist hier in jedem Fall eine genauere Abschätzung (entsprechend Stufe 2; s.u.) vorzunehmen.

Der Dosisgrenzwert von 20 mGy ist vor allem durch praktische Erwägungen begründet: Er liegt einerseits noch mit ausreichender Sicherheit unterhalb der angenommenen Schwellendosis von 100 mGy; andererseits haben bisher in solchen Fällen durchgeführte Dosisabschätzungen gezeigt, daß bei einem weit überwiegenden Anteil der Röntgenuntersuchungen die Uterusdosen < 20 mGy sind. Auf diese Weise wird also ein unnötig hoher Aufwand für die Dosisermittlung in der Mehrzahl der Fälle vermieden.

Liegen die ermittelten Werte der Uterusdosis über 20 mGy, so muß eine genaue Abschätzung (Stufe 2) vorgenommen werden. Dabei wird die Organdosis mit den aus der Strahlentherapie bekannten Rechenverfahren ermittelt [22]. In der Regel sollte eine solche Dosisberechnung von einem Medizin-Physiker durchgeführt werden.

Ergibt die genaue Abschätzung der Uterusdosis Werte bis zu 20 mGy, so entspricht das weitere Vorgehen dem bei der groben Abschätzung (Stufe 1).

Liegen die Dosiswerte dagegen zwischen 20 und 100 mGy, dann wird neben der Anfertigung eines Protokolls die Schwangere entsprechend unterrichtet und über die Bedeutung der Strahlenexposition aufgeklärt. Da die Uterusdosis immer noch kleiner als die angenommene Schwellendosis ist, soll der Arzt von sich aus keine Interruptio empfehlen.

Ergibt sich bei der Abschätzung (nach Stufe 2) eine Uterusdosis von mehr als 100 mGy, dann muß die Genauigkeit der Abschätzung noch weiter verbessert werden (Stufe 3). Dazu wird an der Röntgeneinrichtung, mit der die Untersuchung durchgeführt wurde, und an der Patientin ein möglichst vollständiger Satz von Meßdaten ermittelt, die für die Strahlenexposition von Bedeutung sind. Auch diese Messungen und die anschließende Berechnung werden in der Regel von einem Medizin-Physiker durchgeführt werden.

Ergibt sich dabei eine Uterusdosis, die kleiner als 100 mGy ist, so wird man wie vorstehend geschildert verfahren. Liegt die Uterusdosis zwischen 100 und 200 mGy, so muß die Patientin ausführlich über das damit verbundene Risiko für den Embryo/Fetus unterrichtet werden. Risiko und Kinderwunsch sollten gegeneinander abgewogen werden. Der Arzt wird von sich aus den Abbruch der Schwangerschaft nicht zur Diskussion stellen. Ein entsprechend ausführliches Protokoll ist anzufertigen.

Liegt die berechnete Uterusdosis höher als 200 mGy, so ist im wesentlichen wie vorstehend zu verfahren, mit dem Unterschied, daß der Arzt von sich aus eine Interruptio empfehlen kann. Dabei sollte jedoch beachtet werden, daß eine Uterusdosis von 200 mGy keinen „harten" Grenzwert darstellt. In der älteren Literatur wird vermutet, daß die Verdopplungsdosis – also diejenige Dosis, die die spontane Fehlbildungsrate verdoppelt – für strahleninduzierte Fehlbildungen in dieser Größenordnung liegt. Außerdem wird in den meisten skandinavischen Ländern dieser Wert als Grenzwert empfohlen.

Literatur

1. Bundesminister des Innern (Hrsg) (1985) Wirkungen nach pränataler Bestrahlung. Veröffentlichungen der Strahlenschutzkommission. Bd. 2. Gustav Fischer, Stuttgart New York
2. Deutsches Atomforum (Hrsg) (1984) Radioaktive Stoffe und ionisierende Strahlung: Quellen, Wirkung, Wertung. Deutsches Atomforum, Bonn
3. Deutsche Röntgengesellschaft (1980) Diskussionsentwurf: Richtlinien für das ärztliche Verhalten nach Exposition der menschlichen Frucht mit ionisierenden Strahlen und nach Inkorporation radioaktiver Stoffe aus medizinischer Indikation. Fortschr Röntgenstr 132:595–603
4. Ewen K, Schmitt G (1975) Grundlagen des praktischen Strahlenschutzes an medizinischen Röntgeneinrichtungen. Ferdinand Enke, Stuttgart
5. Ewen K (1980) Messungen und Gedanken bei Anwendung von Röntgenstrahlen unter Berücksichtigung der Röntgenverordnung. Habilitationsschrift, Aachen
6. Ewen K, Steiner H, Jungblut D, Günther D, Schoppe WD (1980) Die Bestimmung von Organdosen bei Röntgenaufnahmen und computertomographischen Untersuchungen sowie die Berechnung der somatisch signifikanten Dosisindizes. Fortschr Röntgenstr 133:425–429
7. Ewen K (1983) Das somatische Strahlenrisiko in der Röntgendiagnostik. Strahlentherapie 159:765–771
8. Ewen K, Lauber-Altmann I (1984) Das Strahlenrisiko in der Röntgendiagnostik. Radiol diagn 25:805–814
9. Internationale Strahlenschutzkommission (ICRP) (1978) Empfehlungen der Internationalen Strahlenschutzkommission. ICRP Heft 26. Gustav Fischer, Stuttgart
10. Kiefer H, Koelzer W (1986) Strahlen und Strahlenschutz. Springer, Berlin Heidelberg New York Tokyo
11. Laws PW, Rosenstein M (1978) A somatic dose index for diagnostic radiology. Health Physics 35:629–642
12. Leppin W, Meißner J, Börner W, Messerschmidt O (1985) Die Hypothesen im Strahlenschutz. Strahlenschutz in Forschung und Praxis. Bd XXV. Georg Thieme, Stuttgart New York
13. Mole RH (1982) Consequences of prenatal radiation exposure for post-natal development. A review. Int J Radiat Biol 42:1–12
14. National Research Council (1980) The effects on populations of exposure to low levels of ionizing radiation: 1980 (BEIR III). National Academy Press, Washington, D.C.

15. Rausch L (1982) Mensch und Strahlenwirkung. Piper, München
16. Roedler HD, Kaul A (1981) Strahlenrisiko für den Patienten durch nuklearmedizinische Diagnostik. In: Glöbel B, Gerber G, Grillmaier R, Kunkel R, Leetz H-K, Oberhausen E (Hrsg) Umweltrisiko 80. Georg Thieme, Stuttgart New York, S 84–92
17. Roedler HD (1986) Biokinetik radioaktiver Stoffe. Urban & Schwarzenberg, München Wien Baltimore
18. Säbel M (1984) Strahlenbelastung durch die Medizin. In: [2] S 61–90
19. Stieve F-E (1982) Strahlenexposition von Patienten bei röntgendiagnostischen Maßnahmen. In: Messerschmidt O, Börner W, Holeczke F, Olbert F, Seyss R (Hrsg) Zur Problematik der Wirkung kleiner Strahlendosen. Strahlenschutz in Forschung und Praxis. Bd XXIII. Thieme, Stuttgart New York, S 37–78
20. United Nations (1977) Sources and effects of ionizing radiation. United Nations Scientific Committee on the Effects of Atomic Radiation (UNSCEAR). 1977 Report to the General Assembly, with annexes. United Nations, New York
21. United Nations (1982) Ionizing radiation: Sources and effects. United Nations Scientific Committee on the Effects of Atomic Radiation (UNSCEAR). 1982 Report to the General Assembly, with annexes. United Nations, New York
22. Wagner LK, Lester RG, Saldana LR (1985) Exposure of the pregnant patient to diagnostic radiations. JB Lippincott, Philadelphia London New York

7 Das Fachgutachten in der gynäkologischen Radiologie

H.A. LADNER

INHALT

7.1 Gynäkologische Radiologie – eine interdisziplinäre Brückenfunktion. 505
7.2 Gynäkologisches und radiologisches „Basiswissen" als Grundlage für Begutachtungen 506
7.3 Spezielle Situationen in der Begutachtung . . . 507
7.3.1 Röntgendiagnostik in der Gynäkologie 507
7.3.2 Strahlentherapie in der Gynäkologie 507
7.3.3 Röntgenologisch-geburtshilfliche Diagnostik . . 508
7.4 Weitere gutachterliche diagnostische und therapeutische Überlegungen. 508
7.4.1 Mamma 508
7.4.2 Weitere Detailfragen 509
7.5 Gutachterliche Probleme nach gemeinsamer chirurgischer und radiotherapeutischer Behandlung . 510
7.6 Schlußbetrachtungen 511
Literatur. 511

7.1 Gynäkologische Radiologie – eine interdisziplinäre Brückenfunktion

In den vergangenen Jahrzehnten hat sich an den Universitäts-Frauenkliniken und einigen größeren Krankenhäusern die „gynäkologische Radiologie" als Spezialgebiet aus einer Zusammenarbeit zwischen Gynäkologen und Radiologen zum Vorteil der Patientinnen entwickelt. Sie ist an der Nahtstelle zwischen der Gynäkologie einerseits und der diagnostischen und therapeutischen Radiologie andererseits angesiedelt. Es müssen sowohl fundierte Kenntnisse der Gynäkologie, mit entsprechendem Spezialwissen (z.B. Endokrinologie und Onkologie) vorhanden sein, als auch langjährige Erfahrungen in der Röntgendiagnostik und in der Strahlentherapie, mit Wissen um den Strahlenschutz und die Strahlenbiologie bestehen, damit man den speziellen Aufgaben und Begutachtungsfragen in diesem Spezialgebiet gerecht wird.

Darüber hinaus scheint mir wichtig, daß die Mehrzahl der diagnostischen Fragestellungen in der gynäkologischen Radiologie stärker als in anderen Spezialgebieten der Medizin mit therapeutischen Folgerungen verbunden sind. Ein fundiertes Wissen über die Möglichkeiten der Strahlentherapie ist für die Röntgendiagnostik bei gynäkologischen Tumorpatientinnen nötig. In diesem Band werden vorwiegend diagnostische Fragen angesprochen, so daß ein Teil meiner Ausführungen über die Begutachtung auch „diagnostisch" orientiert ist – die entsprechenden therapeutischen Fragen sind jedoch in diesem Zusammenhang untrennbar mit der Röntgendiagnostik verbunden.

Die Patientinnen kommen aus der Frauenklinik. Als Mittler und Fachmann für röntgendiagnostische und strahlentherapeutische Fragen in der Frauenklinik hat der Radiologe stets auf die geteilte Verantwortlichkeit zu achten; dies gilt natürlich auch für den Strahlentherapeuten, der die Tumorpatientinnen „mitbehandelt". Dabei ist der Radiologe häufig der „Letztverursacher" [9, 18], so z.B. bei der postoperativen Strahlenbehandlung, bei der auch die operativen Komplikationen und Störungen aus Begleiterkrankungen der Patienten mit zu berücksichtigen sind.

Nahtstellen zwischen zwei Fachgebieten, hier Gynäkologie und Radiologie – sind und bleiben empfindlich für die Entstehung eines Rechtsstreits, bei der das medizinische Gutachten die rechtliche Entscheidungsgrundlage bildet. So ist als grundsätzliche Frage zunächst zu klären, welcher Facharzt (Gynäkologe oder Radiologe) in diesem Spezialgebiet der gynäkologischen Radiologie als Gutachter zugezogen wird. Häufig sind es erst Zweitgutachten, die diesen speziellen Fragen gerecht werden und die neben ausgezeichneter Fachkenntnis nicht immer eine Beherrschung der Gutachtertechnik zeigen (allgemeine Hinweise zur Erstellung medizinischer Gutachten: s. [20, 24]).

Die in den letzten Jahren zunehmende Zahl von Begutachtungen in der Gynäkologie und Radiologie läßt deren Bedeutung erkennen – ausgelöst werden sie meist durch unzutreffende Einzeldaten, falsche Voraussetzungen oder ungeklärte „Verantwortlichkeit" bei Mitbehandlungen. Daher ist es unerläßlich, einige dieser Fragestellungen aus Begutachtungen in allgemeiner Form zu besprechen. Die Fragen können sich ferner beziehen auf Zwischen- oder Unfälle während der Untersuchung oder Therapie meist an den entsprechenden Geräten, auf unterlassene Röntgenuntersuchungen, auf behauptete oder echte Fehlinterpretationen von Befunden oder Komplikationen, auf mangelnde Aufklärung, auf verlorengegangene Röntgenaufnahmen oder Bestrahlungsprotokolle oder auf unterstellte „fehlerhafte" Strahlentherapie (Höhe der Strahlendosis, Nachbarorgane).

Über die Zahl derartiger Fachgutachten sind in der Bundesrepublik Deutschland bisher keine konkreten Zahlen bekannt, zumal ein großer Teil durch Schiedsgerichtsverfahren der einzelnen Bezirks- oder Landesärztekammern vorbearbeitet wird. Auch Zahlen aus dem nordamerikanischen Schrifttum (z.B. BERLIN [5, 6]) können wegen der verschiedenen Rechtsprechung keine Anhaltspunkte vermitteln, ob und wo derartige Fachgutachten gehäuft angefordert werden. Fehlbeurteilungen oder Unterlassungen von Röntgenuntersuchungen scheinen in den USA häufiger zu Gutachten Anlaß zu geben als Kontrastmittelkomplikationen. Über das Risiko, mit ionisierenden Strahlen umzugehen, liegen im deutschsprachigen Schrifttum mehrere Übersichten vor, die sich auch mit der Anwendung von ionisierenden Strahlen in der Medizin [4, 14] eingehend beschäftigen. Dies schließt jedoch nicht aus, daß derartige Fragestellungen in den letzten Jahrzehnten häufig durch Fachgutachten abzuklären waren.

Der Leser dieses Bandes wird in den folgenden Ausführungen einige allgemeine Hinweise zur Vermeidung von Komplikationen finden, die für die tägliche Praxis nützlicher sein dürften als die Aufzählung von Sachverhalten, die Anläße zu Fachgutachten in den vergangenen Jahren waren. Dabei scheint mir die Beachtung des gynäkologischen oder radiologischen „Basiswissens" besonders wichtig, um deutlich zu machen, wo Situationen entstehen können, die beim Fachgutachten besonders zu beachten sind. Die Vermeidung derartiger Situationen, die zu Auseinandersetzungen mit der Patientin oder ihrem Anwalt führen können, ist daher ein besonderes Ziel meiner Ausführungen.

7.2 Gynäkologisches und radiologisches „Basiswissen" als Grundlage für Begutachtungen

Untersuchungen bei Frauen, insbesondere gynäkologische Palpation und Inspektion, sollten nur in Gegenwart von dritten Personen, möglichst Schwester oder med.-techn. Assistentin, durchgeführt werden, um mißverständliche Auslegungen a priori zu vermeiden (s. auch Ärzteblatt Nr. 47/1987).

Bei gynäkologischen Erkrankungen ist die gründliche Untersuchung durch Palpation und Inspektion mit schriftlicher „Fixierung" dieses Befundes unentbehrliche Voraussetzung für den Einsatz zusätzlicher bildgebender Verfahren. Erst aus einer derartigen Befunderhebung kann die Indikation zur weiterführenden Diagnostik abgeleitet und begründet werden. Bereits zu diesem Zeitpunkt ist zu empfehlen, differentialdiagnostische Erwägungen bzw. vorläufige klinische Diagnosen schriftlich zu „fixieren".

Eine gründliche Aufklärung über den Einsatz radiologischer Methoden und ihrer Notwendigkeit verringert die Skepsis und erleichtert das Verständnis technisch-medizinischer Zusammenhänge bei der Patientin.

Soweit Röntgenkontrastmittel eingesetzt werden, sind Fragen der Verträglichkeit und möglicher Zwischenfälle in das Aufklärungsgespräch mit einzubeziehen; dies gilt ebenso für alle anästhesiologischen Folgezustände, falls Lokal- oder Allgemeinnarkose zusätzlich erforderlich ist.

Unbedingt vorliegen müssen die Resultate einiger „Laborbefunde", z.B. „Nierenwerte" vor Beginn einer intravenösen Urographie, „Gerinnungswerte" vor einer Phlebographie oder der „Reinheitsgrad der Vagina" vor einer Hysterosalpingographie. Hierbei werden nach meiner Erfahrung am häufigsten folgenschwere Unterlassungen beobachtet, so daß besondere Aufmerksamkeit angezeigt ist.

Es ist nicht einfach, nur einige wenige Fakten in Stichworten zu skizzieren, die im Hinblick auf eine spätere Begutachtung vom Gynäkologen oder Allgemeinmediziner vorauszusetzen sind.

Verständigungsschwierigkeiten zwischen Radiologen und Ärzten anderer medizinischer „Fachgebiete" sowie zwischen theoretischer und praktischer Radiologie und zwischen Radiologen und Öffentlichkeit haben dazu geführt, daß Nutzen und Schaden beim diagnostischen und therapeutischen Einsatz ionisierender Strahlen nicht immer kritisch abgewogen werden. Die „Strahlenangst" von Patientinnen wird zusätzlich durch unqualifizierte Berichterstattung in der Laien- und Fachpresse unnötig vergrößert. Dies geschieht trotz sorgfältiger Strahlenschutzmaßnahmen, trotz exakter Risikobetrachtungen und trotz gewissenhafter Abwägung bei der Indikationsstellung zu Röntgenuntersuchungen und zur Strahlentherapie. Daher ist davon auszugehen, daß zu viele notwendige – aus medizinischer Indikation erforderliche – Röntgenuntersuchungen heute nicht durchgeführt werden und damit auch manche „Früherkennung" maligner Geschwülste, insbesondere durch unterlassene oder verspätet erfolgte Mammographie, Röntgen-Thoraxaufnahmen oder Magen-Darm-Untersuchungen, unterbleibt. Dies ist zwar bedauernd festzustellen, zumal diese Situation auch durch sachliche Information nicht immer zu ändern ist. Daher lohnt sich stets der zeitliche Aufwand eines sachlichen Aufklärungsgespräches (s. G. HENNIES in [20] dort auch Literatur zur Zumutbarkeit röntgendiagnostischer Maßnahmen).

In der *Röntgendiagnostik* muß als eine wichtige Forderung akzeptiert werden, daß zusätzlich zur Untersuchung und zu den Röntgenaufnahmen ein schriftlicher Befund vorliegt, der sowohl eine Beschreibung der wichtigsten pathologischen Veränderungen bzw. Abweichungen vom „Normalbefund" enthält, zusätzlich aber auch eine „Beurteilung" abgibt, die Auskunft und Antwort zur aufgeworfenen Fragestellung gibt. Schriftliche Befundberichte sollten – zumindest als Kopie – immer beim Radiologen abrufbar sein – selbst dann, wenn Röntgenbilder nur für einen Zeitraum von 10 Jahren archiviert werden.

Ferner ist darauf hinzuweisen, daß der Kollege, der das Röntgenbild anfertigt, auch Eigentümer dieses Bildes bleibt – dies scheint nicht immer bei Patientinnen oder Ärzten bekannt zu sein. Sehr zu empfehlen ist die gleichzeitige Dokumentation von Kontrastmittelzwischenfällen im Befundbericht mit kurzer Aufzählung der Behandlungsmaßnahmen und mit einer Erwähnung von Belichtungsdaten für die angefertigten Röntgenaufnahmen, soweit sie nicht anderweitig rekonstruierbar sind. Da die Patientin nach der Strahlenschutzverordnung jederzeit die „Rekonstruktion" der Röntgenuntersuchung zur Berechnung der Strahlenbelastung auch einzelner Organe anfordern kann, erspart die Erwähnung derartiger Daten im Befundbericht, z.B. bei einer Hysterosalpingographie oder Beckenmessung, spätere aufwendige Suchaktionen.

Besondere Schwierigkeiten können durch das „Ausleihen" von Röntgenbildern entstehen, da in großen Röntgeninstituten oder Abteilungen Röntgenbilder gelegentlich von Schwestern oder Sekretärinnen der Kliniken an behandelnde Ärzte oder an die Patientin direkt weitergegeben werden, ohne daß die „Röntgenabteilung" hierüber etwas erfährt. Es wird auch in Zukunft zu überlegen sein, wie eine derartige, rechtswidrige „Unsitte" vermieden bzw. unterbunden werden kann; zumal es äußerst schwierig ist, hierüber in größeren Instituten oder Abteilungen eine jederzeit belegbare Übersicht zu behalten. Dies gilt auch für Unterlagen zur Bestrahlungsplanung, z.B. für Lokalisations- oder Verifikationsaufnahmen.

Dem Röntgendiagnostiker sollten die wichtigsten Daten über die mögliche Strahlenbelastung des „Ganzkörpers" oder einzelner Organe durch den Einsatz seiner Methoden bekannt sein. Sinnvoll sind gelegentlich eigene Dosimetrie oder Belehrungen aus Literaturmitteilungen, damit der „Röntgendiagnostiker" gerade bei jüngeren Patientinnen im gebärfähigen Alter Kenntnisse über den Strahlenschutz und über die Vermeidung höherer Strahlendosen hat. Theoretische Vorstellungen allein sind häufig unzureichend; Daten über den medizinisch-technischen Strahlenschutz oder über die Strahlenbelastung von Nachbarorganen in der gynäkologischen Röntgendiagnostik sind jederzeit nachzulesen [4, 14]. Eigene Dosimetrie unter Beteiligung eines Strahlenphysikers schafft bessere praktische Strahlenschutzkenntnisse.

Zwischenfälle nach Applikation ionischer und nichtionischer Kontrastmittel sowie die Kontraindikation bei bestimmten Untersuchungsmethoden in der Röntgendiagnostik sind von zahlreichen Autoren beschrieben; zu ihrer Vermeidung, Beachtung und Behandlung wird die Lektüre zusammenfassender Übersichten empfohlen (z.B. [10, 25]).

7.3 Spezielle Situationen in der Begutachtung

7.3.1 Röntgendiagnostik in der Gynäkologie

Lymphographie: Die Einschränkung der Lungenfunktion durch Einschwemmung von Kontrastmittel sollte vor Indikationsstellung einer Lymphographie besonders beachtet werden; daher hat sich bei über 50jährigen Patientinnen oder bei einer durch Begleiterkrankung eingeschränkten Lungenfunktion die vorherige Durchführung einer Lungenfunktionsprüfung bewährt. (Einzelheiten: s. [10].)

Vermeidung einer Fruchtschädigung: Durch die Strahlenanamnese wird dem Radiologen meist bekannt, ob und in welchem Monat eine Gravidität bei der zu untersuchenden Patientin vorliegt. Besteht eine Schwangerschaft, ist auf die größtmögliche Reduktion der Strahlenbelastung und auf zusätzliche Noxen (Kontrastmittel, Pharmaka etc.) zu achten; und daher sind vor jeder Röntgenuntersuchung Nutzen und Nachteile abzuwägen. Wenn möglich, wird man im gebährfähigen Alter die Durchführung aller Röntgenuntersuchungen in der ersten Zyklushälfte anstreben [10, 25].

Kontrastmittel zur Computertomographie (CT): Nach Zunahme der CT-Frequenz zur Erfassung der Tumorausbreitung bei gynäkologischen Malignompatientinnen muß auch mit einer Häufung von Kontrastmittelkomplikationen gerechnet werden, zumal bei diesen Untersuchungen relativ große Kontrastmittelmengen verabreicht werden (Einzelheiten: s. [25]). Durch die Verwendung von nichtionischen Kontrastmitteln lassen sich Nebenwirkungen reduzieren.

7.3.2 Strahlentherapie in der Gynäkologie

In der Strahlentherapie müssen exakte Vorstellungen bestehen über die Strahlendosen, die die Nachbarorgane gefährden können. Nicht allein Fraktionierung oder Dosis im Zielvolumen müssen berechnet sein; die Strahlendosen in der Umgebung der Nachbarorgane (z.B. Harnblasen- oder Rektumdosis bei gynäkologischen Curieeinlagen) sollten gemessen und dokumentiert werden.

Speziell in den Bereichen Harnblase oder Rektum ist anzustreben, im allgemeinen eine „Gesamtdosis" von 60 Gy nicht zu überschreiten, oder die Applikationsdauer der Brachy-Curietherapie entsprechend abzukürzen. Dabei ist für den Strahlentherapeuten die Aufbewahrung von Unterlagen, aus denen alle Einzelheiten der Hochvoltbestrahlung zu rekonstruieren sind, besonders wichtig. Die alleinige Aufbewahrung im Krankenjournal der Frauenklinik hat sich wegen der Verlustmöglichkeit nicht bewährt. Auch die Einverständniserklärung der Patientin zur externen oder intrakavitären Strahlentherapie sollte dort aufbewahrt werden, wo die Bestrahlungen erfolgen.

Zur Prophylaxe von Behandlungsfolgen kann die Lektüre einer Reihe lesenswerter Übersichten [1, 9, 15, 16, 19, 22, 25]; (s. auch Kap. 2.7.6 und 2.7.7) empfohlen werden, die auf „vermeidbare" Strahlenreaktionen bei der Strahlentherapie hinweisen. Bereits vor Behandlungbeginn wird auf reversible Nebenwirkungen und ihre Behandlung hinzuweisen sein: besonders kritisch sind Maßnahmen zu beurteilen, die in den ersten Monaten nach der Strahlentherapie gynäkologischer Krebspatientinnen erfolgen (z.B. Probeexzisionen aus Darm- oder Blasenulzera).

Auf die Bedeutung einer umfangreichen und modernen Dokumentation strahlentherapeutischer Daten hat FRISCHKORN [13] mit Nachdruck hingewiesen. Gerade für die gynäkologische Radiologie, in der die Effektivität der Megavolt- und Curietherapie durch bemerkenswert gute Behandlungsresultate (z.B. beim Uteruskarzinom) nachgewiesen werden kann, hat die primäre Dokumentation und die Übertragung auf maschinenlesbare Datenträger einen besonders hohen Stellenwert. Mit einer sorgfältigen und umfangreichen Dokumentation und Statistik wird es in Zukunft möglich sein, den bisher erfolgreichen Einsatz von bildgebenden Verfahren (Tumorausbreitung, Bestrahlungsplanung, Rezidiverkennung) und die Komplikationen der Curie- und externen Megavolttherapie bei den einzelnen gynäkologischen Karzinomlokalisationen noch besser herauszuarbeiten (Einzelheiten hierzu s. [12, 13] sowie entsprechende Kapitel dieses Bandes).

In diesem Rahmen soll nicht am Beispiel einzelner Fachgutachten und der daraus resultierenden Gerichtsurteile das „richtige" fachliche Verhalten in der „gynäkologischen Radiologie" aufgezeigt werden. Ziel dieser Ausführungen ist es, schuldhafte ärztliche Behandlungsfehler auf diesem Gebiet vermeiden zu helfen. Hierzu sollen neben den bisher mehr grundsätzlichen Feststellungen weitere spezielle Anmerkungen zur Röntgendiagnostik und Strahlentherapie bei einigen gynäkologischen Erkrankungen beitragen.

7.3.3 Röntgenologisch-geburtshilfliche Diagnostik

Trotz neuer Erkenntnisse von Wissenschaft und Forschung ist es nicht immer möglich, alle neuen diagnostischen Methoden bei jeder Patientin und in jeder geburtshilflichen Situation einzusetzen. Nach einer Entbindung können zur Klärung von Geburtsbehinderungen und zur Vermeidung derartiger Schwierigkeiten bei kommenden Geburten spezielle Röntgenaufnahmen (z.B. GUTMANN/MARTIUS) eingesetzt werden (s. Kap. 4.3). Dies geschieht vor allem in Frauenkliniken, die nachträglich bemüht sind, aus kritisch abgelaufenen Entbindungssituationen zu lernen, um sie bei künftigen Entbindungen möglichst zu vermeiden. Vor oder während der Entbindung erfolgt nur in Einzelfällen die radiologische Beckenmessung, zumal die Strahlenbelastung der Foeten zu berücksichtigen ist. Die Beckenformen und Variationen der Wirbelsäule können so starken individuellen Schwankungen unterworfen sein, daß Vorhersagen über einen störungsfreien Geburtsverlauf, sowie exakte Maße (außer Conjugata vera) nicht vorhergesagt bzw. aus speziellen Röntgenaufnahmen abgeleitet werden können.

Diese Situation trug wesentlich dazu bei, schon bei jedem Verdacht auf ein gestörtes Mißverhältnis zwischen mütterlichem Becken und kindlichem Kopf die Sectio caesarea anzustreben. Auch die Vorhersage des kindlichen Kopfdurchmessers oder des voraussichtlichen Geburtsgewichts mittels Ultraschall hat bisher das geburtshilfliche Verfahren wenig verändert. In Kenntnis dieser bisherigen Schwierigkeiten und unter Berücksichtigung langjähriger Erfahrungen mit radiologischen Beckenmessungen bieten sich heute Untersuchungen mittels Kernspintomographie an, die ohne Strahlenbelastung möglichst noch vor Beginn der Eröffnungswehen durchgeführt werden können. Die begrenzte Zahl verfügbarer Kernspintomographiegeräte verhindert ein breites Screening von kritischen mütterlichen Beckenmaßen; durch gezielte Untersuchungen konnten jedoch inzwischen an unserer Strahlenabteilung [3] Indikationen erarbeitet werden, die einen gezielten MRI-Einsatz in Einzelfällen notwendig erscheinen lassen.

7.4 Weitere gutachterliche diagnostische und therapeutische Überlegungen

7.4.1 Mamma (s. auch Kap. 3.2)

Die klinische Untersuchung (Inspektion und Palpation) und die Mammographie sind die wichtigsten Methoden zur Früherkennung des Mammakarzinoms. So werden nach FOURNIER et al. [11] ca. 20% der „kleinen" Mammakarzinome mit günstiger Prognose (T1, NO) durch die klinische Untersuchung, jedoch ca. 80% durch die Mammographie diagnostiziert. Ultraschall, Zytologie, Thermographie, Computertomographie und Kernspintomographie sind komplementäre Zusatzuntersuchungen, die zur weiteren Klärung klinisch-radiologisch unklarer Herdbefunde eingesetzt werden können. So haben einige mit diesen Methoden vertraute Radiologen die Möglichkeiten der Früherkennung des Mammakarzinoms beschrieben, so daß daraus eine relativ hohe Treffsicherheit und Spezifität bei der Vorhersage resultiert. Mit einer dieser Methoden ist jedoch nie eine absolute

100%ige Früherkennung von kleinen Mammakarzinomen (Durchmesser bis 1 cm) möglich. Dies kommt auch in mehreren Fachgutachten zum Ausdruck, in denen bestätigt wird, daß erst durch die Probeexzision und die Histologie die Diagnose „Mammakarzinom" gesichert werden kann.

Derartige Begutachtungen haben dazu geführt, daß Knotenbildungen in der weiblichen Brust – häufiger als früher – durch Probeexzision geklärt werden und daß Malignomhinweise aus den verschiedenen Methoden, auch in der Literatur exakter als früher herausgearbeitet wurden. Trotzdem gibt es heute immer noch keine absolut sichere Möglichkeit, z.B. mittels Mammographie ein Mammakarzinom zu erkennen. Mit ca. 5–10% Versagern bei einer Diagnose des Mammakarzinoms muß gerechnet werden. Dies kann trotz großer Erfahrung der Untersucher, die insbesondere an den Diagnostikzentren einzelner größerer Kliniken angetroffen wird, nicht wesentlich geändert oder verbessert werden.

Als ein weiterer Diskussionspunkt ist die Häufigkeit der mammographischen Untersuchung anzusprechen. Es gibt Empfehlungen, die „Basismammographie" ab dem Lebensalter von 30 Jahren, ein Screening 2jährig zwischen 35 und 70 Jahren, und evtl. jährlich zwischen 50 und 70 Jahren durchzuführen; letzteres bei Risikopatientinnen (familiäre Brustkrebshäufigkeit, vorausgehend Brustkrebs der anderen Seite, eindeutige Risikozeichen in der Mammographie). Diese Empfehlungen sind aus empirischer Erfahrung und der Tumorbiologie abzuleiten [11]. Dabei ist zu betonen, daß ein strahlenbedingtes Brustkrebsrisiko selbst bei jährlicher Mammographie bei den heute eingesetzten Strahlendosen (Kombination von Rastertechnik mit Filmverstärkerfolien) nicht besteht. Insbesondere ist beim Vergleich von Vorzügen mit Nachteilen für die Patientin die Strahlendosis nahezu zu vernachlässigen. Der Nutzen überwiegt. Dies muß deutlich betont werden, da heute noch bei Allgemeinärzten und Gynäkologen aus falsch verstandenen Bedenken gegenüber ionisierender Strahlen manche notwendige Erstuntersuchung oder „Kontrollmammographie" unterbleibt.

An dieses diagnostische Problem der Früherkennung des Mammakarzinoms schließt sich unmittelbar das therapeutische Problem der postoperativen Hochvoltbestrahlung an, insbesondere nach brusterhaltenden Operationen. Durch ausgedehnte Studien an größeren Universitätskliniken (z.B. Hamburg, Heidelberg, Basel, Mailand) konnte, ausgehend von französischen Erfahrungen, der Nachweis geführt werden, daß bei Patientinnen mit Mammakarzinomen (Durchmesser unter 2 cm) die Tumorektomie und die anschließende Hochvoltbestrahlung, meist mit „Boosterung" des früheren „Tumorbettes" zu ähnlich guten 5–10 Jahres-Heilungsraten führt wie radikale Operationsverfahren. Allerdings gelingt dies nur durch eine Hochvoltbestrahlung der ganzen Brust, (die daher nicht zu voluminös sein darf) und durch sorgfältige Auswahl bestimmter histologischer Formen. Diese Auswahlkriterien müssen sorgfältig und im Detail vor der brusterhaltenden Therapie mit jeder einzelnen Patientin besprochen werden. Dabei scheint es besonders schwierig, jede notwendige Änderung des Vorgehens gegenüber der Patientin zu begründen. Gleichzeitig besteht die bereits zitierte Schwierigkeit, daß mehrere Ärzte am Entschluß zur brusterhaltenden Therapie beteiligt sind, so daß Folgezustände, die von den einzelnen Patienten als beeinträchtigend empfunden werden können, vom Operateur, vom Strahlentherapeuten und gegebenenfalls auch vom Röntgendiagnostiker oder Chemotherapeuten „mitgetragen" werden müssen. Dies gilt z.B. auch für operative Eingriffe, die unzureichend radikal erfolgten und bei denen dann eine postoperative Hochvoltbestrahlung, z.B. supraklavikulär, oder an der Thoraxwand, Folgezustände auslöste, die die Patientin beeinträchtigen. So haben wir schon seit längerer Zeit die Thoraxwanddosis auf 50 Gy begrenzt, auch wenn die Operation aus verschiedenen Gründen axillar nicht so radikal erfolgen konnte, wie es ursprünglich anzustreben war. Rippennekrosen traten nach 60 Gy auf und führten zum Teil zu erheblichen Schmerzzuständen auch nach Hochvoltbestrahlung. Wenn mindestens 10–12 axilläre Lymphknoten aus „Staging"-Gründen entfernt wurden, haben wir von einer Einbeziehung der Axilla bei der postoperativen Hochvoltbestrahlung abgesehen. Heute werden mittels Hochvoltbestrahlung bei einem gleichzeitig verbesserten therapeutischen Wirkungsgrad weniger Strahlenfolgen im Vergleich zu früher verursacht, wenn die Strahlentherapie des Mammakarzinoms (postoperativ, Rezidivbestrahlung oder primär) fachgerecht durchgeführt wird. Mögliche Folgezustände nach der Strahlentherapie eines Mammakarzinomes wurden in folgenden Übersichten beschrieben [7, 15]. (Zu den Indikationen nach brusterhaltender Operation [23]).

7.4.2 Weitere Detailfragen

Über die bereits erwähnten Feststellungen hinaus sind einige Fakten zu erwähnen, die einerseits durch die Durchführung der Hochvoltbestrahlung an größeren Bestrahlungszentren und andererseits durch den Übergang von Radium- auf Afterloadingmethoden entstanden sind. Bestrahlungsplanung und -durchführung wurden zeitaufwendiger als früher. Dabei müssen weiterhin alle Faktoren einbezogen werden, die bereits bisher die Strahlentherapie von Uteruskarzinomen so effektiv gestaltete (s. Annual report Nr. I–IXX [12, 13]). Die sorgfältige Beachtung von Prognosefaktoren (z.B. „Grading" beim Endometriumkarzinom, stadienentsprechende Dosierung beim Zervixkarzinom etc.) hat durch individuell gestaltete Bestrahlungspläne [21] und durch die Anpassung von externer Bestrahlung an die Kontakttherapie, insbesondere beim Kurzzeit- oder High-dose-Verfahren, den zeitlichen Aufwand wesentlich vergrößert. Über eine veränderte Fraktionierung, z.B. bei älteren Patientinnen über 65 Jahre, und über die Einbeziehung von Prognosefaktoren in die Therapieplanung erfolgte in der gynäkologischen Strahlentherapie eine „Individualisierung" der Strahlentherapie (s. SCHERER [21]). Dadurch wird der gynäkologische Strahlentherapeut gezwungen, seine Überlegungen und Maßnahmen rascher den neueren Erkenntnissen und Behandlungsresultaten anzupassen.

Dosimetrie in Harnblase und Rektum, Lokalisationsaufnahmen vor jeder Afterloading-Einlage, strahlenbiologische Überlegungen zur Fraktionierung von High-dose-Applikationen (möglichst nicht über 8 Gy pro Fraktion [1]) sowie exakte klinische Stadieneinteilung mit ergänzenden bildgebenden Verfahren haben heute die gynäkologische Strahlentherapie zu einem Spezialgebiet werden lassen, das von jedem Strahlentherapeuten zusätzlich Weiterbildung und detailliertes Wissen fordert, um den heutigen Anforderungen gerecht zu werden. Diese Forderungen stellen sich besonders drastisch vor dem Hintergrund einiger „Fachgutachten", die in den vergangenen Jahrzehnten in der Bundesrepublik wegen Komplikationen, wie Fisteln u.ä. notwendig wurden [1, 8, 13, 16, 19, 27]. Konsequenzen, die aus einzelnen „Fachgutachten" zu ziehen sind, beziehen sich auf einige Einzelheiten, die hier nur kurz skizziert werden können. Zusätzlich sollte betont werden, daß z.B. Ureterscheidenfisteln nicht a priori für eine fehlerhafte Operation und eine schwere Strahlenfolge nicht immer für eine fehlerhafte Überdosierung des Radiologen sprechen! Darauf hat FRISCHKORN [13] hingewiesen. Er hat auch auf die Gefahr mangelnder Fachkunde der betreffenden gebietsfremden Gutachterärzte aufmerksam gemacht. Gleichzeitig fordert er im Rahmen der Nachsorge durch gemeinsame Bemühungen aller beteiligten Disziplinen für die betroffene Patientin einen Weg zu suchen, der geeignet ist, die Folgen zu beseitigen oder zu mildern. Beim Erkennen einer Komplikation ist nach FRISCHKORN „eine Resignation ohne Ausschöpfung aller Möglichkeiten" nicht zu verantworten. Damit wird nochmals darauf hingewiesen, welche Aufmerksamkeit, Akribie und welches große Fachwissen auch in Zukunft bei der Durchführung einer gynäkologischen Strahlentherapie gefordert werden muß.

Besonders schwierig kann in Fachgutachten die Beantwortung von Fragen sein, die sich auf die Entwicklung eines Strahlenkrebses nach einer Strahlenbehandlung beziehen [7]. Dies kann erst dann erwogen werden, wenn eine Latenzzeit von mindestens 5–7 Jahren oder mehr, sowie eine unterschiedliche Histologie im Vergleich zum Primärtumor vorliegt. Bei einer Bestrahlung von Jugendlichen ist die Kausalität eher anzunehmen als im höheren Alter; grundsätzlich kann nach therapeutischen Strahlendosen dieser Zusammenhang nicht bestritten werden. Dagegen fehlen jedoch Beweise für eine Krebsentstehung nach röntgendiagnostischen Maßnahmen, z.B. nach häufigen Mammographiekontrollen. Durch verbesserte Aufnahmetechniken (Dosisreduktion, Raster/Film-Folienkombination, wie z.B. bei den Mammographien) in den letzten 10 Jahren haben derartige Zusammenhänge heute nicht mehr die Bedeutung, wie vor einigen Jahrzehnten noch angenommen werden konnte.

Schließlich ist noch auf die Bedeutung der apparativ-technischen „Sicherheit", insbesondere beim Linearbeschleuniger hinzuweisen [17]; auch wenn diese Fragen heute durch TÜV (Technischer Überwachungsverein), Gewerbeaufsichtsamt oder DIN-Normen geregelt werden.

Besonders aufmerksam muß in den nächsten Jahren die Umstellung von Radium auf Afterloadingverfahren betrachtet werden.

7.5 Gutachterliche Probleme nach gemeinsamer chirurgischer und radiotherapeutischer Behandlung

Aus eigener jahrzehntelanger Erfahrung sollen hierzu nur einige Fragen skizziert werden, die wegen der unterschiedlich engen Nahtstellen zwischen Gynäkologie und Radiologie an den einzelnen Krankenhäusern eine verschieden starke Wertigkeit für die interessierten Kollegen haben. So kann bei gleichzeitig bestehenden Entzündungen auch in Nachbarorganen die Strahlenempfindlichkeit einzelner Gewebe oder Organe vom „Normbereich" abweichen. Bei gleichzeitig bestehender Pyo-Serometra oder Anämie sollte jede Strahlentherapie bis zur vollständigen Beseitigung zurückgestellt werden. Wenn die Pyometra vom Gynäkologen nicht erkannt wird, – und wir haben in der Zwischenzeit mehrere Beispiele, bei denen die Pyo-Serometra erst durch Computer- oder Kernspintomographie diagnostiziert wurde –, kann sich wegen der veränderten Strahlenempfindlichkeit des Tumors die spätere Frage nach der Verantwortlichkeit stellen. Dies gilt auch für nicht sofort erkannte Uterusperforation oder Organanomalien (z.B. Uterus duplex), bei denen eine intrakavitäre Curietherapie Folgezustände auslösen kann, die später nur schwer oder nicht zu beseitigen sind. Wenn auch die Höhe der Strahlendosis im Zielvolumen in erster Linie vom Strahlentherapeuten zu „verantworten" ist, so stellt sich in diesem Zusammenhang immer wieder die Frage, ob bei bestimmten Situationen, z.B. Dosiserhöhung bei operativ und histologisch nachgewiesener Tumorausbreitung in einem Bereich oder bei vergrößerter Strahlenansprechbarkeit von Tumoren mit größerem Volumen der Gynäkologe oder auch der später eingeschaltete Operator bereit sind, diese radiologischen Maßnahmen „mitzutragen".

Bewährt hat es sich bei Patientinnen, bei denen aus therapeutischen Gründen Dosiserhöhungen vorgenommen werden, eine entsprechende Begründung im Bestrahlungsprotokoll oder Krankenblatt zu fixieren. Dies gilt auch für alle Nebenwirkungen oder Begleitreaktionen, die während der Strahlentherapie bei oder von der Patientin beobachtet werden.

Schwierig kann die nachträgliche Beurteilung von Behandlungsfehlern oder Komplikationen bei zunächst operativ und danach strahlenbehandelten Tumorpatientinnen sein. Operative Eingriffe gehen bei radikalem Vorgehen ebenso mit einer Steigerung der Komplikationsrate einher, wie eine hochdosierte effektive Strahlentherapie. Bei radikaler Chirurgie spricht man auch nicht gleich von gehäuften „Operationsschäden", sondern es gilt, bei gegenseitiger Anerkennung der Standpunkte abzuwägen, welcher Weg für die einzelne Patientin am günstigsten ist! Es fehlt in der Literatur nicht an Übersichtsarbeiten, die für die einzelnen gynäkologischen Tumorlokalisationen kritisch die Vor- und Nachteile der Strahlenanwendung und der Operation dargestellt haben. Auf die speziellen Gesichtspunkte der Spätfolgen unter Einbeziehung der Strahlenempfindlichkeit gesunder Gewebe und der Strahlenansprechbarkeit gynäkologischer Tumoren habe ich in einer Arbeit 1980 [19] bereits hingewiesen. Eine ungerechtfertigte systematische „Panikmache" vor schweren Strahlenreaktionen birgt die Gefahr, die notwendige Höhe der Strahlendosis aus Vorsichtsgründen herabzusetzen [18].

Die Höhe der Strahlendosis im Zielvolumen allein darf nicht immer mit Folgezuständen in Beziehung gesetzt werden: gerade nach Kombination verschiedener Behandlungsmethoden (z.B. Radio- und Chemotherapie) gibt es Krankheitsbilder, wie z.B. retroperitoneale Fibrosen, Lymphödeme, Durchblutungsstörungen und andere, bei denen bisher unbekannte Einflüsse oder Begleitreaktionen eine Entstehung von Folgezuständen begünstigen können.

7.6 Schlußbetrachtungen

Die Darstellung verschiedener Untersuchungsmethoden und ihrer Ergebnisse in diesem Buch und meine Schilderung einer Ursachenvermeidung von Fehlbeurteilungen und Fehlbehandlungen sowie von Komplikationen in der radiologischen Diagnostik und Therapie, besonders in der gynäkologischen Radiologie, zeigen eindeutig, daß Sorgfalt, Spezialwissen und Informationsaustausch mit Kollegen anderer Fachgebiete in Zukunft unerläßlich sind, um die Behandlung der Patientinnen von Frauenkliniken in diesem Bereich weiterhin zu verbessern und Nebenwirkungen zu verringern. Dabei sind eine Reihe von speziellen Situationen zu berücksichtigen, die sowohl in der Diagnostik mit bildgebenden Verfahren, als auch in der kombinierten intrakavitären Curie- und externen Megavolttherapie als Nahtstellen zwischen Gynäkologie und Radiologie aus der Sicht eines Fachgutachters schwierig zu beurteilen sind. Die wachsenden Anforderungen an den in der gynäkologischen Radiologie tätigen Arzt sollten daher von einer intensiven und kritischen Weiterbildung begleitet werden. Es gilt auch für den Fachgutachter, der den komplexen Zusammenhängen und den verbesserten Möglichkeiten in Diagnostik und Strahlentherapie in jeder Hinsicht seine besondere Aufmerksamkeit widmen sollte. Dies kann auch als eine wesentliche Voraussetzung für die weitere Entwicklung des Spezialgebietes „gynäkologische Radiologie" angesehen werden.

Literatur

1. Alberti W (1987) Analysis of late effects after high-dose rate after-loading therapy carcinoma with the gamma Med. II. In: Busch M, Alberti W (eds) High-dose rate afterloading therapy of uterine cancer. Radiol. Zentrum, Univ.-Klinikum Essen, FRG, pp 1–12
2. Bauer M (1987) Zur intrakavitären Brachytherapie mit Lang- und Kurzzeit-Afterloading-Technik in der Gynäkologie. Gynäkologe 20:228
3. Bauer M, Henne K, Friedburg H, Ladner H-A, Schulz-Wendtland R (1988) Neue Möglichkeiten der geburtshilflichen Beckenmessung. In: Hillemanns H-G (Hrsg) 3. Freiburger geburtshilfliches Kolloquium 4./5.9.1987. Das Restrisiko gegenwärtiger Geburtshilfe. Thieme, Stuttgart New York (im Druck)
4. Beck HR (1976) Risikobetrachtungen in der radiologischen Praxis unter Berücksichtigung der Indikationen zur Röntgenuntersuchung. In: Gremmel H, Ladner H-A, Messerschmidt O, Möhrle G, Stieve F-E, Zimmer R (Hrsg) Risiko der Gefährdung durch die Strahlenexposition in der Medizin. Thieme, Stuttgart, S 98–110
5. Berlin L (1980) Malpractice and radiologist. Am J Roentgenol 135:587–591
6. Berlin L (1986) Malpractice and radiologist, update 1986: An 11,5 year perspective. Am J Roentgenol 147:1291–1298
7. Bloomer WD (1983) Late sequelae of radiation treatment. In: Harris JI, Helmann S, Silen W (eds) Conservative management of breast cancer. Lippingcott, London Philadelphia, pp 273–288
8. Breit A (1976) Vermeidbare und unvermeidbare Strahlenreaktionen bei der Strahlenbehandlung des Kollumkarzinoms. In: Schmähl D (Hrsg) Prophylaxe und Therapie von Behandlungsfolgen bei Karzinomen der Frau. Klinisch-onkologisches Seminar, Bd 1. Thieme, Stuttgart, S 14–22
9. Busch M (1976) Risiken der speziellen Gefährdung bei der Behandlung gynäkologischer Tumoren. In: Gremmel H, Ladner H-A, Messerschmidt O, Möhrle G, Stieve F-E, Zimmer R (Hrsg) Risiko der Gefährdung durch die Strahlenexposition in der Medizin. Thieme, Stuttgart, S 150–152
10. Elke M (1982) Kontrastmittel in der Röntgendiagnostik, Untersuchungen, Komplikationen, Behandlung. Thieme, Stuttgart New York, S 33
11. Fournier D von, Kubli F, Bauer M (1986) Methoden

der Früherkennung des Mammakarzinoms. In: Schindler AE (Hrsg) Prävention in Gynäkologie und Geburtshilfe. Terramed-Verlag, Überlingen, S 189–199
12. Frischkorn R (1972) Prognose gynäkologischer Malignome. Lebensvers Med 24:1
13. Frischkorn R (1987) Aufgaben der gynäkologischen Radiologie in Diagnostik und Therapie. Gynäkologe 20:202–211
14. Gremmel H, Ladner H-A, Messerschmidt O, Möhrle G, Stieve F-E, Zimmer R (Hrsg) (1976) Risiko der Gefährdung durch die Strahlenexposition in der Medizin. Thieme, Stuttgart
15. Heilmann H-P (1976) Vermeidbare und unvermeidbare Strahlenreaktionen bei der Strahlentherapie des Mamma-Karzinoms. In: Schmähl D (Hrsg) Prophylaxe und Therapie von Behandlungsfolgen bei Karzinomen der Frau. Klinisch-onkologisches Seminar, Bd 1. Thieme, Stuttgart, S 9–13
16. Heilmann H-P (1987) Strahlennebenwirkungen und Spätfolgen nach Radiotherapie der weiblichen Genitalorgane. Häufigkeit, Prophylaxe, Therapie. Gynäkologe 20:237–242
17. Karzmark CJ (1987) Procedural and operator error aspects of radiation accidents in radiotherapy. Int J Radiat Oncol Biol Phys 13:1599
18. Ladner H-A (1976) Einige Bemerkungen zum Risiko der Gefährdung in der Strahlentherapie. In: Gremmel H, Ladner H-A, Messerschmidt O, Möhrle G, Stieve F-E, Zimmer R (Hrsg) Risiko der Gefährdung durch die Strahlenexposition in der Medizin. Thieme, Stuttgart, S 152–159
19. Ladner H-A (1980) Spätfolgen nach radiologischer Therapie gynäkologischer Malignome. In: Pfleiderer A, Eissenhauer W (Hrsg) Probleme der Krebsnachsorge. Prognose, Begutachtung und Rehabilitation bei gynäkologischen Karzinomen. Beiträge zur Onkologie, Bd 4. Karger, Basel München, S 47–62
20. Marx HH (1987) Medizinische Begutachtung, Grundlagen und Praxis, 5. Aufl. Thieme, Stuttgart New York
21. Scherer E (1986) Warum Suche nach Individualisierung bei der radiologischen Tumortherapie? Strahlentherap Onkol 162:621
22. Schmähl D (1976) Prophylaxe und Therapie von Behandlungsfolgen bei Karzinomen der Frau. Klinisch-onkologisches Seminar, Bd 1. Thieme, Stuttgart
23. Schreer I (1987) Klinische, histopathologische und mammographische Voraussetzung zur Radiotherapie bei der brusterhaltenden Behandlung des Mammakarzinoms. Gynäkologe 20:254
24. Spann M (1988) Ärztliche Begutachtungspraxis. In: Niklas K, Börner W, Holeczke F, Messerschmidt O (Hrsg) Strahlenschutz in Forschung und Praxis, Bd 29. Fischer, Stuttgart New York, S 121–133
25. Taenzer V, Zeitler E (eds) (1983) Contrast media in urography, angiography and computerized tomography. Fortschr Roentgenstr. Suppl Vol 18. Thieme, Stuttgart New York
26. Vieten H (1976) Das Risiko der Gefährdung in der speziellen Strahlentherapie. In: Gremmel H, Ladner H-A, Messerschmidt O, Möhrle G, Stieve F-E, Zimmer R (Hrsg) Risiko der Gefährdung durch die Strahlenexposition in der Medizin. Thieme, Stuttgart, S 146–149
27. Weghaupt K (1976) Vermeidbare und unvermeidbare Strahlenreaktionen bei der Strahlentherapie des Korpuskarzinoms. In: Schmähl D (Hrsg) Prophylaxe und Therapie von Behandlungsfolgen bei Karzinomen der Frau. Klinisch-onkologisches Seminar, Bd. 1. Thieme, Stuttgart, S 23–27

Sachverzeichnis

Abdomen 136
–, akutes 136
Abdomenübersicht 2
–, Technik 2, 3
Abdominalgravidität 422
Abort 240, 418
–, artifizieller 418
–, habitueller 420
–, induzierter 418
–, spontaner 418
–, verhaltener 418
abortus 419
–, imminens 419
–, incipiens 419
–, incompletus 420
Abschätzung des genetischen Strahlenrisikos 492
Absorptionswert 37
Abstillen 305
Abstrichtyp 255
–, prämenstrueller
Abszess (Mamma) 317
Achondrogenesis 486
Achondroplasie 486, 487
Achse 239
–, hypothalamisch-hypophysär-gonadale 239
Achselhöhle 294
ACTH (adrenokortikotrophes Hormon) 246
–, Bildung 246
–, ektopische Bildung 246
Adenoakanthom 151
Adenokarzinom 161
Adenokarzinomstrukturen 151
–, hellzellige (Mesonephroid) 151
Adenomyosis 233
Adenose 309, 329, 331
–, sklerosierende 329
Adrenogenitales Syndrom 82, 84, 97, 98, 99, 100, 246
–, Differentialdiagnose 102
–, radiologische Symptome 101
Äquivalentdosis 495, 497
–, effektive 495
–, effektive für verschiedene nuklearmedizinische Untersuchungen 497
–, effektive für verschiedene Röntgenuntersuchungen 497
AFP (alpha-Feto-Protein) 401, 456
Afterloading-Verfahren 220
AGS-Syndrom (s. adrenogenitales Syndrom) 246
Akne 240

Altersinvolution 257
Altersosteopenie 257
Alterungsprozeß 257
–, biologischer 257
Amenorrhoe 83, 86, 95, 105, 239, 240, 241
–, primäre 95, 239
–, psychogene 239
–, sekundäre 239
Amniographie 400
Amnionbandsyndrom 488
Amnioninfektionssyndrom 474
Amniozentese 446
Amyloidose 318
Analagenesie 85, 104, 107
Analatresie 480, 481
Anatomie 59
–, des weiblichen Beckens 403–406
–, echographische 5
–, kernspintomographische 43, 44
Androstendion 241, 253
Angio-CT (Computer-Tomographie) 38
Angiographie 32
–, des Beckens 461
–, mit fraktionierter Blutabnahme 247
Angiom 155
Angiomyosarkom 155
Angiosarkom 379
Anordnungsgeometrie 283
Anosmie 239, 247
Anovulation 239, 240, 241
Anteversio-Anteflexio 146
Antidepressiva 239
Antiemetika 239
Antihistaminika 239
Antihypertensiva 239
Antikörper 52
–, monoclonale 52
Anus 107
–, ektopischer 107
–, imperforatus 85
Aortenisthmusstenose 478
Aortenstenose 478
Apatit-Treppe 270
Apatitwert 265
APVR (Anomalie des pulmonalvenösen Rückflusses) 477
Architektur 265
–, von Kompakta 265
–, von Spongiosa 265
Area suprachiasmatica 253
Arnold-Chiarische-Malformation 470, 489

Arrhenoblastom 157
Arrosionsblutung 205
Arteriographie 461
Arthritis 484
–, septische
Asphyxie 469
–, perinatale 469
Aspiration 475
–, postnatale 475
Aszites 53
Atherom 141
Atresia 141
–, cervicalis 141
–, hymenalis 141
–, vaginalis 141
Atrophie 258
–, hypertrophe 258
Auflösung 291
Aufnahmetechnik 279, 280
–, mammographische 279, 280
Aufnahmevorrichtung 283
Ausfallserscheinungen 494
–, im Zentralnervensystem
Ausscheidungsurogramm 18
Ausscheidungsurographie 18
Austrittsdosis 288
Axillabehaarung 242
Azetylcholin 253

Bakteriämie 23
Balkenmangel 470
Barnett-Nordin Index 264
Barriere-Kontrazeptiva 133
Bartholin'sche Drüse 59, 142
Basalschicht 61
Basaltemperaturkurve (BTK) 240, 242
B-Bild 290
Becken 406
–, Androides 406
–, Antropoides 406
–, gynäkoides 406
–, platypeloides 406
–, bei Turner Syndrom 97
Beckenboden 40, 63
Beckenbodeninsuffizienz 20
Beckenendlage 484
Beckenformen 406, 407
–, pathologische 406, 407
Beckenkammspongiosa 254
Beckenmessung 410
Beckenniere 107, 114

Beckenübersichtsaufnahme 106, 133
– bei Blasenekstrophie 106
Belastungsinkonfinenz 69
Belastungssonogramm 116
Belichtung 287
–, optimale 287
Beschwerden 251
–, klimakterische
Bestrahlung 220, 376, 394
–, nach brusterhaltender Operation
–, postoperative 220
Bestrahlungsplanung 207, 393
–, beim Mammakarzinom 93
Bestrahlungsplanungssystem 37
Beta-1-Glykoprotein (SP-1) 456
Beta-hCG 425
Beta-Hydroxylase-Mangel 246
Betazellen der Adenohypophyse 255
Bildartefakt 37
Bildempfänger 286
Bildfenster 37
Bildmatrix 37
Bildqualität 279, 280, 293
–, bei Mammographie 279, 280, 293
Bildwandlersicht 133
Biopsie 225, 363
Blase 216
–, Ekstrophie 106
–, Ektopie 141
–, Extrophie 479
–, Fisteln 216
–, Verletzungen 216
Blasenmole 190, 454, 455
–, einfache 454
–, feinblasige 457
–, grobblasige 457
–, invasive 454
Blastocyste 242
Bluterkrankung 379
–, maligne
Blutung 177, 469
–, beim Frühgeborenen 469
–, intraventrikuläre 469
–, periventrikuläre 469
Blutungsstörungen 149
Blutversorgung (Brustdrüse) 299
Borderline-Tumoren 154
Bougie à boule 124
Brachy-Curietherapie 507
Brenner-Tumor 158
Bridenileus 137
Brustdrüsenschmerz 309
Brustspule 291
Brustwarze 298
Bulging 247

Calcaneus 266
Calcaneusspongiosa 267
Calcium-Bilanz 254
–, negative
Carcinoma in situ 353
Cavumlänge 146
Chemotherapie 228, 462
–, Nebenwirkungen 228
Chiasma-Syndrom 247

Chlamydien 126
Choanalatresie 470
Cholesteringranulom 313
Cholinesterase 401
Chorionangiom 452
Chorionepitheliom 190, 454, 459, 460
–, low risk 460
–, high risk 460
Chorionepitheliosis 454
–, externa 454
–, interna 454
–, malignum 454
Choriongonadotropin 414
Chorionkarzinom 158, 454, 455, 460, 461
Chorionzotten 454, 459
Chorionzottenbiopsie 446
Chromosalpingographie 234
Chromosomenaberration 141
Chromosomenanalyse 242, 457
Chromozystoskopie 174, 215
Chylaszites 482
Chylothorax 474
CIN (cervicale intraepitheliale Neoplasie) 146
Clearanceanteil 49
–, der Einzelniere
clitoris bifida 83
colpitis senilis 144
Comedonenmastitis 344
Commissura posterior 141
Compound-Scan 290
Computertomographie (CT) 37, 38, 213, 269, 395, 461
–, dynamische 38
–, quantitative (QCT) 269
–, Sequenz 38
Conduit 206
Condylomata 142
–, accuminata
–, lata 142
Cooper'sche Ligamente 296
Corpus albicans 62
Corpus luteum Insuffizienz 239, 240
Corpus luteum Phase 255
Corpus luteum Zyste 190
Craurosis vulvae 142
CRF-Mehrsekretion (corticotropin releasing factor) 241
Crowded menopausal type 255
CT-Planung 208
Cumarin Nekrose 314
Cushing-Syndrom 241, 246
cutis laxa 95
Cystosarkoma phylloides (Cph) 328, 329, 331

Darmduplikatur 482
Darmfistel 206
Darmreinigung 28
Darmverschluß 205
Debulking 193
Deckplatteneinbruch 258
Deformierung der Brust 312

Dehydroepiandrosteron 253
Dermoid 157, 190
Descensus 69, 73
–, hinterer 69
–, rotatorischer 73
–, vertikaler 73
–, vorderer 69
Detritus 336
Dexamethason 246
Densitometrie 262, 264
DHEA-S (Dehydroepiandrosteron-Sulfat) 246
Diäthyl-stilb-Östrol 145
Diagnostik 292
–, radiologische der Brust
Diaphragma pelvis 63
Diaphragma urogenitale 63, 70
Diastematomyelie 489
Dichte 285
–, mittlere optische 285
Dichteanhebung 38
Dichtemessung 37
Dichteskala 37
Dichteunterschiede 40
Dirofilariosis 318
Divertikelabklärung 24
Dochtkolpocystourethrographie 75
Dopa-Decarboxylase 253
Doppelkontrastuntersuchung 27
Doppelmißbildungen des Uterus 88
–, asymmetrische
–, symmetrische 90
–, symmetrische Duplikaturen 90
Doppelniere 467
Dosimetrie 510
Dosisbedarf 286
Dosisgröße 494
–, biologisch gewichtete 494
Dottersackendoderm 158
Douglas-Punktion 26
Douglas'scher Raum 242
Dranginkontinenz 69
Druckflußmessung 24
Druckulzera 132
Drüsenanatomie 296
Drüsenläppchen 297, 299
Drüsenschwankungen 301
–, zyklische
Ductus mesonephricus 103
Duodenalstenose 480
Dysfunktion 239, 243
–, hypothalamisch-hypophysäre 243
–, ovarielle 239
Dysgerminom 157
Dyskeratose 167
Dysmukorrhö 242
Dysplasie 307, 319, 485, 487
–, der Mamma 319
–, Kampomele 487
–, thanatophore 485
Dysplasiesyndrom 488
Dysraphie 141
Dystopie 107, 114
–, gekreuzte 107

Sachverzeichnis

Ebsteinsche Anomalie 477
Echoimpulstechnik 290
Effekt 19, 493
–, diuretischer 19
–, pränataler Strahlenexposition 493
Eichstandard 267
Eileitergravidität 242
Eileiterschwangerschaft 427
Ein-Energiemethode 270
Ein-Energie-Photonen-Absorptionsmessung 267
Einheit 453
–, fetoplazentare 453
Ein-Isotopendensitometrie 268
–, Strahlenexposition 269
Eintrittsdosis 288
Ektopie 60
Ekzem 334
–, der Mamille
Ellis van Creveld Syndrom 104
Emphysem 474
–, interstitielles
Empty sella syndrome 247
Endometriose 149, 233–236, 422
–, diagnostische Möglichkeiten 233
–, intestinale 235
Endometrioseherd 242
Endometriosezyste 145
Endometriosis externa 141
Endometritis 126, 149
–, postabortal 149
–, postpartal 149
Endometrium 61
Endometriumkarzinom 145, 151, 161, 226
–, Ausbreitungsrichtung 161
–, Eindringtiefe 151
–, Figo-Stadien 151
–, haematogene Fernmetastasierung 162
–, Infiltrationstiefe 162, 184
–, intracaniculäre Ausbreitung 161
–, Metastasen 226
–, Prognose 151
–, retrograde Metastasen 145
–, Rezidive 226
–, Scheidenmetastasen 184
–, Symptomatik 183
–, UICC Einteilung 151
Endomyokardfibroelastose 477
– Endorphin 253
Endoxantamponade 177
Entenschnabel 133
Enterocele 69
Enterokolitis 483
–, nekrotisierende 483
Entwicklung (Mamma) 294
Entzündung (Mamma) 316
Enzephalozele 469, 470
Epiphyseolysis capitis humeri 484, 485
Epispadie 83, 124, 479
Erkrankungen 310
–, gutartige der Mamma 310
Ersatzblase 206

Etagenblutentnahme 247
Eviszeration 205
Exenteration 205
–, hintere 205, 206
–, Kontraindikationen 205
–, totale 205, 206
–, vordere 205, 206
Extraktion 137
Extrauteringravidität 422
–, Ultraschall 422
Extrauterinschwangerschaft 136
–, rupturierte 136
Extravasat 213
Extrophie 124

Faktor 241
–, zervikaler
Fallotsche Tetralogie 477
Farbtest 215
–, doppelter 217
–, kombinierter 217
Fehlbildung 81, 109, 494
–, assoziierte des Skelettes 109
–, Indikationen zur bildgebenden Diagnostik 81
–, makroskopisch-anatomische 494
–, Methoden der Diagnostik 81
–, uro-rekto-genitale 109
Fehlerbreite 267
Fehlerquelle
–, für densitometrische Meßverfahren 264
Feinnadelbiopsie 298, 300, 301, 305, 308, 327, 335, 389
Feinnadelpunktion 38
Feminisierung 99, 101
–, testikuläre
Fetalperiode 494
Fetographie 401
Fetoskopie 448
Fettgehalt 268
–, im Knochenmark 268
Fettgewebsnekrose 310
Fettmark 265
Fettschichten 40
Fibroadenolipom 333, 334
Fibroadenom 327
–, multiple 328
–, zellreiches 328
Fibroadenomatosen 309
Fibrolipom 333
Fibrom 330, 332
Fibrosarkom 379
Fibrose 330
–, und Karzinom 333
Film-Folien-Kombination 31, 286
Film-Folien-System 287
Fischwirbel 259
Fistel 85, 88, 107, 109, 214–217
–, Blasen-Korpus 216
–, Blasen-Scheiden 216
–, Blasen-Zervix 216
–, chronische der Mamma 317
–, rekto-perineale 85
–, rekto-vaginale 85, 107

–, uretero-abdominale 215
–, uretero-arterielle 215
–, uretero-intestinale 215
–, uretero-kutane 215
–, uretero-vaginale 214
–, uretero-vesikale 214
–, uretero-vesiko-vaginale 215
–, uretero-zervikale 215
–, urethrale 217
–, urethro-vaginale 85
–, vesiko-enterale 216
–, vesiko-vaginale 85, 88
Fistelbildung 24
Fistelgangdarstellung 216
–, direkte 218
Flächenwert 265
Flügelfell 95
Fluor 132
Follikel 62, 238
–, dominanter 238
–, Primär- 62
–, Sekundär- 62
–, Tertiär- 62
Follikelpersistenz 149
Follikelreifungsstörung 239
Follikelzyste 153, 190
–, dysfunktionelle 153
Fossa ovarica 40
Fraktionierung 207
Frakturgefährdung 262
Frakturgrenze der Wirbelkörper 273
Frakturrisiko 257, 273
Fremdkörper 132
–, in der Vagina 132
Frühkarzinom (Mamma) 351
Frühreaktion 219
Frühschwangerschaft und Drüsenparenchym 304
FSH (follikelstimulierendes Hormon) 243, 252
FSH Sekretion 238
Funktionalschicht 61
Funktionsszintigramm 49
–, renales 49
Funktionszytologie 242
Fußrückenödem 95

^{67}GA-Citrat 52
Gadolinium-DTPA 385
Galaktogramm 339
Galaktographie 309, 335, 349, 363, 390
Galaktorrhoe 240, 242, 246, 302
–, traumatische 302
Gallengangsatresie 482
Ganzkörperdosis 501
–, embryonale für nuklear-medizinische Untersuchungen 501
–, embryonale bzw. fetale für Röntgenaufnahmen und Durchleuchtung 501
Ganzkörperquerschnitt 37
Gartner-Gangs-Karzinom 145
Gartner-Gangs-Zyste 144
Gartner'sche Gänge 103, 140

Gebärmuttersenkung 69
Geburtshilfe 400
–, bildgebende Diagnostik 400
–, Nativaufnahmen 400
Geburtstrauma 485
Gefäßmarkierung 38
Gehirnszintigraphie 461
Gelbkörper 238
Generationsperiode 294
Genitale 82
–, äußeres 82
–, Anomalien 82, 83
Genitalentwicklung 97
–, abnormale 97
Genitaltuberkulose 128
Genitographie 102
–, bei adrenogenitalem Syndrom 102
Genotyp 242
Gesamtclearance 49
–, renale 49
Gesamtdosis 507
–, Harnblase 507
–, Rektum 507
Gesichtsfeld 240
Gestagenrezeptoren 234
Gestationsalter 434
Gewebedifferenzierung 38
Gewebekontrast 37
Gewichtskontrolle 226
Globulin 241
–, sexualhormonbindendes (SHBG) 241
Golflochostium 467
Gonadendysgenesie 94, 141
–, reine 94, 141
–, XO 94, 141
Gonadenentwicklung 97
–, abnormale
Gonadenhormone 53
Gonadotropine 53, 238
–, LH (luteinisierendes Hormon) 238
–, FSH (follikelstimulierendes Hormon) 238
Gonadotropin-releasing-Hormon (Gu-RH) 238
Gonorrhö 126
Gradienten-Echo-Sequenz 385
Graf'scher Follikel 152
Granulosazellen 238
Granulosa-Zelltumor 149, 156
Gravidität 422
–, ektope
–, und Laktation 365
Grenzzone 160
Größenschwankungen (Mamma) 299
Grundplatteneinbruch 259
GSD (genetisch signifikante Dosis) 494
Gutachtertechnik 505
Gynäkographie 81
Gynäkomastie 322, 323
Gynandroblastom 157
Gynatresie 87, 141
–, Diagnostik 87

Hämangiokavernom 341
Hämangiom (Mamma) 341, 343
Hämangiomatose 318
Hämatokolpos 84, 91, 107, 141
Hämatometra 88, 91, 141, 161
Hämatometrokolpos 107
Hämatosalpinx 141
Hämoptoe 236
Hämosiderinbildung 234
Hamartom 341, 343
Hand 95, 96
–, bei Turner Syndrom 95, 96
Hand-Fuß-Uterus-Syndrom 105
Handödem 95
Harnblasendivertikel 123
Harnleiter 116, 219
–, Anomalie 116
–, Doppelbildung 119
–, Ektopie 119
–, Fistel (s. auch Fistel) 219
–, Reflux
–, retrocavaler 121
–, – Scheidenfistel 215
–, Schienung 24
–, Stau 205
–, Stenose 219
–, Strahlenreaktion 219
–, Verletzung 212
Harnröhre 217
–, Verletzung (s. auch Fistel) 217
Harnröhren-Blasen-Winkel 25
Harnröhrendivertikel 123
Harnröhrenklappen 123
Harnröhrenneigungswinkel 72
Harnröhrenstenose 123
Harnstauung 50
Harntrakt 104
–, Begleitfehlbildungen 104
Harntraktmißbildung 97
–, bei Turner Syndrom 97
HCG 455
–, Bestimmung 455
–, als Tumormarker 460
Hemmungsfehlbildung 140
Herdschatten 360
Hermaphroditismus 97, 99, 101
–, echter 97, 99
Hernie 477
–, retrosternale 477
Herpes simplex genitalis 142
Herpesviren 126
Herzfehler 104
–, angeborener 104
Herzminutenvolumen 412
Herzmißbildung 97
–, bei Turner Syndrom 97
Heterotopien 454
High-dose-Applikation 510
Hippuranclearance 174
Hirsutismus 106, 240
Histamin 253
Histaminfreisetzung 19
Histiocytose 311
Hitzewallung 251
Hochdruckreflux 25

Hochdruckurethrogramm 27
–, Komplikationen
Hochdruckurethrographie 124
Hodendescensus 97
–, fehlender
Hodgkin Lymphom 379
Höchstliegedauer 136
Hormonpräparat 257
Hormonzytologie 255
Houndsfield-Skala 37
HPL-Titer 455
Hüftluxation 484
Hufeisenniere 115
Hustenfrakturen 260, 262
Hyaline-Membran Syndrom 473
Hydrokolpos 84
Hydrometra 90
Hydrometrokolpos 83, 88, 99, 104
Hydromyelie 489
Hydronephrose 235
Hydrosalpinx 188
Hydroureter der Schwangerschaft 429
Hydroxylapatit 264, 271
Hydroxylapatitäquivalent 272
Hydroxylapatitäquivalentwert 265
Hydroxylapatit-Volumen-Wert 267
–, Meßresultate des
Hydroxylase-Mangel 246
Hydroxyprogesteron 253
Hydroxysteroidhydrogenase 241
Hydrozephalus 469
Hymenalatresie 84
Hymen imperforatum 83, 84
Hyperandrogenämie 240
Hyperandrogenismus 239
Hyperplasie 149
–, glanduläre 149, 196
–, glandular-zystische 149
–, der Mamma 329
–, der Nebennierenrinde 100
Hyperprolaktinämie 239, 240, 243
Hyperthyreose 241
Hypertrophie 320
–, juvenile
Hypogonadismus 239
Hypophyse 239
Hypophysenadenom 239, 243
Hypophysentumor 240
–, ACTH produzierender 241
Hypophysenvorderlappen 255
–, basophile Zellen des 255
Hypophosphatasie 487
Hypoplasie 95
–, der Geschlechtsorgane 95
–, der Mamma 321, 322
Hyposmie 239, 247
Hypospadia penis 101
Hypospadie 83, 104, 124, 479
–, weibliche
Hypothalamus 239
Hypothyreose 241
Hysterographie 137, 182
Hysterosalpingographie 9, 92, 188, 216, 234, 247

Sachverzeichnis

–, Durchführung 10–12
–, bei Gartnergängen 216
–, Komplikationen 16
–, Kontrastmittel 10
–, Technik 9
Hysteroskopie 182, 185, 216
Hysterosonographie 7, 182

Ikterus 48
Ilealatresie 480
Ileussymptomatik 206
Iliakalgefäße 40
Immunszintigraphie 52
Implantationsmetastasen 162
Inaktivitätsosteoporose 274
Infarzierung 469
–, hämorrhagische 154
Infektion 469
Infektionsgefahr 27
Infertilität 240
Influx 83
–, urethrovaginaler 83, 84
–, vaginaler 88
Infusionsurogramm 213, 215, 461
Inhalationsszintigraphie 47
Inkarzeration 418
Inklinationswinkel 72
Inkontinenz 69
–, extraurethral 69
Intermediärzellen 255
Intersexualität 84, 97, 99
–, Diagnostik bei 97
–, Stadieneinteilung 101
Intrauterinpessar (JUP) 134
–, Expulsion
–, hysterosalpingographische Röntgenkontrolle 134
–, Komplikationen 135
–, Kontraindikation 134, 135
–, postabortale Insertion 135
–, postpartale Insertion 135
–, sonographische Lagekontrolle 135
–, Versagerrisiko 135
Invagination 482
–, b. Neugeborenen
In-vitro-Fertilisation 427
Involution 307, 308
Involutionsperiode 294
Isotopenclearance 213
Isotopennephrogramm 173, 174, 225
JUP-Expulsion 137

Jejunalatresie 480

Kaliumhydrogenphosphat (K$_2$HPO$_4$) 270
Kallmann-Syndrom 239
Kallusformation 261
–, hypertrophe 261
Kalzitoninfreisetzung 254
Kalzitoninspiegel 258
Kalziumabsorption 254
Kalziumfreisetzung 254
Kantenfilter 279
Kantenverstärkungseffekt 281, 287

Kapselfibrose 314
Kardiomyopathie 477
Karpalzeichen 95
Karzinom
–, embryonale 158
–, gynäkologische 222
–, in situ lobulare 361
–, nicht invasiv 353
–, Mamma 360
  Adeno 367
  gallertiges 367
  inflammatorisches 373, 374, 375
  lobuläres 367
  medulläres 367
  solides 367
  szirrhöses 367
  tubuläres 367
Karzinomrisiko (Mamma) 353
Karzinosarkom 155
Katecholamin 253
Katechol-O-Methyltransferase (COMT) 253
Kaufmann-Syndrom 104, 110
Kelchdivertikel 116
Keloid 312, 314
Kernspintomographie 41, 314, 435
–, der Brust 291
Ketoandrogene 246
Klimakterium 251
–, praecox 239
Klinodaktylie 105
Klippel-Feil-Syndrom 110, 470, 489
Klitorishypertrophie 82, 83, 97, 98, 100, 101, 240
Kloake 141
–, persistierende 109
Kloakenmißbildung 122
Klumpfußbildung 488
Kniegelenk 96
–, bei Turner Syndrom
Knochen 221
Knochenalter 97, 102
–, bei adrenogenitalem Syndrom (AGS) 102
–, bei Turner Syndrom 97
Knochengewebsverlust 273
Knochengewebsvolumen 273
–, Kontrolluntersuchung 273
Knochenkortikalis 265
–, Begrenzung 265
Knochenmetastase 51
Knochennekrose 222
Kohlestaub 359
Kolonatresie 480
Kolondoppelkontrastverfahren 174
Kolonkontrasteinlauf 27, 218, 219
Kolpitis 125
Kolpographie 81, 85, 87
Kolposkopie 104, 146, 167
Kolpozystographie 98
Kompaktadicke 262, 264
–, kombinierte 264
–, Alterskurven 264
Kompaktafläche 264
–, prozentuale 264

Kompaktaindex 262, 264
Kompaktaquerschnitt 264
–, Fläche des 264
Komplementärdiagnostik 390
Kompressionsaufnahme 19
Kompressionsvorrichtung 279, 284
Kondom 133
Konisation 147, 172
Kontakttherapie 185
Kontrastierung 37
–, enterale 37
Kontrastmittel 38
–, nicht ionisch 19
–, wasserlöslich 38
Kontrastmittel-Bolusinjektion 38
Kontrastmittelinstillation 38
–, rektal 38
Kontrazeptiva 365
–, orale 365
Kontrollfaden 136
Konturfindungsprogramm 267
Konversion 255
Korpuskarzinom 221
–, Ausbreitungswege 161
Korrekturfaktor 270
Kortikalisschichtdicke 265
–, einfache der 4. u. 5. Rippe
Kortisolspiegel 304
Kosowiczsches Zeichen 96, 97
Kraniopharyngeom 239
Krebsvorsorge 146, 279
Kyphose 259

Labiensynechie 83
Längenwert 265
Lageveränderung 18, 24
–, des Dickdarms 27
–, des weibl. Genitale 24
Langhans-Zellen 463
Laparoskopie 250, 461
Lavage 23
Lazerationsektropium 126
LDL (low density lipoproteins) 252
Lebermetastasen 48
Leberszintigramm 47
Leertomogramm 19
Leiomyom 149
Leiomyosarkom 149, 155
Leistenhoden 99
Leukoplakie 142
Levatorenspalt 70
Leydig-Zell-Tumor 157
LH (luteinisierendes Hormon) 243, 252
–, Freisetzung pulsatil 238
–, Gipfel mittzyklisch 238
–, Peak 253
–, Sekretion pulsatil 241
LH/FSH-Quotient 238
LHRH (LH-releasing-Hormon) 243
–, Stimulationstest 243
Lichen sclerosus et atrophicus 142
Lig. cardinale 40, 62
Lig. latum 62
Lig. ovarii proprium 62

Lig. pubourethrale 70
Lig. pubovesicale 62
Lig. rotundum 62
Lig. sacro uterinum 40, 62
Lig. suspensorium ovarii 62
Lipom 155, 332, 333
Liposarkom 155, 379
Lnn. iliaci communes 159
Lnn. iliaci externi 159
Lnn. iliaci interni 159
Lnn. lumbales 159
Lokalisationsaufnahmen 208
Lokalrezidiv 377
„long cone"-Technik 284
„lost IUD" 136
LUF-Syndrom 241
Luftinsufflation 28
Lungenarterie 478
–, aberrierende
Lungenembolie 47
Lungenemphysem 474
–, kongenital lobäres 474
Lungenhypoplasie 476
Lungenperfusionsszintigramm 47
Lungensequester 474
Lutealinsuffizienz 240
Lutealphase 240, 241
Luteinzysten 153, 455, 458, 462
Lymphabflußwege 159
–, der Zervix 159
Lymphangiographie 461
Lymphangiom 341
Lymphangioszintigraphie 48
Lymphgefäße 299
–, Mamma
Lymphknoten 299, 393
–, retrosternale 393
Lymphödem 49
Lymphographie 32, 226, 507
–, Komplikationen 35
–, Kontrastmittel 32
–, Technik 32
Lymphonodektomie 167
–, inguinale 167
Lymphozele 196
Lymphzyste 64–68, 197

Magenperforation 482
Magnetische Resonanz Tomographie (MRT) 41
Makroglossie 470
Makromastie 320
–, gestagenbedingte
Makroprolaktinom 239
Malformation
–, zystisch adenomatoide 474
Malrotation 482
Mamma aberrata 294
Mamma accessoria 294
Mammadiagnostik 388
–, komplementäre
Mammahypoplasie 240
Mammakarzinom 324
–, beim Mann 324

Mammaparenchym 294
–, akzessorisches
Mammographie 279, 306, 308
Mandibula 222
Mantelbindegewebe 294, 299
Markierung 359
–, präoperative 359
Markierungsfäden 313
Mastektomie 293
–, subkutane 293
Mastion 298, 299
Mastitis 334
–, chronische 334
–, bei Neugeborenen 316
–, bei Säuglingen 316
–, non puerperalis 316
–, puerperalis 316
–, spezifische 318
Mastodynie 309
Mastopathie 343
–, atypisch proliferierende 345
–, Dynamik der 349
–, fibröse 345
–, fibrozystische im Galaktogramm 350
–, proliferierende 345
–, – und Karzinom 349
–, zystische 345
Materialprüffilm 279
Mayer v. Rokitansky-Küster-Syndrom 86
Meckel'sches Divertikel 482
Megacolon congenitum 482
Megaureter 116
–, primär 116
–, sekundär 117
Megazystis-Megaureter-Syndrom 466
Mehrlingsgravidität 416
Mekoniumaspiration 475
Mekonium ileus 481
Mekoniumperitonitis 483
Mekonium-Pfropf-Syndrom 482
Meningomyelozele 470, 489
Menopause 251
Menstruation 141
–, retrograde 141
Mesovar 61
Meßergebnisse 265
–, morphometrische 265
Meßort 265
Meßzonen (an den Diaphysen) 263
Metakarpale II 262
Metakarpalzeichen 97
–, bei Turner Syndrom 97
Metallfaden 359
Metastasierungswege 159
Metoclopramid 246
Mikrochirurgie 422
–, der Tuben
Mikrokalk 346, 353, 355, 358
Mikrokarzinom 147
Mikromastie 294
Mikropenis 97
Mikroprolaktinom 239

Mikroradioskopie 263
Mikroverkalkungen 353, 358
Miktionsstörung 69
Miktions-Zysto-Urethrogramm 24, 104
–, Gonadenbelastung 25
Miktions-Zysto-Urethrographie 85, 87
Milchgang 297
Milchgangskarzinom 364
Milchgangspapillomatose 339, 358
Milchgangssystem 363
Milchgangszysten 305
Milch-Pfropf-Syndrom 482
Milchsäckchen 297
Milchzyste 316
Mineralgehalt 264
Mineralkonzentration 271
–, globale 271
–, Meßresultate 271
Minimal cancer 357
Mißbildung 243
–, erworbene 243
–, kongenitale 243
Mißbildungsdiagnostik 435
Mißbildungsrisiko 137
Mistelstrauß 234, 235
Mola destruens 454
Molenschwangerschaft 455
Molybdänanodenröhre 279, 281
Mondor-Syndrom 341
Monoaminooxydase (MAO) 253
Morbus Addison 241
Morbus Bowen 142
Morphologie (Mamma) 294
Morphometrie 262
MR-Tomographie 210
–, Bestrahlungsplanung 210
–, dynamische 386
–, Indikation 385
–, Mamma 385
Müller'sche Gänge 99, 140
Muskelatrophie 241
–, familiäre spinale (Werdnig-Hoffmann) 487
Mutation 492
–, strahleninduzierte 492
Myelosarkom 379
Myom 155
–, intramurales 181
–, submuköses 180, 182
–, subseröses 181
Myometrium 40
Myospherulosis 318
Myotheliom 330

Nachsorgeprogramm 223
–, bei Mammakarzinom 396
Nachsorgesprechstunde 224
Narbe
–, sternförmige 376
–, strahlige 344
Narbengewebe 225
Nebennierenrindentumor 241
Nephroptose 114

Sachverzeichnis

Nephrostomie 213
Netzlappen 206
Netzmetastase 198
Neugeborenenpneumonie 474
Neuralrohrdefekt 488
Neuroblastom 490
Neuroleptika 239
Neuroporus 490
Neurotransmitter 253
Neutronen 222
–, schnelle 222
Nidation 242, 422
Niederdruckreflux 25
Niere 112
–, Agenesie 113
–, Anomalie 112
–, Aplasie 113
–, Dystopie 114, 115
–, Fusionsanomalie 115
–, Hypoplasie 113
–, Ptose 114, 115
–, Rotationsanomalie 115
–, überzählige 113
Nierenagenesie 107
Nierendegeneration 113
–, polyzystische 113
Nierendysplasie 113, 466
–, multizystische 113, 466
Nierenerkrankung 466
–, polyzystische 466
Niereninsuffizienz 430
–, akute 430
Nierenszintigraphie 49
Nierenzysten 113
Non-Hodgkin Lymphom 379
Normalwerte
–, der Mineralkonzentration 272

Oberflächenspulen-Technik 385
Oberschenkelhals 222
Obstruktion 466
Ölzyste 312
Ösophagusatresie 471, 472
Östradiolspiegel 238, 240, 241, 252, 253, 304
Östriol 253
Östrogen 300, 365
Östrogenmangel 95
Östrogenserumspiegel 260
Östrogenspiegel 257
Östrogenstatus 242
Östron 240, 241, 252, 253
Oligodaktylie 488
Oligomenorrhö 239, 240, 241
One-shot-IVP 430
Oozyte 241
Operationsfolge (Mamma) 312
Opiat 239
Optimierung der Dosisverteilung 207
Organbildungsperiode 494
Organdosen 496
–, durch Röntgenaufnahmen 496
–, durch Röntgenuntersuchungen mit Durchleuchtung 496

–, bei computertomographischen Untersuchungen 497
Ortsauflösung 290, 291
Ortsreproduzierbarkeit 266
Osteogenesis imperfecta 486
Osteomalazie 260
Osteomyelitis 484
Osteoporose 95, 222, 252, 253, 257, 259
–, generalisierte 262
–, Pathoätiologie 251
–, präsenile 259
–, Risiko nach der Menopause 266
Osteoradionekrose 222
Osteosklerose 222
Ovar 106
–, großes weißes 106
–, polyzystisches 154
Ovarektomie 273
Ovarektopie 94
–, inguinale 94
Ovarialfibrom 155
Ovarialfunktion 252
Ovarialgravidität 422
Ovarialinsuffizienz 239
–, hyperprolaktinämische 243
–, hypogonadotrope, normoprolaktinämische 243
–, hypothalamisch-hypophysäre 239
–, primäre 239, 243
Ovarialkarzinom 162
–, Aszitesbildung 162
–, Ausbreitung 155, 159, 162
–, FIGO Stadien 155
–, Symptomatik 163
–, UICC Kategorien 155
Ovarialtumor 149, 223, 228
–, hormonell aktiv 149
–, metastatisch 223, 228
Ovarien 94
–, bildgebende Diagnostik 95
–, dislozierte 94
–, inguinale 94
–, polyzystische 105, 240, 247
–, überzählige 94
–, Ultraschalldiagnostik 95
Ovotestes 99
Ovula Nabothi 146
Ovulation 238

Pageterkrankung 142
–, extramammäre 142
Paget-Karzinom 374
Pagetzellen 143
Panikulitis 309
Papillom 338
Papillomatose 338
–, juvenile 340
Parabasalzellen 255
Parakeratose 167
Parakolpium 169
Parametrium 40
Pararektalregion 169
Parathormon 257
Parathormonsynthese 254

Parenchymdosis 288
–, mittlere 288
Parenchymmuster 351
Parenchymverdichtung 360
–, uncharakteristische 360
Parovarialzysten 103
Partialvolumeneffekt 37
Patentblaulösung 32, 359
PCO-Syndrom 240
PDA (persistierender ductus Botalli) 478
Pelvic inflammatory disease (PID) 133
Pelviskopie 250, 426
Penetrationsdysmukorrhö 242
Perforation 137
Periarteriitis nodosa 341
Perimenopause 251
Peritonealdefekt 206
Peritonealimplantation 155
Peritonealtransplantat 206
Persifflation 250
Pessar-Fundus-Abstand 135
Pierre-Robin-Syndrom 470
Plasma-Progesteronbestimmung 246
Plasmazellmastitis 334
Plasmozytomherd 379
Plattenepithelkarzinom 146, 374
–, verhornendes 374
Plazentainsuffizienz 435
Plazenta praevia 449
Pleuraendometriose 236
Pneumothorax 474
Pneumozystographie 326, 390
Polydaktylie 104, 488
–, postaxiale 104
Polymastia areolaris 294
Polymastia mamillaris 294
Polymastie 294
Polyp 28, 149, 179
Polyposis 250
–, adenomatöse 250
Portioabschabung 147, 172
Portioadapter 9
Portiokappe 133
Postmenopause 251, 252
Postmenopausen-Osteoporose 257
Potenzstörung 240
Potter Syndrom 105, 113
Präeklampsie 413
Präimplantationsperiode 493
Präkanzerose (Brust) 351, 360
Präparatradiogramm 359
Primärfollikel 152
Primärkomplex 128
Primordialfollikel 152
Progesteron [238, 240, 253
Prolaktin 53
–, humanes (HPRL) 239
Prolaktinhemmer 338
Prolaktin inhibiting factor (PIF) 239
Prolaps 70
–, partiell 70
–, total 70

Proliferationsphase 149
Protrahierung 207
Prune-Belly-Syndrom 122, 466, 479
Pruritus vulvae
Pseudofruchtsack 423
Pseudo-Harnwegsinfektion 97
Pseudohermaphroditismus 97
–, femininus 89, 99, 100, 101
–, masculinus 84, 97, 98, 99, 100, 101
Pseudolipom (Mamma) 333, 334
Pseudomyxoma peritonei 155
Pseudopubertas praecox 104
Pubertas praecox 104, 156
–, Knochenkeimentwicklung 104
–, bildgebende Diagnostik bei
Pulmonalstenose 478
Punktionszytologie 389
Pyelektasie 22
Pyelitis gravidarum 430
Pyelogramm 21
–, Indikation 21
–, intravenöses (IVP) 429
–, retrogrades 21, 213
Pyelonephritis gravidarum 413
Pyeloureterographie 23
–, antegrade 23
Pylorusstenose 101, 102
Pyometra 126, 161

Qualitätssicherung 289

Rachischisis 488
Radioimmunoassay (RIA) 53
Radioimmuntherapie 54
Radiojodtest 498
Radiologie 508
–, gynäkologische 508
–, quantitative 261
Radionuklidtherapie 54
–, infrakavitäre 54
Radionuklidurogramm 174
Radium-Pack-Methode 185
Radiusfraktur 257, 260
Randappositionen 259
–, an der Wirbelsäule 268
–, spondylotische 259
Rarefizierung der Spongiosa 259
Rastermammographie 346
Raum 28
–, retrorektaler 28
Raumforderung 27
–, abdominelle bei Neugeborenen 483
Reaktion 19
–, allergische 19
–, anorektische 239
Real-Time-Scanner 290
Referenzsystem 266
–, knochenähnliches 266
Reflexinkontinenz 69
Reflux 23, 26, 466
–, Klassifikation 26
Refluxnephropathie 118
Refluxzystogramm 25, 118

Region of interest (ROI) 270
Regressionssyndrom 110
–, kaudales
Rektoskopie 174, 225
Rektosonographie 8
Rektovaginalfistel 87, 104
Rektozele 69
Rektum 217
–, Verletzung 217
Rektumanastomose 206
Rektumsigmoid 219
–, Strahlenreaktion am 219
Remineralisierung 273
Retardierung 434, 494
–, geistige 494
Retentionspseudozysten 145
Retroflexio 136
Rezidiv 225
–, lokal 225
–, Lokalisation 223
RIA-Kit 255
Richtwert 289
–, Strahlenexposition 289
Riesenfibroadenom 328
Rippenfrakturen 260
Rippenkortikalis 264
Rippennekrosen 509
Risikofaktoren 365
–, Mamma 365
–, spezifische 260
–, Strahlenschutz 493
Risikogruppen 262
Röhrenknochen 97
–, bei Turner Syndrom 97
Röntgengenerator 280
Röntgenmorphologie (Mamma) 358
Röntgenmorphometrie 262
–, Meßwerte 264
Röntgenstrahler 280
Röteln – Titer 243
Rokitansky-Küster-Syndrom 41

Sakralagenesie 110
Sakrouterin-Ligamente 242
Saktosalpinx 242, 247
Salpingiosis isthmica nodosa 152
Salpingitis 127, 422
Salzverlust-Syndrom 97
Samenzelltransport 241
Sanduhrprolaps 24, 70
Sarkoidose 318
Sarkoma botryoides 145
Scanzeit 37
Scipp-Line 72
Screening-Untersuchung 366
Seborrhoe 240
Second-Look-Operation 229
Secretory disease 309, 334–337, 344
Segmentationsstörung 489
Sekretabstrich (Mamma) 335
Sekretion 253, 297
–, atypische 297
–, pulsatile 253
Sekretionsphase 294
Sekretzytologie 363, 390

Sekundärfollikel 153
Sella 247
–, ballonierte 247
Sellaaufnahme 247
Senium 251
Sequenzszintigramm 47
–, hepatobiliäres 47
Serienszintigraphie 45
–, zerebrale 45
Serosaknötchen 130
Serotonin 253
Serum-Östradiol 238
Serumprolaktinkonzentration 239
Sexualbehaarung 242
Sexually-transmitted disease (STD) 133
SHGB-Spiegel 241
Sigmaverletzung 217
Sigmoidoskopie 175
Silastikprothese 314, 315
Simulator 395
Single-Energy-Computertomography 272
Single-ventricle 478
Sinustumor 157
–, endodermaler 157
Sinus urogenitalis 97, 99, 100, 104, 140
Skalenusbiopsie 177
Skelettdysplasie 485
Skelettszintigraphie 50, 461
Solitärureter 85
–, ektopischer 85
Sondenlänge 146
Sonogramm 306, 325
Sonographie 4, 216, 289, 461
–, abdominale 4
–, bei Dilatation der ableitenden Harnwege 213
–, des inneren Genitale 247
–, intrakavitäre 133
–, Mamma 326
Spaltbecken 106
Spaltbildung 471
–, im Bereich des Kehlkopfes 471
Spalt-Echo 35
Spätreaktion 219
Spekulumeinstellung 226
Spina-bifida-aperta 488
Spin-Echo-Technik 385
SP-1 425
Spontanfraktur 222, 252
Sprengel'sche Deformität 489
Superfizialzellen 255
Superprojektion von Drüsenstrukturen 362
Supraklavikulargrube 177
Swyer-Syndrom 94, 239
Symphysenlockerung 408
Symphysenruptur 408
Syndaktylie 104, 488
Syndrom 246
–, adrenogenitales 246
Syringomyelie 470
Szintigraphie 430

Sachverzeichnis

Schädel 95
–, bei Turner Syndrom 95
Schambehaarung 95
Schambeinbereich 222
Schamlippen 141
Scheidenangiom 145
Scheidendiaphragma 133
Scheidenfibrolipom 145
Scheidenfibrom 145
Scheidenkarzinom 145
–, Abklatschmetastasen 145
–, FIGO-Klassifikation 145
–, Lymphabfluß 163
–, primäres 163, 167
–, sekundäres 163
–, TNM-System 145
Scheidenneubildung 206
Scheidenverklebung 226
Scheidenzyste 103
–, angeborene 203
Schenkelhalsfraktur 257, 260
Schichtdicke 37
Schienenphänomen 360
Schilddrüse 241
Schiller'sche Jodprobe 167
Schokoladenzyste 154, 234, 235
Schornsteinphänomen 349
Schultz'sches Gerät 9, 250
Schwächung von Röntgen- oder Gammastrahlen 264
Schwammniere 113, 114
Schwangerschaft 294
Schwangerschaftsabbruch 137
–, aus strahlenhygienischen Gründen 500
Schwangerschaftsglukosurie 413
Schwangerschaftshydrämie 413
Schwangerschaft u. Mammakarzinom 306
Schwellendosis 494

Staging 37
Staging-Laparotomie 171, 185, 193
Stammfettsucht 241
Standarduntersuchung 224
Stanzbiopsie 390
Stein-Leventhal-Syndrom 105, 154, 240
–, Ultraschalldiagnostik 106
–, Virilisierung bei 106
Steißbeintumoren 490
Stenose 116
–, subpelvine 116
Sterilität 95, 105, 242
–, tubare 241
Stieldrehung 154, 191
Strahleneffekte 491
–, nicht stochastische 491
Strahlenexposition 288, 495, 498
–, natürliche 498
–, zivilisatorische 498
Strahlenexposition während der Schwangerschaft 500
–, praktisches Vorgehen 500
Strahlenfolgen 21

Strahleninduration 225
Strahlenrisiko 92
–, genetisches
Strahlentherapie 508
–, intracavitäre 508
Strahlenwirkungen 491
–, bei kleinen Dosen 491
–, stochastische 491
Streckenwert 265
Streptokokken-Pneumonie 475
Streßinkontinenz 69
Streubreiten 288
Streustrahlenanteil 284
Streustrahlenraster 284
Stromaendometriose 149
Stromasarkom 378
Struktur (Knochen) 265
–, von Kompakta 265
–, von Spongiosa 265
Struma ovarii 157
Stützbindegewebe 299

TA (truncus arteriosus communis) 478
Tampon 133
Tastuntersuchung 242
Temperaturauflösung 291
Teratokarzinom 157, 158
Teratosarkom 158
Tertiärfollikel 153
Testosteron 253
Testosteronaktivität 246
TGA (Transposition der großen Gefäße) 477
Theka-Zelltumor 149, 156
Therapiebedingungen 222
–, konventionelle 222
–, Megavolt 222
Thermographie 290, 300, 390
–, Infrarot- oder Tele- 290
–, Patten- oder Kontakt- 290
Thorax (knöcherner) 97
–, bei Turner 97
Thoraxdysplasie 485
–, asphyxierende 486
Thyreotoxikose 274
Toilettensitz 25
Toluidinblau 167
Totalnekrose (Mamma) 314
Toxic-Shock-Syndrome (TSS) 133
Toxoplasmose 469
Trachealhypoplasie 471
Tracheoösophageale H-Fistel 471
Transformation der Tela ossea 274
Traubensarkom 145
TRH (Thyreotropin releasing hormone) 243
TRH-Freisetzung 241
Trikuspidalatresie 47
Tripel-Diagnostik 389
Trophoblast 454
Trophoblasttumor 461
TSH-Spiegel 243
Tubarabort 422, 424
Tubarruptur 422, 424

Tube 94
–, akzessorische 94
–, Aplasie 94
–, Duplikatur 94
Tubenabschnitte 14, 61
Tubenendometriose 234
Tubenkarzinom 151
Tubenrekonstruktion 250
Tubenschwangerschaft 128, 423
Tuberkulose 127
–, Mamma 313
Tuboovarialabszeß 127
Tuboovarialgravidität 422
Tumor 149, 156, 157, 191
–, hormonproduzierender 149, 156, 157, 191
Tumorektomie und Radiativ 376
Tumorgefäße (Mamma) 360
Tumorkachexie 192
Tumormarker 55–58, 195, 226, 229
Tumorrezidiv 225
Tumorschatten 360
Tumorszintigraphie 51
Tumortyp 373
Tumorwachstum 372
Turner Syndrom 94, 95, 110, 239
Tyroxin-Hydroxylase 253

Übergangszone 60
Überlaufinkontinenz 69
Ultraschallbiometrie 414
Ultraschalldiagnostik 97
–, bei adrenogenitalem Syndrom 102
–, bei Gartnergangszysten 103
–, bei Turner Syndrom 102
Ultraschallplanung 208
Ultraschallscanner 290
Ultraschallscreening 432
Ultraschalluntersuchung 85
–, der ableitenden Harnwege 212
–, Mamma 390
–, time motion-Technik 416
Umbauzone 260, 261
Umschlagfalte 366
Unterbauchschmerz 242
Untersuchung 73, 172, 298
–, Mamma 298
–, rektovaginale 172
–, urodynamische 73
Untersuchungsintervall 224, 226
Urämie 205
Ureter 21
–, duplex 21
–, fissus 21
–, retrocavaler 121
Ureterabgangsstenose 22, 116, 466, 488
Ureterektopie 21, 84, 85, 87
Ureterenverlauf 21
Ureterfistel 212
Ureterläsion 212
Uretermündung 90
–, ektopische 90
Ureteropyelographie 113, 116
–, retrograde 113

Ureterozele 83, 121, 466, 467
Ureterstenose 466
–, distale 466
Ureterstenose 212
Uretervaginalfistel 23
Ureterveränderungen 21
Urethralfistel 217
Urethralklappen 466
Urethrozystographie 71
–, schräge 73
–, laterale 71
Urochusanomalien 123
Urochusfistel 479
Urogenitalsystem 140
–, Entwicklung 140
Urogramm 216
Urographie 107, 212
–, intravenöse 212
–, intravenöse bei Blasenekstrophie 107
Uterus 40, 97, 97
–, infantiler 97
Uterusaplasie 89
Uterusatresie 90
Uterusatrophie 240
Uterusduplikatur 104, 105, 107
Uterusfehlbildungen 87, 89
–, Häufigkeit 87
–, Klassifikation 89, 93
   U. arcuatus 90
   U. bicornis bicollis 90–93, 114
   U. bicornis unicollis 105, 110, 140
   U. didelphys 90
   U. duplex 90, 140
   U. pseudounicornis 92
   U. septus 91, 140
   U. subseptus 91, 93, 140
   U. unicornis 94, 110
   U. unicornis unicollis 90, 92
Uterusgröße 97
Uterushypoplasie 91, 93, 101, 106
Utriculus prostaticus 101

Vagina 104
–, Aplasie 83, 86, 110
–, Atresie 83, 84, 89, 141
–, Duplikaturen 83, 84, 87, 104, 105
–, Fistelverbindungen 84
–, Hypoplasie 84, 87
–, Septierung 84, 86, 87, 141
–, Ultraschalluntersuchung 85
–, Zyste 83
Vaginalkarzinom 145
–, Therapie 171
Vaginographie 133, 215–219
Vaginoskop 132
Varikozelentumor 334
Vena-cava-Kompressionssyndrom 413
Venographie 32
Veränderungen 149
–, posttraumatisch (Mamma) 310

–, traumatisch (Mamma) 310
–, Zyklus 149
Vergleichskörper als Eichstandard 264, 270
Vergrößerungstechnik 283
Verkalkungen 18
Verknöcherung 265
–, metaplastische 265
Verlaufskontrollen 224
Verschlußinsuffizienz (Zervix) 418
Verschmälerung der Diaphysenkompakta 260
Vesica bipartita 123
Vesiko-enterale Fistel 216
Vesikourethralwinkel 72
Vierkammerblick 434
Virilisierung 240
Vitamin-D-Komponente 258
Vitamin-D-Stoffwechsel 274
–, Störung 274
Vollmondgesicht 241
Volumenwert 265
Vorsorgediagnostik 273
Vulva 141
Vulvadystrophie 142
–, atrophische 142
–, hyperplastische 142
Vulvaepithel 142, 143
–, mit Akanthose 143
–, mit Hyperkeratose 143
–, mit Zell- u. Kernpolymorphie 143
Vulvakarzinom 143, 163
–, Diagnostik 164, 167
–, Fernmetastasen 164
–, FIGO Stadien 143
–, TNM Klassifikation
Vulvitis 125

Walthard'sche Zellnester 158
Wechseljahre 251
Wegenersche Granulomatose 341, 342
WHO 242
Weichstrahl-Immersions-Radiographie (WIR) 260
wet-lung 473
Wichtungsfaktoren 495
Wirbelfrakturen 257
Wirbelkörperfrakturen 268
Wirbelkörperspongiosa 273
–, globaler Mineralgehalt 273
Wirbelsäule 97
–, bei Turner Syndrom 97
Wolff'sche Gänge 99, 103, 146
Wolframanodenröhre 281
Wuchsform (Zervixkarzinom) 147

Xeromammographie 281, 286
–, diagnostische Aussagefähigkeit 287
Xeroradiographie 390

Y-Chromosom 141
^{90}Yttrium-Silikat 53

Zangenbestrahlung 376
Zellen 238
–, gonadotrope 238
Zell-Stroma-Reaktion 366
Zellulitis 309
Zervikalkanal 16
Zervixkarzinom 121, 147, 172, 205
–, Diagnostik 172
–, FIGO-Klassifikation 147
–, TNM-Klassifikation 147
Zervixkurettage 147
Zervizitis 126
Ziel der Nachsorge 223, 224
Zölomepithel 154, 158
Zonographie 19
Zwei-Energiemethode (Dual-energy-QCT) 270, 272
–, Strahlenexposition 272
Zwei-Energie-Photonen-Absorptionsmessung 267
Zwei-Isotopendensitometrie 268
   (Dual-Photon-Absorptiometry; DPA)
–, Meßresultate 269
–, Präzision 268
Zweitmanifestation 374
Zwerchfellhernie 476
Zwerchfellparese 476
Zwischenanamnese 226
Zyklus
–, anovulatorischer 239
–, dysovulatorischer 309
Zystadenofibrom 155
Zystadenokarzinom 154
–, seröses 154
Zystadenom 113, 154, 190
–, endometroides 154
–, multilokulär 113
–, muzinöses 154
–, seröses 154
Zyste 346, 474
–, bronchogene 474
–, Mamma 323–325
–, verfettete 346
Zyste und Karzinom (Mamma) 326
Zystenniere 113, 466
Zystitis 133
Zystogramm 24, 216, 217
–, seitliches 24
Zystographie 24
Zystoskopie 133, 225, 461
Zystozele 69, 73, 112
Zytologie 255, 349
–, Mamma 293
Zytomegalievirus 469

F. Heuck, G. Kauffmann (Hrsg.)

Leber · Gallenwege · Pankreas · Milz

Diagnostik mit bildgebenden Verfahren

Bearbeitet von H.-K. Deininger, H. Frommhold, F. Heuck, G. Kauffmann, D. zur Nedden, G. Nöldge, G. Stampfel

1986. XI, 243 S. 328 Abb. (Klinische Radiologie) Geb. DM 160,- **Subskriptionspreis DM 144,-.** (Der Subskriptionspreis gilt bei Abnahme des Gesamtwerkes).
ISBN 3-540-16120-1

In diesem Band werden alle heute wichtigen Methoden der Radiologie zur Diagnostik von Erkrankungen der Leber und Gallenwege, der Bauchspeicheldrüse und der Milz, unter Einschluß des Pfortadersystems sowie deren Informationswert dargelegt. Erstmalig gelingt heute der sichere Nachweis von Lebermetastasen und die direkte Darstellung des Pankreas völlig schonend und ohne Eingriff. Bewußt wird immer von den alten, bewährten röntgendiagnostischen Verfahren ausgegangen, deren Indikationen berücksichtigt werden. Die Gliederung erfolgt nach Krankheitsgruppen, und der Informationswert der radiologischen Untersuchungsmethoden wird, ebenso wie die Differentialdiagnostik, im klinischen Rahmen erörtert. Dadurch kann dem praktisch tätigen Arzt eine wesentliche Hilfe für die tägliche Arbeit an die Hand gegeben werden. Er findet in übersichtlicher Form auf alle Fragen der Diagnostik mit bildgebenden Verfahren eine Antwort, um bei einzelnen Organerkrankungen die richtige Indikation zum Einsatz der Methoden stellen zu können.

Springer-Verlag Berlin
Heidelberg New York London
Paris Tokyo Hong Kong

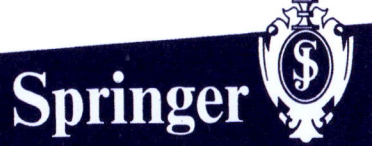

H.-F. Fuchs, M. W. Donner (Hrsg.)

Gastrointestinaltrakt

Diagnostik mit bildgebenden Verfahren

Bearbeitet von D. Beyer, M. W. Donner, H.-F. Fuchs, A. Hellstern, K. Hofmann-Preiß, K. Jessen, B. Jones, R. Köster, K. Mathias, Ch. Nitz, J. W. A. J. Reeders, M. Reichel, W. Rödl, G. Rosenbusch, D. Rübesam, B. Swart, E. Trüber, H. Worlicek

1989. Etwa 580 S. 693 Abb. (Klinische Radiologie) Geb.
In Vorbereitung
ISBN 3-540-17406-0

Inhalt: Pharynx und Ösophagus. - Magen. - Der operierte Magen. - Dünndarm - Duodenum, Jejunum, Ileum. - Kolon. - Entzündliche Darmerkrankungen. - Akutes Abdomen.

In diesem Band werden *alle* Teile des Gastrointestinaltraktes gleichermaßen durch erfahrene und international anerkannte Spezialisten behandelt und alle modernen bildgebenden Verfahren berücksichtigt. Den jeweiligen Kapiteln vorangestellt sind Kurzinformationen über Anatomie und Physiologie. Bei den einzelnen Krankheitsbildern werden die klinischen und pathologisch-anatomischen Gegebenheiten berücksichtigt. Neben dem Schwerpunkt der konventionellen Röntgendiagnostik werden die neuen bildgebenden Verfahren wie Ultraschall, Computer- und Kernspintomographie ihrer Wertigkeit gemäß einbezogen. Dies gibt dem Leser die Möglichkeit, den Aussagewert der bekannten und bewährten Untersuchungsverfahren einerseits und der neuen bildgebenden Untersuchungsmethoden andererseits kennenzulernen.
Besonderer Wert wurde auf die Bedeutung des Doppelkontrastverfahrens bei allen Abschnitten des Gastrointestinaltraktes gelegt. Auch die Belange der modernen Endoskopie werden gewertet. Besonderheiten im Kindesalter werden, wo sie relevant sind, berücksichtigt.
Die straffe Gliederung, der präzise Text und das hervorragende Bildmaterial erleichtern die Nutzung der Informationen für die tägliche Arbeit des Radiologen und besonders des Internisten, speziell in der Gastroenterologie, des Kinderarztes und des Abdominalchirurgen.

Springer-Verlag Berlin
Heidelberg New York London
Paris Tokyo Hong Kong

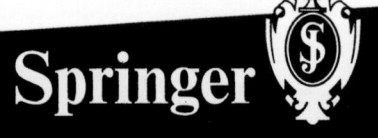

If you have any concerns about our products,
you can contact us on
ProductSafety@springernature.com

In case Publisher is established outside the EU,
the EU authorized representative is:
Springer Nature Customer Service Center GmbH
Europaplatz 3, 69115 Heidelberg, Germany

Printed by Libri Plureos GmbH
in Hamburg, Germany